结直肠外科学

COLORECTAL SURGERY

主　　编　H. Randolph Bailey　　Richard P. Billingham
Michael J. Stamos　　Michael J. Snyder

主　　译　陈凛

主译助理　郝洪庆　崔建新

译校者名单　（以姓氏笔画为序）

卫　勃	王　宁	王鑫鑫	牛　磊	卢灿荣
申伟松	边识博	乔　治	刘森峰	李　涛
李　婷	李佶阳	吴　欣	吴晓松	何庆生
宋　舟	陈　荣	陈　凛	陈志达	郝洪庆
赵允杉	秦洪真	夏启俊	徐文通	黄晓辉
崔建新	梁美霞	彭　正		

人民军医出版社
PEOPLE'S MILITARY MEDICAL PRESS
北　京

图书在版编目(CIP)数据

结直肠外科学/(美)贝利(Bailey,H.R.)等主编;陈凛译.—北京:人民军医出版社,2014.7
ISBN 978-7-5091-7303-9

Ⅰ.①结… Ⅱ.①贝…②陈… Ⅲ.①结肠－肠疾病－外科学②直肠疾病－外科学 Ⅳ.①R656.9②R657.1

中国版本图书馆 CIP 数据核字(2014)第 149076 号

策划编辑:李　欢　孟凡辉　文字编辑:侯永微　袁朝阳　责任审读:陈晓平
出版发行:人民军医出版社　　　　　经销:新华书店
通信地址:北京市 100036 信箱 188 分箱　邮编:100036
质量反馈电话:(010)51927290;(010)51927283
邮购电话:(010)51927252
策划编辑电话:(010)51927300－8127
网址:www.pmmp.com.cn

印刷:北京印刷一厂　　装订:胜宏达印装有限公司
开本:889mm×1194mm　1/16
印张:30.75　字数:843 千字
版、印次:2014 年 7 月第 1 版第 1 次印刷
印数:0001－2000
定价:260.00 元

Colorectal Surgery，1/E

H. Randolph Bailey，Richard Billingham，Michael Stamos，Michael Snyder

ISBN-13：978-1-4377-1724-2

ISBN-10：1-4377-1724-1

Elsevier (Singapore) Pte Ltd.

3 Killiney Road

♯08-01 Winsland House I

Singapore 239519

Tel：(65) 6349-0200

Fax：(65) 6733-1817

First Published2014

2014 年初版

著作权合同登记号：图字：军-2013-153 号

内容提要

本书每一位编者都是全美专业领军人物及制定专业标准不可或缺的专家,四位主编的专业知识更是基本代表了业内的最高水平。本书分为6部分,涵盖基础知识、肛肠疾病、结直肠恶性肿瘤、炎症、功能性疾病和其他疾病(如创伤等)的临床诊断、手术方法、围术期处理及并发症预防等,用简洁的文字、完美的表格、简单的数字和精美图片清晰阐述每个章节。本书适于普通外科医师、结直肠外科医师、住院医师和实习生及相关专业的内科医师参考阅读,相信本书将成为外科医师治疗结直肠疾病的标准指导书。

中文版序

历史悠久的普通外科是外科金字塔的基石,外科手术即是这门科学与艺术的精髓。结直肠外科是普通外科的一个重要分支,包括结直肠解剖与生理、肛肠疾病、炎症性及功能性肠道疾病、创伤以及结直肠良恶性肿瘤的诊断与治疗等。该领域的疾病极为常见,但又不乏疑难重症病例,因此亟待系统整理和总结专业内常见及疑难问题的处理策略。

外科医生在工作中除了要积极主动参与手术,还要勤于思考总结,为外科的基础知识和专业技能的提升做好积淀。H. Randolph Bailey 等几位结直肠外科专家结合"以患者为中心"的诊疗实践,辅以最新的循证依据,编著了《Colorectal Surgery》一书。书中以丰富的文字内容、大量的手术绘图与实例照片、简明的数字图表与脉络分析,系统介绍了结直肠的解剖基础与病理生理、常见疾病的诊疗规范与手术技术,以及疑难问题的处理经验与循证评价。全书结构编排合理、内容新颖独特,不似普通教科书那样堆砌或机械罗列知识,而是立足于青年医师成长过程中容易遇到的问题,或者高年资医师临床工作中容易产生的疑惑,进行系统整理、总结并图文并茂地呈现出来,是一本难得的专业指导书籍。

随着医学科学的发展,医学诊疗模式已经发生了重大转变。疾病诊疗从"以疾病为中心"转变为"以患者为中心",患者及家属对于医疗质量的要求越来越高,并越发深入地参与诊疗决策。其次,遵从循证医学与个体化医疗等新的理念,医生需要结合自身临床经验与最新高层次的研究证据来处理临床问题,并善于结合临床问题开展随机对照研究,以获取适合我们亚洲人特点的证据。此外,疾病的诊疗需要多学科、多专业的共同参与,目前倡导的"多学科综合治疗协作组"(MDT)诊治新模式,一改以往不同专科"各自为政"的格局,能够为每位患者"量身定制"个体化治疗方案。《Colorectal Surgery》一书很好地阐述了医疗行为中的上述转变,结直肠外科医生应努力学习,及时转变治疗理念,为患者提供最优的治疗方案。

解放军总医院普通外科是北京市重点学科、国家重点培育学科、中国抗癌协会指定胃癌、结直肠癌规范化培训基础。多年来,科室带头人陈凛教授领导的团队,致力于胃肠外科基础与临床研究。为了让同仁们更为及时便捷地捕获《Colorectal Surgery》一书中最新信息,陈凛教授组织中青年骨干医师翻译全书,于繁忙工作之余完成了译稿,此译本,行文流畅,忠实转述了原著的学术精髓,较好地保持了原著风格,旨在为中国结直肠外科的临床及教学做出一点贡献,为普通外科、结直肠外科及相关专业医师提供一本较为实用的参考用书。

我相信《Colorectal Surgery》译本一定会受到中国广大结直肠外科医生们的欢迎,同时也鼓励大家参照本书,夯实基础理论,积累实践经验,立足循证依据,勇于创新思考,努力成为一名卓越的结直肠外科医生。

秦新裕

复旦大学附属中山医院副院长
中华外科学会胃肠外科学组长
谨记于 2013 年 12 月

译者前言

近年来,随着医疗诊治技术的迅猛发展,生物医学模式与 MDT 诊疗模式的推广,循证医学与个体化医疗理念的灌输与渗透,腹腔镜辅助技术和达芬奇机器人辅助腔镜微创技术的逐步成熟以及人们对微观世界的深入探索与生物治疗技术的广泛应用,结直肠外科这一具有厚重历史积淀的学科又有了新飞跃。

结直肠外科是普通外科中胃肠外科的重要分支。由于结直肠肛门疾病种类繁多,且疾病所处的解剖位置较为特殊,在临床诊疗中,外科医生需要权威而又详尽的专业指导。一名合格的结直肠外科医生不应只急于追求临床技术的进步,更应该夯实学基础理论、掌握系统全面的学科专业知识。H. Randolph Bailey 等几位国际著名结直肠外科医师结合基础理论、临床实践以及最新循证医学证据编著了《Colorectal Surgery》,该书是一部简明、实用、图文并茂的结直肠外科巨著,系统描绘了结直肠外科疾病谱、深入浅出地阐述诊疗规范与临床实践经验,实时追踪了最新研究进展,勾勒出结直肠外科未来发展大趋势。原著的权威性及实用性主要体现为以下几点:①丰富、全面:内容涵盖结直肠解剖基础、肛肠疾病、结直肠恶性肿瘤、炎性肠病、功能性肠疾及其他疾病等多个方面,并从常见疾病如何规范处理和疑难问题,如何规避陷阱等多个角度系统介绍了结直肠外科学;②生动、形象:除了丰富的文字描述,本书还配以大量极具代表性的实例图片、放射影像、形象涂绘、简明数表等,可带给读者最为直观、深刻、形象的认识;③实时、新颖:该书大量引用了当前最新研究结论,并探讨了目前争议热点问题及研究方法。

我们翻译本书旨在及时、准确地将本书中的现行观点、成功经验和研究进展分享给国内的广大医疗工作者。希望《结直肠外科学》能够成为结直肠外科领域同仁们的案头必备参考书。

衷心感谢秦新裕教授为本书译本作序,感谢本书所有译者在工作之余的默默奉献与付出的辛勤汗水。由于时间仓促,加之译者水平有限,虽然在翻译过程中我们尽量尊重原著,但难免出现纰漏与不足,敬请广大同仁不吝赐教。

解放军总医院普通外科
2013 年 12 月于北京

原著序

非常高兴能为《结直肠外科学》（H. Randolph Bailey，Richard P. Billingham，Michael J. Stamos，and Michael J. Snyder）写评。这是编者们呈现给普通外科医师和结直肠外科医师一本实用的参考书，他们在本书创作中表现出了优秀的组织领导能力。专业化的手术是至关重要的，尤其在复杂的情况下。普通外科医师和结直肠外科医师所共识的基础知识能够为患者解决常见问题，而在应对复杂问题中专业特长显得更为重要。本书的编辑和作者致力于将本书用于培养那些关心结直肠疾病专业的医师。另外，大量的插图丰富了本书内容。

Drs. Bailey，Billingham，Stamos 和 Snyder 的专业知识基本代表了业内的最高水平。他们每一位都有着深厚的专业基础知识、丰富的临床实践经验，每一位都是专业领军人物及制定专业标准不可或缺的专家。他们的专业背景知识促成了本书的主要观点，提供大家参考学习，更加增强了本书的指导价值。

《结直肠外科学》分为六部分，涵盖基础知识、肛肠疾病、结直肠恶性肿瘤、炎症、功能性疾病和其他疾病（如创伤等）。编辑选用知识储备广、实践能力强的作者，用简洁的文字、完美的表格、简单的数字和有价值的参考，来清晰地描写每个章节，一切聚焦于患者医疗。

本书适合于普通外科医师、结直肠外科医师、住院医师和实习生及相关专业的内科医师广为阅读，它将极大地满足读者的知识需求。本书编辑应该为之自豪，它将成为外科医师治疗结直肠疾病的标准指导书。

David B. Hoyt，MD
美国外科医师学会　执行理事

原著前言

2年前,Elsevier 一位编辑与我讨论可否编纂一本新的结肠与直肠外科方面的教科书,我最初的反应是优秀的教科书已然存在。经过深入的讨论后,我重新考虑了编写一本普通外科医师及外科住院医师参考书的可能,而参考书最大的特色就在于它所插引的彩图、绘图、放射影像及实例照片。

同意进行这项工作后,必然需要干练且乐意投身这项工作的助手,于是我邀请了三位专家与我共同编写本书。他们是来自华盛顿西雅图的 Richard Billingham、加利福尼亚州奥兰治县的 Michael Stamos 和我在休斯顿的伙伴 Mike Snyder,他们不仅接受了我的邀请,还不辞辛劳与我共同完成了本书的编写工作。

H. Randolph Bailey,MD

目前已有多本优秀的结肠和直肠外科方面的百科全书,我们的目标并不是再去创建另一本大册子,而是想把普通外科住院医师在住院实习期间轻松学习的专业知识集中在一起(特色是能够从计算机和移动设备在线浏览全文)。在美国,普通外科医师在实践过程中会遇到和处理大部分的结直肠疾病,我们想通过本书提供给他们处理这些问题的指南与要点。

我们的33个章节分别由33位不同的作者编写。他们及时地提交手稿并且非常热情地回应我们的修改建议和要求,是成功完成书稿的关键。Elsevier 的工作人员,特别是 Judith Fletcher,Joanie Milnes 和 Jessica Becher 带领我们完成了整个工作,在此过程中他们表现出极大的耐心和理解。我们非常感谢每个章节的作者能够配合我们完成高质量的作品,我们认为我们已经成功了。

最后,如果没有各位妻子与家人的支持与宽容,我们也不能完成这项工作。我们把原本用来陪家人的时间,包括很多个夜晚与周末,几乎全部投入这项工作中。我们从心底感激他们:Kelly Bailey,Judy Folks,Bridget Stamos 和 Elizabeth Snyder。

H. Randolph Bailey,MD
Richard P. Billingham,MD
Michael J. Stamos,MD
Michael J. Snyder,MD

编者名单

MAHER A. ABBAS, MD
Assistant Professor of Surgery
Department of Surgery
University of California, Los Angeles School of Medicine
Chair
Center for Minimally Invasive Surgery
Chief
Colon and Rectal Surgery
Kaiser Permanente Medical Center
Los Angeles, California

ABIER ABDELNABY, MD
Assistant Professor of Surgery
University of Texas Southwestern Medical Center
Dallas, Texas

ARMEN ABOULIAN, MD
Department of Surgery
Kaiser Permanente Medical Center
Woodland Hills, California

JEFFREY B. ALBRIGHT, MD
Staff Surgeon
Birmingham Surgical
Brookwood Medical Center
Birmingham, Alabama

FARSHID ARAGHIZADEH, MD
Associate Professor of Surgery
Chief
Section of Colon and Rectal Surgery
University of Texas Southwestern Medical Center
Dallas, Texas

AMIR L. BASTAWROUS, MD
Program Director
Colon and Rectal Surgery
Department of Surgery
Swedish Medical Center
Seattle, Washington

JENNIFER BEATY, MD
Assistant Professor of Surgery
Creighton University
Assistant Professor of Surgery
University of Nebraska Medical Center Omaha, Nebraska

BRIAN S. BUCHBERG
Department of Surgery
University of California, Irvine Medical Center
Orange, California

JOSEPH R. CALI, JR., MD
Clinical Instructor of Surgery
University of Texas Health Science Center at Houston
Houston, Texas

BRADLEY J. CHAMPAGNE, MD
Division of Colorectal Surgery
Case Medical Center
Cleveland, Ohio

DIANA CHENG-ROBLES
Department of General Surgery
Antelope Valley
Kaiser Permanente Medical Center
Lancaster, California

ROBERT R. CIMA, MD, MA
Associate Professor of Surgery
Division of Colon and Rectal Surgery
Mayo Clinic
Rochester, Minnesota

BARD C. COSMAN, MD, MPH
Chief
Halasz General Surgery Section
Veterans Affairs San Diego Healthcare System
Professor of Clinical Surgery
Department of Surgery
University of California, San Diego School of Medicine
San Diego, California

TODD W. COSTANTINI, MD
Department of Surgery
University of California, San Diego School of Medicine
San Diego, California

DAVID A. ETZIONI, MD, MSHS
Associate Professor
Department of Surgery
Mayo Clinic Arizona
Phoenix, Arizona

GREGORY FITZHARRIS, MD
Colorectal Staff Surgeon
Sentara Surgery Specialists
Sentara Careplex Hospital
Hampton, Virginia

DEBRA HOLLY FORD, MD
Associate Professor and Vice-Chairman
Head
Section of Colon and Rectal Surgery
Department of Surgery
Howard University College of Medicine
Washington, DC

DHRUVIL P. GANDHI, MD
Clinical Instructor
Department of Colorectal Surgery
University of California, Irvine Medical Center
Orange, California

NIPA GANDHI, MD
Associate Clinical Professor of Surgery
Columbia University
Colon and Rectal Surgery
St. Luke's-Roosevelt Hospital
New York, New York

DAN GEISLER, MD
Co-Director
Inflammatory Bowel Disease Clinic
The Ohio State University Wexner Medical Center
Columbus, Ohio

ED GLENNON, MD
University of Pittsburgh Medical Center Hamot
Erie, Pennsylvania

LESTER GOTTESMAN, MD
Associate Clinical Professor of Surgery
Columbia University
Division of Colon and Rectal Surgery
St. Luke's-Roosevelt Hospital
New York, New York

LEANDER M. GRIMM, JR., MD
Administrative Chief Resident
Department of General Surgery
University of Alabama at Birmingham
Birmingham, Alabama

KERRY L. HAMMOND, MD
Assistant Professor
Colon and Rectal Surgery
Department of Surgery
Medical University of South Carolina
Charleston, South Carolina

JACQUES HEPPELL, MD
Department of Surgery
Mayo Clinic Arizona
Phoenix, Arizona

DANIEL HERZIG, MD
Assistant Professor
Department of Surgery
Oregon Health & Science University
Portland, Oregon

JOHN B. HOLCOMB, MD
Jack H. Mayfield Chair in Surgery
Professor and Vice-Chair
Department of Surgery
Chief
Division of Acute Care Surgery
Director
Center for Translational Injury Research
Department of Surgery
University of Texas Medical School at Houston
Houston, Texas

DAVID K. IMAGAWA, MD, PhD
Professor of Surgery
Department of Surgery
University of California, Irvine Medical Center
Orange, California

ERIC K. JOHNSON, MD
Colorectal Surgery
Madigan Army Medical Center
Tacoma, Washington

CINDY KIN, MD
Department of Surgery
Stanford Hospital and Clinics
Stanford, California

RAVIN R. KUMAR, MD
Chief
Division of Colon and Rectal Surgery
Department of Surgery
Harbor-University of California Los Angeles Medical Center
Torrance, California
Associate Professor in Surgery
Department of Surgery
University of California, Los Angeles School of Medicine
Los Angeles, California

PHILLIP A. LETOURNEAU, MD
Resident Physician
Department of Surgery
University of Texas Medical School at Houston
Houston, Texas

KHALED MADBOULY, MD, MS, PhD
Assistant Professor
Department of Surgery
Section of Colorectal Surgery
University of Alexandria
Alexandria, Egypt

JUSTIN A. MAYKEL, MD
Chief
Division of Colon and Rectal Surgery
Department of Surgery
University of Massachusetts Memorial Medical Center
Assistant Professor of Surgery
University of Massachusetts Medical School
Worcester, Massachusetts

JAMES McCORMICK, DO
Vice-Chair
Department of Surgery
Western Pennsylvania Hospital
Assistant Professor
Department of Surgery
Temple University School of Medicine
Pittsburgh, Pennsylvania

STEVEN D. MILLS, MD
Department of Surgery
University of California, Irvine Medical Center
Orange, California

MELANIE S. MORRIS, MD
Assistant Professor
Department of Surgery
University of Alabama at Birmingham
Birmingham, Alabama

ZURI MURRELL, MD
Attending Physician
Division of Colorectal Surgery
Cedars-Sinai Medical Center
Los Angeles, Califrnia

NANDINI NAGARAJ, MD
Gastroenterology Associates of North Texas
Fort Worth, Texas

JEFFERY NELSON, MD
Chief
Colon and Rectal Surgery
Department of Surgery
Walter Reed Army Medical Center
Washington, DC

REETESH PAI, MD
Assistant Professor
Department of Pathology
Stanford University School of Medicine
Stanford, California

MARK J. PIDALA, MD
Clinical Assistant Instructor
Colon and Rectal Surgery
Department of Surgery
University of Texas Health Science Center at Houston
Staff Colon and Rectal Surgeon
Department of Surgery
Houston Northwest Medical Center
Houston, Texas

DARREN POLLOCK, MD
Staff Surgeon
Swedish Colon and Rectal Clinic
Swedish Cancer Institute
Swedish Medical Center
Seattle, Washington

RANA PULLATT, MD
Assistant Professor
Gastrointestinal and Laparoscopic Surgery
Department of Surgery
Medical University of South Carolina
Charleston, South Carolina

NALINI RAJU, MD, MPH
Assistant Professor
Department of Colorectal Surgery
Stanford University School of Medicine
Stanford, California

M. PARKER ROBERTS, III, MD
Department of Surgery
Maine Medical Center
Portland, Maine
Clinical Assistant Professor
Department of Surgery
University of Vermont
Burlington, Vermont

DANIEL C. ROSSI, DO
Associate
Colorectal Surgery
Department of Surgery
Geisinger Health System
Wilkes-Barre, Pennsylvania

JOSEPH SELLIN, MD
Chief of Gastroenterology
Ben Taub General Hospital
Director
Gastroenterology Fellowship
Professor of Medicine
Baylor College of Medicine
Houston, Texas

ANDREW SHELTON, MD
Department of Surgery
Stanford Hospital and Clinics
Stanford, California

CLIFFORD L. SIMMANG, MD, MS
Texas Colon and Rectal Surgeons
Dallas, Texas

SCOTT R. STEELE, MD
Chief
Colon and Rectal Surgery
Madigan Army Medical Center
Tacoma, Washington

SCOTT A. STRONG, MD
Staff
Colorectal Surgery
Cleveland Clinic
Cleveland, Ohio

PAUL R. STURROCK, MD
Assistant Professor of Surgery
University of Massachusetts Medical School
Worcester, Massachusetts

MARK LANE WELTON, MD, MHCM
Interim Medical Director
Clinical Cancer Center
Professor and Chief
Colorectal Surgery
Department of Surgery
Stanford University School of Medicine
Stanford, California

CHARLES B. WHITLOW, MD
Residency Program Director
Department of Colon and Rectal Surgery
Ochsner Medical Center
New Orleans, Louisiana

MAKI YAMAMOTO, MD
Department of Surgery
University of California, Irvine Medical Center
Orange, California

目　录

第一部分　基础知识

第二部分　肛肠疾病

第三部分　结直肠恶性肿瘤

第四部分　炎　症

第五部分　功能性疾病

第六部分　其他疾病

第一部分

基础知识

第 1 章

解剖与生理

著　者　Farshid Araghizadeh · Abier Abdelnaby

译校者　刘森峰（译）　宋　舟（校）

要点

- ➤ 结肠作为脊椎动物消化系统的重要组成部分,具有鲜明的特征:结肠带、结肠袋、肠脂垂。
- ➤ 直肠主要作用是储存粪便,特点是没有结肠带、肠脂垂和明确的系膜结构。医学术语中直肠系膜"用词不当",实际上它是用以描述直肠周围结缔组织的,其中含有淋巴引流和血液供应系统。骶前筋膜和迪氏筋膜(Denonvilliers fascia)都是直肠全切术中的重要标志。
- ➤ 齿状线是肛管处重要的分界线,齿状线上下上皮细胞类型不同(上方的柱状上皮细胞与下方的鳞状上皮细胞),其上下的淋巴引流方式也不同。
- ➤ 肛门外括约肌分为 3 部分:皮下部、浅部和深部,盆底肌的大部分由肛提肌构成。
- ➤ 结肠的血液供应来自肠系膜上动脉和肠系膜下动脉,直肠的血供来自肠系膜下动脉以及髂内动脉的分支。回流静脉与相应动脉伴行,直肠有两套静脉回流系统,结肠和直肠由副交感与交感神经系统支配。
- ➤ 结肠的主要生理功能是吸收水和电解质,进一步分解代谢摄入的食物,微调新陈代谢,存储半固体物质和将粪便推向直肠。结肠细胞的主要能量来源为短链脂肪酸。结肠的蠕动是由于结肠平滑肌强大的推进、迁移收缩的力量,将粪便推向远端并且促使肠腔内容物向前移动。
- ➤ 排便的过程受一系列复杂的解剖和生理因素的调控。

大肠起于回盲瓣、止于肛门,长约 150cm,是小肠长度的 1/4。结肠和直肠的主要功能是吸收水分和电解质,消化部分糖类和蛋白质,传输和储存粪便,并控制排便。这些功能是通过一系列复杂的解剖和生理因素间的相互调节来实现的。

一、结肠和直肠解剖

结肠是腹腔内围绕小肠襻的大容量管型结构,是大多数脊椎动物消化系统重要组成部分,并有其鲜明的特点:结肠带、结肠袋和肠脂垂。结肠带明显可见,从阑尾根部到直肠乙状结肠交界处三条外纵肌带,并在直肠乙状结肠交界处与直肠延续。结肠袋是结肠壁在结肠带之间向外的膨隆,是由于结肠带比结肠短约 1/6 所形成的。肠脂垂是结肠浆膜面突出的脂肪附属物。

(一)盲肠

盲肠,是一个长 5～7cm 的明显的囊袋样结构,是结肠的第一部分。回肠,是小肠的最后部分,止于盲肠的中后部。在回盲部下方约 2.5cm,阑尾开口于盲肠的内侧面。盲肠位于右下腹部髂窝内,上方为升结肠。全部盲肠或至少下半部分盲肠与腹膜相邻,并且移动性较好,没有系膜结构。腹膜折叠经常将盲肠附着在髂窝外侧和内侧。这些褶皱形成一个小的陷凹,称为结肠后窝(图1-1)。上下回盲肠的韧带维持末端回肠和盲肠之间的夹角,形成了回盲瓣。这些结构对于预防回肠末端的食糜回流很重要,因为结肠有80mmHg的肠内压(图1-2)。

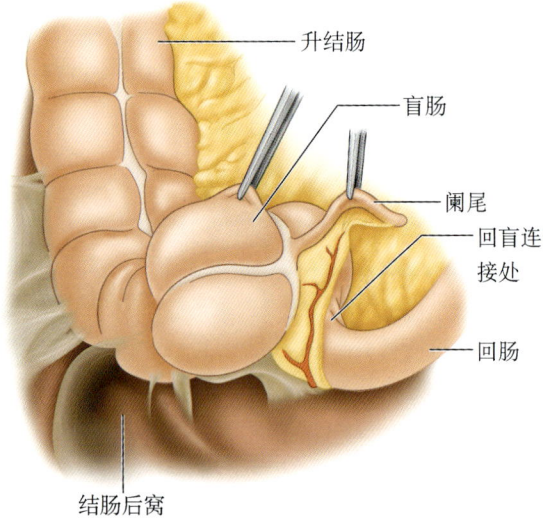

图1-1　结肠后窝。盲肠移向左侧后可见此区域

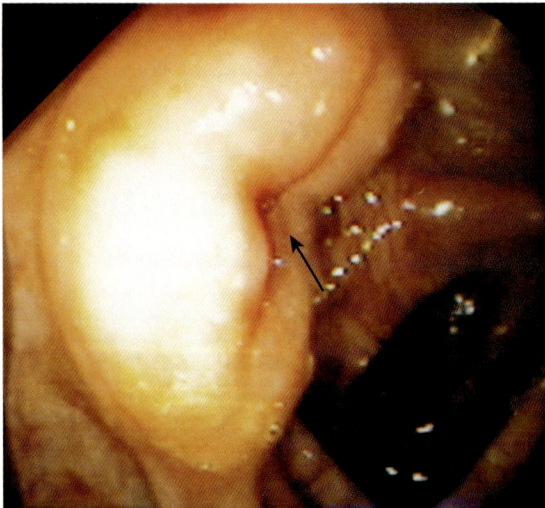

图1-2　结肠镜下看到的回盲瓣

(二)阑尾

阑尾是一个狭窄的外形呈蚯蚓状的管状器官,起于盲肠,位于回盲肠下方2～3cm处,长2～20cm,直径大约5mm。阑尾有一个短的三角形肠系膜,称阑尾系膜,悬挂于回肠系膜后方。阑尾的位置多变,同一个人的阑尾甚至不同时间的位置也是不一样的,但是大多都是盲肠后位(65%),也可以是盆位(31%)、结肠后位(0.3%)、盲肠下位(2.3%),回肠前位(1%)或是回肠后位(0.4%)。阑尾底部的3个盲肠结肠带形成一个完整的外纵肌被膜。

(三)升结肠

升结肠从回盲部一直延续到结肠肝曲,长度12～20cm。升结肠属于腹膜间位器官,前面及左右两侧有腹膜覆盖,后面贴附于腹后壁。而且,右侧腹壁和前侧腹壁可能会有脆弱的粘连,叫做杰克逊膜(Jackson's membrane)。升结肠在肝右叶下方转折为结肠肝曲。升结肠的后面没有腹膜覆盖,而是被结缔组织所代替(Toldt筋膜),这是由胚胎融合或是结缔组织融合到腹膜后顶叶形成的。Toldt白线代表了侧腹膜反折过程。这个白线在升结肠、降结肠和乙状结肠的切除中起着指引的作用。

(四)横结肠

横结肠长约45cm,是大肠中最长的部分。它悬挂于脾和肝之间,完全被腹膜包围。肾结肠韧带固定肝曲,并且直接覆盖在右肾、十二指肠和肝门上面。膈结肠韧带位于脾下、腹侧,在左上腹部固定脾区。脾曲的角度比肝曲的角度更大、位置更深。在肝曲和脾曲之间横结肠被结肠系膜牵拉,悬垂于胃大弯下方,因此横结肠有一定的活动度。横结肠可以比幽门部位还高,也可以低至下腹部。在前下方,大网膜与横结肠系膜粘连。形成壁层和脏层双层结构(共4层),其中包含很多脂肪。分离这4层结构进入腹膜腔,这是结肠横断切除的关键。切除两个弯曲部应该特别谨慎。在右面,首要的是辨认和保护十二指肠。为防止脾损伤和出血,脾曲切除要谨慎地沿着降结肠的Toldt线向上剥离,并且在进入腹膜腔后从中间向两侧顺着横结肠剥离至脾曲。这种方法可以用较小的牵拉力游离脾曲。

(五)降结肠

大肠的这一部分长度可达22～30cm,从脾曲一直延伸至左髂窝移行为乙状结肠。降结肠的直径与升结肠相比较小,并且与升结肠相比更靠近后腹壁。右侧与左侧相似,沿着Toldt线可以完整切除降结肠。

手术学意义　在直肠癌经腹前切手术中,对单纯治疗肿瘤而言,在结肠左动脉远端结扎肠系膜下动脉（IMA）已足够安全,但对盆腔结直肠无张力吻合术而言,要充分游离脾曲,需要在结肠左动脉远侧结扎肠系膜下动脉。

（六）乙状结肠

乙状结肠形成一个长度可变的"S"形弯曲,从降结肠延伸到近端直肠。它有很长的肠系膜,活动度比较好。肠系膜的根部有一个倒"V"形的附件,沿着髂总血管的分叉点髂外血管的走行一直到骶骨前面。乙状结肠系膜经常黏附到左侧的骨盆侧壁形成一个小凹陷叫做乙状结肠间隐窝。这个隐窝是识别左侧输尿管的一个外科标志。除了作为识别左侧输尿管的标志外,左侧髂总血管分叉点位于肠系膜顶端的后方。

（七）直肠

直肠是大肠末端的固定部分,有储存粪便的作用。长度为 12～15cm,近端有脂肪垂,结肠带的聚集形成一个完整的肌肉管。近端和远端直肠的定义是有争议的。一些学者认为直肠乙状结肠的分界应该在骶骨岬,然而,另外一些人认为应该是结肠带的聚集点。解剖学家认为齿状线是直肠远端的范围,然而,外科医生通常认为鳞状和柱状上皮交界处存在于肛管内。直肠在骨盆内占据了骶骨凹面。由于附着于骶骨前的软组织,它的背侧面完全在腹膜外,因此,它属于腹膜外器官。直肠近端 1/3 被前面及侧面的腹膜覆盖,中间 1/3 仅仅是在后面被腹膜覆盖,远端 1/3 是完全属于腹膜外。前腹膜反折指的是覆盖男性直肠和膀胱,女性直肠和子宫（道格拉斯隐窝）结合处的壁腹膜。女性比男性的腹膜反折位置更多变,可能低至骨盆。直肠有三个侧弯,较高的和较低的侧弯凸向右侧,中间的侧弯凸向左侧。在腔内的这些襞称为直肠横襞。直肠横襞的临床意义是配合直肠乙状结肠镜检查（图 1-3）,直肠的特点是没有结肠带、脂肪垂、结肠袋或界限清楚的肠系膜。直肠后侧被厚实紧密的直肠系膜覆盖。一层薄薄的筋膜（筋膜固有层）覆盖在直肠系膜,构成骶骨前筋膜的远端部分。直肠系膜这个词在解剖学上是不恰当的,然而,在处理直肠旁结缔组织中已经得到了外科医生的广泛认可,其中包括淋巴回流系统和血液供给系统。全直肠系膜切除术是一种外科技术,利用组织平面可获得一个出血较少的直肠和直肠系膜的解剖。

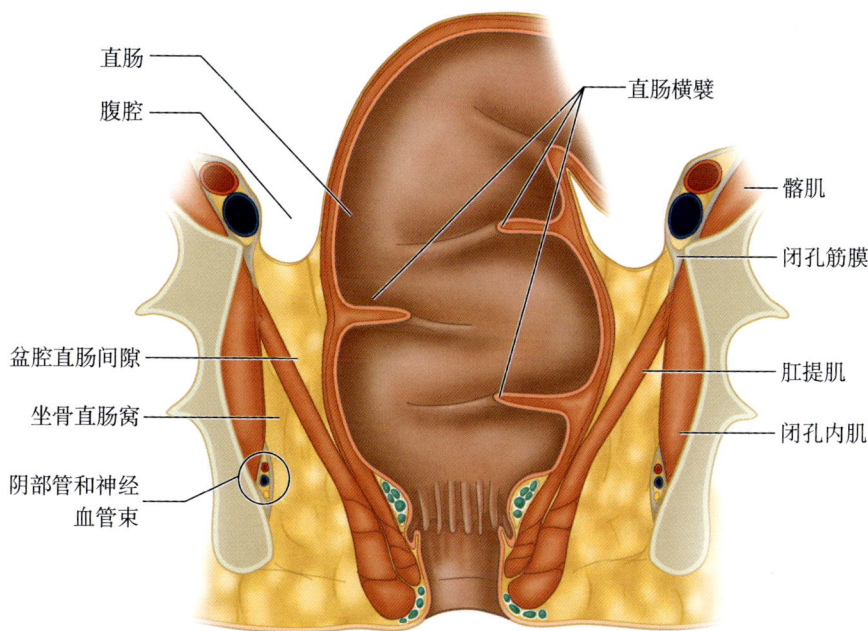

图 1-3　骨盆和直肠横襞的冠状面。在直肠镜检中这些横襞必须确定好位置

1. 临床意义　直肠一般不会出现憩室,因为直肠完全管状的肌肉可以对抗管腔内的压力。而且,直肠缺乏直小血管,导致在肌肉的固有层有一定的缺陷,也可以保持直肠的完整性。损伤腹膜反折以上的直肠会导致腹膜炎和腹腔脓毒血症。

2. 直肠的筋膜附件　骨盆四周和底部由内骨盆筋膜壁层覆盖,延伸至内脏成为盆腔脏层筋膜。直肠固有筋膜主要分布在直肠腹膜外的侧面和下面。远端筋膜形成外侧韧带或是向直肠侧面的延伸。这些横向延伸的筋膜没有与很重要的结构相连,但是与直肠中动脉和盆腔神经丛都有密切的关系。在多达25%的人群中,直肠中动脉分出小分支供应横向延伸筋膜的一侧或两侧。在直肠切除术中这是一个很重要的影响因素,因为这个位置可能发生动脉出血。过度的向内侧横向牵拉直肠可能引起二次牵张性损伤或下腹下丛横断,导致术后勃起或膀胱功能障碍。

3. 手术学意义　在直肠切除术中损伤骶骨前盆腔壁筋膜层会导致连接椎体静脉的骶骨前静脉出血。切除的最佳平面是骶骨前筋膜前方和直肠深筋膜后方的无血管平面(即 Heald 神经平面)。

骶骨和尾骨覆盖有强有力的筋膜,它是盆腔壁层筋膜的一部分。骶骨前覆盖神经、骶动脉及骶骨前静脉的骶骨前筋膜,就是著名的瓦尔代尔筋膜(Waldeyer's fascia)。直肠骶骨筋膜是一前下方的筋膜反折,它从骶骨前筋膜的 S_4 水平到肛管上方的直肠深筋膜。直肠骶骨筋膜下方的间隙是盆腔直肠间隙和直肠后间隙。

避免前列腺周围神经丛损伤的最好方法是提前分离直肠和精囊腺之间的直肠中间部分。切口在精囊腺的外侧缘,然后向下和向后扩张避免损伤神经血管束。

在前面,一个坚韧的盆腔筋膜脏层的 Denonvilliers 筋膜将腹膜外的直肠与精囊腺、前列腺或阴道分离。直肠骶骨筋膜和 Denonvilliers 筋膜是直肠手术中的重要标志。

(八)肛管

肛管是肠道的末端,有复杂的解剖结构和独特的生理学特性。这也说明肛管在疾病的控制和易感性中起了至关重要的作用。肛管的长度变化取决于它的定义。外科学或功能性的肛管长度从肛提肌顶部到内外括约肌间(内外括约肌之间的沟)

约4cm,然而解剖学和胚胎学意义上的肛管较短(2cm),从肛外缘延伸至齿状线。齿状线是内皮层(上方)和外皮层(下方)的锯齿状的结合部,并且与肛瓣相吻合,这就是肛管的残余部分。这是不同起源的静脉、淋巴管、神经分布和上皮层的重要解剖标志。齿状线近端有交感神经和副交感神经支配,动脉血供应来自下腹部血管。齿状线远端,神经受阴部神经躯体支配,供血来自直肠肛管供血系统。肛管的上皮细胞包括齿状线上方的黏膜层和下方的皮肤层。手术时的肛管移行区(或是泄殖腔)是一条长 0.5~1cm 的黏膜层,在这里,肠道组织由柱状或立方上皮转换成肛门边缘的非角化的复层鳞状上皮。这个过渡带是肛门肿瘤的起源(图 1-4)。肛门边缘是一个 3~5cm 的薄的圆形区域,齿状线近尾部的苍白皮肤没有毛囊和腺体。肛门边缘的皮肤变厚,有毛囊、顶泌汗腺,属于正常的皮肤。肛管被强有力的肌肉围绕,可以认为是两个肛管,一个围绕另一个。有内脏神经支配的内侧肛管,是固有肌层内侧的环肌层的延伸,由肛门内括约肌组成。外部的肛管由躯体神经支配,由肛门外括约肌和耻骨直肠肌组成。

手术学意义　齿状线以上的肛管由自主神经支配而不是躯体神经支配,因此内痔的结扎相对无痛。

直肠与结肠的过渡带很少发生慢性溃疡性结肠炎,在直肠结肠切除术中重建时可以行双钉吻合术。

(九)肛门外括约肌

肛门外括约肌,为围绕肛管的圆筒状骨骼肌,

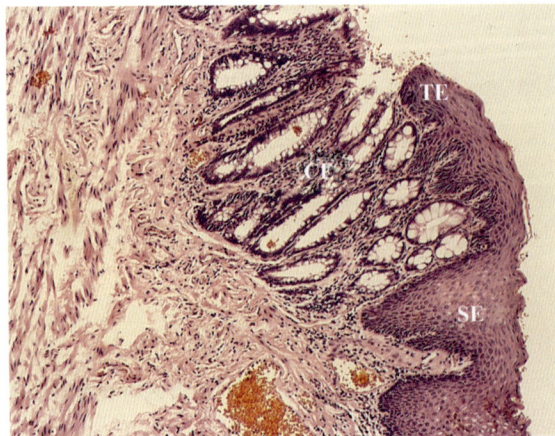

图 1-4　放大 100 倍的上皮细胞过渡区。CE,柱状上皮细胞;SE,鳞状上皮细胞;TE,移行上皮细胞

有 3 个明显的分部：皮下部、浅部和深部。而这种分部并没有明显手术意义，最远端的部分（皮下部）附着皮肤，有纤维组织。下一个部分（浅部）通过肌纤维的延伸附着尾骨，与结缔组织结合形成肛尾韧带，在此水平以上，深部与后方没有附着，而是通过耻骨直肠肌来维持。

在前面，肛门外括约肌的纤维组织嵌入会阴体中心腱，合并一些纤维，与会阴横肌延续。直肠下方神经和会阴部的神经分支支配肛门外括约肌。

（十）肛门内括约肌

肛门内括约肌是直肠平滑肌远端 2.5～4cm 长的环状集合。它的最低点位于肛门外括约肌远端的上方。内外括约肌间沟是可触及的。

（十一）肛提肌

肛提肌也叫做盆膈，是构成骨盆腔底部的宽大肌群。由 3 组不同面的横纹肌组成：髂尾肌、耻尾肌和耻骨直肠肌。肛提肌由在盆面的骶骨底部神经（S_2、S_3 和 S_4）和膈面的阴部神经分支支配。髂尾肌起于坐骨棘和闭孔筋膜后方，止于骶骨的最后两段和尾骨。耻尾肌起于闭孔筋膜的前半部分和耻骨后面。耻骨直肠肌起于耻骨联合和泌尿生殖膈上方的筋膜，另一端由肌肉紧密地连接至直肠后面，形成一个"U"形襻使直肠悬吊在耻骨上。强有力的骨盆底结构支撑着骨盆器官，并和错综复杂的骨盆括约肌一起，控制排便和组成控制肛门的主要肌肉。

总之，直肠外括约肌属于横纹肌，与耻骨直肠肌相连续。然而，肛门内括约肌则相反，属平滑肌，与直肠肌层固有层相毗邻（图 1-5）。

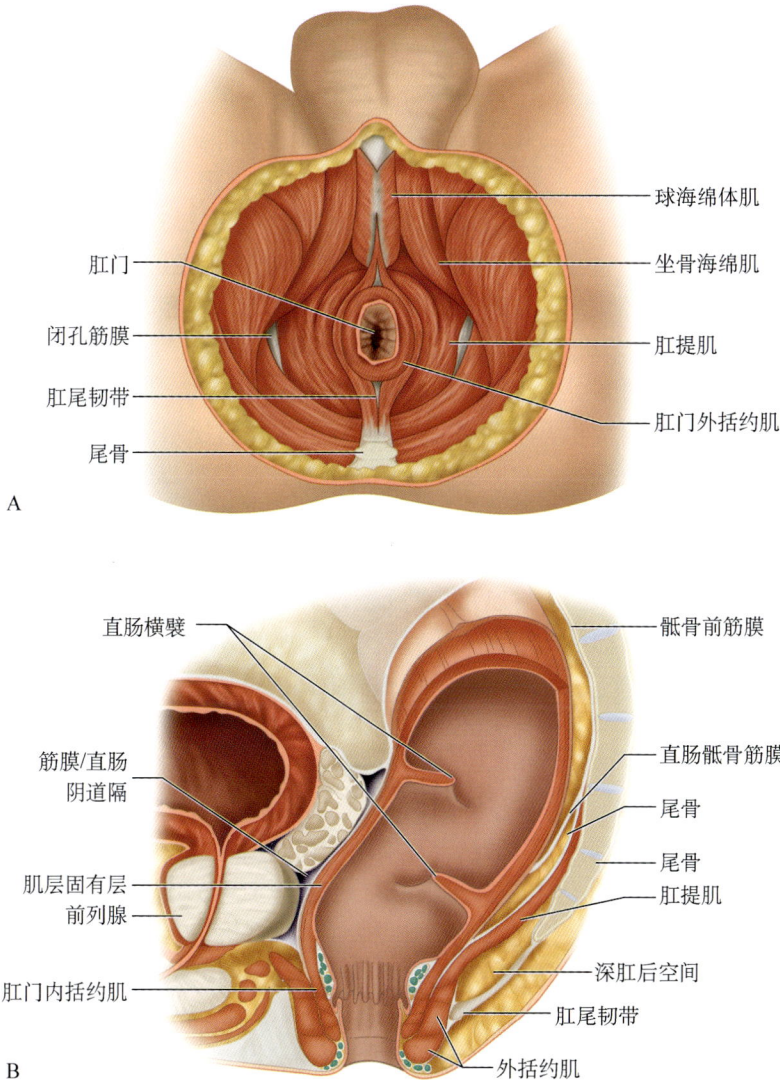

图 1-5　**男性会阴部的浅表肌肉**
　　A. 男性骨盆浅表肌肉；
　　B. 直肠壁和肛门括约肌的关系及周围结构

二、结肠和直肠的血液供给

肠系膜上下动脉滋养整个大肠。这两部分的界线是在横结肠近端 2/3 和远端 1/3 之间，这就是中肠和后肠胚胎学上的区分。结肠边缘动脉，是一个沿着结肠边缘的连续通道，在两个肠系膜动脉之间形成侧支循环。结肠边缘动脉产生直小血管，供应肠道。由于直小血管数量少，所以结肠对局部缺血和坏死比小肠更为敏感。

回结肠动脉起于肠系膜上动脉，位于右侧，走行于肠系膜至回肠与盲肠的连接处。它是一个固定的血管，有两个主要的分支：结肠右动脉的降支和盲肠前后动脉的降支，阑尾动脉除外。

结肠右动脉起始端是可变的。结肠右动脉可能起于肠系膜上动脉、结肠中动脉或是回结肠动脉。有 2%～20% 的病人无此动脉。如果结肠右动脉存在，就会供给升结肠和肝曲，与其邻近的血管形成结肠边缘动脉。

(一)手术学意义

直肠切除术中如果肠系膜下动脉在起始处（即左结肠动脉近端）即出现分支，保留副结肠中动脉（如存在的）、结肠中动脉的左支是必需的，因为它们是吻合口近侧端供血动脉。因此，脾曲切除必须谨慎，避免损伤这些血管。

结肠右动脉常规起源于胰腺后面或下面的肠系膜上动脉。这些动脉向肝曲延伸，然后分成连接结肠右动脉升支的右支和与结肠左动脉升支吻合的左支（通过边缘动脉）。此动脉解剖变异包括① 20% 不存在；② 10% 存在副结肠中动脉；③ 33% 脾曲主要供应动脉。

肠系膜下动脉起自主动脉分叉上方 3～4cm 的腹主动脉左前表面和骶岬上 10cm 约 L_2-L_3 水平。第一个分支是结肠左动脉，升支直接通向脾曲与结肠中动脉左分支吻合，降支与乙状结肠血管交通吻合。

肠系膜下动脉产生乙状结肠分支，跨越左髂总动脉，成为直肠上动脉。直肠上动脉位于乙状结肠右后面，紧贴直肠乙状结肠连接部肠壁后面。

Riolan 动脉弓或纡曲的肠系膜动脉，是肠系膜上动脉和肠系膜下动脉纡曲的动脉交通支，走行大致与结肠平行，在结肠中动脉左支和肠系膜下动脉主干或结肠中动脉升支之间。大约 7% 的个体存在该动脉，大多情况下伴有肠系膜上动脉或肠系膜下动脉远端的狭窄或者血流阻断。Riolan 动脉弓血流方向取决于狭窄的位置，如果肠系膜上动脉狭窄，肠系膜下动脉的逆行血流确保中肠（小肠和右结肠）的生存力。如果肠系膜下动脉狭窄，肠系膜上动脉顺行的血流确保后肠（左结肠和直肠）以及下肢的生存力。

直肠中动脉来自髂内动脉。某些情况下来自臀下动脉。直肠中动脉是多变的，可能 40%～80% 的病人没有该动脉。如果有，则进入直肠前外侧中央动脉，通过两侧稍向前进入直肠横襞。

直肠下动脉是阴部动脉的一个分支，是髂内（下腹中部）动脉的更远侧的分支。来自闭膜管，穿过闭孔筋膜，坐骨直肠间隙和肛门外括约肌到达肛管（图 1-6）。

(二)静脉系统和淋巴管

结肠和直肠的静脉循环反映动脉的供应情况。升结肠静脉和近端横结肠静脉流入肠系膜上静脉，与脾静脉汇合成门静脉。横结肠远端静脉，降结肠、乙状结肠和大部分直肠静脉经由肠系膜下静脉进入脾静脉。肛管的静脉循环是从直肠中静脉和直肠下静脉进入髂内静脉，接着进入下腔静脉（图 1-7）。

大肠的淋巴管起于网状结构的淋巴管和黏膜固有层的淋巴结，沿着黏膜肌层分布，在黏膜下层和肌层变得更加丰富。这些淋巴管是相互连接的，并进入壁外的淋巴管。行程中主要有 4 组淋巴结：结肠壁上淋巴结、结肠旁淋巴结、中间淋巴结、中央淋巴结，最后经腹主动脉旁淋巴结入乳糜池，淋巴引流知识对制定结肠瘤手术方式至关重要。

直肠上部和中部的淋巴沿着直肠上动脉上升。接着汇入肠系膜下淋巴结。直肠下部的淋巴结经由直肠上淋巴管向下进入肠系膜淋巴结，侧面经由直肠中淋巴管进入髂内的淋巴结。齿状线以上的肛管的淋巴管经直肠上淋巴管向下进入肠系膜淋巴结，侧面沿着两侧直肠中部血管和直肠下部血管经过坐骨肛门窝到髂内的淋巴结。齿状线以下肛管的淋巴管通常进入腹股沟淋巴结。如果主要通路被阻塞，也可以进入直肠上淋巴结或是沿着直肠下方的淋巴管通过坐骨直肠间隙。

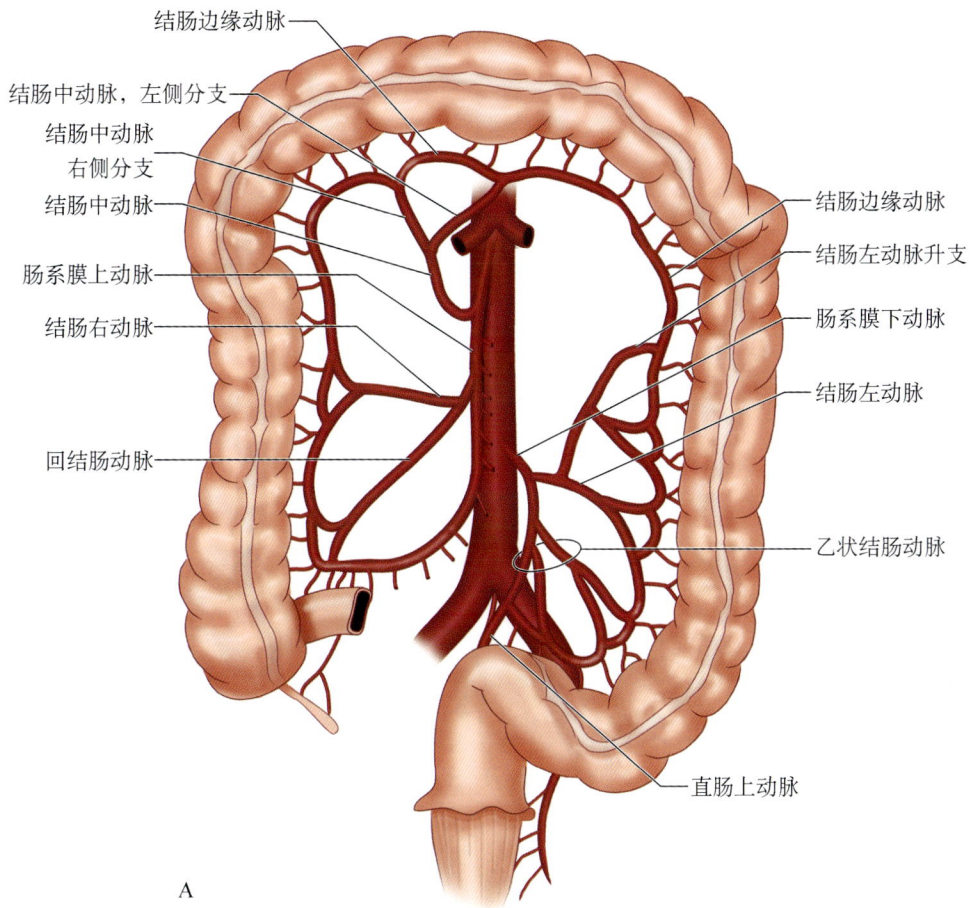

结肠边缘动脉

结肠中动脉，左侧分支

结肠中动脉
右侧分支

结肠中动脉

肠系膜上动脉

结肠右动脉

回结肠动脉

结肠边缘动脉

结肠左动脉升支

肠系膜下动脉

结肠左动脉

乙状结肠动脉

直肠上动脉

A

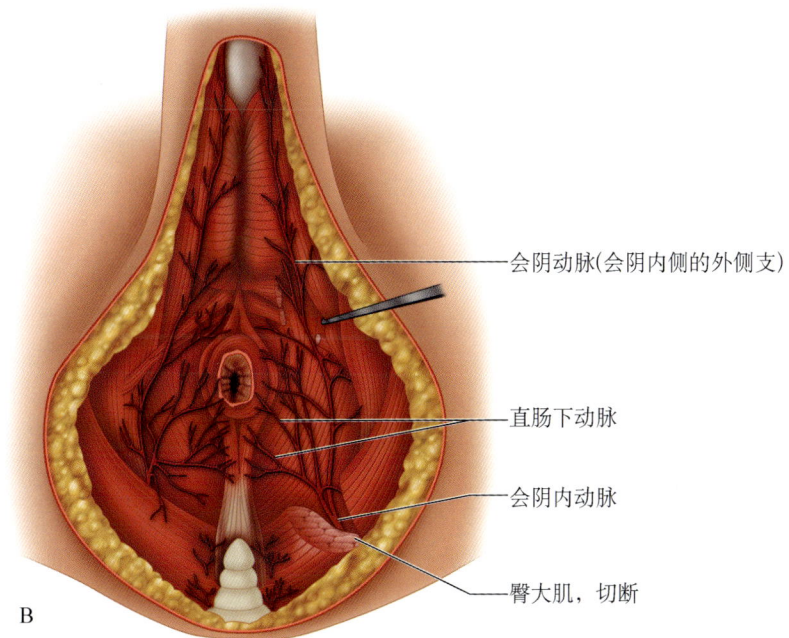

会阴动脉(会阴内侧的外侧支)

直肠下动脉

会阴内动脉

臀大肌，切断

B

图 1-6　结肠和直肠的动脉血液供应(A)与会阴部的动脉血液供应(B)

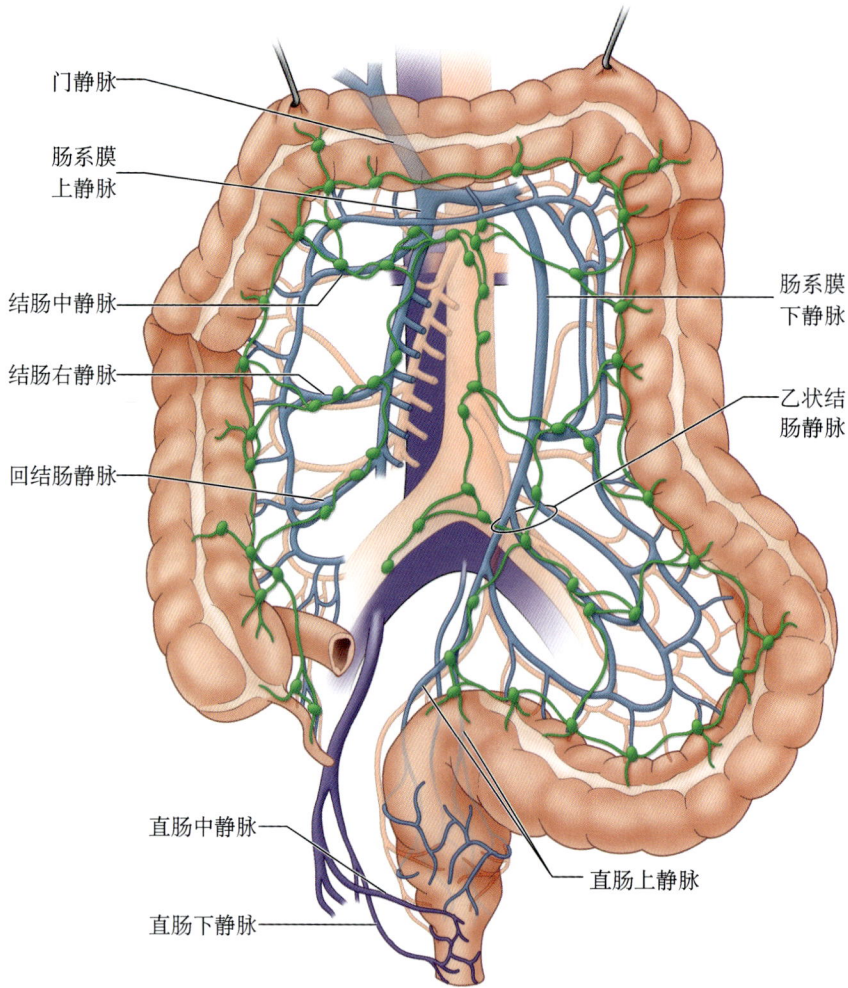

图 1-7   大肠的静脉和淋巴管
深蓝色表示体循环,浅蓝色表示门静脉循环

（图中标注：）
门静脉
肠系膜上静脉
结肠中静脉
结肠右静脉
回结肠静脉
肠系膜下静脉
乙状结肠静脉
直肠中静脉
直肠下静脉
直肠上静脉

三、神经支配

大肠由交感神经和副交感神经支配,其分布是根据动脉的走行分布的。交感神经抑制结肠和直肠蠕动。副交感神经促进结肠和直肠蠕动。

神经节前的交感神经起于腹腔的 $T_6 \sim T_{12}$ 神经元,肠系膜上和主动脉前的神经节。节后神经纤维沿着肠系膜上动脉至横结肠右侧。支配右结肠和横结肠的副交感神经来自右侧(后)迷走神经和腹腔神经丛。左结肠和直肠受来自 $L_1 \sim L_3$ 的腰椎内脏神经支配。这些主动脉前神经丛纤维突触位于主动脉分叉上面,节后神经纤维沿肠系膜下动脉

和直肠上动脉走行,支配左侧结肠、乙状结肠和直肠上段。直肠下段,骨盆底和肛管由下腹下丛的神经节后交感神经支配。下腹下丛附着在骨盆侧壁,由骶骨丛的交感支支配,并且在骶骨岬聚集并汇入左侧和右侧的腹下神经。这些交感神经走行于骨盆背侧的直肠动脉上方,对于精液传递进入前列腺尿道起着重要的作用。这些副交感神经或是勃起神经起于 S_2,止于 S_4 骶骨孔后,神经节前的副交感神经和神经节后的交感神经合并。这些神经纤维经过下腹下丛,包绕并支配前列腺、尿道、精囊、膀胱和骨盆底的肌肉。直肠的分离可能会使下腹下丛中断,并且会导致膀胱功能障碍和性功能障碍。

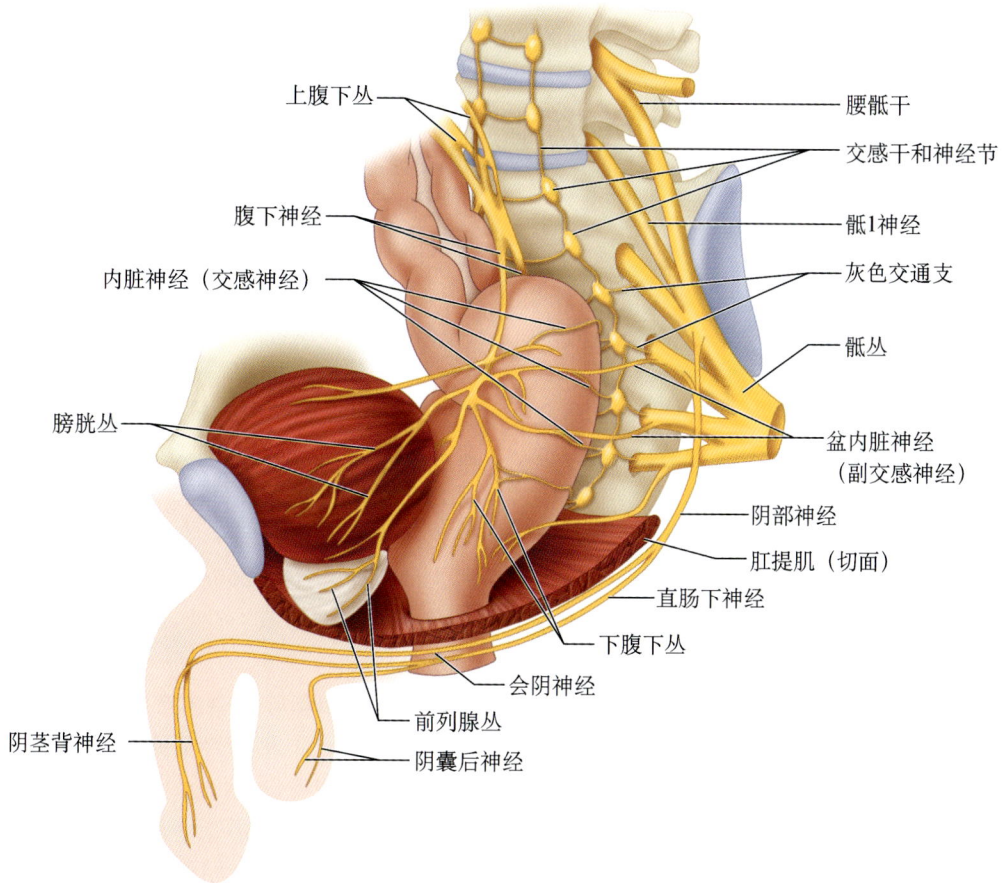

图 1-8　骨盆的神经分布

神经损伤水平与损伤的严重性和功能障碍分类密切相关。损伤骶骨岬附近的腹下神经会导致交感神经功能障碍,典型症状是逆行射精和膀胱功能障碍。前列腺周围的交感和副交感复合损伤会导致阳痿和膀胱张力松弛。

手术学意义　男性病人的直肠切除术,神经损伤最普遍的部位是进入精囊腺的位置。在男性直肠分离中未能保护神经,会导致射精功能障碍(图1-8)。

四、组织学

结肠壁由 4 层组成:黏膜层、黏膜下层、肌层和浆膜层(图 1-9)。黏膜层是肠壁的最内层。黏膜层进一步分为上皮细胞层、黏膜固有层和黏膜肌层。结直肠的上皮细胞由柱状细胞、杯状细胞和内分泌腺细胞(胺前体摄取和脱氢酶)组成。黏膜固有层含有淋巴样滤泡、微血管和结缔组织。黏膜肌层由

平滑肌组成,有丰富的血管和淋巴管供应。肿瘤累及此层标志着肿瘤由良性转变为恶性。

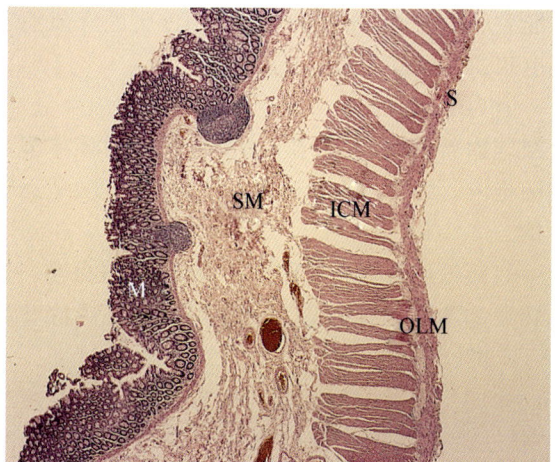

图 1-9　放大 20 倍的正常结肠壁的组织学

M,黏膜层;ICM,内侧环行肌层;OLM,外侧环行肌层;SM,黏膜下层

黏膜下层在黏膜层的外面,有淋巴管、血管、结缔组织和 Meissner 丛的自主神经。

肌层固有层又被细分为内侧环行肌层和外侧纵行肌层,并且包括 Auerbach 丛和肠肌丛。

浆膜层,缺乏直肠腹膜后的结构,而有脏腹膜覆盖,包含淋巴管和血管。

五、生理学

结肠最主要的生理功能是吸收水分和电解质,促进摄入食物的代谢,分泌电解质和黏液,营养再吸收,储存半固态的物质和促进排泄物的排出。营养的再吸收取决于结肠的代谢活性、结肠的活动性和黏膜的吸收和分解。排便会使结肠脱水和肠道清洁。

正常人的结肠吸收水分、钠和氯化物,同时分泌钾和碳酸氢盐。结肠在 24h 内可吸收 1500～2000ml 的液体。据估计,结肠有足够的储备能力来容纳额外的 5～6L 来自回肠的液体,这个特性就使得在小肠损伤时大肠有一定的代偿能力。大肠吸收的容量、吸收物的性质及吸收的速率受多种因素影响。

(一)水和电解质的吸收

大肠的一个重要功能就是控制排泄物的水分。回盲肠包含 1500～2000ml 液体,只有 100～150ml 的水分在排便的时候丢失。水分的吸收与钠的吸收有着密切的关系。在结肠的黏膜层,钠的主动转运会产生一个渗透梯度,从而使细胞被动运输水分。和钠一样,如果有高渗性环境,水分可能进入结肠腔。最终,水分吸收的调节是由肠腔介质流动或电解质转运来配合完成的。

因为细胞内钠的浓度比细胞外钠的浓度低,而且细胞内带负电荷,最初,钠从胞膜被动转移至黏膜细胞内。细胞的主动运输对抗浓度梯度,从而吸收钠。

然后钠从细胞内转移出来,实现钾钠交换。这一转换是靠位于细胞膜底外侧的钾/钠三磷腺苷酶(ATP 酶)实现的。

盐皮质激素(醛固酮)和糖皮质激素通过增加钾/钠三磷腺苷酶活性来刺激钠的吸收和钾的分泌。由细菌发酵产生的短链脂肪酸是结肠内主要的阴离子,能促进钠的吸收。

结肠内钾的运输大部分是被动的,遵循钠主动转运产生的电化学梯度。因为在结肠末端,钾不可渗透,持续的水分吸收可能会使腔内的浓度增加。

回肠的氯化物浓度高,但是经过大肠时显著降低。通过电中性机制,实现氯化物和碳酸氢盐的交换。和钠的吸收相同,氯化物主要沿着细胞的路径主动吸收来抵抗浓度梯度。在黏膜细胞肠腔缘,氯化物和碳酸氢盐反复相互交换。低 pH 增加氯化物的吸收,结肠腔的氯化物促进碳酸氢盐的分泌(图 1-10)。

(二)其他成分

黏液是结肠腔内的另一个反应产物。整个大肠中,上皮细胞包括大量的分泌性的杯状细胞,并且神经纤维靠近这些杯状细胞。骨盆神经的兴奋促进结肠黏膜层黏液分泌。

尿素是体液的另一个重要成分。每天结肠内尿素的代谢会产生 200～300ml 的氨。在人的粪便中只有一小部分氨,可见,绝大部分的氨被结肠黏膜层吸收。

(三)细菌新陈代谢的产物

多糖类物质发酵的主要产物是短链脂肪酸或挥发性脂肪酸类,包含 1～6 个碳,是结肠内主要的阴离子。数量最多的 3 个是醋酸、丙酸和 n-丁酸。95％的短链脂肪酸在结肠内。这些脂肪酸类很容易被结肠细胞吸收,并且提供人类代谢所需能量的 7％。短链脂肪酸含有抗癌、抗菌和抗炎的特性,有助于细菌群落酸碱度的调节和黏膜的修复,也可以增加大肠的局部血流。除钠和水的吸收,结肠黏膜还吸收没有被回肠末端吸收的胆汁酸,形成结肠部分的肝肠循环。

(四)结肠运动

我们对于结肠的运动依然是知之甚少,它集成了众多复杂的功能,包括平滑肌的电活动、收缩性活动、管腔内压和内外神经调节。回肠和盲肠的连接处充当括约肌的作用调节食糜进入结肠。回肠与结肠连接处的压力比回肠和结肠腔的压力高。括约肌松弛使回肠收缩,促使食糜进入结肠。此外,逆蠕动使右结肠环缩,从而使食糜充分混合以及水和电解质充分吸收。逆行活动促使粪便从横结肠进入右结肠,从而进一步的吸收和细菌性发酵。结肠的收缩具有周期性和节律性,从而使结肠分段收缩并驱使内容物向远端移动。

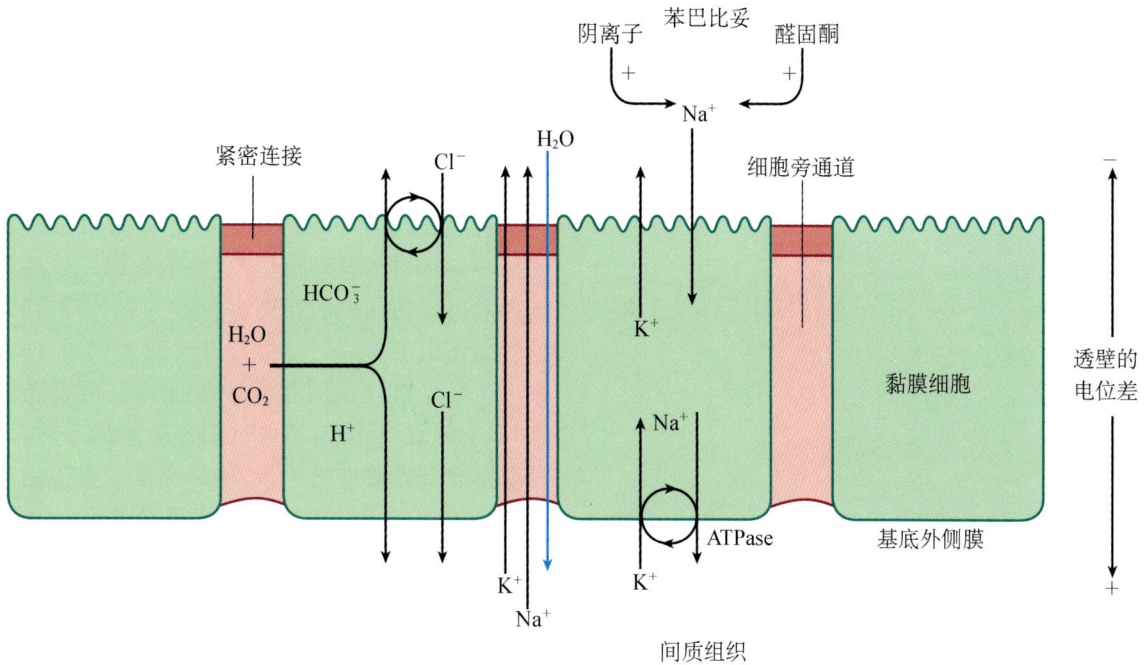

图 1-10　结肠黏膜吸收水、电解质的生理机制

ATPase,三磷酸腺苷酶;Cl^-,氯化物;CO_2,二氧化碳;H^+,氢离子;HCO_3^-,碳酸氢盐;K^+,钾离子;Na^+,钠离子

尽管这些周期性的收缩会将排泄物向远端推进,但主要的推进依赖于集团蠕动。大肠平滑肌的强有力的推进力和收缩力致使集团蠕动发生。这种推进式收缩持续 20～40s,推进的最远距离是结肠的 1/3,排泄物的排空是分节段的。巨大推进性收缩不经常发生,正常人一天不超过 3 次。

结肠的肌电活性可通过在管腔内置入测压装置检测,低振幅收缩支配结肠活动。低振幅收缩发生在整个结肠,但是在右侧结肠和横结肠更常见,并且被认为是分节段收缩的刺激因素。高振幅收缩不是很常见,与巨大推进性收缩有关。

(五)结肠运动的控制与调节

大肠的运动被肠壁内外神经调节。正如上文详述的,自主神经(交感和副交感)是外部的控制与调节系统。肠神经系统包括浆膜下层的神经节,Auerbach 肠肌丛和 Meissner 黏膜下神经丛。这些神经丛包括除去肠壁机械感受器和化学感受器之外的外来神经系统,也包括邻近神经节的内在神经元和相应神经丛的神经节。这些神经传导数据经过处理,在大肠内可产生适当的收缩反应。

结肠的能动性也受内分泌的控制,具体内容还正处于研究阶段。缩胆囊素被认为是结肠能动性的主要兴奋剂,促胰液素、促生长素抑制素和血管活性肠肽是主要的抑制剂。

(六)排泄物和肠积气

除了吸收水分和电解质,大肠还是排泄物的储存器。排泄物主要是由未消化的食物比如纤维素和细菌组成。1g 湿润的排泄物包括多达 10^{12} 的细菌。厌氧菌,最常见的拟杆菌属,在浓聚物中比需氧菌多达 10 000 倍。在粪便中,大肠埃希菌是最常见的需氧菌。正常人每天的大便有200～400ml。结肠细菌代谢多种物质,包括胆红素和胆酸,同时也是肝肠循环的主要组成部分。表 1-1 列举了最常见的结肠细菌。

肠胃气由氮气、二氧化碳、氧气、甲烷和氢硫化物组成。这些气体是内(由肠道细菌产生)、外(吞咽)因素的产物。绝大多数的肠积气是吞咽的氧气和氮气,其余的是由糖类和蛋白质的细菌性发酵产生。硫化物,主要是硫化氢和二硫化二氢,使肠胃气产生特异性的臭味。

表1-1　正常人的结肠和直肠的细菌组成

细菌	下消化道
金黄色葡萄球菌*	++
粪肠球菌*	++
肠杆菌科*	++
拟杆菌属*	++
双歧杆菌	++
乳杆菌属	++
梭菌属*	++
螺旋菌	++
表皮葡萄球菌	++
变形杆菌属	+
假单胞菌属*	+
棒状(杆)菌	+
分枝杆菌	+
支原体目	+
草绿色链球菌	+/-
酿脓链球菌*	+/-
破伤风梭菌	+/-

++，几乎普遍存在，存在100%；+，普遍存在，存在25%；+/-，罕见，存在<5%；*潜在病原体

(七)排便的生理学

排便的过程是由复杂的生理因素和解剖因素相互作用控制的。抑制因素包括粪便的特征(体积、黏性、排出速度)，直肠的特征(直肠的存储容量、膨胀性)，神经因素(自主的、感觉的、活动性、直肠-肛门抑制反射)和肌肉因素(内外肛门括约肌和耻骨直肠肌)。

粪便的坚硬度是很重要的因素，因为液体状粪便不易被控制，可能会引起渗漏。然而固体的粪便就很容易被控制。除了存储功能，直肠还可以调节容量来收纳大量的粪便。这个调节很重要，因为如果直肠压力猛增，超过肛门压力会发生失禁。

肛门直肠的感觉由内、外两部分组成。内部感觉神经位于近端肛管，在区别固体和液体方面很重要，气体感知和躯体神经末梢被证实距离齿状线1.5cm。存在于直肠壁内或是耻骨直肠肌外部的受体来感觉直肠扩张，控制排便。

直肠肛门内外括约肌和耻骨直肠肌维持直肠的压力，对于控制排便起着重要的作用。一些作者认为肛门内括约肌的作用占50%～80%，肛门外括约肌的作用为25%～30%，肛垫起着另外15%的作用。耻骨直肠肌的强直收缩保持肛门直肠的角度，属于随意肌，容易造成肛门直肠的挤压伤。

排便首先要直肠扩张，随后粪便经集团运动后进入直肠。直肠扩张导致抽样反射或是直肠-肛门抑制反射。以肛门内括约肌随意松弛和肛门外括约肌同时收缩为特点，使直肠内容物到达肛管上方。然后肛管的感觉纤维区分液体、固体粪便和气体，向直肠发出完全自主运动的信号，使粪便排出。

此时，可由个人决定排便或排气是否符合社会行为。假如可以的话，耻骨直肠肌放松，矫直肛管直肠角，并且肛门外括约肌放松，肛管压力减小。直肠内的压力超过肛管压力发生排便或排气。有时候，自主收缩腹肌和Valsalva动作也会产生排便或排气。

如果选择不排便，肛门外括约肌和耻骨直肠肌的随意收缩减小肛门直肠角，增加肛管压力，防止直肠内容物排出。随后，排便冲动消退的肛门内括约肌恢复静息张力，将内容物移动至直肠中部或上部，储存粪便，直到合适的时间将粪便排出。

第 2 章

诊断评估

著　者　Armen Aboulian・Ravin R. Kumar
译校者　牛　磊(译)　宋　舟(校)

> **要点**
> ➤ 所有大肠癌患者症状的诊断评估始于详细的病史询问、体格检查以及直肠指检。
> ➤ 床旁检查措施如肛门镜检查和乙状结肠镜检查是初步诊断评估手段,用来鉴别诊断和指导进一步的检查。
> ➤ 乙状结肠镜和结肠镜检查可直视肠道内的情况并提供了可能的干预手段。
> ➤ 先进的成像方式,如计算机断层扫描(CT)、磁共振成像(MRI)、超声、胶囊内镜和正电子发射断层扫描(PET)等医疗设备是临床医师常用的,选择性利用这些设备进行检查可以达到最终诊断并开始治疗。

与其他疾病的病程一样,结直肠疾病的初步评估是询问病史和体格检查。然而患者描述的症状可能比较宽泛,但引导式提问和适当的检查往往可以缩小鉴别诊断的范围。读者应该善于询问一般病史,包括体重变化情况、是否疲劳和大便习惯改变等有关的问题,这往往意味着对潜在疾病的更高关注,特别是恶性肿瘤。完整病史的细节超出了本章的范围,但是关于一些常见结直肠疾病主诉的具体问题有必要探讨。

(一)腹痛

腹痛是一种常见的主诉,可由各种原因造成全身或局部疼痛。应当询问的重要病史包括发病时间、程度、变化情况、加重或缓解的因素;还包括与排便之间的关系。当疼痛为间歇性时,其频率和持续时间也应考虑。如果疼痛局限于某一特定区域,它往往是该区域存在一个基本的病理过程,如炎症反应或一个潜在的肿块。虽然肿块本身常常不直接导致疼痛,但病人可能因为梗阻、局部穿孔、神经受累或肿块的压迫而主诉腹痛。

(二)直肠出血

描述直肠出血的类型对鉴别诊断十分重要,最初的办法是确定出血的来源是否为肛门直肠,也被称为"出口型出血",或源于更近的部位。应该阐述的内容是:①出血量和出血的颜色;②血液与粪便是否混合在外表;③厕纸带血或形成血凝块或滴入马桶。大便后即有大量鲜血滴出是典型的内痔表现。厕纸上带有少量鲜血和排便疼痛与肛裂相关。然而,这样的表现应该谨慎对待,因为患肛门直肠肿瘤也可能有类似的主诉。肛肠脓肿破裂时,排出脓液和血液,可被误认为是直肠出血。血栓性外痔典型的表现是突发的肛缘肿胀疼痛,如果血栓痔核是皮肤破裂,最终可能导致肛门出血。近端肠道的出血是典型的黑粪,其外观颜色较深。下消化道出血在第25章有详细介绍(表2-1)。

(三)肛门疼痛

患者表现为肛门疼痛,疼痛的性质及相关的加重因素,如大便或擦拭有无出血、肿胀、瘙痒和肿块等都应阐明以帮助诊断。常见肛门疼痛的原因是

表 2-1   直肠出血的特点

	出口型	近端
	鲜红色	黑色/黑/褐
	血便分开(可包在大便外)	血便混合
	仅在厕纸上发现出血	厕纸和粪便均可发现
	出血与排便分离	与排便同步
	伴有肛周疼痛或凸起	
鉴别诊断	痔疮	上消化道出血
	肛门撕裂(外伤性/肛裂)	动、静脉畸形
	肛门肿物(良性或恶性)	(肠)憩室病
		胃肠道肿瘤

肛裂、血栓性外痔、感染和(或)脓肿和肛门肿瘤。虽然内痔通常是无痛的,但内痔脱垂、血栓形成和绞窄常可能造成剧烈疼痛。排便或便后疼痛,并且被表述为针刺样或撕裂样疼痛,这种肛门疼痛往往继发于肛裂。肛门周围脓肿和直肠周围脓肿引起的肛门疼痛在肛肠急诊室是比较典型的主诉。这种疼痛,常常被描述为搏动性。患者描述疼痛逐渐加重伴有肛周红肿,有时伴有脓液流出和发热。肛门疼痛伴有肿块、出血、瘙痒、溢液可能与肛门癌、尖锐湿疣或低位直肠癌相关,更深的盆腔疼痛、压迫和不适往往在患者坐位时加剧,这归因于肛提肌综合征。痉挛性肛门痛是肛提肌综合征的一个亚型,被定义为源于直肠的由于肛提肌痉挛引起的疼痛(图 2-1)。肛门疼痛的患者常被错误诊断,之后就转到结直肠外科,这些患者需要一个适当的检查,甚至可以在麻醉下,进一步鉴别诊断并采取适当的治疗(表 2-2)。

表 2-2   肛门疼痛的表征

诊断	是否存在出血	疼痛与排便的关系
肛周脓肿	通常没有出血	通常没有关联
肛裂	通常有出血	通常随排便加重
血栓性外痔	通常没有出血	排便不加重
提肌综合征	通常没有出血	通常随排便减轻
肛门肿瘤	通常有出血	通常排便加重疼痛

(四)肛周瘙痒

肛周瘙痒是一个常见但严重的主诉,可能与皮肤发炎、发红、肿块、引流或溢液有关。出血继发于

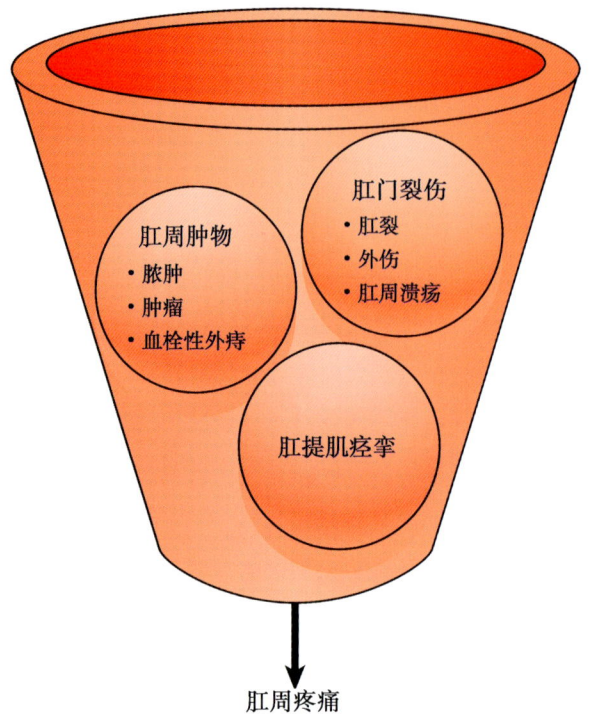

图 2-1   肛周疼痛的鉴别诊断

因搔抓而造成的皮肤损伤,常在便后厕纸上发现出血。虽然大多数肛门瘙痒是特发性的,但其他常见的原因有肛门失禁、渗液、溢液。过度清洁,使用化学品和肥皂,稀便和大便次数增多可加重病情。开放的溃疡、肿块、持续性瘙痒和发红,特别是在免疫功能低下的患者,应提高对感染或肿瘤的警惕,需要活检以明确诊断。

(五)肛周肿物

多数是肛周脓肿、外痔、尖锐湿疣、老化组织的皮赘和肛门癌的表现。大多数可以仅通过检查确定;然而,麻醉下检查和活检可进一步明确。另外,直肠脱垂、严重的血栓形成或绞窄性内痔也可能表现为肛周肿物。仔细的物理检查有助于鉴别黏膜脱垂与直肠全层脱垂。直肠黏膜脱垂与肛门失禁相关,它通过防止括约肌正常关闭,或通过多次扩张括约肌和随后的无力造成肛门失禁。厕所蹲位测试:要求患者做用力排便动作,医生观察黏膜下垂的性质和程度。这通常有助于准确诊断。一些医生认为使用肛门镜观察更容易。

(六)便秘

便秘对于患者可能有不同的表述方式,排便次数减少、排便费力、大便干硬、排便后有未尽感或任

何上述症状的伴随出现等。重要的是,结合患者的病史,询问上述症状中哪些困扰着患者,可以更好地指导进一步的评估和治疗。当通过改善饮食和补充膳食纤维后症状仍未改善,则提示需要进一步检查。便秘的原因可分为:①机械性梗阻;②生理性梗阻;③排便问题;④肛门括约肌功能障碍(图 2-2)。通常在做进一步检查之前用结肠镜或钡剂灌肠(BE)来评价结肠肿块性病变和肠腔狭窄。结肠传输研究使用 Sitz 标记和(或)排便造影在评价排便时结肠无力和其动力变化方面具有作用。

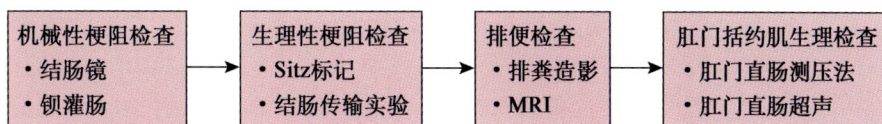

图 2-2　慢性便秘的检查
MRI,磁共振成像

(七)溢液和失禁

患者可出现不同程度的失禁,如气体、液体和固体等。同时,患者可能会用"失禁"来表述不同情况:便后再次擦拭肛门周围,内衣上染有粪便颜色,难以控制排气(同时排泄少量黏液),难以控制排泄非常松软的粪便或正常排便的控制不畅。应该仔细询问患者具体什么问题困扰着他们,以便更好地指导检查,鉴别诊断,并需要更多的研究。对于女性患者,医生应彻底了解其生育史,包括产次、会阴切开术和括约肌损伤,还要了解既往手术史(如肛瘘切开术和括约肌切开术)。数字直肠检查可以帮助评估括约肌的张力和括约肌缺陷。肛门镜检查和乙状结肠镜检查可以揭示脱垂组织(内痔、直肠黏膜甚至息肉)以及评估大便性状和稠度。肛肠超声在检查肛门内或外括约肌缺陷方面是有帮助的。其他检测,如肛门直肠测压,排便造影,阴部神经潜伏期测定,盆腔 MRI 和内镜检查也发挥着各种作用。表 2-3 列举了它们在鉴别病理学基础上的作用。

(八)腹泻

腹泻,伴或不伴腹痛,是一种患者常用的主诉,它有不同的表现,如排便次数增多,大便较稀和里急后重。细菌、病毒、寄生虫感染可引起腹泻。常见的细菌感染,包括沙门菌、志贺菌、大肠埃希菌、空肠弯曲菌等。一些病毒如轮状病毒和诺沃克病毒也可以导致腹泻。疾病状态如甲状腺疾病、糖尿病、肾上腺疾病及 Zollinger-Ellison 综合征应排除在外。腹泻应从病史搜集的重要信息包括:症状是否持续或间断,加重和改善的因素,特别是食物不耐受(其中牛奶和奶制品是可能的因素,常发生在老年人),药物和总的液体摄入量。了解近期有无旅游史和饮用非城市饮用水,并且了解近期与患者

表 2-3　大便失禁的调查研究

检查方式	病理学基础
直肠内超声	内部和外部括约肌缺陷
直肠肛门测压法	静息和挤压状态时的内、外括约肌的压力
	高压区和肛管长度
肌动电流描记法	括约肌肌电图映射
排便造影	肛门直肠角,隐匿性直肠脱垂
神经末端潜伏期	阴部神经传导延迟
盆腔 MRI	直肠肠套叠/盆腔器官脱垂;评估肿瘤

接触过的儿童和其他的家庭成员有无类似症状。一天中腹泻时间也有重要意义:病人是否仅每天早上腹泻?或者一整天都是这样?患者是否熟睡中排便(这种情况是罕见的功能性疾病,如腹泻型肠易激综合征)?应仔细询问一天中常规饮水情况,包括所有液体:水、咖啡或茶、果汁、软饮料、酒精饮料、乳制品等可能因素。腹泻病因可分为感染、炎症和分泌,如炎性肠病(IBD)的黏膜炎症,直肠炎或大型黏液息肉以及代谢疾病,如乳糜泻或乳糖不耐受症。

一、肛周检查和直肠指检

一个经常被忽视,但非常重要的诊断步骤就是肛周的视诊。在直肠指检前进行肛周检查是非常必要的。结节、皮赘、外痔、肛周皮肤的变化,如苔藓样变和微小的线性溃疡(符合特发性的肛周瘙痒或是如 Bowen、Paget 病本身具有的皮肤状况)、外瘘口、肿胀、红斑或肛周与坐骨直肠窝脓肿和肛裂等在肛周和肛缘检查中较常见。轻轻牵开肛周组织,抹去肛缘,常使肛裂更清晰。随后采用直肠指检评估是否存在局部疼痛(触诊的肛周皮肤和肛

管)、疼痛的程度和肛门括约肌的轮廓、前列腺的状态、肛提肌、尾骨及检查者手指所能触及的任何肛门内或直肠内组织。一些患者的病变使其非常痛苦,那么这种检查就很困难或不可能实施。然而,合理使用润滑剂并采用轻柔的方法,便可以得到有价值的信息。局部麻醉药膏也可用于提高直肠指检的耐受度。但是,为进一步明确诊断,在手术室进行适当麻醉并检查也比较常见。

二、肛门镜检查

直肠指检后,为进一步评估患者肛门直肠疾病,肛门镜检查是最容易和最广泛使用的工具。肛门镜可清楚地观察远端直肠、肛门黏膜上、肛膜和静脉丛的情况。常用的类型有斜面的肛门镜,如Buie 镜、Hirschman 镜和 lighted Welch-Allen 镜(图 2-3)。对于一些臀瓣较深的患者,Hinkel-James 镜因其长度较长则更适用。肛门镜的设计使远端直肠和肛管可视。一般建议在各自的机构中选择使用一个类型的肛门镜并熟练使用形成专长。

肛门镜检查有助于肛门及肛周疾病的检测,如

肿块、裂隙、直肠周围脓肿、肛内瘘管、内痔及性传播疾病。伴发疼痛的患者可能无法耐受常规肛门镜检查。局部镇痛和(或)使用一个儿科肛门镜(小直径)或乙状结肠镜对于这种患者往往是有用的。将镜子轻轻插入,去掉阻塞器便可直视检查。在肛管内不旋转设备,而是从不同方向反复退出和插入肛门镜以获得所有 4 个象限的图像。它不会像在肛管内旋转设备那样给患者带来不适和产生黏液。在检测内痔、黏膜或直肠脱垂时,在退镜时往往需要病人用力配合。

三、硬式直肠乙状结肠镜检查

硬式直肠乙状结肠镜检查使直肠和远端乙状结肠可视,其标准的尺寸范围(外直径 19mm)适合大部分情况,尽管尺寸较小的镜子(直径在11mm 或 15mm)也可用。硬式直肠乙状结肠镜检查能准确定位并测量直肠和乙状结肠病变距肛门边缘的距离,这对于手术策略的制定是一项重要技术。虽然大多数的硬式乙状结肠镜长 25cm,但是根据患者情况,典型的检查却限于直肠远端到直乙交界处(通常在~15cm)(图 2-4)。乙状结肠镜设备更好,患者的耐受性更高,同时还可使近端结肠可视。

硬式直肠乙状结肠镜检查,通常优于肛门镜检查,可提供更多有用的信息。适应证:①结肠、直肠、肛门的各种症状(如出血,溢液,突起或肿胀,疼痛,腹泻,便秘,肛门瘙痒);②肛门直肠手术术后的评价;③需获得组织和粪便标本以便进一步的研究;④去除直肠异物;⑤局部治疗中的应用,如甲醛治疗放射性直肠炎。

检查时患者取截石位或左侧卧位,插入镜子的同时吹入空气和可视化图像。检查整个管腔周围,

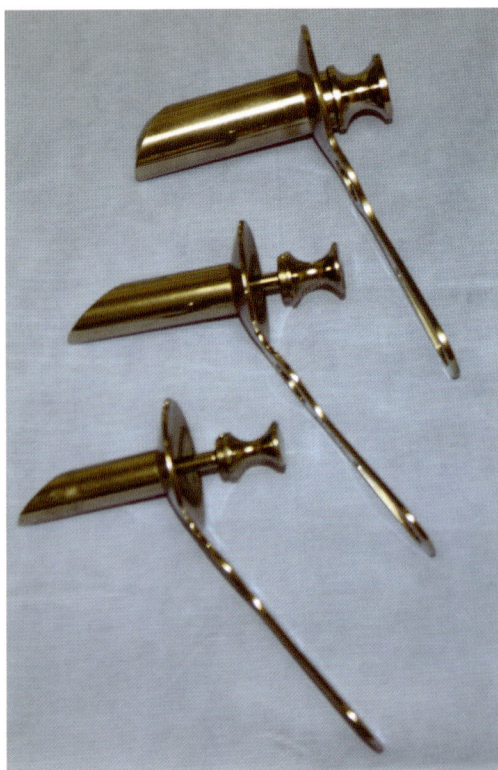

图 2-3　各种尺寸 Hirschman 肛门镜

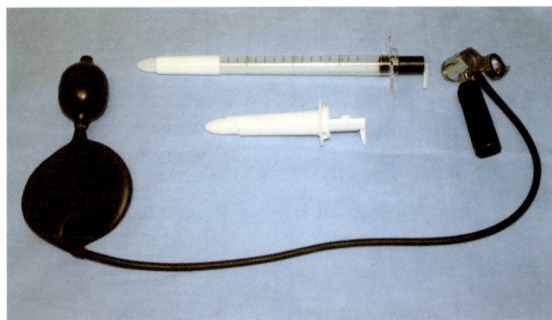

图 2-4　一次性轻型 Welch-Allyn 钢性直肠乙状结肠镜和肛门镜

撤回镜子以仔细描述发现的异物,包括其位置、大小和性状,记录准确。活检可以用活检钳,液体可以吸出。有时可以清晰显示肠道内稀糊状的粪便,这时用大棉签,冲洗、抽吸装置可清理肠道。硬式直肠乙状结肠镜检查并发症是非常罕见的,但是值得一提的是直肠穿孔和直肠黏膜撕裂已有大宗系列报道,这些应在患者做直肠乙状结肠镜检查时考虑到。更常见的副作用包括疼痛(33%)和肠道准备造成的不适(13%)。

四、可屈性乙状结肠镜检查

可屈性乙状结肠镜(FS)是一个 60cm 长的内镜,它提供了乙状结肠和直肠的可视化(框 2-1)。它成本低、设备易于维护,操作不繁琐且功能同结肠镜相似,使得乙状结肠镜在诊断结直肠疾病上很受欢迎。长度较短使它应用范围受限,仅用于直肠和远端结肠到结肠脾曲的范围内。相比于结肠镜,乙状结肠镜的一个重要优势是对于肠道环境的要求不高,即正式的肠道准备未做或患者尚未排便即可使用乙状结肠镜。给予少量灌肠药物或排便后便可获得详细的图像资料。如在重症监护病房,患者可能不需要或不能耐受全结肠镜检查,这时可以使用乙状结肠镜。

框 2-1 乙状结肠镜

适应证
➢ 远端结肠/乙状结肠的检查评估

优势
➢ 操作简便,程序简单
➢ 相比结肠镜价格低
➢ 容易/快速清洗和转向
➢ 可用于危重病人

劣势
➢ 使用范围仅限制在远端结肠到结肠脾曲
➢ 患者常需要全结肠镜检查阳性结果

患者不能耐受内镜检查带来的疼痛或肠道狭窄是使用乙状结肠镜的相对禁忌证。操作过程必须极其细心,以防穿孔、气腹发生。如急性乙状结肠憩室炎、暴发性结肠炎、中毒性巨结肠等情况。

乙状结肠镜的并发症罕见,包括穿孔、出血、腹胀、呼吸系统并发症、迷走神经反应、皮下和(或)纵隔气肿。已报道的穿孔率为 0.1%,小于部分研究人员报道的全结肠镜的穿孔率。

五、结肠镜检查

目前,结肠镜检查被认为是诊断结直肠疾病的金标准,在结直肠疾病治疗过程中的作用越来越大(框 2-2)。结肠镜的标准长度是 160cm。然而,有多种钢度和尺寸的结肠镜可供选择。包括直径更小,更灵活的小儿结肠镜,对于结肠狭窄、弯度固定的成年人患者也可使用小儿结肠镜(图 2-5)。

框 2-2 结肠镜检查

适应证
➢ 癌症的筛查和监测癌症和息肉
➢ 直肠出血检查
➢ 鉴定结肠炎(炎性、缺血性)
➢ 内镜下息肉切除
➢ 结肠支架置入
➢ 内镜黏膜下剥离

优势
➢ 适应证范围大
➢ 诊断和潜在的治疗工具
➢ 直视下可疑组织活检

劣势
➢ 肠道准备综合征(脱水、电解质失衡、不适感、肠道准备不完全)
➢ 镇静的风险
➢ 肠管损伤(出血、穿孔)

结肠镜检查的适应证:结直肠疾病的诊断和可能的治疗应用,包括结直肠疾病可能出现的所有症状;评估良性或恶性肿瘤的进展程度,以及腺瘤和癌的筛查和监测。在内镜治疗设备中有多种钳夹、抓取和提取方法(图 2-6)。图 2-7 显示使用内镜圈套切除带蒂息肉。近年来,结肠支架扩大了结肠镜检查治疗干预的范围。支架可以应用于结直肠肿物伴梗阻的姑息性治疗或作为实施手术的桥梁。禁忌证包括穿孔或怀疑有高度穿孔风险的患者,如急性暴发性结肠炎、憩室炎、肠穿孔、腹膜炎。对于缺血性或急性结肠炎的病例,结肠镜也可优先应用,尽管这些情况被认为是相对禁忌证。

虽然有一些并发症并非由结肠镜技术性操作

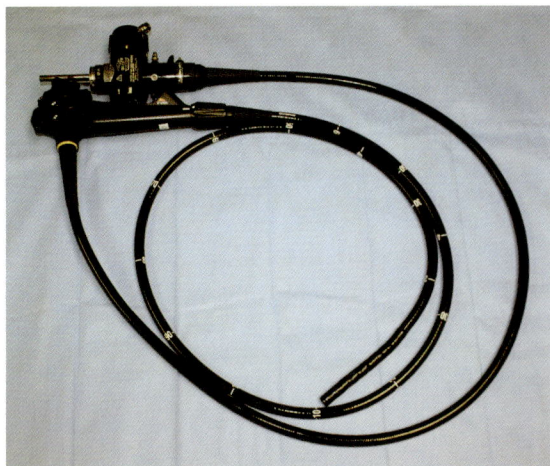

图 2-5　标准的结肠镜检查

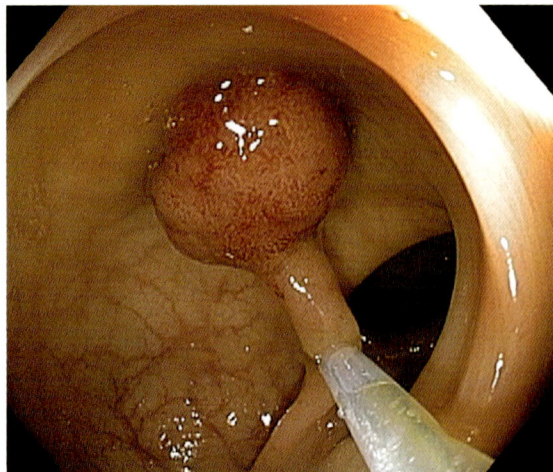

图 2-7　内镜圈套切除带蒂息肉

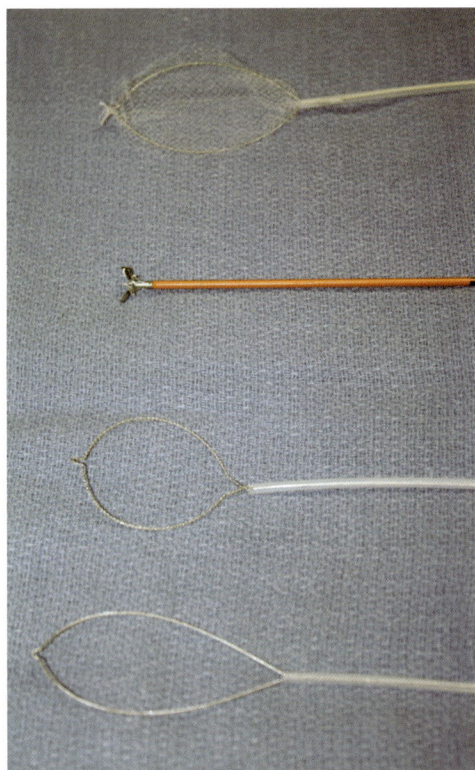

图 2-6　大肠镜检查医师使用的内镜器械

从顶部到底部:篮式取物器,活检钳,大、小套圈器

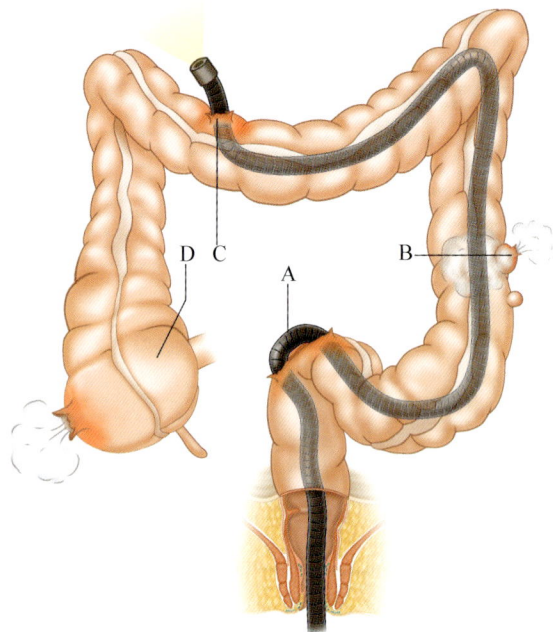

图 2-8　结肠穿孔机制

A. 肠镜转折处致乙状结肠侧穿孔;B. 空气吹入憩室致穿孔;C. 肠镜尖端致肠壁穿孔;D. 空气吹入盲肠致穿孔

造成,如脱水、电解质失衡和过度镇静。但最严重的并发症是直接或间接的损害导致的肠穿孔和出血(图 2-8)。总的出血或穿孔率在 0.01%～5%,在治疗过程中具有较高的风险。常见的穿孔部位是乙状结肠,系操作者试图调整结肠镜以便离乙状结肠更近而过度牵拉乙状结肠造成。其他常见的部位和造成穿孔的原因有盲肠过度充气继发穿孔,插入憩室及肠道内任何转折部位由内镜尖端造成的直接损伤。此外,热损伤可能发生在结肠的任何有外部能源操作的部位。因为凝固部位需经过完全坏死和最终脱落,所以继发于热损伤的穿孔可能不会立刻发生。术后出血是一个潜在的并发症,值

得进一步讨论,文献报道的出血率>1%。在一项病例对照研究中,4592 例患者接受了结肠镜息肉切除术,41 例患者(0.9%)术后发生延迟性出血,平均发生在结肠镜手术后 6d。其他器官如肠系膜或脾也在结肠镜检查后被报道损伤。该研究中约有 50 例患者发生脾破裂,脾破裂可以根据其受损的程度采取非手术或动脉栓塞或脾切除等方式予以治疗。

六、仿真结肠镜

CT 仿真结肠镜(CTC)检查,也称为"虚拟结肠镜检查",此项技术通过多层螺旋 CT 对充分准备和充气的结肠进行扫描检查,从而生成结肠的二维(2D)和三维(3D)图像。此项检查中运用空气代替传统检查中的钡剂作为对比剂,有可能替代传统结肠镜检查技术。结果判读时,可以在二维和三维模式下进行随意切换,在 3D 模式下"穿越(肠腔)"和(或)伴随 2D 模式下不同扫面平面的变换。当前面临的一个主要问题是 CTC 技术规范不统一,缺乏标准化。进行 CTC 检查前,必须进行严格彻底的肠道准备,否则残留的粪便和肠腔液体可能掩盖较小的病灶。在虚拟结肠镜检查中,粪便和肠液标记是一种能有效区分出息肉上粪便的方法。患者口服少量的钡或碘化对比剂后,高衰减信号标记的粪便可以较好地与结肠黏膜和可疑息肉或癌变区域区分开来。

目前,CTC 的适应证包括结肠镜检查失败或检查不完全、常规结肠镜禁忌的患者(如出血性疾病),以及伴有严重的其他疾病和拒绝结肠镜检查的患者。现今在一般人群中,CTC 未被批准为原发性结直肠癌的筛查工具。类似于传统的结肠镜检查,CTC 需要肠道准备,当发现异常组织时,结肠镜用于诊断该组织和尽可能切除。由于设备向结肠内充气,患者一般会感到轻-中度腹部不适,同样患者还有辐射暴露的危险。有报道称 CTC造成结肠穿孔的风险为 0.06%～0.08%。对于老年人和伴有其他严重疾病如憩室炎、腹股沟疝和梗阻性病变的患者,结肠穿孔的风险将提高(图2-9)。

虽然研究表明仿真结肠镜对于直径≥10mm的病变的检出灵敏度达到了 100%,但是较小病变检出的敏感性却迅速下降。直径 6～9mm 的病变检出率为 83%,≤5mm 的病变检出率为 53%。

总之,在一宗大型研究中报告 CTC 的敏感性和特异度分别为 74% 和 96%。对于≥6mm 结肠息肉,仿真结肠镜同结肠镜检查效果类似,同时,在筛查中使用 CTC,每个息肉和每名患者的整体阳性预测值为 92%。此方法的一个缺点是可能存在大量假阳性病灶,报道称附加组织活检可以将假阳性率降至可接受的水平。然而,这个过程的主要缺点是,当使用 CTC 检测到阳性物时,患者还不得不接受传统结肠镜检查以获得组织活检或可能的治疗策略。此外,在高度怀疑的肠道部位,假阴性结果的显著风险也不可忽视,往往需要传统结肠镜检查以证实仿真结肠镜的结果。基于此点,我们认为在日常实践中没有看到仿真结肠镜的重要作用。未来商讨的内容可能是将仿真结肠镜作为普通危险人群癌症筛查的工具(表 2-4)。

七、钡剂灌肠

有两种类型的钡剂灌肠。①单对比钡剂灌肠,即单纯性钡剂灌肠:可以显示肠道的轮廓和大的异常表现,如息肉。②双对比钡剂灌肠或称气钡双重造影:首先用钡剂灌肠,钡剂被排出后,在结肠壁上仅残留一层淡淡的钡剂,然后向结肠充气,这样就提供了对结肠内表面的详细视图,使它更容易看到微小病变(狭窄)、憩室或炎症。在检测黏膜异常方面,气钡双重造影明显优于单纯性钡剂灌肠,在结肠镜发展起来前被认为是最优的检查手段。如果想通过这种方法得到准确的诊断,那么完整的机械性肠道准备是必不可少的。

正确操作时,对比灌肠研究可以可靠地发现较大的肿物、狭窄和其他的充盈缺损以及显示瘘和憩室。单纯灌肠可能会遗漏直肠远端病变,检查中球囊导管引入钡剂在这里往往有残余。因此另外需要乙状结肠镜或硬式直肠乙状结肠镜检查排除远端病变。遗漏病变的其他原因包括肠道准备不彻底,技术应用错误如对比负荷不足或不正确描述。虽然钡剂灌肠有很大的作用,但作为筛选工具,它仅能应用于那些由于自身疾病行结肠镜检查具有高风险的患者。同虚拟结肠镜一样,钡剂灌肠的误诊率和漏诊率同样显著,同时不能进行活检和治疗如息肉切除术。当结肠镜检查由于技术原因未能完全彻底检查右半结肠时,可以使用钡剂灌肠来评估。在钡剂灌肠检查中,广基息肉的图形外观取决于病变在结肠壁的位置,研究肠壁的正面显示钡剂为充

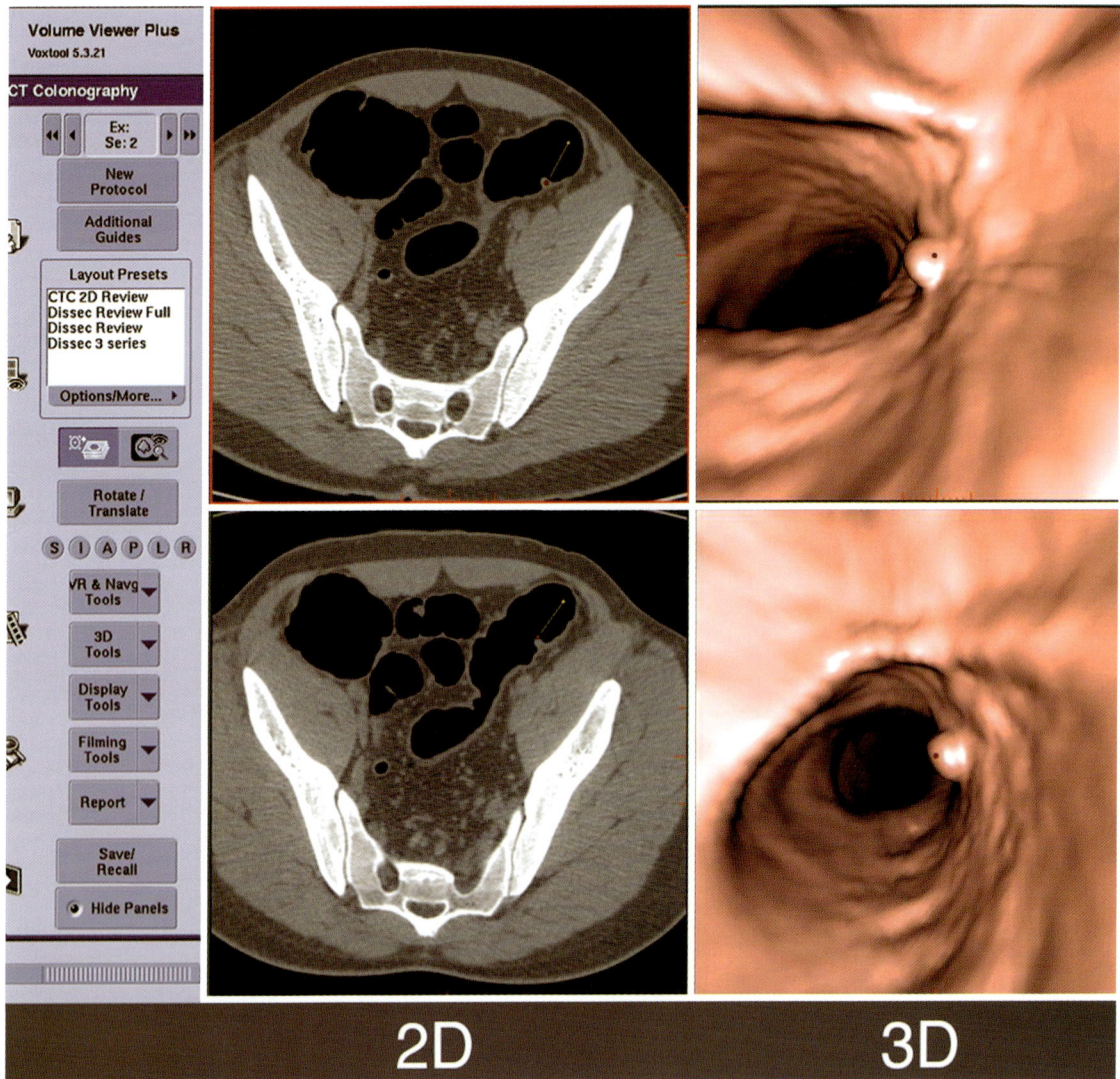

图 2-9　仿真结肠镜工作站与显示结肠息肉二维(2D)和三维(3D)图像

表 2-4　结肠镜检查与仿真结肠镜比较

	结肠镜	仿真结肠镜
适应证	建立了良好的标准 诊断+治疗 筛查 接受大多数结直肠疾病诊断的模式	没有标准化,技术变动大 仅诊断 使用时,对传统结肠镜检查的禁忌(如出血性疾病、严重内科疾病)患者可选用 在结肠镜检查结肠有外源性压迫 结肠镜检查不完整
肠道准备	需要	需要
缺点	需要镇静 有报道称对周围结构损伤(如脾和肠系膜撕裂) 有潜在出血或穿孔的可能	高假阳性率 高假阴性率 高度怀疑的阳性或阴性物仍需要结肠镜检查
敏感度	高敏感性	≥10mm 的病变 100% 敏感 6~9mm 的病变 83% 敏感 ≤5mm 的病变 53% 敏感
穿孔率	0.05%~5%	0.06%~0.08%

盈缺损,非正面显示为环影。有蒂息肉可以通过离散追踪予以确认。绒毛瘤在气钡双重造影的图像为息肉样病变,通过钡剂捕获显示有颗粒状或网状的外观。结直肠癌在气钡双重造影的图像主要表现为斑块、息肉状、半圆形或地毯病变。在一项结直肠癌的气钡双重造影研究中,53%呈环形,38%为息肉样,9%为斑块状或地毯样病变。在良性狭窄中,狭窄段显示锥形边缘(图 2-10)。在恶性狭窄中,狭窄段有更多裂隙状层样边界和闭塞的黏膜皱襞(图 2-11)。气钡双重造影对于炎性肠病的结肠改变具有诊断价值,即使早期的黏膜异常亦可诊

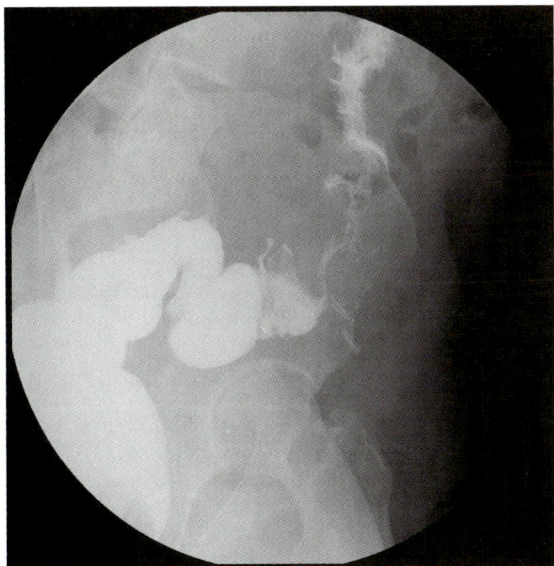

图 2-10　乙状结肠狭窄继发憩室炎

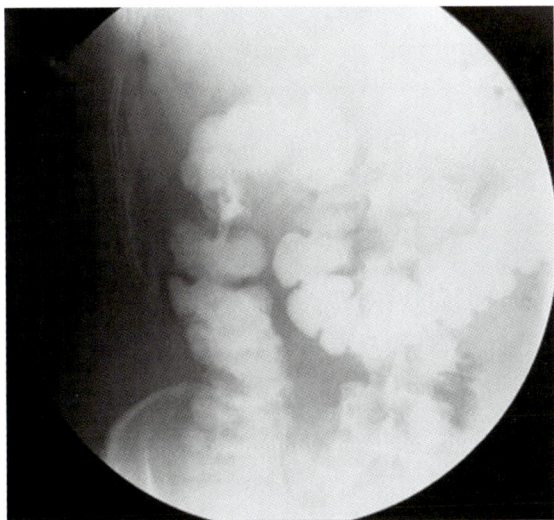

图 2-11　结肠恶性狭窄的"苹果核"病变

断。最早期的溃疡性结肠炎(UC)的特点是结肠黏膜细颗粒状的外观,通常累及直乙交界处。对于慢性溃疡性结肠炎,结肠气钡双重造影可显示结肠明显缩短伴有肠管管状狭窄和结肠袋消失。克罗恩病最早的放射影像学表现为溃疡,它可以进一步形成星状或线状溃疡、透壁溃疡、裂隙状溃疡、窦道、瘘管和脓肿。

有经验的放射科医生实施钡剂灌肠通常简单且安全。该操作可能会给患者带来些许不适和焦虑,但很少发生肠穿孔,建议对急性炎症性肠病的患者,近期有较大的组织活检和有电灼病变的患者,应谨慎使用。部分或完全性肠梗阻,急性憩室炎和毒性结肠扩张是钡剂灌肠的相对禁忌证。这是因为存在结肠穿孔和继发钡剂性腹膜炎的危险,钡剂性腹膜炎有很高的病死率。如果是这种情况,可考虑用水溶性造影剂检测不全或完全性肠梗阻的部位、程度及梗阻的原因。作为对筛查检测,结肠气钡双重造影对检出结直肠息肉的敏感度仅为45%,所有腺瘤的特异度为90%,因此很大程度上被其他检测方法取代。在一项研究中,低张气钡双重造影对任何大小的腺瘤的诊断准确率为54%,对于>10mm的腺瘤为72%。其他的报道认为气钡双重造影对检出癌的敏感度为95%～98%,检出≥1cm息肉的敏感度为80%～95%,≤1cm的病变检出率为50%～85%。同虚拟结肠镜相比,气钡双重造影对于检出≤6mm的息肉表现出显著较低的敏感度和特异度。

八、水溶性造影剂检查

水溶性对比造影剂检查的适应证包括急性和亚急性临床事件。如结肠梗阻和假性梗阻、乙状结肠扭转、疑似肠穿孔、吻合口的完整性评估。在这种情况下使用钡剂有使钡剂漏入腹腔的危险,引起严重的化学性腹膜炎,其病死率显著。水溶性造影剂是一种清澈的液体,不妨碍内镜检查,无论是在上或下消化道进行检查时。水溶性造影剂可引起肠道排空进而清洁结肠,尽管这不是它的主要用途。水溶性造影剂的缺点是它不能对结肠黏膜进行详细描述,因为它不加强褶皱显影,因此一般不用于较小病变的筛查。水溶性造影剂灌肠经常被用来检查低位盆腔吻合术,如在结直肠、结肠肛门和回肠肛门"J"形袋的肛门吻合术,评估在术后早期和取下无功能性回肠造口前吻合口瘘的情况。

九、粪便检查

除了前面提到的体格检查、诊断性内镜评估和影像学方法，以下是粪便的检查，可能会在研究疾病过程中提供更多的信息。

(一)粪便隐血试验

大便隐血试验常用于大肠癌的筛查，来自病变和息肉的微量血液都能被愈创木脂粪便隐血试验(G-FOBT)和粪便免疫化学试验(FIT)所检出。血红蛋白的化学氧化形成了耦合蓝醌类化合物，在操控区域形成的任何蓝色都被理解为阳性检测。Hemoccult Ⅱ(贝克曼库尔特)测验是目前最广泛的一种筛查工具。

给患者提供 Hemoccult Ⅱ试纸，每包有 3 片。患者在家收集 3d 粪便标本，然后将检测包交还给医生。这期间患者需限制饮食和避免服用药物如非甾体类消炎药(NSAIDs)、类固醇、抗凝血药、抗血小板、抗代谢药物和化疗药物。补充铁或含铋化合物可能使粪便颜色发黑，但不会造成假阳性结果，如次水杨酸铋。红色肉类、酗酒和某些蔬菜如萝卜和辣根可能导致阳性结果，检测前 3 天应避免食用。高剂量的维生素 C 可能会导致假阴性结果。

大便隐血试验有 4 个潜在的缺点：①对于早期癌和<1cm 腺瘤的检出敏感度比较低，有报道称大便隐血试验对癌的敏感度为 12.9%～54.2%，特异度为 95.2%～97.5%；②虽然是一个筛选试验，但假阳性率可能太高，导致大量本不需要的诊断操作；③由于饮食限制和多个粪便标本采集要求可造成试验失败；④对于阳性发现，仍需要结肠镜去证实任何病变以及组织活检或采取可行的治疗干预。然而，尽管有许多缺点，但有循证医学证据验证了大便隐血试验对大肠癌检测方面的优势。在分析的 4 个随机前瞻性研究中，那些至少完成一轮大便隐血试验筛查的大肠癌患者，其病死率降低了 25%(RR:0.75;95% 可信区间:0.66～0.84)。因此，作者认为大便隐血试验能适度降低大肠癌病死率；通过检测和切除大肠腺瘤减少癌症的发病率；以及由于大肠癌的早期检测和治疗而有可能实施更小的微创手术。然而，由于对上述癌症检出的低敏感性，我们认为可用结肠镜筛查的用大便隐血试验检测，其作用较小。

(二)粪便免疫化学测试

粪便免疫化学测试的产生是由于大便隐血试验血红蛋白检测缺乏特异性。粪便免疫化学测试的特异性是基于使用多克隆抗人血红蛋白抗体与血红蛋白降解的球蛋白分子反应。它对检出粪便中的人血具有特异性，在采集前不需要限制饮食或药物。虽然愈创木脂大便隐血试验是用于检测上、下消化道出血，而粪便免疫化学测试从生物学角度更适用于检测结直肠出血。原因是由于在近端胃肠道蛋白被消化酶所降解因而无法检测。相反，远端小肠、结肠及直肠出血的病变部位不存在这些消化酶，因此，球蛋白不被降解，并将通过粪便免疫化学测试检测出阳性结果。粪便免疫化学测试已被美国食品和药物管理局批准用于大便隐血试验。

在粪便免疫化学测试中，采集卡上的粪便样本先被水化，然后接触测试条。粪便样本上的人血红蛋白与测试条上的抗人血红蛋白接触时形成耦合物，阳性反应是可见粉红色线状改变。已经发现粪便免疫化学测试相比于愈创木脂大便隐血试验在检测癌时具有更高的可重复性和敏感度 87.5%，特异度为 96.6%。总体而言，越来越多的证据表明支持粪便免疫化学测试取代愈创木脂大便隐血试验。特别是相对癌而言，粪便免疫化学测试对高危腺瘤的检出敏感度更高。然而，该测试缺乏广泛应用，同时较高的成本限制其应用。

(三)粪便 DNA 测试

粪便 DNA 测试是最近被发现的值得一提的癌症检测方法。染色体不稳定(CSI)会导致约 85% 的大肠癌，这是因为在致癌基因和抑癌基因间发生了突变。染色体不稳定通常会提到微卫星稳定性(MSI)通路。粪便 DNA 分析通过使用标记检测 K-ras 基因、APC 和 p53 基因的缺陷来评估染色体不稳定的存在。粪便 DNA 测试的前提是，DNA 标记的连续上皮细胞脱落。患者被给予塑料桶以收集整个大便而后将标本冷冻在 0～4℃，打包邮寄到实验室，进行粪便 DNA 检测。一项比较愈创木脂大便隐血试验和粪便 DNA 测试的研究表明，DNA 测试检测到浸润性癌的敏感度为 51.6%，而愈创木脂大便隐血试验只有 14.1%。对于腺瘤，DNA 测试能够检测到的概率为 15.1%，而愈创木脂大便隐血试验为 10.7%。粪便 DNA 测试是昂贵的，不在大部分的医疗保险范围内；临床医生没有将粪便 DNA 测试作为常规应用；此外，试验检验的阳性结果需要结肠镜检查核实。因此，结肠镜检查是结肠癌早期诊断的首选方式(框 2-3)。

愈创木脂大便隐血试验

➢ 检测大便中的微量血红蛋白（血液）

➢ 检测癌症灵敏度变动范围广

➢ 假阳性率高，由于大量的膳食因素的影响可能会导致不真实的诊断

➢ 结肠镜检查优于这个测试，它提供了诊断和治疗双措施

粪便免疫化学测试

➢ 采用抗人体球蛋白抗体检测粪便中的血红蛋白

➢ 相比愈创木脂大便隐血试验检测癌，具有更大可重复性和较高的灵敏度

➢ 结肠镜检查优于这个测试，它提供了诊断和治疗双措施

粪便 DNA 测试

➢ 检测粪便脱落的标记基因水平的异常

➢ 昂贵，不适合在一般人群中常规使用

➢ 结肠镜检查优于这个测试，它提供了诊断和治疗双措施

（四）肠炎和性传播疾病的检测

患者出现如下症状：下坠感、疼痛、瘙痒、流液或流脓但很少或没有腹泻症状，应考虑性传播性肛门直肠疾病。直肠拭子可以检测常见的病原体，如衣原体、淋病奈瑟菌和单纯疱疹病毒。对于那些无腹部疼痛、压痛、发热，也没有到过细菌性腹泻流行的地区旅游而发生的急性非血性腹泻，往往都有一定的自限性。急性出血性腹泻，其菌群应该包括弯曲杆菌、大肠埃希菌 O157：H7、沙门菌、志贺菌、耶尔森菌和艰难梭菌。检查应包括长期腹泻粪便培养，寻找弯曲杆菌、大肠埃希菌 O157：H7、沙门菌、志贺菌。艰难梭菌抗原或细胞毒性试验和粪便微小寄生虫的诊断，尤其是溶组织内阿米巴。长期非血性腹泻试验应包括艰难梭菌和寄生虫的检查。寄生虫检查应包括显微镜和蓝氏贾第鞭毛虫和隐孢子虫抗原检测。

对艰难梭菌的诊断需要高度怀疑并依赖于临床数据、实验室粪便的检查（如酶联免疫吸附测定）和细胞毒性试验。从粪便中分离培养细菌比较困难，而大便培养是最敏感的，但结果需要很长的时间，可能会导致延迟诊断。谷氨酸脱氢酶的酶免疫测定（EIA）很敏感（敏感度 $85\%\sim100\%$，特异性 $87\%\sim98\%$）。粪便毒素检测的敏感性为 $70\%\sim$ 100%，特异性为 $90\%\sim100\%$。腹泻粪便被过滤后添加到培养成的成纤维细胞中。阳性结果是由于被特定的抗血清中和而显示的细胞病理效应，价格昂贵。

十、小肠评估

腹部 X 线片

腹部 X 线片的价格低廉，容易获得，并能在病人出现急性腹痛症状时实施检查。标准的 X 线片应包括腹部直立位、仰卧位及侧卧位 X 线片。腹部 X 线片有助于获得胃、小肠和结肠胀气的信息。腹部 X 线片很少在患者出现急性腹痛时用于诊断，要明确其适应证和局限性。然而，在适当的临床环境中，X 线片可能有助于阐明气腹、胆汁积气、肝门静脉积气、小肠和大肠梗阻、中毒性巨结肠以及肠扭转和腹壁内气体。它们也可以用来跟踪患 Ogilvie 综合征或其他原因引起的肠梗阻病人的病程。

腹部 X 线片的表现是非特异性的，但它可以帮助医生在初步怀疑的基础上计划进一步检查。如果对于病情稳定的患者，腹部 X 线片提示不能确定但高度怀疑有游离气体，可行 CT，这对检查游离气体更敏感（图 2-12）。如果提示小肠内存在大量气体并伴有气-液平面，而结肠内部没有气体显影，则表明是小肠梗阻（图 2-13）。大量空气沿着小肠、结肠和直肠分布，提示为麻痹性肠梗阻。然而，无临床参数的肠梗阻是很难区分的。

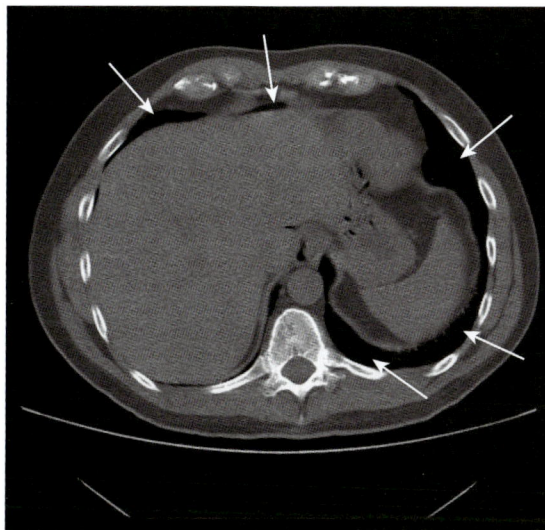

图 2-12　计算机断层扫描看到腹腔内游离气体

几个扩张的小肠肠管和气-液平面的图像往往暗示着一个更远端的梗阻。完全性肠梗阻、闭襻性肠梗阻、肠壁厚或水肿等结果是绞窄缺血的迹象。

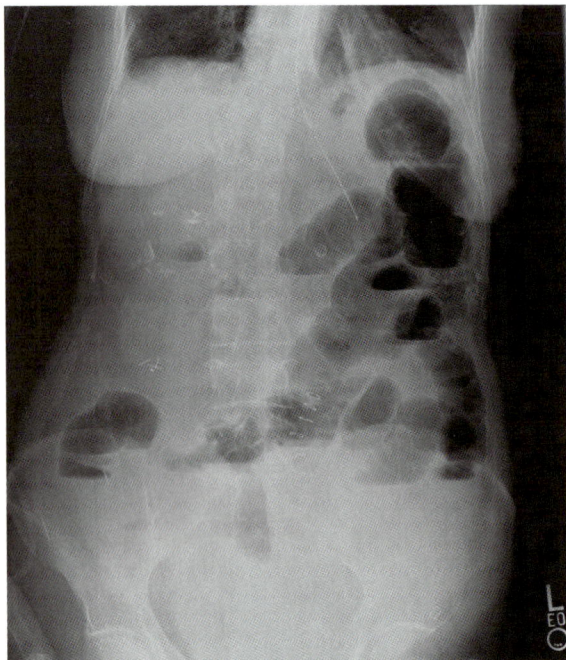

图 2-13　X 线片显示肠梗阻与气-液平面

机械性肠梗阻应判定肠鸣音、腹胀的程度和阻塞的位置,这可以被看作是一个"结肠切断"的标志。远端结肠和直肠缺乏气体,提示完全或高位的梗阻(图 2-14A)。当盲肠扩张达到直径 > 12cm,穿孔的风险就会增加,破裂风险的增加与盲肠胀气的速度和盲肠内环境相关。结肠扩张伴有粪便(图 2-14B)并延伸到远端直肠或肛门,可能是由于便秘而不是结肠梗阻造成的。结肠和直肠的弥漫性扩张,也可能是由于巨结肠或结肠假性梗阻(Ogilvie 病)造成。结肠扭转 X 线片可以显示特征性表现,如 U 形膨胀环,从左下象限到右上象限像"弯曲的内管"的标志。可以从腹部 X 线片怀疑盲肠扭转并通过钡剂灌肠证实腹 X 线片有 88% 的准确度。盲肠扭转的腹部 X 线片发现扩张的盲肠内部中间存在回结肠血管,形成"咖啡豆"或"肾"形。

十一、小肠成像

X 线小肠钡剂检查(SBFT)小肠稀钡灌注法(SBE)是小肠成像的主要方法。由于肠襻重叠和小肠长度较长,因此小肠成像具有挑战性。病人喝下稀钡后,随即 X 线透视跟踪钡剂在消化道内形成的流体并拍摄数张图片。本方法在以下方面是最有用的:测定小肠的尺寸和结构,确定机械性梗阻或狭窄部位,评估胃和食管的外形以及小肠运输时间。小肠钡灌是将一个小管置入十二指肠,随后钡剂被迅速灌输直接进入小肠,以便更好地扩张小肠和详细观察小肠黏膜。此后,注入空气,以形成"双对比",效果类似于气钡双重对比造影。水溶性口服造影剂在小肠梗阻时可以提供有效信息,但在高位完全性肠梗阻应用时应谨慎。它可以为进一步区分术后小肠梗阻提供有用的信息,这种梗阻是来源于非机械性原因的机械性肠梗阻。它也可以作为治疗方法,因为高渗造影使体液进入肠道,这促进了小肠的顺行性运动。

近年来,由于螺旋和多排螺旋 CT 技术已逐渐提高,CT 和 MRI 小肠造影逐渐应用(见第 21 章,图 21-3 与图 21-4)。大剂量经鼻空肠或口服造影剂后,行轴向薄层切片重建,以及多视图获取 CT 图像。CT 小肠造影在诊断克罗恩病是有帮助的,它可以确立肠壁增厚,黏膜受累的程度,包括肠外疾病和并发症的描述。此外,它已成为定位小肠肿瘤和描述特性如瘘或狭窄形成的首选影像学检查方法。在鉴别慢性消化道出血方面存在一定的局限性,阴性率很高,已报道的诊断率低为 10% ~ 20%。此外,CT 小肠造影在运动障碍方面的评估相比传统小肠研究仍然存在挑战,除非肠道后期有明显的器质性变化(图 2-15)。

MRI 小肠造影在未来是一种很有前途的成像方式,因为 MRI 本身具有良好的软组织对比分辨率,又没有电离辐射,因此 MRI 小肠造影可能在小肠疾病评估方面起更重要的作用。然而,MRI 扫描仪的有限性和采集时间长是 MRI 小肠造影在日常使用中的障碍。

十二、胶囊内镜检查

胶囊内镜是一种简单、安全、无创的技术,患者易于接受,耐受性好。它通过评估小肠黏膜进而评定小肠出血或炎性肠病(IBD)。胶囊内镜的首次使用是在 2000 年,这种技术改变了小肠病理学的评价,如消化道出血、克罗恩病、小肠肿瘤、息肉等。由于小肠蠕动,内镜摄像机逐渐向下移动,它发送拍摄的图像到连接着硬盘的数据记录器,使

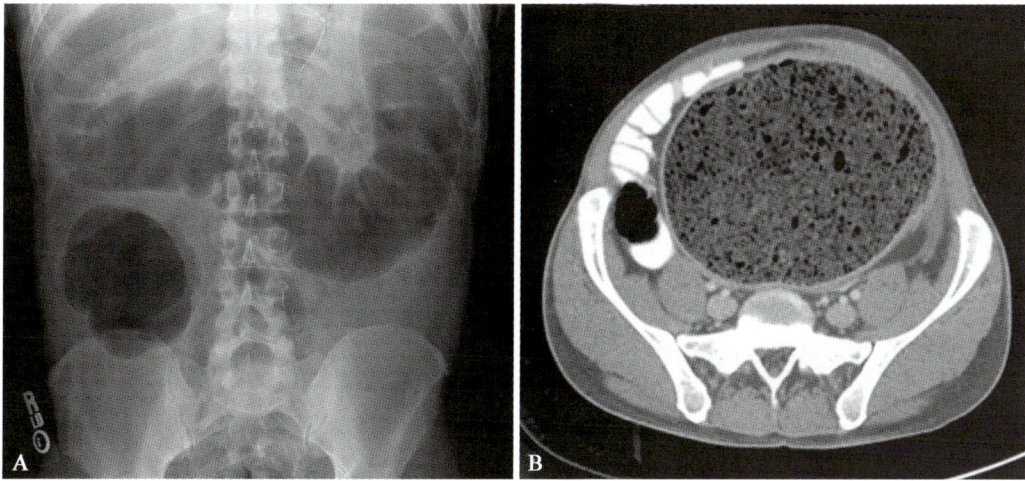

图 2-14　A. 大肠梗阻截断征；B. 由于大量的粪便嵌塞导致大肠梗阻

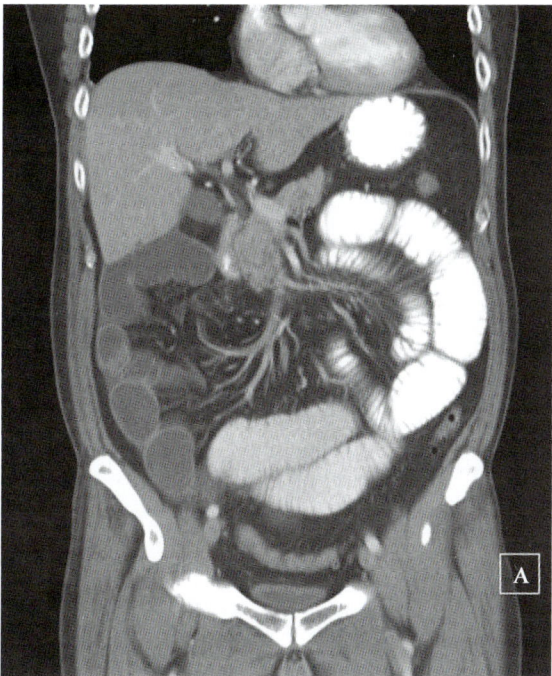

图 2-15　CT 小肠造影冠状切面显示肠梗阻

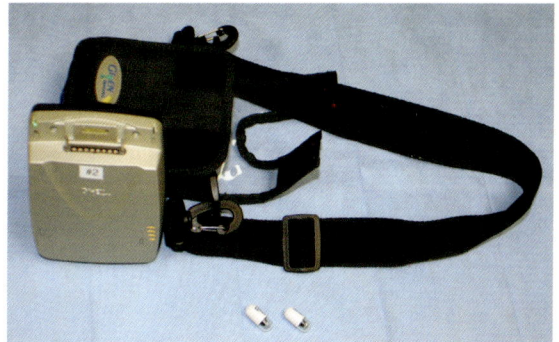

图 2-16　胶囊内镜与记录仪

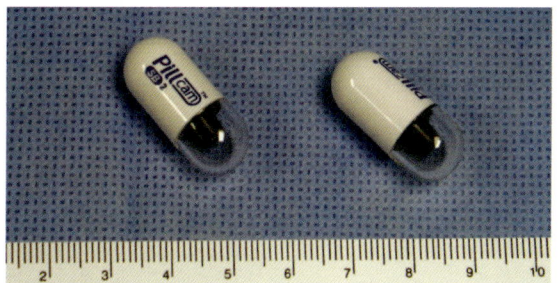

图 2-17　胶囊内镜

得整个小肠可视化却不需要药物镇静、接受辐射或手术（图 2-16 和图 2-17）。在胶囊内镜引入之前，远端小肠只能通过逆行回结肠镜或双气囊小肠镜实施直视检查，而这些技术往往又因插入的深度和病人的耐受度受到限制。然而，在全小肠钡餐检查（SBFT）或小肠钡灌（SBE）已不能提供足够信息的今天，胶囊内镜检查发挥了更大的作用。最广泛使用的胶囊内镜的适应证是确定小肠出血；然而，适应范围有扩大的迹象，包括疑似肿瘤或肠息肉和患克罗恩病或腹腔疾病的区域炎症监测（框 2-4）。胶囊内镜对不明原因的消化道出血病因的检测比内镜检查更敏感。对不明原因的消化道出血部位的诊断(50%)远远优于 CT 小肠造影。检测范围的完成率为近 85%(图 2-18 和图 2-19)。尽管胶囊内镜是一种安全的研究方法,但有胶囊滞留腹腔的风险。大型研究报道的发生率为 0.9%~1.4%。其中超过 1/2(59%)需要外科手术切开取出胶囊。为了解决这个问题,一种可溶性的开放式胶囊已被引入,如果被困在狭窄部位,它可溶解成更小的碎片通过肠道。

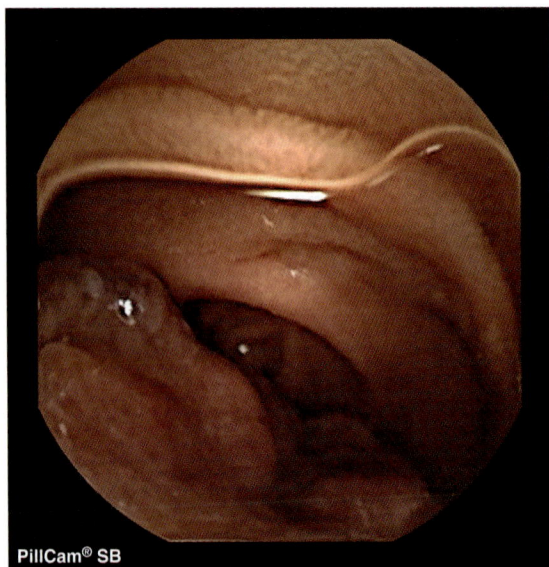

图 2-18 胶囊内镜检查显示小肠肿瘤

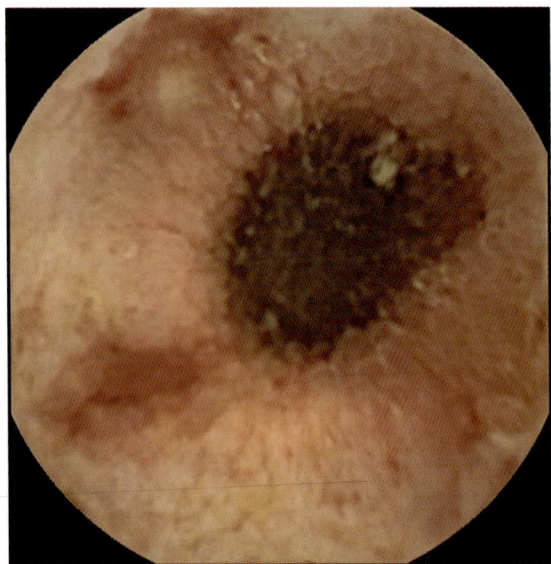

图 2-19 胶囊内镜显示克罗恩狭窄

最近,PillCam 结肠胶囊,作为可视化结肠胶囊内镜被引进。PillCam 结肠评估需要彻底的肠道准备,使结肠无任何残留物质,它是有效和安全的。然而,与常规结肠镜检查相比,对检测结肠病变早期版本的胶囊镜灵敏度和特异性均较低。第二代 PillCam 结肠胶囊系统比它的前身具有更优越的成像显示,它能调整图像的帧速率。其局限性是由于肠道准备差和不能活检。结肠镜检查不完整,结肠胶囊内镜目前的适应证仅局限在有禁忌或拒绝接受常规结肠镜检查的患者(框 2-4)。

框 2-4 胶囊内镜的适应证

疑似小肠源性出血
初步诊断
➢ 疑似克罗恩病:未经选择的患者或诊断检测和上、下消化道内镜检查无任何疾病迹象的患者
➢ 疑似乳糜泻
➢ 疑似肠易激综合征
➢ 疑似可能位于小肠的肿瘤或肠息肉综合征

指定的扩展假设或已知的疾病初步诊断
➢ 回肠炎
➢ 区域的小肠肠炎
➢ 肠血管供血不足
➢ 胃肠炎、放射性结肠炎
➢ 毒性胃肠炎和结肠炎
➢ 憩室炎的小肠
➢ 消化道黏膜血管发育不良

随访评价
➢ 克罗恩病
➢ 腹腔疾病
➢ 小肠肿瘤或肠息肉

十三、双气囊内镜检查

双气囊小肠镜(DBE),也被称为推拉式内镜,是 2001 年引进的一种新的内镜检查方法。它使整个小肠可视化,同时可以实施介入治疗。该技术可以经口或通过肛门实施,标准设备包括一个薄的内镜(直径 8.5mm)和软外套管,每个前端安装一个软乳胶气球,它可以连续膨胀和收缩使肠镜像手风琴通过小肠。有经验的医生通过口腔和肛门能够近 100%地评估整个小肠。

最近研究报道的一些操作,如活检、止血、球囊扩张、支架置入术和切除或黏膜切除都是在双气囊

小肠镜的能力范围内。11 项研究的 Meta 分析比较了双气囊小肠镜和胶囊内镜,发现两者对临床相关小肠病变的总体检出率是相似的(60% vs 57%),如发现血管畸形率相似率(24% vs 24%),肿瘤(11% vs 11%),息肉(11% vs 11%)和炎性病变(18% vs 16%)。

考虑到无线胶囊内镜检查是无创的并具有查看整个小肠的能力,因此它被推荐用于识别小肠病变的初检;然而,双气囊小肠镜能够用于一些近端小肠阳性结果的活检和治疗干预,以及那些胶囊内镜检查为阴性但受到高度怀疑的患者和小肠活动性出血的患者。此外,如前所述,胶囊滞留腹腔概率大约为 1%,随着技术的发展,越来越多的滞留胶囊可以通过双气囊小肠镜取出。另外,检测小肠狭窄以避免胶囊滞留首选双气囊小肠镜(框 2-5)。

框 2-5　各种小肠成像特点

小肠造影成像
➢ 小肠造影、小肠灌肠
・评估小肠内径和结构
・识别机械阻塞或狭窄的部位
・测量小肠运输时间
➢ CT 小肠造影
・提供肠壁厚度和炎性疾病时黏膜受累的信息
・提供其他内脏器官的信息
・确定小肠肿瘤
➢ 磁共振小肠造影
・软组织分辨率高
・避免造影剂肾病和辐射
胶囊内镜检查
➢ 从管腔内发送图像
➢ 不需要镇静造影剂,避免辐射
➢ 胶囊可能会滞留在狭窄或梗阻的部位
双气囊内镜检查
➢ 优于十二指肠内镜
➢ 允许可视化和治疗干预
➢ 需要镇静
➢ 全小肠检查成功率低

十四、放射性核素研究

核医学成像技术用于对下消化道出血的定位。常用锝(^{99m}Tc)标记的红细胞,由于它较长的半衰期,因此可以延长或延迟显像。高锝酸盐显像能诊断潜在出血部位梅克尔憩室的异位胃黏膜。这些检测对活动性出血(最低 0.1ml/min)敏感,但一般若要被检测到,病变部位积血量需>3ml。核显像对于活动性出血的检测比血管造影更敏感(见第 25 章 图 25-5)。

阴性红细胞核素预示好结果(即自限性出血)。阳性核医学检查定位的准确度与内镜、血管造影或手术所比较,报道了其为 40%~100%,平均值为 80%。定位不精确的为 6%~59%,平均值为 25%。有人主张将 ^{99m}Tc 标记红细胞显像作为一种筛选检查来预测血管造影阳性的可能性。这一理论是基于在检测间歇性出血时,红细胞检查的高灵敏度和高似然性。在检测开始的 2min 看到可有可无的核素红晕的基础上,血管造影被报道检出血的阳性和阴性预测值分别为 75% 和 93%。

(一)肠系膜动脉造影

肠系膜动脉造影(图 2-20)对于下消化道出血定位以及可能的治疗是非常有价值的。该操作承担了插管穿透血管,辐射和造影剂管理的风险。水化和静脉注射甘露醇可用于减少造影剂的肾毒性。下消化道出血中(图 2-20)憩室出血为主要症状,因血液汇集在憩室被证明是最有可能的来源。血管发育不良的特点是在右半结肠发现纡曲的小血管簇。

相比于放射性核素,动脉造影对定位胃肠道出血的特异度更高,但敏感度较低。临床研究表明,当出血速率>1ml/min 时血管造影可以检测到活动性出血。^{99m}Tc 标记红细胞显像往往优于血管造影,特别是在低血容量时。

过去,CT 仅用于诊断肠缺血,随着技术的进步,多排螺旋CT,三维重建及使用水作为口服对比剂,CT 可以更好地使肠及肠系膜血管可视化。CT 血管造影取代常规血管造影目前被用来评估急性和慢性肠系膜缺血。多排螺旋 CT 三维重建在急性肠系膜缺血中的使用增加了 CT 的灵敏度(96%)和特异度(94%)。

以下各节讨论其他常用的成像方式,用于检查和诊断腹部主诉,特别是结直肠癌。

(二)超声

腹部超声是一种无创的检查,广泛用于检测肝脏病变、肿物和积液。传统的超声图像显示是身体

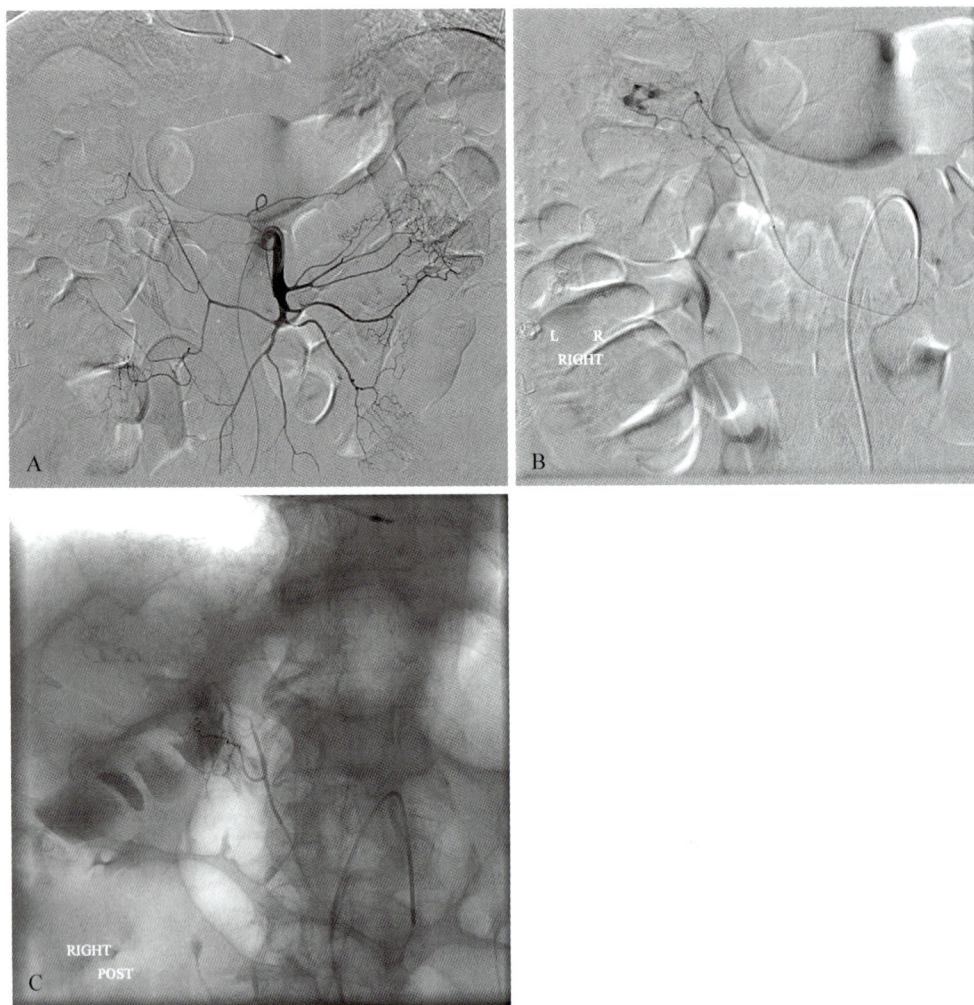

图 2-20　A. 肠系膜上动脉造影；B. 选择性动脉血管造影显示右结肠动脉活动性出血；C. 弹簧圈栓塞后血管造影显示右结肠动脉出血停止

的平截薄面，超声技术的发展包括三维超声，其声波数据的格式被转换成 3D 图像。多普勒超声检查是一种特殊的超声，用于评估血流速度，包括腹部、四肢和颈部的主要动脉和静脉。彩色多普勒利用计算机将多普勒测量到的血管血流的速度和方向转化成各种颜色显示出来。

　　超声对肝脏肿块的检出率为 53%，低于 CT（68%）和 MRI（60%）。当 3 种检查被联合使用时，总的敏感性为 77%。随着实时扫描的发展，超声造影对比增强可以检测到很小的肝脏病灶，这些病灶可能无法被 CT 或 MRI 捕捉到。相比一般超声，超声造影提高了肝占位性病变的检测率（87% vs 64%）。术中超声（IOUS）远远优于其他诊断肝转移的检测方法，术中超声同术前影像学检查联合术

中检查和触诊相比，准确率为 97% vs 78%。用微创手术治疗结直肠癌时，腹腔镜术中超声（LIOUS）探针提供了评估肝脏的途径。在选择患者和肝切除术的手术方法上，腹腔镜术中超声探针是非常重要的。

（三）计算机断层扫描

　　CT 扫描广泛应用于急腹症的诊断、腹部创伤的诊断、结直肠癌分期和术后并发症的诊断等。2% 稀钡溶液作为口服和经直肠的造影剂。静脉注射造影剂为碘剂，但有使患者碘过敏的可能。静脉造影有助于腹腔内脓肿的诊断。

　　CT 影像上，憩室像结肠壁的一小部分外翻。CT 可以检测憩室炎及其并发症的早期变化。无并发症的憩室炎的 CT 表现包括结肠壁增厚，结肠周

围条索影,靠近盆腔侧壁的筋膜增厚和受影响的部分肠系膜血管明显充血(图 2-21)。CT 诊断憩室炎的并发症如脓肿、瘘管、穿孔是特别有用的。脓肿表现为在结肠附近或较远的位置可含有空气和(或)碎片的积液(图 2-22)。CT 可用于指导经皮引流脓肿。对于结肠膀胱瘘,CT 可以显示膀胱内存在气体,膀胱增厚以及近膀胱段结肠发炎。CT 已经成为评估肠缺血的首选方法,非透壁性缺血性结肠炎,CT 可以看到肠壁增厚、拇指印和结肠周围条索影或无腹水。CT 也可显示出"晕征"或"靶征"。如果血管完全闭塞,血管壁是薄的且不被增强。CT 能显示肠系膜血管血栓,积气和静脉气体随着肠壁增厚是不祥的征兆,表明肠梗死。CT 多平面重建可显示血管闭塞。腹部和盆腔 CT 扫描是评估结直肠癌手术治疗前分期常用的方法。虽然 CT 扫描,MRI,直肠腔内超声经常用于评估结直肠癌分期,常规 CT 扫描在结肠癌中的使用仍有争议(图 2-23)。CT 扫描能显示局部进展期疾病,临床怀疑的转移性疾病和(或)癌胚抗原(CEA)升高患者的情况。CT 扫描的目的是寻找肝脏转移性疾病,区域和远处肿大的淋巴结,并参与评估邻近结构和腹腔疾病(图 2-24)。此外,CT 造影是诊断(不显示)结肠膀胱瘘的最好方法。一些学者支持术前 CT 扫描,认为它可以影响结肠癌的治疗计划。CT 扫描也被用于结直肠癌的随访,尤其是当有临床症状和(或)血清 CEA 水平升高时。肝转移病灶显示为低密度,在 CT 扫描门脉期看得最好。

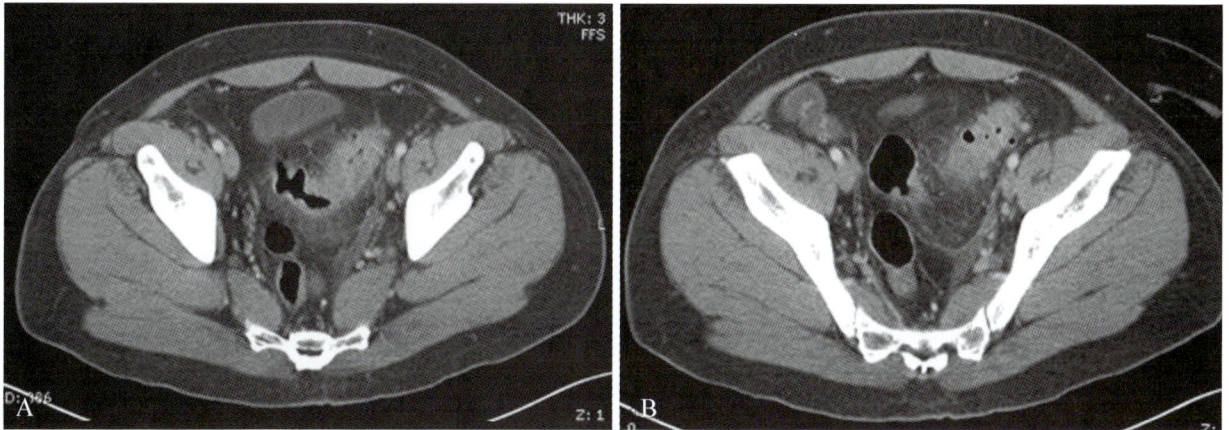

图 2-21　CT-憩室炎

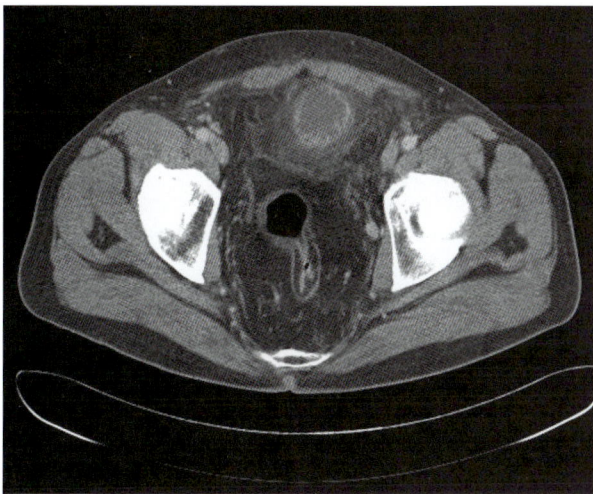

图 2-22　CT-腹腔内脓肿

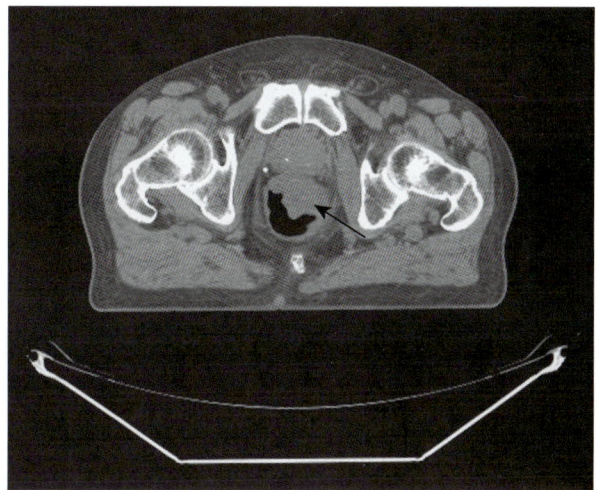

图 2-23　CT-直肠癌

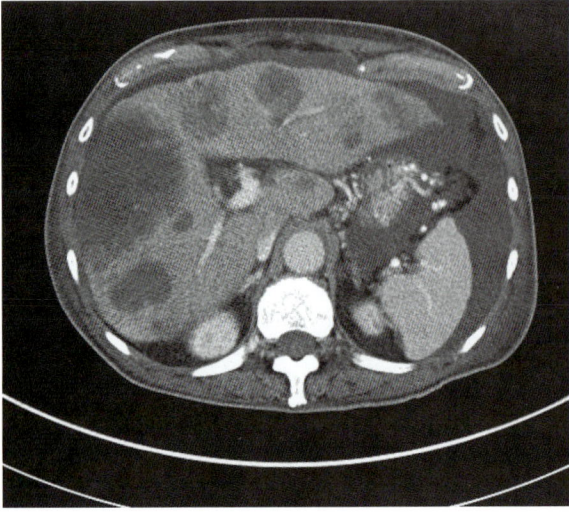

图 2-24　CT-肝转移性疾病

(四)磁共振成像

MRI 可用于 CT 或超声检查的结果不确定或不完整的病变检查。在可用的方法中,MRI 可以对肝脏疾病的特性提供最准确的检测及可用于良性和恶性肿瘤的复杂评估。MRI 良好的内在软组织对比度,可以通过非特异性的细胞外造影剂(钆)和肝脏特异性对比剂进一步提高。其中一些肝脏特异性对比剂是由胆道系统排出体外。这些造影剂目前常规用于肝成像,提高了肝胆磁共振成像的灵敏度和特异度。

对于直肠癌的评估,MRI 能够提供直肠癌的病变范围和原发肿瘤术前分期局部区域淋巴结转移的准确信息。MRI 能准确地预测手术切缘和肿瘤外侵袭,这对术前分期和手术切除是有用的(图 2-25)。虽然我们接受直肠内超声(ERUS)作为评估肿瘤和直肠癌分期的方法,但它依赖操作者,同时扫描到高位或狭窄部位时问题会增加。ERUS 也不能准确地评估环周切缘或确定其他预后特征(例如壁外静脉浸润)。ERUS 也有高估 T_2 期肿瘤的倾向,而 MRI 则更准确,并可以从高级别肿瘤边缘的广泛化或结节状外观区分癌周纤维化。MRI 造影的敏感性明显优于螺旋 CT。动态 MRI 可实施动态膀胱直肠排便造影来评估直肠脱垂和盆底功能障碍。

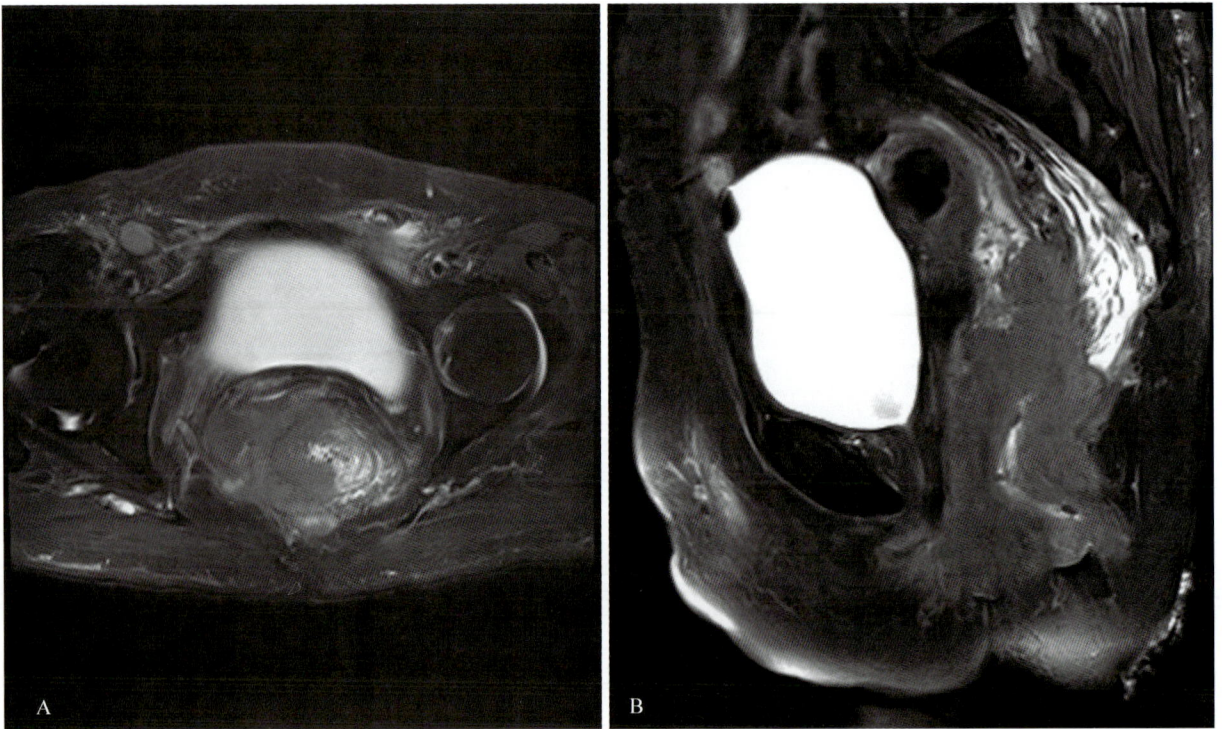

图 2-25　直肠癌磁共振成像显示肿瘤侵及周围组织(A、B)

(五)正电子成像术

PET 已经成为检测癌症患者的一个强大的诊断工具。该技术使用 ^{18}F 氟脱氧葡萄糖(FDG),它通过膜载体促进输送机制,与正常葡萄糖竞争被吸收入细胞内。PET 在结直肠癌的作用是评估治疗反应和治疗后随访转移性病例。CT 检测肝转移的敏感性为 85%,检测肝外部位如淋巴结和网膜的敏感性为 33%~94%。FDG-PET 通过检测区域淋巴结和远处转移首先应用于结肠癌分期,比 CT 更敏感。虽然一些研究表明 PET 在肝转移的检测优于 CT,其他研究则认为 PET 对亚厘米级的肝脏病变的敏感性有限。因此,CT 仍然是检测大肠癌肝转移的主要手段。弗拉纳根等报道了 FDG-PET 对结直肠癌术后肿瘤复发的敏感性和特异性分别为 100% 和 71%(图 2-26)。

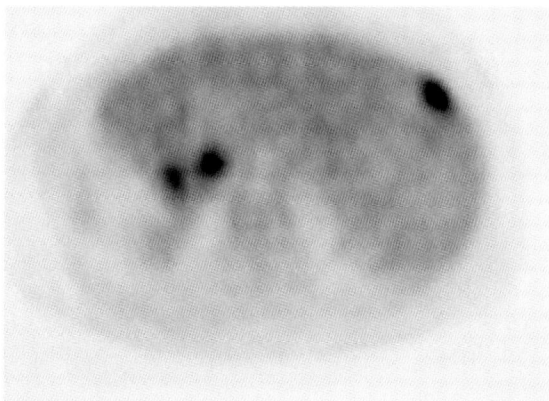

图 2-26 正电子发射断层扫描显示右叶部分切除与新的肝转移

PET 在对术前高度怀疑转移性疾病的检测方面发挥着有力的作用。然而,PET 常规使用于结肠病变的初步诊断的效果是不明确的。由于高浓度的淋巴细胞摄取,因此在盲肠和右半结肠有正常的轻度到中度的吸收。弥漫性摄取增加发生在溃疡性结肠炎、憩室炎和腹部或盆腔脓肿。局灶性摄取增加可发生在结肠良恶性病变部位。结肠异常摄取需要通过结肠镜检查进一步评估结肠。

具有集成系统的并行 PET-CT 显像对腹部和盆腔检查是特别重要的。PET 图像是很难解释的,因为既没有解剖标志,也缺乏胃、小肠、结肠和尿中 ^{18}F 氟脱氧葡萄糖的特异性摄取。并行 PET-CT 为区分 FDG 的生理和病理性摄取提供了图像融合。此外,PET-CT 显示为 FDG 摄取提供了更准确的定位和改进了结直肠癌指导原则和评价治疗。

十五、肛肠检测

肛门直肠生理检查是用来更好理解肛直肠功能性疾病的一种方法,如肛门失禁、便秘、直肠脱垂和其他盆底疾病。除了症状漏报使功能性肛门直肠疾病的诊断存在挑战,还有检测疾病的多因素病理起源。生理测试包括肛门直肠测压、电视排粪造影、MRI、肌电图和神经末端运动潜伏期。肛门生理试验的临床适应证包括肛门失禁、便秘、直肠脱垂、直肠前突、孤立性直肠溃疡综合征、会阴下降综合征、肛裂、外伤与炎症性肠病。这些测试往往是相辅相成的,结肠运输试验用以评价结肠运输异常。

(一)直肠肛门测压法

直肠肛门测压(ARM)的目的是为直肠压力和肛门直肠括约肌机制和能力提供客观的价值。ARM 由一个压力传感导管和记录系统组成,如多导记录仪或计算机。导管在肛缘以上 6~8cm 插入肛门,沿肛门括约肌的轴线 1cm 的间隔把导管缓慢拉出直肠和肛门并记录测量数据。测量观察以下参数:①肛门括约肌的功能;②直肠肛门抑制反射;③直肠敏感度;④试图排便时肛门和直肠压力的变化;⑤直肠顺应性;⑥实施气囊排出试验。肛门括约肌的功能通过测量静息压、挤压力和肛管的功能长度来评估的。ARM 的适应证包括但不局限于肛门失禁、便秘(特别是先天性巨结肠)与肛门直肠和盆底检查之前的基线评估。

平均肛管静息压在健康个体为 50~70mmHg,女性和中老年人这一数值较低。50%~85% 的静息张力归因于肛门内括约肌(IAS)的功能,以及较小程度的肛门外括约肌(EAS)和肛垫的扩张作用。相反,挤压力(图 2-27A)代表最大自主收缩,主要是由于肛门外括约肌的功能,并可维持长达 1min 的时间。由于肛门外括约肌的作用,使直肠的快速扩张导致肛门压力瞬时升高;由于肛门内括约肌的松弛(直肠肛门抑制反射)使肛门压力进一步减少(图 2-27B)。这种反射的异常通常是潜在疾病如先天性巨结肠的表现。读者须记住,虽然直肠指检是肛门直肠功能调查必不可少的一步,但其敏感性、特异性和预测值不是最佳的,更精确的肛门压力测压是必需的。

（二）电视排粪造影及盆腔磁共振成像

排粪造影是研究肛门直肠及盆底的解剖和功能的一种对比增强（气钡）排便透视成像。它允许检查者评估整个排便过程中直肠排空的解剖细节，可以捕捉到瞬态的盆底功能失调。此外，它是慢性特发性便秘患者排除排便梗阻原因的特殊方法。

高密度钡糊引入直肠。一种稀薄的钡造影剂通过口服使小肠变得不透明。浸泡在钡剂中的棉球可用于阴道检查。在膀胱造影可用于检查膀胱。患者坐在排粪造影椅上，成像是在静息状态。下面的参数可以用于电视排粪造影的评估：①直肠肛管角；②会阴下降；③肛管的长度；④直肠膨出；⑤膀胱膨出；⑥肠道肿瘤/乙状结肠肿瘤；⑦盆底失弛缓综合征；⑧直肠脱垂或套叠；⑨失禁（图2-28）。

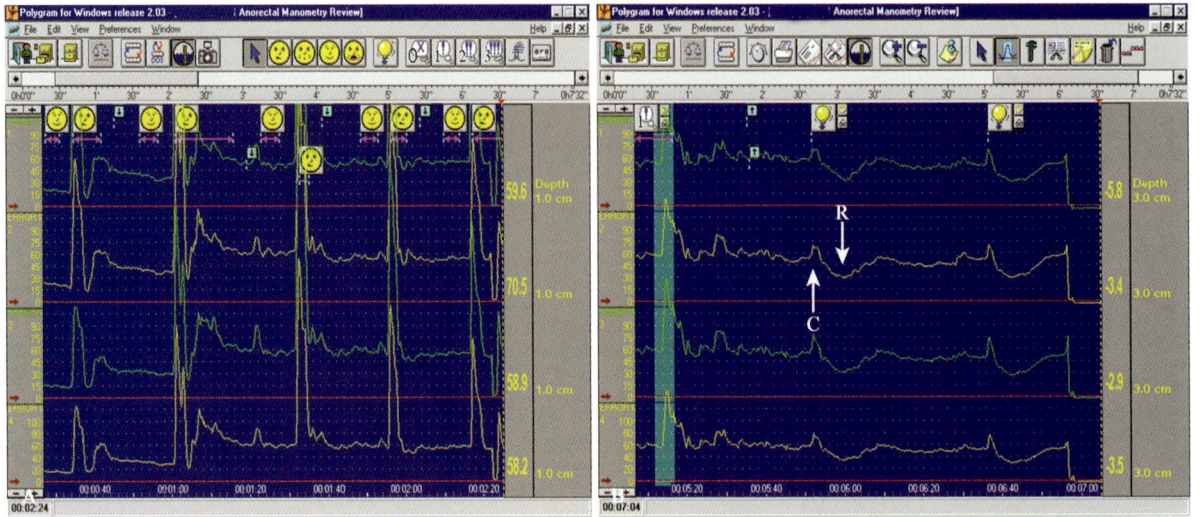

图2-27　A. 测压跟踪显示最大挤压力－正常；B. 肛门直肠测压显示直肠扩张（肛门直肠抑制反射）。C，指示收缩状态；R，指示松弛

MRI造影可取代传统的排粪造影用于研究排出型便秘。动态盆腔MRI，在患者坐位或仰卧位时，能对出口型梗阻的原因进行准确评估。MRI具有良好的软组织对比度来定义解剖平面，能够更好地显示解剖结构的细节，并对功能异常的检查具有优越的时间分辨率（图2-29）。

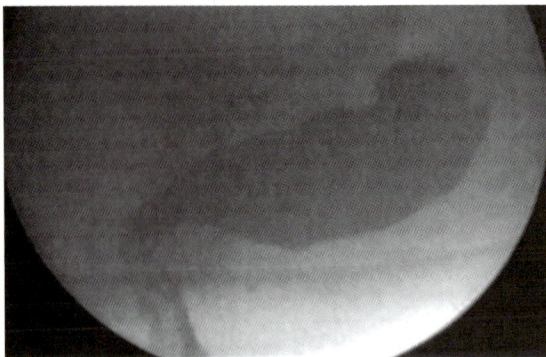

图2-28　电视排粪造影显示耻骨直肠肌失弛缓的现场拍摄

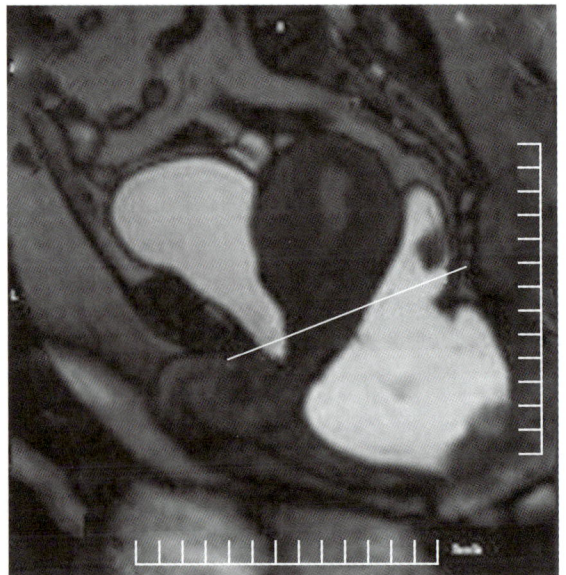

图2-29　MRI造影

（三）神经末端运动潜伏期和肌电图

电刺激阴部神经后经直肠测量肌肉的收缩情况，神经末端运动潜伏期（PNTML）测试表明对盆底肌肉运动神经支配的完整性。检测通常是检测员将佩戴 St. Mark's 电极的手指插入患者直肠，触诊坐骨棘并刺激阴部神经。反应是检测到有肛门外括约肌收缩并予以记录，记录是双侧的，平均神经末端运动潜伏期的正常值是（2±0.2）ms。如果潜伏期变大，患者则可被认为有阴部神经病变。

肌电图最初主要用于肛门失禁时括约肌功能的评价。肌电图映射技术，很大程度上被检测括约肌复合体的直肠内超声所取代。对于便秘患者，该检测方法曾被用于评估刺激排便时耻骨直肠肌的松弛程度。缺乏显著松弛是符合耻骨直肠肌收缩反常或盆底失弛缓综合征诊断的（表 2-5）。

表 2-5　生理性肛门直肠检查比较

	压力测量法	阴部神经检查	电视排粪造影
实用性	慢性便秘（Hirschsprungs） 大便失禁 括约肌功能评估（修复术前或后）	神经源性尿失禁 括约肌修复结果的评估	耻骨直肠肌收缩反常（盆底失弛缓综合征） 直肠前突 肠套叠 会阴下降 孤立性直肠溃疡 直肠内脱垂

十六、结肠传输研究

结肠传输可以通过 Sitz 标记（塑料）法或显像法予以评估。结肠传输用的塑料标记 X 线法用于诊断慢传输型便秘。标记物是随着食物一起咽下的，摄入后 5d 行腹部 X 线检查。正常健康的成年人所有标记物通过肠道的时间在 4～5d。腹部 X 线分为评估右半结肠、左半结肠和直肠乙状结肠的传输能力。虽然塑料标记传输研究被认为是检测结肠运动功能障碍的金标准，但研究表明其重现性有较大变异。

核素或放射性核素检测是通过首先摄取膳食与放射性核素，而后用伽马相机拍摄多个图像来对肠道传输情况进行评估。胃、小肠、结肠的传输情况可以被评估。这个测试没有得到广泛的使用，但有人主张把它作为肠道传输测量的标准试验。整个肠道传输显像是简单及有助于慢传输型便秘的诊断。最近的研究表明有使用无线胶囊评估整个肠道的传输情况。

十七、直肠内超声

许多类型的直肠内超声的超声探头已经可以评估直肠壁和肛门括约肌。这些探头的频率为 5～10MHz。7MHz 传感器的焦点是 2～5cm，而 10MHz 传感器焦点为 1～4cm。高频传感器由于更好的图像分辨率优先评估直肠壁，低频率的传感器通常是用来评价直肠周围的结构和肛门括约肌。

实施直肠内超声有两种设备：①一种是手持式 360°轴向旋转视图的硬式探头（B-K 医疗扫描仪）（图 2-30）。②使用软式内镜设备的超声内镜（图 2-31）。B-K 径向探头有 24cm 的金属轴，它有旋转传感器的尖端。探头的末端被乳胶气球或装满水的塑料帽覆盖。它对于消除所有气泡以减少伪迹很重要。超声内镜的辖域分成径向和线性两类。径向内镜提供直角轴范围的圆周视图，线性内镜提供同一平面或轴线范围的视图，类似于经腹超声图像。

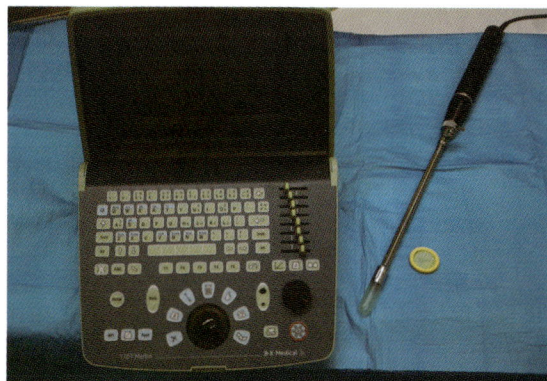

图 2-30　B-K 超声探头

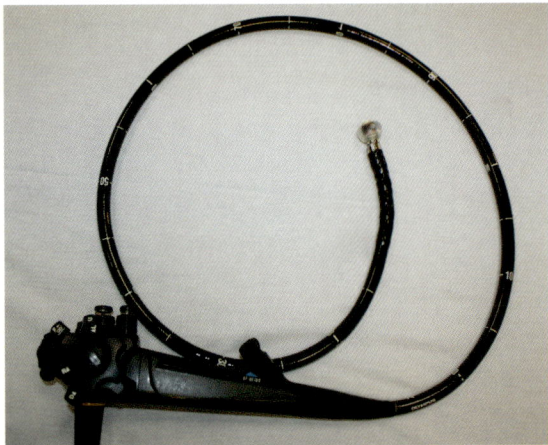

图 2-31   软式内镜超声

（一）正常肛管腔内超声检查

肛管长 2～4cm。内括约肌从肛门直肠交界处延伸到齿状线以下 1cm。固有肌层的外纵向组成是平滑肌，向下延伸并加入外括约肌（横纹肌）。耻骨直肠肌源于耻骨并在肛门直肠交界处形成悬吊。在超声检查中，肛管有 4 个可识别的不同层面，中等回声的皮下组织层，低回声的内括约肌，高回声的纵肌和混合回声的肛门外括约肌（图 2-32）。

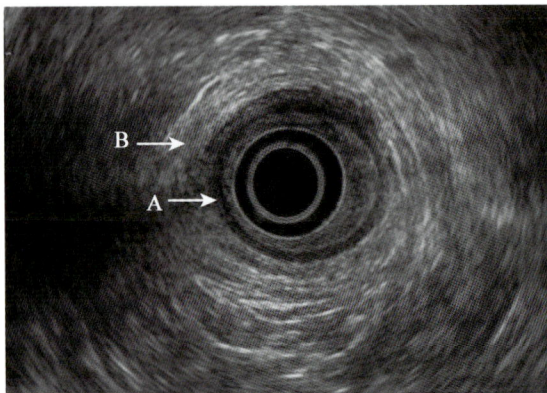

图 2-32   直肠内超声显示括约肌。低回声层，肛门内括约肌（A）；高回声层，肛门外括约肌（B）

直肠内超声常用于评估大便失禁。在一项研究中，定位括约肌缺陷的敏感性和特异性为 100％，缺陷的局部解剖检测的准确率为 90％。Sentovich 等报道了检测括约肌缺陷的准确度为 100％；然而，在初产妇，肛门内超声（EAUS）将正常肛门括约肌诊断为括约肌损伤的错误率为 5％～25％。

（二）正常直肠腔内超声检查

正常直肠长 11～15cm。直肠下 2/3 位于腹膜返折以下，前方与膀胱、输尿管，男性的精囊和前列腺，女性较低的子宫、宫颈、阴道相关。在超声检查中，下面 5 个层面可以被鉴别：装满水的球囊和黏膜之间的强回声界面，低回声的黏膜肌层，高回声的黏膜下层，低回声固有肌层，以及直肠壁和直肠周围脂肪组织或浆膜层之间的强回声界面（图 2-33）。直肠内超声广泛应用于直肠癌术前分期。对

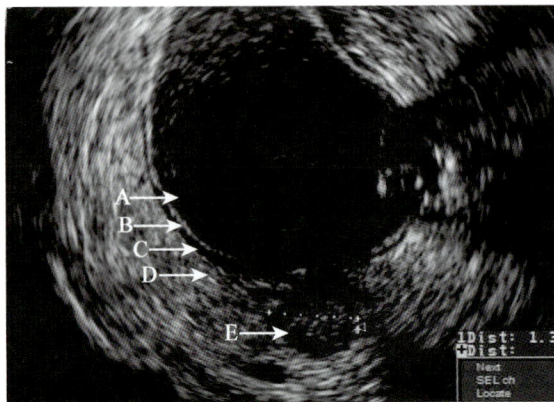

图 2-33   直肠内超声显示结直肠癌及肿大淋巴结——uT3N1 期。肠壁层箭头所示内白线后，代表气球黏膜界面

A. 黏膜和黏膜肌层，内层黑色线；B. 黏膜下层，中间白线；C. 固有肌层，外层黑线；D. 直肠周围脂界面，外白线；E. 直肠周围淋巴结

直肠壁浸润程度检查的准确度正在研究。关于直肠内超声，Kwok 等汇集了 2915 名患者的资料，发现浸润深度的正确检出率为 87％（灵敏度 93％，特异性 78％）。在病例中，以肿瘤淋巴结转移系统分期，11％被高估，5％被低估。对于淋巴结的情况，汇总的准确率为 74％（敏感性 71％，特异性 76％）。

十八、瘘管造影术

简单的肛瘘不需要额外的影像诊断。然而，对于复杂的或高位的肛瘘，除通过体检确诊瘘管和其内口外，还需要额外的影像学检查。瘘管造影、肛门内超声及 MRI 均被用于研究瘘管。瘘管造影术通常不准确或不可靠，但它可有助于鉴别高位或复杂性的瘘管。最近有报道支持使用肛门内超声（2D 和 3D）和 MRI 来描绘复杂性的肛瘘（见第 8 章，CT 和 MRI 造影图 8-9 和图 8-10）。瘘管造影也应用

于结肠皮肤间或肠外腹壁瘘的检查。可以置入软橡胶管到皮肤瘘管，然后注入造影剂。可以通过透视器研究造影剂的流动情况进而评估瘘管。较大的瘘管可以很容易被钡灌肠小肠造影或 CT 对比造影所证实。近年来，肛门内超声已被证明在评价肛瘘方面是有价值的。通过瘘管外口注射过氧化物有助于提高诊断的准确性。3D 直肠内超声可以重建内部结构，为提高复杂性肛瘘诊断的准确性提供了重要贡献。Ratto 等报道了其对于原发瘘管诊断的准确率为 84.3%，继发瘘管诊断的准确率为 80.9%。

十九、炎性肠病的血清学标志物

炎性肠病的生物学标志物在体液中是可以测量的。与内镜/活检基本方法相比，炎症性肠病生物学标志物的应用比较便宜，不费力，无创及更可观。5 种生物学标志物应用最广泛：抗酿酒酵母抗体(ASCA)，抗中性粒细胞胞质抗体(pANCA)，抗外膜蛋白抗体(抗 OmpC)，荧光假单胞菌细菌序列 I2(抗-I2)和细菌的鞭毛(抗 CBir)。新的标志物正在被开发。

ASCA 和 pANCA 是第一种被利用的血清学标志物。ASCA 与克罗恩病更相关，而 pANCA 与溃疡性结肠炎有关。其他 3 个标记，抗 OmpC、抗-I2 和抗 CBir 后面有相关介绍。ASCA 和 pANCA 一起对克罗恩病和溃疡性结肠炎的特异度大约为 90%。标志物不仅用于诊断，也对疾病的位置、活动度、严重程度、是否需要手术治疗及预后进行了预测。4 个生物标志物都阳性的克罗恩病患者发展成穿孔和(或)狭窄的风险增高了 11 倍。3 种生物标志物(抗 OmpC、抗 CBir 和抗-I2)阳性的克罗恩病患者比那些阴性的患者可能更需要行小肠手术(97.2% vs 23%)。

Prometheus 实验室开发了检测血清标志物与炎症性肠病并存的定量试验。Prometheus 测试面板由 ANCA 定量酶联免疫吸附法、免疫球蛋白 G ASCA、免疫球蛋白 A ASCA 和免疫球蛋白 A 抗 OmpC 抗体 4 种组成。Prometheus 测试面板对诊断炎症性肠病的敏感性为 94%，阴性预测值 95%。近年来新的血清学标志物被报道和研究，如抗聚糖抗体、抗合成甘露糖苷抗体、血清细胞因子和趋化因子。目前的血清学标记物是有用的，但其临床效用有限。新的标志物可能有助于帮助诊断，预测风险，预测治疗效果和监测治疗。

第 3 章

术前处理

著　者　Bard C. Cosman · Todd W. Costantini

译校者　边识博(译)　陈　凛(校)

要点

- ➤ 通过术前风险评估,外科医生能够更准确地告知病人手术风险,并且在制定手术计划时会更加谨慎小心。
- ➤ 通过术前检查可以发现病人的预后危险因素,从而预测术后并发症的发生风险,但大部分危险因素是无法改变的。
- ➤ 大部分的常规检查往往没有任何临床指导意义,所以应限制其数量,为病人选择真正有参考价值的术前检查。
- ➤ 严格遵守已发布的治疗指南可以减少特殊情况下风险的发生,例如应熟知 β 受体阻滞药、抗凝药、胰岛素、术前抗生素等药物的合理使用方法。
- ➤ 手术与否、术式选择以及术中操作都是病人非常重要的预后因素,而这些因素是可以通过术前的相关检查调整修改的。

以往一台大型手术的术前检查包含一系列经典的常规检查。负责手术的医生最基本的工作就是"术前准备"——在手术前一天晚上将住院病人的 X 线胸片(CXRs)、血凝指标、尿常规等检查结果整理收集并制成表格。现在的术前检查更加合理,门诊病人进行检查的项目更少,检查的目的是为了能更好地了解病人的病情,提高手术的治疗效果。与新术前检查方法的研究工作相比,我们在合理规划术前检查方面取得了更大的进展,能更好地预防术后并发症的发生。有关术前评估方面的指南都是有循证证据支持的,外科医生必须遵循这些指南。指南正式出版后便具备了法律效力,是需强制执行的。术前检查更多时候是作为并发症发生风险的预测指标,并不能真正阻止其发生(表 3-1)。手术与否、手术方式的选择依然是术前决策中非常重要的内容,这需要外科医生具备一定的判断力和"艺术"直觉。

最理想的实践模式是外科医生根据病人的术前检查结果和风险分层标准(循证证据支持的)对病人进行手术风险-效益评估,而不是以往的仅仅依靠医生的直觉和个人经验。对于已确认的高风险病人,可以尽早取消手术。例如:保守治疗憩室炎微穿孔;结肠癌引发的肠梗阻可行支架置入;或者行较低风险的手术——经阴开放手术治疗直肠脱垂,而不是经腹的腹腔镜手术(这里仍存在争议)。本章主要介绍术前处理,内容的编写参考了近 10 年的临床研究。这些处理方法作为外科决策的参考指导工具正发挥着越来越大的作用。

本章将重点讨论术前处理中的常规检查、合理用药及麻醉方式的选择。健康人群一般不需这些常规检查,所以我们介绍针对不同疾病状况应进行的适宜术前检查。接下来将讨论常见术后并发症

表 3-1　术前患者病情纲要*

病情	术后并发症风险	缓解后修正风险	修正风险所需时间	修正风险值
可疑心脏病	++++	++	数周	++
可疑肺病	++++	+	数周	++
可疑肝病	++++	+	数天	++
可疑糖尿病	++	++++	数小时	+++
高血压	+	+	数小时	+
睡眠呼吸暂停	++++	++	数周	+++
病态肥胖症	+++	+	数年	++++
过敏反应	++	++++	数分钟	++++
手术切口感染风险	+++	++++	数分钟	++++
DVT/PE 风险	++++	++++	数分钟	++++
分解反应风险	++	?	?	+++
术后恶心呕吐/肠梗阻风险	++	++	数小时	+++

DVT,深静脉血栓;PE,肺栓塞;+,低;++,中;+++,高;++++,很高。

* 当缓解后修正风险和修正风险值都很高时,为了保证病人安全需要进行系统干预

的预防措施,如感染,深静脉血栓/肺栓塞(DVT/PE),体内组织自发分解代谢,恶心/呕吐。最后,我们将对最佳的临床术前处理方案进行总结,以期减少临床实践工作中不必要的术前检查,并促进外科医生和麻醉医生之间的沟通交流。手术和术后处理将在本书的其他章节详细讨论。因为在急诊手术中,术前检查的方法比较简单且争议较少,所以本章主要讨论择期手术的术前评估。结直肠手术一般可经肛门直肠局部切除(低风险手术)或者经腹切除(中或高风险手术)。

一、术前处理要点

术前常规检查

术前检查的首要目的是对病人进行风险评估,为医生和病人提供参考指标以决定是否手术及术式选择。其他潜在的作用还包括调整术前处理方法以降低病人风险。具体选择何种术前检查需根据病人的 ASA 评分(表 3-2)。检查包括:全血细胞计数(CBC)、血清电解质、胸部 X 线片、心电图(ECGs)、凝血酶原时间(PT)/部分凝血酶原时间(PTT)、肝功能检测(LEFs)。ASA(美国麻醉师协会)指导意见中写道:"常规的术前检查并不能给术前评估提供足够的帮助。"总的原则是:ASA 评级为 1、2 级且手术切口等级为Ⅰ、Ⅱ的病人无需任何实验室检查。肛肠手术的切口属于Ⅱ级或Ⅱ级以上,腹部手术切口通常是Ⅱ级(表 3-3)。大部分门诊手术不需术前检查。

表 3-2　美国麻醉医师协会物理状态分级系统

分级	描　述
1	正常,健康的病人
2	有轻微系统疾病的病人
3	严重系统疾病,功能受限,但未残疾的病人
4	严重系统疾病时刻危及生命的病人
5	可能在手术后无法存活的病人
6	宣布脑死亡,等待器官捐献的病人
E	需要急诊手术的病人

对于患有心脏病的病人,需进行专门的心脏评估。对于大部分心脏病患者而言,血红蛋白含量/血细胞比容(Hgb/Hct)、血清电解质和心电图是必需的检查项目。B 型钠尿肽(BNP)是由心室细胞分泌的,心力衰竭发生的标志物。作为心力衰竭发生强有力的预测工具,在手术规划中起着重要作用。虽然目前无法计算它的预测精确度,但医生可以在术前根据检查结果对病人的危险度进行讨论评估。如果病人目前仍在心内科医生的治疗下,则术前请心内科会诊并评估病情是很有必要的。对于有慢性肾病的患者,必需的检查包括:全血细胞计数(CBC)、血清电解质、血清尿素氮和肌酐。此类病人上述检查结果会有异常,异常指标具有显著的临床意义。患有糖尿病的病人,需要行血糖监测,同时也应检测血清尿素氮、肌酐水平以排除肾脏相关疾病。对于有肝脏疾病的患者,必须要检测:全血细胞计数(CBC)、凝血酶原时间(PT)、国际

表 3-3　手术切口分级

分　级	描　述
清洁切口（Ⅰ级）	无炎症 切口未侵入呼吸道,胃肠道, 　胆道和泌尿通路 始终保持无菌
可能污染切口（Ⅱ级）	切口侵入呼吸道,胃肠道,胆 　道或泌尿通路 有轻度溢液
污染切口（Ⅲ级）	手术区域有炎症反应 消化道有溢液 不能保持无菌 贯通伤发生时间<4h
感染切口（Ⅳ级）	肉眼可见的脓液 脏器穿孔 贯通伤发生时间>4h

标准化比值(INR)、血清电解质和肝功能(LFTs)。

对于个别检测项目,如血红蛋白含量/血细胞比容(Hgb/Hct)在进行大型手术前是必要的,因为可以根据检查结果了解病人的术前基线水平以便术后对病人失血量进行评估。正处在经期的患者,应考虑进行血红蛋白含量/血细胞比容(Hgb/Hct)检测,这是因为贫血患者与非贫血患者的处理方式是不一样的。血清电解质(或者说是"机体新陈代谢监测仪表")检测同样可以让医生了解患者术前基线水平以便评估病情,特别是患者在术中丢失或补充大量电解质的时候。但是临床医生往往不太信任这个"机体新陈代谢监测仪表",因为它并不能完全反映病人的代谢水平或提供与疾病有关的信息,所以这项检查可能起不到对病人的保护作用。

有肺部疾病或慢性肺病急性发作的老年患者,例如慢性支气管炎,术前进行胸部 X 线检查是很有用处的。术前肺功能检测(PFTs)起不到太大的作用。对于有心脏病危险因素[如心绞痛、充血性心力衰竭(CHF)、糖尿病、高血压、心律失常病史、短促呼吸、心肌梗死病史或吸烟史]的患者,术前进行心电图检查很有益处,可以发现心律失常。对于>50 岁的患者或是>40 岁的男性患者而言,年龄已成为心脏病发作的一个危险因素,所以这些患者应常规进行术前心电图检查。除非患者最近有明显的临床症状变化,ECG 临床指示作用的有效期可

长达 6 个月。

凝血酶原时间/活化部分凝血酶时间(PT/APTT)是被过度使用的术前检测项目,应该只针对有出血倾向或易生瘀斑的病人进行检测。如果病人被确诊或怀疑有慢性肝病,只需进行凝血酶原时间/国际标准化比值(PT/INR)的检测。活化部分凝血酶时间(APTT)是用来检测肝素治疗效果的,不用纳入到术前检查当中。

根据医疗法律的相关规定,应对育龄女性患者进行妊娠试验检测。ASA(美国麻醉师协会)明确表示:"关于麻醉是否对早期孕妇产生不良影响的文献报道还不够充分。育龄女性患者应该进行妊娠试验检测,而检查结果往往会改变她们的术前处理方案。"在现今医患关系日益紧张的大背景下,手术当日早晨对行经的女性患者行尿妊娠试验检测已成为常规。

总而言之,有关术前检查的临床试验不是很多,从目前获得的证据来看,一些常规检查不再被推荐使用。大部分外科医生和初级内科医生喜欢采用大量术前检查对病人行"鸟枪法"式的疾病筛选,而将治疗规约与临床经验运用到术前实践当中不仅效果良好,而且可以为病人节省大量不必要的开销。有些医院没有专门设置进行术前检查的部门,此时外科医生需自己选择检查项目,并密切关注检查结果,将数据整理分析,最终评估出病人行择期手术的风险程度。

二、持续用药原则

总的原则是手术当天要保持基础必需用药的持续性,防止反弹作用产生。因此,β受体阻滞药和他汀类药物需要持续给药。如果患者诊断为心力衰竭,利尿药、ACEI 和 ARB 需持续给药,如果未患有心力衰竭,这类药物应在手术期间停用。降糖类药物可用于控制患者术后血糖水平。在围术期需持续给予 AIDS 患者抗 HIV 类药物。一些中草药辅助制剂(如银杏、大蒜、人参等能影响凝血功能的)需在术前一天停用。

三、麻醉方式选择

局部麻醉(脊髓硬膜外麻醉)并不是在任何情况下都优于全身麻醉。虽然从直观上感觉局部麻醉肺部并发症发病率更低,但这种观点已被临床试验普遍证明是不正确的。同样,在心脏风险程

度方面,局部麻醉与全身麻醉也没有任何差异。因此不能以局部麻醉安全性大为依据制定术前决策。特别需要注意的是,有时为了增强局部麻醉的效果,须停用抗凝类药物(如阿司匹林、氯吡格雷、华法林)。停药后麻醉的增强效果是不确定的,反而增加了患者的风险。一项包括 29 000 例疝修补手术(疝修补术在手术级别,麻醉选择方式,并发症危险度方面与肛肠手术类似)的试验数据显示:局部麻醉与全身麻醉在术后并发症发病率和术后病死率方面没有统计学上的明显差异,但局部麻醉的病人术后 1 周内死亡率相对要高。

使用局部麻醉可以加强对患者术后疼痛的控制,减少术后恶心呕吐(PONV)的发生,降低门诊病人的住院率,患者术后认知功能障碍减少,但总体而言局部麻醉的益处还是非常有限的。其更适合应用于有阻塞性睡眠呼吸暂停综合征的病人。

当病人手术应用全身麻醉时,可以将局麻硬膜外导管在术前置入病人体内,用于术后镇痛。目前,没有明确的指南规定是否应该术前置入局麻硬膜外导管并术后镇痛,这需要外科医生与麻醉医生共同判断决定。

选择局部麻醉需要权衡利弊,特别是正处在抗凝治疗的病人。如果为病人进行局麻手术,医生需了解美国医学会关于局部麻醉的指南。该指南规定:在局部麻醉前,氯吡格雷需停药 7d,噻氯匹定需停药 14d。阿司匹林、非甾体类抗炎药(NSAIDs)、普通肝素在局部麻醉中都没有限制。抗凝治疗相关指南规定:如果病人 APTT 值处于正常水平,则在局麻前 24h 停用治疗用低分子肝素钠(LMWH),12h 停用预防用低分子肝素钠(LMWH),2~4h 停用静脉滴注的普通肝素。局部麻醉可以在第一剂华法林使用 24h 后开始,而不需考虑病人的国际标准化比值是否正常。

四、明确有伴发疾病患者的术前处理

(一)心脏系统疾病患者

进行择期结直肠手术的患者往往会有心脏系统危险,如心肌梗死、心律失常和猝死。应该对这类病人进行风险程度分层,术前干预以降低心脏系统疾病发生的风险。风险分层是很容易实施的,但是术前干预的效果却不尽如人意,特别是风险度最高和最低层的患者效果不佳。美国心脏协会/美国心脏病学会(AHA/ACC)指南中有关于非心脏手

术的心脏系统风险评估内容,对手术计划的制定很有帮助,它能帮助外科医生降低病人的手术风险。

在美国心脏学会指南中,肛肠手术属于低风险度手术,发生心肌梗死概率 <1%。对于低风险度的手术,有一项关于 19 500 名老年白内障患者的临床研究,大部分病人有显著的心脏系统疾病风险。这些病人被随机分为两组,一组进行全血细胞计数(CBC)、电解质和心电图(ECG)检查,一组不进行任何检查,最终两组在心肌梗死发生率(0.3 vs 0.5/每千台手术)、病死率(0.2 vs 0.1/每千台手术)上结果类似(白内障手术通常是局部麻醉,而肛肠手术是全身麻醉,需俯卧位气管插管)。因此,无需对肛肠手术的病人进行心脏相关检查,但是麻醉医生还是会对 >40 岁的男性患者和 >50 岁的女性患者常规行心电图检查。不过这项检查对于小型手术而言意义甚微。

不考虑其他因素,仅就手术方式而言,择期开腹结直肠手术属于心肌梗死中等风险分层,心肌梗死发生率 1%~5%。有心脏病史的患者心肌梗死发生危险因素包括:不稳定型心绞痛、急性失代偿性心力衰竭、显著性心律失常(高度房室传导阻滞、症状性心动过缓、室性心动过速),严重的心脏瓣膜病(主动脉瓣狭窄和症状性二尖瓣狭窄)(表 3-4)。

表 3-4　非心脏手术需进行术前评估和治疗的有心脏疾病的病人

心脏情况	举　例
不稳定冠状动脉综合征	不稳定或严重心绞痛,近期发生过心肌梗死
心力衰竭失代偿	NYHA Ⅳ 级,加重或新发的心力衰竭
显著的心律失常	高度房室传导阻滞
	症状性室性心律失常
	室上性心律失常,心率无法控制
	症状性心动过缓
	新发的室性心动过速
严重的瓣膜病	严重主动脉狭窄(瓣膜面积 $<1cm^2$ 或有症状)

NYHA,纽约心脏协会。

取自美国心脏协会/美国心脏病学会(AHA/ACC)指南

有一项关于术前心脏负荷显像的病例回顾研究,病人检查项目包括药物负荷核素灌注心肌显像和多巴酚丁胺心电图负荷试验。共收集了 2000 例以上的病例,结果显示:负荷核素显像检查的阳性预测值≤20%,阴性预测值近乎 100%。说明如果检测结果呈阴性,病人基本不会发病;如果是阳性结果,并不能很好指示发生心肌梗死风险,所以医生在面对一份阳性结果时很容易无所适从。

因此,如果进行腹部手术的病人曾进行过"心脏负荷试验"检查,被评定为中等运动耐量,则不需做更多的心脏相关检查,只需进行心电图检查即可。如果病人被评定为运动耐量较差或者存在显著的危险因素(年龄>70 岁、咽痛、心肌梗死病史、心力衰竭,正处于治疗中的糖尿病或肌酐>2mg/dl),指南建议进行心脏负荷显像,并根据结果调整术前处理方案。

如果负荷显像检查提示冠状动脉狭窄,有支架置入或冠状动脉旁路移植手术的指征,病人需要在结直肠手术前进行上述治疗吗?一项关于冠状动脉预防性血供重建的试验结果给出了答案:即使患者要进行风险度比结直肠手术高很多的心血管手术,也不用在术前接受上述相关治疗。虽然在非心脏手术前进行血供重建的治疗耗费了大量时间,但是这并没有降低患者术后并发症的发生。

目前,评估术后(非心脏手术)心血管病发生危险度最有效的标志物是 B 型钠尿肽(BNP)。BNP 值上升预示总死亡率也随之增加。尽管我们可以在第一时间运用这个强有力的工具对病人进行检测,但是检查结果得出后的进一步治疗措施仍无标准可言。不过这项检测手段至少可以发现病人何时处于死亡风险当中,让临床医生在术前风险讨论及术后风险发生预测方面更有信心,更加谨慎小心。

对有心脏病高发风险的病人,应给予心血管系统保护药物。20 世纪 90 年代以来的研究显示 β 受体阻滞药已广泛应用于病人术前治疗当中。一项有关术前缺血评价研究(POISE)共纳入了 8000 例以上的病人,术前和术后给予病人高剂量的美托洛尔,虽然致死性心肌梗死发生率下降,与研究前的预测相符,但令人吃惊的是卒中发生率和总体死亡率反而上升。在 POISE 试验结果公布之前,美国心脏协会/美国心脏病学会(AHA/ACC)发布了一个尚未修订的指南,建议对于进行腹部手术的中高

危病人术前给予 β 受体阻滞药。这项建议已被取消,目前指南规定:对于已经服用 β 受体阻滞药的病人,可以在术前适量用药;对于从未使用过该类药物的患者,不建议在术前使用。

新的心脏保护药物仍在探索研究当中,术前他汀类药物的使用可以降低心脏发病风险。目前的结论是:当病人已在使用他汀类或 β 受体阻滞药类药物,则应在手术当日继续用药。也许将来我们可以将他汀类药物加入到术前用药当中,但现在这样做还显得过于仓促。

通过病人存在的临床危险因素已可充分预测心脏相关并发症发生的风险。无创影像学检查可应用于高危和运动耐受差的病人,但是结果仅供参考。对于术前或术后的病人,除非发生急性心肌缺血,否则不建议预防性血供重建治疗。处于高危风险的病人,不论手术大小,外科医生最好要获取其完整的病史,咨询初级保健医生或心内科医生的意见,尽可能用最少、最简单的术前检查进行风险预测。虽然这种做法与近几十年过度使用负荷试验、危险分层、冠状动脉血供重建的趋势相违背,但是近期的几个研究已证明上述做法是正确的。

(二)需特殊关注的心脏病患者

1. 需冠状动脉支架置入患者　美国心脏协会/美国心脏病学会(AHA/ACC)建议对于需要支架置入的病人,应在裸金属支架置入术后 30～45d,药物洗脱支架置入术后 1 年再进行择期手术。有些患者的病情不允许长时间等待,所以在上述时间内进行手术一定要抗凝治疗,具体针对哪类病人治疗则需要临床判断和评估(稍后将在"抗血栓治疗患者"章节中讨论)。

2. 自动心脏转复除颤器置入或自动心脏起搏器置入患者　像冠状动脉支架一样,置入型自动心脏转复除颤器(AICDs)应用越来越普及:每 50 万美国人就有一个人置入了 AICDs,每年新置入的数量为 11.5 万个。置入 AICDs 病人的年龄段与需要结直肠手术的病人相同。ASA 指导意见讨论了上述仪器在麻醉时产生的电磁干扰,但是内容不够详尽。使用单极电刀时,电流是从刀头接触的地方传到负极垫(通常在大腿处)。结直肠手术进行时,起搏器或辅助设备完全不受电磁干扰的影响。如果是腹部手术,则会受到很大干扰,需将起搏器调成非同步模式并关掉起搏器的调节功能。可使用

其他监控装置并将 AICDs 关闭或将 AICDs 调节成监控模式。关闭的这些功能可以通过外部磁体设备控制完成,但是麻醉医生和外科医生一定要在术后将这些功能重新恢复,这需要将外部磁体移开,然后再根据病人的术后情况对 AICDs 进行相应的调节。

五、肺动脉高压患者

患有肺动脉高压的病人,全身麻醉术后 30d 内病死率为 7%,并发症发生率为 40%。并发症、术后死亡与手术持续时间密切相关。常见的术后并发症有:呼吸衰竭、心律失常和充血性心力衰竭。外科医生应详细询问病史,确诊肺动脉高压病,将他们对患者的干预降到最低水平,并以最快的时间完成手术(此类病人不适合腔镜手术)。术前手术医生应与初级保健医生和麻醉师共同商讨患者的病情。如果病人存在高危险因素,即便是小手术也要严密监控,通常在医院内完成手术。高危人群适合做局部麻醉,因为对于行择期手术的病人而言,插管本身也是一个显著的高风险因素。

(一)肺病患者

术后肺部相关并发症(PPCs)通常包括:肺炎、呼吸衰竭(需机械通气治疗)、肺不张(需支气管镜治疗)、胸腔积液(经保守治疗无效,需外科干预)和严重的支气管痉挛。这些并发症每年可多增加两千万的住院天数,5 万人因此丧命。一项有关肺部并发症的调查研究(包含了 1000 名进行了大型手术的病人)结果显示:术后 7d 内,肺部并发症发病率为 2.7%,平均住院天数由以往的 4d 上升到27d,这与病人自身因素及手术操作密切相关。术后肺部并发症的危险因素有:年龄,吸烟史,FEV1%(1 秒用力呼气容积/用力肺活量),麻醉持续时间,上腹部切口和经鼻留置胃管。令人奇怪的是,肥胖和糖尿病并不是危险因素。

现在还不是很清楚,如果病人在术前很短的时间内戒烟是否会有帮助。最近一个小型的临床试验已顺利完成,结果显示:进行较大的择期结直肠手术的吸烟患者在术前 2~3 周被强制戒烟并没有使病人在术后获益。不过让吸烟患者在术前任意时间段内戒烟仍然是有益处的。对吸烟患者的多项术前干预措施,如尼古丁替代疗法,已被证明能够适当地降低术后并发症发病率。除了让患者戒烟外,外科医生也没有其他的有效手段改变患者并发症发生的危险因素,但可以将腹部切口位置尽量下移(腹腔镜手术切口和横切口不适合下移,且位置较高),减少手术时间(腔镜手术时间较长)和不使用鼻胃管来减少术后并发症。

大部分术后肺部并发症多发生在有慢性阻塞性肺病的患者。哮喘的病人术后容易发生肺部并发症,但症状往往较轻,可以控制。使支气管痉挛症状加重的危险因素包括:痉挛曾在近期发作、有哮喘的症状并进行了相关治疗、气管插管病史。

许多学者对大部分术后肺部并发症的危险因素进行了分级。一项有关退伍军人的调查研究分析了术后肺炎发生的高危因素,包括手术类型(结肠切除术属于较安全的种类)、年龄、BUN、体重下降、慢性阻塞性肺病、急诊手术、激素使用和吸烟史。一项有关术后呼吸衰竭发生的高危因素的多中心研究发现:与健康相关的多种因素都与呼吸衰竭发生有关。一项正在进行的临床研究囊括了所有类型的呼吸衰竭患者,他们认为低白蛋白血症是一个明显的高危因素,病人术前良好的营养状况可以预防术后肺部并发症的发生。

尽管预防术后肺部并发症很重要,但是术前检查并不能起到多大作用。关于肺功能检测,美国医师协会的解释是:"肺容量测定可能在判断病人术后肺部并发症风险方面有一定作用,但是通过肺功能检测确诊患者的阻塞性肺病并不一定能有效预测术后肺部并发症的发生风险。在非胸科手术中肺功能检查的诊断价值还有待验证。"对于肺部疾病没有急性发作的患者,术前胸部 X 线片参考价值很小,它的作用仅限于上腹部、胸部和开放主动脉瘤手术,这是有证据支持的,而对结肠切除术的益处目前仍无相关证据支持。如果非要在术前处理中进行胸部 X 线片检查,那它应该针对有肺部疾病病史的老年病人,且过去一年未行胸部 X 线片检查。术前氧饱和度测定已经取代了以往的动脉血气测定,成为术前检查项目之一。

总而言之,虽然术后肺部并发症能导致其他严重的术后并发症发生,甚至是术后死亡,但是术前肺部检查几乎不能起任何作用。因为一些不可改变的因素决定了病人始终处于高风险或低风险状态,所以手术与否和术式选择方案就起到了至关重要的作用。外科医生通过询问病人肺部相关情况及初步护理,可以更好地对病人进行总体评价,从而降低术后肺部并发症的发生。

(二)肝病患者

如同患有肺部疾病的病人一样,患有肝病的病人有固定的危险等级,可在术前评估,但无法通过术前治疗改变危险等级。有关肝硬化的 Child-Turcotte-Pugh(CTP)分级最初是用于门静脉分流的病人,现在可对腹部手术患者进行总体风险分层,CTP分级 A 级、B 级、C 级的病人术后病死率分别约为

10%、30%、80%(表 3-5)。CTP 分级包括 3 项客观检查指标:血清白蛋白、凝血酶原时间国际标准化比值(INR)和血清胆红素,2 项主观检查:腹水量和肝性脑病。终末期肝病模型(MELD)评分仅有 3 项客观检测指标:血清肌酐、凝血酶原时间国际标准化比值(INR)和血清胆红素,这种对择期手术危险分层的客观评价系统更容易操作,可重复性高。

表 3-5   Child-Turcotte-Pugh 和终末期肝病模型(MELD)分级

Child-Turcotte-Pugh				
实验室检查	1 分	2 分	3 分	评分
胆红素(mg/dl)	<2	2~3	>3	Child A:5~6 分
白蛋白(g/dl)	>3.5	2.5~2.8	<2.8	Child B:7~9 分
INR	<1.7	1.7~2.2	>2.2	Child C:10~15 分
腹水	无	中度	严重	
肝性脑病	无	中度	严重	
终末期肝病模型(MELD)				

$$MELD \text{ 评分} = 0.957 * \log_e(\text{肌酐,mg/dl}) + 0.0378 * \log_e(\text{总胆红素,mg/dl}) + 1.12 * \log_e(INR) + 0.643$$

分数 × 10 后四舍五入

INR,国际标准化比值;MELD,终末期肝病模型

当病人被怀疑有肝病时需进行肝功能检测(以发现急性肝炎),检查项目包括:血清胆红素、血清白蛋白、凝血酶原时间(PT)和全血细胞计数(CBC)。术前给予维生素 K 可以起到治疗和改善预后的作用。凝血功能不全是影响预后的危险因素,注射用维生素 K 对有凝血功能不全的患者无治疗效果。有严重肝病且急需进行腹部手术的病人是非常少见的,所以术前对该类病人是否住院手术一定要仔细评估。术前对病人采取一些有效的治疗措施,如利尿药的使用、低盐饮食、穿刺引流腹水、乳果糖治疗肝性脑病、使用药物将 INR 降到 1.5 以下、血小板升到 $50 \times 10^9/L$ 以上,营养支持治疗和调整肾功能可降低术后并发症发生率和术后死亡率。标准皮肤出血时间试验已被检验科医生宣布为过时的检测手段,不再适合临床检验,大部分医院已不再使用。

(三)糖尿病患者

2 型糖尿病患者(7 年以上病史)与以往曾发生心肌梗死的患者在术后心肌梗死发生方面风险度

相同。糖尿病患者易发生无症状性心肌缺血,糖尿病在所有术后心脏疾病发生风险评估中都属于高风险因素。而且女性糖尿病患者比男性糖尿病患者更易发生心血管系统疾病。外科医生应考虑到这种疾病的慢性特征及不可逆转的特性,对糖尿病病人进行仔细地评估以决定是否手术,采用何种术式。对糖尿病进行短期或快速治疗往往有积极意义。

由于手术应激反应,体内激素分泌异常,患者术后高血糖症状更严重,而且高血糖是所有类型术后并发症发生的高危因素。目前建议对于糖尿病患者,术前一天晚上如往常一样使用长效胰岛素。如果患者使用胰岛素泵,要保持基础灌注速度。手术当日早晨使用 1/2 常规剂量的中效胰岛素(如低精蛋白胰岛素注射液)。术前可用普通胰岛素或速效胰岛素快速控制血糖水平,每 4~6 小时给药 1 次。患者应坚持口服降糖药(如二甲双胍)直至术前 8h,通常手术当日早晨应继续服用常规剂量。外科治疗改善项目(SCIP)目前首先制定了行心脏

手术病人的术后血糖控制的新标准（术后第 1 天早晨 6 时血糖测定＜200mg/dl）。在不久的将来这项新措施也许会涵盖结直肠手术的病人。因此，术前血糖控制已与术后高血糖治疗一样，变得越来越重要，能够改善病人的预后。

术前血糖控制应因人因时而异，虽然之前诊治过病人的内科医生或内分泌科医生对该病人情况比较了解，他们的治疗方案曾帮助病人平安渡过糖尿病危险期和围术期，但是当面对新的手术时应重新制定方案，不过目前尚无文献验证该结论。

（四）高血压患者

一项关于高血压和围术期风险的荟萃分析结果显示：虽然高血压作为病人健康的长期危险因素，但是在短时间内，只会轻微增加围术期的不良事件，并不引起严重的并发症发生。术前高血压是术后高血压产生的危险因素，但并不是卒中或心肌梗死发生的危险因素。对于新近诊断的高血压，未曾治疗的高血压患者或是药物控制不理想的高血压患者，有必要在择期手术前将血压控制在理想水平。

文献建议只要病人术前血压增高，就应在术前及手术当日给予患者 β 受体阻滞药类药物，而不应在手术当日停药。

（五）睡眠呼吸暂停综合征患者

在 65 岁以上的美国人群中，有超过 10% 的人受到阻塞性睡眠呼吸暂停（OSA）的困扰。经过性别调整后的手术人群中，受困扰的年龄更低（平均为 44 岁），他们当中有 10% 的人有明确的阻塞性睡眠呼吸暂停症状或是睡眠试验结果阳性。在进行较大的手术时，阻塞性睡眠呼吸暂停的病人出院后死亡率是普通人群的 4 倍，并且呼吸系统和心血管系统并发症发生率更高。术前可对患者进行一个简单的调查问卷测试，比如是否有打鼾，白天困乏，呼吸暂停和高血压的症状（STOP）。该问卷作为术前筛查疾病的工具（框 3-1），是术前评估不可或缺的组成部分，调查结果会直接出现术前分析报告中，为手术与否及术式选择提供参考意见。ASA 指南中规定对于有明确或怀疑有阻塞性睡眠呼吸暂停的病人实施局部麻醉，降低入院后心电监护的使用指征。根据指南，全麻后的 OSA 病人应在手术当日一直保持心电监护直至第 2 天清晨。是否有 OSA 将影响肛肠手术病人麻醉方式的选择。

框 3-1 STOP 调查问卷用于筛查阻塞性睡眠呼吸暂停综合征*

问题 1：你打鼾声大吗（鼾声比常人说话的声音大或卧室关门后鼾声仍能被听见）？
问题 2：你在白天经常感到困倦、疲劳或瞌睡吗？
问题 3：有人曾发现你睡觉时会突然呼吸暂停吗？
问题 4：你现在或过去治疗过高血压吗？

STOP，打鼾（snoring），疲乏（tiredness），明确的呼吸暂停（observed apnea），高血压（high blood pressure）

* 如果病人有两个或两个以上问题回答是，则病人属于患阻塞性睡眠呼吸暂停综合征的高度危险分类

大部分病人并未觉察到他们有 OSA，我们将在术前尽最大的努力帮助病人确诊 OSA，可通过临床症状或是睡眠试验。为做睡眠测试而推迟择期结直肠手术甚至是特别小的手术是值得的，因为这可以使确诊的病人更好地适应气道正压通气设备，也可以建议 OSA 确诊病人在术后住院期间使用自带的持续气道正压通气设备。

（六）病态肥胖患者

肥胖容易导致 OSA、糖尿病、高血压、运动耐量降低，增加了手术切口感染和疝的风险。但是肥胖本身不是术后肺部并发症的危险因素，也不会增加门诊手术非计划性住院治疗的数量。病态性肥胖的病人需要术前进行睡眠试验以排除 OSA，有 OSA 的病人应在术前积极接受治疗。没有明确糖尿病的病态性肥胖患者应当按照潜在糖尿病进行治疗，并密切监测血糖水平。

（七）抗血栓治疗患者

目前越来越多的病人正进行抗凝和抗血小板治疗。术前管理的目标是将血栓形成和出血风险平衡。抗凝治疗应用于心脏瓣膜假体修复，慢性房颤和深静脉血栓/肺栓塞的病人。抗血小板治疗用于降低心血管风险，保持冠状动脉支架置入处的血管开通状态。明确抗凝或抗血小板治疗指征在围术期用药管理方面起着至关重要的作用（表 3-6）。

1. 抗凝药 服用华法林（华法林钠）的病人很容易发生手术相关出血，但对于有些肛肠手术（如瘘管切开术或内括约肌切断术）的小伤口，最安全的方法是手术在局麻或全麻下进行，术后可继续服用华法林。对于那些较大的，不易控制出血的肛肠手术，如吻合器痔固定术或称吻合器痔上黏膜环切

术,以及所有的开腹手术,将 INR 降到 1.5 以下再进行手术是安全可靠的。精细的手术技术可以减少术中出血,这对正在进行抗凝治疗的患者非常重要。

为了在术前就能纠正病人凝血功能不全的状况,华法林需要在术前 5d 停用,可用肝素进行"过渡"治疗或不使用肝素。是否需要抗凝过渡是由外科医生、心内科医生、初级保健医生共同商议判断决定的,不能按随机对照原则进行。有中度至高度血栓形成风险(如人工假体瓣膜置入或深静脉血栓/肺栓塞病史)的病人需进行抗凝过渡治疗。如果病人处于低危风险(如房颤)则不需治疗。过渡治疗方案可以使用治疗剂量的低分子肝素或普通肝素;低分子肝素需要在术前 24h 停用,普通肝素需要在术前 4~6h 停用。低分子肝素可以在门诊病人中使用,而普通肝素需住院后才能使用,而且安全性低,所以大部分过渡治疗选择低分子肝素。

表 3-6   术前常用抗血栓药物的使用方法

抗栓药物种类	作用机制	凝血功能恢复时间
阿司匹林	血小板抑制作用不可逆	7~10d
氯吡格雷	血小板抑制作用不可逆	7~8d
华法林(可密定)	抑制维生素 K 依赖性凝血因子	5d

2. 抗血小板药物   阿司匹林、噻氯匹定和氯吡格雷都能阻止血小板的部分功能。目前临床上还没有好的方法监测病人对抗血小板治疗的反应情况。临床上常用的出血时间及血小板功能监测结果与围术期出血关系并不紧密,临床参考意义也不大。抗血小板药物的停用和手术刺激都能诱导易栓状态的形成,且血小板活性增强,促凝反应活性上升而抗凝活性下降,纤维蛋白溶解速率变缓。因此外科医生面对已停用抗血小板药物的病人一定要考虑血栓形成的风险,而且这种风险往往很大。

虽然肝素可以作为华法林的过渡治疗药物,但是目前还没有标准的抗血小板药物的过渡治疗方案。这就需要一种速效的、经济的、门诊可用的抗血小板药物的出现,NSAID 类药物和环氧化酶-2 抑制药类药物似乎符合这种要求,但它们都增加了心肌梗死发生的风险。

对于高风险病人,外科医生要平衡好停用抗血小板药物与血栓形成风险之间的关系,继续抗血小板药与出血风险之间的关系。虽然有许多理由可以让病人一直使用抗血小板药物,但是如何安全操控仍然是临床医生当前面对的巨大问题,而且目前尚无明确的答案。有研究发现患者持续服用阿司匹林不会增加手术后病死率,但该研究并不包括结直肠手术。持续用药必然会增加出血风险,但是不会增加二次手术和死亡发生风险。进行过冠状动脉旁路移植手术的病人持续服用阿司匹林会增加二次手术率和输血率。目前,对于正在抗血小板治疗的病人,还没有相关文献指导医生是否该做手术,何时做手术。但是随着经皮冠状动脉介入治疗的广泛应用,外科医生不得不经常面对该类患者,每天都要做出抉择。通常情况下外科医生会让患者在手术期间一直服用阿司匹林,但是否继续使用氯吡格雷仍在探索实践当中。

美国心脏病学会/美国心脏协会(ACC/AHA)指南对刚刚进行过 PCI 即将行非心脏手术病人的相关规定:①球囊血管成形术后 2 周可进行非心脏手术,阿司匹林可继续服用;②裸金属支架置入术后 30~45d 可在服用阿司匹林的情况下行手术治疗;③药物洗脱支架置入术后 1 年,术前 7~10d 停用氯吡格雷,可行非心脏手术治疗,阿司匹林能持续使用。问题的关键在于目前没有相关指南和文献指导在上述"等待"期间需进行急诊手术或急需常规手术的病人处理方案。例如,面对一个药物洗脱支架置入术后 3 个月的结肠癌患者,医生并不想让他等 9 个月后再手术。此时的外科决策往往将病人和医生拖入到了巨大危险的未知领域。

指南唯一规定的是当出血风险大于血栓形成风险时要停用抗血小板药物,反之则应持续给药。可是一旦具体到某个病人,上述两种风险的具体数值都无法得出,而任何一种并发症的后果都是不堪设想的。现如今在这两种风险对立的领域常引发大量的纠纷诉讼。所以医生一定要做好详细的病程记录,从病程记录中可体现出外科医生对疾病的正确理解和合理判断,只有这样才能保护外科医生的合法权利,但是病痛对患者的折磨仍然是无法避免的。同时外科医生应时刻关注最新指南,指南在出版后的几个月内会立即成为行业规范和标准,具有法律效力。外科医生最好向病人的心内科医生或初级保健医生咨询,共同讨论持续使用抗血小板药物的适应人群及药物停用后重新使用的最佳时间。

(八)激素使用患者

使用外源性激素的病人进行肛肠手术时,手术当日应继续服用以往的日常剂量,不需加大用量。对于大手术产生的应激反应(如结直肠手术),建议手术时静脉滴注 100mg 氢化可的松或 20mg 甲泼尼龙,术后1~2d继续给药并逐渐减量。但是真的需要应激剂量激素的使用吗?一项系统评价给出了答案:这种激素使用是不必要的,一直使用治疗剂量激素的病人可继续使用日常剂量,有明显下丘脑-垂体-肾上腺轴功能不全的病人需加大用量。术前行促肾上腺皮质激素(ACTH)刺激试验临床指导意义不大。当需增加糖皮质激素用量时,激素种类的选择尚未达成共识,氢化可的松、甲泼尼龙、地塞米松等都是可以的。

(九)过敏反应患者

在一篇包括了 100 名过敏反应病人的文献综述中,73%的病例没有发现真正的过敏原,怀疑患者过敏的药物都是错误的,通过临床推断出的过敏药物正确率只有 7%。要想了解择期手术病人过敏反应的本质,进行相关的检测是至关重要的。外科医生面临的最常见问题是青霉素过敏反应,这是由于术前使用头孢菌素预防手术切口感染(SSI)而引起的。如果病人曾发生过免疫球蛋白 E 介导的过敏反应[有气管水肿、颜面水肿和荨麻疹发生(皮肤表面发痒的风团,而不仅仅是疹子)],则应避免使用头孢菌素。如果是其他情况(如斑丘疹或延迟出疹),可以使用头孢菌素。

(十)老年患者

较大手术的术后并发症和病死率随着病人年龄的增长而增加。虽然多篇文献表明大型结直肠手术可以在老年患者身上安全实施,但是 80 岁以上的患者在面对所有类型的手术时都有较高的术后并发症发生率,患者很有可能由于这些严重的术后并发症而死亡。手术有相对适应证和绝对适应证,恶性肿瘤虽然是手术的绝对适应证,但是高龄意味着身体各方面生理功能退化,尤其是老年肿瘤病人,可处在不同等级的风险水平,此时绝对适应证也就变成了相对适应证。外科医生必须决定是否手术,或到底采用何种术式。

(十一)营养不良患者

择期手术病人的术前营养状况常常被忽视,但这却是术前临床评估的重要组成部分。如果病人体重指数过低,被怀疑有营养不良,就需要进行血清白蛋白和前白蛋白检测。一项大型的多中心研究涵盖了退伍军人事务医院中三级护理病人的病例,结果显示术前过低的白蛋白水平会增加术后30d内并发症发生率和病死率。在这项研究中,低白蛋白水平($<3.5g/dl$)在不同人群分组中都是并发症发病率和病死率的独立预测指标。在结直肠手术中,术前低白蛋白水平是术后吻合口瘘和术后腹腔感染的危险因素。

除了检测血清白蛋白、前白蛋白水平外,还有多种筛查工具评估病人是否有营养不良的风险,包括营养风险指数和营养风险评分。被筛查工具评估为"危险"状态的病人,胃肠手术后并发症的发生明显增加。当病人被诊断为营养不良时,如果可以的话,应该将择期手术日期向后推延。尽管逆转营养不良可能需要至少 1 个月的时间,但最好使病人恢复到适合的营养状况再进行择期手术。可让专门的营养专家对病人进行饮食教育,改变日常饮食模式,进行营养补充。对于营养不良比较严重的病人,可在手术之前经鼻胃管行肠内营养治疗,也可以选择肠外营养。但应尽量避免肠外营养的使用,因为这样容易增加感染相关并发症的发生。

六、常见问题的预防方法

(一)手术切口感染的预防

手术切口感染是经常被讨论的话题,美国每年因此要花费 100 亿美元,平均下来每个病人多住院7d,这对病人来说是非常痛苦的,病人需要进行不断地引流和伤口护理,而医院和医生不会为这些由并发症引起的多余花费买单,实际上这些并发症往往是可以预防的。

肛肠手术本身不会导致感染,一方面是因为手术切口都是开放的,例如肛门开放切口,有粪便从切口流出,但从未发生感染。另一方面是因为切口处有良好的血液供应。肛肠手术无需应用抗生素或其他措施预防切口感染。这类手术切口属于可能污染切口或污染切口,但实际的切口感染率与切口感染危险度分层并不相符。肛肠手术属于腔道类手术的一个分支系列,与经口和经阴道操作的手术类似,手术切口感染率很低。

经腹的结直肠手术有两种切口,一种是可能污染切口,预期的切口感染率为10%(低于实际感染率,因为这一种分类方法所包含的手术主要是腹腔镜胆囊切除);另一种是污染切口,预期的感染率为18%。切口感染的内源性危险因素包括:年龄、营养状况、糖尿病、吸烟史、肥胖、远处感染、内源性(黏膜)微生物、免疫调节功能和疾病的严重程度。外在医源性危险因素包括:患者术前住院、医生刷手方式和持续时间、患者术前充分洗澡清洁去发、患者皮肤的术前准备、医生穿手术衣的方式、铺巾消毒、手术技术、手术持续时间、预防性抗生素使用、通风状况、消毒设备、切口等级分类、体温和引流情况。

以往术前常规操作的大部分内容都需要重新审视。比如塑料贴膜、是否用碘酒消毒,都不会使感染率下降,这可能与我们的直觉相违背。毛发需要剪短,特殊部位(前面已提及)可以适当保留。此时病人无需自己剃剪毛发,由医护人员完成。术前洗浴也是有用的,无论选择氯己定消毒液,还是肥皂,或者仅是水冲洗都不会在手术切口感染率上有所差别。机械肠道准备病人耐受性差,而且有一定的危害,由于大多数外科医生仍在使用,它目前还是标准的术前准备方式。有证据显示对于鼻部长期携带金黄色葡萄球菌的病人,鼻部局部使用莫匹罗星可以降低术后葡萄球菌感染率。最新一项设计良好的临床试验证明:在可能污染切口的手术中,使用氯己定-酒精进行术前病人皮肤的清洁处理优于传统的碘伏消毒。

患者术前和术中体温过低都易引起手术切口感染。体温过低会造成血管收缩(氧含量降低),白细胞功能下降,增加了出血风险和输血需求。低体温已被证实是手术切口感染的明确危险因素,所以结直肠术后恢复室的核心温度属于SCIP质量评价范畴。为了将患者体温保持良好,可在手术室安装强力空调对流加热设备,这样可以迅速升温。在大型手术前,医生一定要在术前讨论中考虑到维持病人体温的措施。

高血糖是另一个明确的切口感染危险因素。文献多集中在术后血糖控制(结直肠术后第2天血糖>200mg/dl,感染率增加1倍)的讨论,术前就应将术后血糖控制计划安排妥当,血糖控制良好与否和术前用药有关(前面"糖尿病患者"章节已讨论)。虽然大部分有关术前血糖控制的文献都来源于心脏手术,关于普外科手术或结直肠手术的报道很少,但是得出的结论都是通用的。如果将结直肠手术围术期血糖控制纳入到SCIP质量评价体系当中,该领域将会得到更多的关注。血糖控制对结直肠手术病人预后非常重要,但是怎样控制,控制到何种程度,术后控制多长时间都是今后临床试验所要研究的方面。

术前SSI预防中争议最少的就是抗生素的使用。术前口服抗生素不是必须的,但手术前1h静脉输注抗生素已成为SSI预防的标准。在经腹的结直肠手术中,预防性抗生素使用种类包括:头孢唑林(半衰期:1.4h)、头孢替坦(半衰期:3.5h)或头孢西丁(半衰期:0.75h)和甲硝唑(已覆盖厌氧菌)联用。体重较大的病人应加大药物剂量,如大体重患者应使用2g头孢唑林而不是1g的常规剂量。如果手术持续时间>4h或出血量>1500ml,应该再次使用抗生素。厄他培南作为一种长效广谱抗生素,在较长手术中可不需再次给药。在一项随机对照临床试验中,厄他培南的效果优于头孢替坦。由免疫球蛋白E介导的青霉素过敏反应(见"过敏反应患者"章节)的病人可以在术前使用头孢菌素类药物。术后使用抗生素预防切口感染没有临床意义,也不必在引流管或导管中注入抗生素。如果是为了治疗已发生的感染而在术后使用抗生素,外科医生则需明确使用指征并计划好治疗周期。

SSI是最常见也是最容易控制的术后并发症,预防方法贯穿整个术前阶段。让病人术前使用流水洗浴,不使用机械肠道准备,控制血糖水平,保持病人体温,修剪毛发(不用剃除),金黄色葡萄球菌携带者鼻部灭菌,术前适时使用抗生素和氯己定代替碘伏行术前皮肤准备,这些都是现代的SSI预防方法。SSI预防领域正处于不断更新发展时期,我们需要时刻关注新指南、新设备的出现并将其应用于临床工作当中。

(二)静脉血栓栓塞预防

深静脉血栓和肺栓塞(DVT/PE)通常被认为是"隐性杀手",因为大部分DVT和PE患者都是无任何症状的,有10%未治疗的DVT可以发展为有症状的PE,这部分PE患者死亡率达到30%。50%围术期的DVT开始于手术室,所以在麻醉诱导前就要使用持续压迫装置预防DVT的发生。经腹的结直肠手术属于DVT/PE发生的中度危险或高度危险分类,危险因素有年龄、恶性肿瘤、肥胖、吸烟、全麻后不能活动等其他因素。正在服用雷洛昔芬或他莫昔芬,口服避孕药或激素替代治疗的女性病人有较高的血栓栓塞事件风险。如果病人不进行任何血栓预防,有 20% 的人会发生 DVT,发生 PE 的比例为 2%～3%。

局部麻醉手术或小于 30min 的肛肠手术,不需 DVT/PE 预防。腹部手术前皮下注射普通肝素可以起到预防作用,也可选择低分子肝素或磺达肝素,术前或术后使用效果相同。如果病人可以耐受持续压迫装置所带来的不适感,术后应继续使用。

肝素诱导的血小板减少症(HIT)更容易发生在女性患者身上,普通肝素比低分子肝素易引发 HIT,手术治疗患者比单纯药物治疗患者更容易发生 HIT。在应用肝素的病人当中,有 1.5% 的人患有 HIT,在这群 HIT 患者中,50% 的人最终发展为静脉或动脉血栓。对于要手术的女性患者,似乎应该使用低分子肝素而不是普通肝素,但它们之间的差别是很小的,而且 HIT 很少发生,所以标准的方法是将普通肝素和低分子肝素全部纳入治疗方案中。除非病人有 HIT 的病史,一般不建议使用抗体筛查。对于有 HIT 病史的病人也可换用阿加曲班,同时应请血液科会诊,提供诊疗意见。

所有针对 DVT/PE 的药物治疗都会增加术中和术后出血的风险,不过多数情况下出血不是很严重,而且利大于弊。这里需要特别关注的是信仰"耶和华见证人"["耶和华见证人"(Jehovah's Witnesses)是基督教派中的非传统教派,信徒不接受输血和含有血液成分的药物治疗]的病人和贫血的患者,他们都需要进行 DVT/PE 预防。同时特别注意所有的治疗要在征得病人知情同意后才能实施。

(三)分解代谢预防

大型手术前进行禁食(术前一天晚 12 时开始)已受到了几个最新研究的质疑,他们认为术前增加糖类负荷可以预防术后分解代谢作用增强和胰岛素抵抗的发生。在一项随机对照临床试验中,病人(大部分病人实施的是结直肠手术)术前口服补充糖类并不会增加主观疲乏感或住院天数。目前看来术前禁食已变得不再合理,最新发表于 2011 年 12 月的 ASA 指南规定:麻醉前 6h 禁食固体食物,2h 禁食清流即可。

(四)恶心、呕吐和肠梗阻预防

术后发生恶心呕吐(PONV)的危险因素包括:女性、无吸烟史、PONV 病史、晕动症病史、使用挥发类麻醉药或一氧化二氮、术中给予阿片类药物、脱水、手术时间长、全身麻醉和腹腔镜手术。减少 PONV 的策略有:选择局部麻醉代替全身麻醉,术前给予病人充足的液体(与机械肠道准备的原则相违背)。使用 5-HT₃ 受体阻滞药,例如昂丹司琼或格拉司琼预防 PONV。上述药物需在术后应用,最近研发的一种新药帕洛诺司琼,由于半衰期较长可以在术前使用。术前静脉滴注地塞米松可预防 PONV,也可在手术开始前将地塞米松、昂达司琼及东莨菪碱透皮贴剂联合使用,这种联合用药方案必须在术前 4h 以上的时间实施。另一种可与昂丹司琼药效媲美的新药是阿瑞匹坦,神经激肽-1(NK-1)受体阻滞药,需要在麻醉开始前 3h 以上的时间使用。

不能将术后肠梗阻预防和 PONV 预防分割开来。术前使用爱维莫潘已被证实可以加快肠道的功能恢复,可将腹部手术病人平均住院天数缩短 1 天。术后咀嚼口香糖也可以达到类似的效果。以上两种干预措施之前未进行过对比研究,但都属于早期预防肠梗阻的措施。目前还不清楚明年指南中结直肠手术术前常规将采用何种方法,但可以肯定的是在今后我们会采用更激进的干预措施预防肠梗阻,其中的一部分干预措施会在术前应用。与 SSI 相似,术后正常体温的保持可以减少肠梗阻的发生。因为 PONV 和肠梗阻关系到病人的治疗满意程度及住院时间,手术医生特别希望麻醉医生或临床相关医生能在术前更好地对病人进行危险分层,并针对不同人群应用相应的干预措施,大家共同努力以减少高危病人术后并发症的发生。

七、术前临床处理

像笔者一样,大部分读者都没有完整地进行过一次术前临床处理工作,但这样是为了减少外科医生的工作量,使他们能更专心自己的事情,最终让病人得到更好的疗效和结果。外科医生更多的是依赖初级保健医生,因为他们能更好地了解病人外科相关的病情体征。通过与病人的私人专科医生沟通,外科医生可以更全面地分析病人病情,制定手术方案,但是这种模式也有自身的局限性,就是过于关注单个器官或系统。理想的术前临床处理是将麻醉医生和外科医生的意见整合在一起。从目前的临床实践来看,麻醉医生的总体术前评估不够及时,而外科医生总是过分相信自己的外科知识和技术,未能从整体医学知识背景的角度下去考虑问题。有关专业临床处理的制度规范已明确要求减少不必要的检查检验(这样可以在减少资源浪费的同时达到减少风险的目的,避免了多余的常规检查),减少在预定日期手术被临时取消或延迟手术事件的发生,通过与病人更加完整有效的沟通交流提升其满意度。初级护理工作人员可以和麻醉师一起进行术前临床工作,甚至可以让熟知术前工作的外科医生参与进来,这样可能获得理想的结果,但是不太现实。如今,标准精细的术前临床处理已在一些大型市区医疗机构实施。原则上任何医院、初级护理机构、麻醉团队,多学科团队都应参与到术前临床工作中。规范的术前临床处理可以减少病人花费,获得更好的治疗效果。术前处理规范理应在结构合理的健康护理医疗体系中占据一席之地。

八、结语

最简单、最少的术前检查是最适合患者的方案。术前临床处理可以将外科医生、麻醉医生和初级护理人员整合成一个团队组织,把术前准备变成一条流水线,减少不必要的检查。对于像肛肠这类的小手术,完全可以去除术前检查。对于腹部这类的大手术,有关病人(有特殊病情和正在服用特殊药物)术前处理相关的指南(已出版)可以成为风险修正的有利工具。指南可以使患者在临床治疗中获益并为医生提供法律保护的武器。但是仍有许多问题悬而未决,如心脏保护药物所发挥的作用,BNP 在术前决策制定中所起的意义,怎样对正在服用氯吡格雷的病人进行手术,确诊 OSA 患者延迟手术的价值,术前服用抗恶心、抗肠梗阻药物的效果等。对于大部分病人而言,外科医生是否手术的决策,术式的选择,手术操作都将是影响最终结果的决定性因素。

第 4 章

术后处理

著　者　Paul R. Sturrock · Justin A. Maykel
译校者　边识博(译)　陈　凛(校)

要点

➢ 术后机体会发生很多生理变化。透彻详尽地了解这些变化有助于临床决策的制定,促进患者的恢复。

➢ 结直肠术后不宜使用鼻胃(NG)管。患者术后早期肠内营养是安全可行的,有助于肠道功能的恢复。

➢ 多种方法可预防深静脉血栓(DVT),特定人群需常规性预防。

➢ 在围术期谨慎合理地使用抗生素可将手术切口感染(SSI)率降至最低。

➢ 目前已知的镇痛方法有:病人自控镇痛术(PCA),硬膜外、静脉和口服用药镇痛。多种方式联合镇痛可使病人术后疼痛控制达到最佳水平。

➢ 术后恢复慢会增加住院时间,最终影响病人身体的基本功能。术后快速康复(ERAS)计划提供了标准的,有循证依据的纲要,旨在加快病人的术后恢复,内容包括了术后镇痛,肠道功能恢复,经口进食的耐受性和不借助外力的身体活动。

➢ 标准化的围术期管理策略包括麻醉技术、术后镇痛、预防术后尿潴留等,对肛肠手术患者是有益的。

在美国,无论是择期手术还是急诊手术,结直肠和肛肠手术都是比较常见的。从普外科医生到结直肠专科医生都在进行结直肠、肛肠疾病的治疗。治疗方法各不相同,可以采取普通的常规治疗手段,也可以多学科综合治疗。不管采用何种治疗方案,术后处理都是至关重要的。它能对病人的治疗过程、医疗花费和功能恢复产生重大影响。从更高层面而言,恢复的过程和所需的时间与公共卫生医疗资源密切相关,是影响医疗保健成本的潜在因素。在当前的医疗改革面前,一定要重视这之间的相互关系。近几年的最新指南都是有循证医学证据支持的,其中有关术后恢复的相关内容已被重新修订,变得更加标准规范。本章将从住院和门诊两个方面介绍影响术后恢复的相关内容。虽然上述两个方面以往都是分开讨论的,但是最近的术后快速康复实施方案已将两者结合,这是我们要着重强调的。

一、术后人体生理情况

胃肠手术后,许多生理改变都可直接影响术后恢复过程。对这些改变要有充分地认识,只有这样才能更好地进行术后相关处理。

术后应激反应的关键是下丘脑释放大量的促肾上腺皮质激素释放激素从而可引起垂体促肾上腺皮质激素(ACTH)的释放。ACTH 可以促进肾上腺糖皮质激素生成,糖皮质激素在人体中的主要生成形式是皮质醇。皮质醇是人体面对生理应激之后产生的重要激素，它可以在体内产生多种反应。皮质醇可提高胰高血糖素和肾上腺素的活性，导致血糖升高。皮质醇也可促进骨骼肌降解以提高肝脏的糖异生作用。在应激状态下，循环系统中的皮质醇可以使肌肉和脂肪组织对外周胰岛素产生抵抗，阻碍葡萄糖的体内储存。

病人术后处于应激状态，糖皮质激素的生成受炎症因子和血液中肾上腺素的调节，而糖皮质激素可以抑制胰岛素的释放从而导致血糖升高。皮质醇可以导致外周胰岛素抵抗，也能促使术后高血糖形成。虽然机体发生较大创伤时，高血糖是有益的，但是结直肠术后糖类代谢加快并不利于病人恢复。随着病人逐渐恢复，血液的胰岛素水平也趋向正常，器官功能逐渐恢复，体内也开始正常的新陈代谢。糖酵解过程重新开始，将血液中大量的葡萄糖运回细胞内合成脂肪或蛋白质。值得注意的是，术后早期机体便开始减弱胰岛素抵抗，但是有糖尿病或感染发生的病人需密切监测血糖，并给予外源性胰岛素来保证血糖的正常水平。为了将血糖水平控制在理想范围内可逐步增加外源性胰岛素的剂量，稳定的血糖水平可以促进危重病人的代谢恢复，对病人术后并发症和病死率产生重要影响。

血清糖皮质激素水平上升主要是由 ACTH 大量释放引起的，同时生成的大量醛固酮会直接影响术后体液、电解质平衡。由于 ACTH 的作用，醛固酮生成增加，从而增加了肾脏钠的重吸收率，进而提高了血容量。与此同时，钾离子和氢离子的排泄增加。醛固酮的大量生成是术后水肿、高血压和低血钾产生的重要因素。

术后应激反应中最复杂的变化可能就属免疫系统了，上升的皮质醇水平抑制了细胞介导的免疫反应。机体调整促炎症因子与抗炎症因子之间的平衡，以便在每个时期都能促进组织愈合。细胞因子与类花生酸类物质（花生四烯酸衍生物）共同协调炎症反应。类花生酸类物质包括：前列腺素、白三烯类和血栓烷类。它们可以提高血管壁通透性，加速血小板集聚，降低白细胞活性。我们可通过 ω 脂肪酸或鱼油体外补充来调整上述因子的平衡，可经肠内（使用有免疫调节作用的肠内营养剂，如茚沛）或肠外（鱼油液体乳状剂）营养补充。最新数据显示：术前给予免疫营养物质，特别是对进行大手术的高危患者，可以降低切口并发症、感染和住院时间。

从直观角度看，胃肠道生理功能的常见变化是术后肠梗阻（POI）的发生。肠梗阻是短期的，可预判胃肠正常推动力的中断是否为机械因素引起的。这种生理改变的机制可能是由于胃肠道交感或副交感系统的功能停止或紊乱，多条通路调节的炎症反应发生，以及术后镇痛处理时，外源性阿片类药物活性时间与内源性阿片类物质峰值水平时间相重合引起的。术后几小时之内，小肠的蠕动功能开始恢复，胃功能在术后 1～2d 恢复，结肠功能在 3～5d 恢复。当肠梗阻持续时间超过 5d 时，说明胃肠生理功能恢复延迟，病人出现异常状况，这可能是由感染、脓肿或肠粘连等术后并发症引起的。

二、术后处理

本章以下的内容将重点介绍影响病人恢复的相关因素。通过回顾以往的循证医学资料，总结出目前最佳的结直肠患者术后恢复的临床实践方法。图 4-1 总结了常规、非复杂结直肠手术后，病人预期恢复情况与术后处理的时间线路图。

液体处理

以往经腹结直肠手术病人会在手术时和术后补充大量的液体。外科医生认为术前肠道准备和过夜禁食水会使病人处于脱水状态（实际上这种脱水是相对脱水），而且对手术时第三间隙不显性失水的理解不够充分，所以习惯地认为病人围术期接受再多的液体补充也不为过。但是几项近期的临床试验和荟萃分析质疑了上述观点，制定了新的术后液体补充方案。

过去，病人手术当天静脉滴注 3.5～5L 的液体，第 2 天给予 2L 液体用于病人复苏，术后前几天继续保持该用量。这样使患者在术后瞬间增加 3～6kg 的体重，造成组织间质水肿，胃肠功能恢复延迟。随着腹腔镜技术的广泛应用，不显性失水普遍减少，可以降低病人的液体补充量。目前大部分麻醉医生仍然采用传统的监测方法来指导补液，如血压、心率和尿量。最近多项临床试验建议使用食管内多普勒仪指导术中补液，这样目的性更强，但是由于设备造价昂贵而无法统一推广使用。Phan 等学者在综合分析了 9 个术中应用食管内多普勒仪指导术中补液的前瞻性随机对照临床试验后也推荐此设备的使用。他们还发现该项技术的

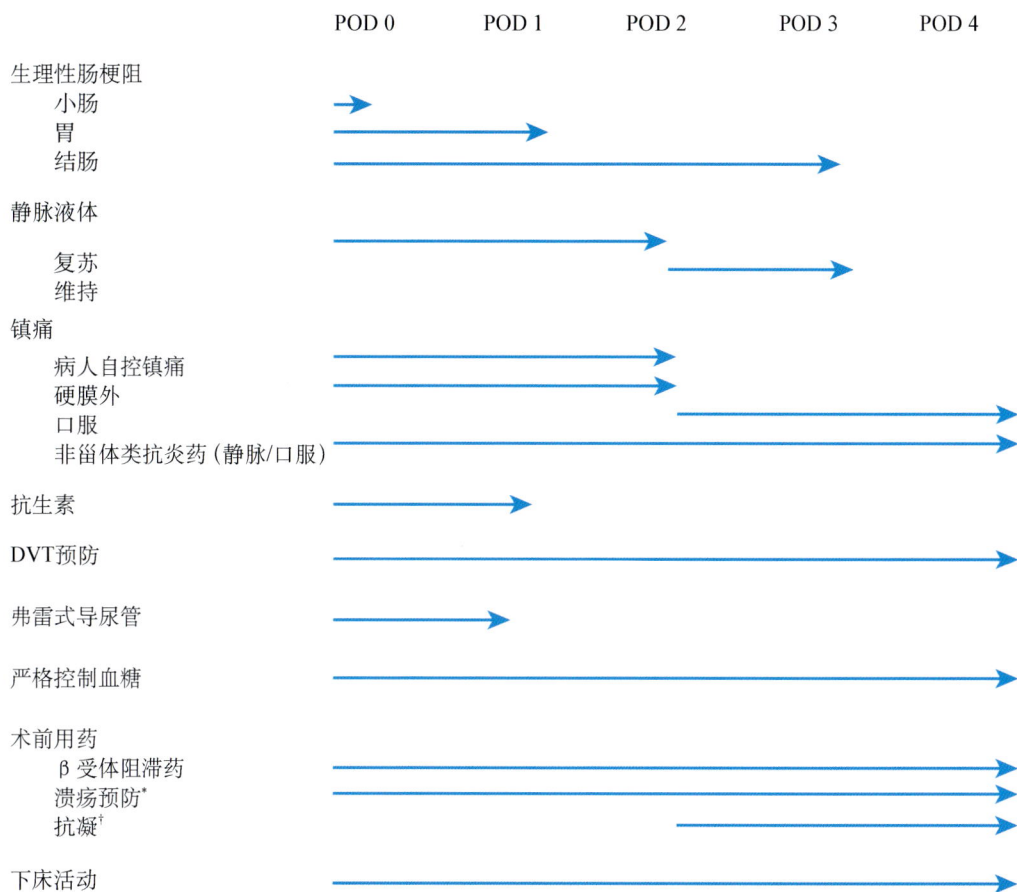

图 4-1　常规结直肠手术预期术后恢复情况和相关处理时间线

＊如果病人术前接受了抗凝治疗,术后继续用药的时间取决于病人的出血风险;†硬膜外导管的取出时机取决于抗凝药物的使用情况

DVT,深静脉血栓;POD,术后天数

应用增加了术中胶体的使用量,加快了经口进食和肠道功能的恢复时间,减少了复杂手术后并发症的发生,缩短了住院时间。

对于常规的结直肠切除术,一般建议术后 1～2d 停止静脉输注电解质平衡液,改为流食。这与尽早肠内营养的理念相关,将在本章后面的内容详细讨论。最近围术期液体补充已经越来越受到大家的关注,因为相关治疗可以影响病人的术后恢复。如果液体补充不当,病人可能会产生不良反应。病人的反应轻重不一,小到器官的功能失调,大到多器官脏器衰竭。一般情况下,病人在补液时常发生肺部、心脏和胃肠功能失调。Brandstrup 等学者提出了"液体限制"的概念,他们将 172 例病人随机分配到限制术中、术后静脉补液组和标准组。

限制组补液的目标是一直保持患者术前的体重,与标准组相比,术后并发症发生率显著降低,特别是心血管疾病和组织愈合相关并发症。Lobo 等学者也进行过类似的前瞻性随机对照临床试验,限制结肠手术病人的补液量并通过对比评估效果。"标准处理"方案是[1L 生理盐水(NS)＋2L 5％葡萄糖溶液(D5W)],限制组方案是(0.5L NS ＋ 1.5L D5W)。限制组病人胃排空(固体和液体)的中位时间比标准组缩短,排气时间(1d),肠蠕动恢复时间(2.5d)和住院时间(3d)也同样缩短。对于较复杂的手术,术后应继续大量输注乳酸林格液或生理盐水直至病人血流动力学指标稳定。当液体补充完全时可调整补液量,此时病人开始调整细胞间液含量。

当病人术后通过硬膜外导管进行镇痛时,发生低血压的频率会增加,这是由于药物导致的交感神经阻滞和血管舒张的原因。此时往往需要加大液体灌注以增加循环血容量。为了对抗术后的血管舒张,可以采用小剂量的血管升压素,以减少过多的静脉液体输注。在大部分医院都严格控制血管升压素的使用,一般只限于手术室,或术后心电监护的病房如恢复室、过渡病房、ICU(这主要取决于医院的资源)。

术中进行胃肠吻合的病人比较特殊,术后补液会有一定困难。特别是回肠造口的病人,液体和电解质丢失更严重,导致严重的脱水和电解质紊乱。体液失调常在术后 3~4d 发生,随着生理性肠梗阻症状减轻,肠道功能和小肠分泌功能开始恢复。有些病人造口分泌物过多(>2L/d),造成体内水、钠和镁缺乏,此时可给病人补充大量的水和电解质。初期通过静脉输注,之后可口服低张葡萄糖液或电解质平衡液,同时可使用止泻药,H_2 受体抑制药等腺体分泌抑制类药物,质子泵抑制药和生长抑素类似物。

三、胃肠道功能和肠饲

结直肠手术后经口进食是病人术后恢复的重要方面。现在许多医生仍然遵循过去的规范,直到肠蠕动或排气等标志肠道功能恢复的现象出现后才肯允许病人经口进食。传统的做法是利用胃肠减压使胃肠道得到休息,现在看来这是违背循证医学证据的。鼻胃管胃肠减压以往被认为可以帮病人预防多种可能的术后并发症,如术后病理性(生理性肠梗阻时间延长)肠梗阻,食物反流误吸和吻合口瘘。最新的研究已开始质疑其合理性,其中存在两个问题,第一,结直肠术后常规使用鼻胃管而不经口进食(NPO)是否真的有益处?第二,早期经口进食是否有益?

(一)鼻胃管

考虑到术后可能发生的肠梗阻和继发的腹胀、呕吐误吸、伤口开裂和吻合口瘘,鼻胃管置入一直是术后处理的标准做法。在过去的 25 年,许多研究已开始重新审视鼻胃管胃肠减压的作用。2007年曾发表过一篇相关的荟萃分析,收录了 33 篇随机对照临床试验。在这些试验中,病人被随机分为两组,一组是接受鼻胃管直至肠道功能恢复;一组是不接受鼻胃管或早期拔除(在手术时,恢复室或术后 24h 内拔除)。未接受鼻胃管的病人术后肠道功能恢复更快($P<0.00001$),肺部并发症发生率下降($P=0.01$),住院时间缩短。而吻合口瘘的发生在两组中没有区别($P=0.70$)。在术后恢复期,20 个插鼻胃管的病人只有 1 人能从中获益。根据最新指南规定:下消化道手术后不建议常规使用鼻胃管胃肠减压,如果使用鼻胃管,也应在手术结束后拔除。

(二)药物选择

许多药物被应用于临床以加速肠道功能的恢复。然而,大部分药物被证明是无效的,如甲氧氯普胺、红霉素和新斯的明。尽管如此,这些药物仍然被普遍使用,因为目前尚无有效的方法控制肠梗阻,所以不得不使用这些无效的药物。

我们知道胃肠道运动减慢是由于阿片类药物的残留效应影响到了肠内神经系统,从而阻碍了正常的胃肠协调活动。外周 μ 类阿片受体拮抗药如爱维莫潘,已证实可抵抗阿片类药物作用,但仍存在争议。爱维莫潘可在术前使用(麻醉前)直至术后第 7 天,它可以与阿片类药物竞争 μ 受体,但并不影响麻醉效果。最近几项研究尝试从更客观的角度定义胃肠道恢复,胃肠道功能恢复使术后肠梗阻消退,可用上消化道(耐受固体食物)和下消化道功能恢复(肠道第一次蠕动)所需的最长时间来评判。Ludwig 等学者进行了相关研究,对进行复杂腹部手术的病人,术前 30~90min 口服 12mg 爱维莫潘,术后继续口服用药,1 日 2 次。同时也采取其他加快病人肠道功能恢复的措施。病人对爱维莫潘的耐受性良好,且相对于安慰剂,使用爱维莫潘的病人胃肠道功能恢复更快,缩短了住院时间(爱维莫潘 5.2d vs 安慰剂 6.2d)。最新研究显示,减少的住院时间可以为病人节省 879~977 美元。一个更新的国际多中心临床试验共纳入了 738 名接受开腹肠切除手术的成年患者,术后随机分为爱维莫潘组或安慰剂组。虽然最终结果并没有显示爱维莫潘优于安慰剂,但是术后采用自控镇痛模式的病人可以从中获益。总而言之,目前数据提示:小肠或大肠切除术后肠道吻合的病人,给予爱维莫潘是安全可行的,可促进肠道功能恢复(提前 12~24h),并且节省成本,特别是对于术后使用自控镇痛的病人更是如此。所以爱维莫潘应该在临床工作中推广使用。

(三)咀嚼口香糖

咀嚼口香糖可以刺激肠道活动,但不同手术显示的效果不一样,特别是开腹手术与腔镜手术进行对比。咀嚼动作或口腔刺激可以提高迷走神经紧张性,从而加强胃肠道运动。咀嚼口香糖可以加快术后肠梗阻的恢复,排气时间提早 12h,肠蠕动恢复时间提早 24h,这项措施甚至可以缩短住院时间。而且考虑到咀嚼口香糖安全、经济、实用、无副作用,应该将此种做法加入到术后恢复的治疗方案中。

(四)手术入路

通过回顾 12 项有关比较腔镜结直肠癌手术和开腹结直肠癌手术的随机对照临床试验,并将数据整合分析,结果显示腔镜手术后疼痛发生更少,麻醉镇痛类药物使用更少,肠道功能恢复时间更快,住院时间更短。这主要是因为腔镜手术减少了对肠道的操作,从而减少了相关炎症反应的发生。但有人对此质疑,认为它所纳入的试验水平不统一,不是在单中心进行,没有统一控制饮食或围术期护理。目前仍无法明确到底是腔镜手术还是改善的术后管理加快了患者术后恢复。

(五)进食时间

无论是手工缝合还是机械吻合,消化道重建一定要保证其良好的密封性。胃肠道每天平均产生 7L 液体(唾液 1500ml,胃液 2500ml,胆汁 500ml,胰液 1500ml,小肠液 1000ml),从实际角度考虑,单纯口服补液往往是不够的。许多有关创伤的研究尝试早期给予病人空肠营养,以探究其对代谢的影响并评估此举的可行性和安全性。其他方面的研究也发现术后 24h 内在重建的消化道中给予肠内营养是安全可行的。有些研究显示胃肠手术后 24h 内早期喂食(经口摄入营养,如正常饮食或口服营养补充剂)或通过导管喂食(胃、十二指肠或空肠营养管)可以促进胃肠功能恢复,降低术后感染风险,缩短住院时间。关于围术期禁食对机体代谢的影响,我们仍然知之甚少。最新数据显示,术前和术后糖类负荷疗法可以加快病人的代谢恢复速度,这可能是通过调节局部或全身的激素和蛋白信号通路从而降低胰岛素抵抗而实现的。其他试验发现术前和术后糖类负荷疗法可以减轻术后肠梗阻,但是目前仍未有足够证据支持将其纳入常规治疗中。

(六)饮食选择

有些医院可以提供多种饮食选择方案。口咽功能障碍的病人可以进食较稠的汤或粥,这有利于吞咽,防止误吸。牙齿功能不好的患者可以吃一些较软的食物。回肠切除的病人应尽量避免一些特定的食物(如蘑菇、玉米、绿花椰菜),因为这些食物在肠道内消化时间太长,易在造口处形成阻塞(图 4-2)。这种类型的梗阻可通过造瘘口灌注解决。有新建造口的病人术后需在营养师的专门指导下,进食适宜的食物,而且我们特别要帮助病人度过造口初期的不适应期。一些外科医生建议在肠道手术后几周内,进食在肠内停留时间较短的食物,理论上可避免食物在吻合口狭窄(由水肿引起)处嵌顿梗阻。虽然这在理论上可行,但实际由食物嵌顿

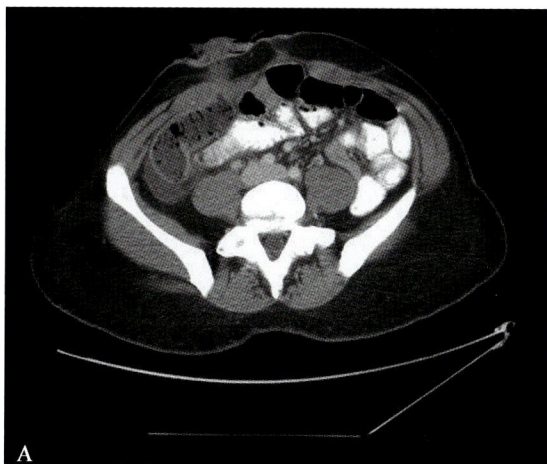

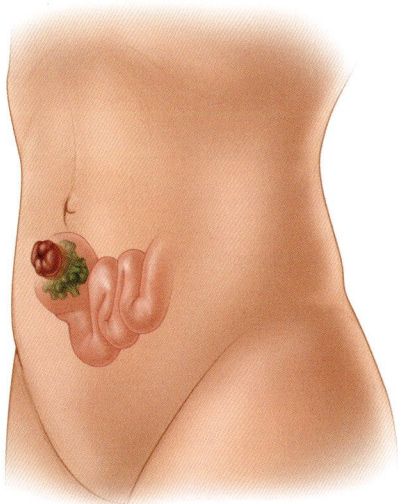

图 4-2 溃疡性结肠炎治疗全结直肠切除术后,花椰菜嵌顿于造口近端的筋膜处,CT(A)和示意图(B)

引发的肠梗阻还是很少见的。饮食控制容易导致病人焦虑恐慌，不建议使用。一些外科医生建议有不完全肠梗阻，憩室炎或克罗恩病（肠腔狭窄）的病人应该进食在消化道停留时间较短的食物，但是尚无相关文献支持。

（七）止吐药

关于如何在术前和术中预防 PONV（术后恶心呕吐）需要重点考虑病人 PONV 相关危险因素，并及时调整术中用药。麻醉师需进行完相关评估之后才可调整病人药物（表 4-1）。

表 4-1　术后发生恶心呕吐的危险因素

危 险 因 素		
病人因素	麻醉因素	手术因素
男性	围术期阿片类药物使用	手术持续时间
非吸烟者	挥发性麻醉药使用	腹部手术
晕动症病史或先前发生过术后恶心呕吐	一氧化二氮	

Le TP,Gan TJ 修改：门诊手术后恶性呕吐和出院后恶性呕吐的处理更新 Anesthesiology Clin 28;225,2010

恶心、呕吐的发生与胃肠道和脑内某些特定区域相关，这些区域包括化学受体激动区域（位于血脑屏障外），前庭系统，胃肠道的内脏传入神经和大脑皮质，它们都可以刺激位于脑干细胞中的呕吐中枢。目前共有 8 种类型的止吐药用于呕吐的预防和治疗（表 4-2）。

表 4-2　止吐药

吩噻嗪类	丙氯拉嗪，异丙嗪
抗胆碱药	东莨菪碱
抗组胺药	茶苯海明，羟嗪
丁酰苯类	氟哌利多，氟哌啶醇
皮质类固醇激素	地塞米松
血清素拮抗药（5-HT$_3$ 受体拮抗药）	多拉司琼，格拉司琼，昂丹司琼
神经激肽 1 激动药	阿瑞匹坦

5-HT$_3$，5-羟色胺-3.

引自 Wilhelm SM,Dehoome-Smith ML,Kale-Pradhan PB：术后恶心呕吐预防。Ann Pharmacotherapy 41：68, 2007

麻醉医生通常根据病人当时的危险因素情况进行给药，一般在术中给予 1～3 种药物。目前使用何种药物仍未达成统一意见。

术后药物的选择以及药物的联合使用也未达成共识。根据 Le 和 Gan 的研究得出了一个大致原则，之前未使用过预防用止吐药物的病人可给予 5-羟色胺受体拮抗药，如昂丹司琼。已经接受过预防

用药物的，可以选择治疗用止吐药。5-羟色胺受体拮抗药（5-HT$_3$ RA's）的治疗剂量往往小于预防剂量。在止吐治疗时，昂丹司琼 1mg 剂量的效果等同于 4mg 剂量，但是大部分临床医生仍然使用 4mg 剂量。使用 5-HT$_3$RA 进行预防时，在初次给药后 6h 再次给药并不能使患者获益更多。也可以选择 5-HT$_3$RA 替代物，如地塞米松 2～4mg，氟哌利多 0.625mg 或异丙嗪 6.25～12.5mg。但需注意的是术后 6h 以上发生的呕吐不建议使用地塞米松或东莨菪碱经皮吸收剂，因为它们的作用时间过长。

（八）镇痛方式选择

有证据显示，术后胸段硬膜外镇痛，特别是对于局麻手术而言，可以加快病人的胃肠蠕动恢复。这种镇痛方法可以抑制交感神经兴奋，降低阿片类药物用量，缓解脊髓对胃肠道的抑制反应。但是在 ERAS 方案中，这种做法已受到质疑。在 ERAS 方案实施过程中，与术后自控镇痛（PCA）相比，病人并没有通过胸段硬膜外镇痛获益，如住院时间（胸段硬膜外 5.8d vs PCA 6.2d；$P=0.55$）、总住院时间（包括再次入院）、疼痛评分、生活质量、并发症和任意时段的住院花费都没有显著差异。在特定情况下，胸段硬膜外镇痛是安全可行的，但是只有那些偏爱此种方法的外科医生和麻醉医生才会常规使用。在"结直肠手术"章节中的"疼痛处理"章节将详细讨论镇痛方式的选择。

四、早期活动

鼓励患者尽早下床活动，是术后恢复方案中的

重要内容,可以使患者在住院时(心、肺、血管系统获益)和出院后(改善疲劳、睡眠、正常体力恢复时间缩短)获益。

术后早期下床活动有利于避免肠梗阻,预防肺不张,肺炎和 DVT,这些作用很容易被人忽视。Zutshi 等学者特别比较了复杂腹部手术后不同体力活动之间效果的区别,结果显示:术后恢复期进行强度不同的体力活动患者在肠道功能恢复时间上没有区别。

五、深静脉血栓预防

进行结直肠手术的病人术后发生 DVT 的风险较高,且易继发 PE。在没有使用预防措施的情况下,DVT 总体发病率约为 30%,PE 为 3%。住院病人早期下床活动是预防静脉淤滞和 DVT 的最好方法,但即便是手术顺利完成,患者术后 24~48h 就下床活动也是不切实际的。结直肠术后病人可单独或联合使用弹力袜,持续压迫装置和药物以预防 DVT 的发生。

病人无法活动时,梯度弹力袜可以减少下肢静脉血容量,加快静脉回流速度,从而减少静脉淤滞和血栓形成风险。虽然弹力袜有临床益处,但病人往往不耐受,使用袜子时会有不适感,感到闷热、紧绷、发痒。一次性弹力袜不同于个体定制的弹力袜,尺寸号码分的不是很细,顶部有一个止血加压带调节松紧度。病人对持续压迫装置耐受性更好,它的分段挤压作用可以提高血管内纤溶活性和下肢静脉血流量。持续压迫装置与药物相比另一个好处是并未增加出血风险。合理的使用方法,病人的耐受性和使用指征都能影响持续压迫装置的预防效果,所以病人需更加接受设备使用,护理人员护理时需更精心才能获得良好的预防效果。目前美国胸科医师协会(ACCP)指南建议器械预防血栓适用于:①中高度血栓形成风险的病人,并伴有出血高风险因素和抗血栓药物禁忌证;②对于血栓形成特别高危的病人,器械可作为抗血栓药物的辅助手段。

普通肝素或低分子肝素(LMWH)预防静脉栓塞(VTE)已成为结直肠术后的标准方法。大规模多中心临床试验已证实病人术后使用低分子肝素的安全性。另一篇荟萃了大量文献的 Meta 分析显示肝素可有效降低 DVT 和 PE 的发生,同时不增加出血风险。普通肝素和低分子肝素在安全性和药效上没有显著差异。低分子肝素使用更方便,1 次/天,普通肝素需每 8 小时或 12 小时 1 次。但低分子肝素价格昂贵,病人花费更多。

目前 DVT 预防的许多内容仍存在争议。每家医院都应设置书面的、全院通用的血栓预防策略,并由科室领导和医药咨询委员会签署发布。这些策略需参照 ACCP 和美国临床肿瘤协会发布的最佳实践指南。但是目前情况不是很理想,最新数据显示:在美国,有血栓风险的手术病人中,只有 71% 实施了指南建议的预防措施。预防措施需要在手术前开始,至少应一直持续到病人能完全下床活动。病人一般被分为低、中、高 3 个等级。进行低风险手术(如日间肛肠手术),无危险因素的病人可无需专门预防血栓。中、高风险的病人建议常规血栓预防。一项最新的荟萃分析建议最理想的 DVT 预防方案是弹力袜和小剂量普通肝素或低分子肝素联合使用。在特定人群中,出院后 DVT 发病率也很高,但延长抗凝治疗时间仍存在争议。大部分患者一般出院后就结束治疗,不过最新证据提示:针对高危、复杂肿瘤切除或有 DVT 病史的患者,最好出院 28d 以后再停止抗凝治疗。虽然这项建议还未列入最佳实践指南中,但是对于高危病人,出院后继续使用肝素是合理的。DVT 预防的顺利实施是外科治疗改善计划(SCIP)的重要组成部分,受美国外科医师协会国家外科质量改善计划监控。表 4-3 列举了预防静脉血栓的实施要点,由美国结直肠外科医师协会(ASCRS)标准委员会于 2006 年发布。

表 4-3　预防静脉血栓的临床要素

病人	手术	预防建议	DVT 风险分级	证据级别	推荐级别
年龄<40 岁,无 VTE 危险因素	肛肠手术	无	低度	V	D
年龄>40 岁或有 VTE 危险因素	肛肠手术	根据病例具体分析采用机械或药物预防	低至中度	V	D
任意年龄	腹部手术	LDUH 或 LMWH;如果有出血风险,则采用机械预防	中至高度	I	A
任意年龄＋VTE 危险因素	腹部手术	LDUH 或 LMWH;同时机械预防	最高度	I	A
任意年龄	腔镜	与腹部手术相同	中至高度	V	D
复杂肿瘤手术病人	腹部手术	LDUH 或 LMWH;同时机械预防;出院后继续 LMWH	最高度	II	C

DVT,深静脉血栓;LDUH,低剂量普通肝素;LMWH,低分子肝素;VTE,静脉血栓栓塞

引自美国结直肠外科医师协会(ASCRS)标准委员会,发布于 2006

六、感染预防

(一)抗生素

现在大部分外科医生越来越重视手术切口感染,因为它延长了术后住院时间,增加了住院花费。在围术期合理使用抗生素(抗生素种类和剂量要合适)预防感染已成为质量控制方案的一部分,受到了更多人的关注。前面提到的 SCIP 项目重点关注围术期抗生素的合理使用,他们的建议都是有循证证据支持的,目的是预防感染(INF)发生:

SCIP INF 1:在手术前 1h 输注抗生素

SCIP INF 2:对外科病人选择性使用抗生素

SCIP INF 3:术后 24h 内间断使用抗生素

对于择期结直肠切除的病人,目前的指南提供了多种治疗厌氧菌和需氧菌的方法,大部分的效果相同,已在第 3 章讨论。药物的选择,使用时间由手术医生决定。一旦获得病人的药敏结果,必须换用有针对性的窄谱抗生素,以免细菌耐药性产生。尽管质量方案已详细列举了抗生素的合理使用方法,但是很多临床医生并没有完全遵循和实施指南建议,手术切口感染漏报事件时有发生。

(二)Foley 导尿管

留置导尿管对于结直肠切除手术的病人非常重要。由于病人需住院接受手术治疗,插入导尿管可以帮助病人排尿,这已成为病人术后管理时的标准做法。但是与置管相关的尿路感染经常发生,而且有时感染很严重。目前大家对尿路感染越来越重视,有人建议应尽量避免使用导尿管或在不需要使用时尽早拔除。对于不太复杂的结肠切除手术,可以在术后 48h 内安全拔除导尿管,继发性尿潴留很少发生。最新的 SCIP 指南规定 Foley 导尿管需要在术后 48h 内拔除。如果病人进行较广泛的盆腔组织分离切除,例如直肠切除,应延长尿管的保留时间。因为手术中对组织的分离操作会牵拉到盆腔神经,很有可能造成术后尿潴留,所以这部分手术病人可不遵循 SCIP 指南建议(目前 SCIP 仍在进行有关的临床研究)。一般情况下这部分病人需在术后第 3 天或术后第 4 天拔除导尿管。最近一项随机对照临床试验已证明在盆腔手术后,术后第 1 天与术后第 3 天或术后第 5 天拔除尿管在尿潴留发生率上有显著差异。由于该试验纳入人数太少,关于延长导尿管保留时间的建议还有待商榷。以往都认为术后硬膜外镇痛的病人需要使用导尿管,目前看来这并没有明确的证据支持,而且很有可能增加尿路感染发病率和住院时间。

七、结直肠术后疼痛管理

适宜的术后疼痛控制可以减轻病人的疼痛感,使病人尽早下床活动,缩短住院时间,减少花费,提高病人的治疗满意度。目前临床上有多种可靠的方案供医生选择,包括全身性镇痛药[阿片类、非甾体类抗炎药(NSAIDs)、对乙酰氨基酚(醋氨酚)、曲马朵和加巴喷丁]和局部镇痛(外周神经镇痛)。虽然镇痛药物种类繁多且效果良好,但是多药联合镇痛才是最有效的治疗方法。联合用药可以针对疼痛通路上的不同位点协同镇痛,每种药物的使用量也会相应减少。这种网络式的镇痛方式会加快患者恢复,缩短住院时间,减少单药使

用量,降低副作用发生并减轻副作用带来的严重不良反应。

(一)病人自控镇痛

病人自控镇痛(PCA)是目前复杂腹部手术最常用的术后镇痛方法。可以使用多种麻醉药物,如吗啡、氢吗啡酮和芬太尼。PCA 装置设定了多项参数,包括需(推注)药量、锁定持续时间和基础给药量。PCA 可以让病人真正按自己的需求输注镇痛药物,而且病人无需向护士报告病情后才能得到药物治疗,无形之中减少了疼痛与用药的间隔时间。疼痛控制已成为病人为数不多的能自己掌控的护理手段。另外可以减少护士工作量,避免弄错药物。但是 PCA 也有一些不足之处,如静脉用阿片类药物药效过短(不同种类药效持续时间不同,药效最短只有 8min)。目前有关装置故障的报道时有发生,但是 PCA 还是比较安全可靠的,很少出错。

通过 PCA 静脉输注阿片类药物产生副作用的概率与其他镇痛方式相似。合理使用药物可以避免副作用产生,药物副作用有:恶心、呕吐、荨麻疹、镇静状态、脑干呼吸中枢抑制、低血压(常见于血容量不足和快速输注药物后的病人)和尿潴留。基础输注量最初是为了提高镇痛效果,特别是夜晚睡眠时段,但现在研究已证明这样做并不能增加镇痛效果,反而提高了药物使用量和副作用的发生,如呼吸抑制。

(二)术后硬膜外镇痛

椎管器给药包括硬膜外和蛛网膜下腔两种途径,需麻醉医生配合。导管(19 号或 20 号)可经皮置入硬膜外间隙,局部镇痛药和麻药可通过导管持续或间断输入间隙内,进行不同层面的脊髓麻醉(图 4-3)。简单说来,这种镇痛方法就是阻断了疼痛信号从外周感受器到脊髓的传导。该方法在孕妇分娩和胸科手术中最有效,腹部手术很少使用。隐性凝血病和正在进行抗凝或抗血小板治疗的病人禁止使用硬膜外镇痛,以防脊髓或硬膜外血肿的形成。另外还会有潜在并发症的发生,如感染、导管错位(由于脊髓解剖变异或导管移位)和器械故障。

在硬膜外间隙使用的镇痛药物包括阿片类和局部镇痛类药物,可通过单次、间断注射,或持续输注给药,给药方式由病人自己决定。当阿片类药物在硬膜外单独使用时,通常不会发生运动障碍或交

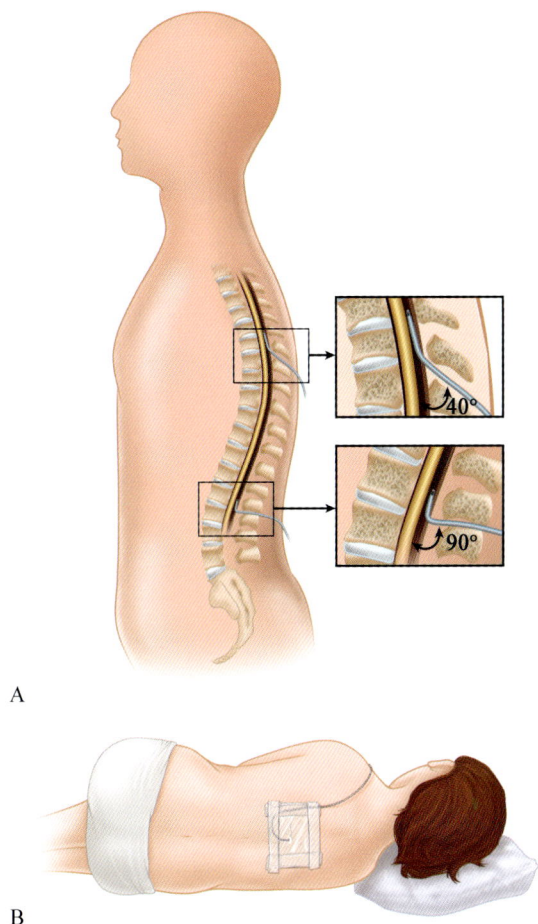

A

B

图 4-3　胸段和腰段水平硬膜外导管置入技术(A),硬膜外导管经皮进入时不要移位(B)

感神经阻滞所致的低血压。决定阿片类药物药效的关键是药物的液体溶解程度。吗啡是水溶性的,起效慢,药效持续时间长,可以经皮给药,不过也会存在呼吸抑制的风险(麻醉药物进入脑内所致)。芬太尼是脂溶性的,起效快,药效持续时间短,可用于神经节段性镇痛,有可能发生延迟性呼吸抑制。与单独用药相比,联合使用局部镇痛药和阿片类药物可以提高术后镇痛效果,缩短神经阻滞后感觉恢复的时间并减少用药量。围手术期硬膜外麻醉和镇痛的使用,特别是局部镇痛药和麻醉药联合使用可以减轻由手术所致的应激性机体不良反应。与单独使用全身性阿片镇痛类药物相比,联合用药可降低并发症发病率和病死率。阿片类药物作用于硬膜外时,可能比单独使用局部麻醉药术后肠梗阻恢复时间更长。

术后硬膜外镇痛可以产生许多药物相关副作

用。总而言之,急性疼痛门诊(没有设立该部门的医院可以在院内建立相关的委员会)需制定出全院通用的镇痛方案,内容包括神经系统监控不良反应的治疗和需注意的临界参数。这些方案可以让护理人员更加密切地监测患者病情,减少局部麻醉药或阿片类药物(单独使用)的用量可以减少由交感神经阻滞所致的低血压的发生。大部分术后发生下肢运动障碍(发生率 2%～3%)的病人可通过减少局部镇痛药浓度而使症状得到缓解。呼吸抑制与药物剂量有关,一般很少发生(发生率 0.1%～0.9%)。使用水溶性镇痛药物,高龄并且应用全身性阿片类或镇静类药物容易抑制呼吸。术后尿潴留是由于逼尿肌收缩力降低引起的,发病率可高达70%～80%,大部分外科医生应对此并发症的方法通常是在撤去硬膜外麻醉导管之后拔除尿管。虽然这种做法有一定的合理性,特别是对曾患有尿路功能障碍的老年患者,但是并没有充足的文献证据支持。

(三)口服类镇痛药

不论病人最开始采用何种途径进行术后镇痛,一旦可以进流食后,都应改为口服镇痛药直至出院。常见的口服镇痛药包括羟考酮、氢可酮、可待因、吗啡和氢吗啡酮。对于初次使用镇痛药物的病人,进流食以后可直接将镇痛药用药方式改为口服;而对于慢性疼痛或药物耐受的病人,改变镇痛药的种类或给药途径往往会有一定困难。表 4-4 是一个非常实用的参考指南,它列举了处方上几种常见镇痛药物的止痛剂量。指南特别提供了计算工具,可以调整药物剂量,以避免药物使用过度或不足。

表 4-4　阿片类镇痛药换算表

口服/经直肠剂量（mg）	镇痛药	非胃肠道剂量（mg）
150	可待因	50
150	曲马朵*	—
15	氢考酮	—
15	吗啡	5
10	羟考酮	—
3	氢吗啡酮	1
—	芬太尼	0.05

计算公式

从一种药物或给药途径转换为另一种药物或给药途径;用下面的公式:

$$现用药(mg/24h)\times\left(\frac{新用药}{现用药}\right)=新用药(mg/24h)\quad 值取自表格$$

交叉耐受调整

如果病人还未使用新的阿片类药物,为了防止新药的副作用,你可以根据病人的疼痛级别按如下方法调整药物剂量:

疼痛控制较差	7～10/10	100%转换率
疼痛控制中等	3～6/10	75%转换率
疼痛控制较好	0～2/10	50%转换率

药学、治疗和姑息治疗的规章部门,马萨诸塞州大学附属纪念医学中心

* 每日最高剂量取决于肾功能情况

(四)非甾体类抗炎药

我们经常运用 NSAIDs 控制轻至中度的术后疼痛,除非病人有该类药物的使用禁忌证。NSAIDs 的镇痛机制是抑制环氧化物酶(COX)活性和前列腺素的合成,这些物质是疼痛感知的重要调节因子。NSAIDs 可用于辅助全身性或外周阿片类镇痛药,提高术后镇痛效果,联合用药可减少阿片类药物用量(单药镇痛)的 50%。最常见的 NSAIDs 类药物是布洛芬、萘普生和双氯芬酸,可按常规剂量口服(如每12h 口服萘普生 500mg)。酮咯酸是唯一非胃肠道吸收的 NSAID 类药物,病人术后早期无法口服用药,可使用酮咯酸,镇痛效果良好。该药的应用可以降低镇痛药物总用量达 25%～45%,从而间接减少阿片类药物副作用,如肠梗阻、恶心和呕吐。酮咯酸的初始负荷剂量为 30mg,之后每 6h 15～30mg,作为其他镇痛方法的辅助手段,术后镇痛效果良好。肾功

能不全或老年患者需下调药量(15mg)。除了镇痛以外,NSAIDs 类药物还会有一些副作用产生,如凝血功能下降、肾功能不全、胃肠道溃疡和出血,影响骨组织愈合和骨组织生成。这些不良反应都与 COX 活性和前列腺素合成被抑制有关,但一般很少发生,所以对适宜人群可常规使用 NSAIDs 类药物。

(五)局部麻醉

先前研究证实在手术切开前局部使用麻醉药是有益处的。切开皮肤前局部使用麻醉药可以阻滞痛觉感受器,减少疼痛信号向中枢神经系统的传导,从而提高术后疼痛控制。许多随机对照临床试验已显示手术切口周围局部麻醉药物注射可以降低术后身体疼痛。从理论上讲,产生上述效果的机制是阻滞神经传导,减少神经源性感染,直接阻止细胞炎症反应。部分麻醉药可渗入深筋膜下,起到局部神经阻滞作用,对术后镇痛是有效的。虽然目前文献支持局部使用麻醉药,但是尚未成为常规,大部分情况是由外科医生做决定。

ON-Q 疼痛缓解系统经常用于胸科手术,通过一种内在输注装置向伤口持续浸润水溶性局麻药作为术后镇痛的一种辅助手段(图 4-4)。这个系统是由弹性气囊泵和 20 号导管组成,可以持续向手术切口灌注局麻药 2~5d。有研究显示开放性腹股沟疝修补手术中,使用该系统是安全有效的,可以减少镇痛药物的使用量和病人的疼痛感,同时没有明显增加感染或并发症风险。相同的结果也在腔镜手术中报道过。但是最新研究比较了手术切口处局部麻醉与单纯盐水输注在肥胖患者和结直肠病人手术后的镇痛效果,两种方法与目前最佳实践方案相比无任何优势。局部使用麻醉药仍在临床试验当中,我们医院没有常规应用,但可作为外科医生术后镇痛的一种安全的选择方案。

八、引流

在结直肠术后预防性置入密闭性引流管仍存在争议。许多临床试验结果不一致,2004 年发布了一项 Cochrane 分析研究。作者共纳入了 6 项随机对照试验,总共 1140 名患者,在病死率、吻合口瘘、切口感染、再次干预治疗率和腹腔外并发症方面,是否置入引流管没有明显差异。文章指出术后引流仍然在常规应用,特别是直肠切除术后,术后保留数天直至引流量下降,同时引流液性质不是脓液、肠液、血性或乳糜液。目前尚无证据支持预防性使用抗生素可以降低引流相关感染的发生。

九、术前用药的术后处理

许多术前使用的药物术后仍然重新开始使用,但是有些方面是需要注意的。术后继续抗凝治疗的时间点,长效甾体类药物的围术期使用和抗溃疡药物的应用都是值得探讨的。

(一)抗凝治疗

复杂腹部手术后何时重新开始抗凝治疗始终是外科医生的一个难题,需要平衡血栓或心血管相关事件与术后出血风险之间的关系。当然,外科医生的处理方法与心内科医生和初级保健医生的方法不太相同。目前还没有针对血栓高风险病人统一的术后过渡治疗方案。有人工瓣膜或处于血液高凝状态的病人属于最高风险等级,需要长期服用华法林抗凝治疗。对于进行了复杂腹部手术的病人,可在术后 12h 内继续抗凝治疗。常选择静脉输注肝素,但要保证病人有足够的凝血功能和稳定的血流动力学状态。肝素可按常规的治疗剂量使用,但一定要每 6 小时监测 1 次病人的部分凝血酶原时间以防抗凝过度造成术后出血。也可以选择低

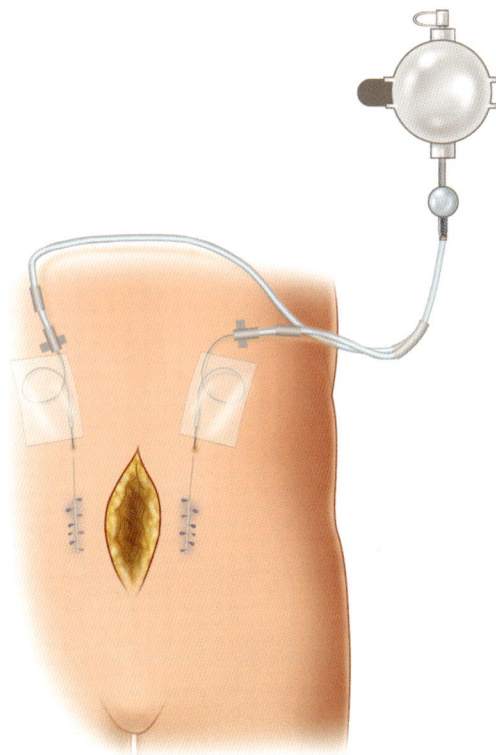

图 4-4　ON-Q 泵。用于腹部手术开腹时的局部麻醉,可通过不同进入点对切口两边持续局部麻醉

分子肝素,可是目前仍没有常规的方法监测低分子肝素使用后全身的抗凝状态。病人进流食以后,可继续服用华法林。肝素停用时一定要保证患者的 INR 处于药物治疗时的水平。INR 可受营养状况和围术期抗生素的影响,所以术前应调整抗凝药物的用量。患者出院后可就诊于初级保健医生或专门的抗凝治疗门诊。术前服用华法林的低风险病人(如房颤抗凝治疗同时需肛肠瘘修补术的病人)可在恢复经口进食后继续服用华法林。同样,术前服用阿司匹林或氯吡格雷(波利维)抗血小板治疗的病人术后需在处方医生,特别是初级保健医生、心内科医生、神经内科医生和心外科医生的共同指导下继续抗血小板治疗。

(二)皮质类固醇类药物

手术病人可长期使用类固醇的指征是患有炎性肠病。在围术期处理"类固醇难治性疾病"对手术医生来说是一个不小的挑战。另外长期服用类固醇治疗非全身性疾病的病人,当他们需择期或急诊结直肠手术时,外科医生也需谨慎考虑。长期使用类固醇药物可对肾上腺产生反馈抑制作用,减少自身类固醇的生成。一般术后都会停止类固醇的使用,此时机体自身的类固醇合成本来就处于较低水平,同时还要承受手术刺激导致的应激反应,很容易引发肾上腺功能不全,患者表现为低血压、疲劳、困倦和电解质异常。虽然本章不会详细讨论肾上腺功能不全,但是外科医生一定要熟悉相关临床症状,并与其他术后常见并发症相区分。为了减少类固醇依赖病人发生肾上腺功能不全的概率,需在术前给予患者一次"应激剂量"的类固醇(氢化可的松 100mg IV),并在术后 24h 内每 8h 给予病人同样剂量的类固醇。现在仍无完善的指南对围术期类固醇使用进行规定,常用的做法是在下一个 24h 内每 8h 用药减为 50mg,之后每 8h 用药 25mg。请内科医生或内分泌专科医生会诊是非常有帮助的。对于术前短期服用类固醇的病人(小于 1 个月),可以在术后第 2 个 24h 内直接将药减为 25mg。对于长期服用类固醇的患者,一旦可以进流食时就可改为泼尼松口服用药,并在之后几周内缓慢降低药量。泼尼松一般每周减 5mg 直到可以停药。不论任何时候病人产生了因撤药而引发的肾上腺功能不全症状,药物剂量都要立即恢复为初始用量,之后的减药过程要比前一次更缓慢。对于病情较复杂的患者,最好请经验丰富的内分泌科医生制定专门的减药方案。

(三)应激性溃疡预防

术后鼻胃管胃肠减压与长期的肠道休息容易导致胃溃疡形成。这可能是由于鼻胃管对胃黏膜的物理损伤或是手术后应激引发,所以称为"应激性溃疡"。以往常用的调节药物是 H_2 受体拮抗药或质子泵抑制药,现在已不再大规模使用,因为早期术后进食和不用鼻胃管胃肠减压的理念已普遍推广。临床发现非重症监护的病人中不使用鼻胃管并不会增加出血风险。对于术前已经在使用抑酸药物的病人,术后可继续口服或静脉给药抑酸治疗。对于术前未使用抑酸药物且术后需鼻胃管胃肠减压的病人,需在减压期间静脉输注 H_2 受体拮抗药或质子泵抑制药,以减少胃酸分泌和胃容量。另外,围术期使用类固醇的病人更容易形成胃溃疡,需要给予 H_2 受体拮抗药直至病人可以经口进食。对于重症监护的病人,如何使用抗溃疡药物是非常棘手的问题,一般根据医院规范(主要针对机械通气、消化道出血、感染活动期、不经口进食的病人)或医生个人习惯。

(四)β 受体阻滞药

心肌缺血需进行心血管手术的病人,围术期使用 β 受体阻滞药可以降低心血管相关事件的发生,这已成为 I 级推荐意见。患有高血压病未曾治疗且有冠状动脉疾病或有冠脉疾病风险因素的病人也应常规使用 β 受体阻滞药。最近,该类药物已被广泛推广,但是部分病人并不能从中获益,特别是非心血管手术和心血管风险低至中度的病人。最新的前瞻性研究证实广泛使用 β 受体阻滞药可以提高术中并发症发生率和术后脑卒中、病死率。

结直肠手术病人,ACC/AHA 的 I 级推荐意见是:只有在术前已经开始使用 β 受体阻滞药的病人才可在围手术期继续应用。该建议已被加入到 SCIP 实施方案中,属于 SCIP 2 类,方案规定:之前已经在使用 β 受体阻滞药的外科病人需在围术期继续应用。

进行腹部或肛肠手术的病人在手术当天早晨服用 β 受体阻滞药已被大家广泛接受。择期结直肠切除术后的病人应在术后第 1 天继续使用与术前相同的药物及剂量。如果病人术后需保持禁食状态或鼻胃管置入时,应通过静脉输注 β 受体阻滞药,病人可经口进食后改为口服用药。为了预防并发症的产生,β受体阻滞药使用时需考虑病人是否有心动过缓或低血压。药物使用可按照医院诊疗方案,对静脉输注该类药物的病人进行监控(我院是这样操作的)。血压和心率不稳定的病人,需在心内科医生指导下谨慎用药。

十、肛肠手术

(一)快速恢复和麻醉技术

1963 年 Alexander 等学者最早发表了将多药、多种给药途径联合的麻醉方法应用于肛肠手术中以提高治疗效果的报道。他们在肛周局部麻醉阻滞前向病人静脉输注巴比妥酸盐,此后被广泛推广应用。不过近年来已很少有人使用,因为更多的外科医生选择病人俯卧位进行手术。考虑到气道保护的问题,经口气管插管全身麻醉已成为标准的麻醉方式。近年来许多文献报道了全身麻醉联合局部麻醉或联合静脉给药的安全性问题,在不考虑病人体位(俯卧位 vs 截石位)的情况下,最终完全转为单用全身麻醉的比率仅为 0.4%～1%。Sun 等介绍了一种肛肠手术的麻醉方式,麻醉医生和外科医生共同合作,在监护仪下进行麻醉护理和静脉麻醉。最开始病人在手术等候区静脉输注苯二氮䓬类药物(咪达唑仑),接着在手术室缓慢静脉输注异丙酚和氯胺酮。在局部麻醉注射完成后,在术中使用少量全身性麻药。考虑到异丙酚和氯胺酮半衰期较短,病人常常在手术结束时就已经完全清醒,所以不用在恢复室等待病人清醒。这种麻醉方式大大节省了医院资源,缩短了术后住院时间。

(二)镇痛方式选择

腹部手术后疼痛处理在前面已经讨论过。这里我们主要针对肛肠手术进行讲述。

1. 局部阻滞麻醉　局麻药物是通过阻滞肛肠区域疼痛相关感知神经达到镇痛效果。肛肠手术有许多种麻醉方式,临床医生一般选择一种方式常规应用。选择的麻醉方式不仅要在麻醉过程中一直保持足够的镇痛效果,还要阻滞神经传导(详见前面的"局部麻醉"章节),放松括约肌,在麻醉操作结束后 6～12h 内保持良好的镇痛效果。将 1% 利多卡因和 0.5% 布比卡因联合使用可以迅速控制疼痛,且药效持续时间较长。加入肾上腺素可以预防局部出血,延长麻醉效果持续时间。图 4-5 显示了肛肠手术前肛周阻滞麻醉技术。

2. 口服镇痛药　当手术中使用的局麻药效果消退的时候,病人需使用各种口服镇痛药。除非有使用禁忌,轻到中度的术后疼痛可使用 NSAIDs 类药物控制。NSAIDs 类药物通过抑制 COX 活性和前列腺素合成发挥镇痛效果。该类药物可以提高术后镇痛效果,减少阿片类药物使用量达 50%,在大多数情况下 NSAIDs 与口服阿片类药物联合使用。常用的 NSAIDs 有:布洛芬、萘普生和双氯芬

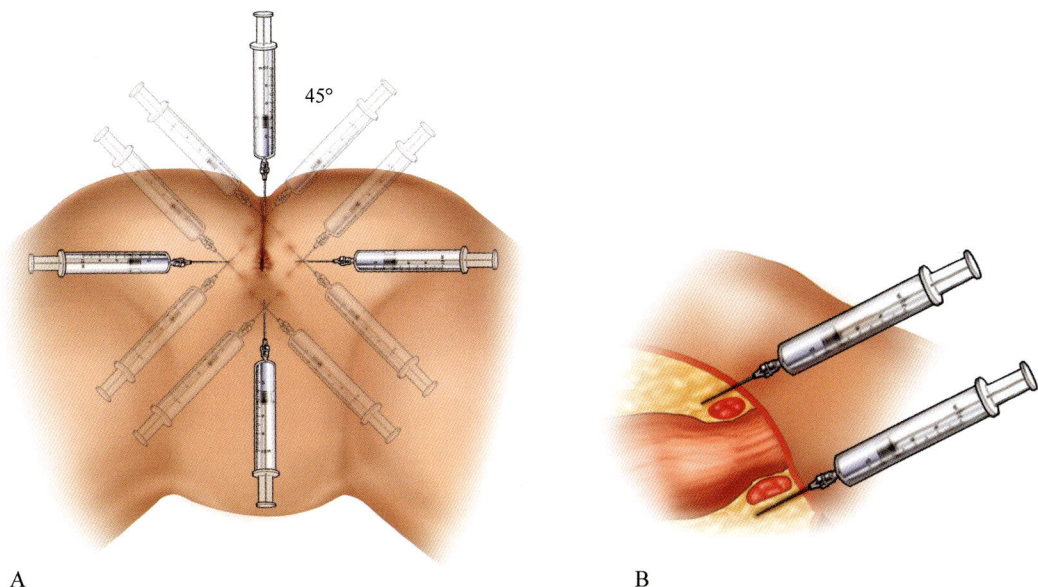

A

B

图 4-5　肛周阻滞技术

A. 用 10ml 注射器和 22 号针头,在肛门周围注射麻醉药,针头正好在肛门括约肌外侧坐骨直肠间隙脂肪垫处;B. 在肛管周围平行入针,深度 3.8cm,使麻药浸润达肛提肌水平

酸,都是口服使用。酮咯酸是唯一的非胃肠道吸收的 NSAIDs 类药物,可在手术结束时,恢复室或术后病房内使用,使用方法在前面"NSAIDs 类药物副作用"一章已详细讨论,这里不再赘述。尽管 NSAIDs 类药物比非处方药价格贵,病人出院后仍可继续口服应用,最长达 5d。NSAIDs 类药物除了能保证疼痛控制的基准水平外还可避免或减少镇痛药物的使用量。只有当病人疼痛超过 NSAIDs 类药物的控制水平时才需加用镇痛药物。

口服阿片类药物如氢考酮、羟考酮和可待因,通常与阿司匹林或醋氨酚联合应用(如盐酸羟考酮和对乙酰氨基酚片、维可汀、复方羟考酮)。一开始给予基础剂量,以后可根据病情逐渐减量。氢考酮效果可能不及羟考酮,但是在美国氢考酮可通过电话向药店购买,非常方便。奥施康定,属于羟考酮类口服药,与阿片类药物效果相当,持续释放,用药次数少,镇痛效果良好。但由于病人容易上瘾,娱乐场所和贩毒者可通过贩卖此药获得不法利益,所以临床较少使用。最近加巴喷丁(诺立汀)已被加入到术后用药当中,特别是针对神经源性疼痛。但常规应用还有一定限制,如药效持续时间较长,有许多不良反应(头晕、困倦、外周性水肿),价格昂贵。动物实验提示药物使用后肿瘤发生概率增加。目前仍没有充分证据支持加巴喷丁在术后病人中常规应用。非麻醉类口服镇痛药可以避免术后便秘,如曲马朵(盐酸曲马多片)。曲马朵虽然属于非阿片类镇痛药,但是会产生阿片类效应,有较弱的 μ 受体激动作用。术后使用该药镇痛的好处在于:呼吸抑制发生相对减少,对重要器官毒性作用减弱,胃肠动力抑制作用减低,不易上瘾。患有癫痫,颅压升高或使用单胺氧化酶抑制药的病人需谨慎使用该药。苯二氮䓬类药物如地西泮也可与曲马朵联合口服使用。患者手术前一天晚上睡前服用曲马朵是有益处的,药物不但起到镇静作用,还可以放松括约肌张力,避免由于肛肠手术刺激而产生的括约肌痉挛。阿片类药物除了可以口服以外,还可以通过舌下,直肠或经皮给药。肛肠术后应限制直肠给药,建议采用皮肤贴片(芬太尼)的方式,安全,可靠,给药速率平稳,药效持续达 72h 以上。最好的术后镇痛方式是多种方案联合,将 NSAIDs 与镇痛药物联合使用并制定常规应用方案。

(三)补液和尿潴留

肛肠手术后最直接的术后并发症就是尿潴留。总体发病率约为 20%,特别常见于痔疮切除术后。由于大部分肛肠手术时间较短,导尿管置入不是必需的,所以并没有常规使用。肛肠手术后早期下床活动的理念已广泛推广,置入导尿管治疗尿潴留已变得非常少见。因此大家更多关注的是怎样预防尿潴留,而不仅仅是对症治疗。

肛肠术后尿潴留的原因可能是肛周组织肿胀和疼痛,逼尿肌活动受阻,膀胱颈收缩(同时盆底肌痉挛也会造成膀胱排尿受阻)。临床上已尝试多种药物预防尿潴留,但效果不甚理想。氯贝胆碱(乌拉胆碱),一种拟副交感神经药,在治疗尿潴留方面效果良好,但是并无证据显示在肛肠术前使用可有效预防尿潴留的发生。α肾上腺受体拮抗药可以减弱急性疼痛反应所致的刺激,但是并没有降低尿潴留发生率。

应尽量减少肛肠手术围术期的补液量,这样可以避免膀胱过度膨胀,可有效降低术后尿潴留的发生。多中心病例回顾研究发现术中液体输注过多的病人易发生尿潴留。最新研究显示:脊髓麻醉的手术病人,术中补液量小于 600ml,术后发生尿潴留的概率较低。因此有必要把术中补液量控制在 500ml 以下,特别是病人清醒后应停止静脉补液。

(四)肠道功能恢复

肛肠术后处理最需注意的,也是引起病人特别关注和紧张的就是肠道运动功能的恢复。特别是病人术前就有便秘或肠道功能较差,术后恢复就变得更加困难。更棘手的是术后镇痛药的不良反应中就有便秘。除此之外,术后肛肠部位的剧烈疼痛也会阻碍肠道功能的恢复。

可在术后服用水溶性纤维,如洋车前子膳食纤维作为一线治疗方案,可改变粪便质地。目前有多种非处方药可供选择,如可溶性粉剂、胶囊、咀嚼片和薄脆片。应鼓励病人在术前多补充膳食纤维,这种方法比较有效而且膳食纤维味道可口,可在术后继续使用。膳食纤维(与大量水共同摄入)效果优于泻药,而且不像泻药会使病人持续排泄稀软便。

不幸的是有些病人即使严格遵循纤维补充方案也无法改变粪便质地,肠道功能不能按正常速度恢复。对于这类病人,可以加用软便药或泻药。多库酯钠可降低粪便表面水油界面的表面张力,使水合作用更好,软化粪便,但是对于难治性便秘效果甚微。当病人术后几天内仍无法恢复肠蠕动,可使用口服类泻药如番泻叶、比沙可啶、聚乙二醇或镁乳（MOM），促进肠道功能恢复，避免嵌顿性肠梗阻。泻药使用时需谨慎小心，只有特别严重的便秘患者才可应用。长期使用会增加病人耐药性，致使用药量增加。

治疗术后便秘较为可靠的方案是每天服用洋车前子粉剂，如果 1～2d 后肠道功能仍未恢复，可使用镁乳。如果镁乳无效，可使用枸橼酸镁（非处方药）。最终的目的是让病人排粪规律，粪便稀软成形，避免肛管损伤或粪便嵌顿。

十一、术后临床路径

术后快速康复（ERAS）计划在不断发展，已成为结直肠术后病人的标准处理方案。计划中有关护理方面的内容已在本章介绍，制定的规范都是有大量循证证据支持的。又叫"快速康复外科"，旨在降低术后并发症，缩短住院时间，减少与术后恢复有关的花费，提高病人的住院满意度，节省总体卫生资源。虽然住院时间延长一天并不会花费太多，

但是面对如此拥挤繁忙的医院和大量的等床病人，多一张病床就是给病人多一次治疗机会，同时医生也应尽量降低病人的再住院率。

上述计划旨在规范术前、术中和术后临床实践。本章重点聚焦于术后相关措施，如镇痛方式选择、早期活动、早期肠内营养、不使用鼻胃管、感染、DVT 预防和尿管的早期拔除。在最新的随机对照临床试验荟萃分析中，ERAS 计划明显优于传统的围术期护理方法。最新文献证实术后采用 ERAS 方案，患者并发症发病率更低，住院时间更短，特别是择期结直肠手术后效果显著。在创建计划之初，就考虑到该计划应区别于以往的恢复计划方案，重点放在出院日期推延，主要包括该方案的依从性，机构干预措施和出院延迟（社会和医院因素），这些方面都可以延迟病人正常出院时间。在 2009 年，一篇专家共识就研究了结直肠病人术后 ERAS 计划，共识中提及了在其他医院开展 ERAS 计划的大体实施框架。ERAS 计划专家共识指南要点已列在表 4-5 中。

表 4-5　专家共识指南

项目	指导意见
住院前宣教和咨询	病人须接受口头和书面的入院宣教，向他们介绍在医院可能要经历的事情，预先告知病人术后可能发生的状况，病人在恢复过程中自身所起的作用
术前肠道准备	腹膜反折线以上的择期结肠切除术不需常规经口服药肠道准备（A 级）。低位直肠需造口转道的病人须接受经口服药肠道准备
术前禁食和碳水化合物负荷	术前 2 h 禁流食，6 h 禁固体食物（A 级）。病人术前需接受糖类负荷治疗（A 级）
麻醉前用药	从术前一晚 12 时至手术时，病人不能使用已知的长效镇静药。可以使用短效镇静药以便硬膜外导管置入（A 级）
血栓栓塞预防	进行择期结直肠手术的病人常用的预防方法是皮下注射低剂量普通肝素或低分子肝素（A 级）
抗生素预防感染	进行结直肠切除的病人需在术前 1h 输注单次剂量的抗生素预防厌氧菌和需氧菌感染（A 级）
标准麻醉方案	进行麻醉的病人不能使用长效阿片类药物。术前经胸段硬膜外注入局部麻醉药，并结合低剂量阿片类药物联合麻醉（A 级）
预防和治疗术后恶心呕吐	存在大于或等于两个危险因素的病人需进行术前预防。术后发生症状时应立即治疗，联合应用多种药物（本文已讨论过）
腹腔镜辅助手术	当医院或外科医生腹腔镜手术经验丰富，已熟练掌握该项技术，预期效果与开腹相当，则推荐使用腹腔镜下结肠切除术（A 级）
手术切口	择期结直肠切除手术为正中或横切口开腹，长度尽量短
鼻胃管插入	鼻胃管不应在术后常规使用（A 级）。当肠梗阻发生时才需置入
预防术中体温过低	术中常规空调制暖保证全身正常体温（A 级）
围术期液体处理	在复杂结肠手术中，在保证血容量充足的情况下限制术中和术后液体入量（A 级）。与过量补液相比，正常血容量的患者术后恢复效果更好（A 级）。术中可采用目的性更强的治疗方案（如经食道多普勒仪监测），效果优于非标准治疗方案（A 级），同时需要制定个体化方案

Courtesy Lassen K，Soop M，Nygren J 等：术后快速康复组：结直肠术围术期最佳护理方案专家共识；术后快速康复组推荐。Arch Surg 144：961，2009

（一）审核

ERAS计划的所有内容都应根据方案实施后得到的临床结果进行修订。计划实施过程中及时的数据反馈对质量保证很有必要,这样可以使计划在实施过程中不断改善提高,并能实时更新计划实施者的知识体系。计划实施中的每一项内容都应遵循最佳临床证据并与其他中心的临床结果进行比较。

（二）标准医嘱

为了规范结直肠切除病人的术后处理,我们建议设置和开展"切除术后"的标准医嘱。在本章中介绍的方法都是基于临床证据而产生的,可以给外科医师、住院医师、医学师、护理人员和病案管理者提供标准的术后护理内容。作为本章的总结,我们在此提供了马萨诸塞州大学附属纪念医疗中心制定和实施的标准医嘱记录表,显示的内容都是有循证证据支持的,相关解释都是合理准确的。通过阅读本章内容,我们希望能帮助读者辨认出由医院或医师自己制定的无证据支持的方案(表4-6)。

表 4-6　马萨诸塞州大学附属纪念医学中心标准术后医嘱集,包括了相关注释和目前循证推荐级别

	注释	证据支持
POD0		
收入　医生＿＿＿＿＿＿＿＿		
病人先收入外科重症监护室（SICU）,然后是麻醉后治疗监控室（PACU）,最后是普通病区 W2,W3（如果普通病区没床,可在 PACU）	将病人收入结直肠病区,有专业人员护理	
遥控监测		
遥控监测＋持续脉搏血氧监测		
诊断：＿＿＿＿＿＿＿＿		
病情：＿＿＿＿＿＿＿＿		
生命体征：每 4h 一次		
活动：每天起床坐到椅子上至少 1 次;可在他人或器械帮助下下床活动	鼓励早期下床活动	
住院医嘱：严格遵守(无 BRP)	适宜的液体管理	
护理：		
提高床头 30°		
警惕误吸		
导尿管向下		
Venodyne 靴用于双下肢无法活动卧床的病人	直接 DVT 预防	预防 VTE（A 级）
清醒时使用激动肺量计 10/h		
经鼻插管输氧,保持氧饱和度≥92％		
JP 管囊吸引（记录每天的引流量）	选择性使用	
末梢血糖测定	密切监测病人血糖	
鼻胃管对胃壁下缘持续吸引	选择性置入（A 级）	选择性使用鼻胃管
不许经直肠灌入给药（床头放警示牌）	以防直肠局部损伤	
	警示牌用以提醒护理人员	

（续 表）

		注释	证据支持
饮食：	清流（无糖类），可能由于早期术后恶心而受影响	早期经口进食是安全的	
	其他：_____		
静脉输注：	乳酸林格液@_____ ml/h	等渗液体用于复苏	围术期液体处理保证血容量正常（A 级）
	其他：_____		
实验室指标：	第 2 天上午：Hct，K	限制实验室检查，除非有使用指征	
	其他：_____		
会诊：	肠造口护理师	早期造口相关知识教育	
	社区服务，如：_____	与社区服务早期合作以方便病人出院	
通知管床医生：	T≥38.5℃；HR＞120 或＜60；		
	SBP＞180 或＜90；DBP＞95 或 50；		
	RR＞ 30 或＜8；UOP＜120ml/q4h		
家庭常用药物使用		可将爱维莫潘加入住院处方中	
抗生素：			
	头孢唑林 1mg，IV q8h×2 剂	我们制定的标准预防感染方案（A 级）	抗感染
	甲硝唑 500mg，IV q8h×2 剂	我们制定的标准方案	
	左氧氟沙星 500mg，IV q24h × 1 剂	青霉素过敏病人可选择头孢唑林	
	其他：_____	单剂或＜24h 内持续给药（目前）	
止吐药：			
	昂丹司琼（枢复宁）4mg，IV q8h 必要时 * 恶心		
	氟哌利多 0.625mg，IV q8h 需使用时恶心		
β 受体阻滞药：			
	酒石酸美托洛尔 5mg，IV q6h（保证 SBP＜100 or HR＜60）	术后持续受体阻滞	SCIP 指南（A 级）
		静脉滴注保证药效	
DVT 预防：			
	肝素 5000U，皮下 q8h	术后立即应用	
	其他：_____	可选择 LMWH	
血糖控制：			
	见"持续胰岛素输注装置"	目标血糖值 ＜150 mg/dl	
疼痛：			
	见"PCA/硬膜外"医嘱栏	外科医生常选择的镇痛方式（A 级）	术后最佳方案
	用硬膜外镇痛的病人，我们一般咨询急性疼痛科		

	注释	证据支持
醋酸酚 650 mg PO q6h 需必要时		
酮咯酸 30mg IV q6h×48h；如年龄＞65 岁或体重＜ 　50kg，使用 15mg IVq6h×48h	限制用药周期，监测肾功能 联合物理治疗效果最佳	
睡眠：		
苯海拉明 25～50mg，IV/PO q6h，需要睡眠时		
唑吡坦 5mg，po qhs，需要睡眠时		
激素减药：		
氢化可的松 100mg，IV q8h × 3	没有可靠的规定，这是我们的标准	
接着氢化可的松 50mg IV q8h × 3		
最后氢化可的松 25mg，IV q8h	当能经口进食时改为口服用药	
应激性溃疡预防：		
法莫替丁 20mg，IV q12h	有使用指征时应用，能经口进食时改 　为口服用药	
艾美拉唑 40mg，q24h		

POD1

		注释	证据支持
活动：	辅助下床活动一天 3 次	鼓励早期下床活动	
饮食：	清流（非糖类）		
	其他：＿＿＿＿＿＿＿＿＿		
静脉滴注：	乳酸林格液 @＿＿＿＿＿＿＿ ml/h	术后第 1 天持续补液，采用复苏剂量	
	其他：＿＿＿＿＿＿＿＿＿		
会诊：	物理治疗	对老年人或活动受限的	
	职业治疗法		
其他：	将造口处或开放性腹部伤口表面的干敷 　料用盐水润湿，一天 2 次		
	在每次肠蠕动时将护臀霜涂于肛周皮肤 （对于肠造口术后的要反复进行）	预防局部皮肤开裂	

POD2

		注释	证据支持
饮食：	流食	如病人恶心或腹胀则停止进流食。有 　些病人可在术后第 1 天就改为流食	
	其他：＿＿＿＿＿＿＿＿＿		
静脉滴注：	D51/2NS w/20mEq/L KCl@＿＿＿ ml/h	保持一定的补液量	
	其他：＿＿＿＿＿＿＿＿＿		
导尿管：	保持尿管：当前一天尿量＜240 ml；或拔 　除尿管 8h 后无尿，需告知医生	遵循 SCIP 指南，导尿管插入 48h 后拔 　除。除非病人需监测尿量	导尿管拔除（A 级）

（续　表）

	注释	证据支持
一直需要保留尿管的病人（APR 术后，LAR 术后，盆腔较深组织分离，膀胱修复）	盆腔术后保留尿管以防尿潴留	
其他：病人可洗浴（盖住引流管口处和输液处）		

POD3

	注释	证据支持
饮食：常规	继续恢复日常饮食，除非有禁忌证出现	
其他：_____		
静脉输注：继续目前静脉输注方案@____ ml/h	尽量减少液体输入	
保持静脉通畅 输注 @30 ml/h		
肝素封管 口服液体＞400 ml		
其他：_____		
导尿管：保留尿管：当前一天尿量＜240ml；或拔除尿管 8h 后无尿，需告知管床医生	盆腔手术需多保持一天	
会诊：饮食营养教育（让病人进食肠道停留时间较短的食物）	以防肠道狭窄或肠梗阻发生	
疼痛：		
停止 PCA 或硬膜外镇痛，开始：		
盐酸羟考酮和对乙酰氨基酚片 5/325 mg 1～2 片 po q4h 需止痛时		
维可汀 5/325 mg 1～2 片 po q4h，疼痛需要时		
泰诺林♯3 1～2 片 po q4h，疼痛需要时		
布洛芬 600 mg po q6h，疼痛需要时（与食物同服；并停用酮咯酸）		
不要超过 4 gm 醋氨酚/d		

POD4

	注释	证据支持
出院计划	有些病人也可提前一天出院	
请确保病人接受了相关教育：		
切口护理		
造口护理		
引流口护理		
尿管护理（腿上的尿袋）		
饮食		
对个别病人实行如下服务：	帮助病人回顾出院后护理的大体框架内容	

（续　表）

	注释	证据支持
物理治疗		
职业治疗		
切口检查		
将干敷料用盐水润湿 1 天 2 次		
造口护理/教育		
引流口护理		
导尿管护理		
家庭输液		
完全肠外营养		
抗生素		
协同抗凝治疗	如有抗凝指征,当外科医生认为"安全"时,可 继续抗凝治疗	

其他:_____

　　注释:一些治疗方案建议加快饮食进程,术后第 2 天正常进食,术后第 3 天出院。我们发现许多病人都不适应如此快速的方案,我们的方案更适合病人恢复

　　APR.腹会阴切除;DBP.舒张压;DVT.深静脉血栓;Hct.血细胞比容;HR.心率;IV.静脉滴注;K.钾;LMWH.低分子肝素;PACU.麻醉后治疗监控室;PCA.病人自控镇痛;po.经口;q.每;qhs.每晚;SBP.收缩压;SCIP.外科治疗改善计划;UO/UOP.尿量;W2.西 2;W3.西 3

　　*枢复宁说明书中提到该药针对恶心仅起预防作用,无治疗作用。严格来讲,它应该针对有 PONV 高风险的病人,而不是当成常规用药

十二、结语

　　结直肠疾病的手术方式和术后处理方案都在不断发展完善。外科医师要充分认识机体在手术之后产生的生理应激反应,只有这样才能更好地指导治疗。利用规范的临床路径可以促进患者恢复。目前在激素机制阐述、免疫系统应答和胃肠道恢复过程方面都有了长足的进步,外科医师可以更有效地调控病人术后的液体状态、饮食方案,并采用多药联合镇痛模式获得良好的镇痛效果。目前指南已提供了 DVT 和感染预防的具体方法,是有临床证据支持的。现代结直肠外科在术后机体恢复和并发症预防方面也取得了较大的进展。通过对指南规范的充分理解和认识,外科医师可以让病人更加安全平稳地度过围术期。

第 5 章

术后并发症和预防

著　者　Gregory Fitzharris

译校者　边识博(译)　陈　凛(校)

要点

➤ 详尽的术前评估对预防术后并发症是至关重要的。

➤ 术前教育和告知说明可以让病人在面对术后并发症时更加从容。

➤ 配偶和亲人在病人术后护理中发挥着非常重要的作用。

➤ 一旦并发症发生,尽量把影响降到最低。

➤ 在结直肠手术中最常见的并发症是感染。

➤ 降低术后感染主要依赖于良好的术后护理,抗生素的使用和精湛的手术技术。

由于结直肠本身特性、疾病与发病人群特点等因素,结直肠手术极易产生并发症。外科医师的职责就是重视这些问题,告知病人并发症发生的概率并采取相应措施进行预防。以往文献报道的发病率和病死率可以让外科医师从别人的"错误"中吸取经验教训。良好的判断力来源于长期的临床工作经验,而很多经验有时是来自于当初的错误判断。总而言之要选择适合的病人,做好充分的准备,详细询问病史,仔细体格检查,进行适宜的影像学检测,对病人其他并存疾病进行会诊咨询和合理的评估,采取以上措施可以降低术后并发症发生率。另外,术中重要决策的制定和精细的手术操作,术后护理人员的精心照顾,外科医生与病人及家属的良好沟通都可以使患者获得良好的预后。

一、感染

感染的形式多种多样,往往是结直肠手术术后最常见的并发症。感染的轻重程度不一,轻则手术切口感染,重则深部脓腔形成,需再次手术或引发其他并发症,如肠梗阻、肠外瘘和脓毒症。

(一)病人相关因素

病人身上往往会存在严重的术后感染危险因素。糖尿病、吸烟、肥胖、营养不良、免疫缺陷、类固醇或其他免疫抑制类药物的使用(包括化疗)都是较常见的危险因素。肠道功能紊乱也能增加术后感染风险,如憩室脓肿、克罗恩病引起的肠瘘、大肠梗阻和肠道缺血都易引发术后感染。一些危险因素或疾病状态都可以在术前进行相关治疗。围术期严格的血糖控制可以降低糖尿病患者术后感染概率。虽然对于肥胖病人来说减轻体重是很困难的,但是术前减轻体重对于预防切口感染、肺炎、深静脉血栓/肺栓塞(DVT/PE)都是有益处的。严重营养不良的病人需要补充营养,可采用肠外营养以备择期手术。为了提高免疫功能,HIV病人需开始或继续高效抗反转录病毒治疗(HAART)。术前减少类固醇和免疫抑制类药物的使用量可以降低术后感染风险。

手术之前对疾病进行控制、缓解病情可以减少术后感染发生。如对憩室脓肿行经皮或内镜下引流(图 5-1)可以将乙状结肠切除手术由污染级别转

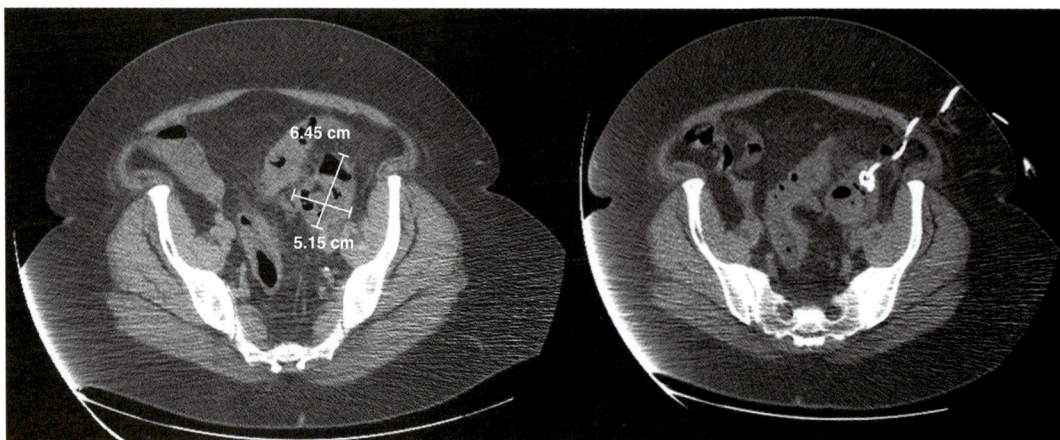

图 5-1　乙状结肠切除的肥胖病人肠道吻合后发生憩室脓肿后成功经皮引流

变为可能污染级别。运用药物治疗将活动期的克罗恩病转控为静止期，使得克罗恩引发的脓肿仅仅局限为非炎性永久狭窄或肠瘘。结肠内支架置入（图 5-2）可让近端膨胀的肠管减压，使一期切除成为可能，从而降低二期或三期切除导致的术后感染发生。肠道严重缺血需急诊手术的病人往往会发生肠内菌群移位，术后感染的风险也随之上升。处于肠道缺血急性期的病人，如缺血尚不严重，可采用抗生素和肠道休息进行治疗，后期可采用择期手术解决随之而来的症状性肠道狭窄。

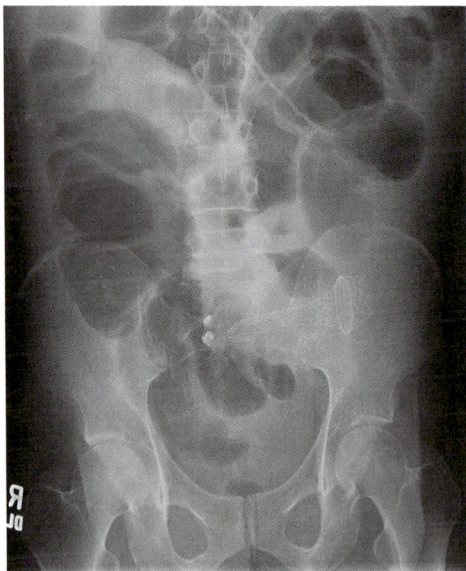

图 5-2　结肠支架置入有助于一期切除

（二）术中因素

手术开始前，外科医生可采用多种手段降低术后切口感染发生率。目前最具争议的是肠道准备或肠内清洁。在左半结肠内的 1g 粪便就含有 10^{10} 个细菌，将粪便去除降低了细菌负荷，看似是有意义的，但是近期的几项研究显示：不行肠内清洁或肠道准备的病人，手术切口感染率更低。一种可能的解释是残存的粪便都是液态的，手术时已全部清除。术中小心处理肠管是预防液态粪便进入腹腔或肠管切缘的首要因素。涉及直肠的手术往往需要术中灌肠以便直肠镜进入，应使用腔内吻合器进行消化道重建。

术前抗生素的应用已被证实可以减少伤口感染发生。术前 1h 静脉输注抗生素，抗菌谱需包含需氧菌和厌氧菌。术前一天行肠道准备的同时口服抗生素可以降低结肠流出液的细菌密度，是有临床意义的。预防性静脉抗生素输注的药效只能保持在手术开始后的第一个 24h 内。厄他培南（怡万之）半衰期较长，可在结直肠术前单剂给药，预防感染的效果良好。也可选择二代头孢类（头孢西丁或头孢替坦）或喹诺酮（环丙沙星或左氧氟沙星）联合甲硝唑。如果手术进行时间较长，可在手术开始后 4～6h 补加一次半衰期较短的抗生素。

几年前病人都是在术前一天到医院完成肠道准备，同时在术前一天晚上运用抗菌液洗浴。其实术前就住进医院是不经济划算的，皮肤消毒和肠道准备都可以在家中完成。用氯己定或碘伏刷洗和洗浴可以降低皮肤细菌含量,减少切口感染。许多腔镜手术出于美容的考虑将切口设于肚脐处,所以将此处清洁干净是很有必要的。术前用氯己定消毒液擦身也可降低皮肤细菌量。

病人进入手术室躺上手术台后,剪除腹部体毛,无需剃刮,此时抗生素早已开始输注。病人术前不应自行剃除体毛,因为有文献证实术前剃除体毛可增加切口感染。虽然病人需脱衣以便剪除体毛和皮肤准备,但是一定要保证病人的体温适宜,因为体温过低也会增加切口感染风险。最后是皮肤消毒,可以使用氯己定-乙醇消毒液,消毒液可自然风干,消毒效果优于碘伏。

皮肤切开后,需采取相应步骤预防切口和体内感染。须尽可能避免肠切开手术中的不正规操作,小心处理肠组织,出血组织需结扎止血或切除(如一部分大网膜、直肠残端或出血的肠管)。腹腔镜下完成肠管游离、切除吻合后,标本应经切口保护器取出(图 5-3)。在开腹或腔镜结肠手术中使用切口保护器可以降低感染。术中切开肠管时很有可能造成污染,可以使用吻合器闭合或肠钳夹闭肠管以防内容物溢出。肠管切开后要保持开口向上,以防粪便滴到切口边缘或腹腔内。如果确实被粪便污染,应使用生理盐水灌注冲洗,使用含有抗生素的液体冲洗被证实无临床意义,过度冲洗可能使含有污染物的冲洗液在腹腔内残存并富集,最终形成腹腔脓肿。如果病人已有腹腔脓肿,应将脓腔清除,脓腔内的液体由密封的吸引管吸引。19F 的 Blake 引流管管径较粗,与 Jackson-Pratt 相比,不易发生管腔堵塞。存在于肠襻中的脓肿只有将肠襻分离开后才可确定,无需置入引流管引流。肠切除后如无明确的脓肿形成,不建议腹腔引流。即使有可见的污染,化脓性腹膜炎或肠坏死,腹腔引流并不能阻止脓肿形成,反而增加了吻合口瘘和切口感染的风险。

当手术操作中的污染步骤完成后,手套、吸引器、纱垫或任何接触过开放肠管或粪便的物品都需远离无菌区域。当进行消化道重建时可在一旁用无菌铺巾隔离出一个相对"污染"的区域,吻合完成后将污染器械全部放入铺巾中一并移走(图 5-4)。关闭筋膜和皮肤层时操作技巧很重要,可起到预防切口感染的作用。关闭每层腹壁结构时,筋膜需展平,不要有皱褶,连续缝合可以明显降低切口张力。

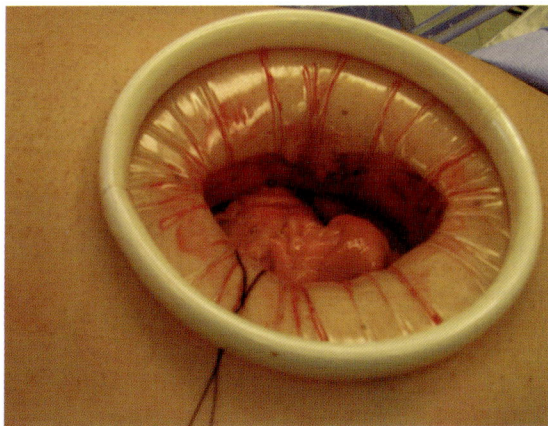
图 5-3　切口保护器

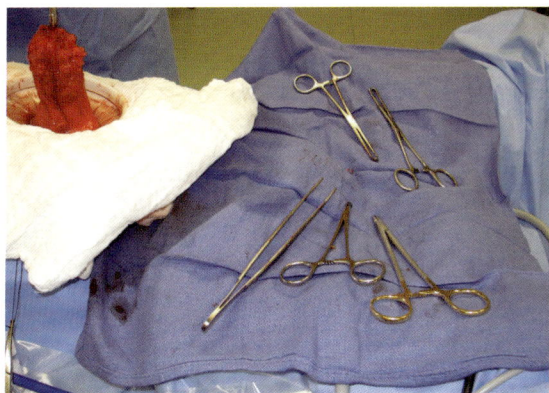
图 5-4　用于盛放术中污染器械和切除肠管的治疗巾

对于污染切口或切口易裂开的高危病人使用间断八字缝合是有益的。如果筋膜出现坏死,术后缝线不轻易分离拆除。另外保留的缝线可以预防切口疝。在切缘旁进针经过腹直肌后鞘与腹膜之间由腹内向皮外出针。缝合间距离 5cm,结扎前将缝线穿过一段橡皮管或纱布做的枕垫,以防皮肤被割裂。对于可能污染的手术切口,皮下组织冲洗完成后可使用皮钉或可吸收缝线关闭切口。对于污染的手术切口,可以采用跳跃式延期缝合(DPC),或将整个切口处于开放状态,使用封闭负压闭合(NPWC)装置。跳跃式延期缝合是每隔 2cm 缝一针,在每针之间加入碘仿纱条或 Telfa 条(图 5-5)。纱条术后每天更换 2 次直到切口开始愈合,此时可将纱条置入的深度缩短或移除纱条。NPWC 装置可以保证污染切口的完整性,预防病人(特别是营养不良或切口开裂高危风险)切口清创后再缝合的

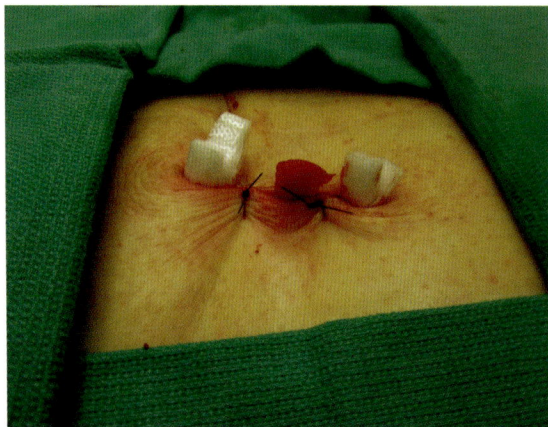

图 5-5　间隔性延迟一期闭合方法预防切口感染(切口处已填塞纱布条)

发生。伤口敷料不能过于潮湿,不利引流或可以用免缝胶带处理整个伤口。

(三)术后护理相关因素

术后一定要保持病人的正常体温,体温过低会导致感染发生。麻醉恢复室需使用保温设备和氧气补充装置。糖尿病患者需采用胰岛素基础餐时治疗方案,无需使用胰岛素泵。血糖控制困难可能预示着隐性感染的存在。

手术结束 24h 以后不能再预防性使用抗生素。当病人发生腹膜炎或腹腔脓肿时,需静脉输注治疗剂量的抗生素直到体温和白细胞恢复正常,治疗周期通常是 7~10d 或更长。如果上述治疗效果不理想,可考虑多次细菌培养和影像学检查(腹部和盆腔 CT、胸部 X 线片),更改抗生素种类。术后需保证引流管通畅,可每天多次人工捋顺引流管,排除管中的空气。当引流液不再是来自腹腔的脓性液体时可将引流管拔除。

外科医师每天必须仔细检查病人的手术切口。术后第 2 天应把切口表面的敷料移开以便观察切口愈合情况。如果病人术后发热,应尽早移去敷料。污染伤口内塞的敷料、海绵等物品需在术后第 1 天更换。如果感染发现较早,可以采用蜂窝织炎的治疗方案行静脉抗生素输注,避免以后形成脓肿。有时候感染无法控制,则需再次开放切口。必须将脓肿开放以便更换敷料,未感染的部分可保持封闭状态。不能尽早发现感染并将脓肿开放或不恰当的切口处理会导致筋膜层开裂。引流条应沿切口放置,一直深入其基底部,每天多次更换以防

组织浸泡在脓性引流液中。

二、手术切口开裂和筋膜层开裂

(一)病人因素

切口感染风险较高的病人术后易发生手术切口开裂和筋膜层开裂。切口开裂定义为皮肤闭合边缘分离使得皮下软组织暴露。如果遵循正确的切口护理原则,切口开裂发生率较低。筋膜层开裂更严重,往往需要手术探查和修复,否则会发生严重的并发症,甚至死亡。

病人的危险因素越多,筋膜层开裂的风险越高。危险因素包括营养不良、氧供依赖(在家使用氧气)、慢性咳嗽、腹水和类固醇使用。肥胖病人通常合并糖尿病和睡眠呼吸暂停综合征,氧饱和度低,容易导致筋膜层开裂(图 5-6)。外科医师需综合考虑上述因素,术中采取相应措施。

(二)外科医生因素

虽然我们不懈努力,试图阻止并发症的发生,但是筋膜层开裂却时有发生。其实,外科医师完全可以通过术中制定相关方案避免或减少此类并发症的产生。比如对于易形成吻合口瘘的高危病人,选择造口是明智的选择。避免瘘的发生就是避免了二次手术和重新开腹,从而减少了感染可能,因为再次手术后切口很容易开裂。当因为肠瘘而再次手术时,关腹时开采用减张缝合。减张缝合时无论在外还是在内的缝线都不会预防筋膜层开裂,但

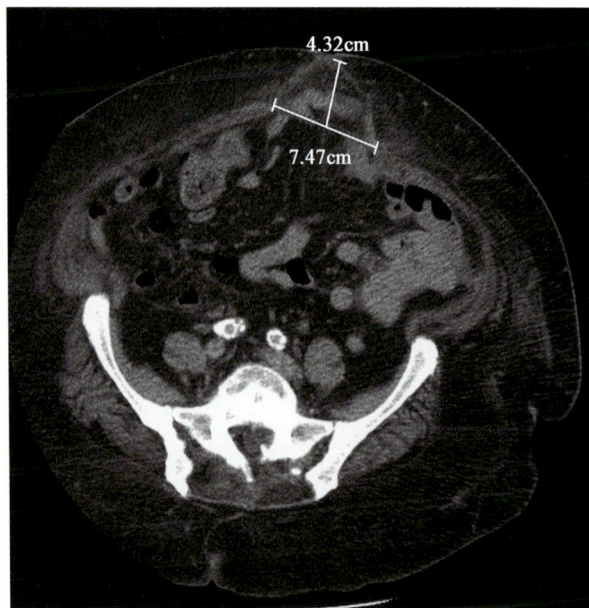

图 5-6　在家吸氧的肥胖糖尿病患者术后腹部切口筋膜层开裂

是能避免内脏从切口疝出。采用连续缝合还是间断缝合关腹仍存在争议,最重要的是关腹时缝线不要拉得太紧以防组织缺血。最后可以让皮肤部分开放,比如采用跳跃性延迟缝合或完全开放皮肤,置入 NPWC 装置。特别是对于污染切口的病人,相比于可能污染切口的病人更应采取上述措施。

(三)术后护理

筋膜层开裂高风险的病人需要特别的术后护理。如果术后几天胃肠道功能仍未良好恢复,可以通过肠外营养使营养不良的患者从中获益。有人建议营养不良的病人术后应立刻开始 TPN,因为即使健康人在结直肠术后几周内都不能恢复正常的饮食以保证营养需求。病人的氧合情况也不能忽视,脉氧监测应当在术后实施,特别是肥胖病人在夜晚入睡的时候。如果病人在家没有使用持续气道正压通气(CPAP)装置,术前应使用该装置改善氧合。术后合理使用激动肺量计,鼓励患者深呼吸和咳嗽可以预防术后肺不张和肺炎发生,但是过度咳嗽对身体是有害的。如病人咳嗽不止,可适当使用镇咳药。长期打嗝可增加切口处压力,影响早期愈合。打嗝是由于膈肌受到刺激,术后多种因素都可以刺激膈肌,诸如肠梗阻引起的胃膨胀,或过多气体进入腹腔,当排除了上述刺激因素的时候,可以使用氯丙嗪进行治疗。病人术后立即使用腹带是没有帮助的,它会限制肺部排痰能力,且不利于观察切口。如果不使用 NPWC 装置,每天都需要检查切口。当病人应用 NPWC 装置后,每次移开装置的时候外科医生需仔细检查切口情况,保证切口处组织完整。当使用减张缝合关腹时,需要将缝线下的海绵或敷料完全移除以观察组织的活性和愈合情况。切口处的失活组织需彻底清创祛除,否则会引发慢性感染。类固醇依赖的病人可以使用维生素 A 预防切口愈合时产生的不良反应。维生素 C 和铁离子可以促进胶原生成,加速组织愈合。控制补液量、使用利尿药可以减少腹水,从而降低肝病患者(有大量腹水)或肿瘤腹腔播散患者切口开裂的风险。

三、吻合口瘘

对于外科医生和患者而言,吻合口瘘是胃肠手术后最不愿见到的并发症之一。病人通常在术前会签署知情同意书,被告知这种并发症的严重性、术中造口后二次手术的概率和住院时间延长。总而言之,采用正确合理的吻合技术可以避免吻合口瘘和吻合口狭窄,但是吻合口狭窄常形成于亚临床瘘之后,一般在病人术后出院恢复时才明确诊断。

(一)病人因素

一些特定人群在进行择期大肠切除术时需考虑粪便改道造口。特别是对于那些超低位吻合和低位前切术前新辅助放化疗的病人,回肠造口可以使病人获益。盆腔区域放疗后(如前列腺癌)行直肠吻合需改道造口,以防吻合口瘘的发生。行全结肠直肠切除治疗溃疡性结肠炎的病人运用回肠贮袋肛管吻合术可以从中获益,特别是使用高剂量激素,营养不良和贫血的患者。

克罗恩病伴有严重直肠疾病和肛瘘的病人,肛门括约肌紧张度较差的病人和术前肛门失禁的病人都需要考虑永久造口以防吻合口瘘的发生。

当遇到急诊手术或病人出现紧急情况时,可以采取近端或末端结肠造口。有憩室炎和腹膜炎的病人在乙状结肠切除后,可采用末端结肠造口。如果病人肠道功能良好,无其他危险因素,可采用回肠襻造口术,降结肠直肠吻合,而且回肠造口比近端结肠造瘘更容易还纳。我们应该认识到即使采用"保护性肠襻造口",吻合口瘘仍然会发生。此时必须输注抗生素,经皮脓肿引流,或再次手术行末端结肠造口。一些研究显示有上述危险因素的病人可不需造口,但是研究纳入的病人数量太少,会有选择偏倚。如果造瘘口远端肠梗阻,可行袢式结肠造口术或在瘘口处置入支架,可避免远端肠组织破裂。

与手术切口裂开相似,一部分特定人群胃肠吻合后易形成吻合口瘘。如营养不良肥胖、严重的肠系膜血管疾病、长期使用激素、曾经接受化疗和术前使用贝伐单抗已被证明属于危险因素(图 5-7)。即使没有进行胃肠吻合,大部分病人也可通过近端或末端造口而从中获益。

(二)外科医生因素

精细的手术操作技巧对预防吻合口瘘很关键。吻合是建立在两个健康的肠组织之间,吻合口处不应有张力。左半结肠切除术中首先游离结肠脾曲,然后在结肠前系膜静脉汇入脾静脉处将其结扎切断,左半结肠切除后近端结肠与直肠吻合,进行上述操作时要谨慎小心。一定要保证肠管两个断端良好的血供。吻合时一定要去除吻合口处多余的结肠系膜和网膜的脂肪组织。要限制引流管置入,

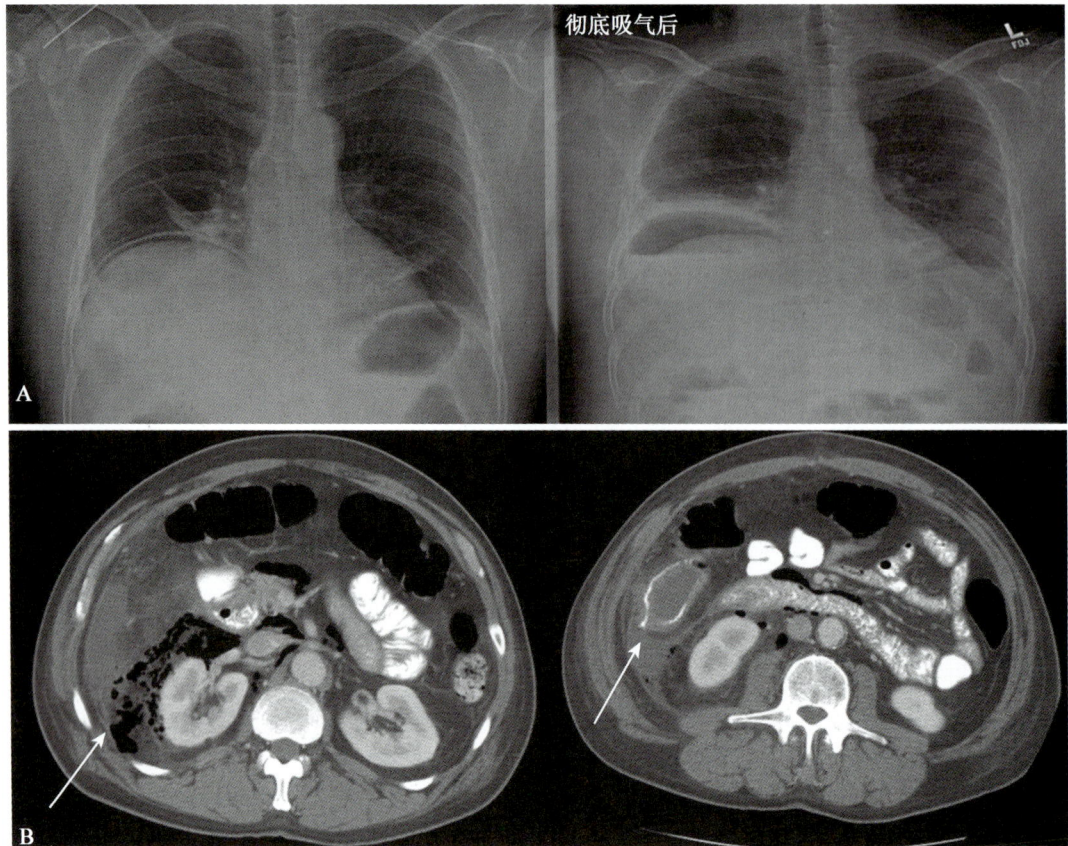

图 5-7　A. 吻合口瘘。胸部 X 线片见 2d 内患者腹腔气体明显增加;B. 吻合口瘘。腹膜后气体(左侧)和吻合钉附近的液体(右侧)

因为在靠近吻合口处置入引流管会增加吻合口瘘和其他相关并发症的发生。

　　肠管完全游离后,外科医生开始准备肠管的离断和吻合。整个手术团队必须保证肠内容物不能有丝毫溢出,标本处理得当,整个吻合过程要快速,精确。如果切口保护器之前没有使用,可以在吻合前将其置入。湿的纱布垫需要盖在尚未操作的肠管和开放的腹膜上。可将一块治疗巾放在病人身上作为脏物放置区,可将吻合时需重复使用的器械放在污染区(图 5-4)。器械护士需时刻准备吸引器以防肠内容物溢出。吻合时助手显露视野,扶持器械和吻合器。

　　将吻合口处的肠系膜分离切断,然后向两侧继续游离切断肠系膜至适当的距离。在开腹的回肠横结肠吻合中需 4 次击发吻合器,将 GIA 吻合器完全卡住近端肠管后击发,然后将吻合器递给器械护士,移去钉仓和沾上的污物,重装新的钉仓,在标本的远端切断肠管并移除标本。标本应递给巡回护士并直接放入标本筒中。用吻合器吻合的肠管末端无需处理。为了实施吻合,需在两段肠管末端局部切开一小口,可使用 Allis 钳提起肠管并撑开小口,此时要防止肠内容物溢出。一旦有粪便等肠内容物从肠管溢出,应立即使用吸引器。将 GIA 的两个臂分别深入两个肠管的末端然后击发吻合器。击发完成后可使用线性闭合器将吻合线末端的开口闭合,此时可使用蓝色钉仓进行闭合。没有被闭合器切断的组织可以使用剪刀剪断并扔到污染区。将盛有污染器械和组织的治疗巾从手术台上移开。任何接触过污染物的人都要更换手套。吻合口需要仔细检查,保证其完整性,任何明显的出血都要结扎止血。许多医生喜欢在吻合处进行手工缝合加固,但没有证据证明这样减少瘘的发生。最好在不同吻合线的交叉处手工缝合加固。另外可用手工缝合关闭肠管的开口,缝合时需将肠管扶好并时刻准备吸引器。可在 GIA 吻合线近端交叉缝合一针以减少吻合口处的张力。将吻合的肠管放回腹腔,保证肠管无扭转,确保无肠管内疝形成。结肠系膜裂口可缝合关闭或不予处理。

结直肠端端吻合（EEA）时也需要特别小心。一定要将结肠脾曲充分游离以防张力产生。远端肠管用 TA 吻合器离断，近端肠管离断时需用肠钳摆好角度以便吻合，另外也可使用 GIA 切断近端肠管。外科医生应使用尽可能少的吻合器离断远端直肠，尽量使直肠残段边缘平整。近端肠管可使用 GIA 切断或 Kocher 钳夹后切割离断。将标本移除后，可将吻合钉拆除或挪开 Kocher 钳，用 Allis 钳钳夹肠子并进行荷包缝合。将端端吻合器的钉砧头放入肠腔中，并将荷包线缠绕在钉砧头中心杆上（图 5-8）。现在也可使用自动荷包缝合器械。另一种吻合技术将端端吻合器的钉砧头套上塑料尖头，在远离预切割线的结肠壁上开一小口，将钉砧头放入近端肠腔（图 5-9）。击发 GIA 吻合器，并将切下的标本小心放入治疗巾中。将钉砧头从近端结肠断端吻合线中间位置挤出，移去塑料尖头，此项技术无需荷包缝合。任何多余的结肠系膜脂肪组织都会妨碍吻合，所以需仔细清除。当憩室出现时需特别注意，结肠切除时需小心谨慎。可以将憩室缝合到钉砧头周围，这样吻合时就可以不使这部分较薄的肠管成为吻合的一部分。

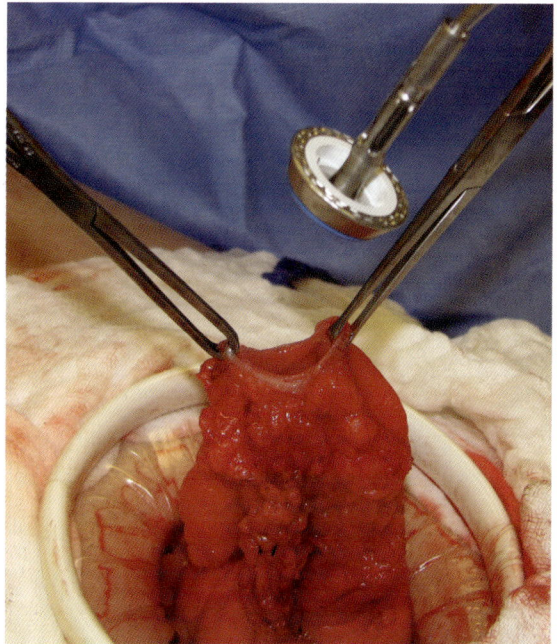

图 5-8　将开放的肠管向上提住防止内容物溢出，同时准备插入钉砧头

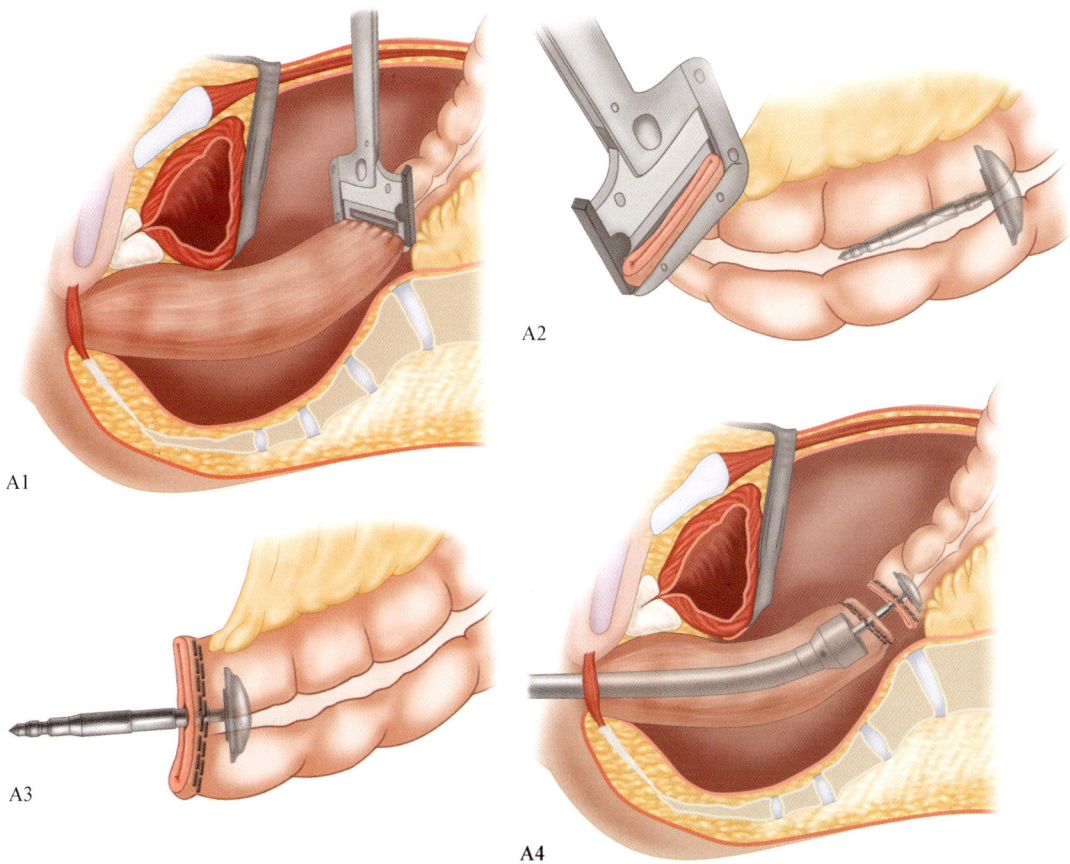

A1　　A2　　A3　　A4

图 5-9　A. 应用端端吻合器行结直肠端端吻合；B. 应用端端吻合器行回直肠侧端吻合

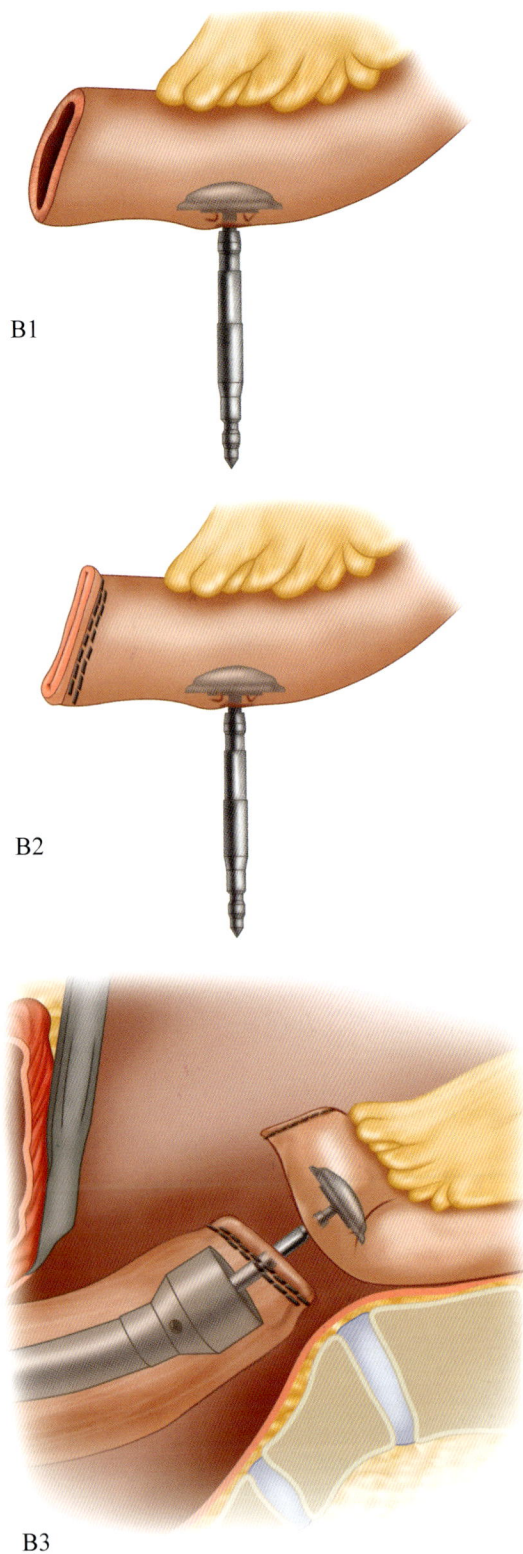

B1

B2

B3

图 5-9（续）

当将圆形吻合器插入直肠前，外科医生或助手需仔细检查肠管，保证吻合器进入时无张力产生。当张力产生时，需要移动相应的肠管。当钉砧头周围的荷包线打得太紧时会使粪便漏出。当肛门松弛时，将圆形吻合器身深入吻合处，中心杆可从钉合线处或偏右的位置穿出。外科医生需用手扶住直肠或使用器械扶持直肠以防肠管撕裂或产生张力。当钉砧头和器身中心杆连接后，缓慢拧紧吻合器，注意不要夹到多余的组织，特别是不要将尿道或阴道钉入吻合口处。当拧到可以击发的区域，一次击发成功。可以听到"咔嚓"的切断组织的声音。然后将吻合器慢慢拧开，轻轻地左右旋转吻合器并将其移出肠腔。移出吻合器时，需用手或器械扶持吻合处肠管。一定要检查切环的完整性。最后运用直肠镜进行充气试验检测，吻合口周围的盆腔注入生理盐水，用手或器械将近端肠腔夹闭（图 5-10）。如果出现气泡，证明吻合不全。外科医生需根据破损的程度采取相应的治疗措施。

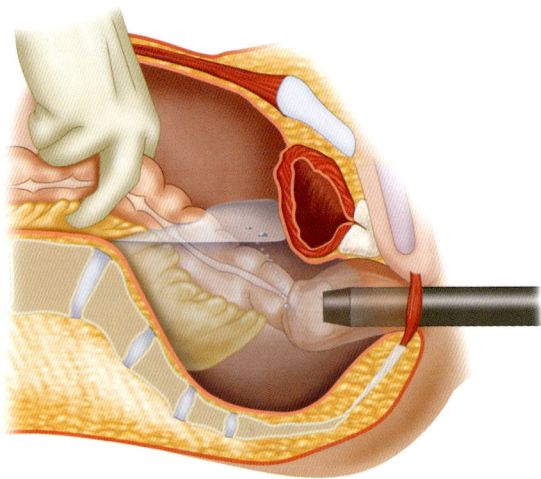

图 5-10　压住近端肠管从远端肠管内送气证实吻合是否可靠

如果是圆形吻合器吻合后的缺口，且缺口很小，可以手工缝合修补，并用充气试验检测吻合的完整性。如果无法保证吻合的完整性，需要采取近端回肠造口。相反地，如果缺口特别大，是由于吻合器未成功击发或是不恰当地移出吻合器造成的，则需重新吻合。吻合最初阶段就应在近端肠管残端缝一针以防吻合口瘘。另外吻合完成后肠管需要保持钉合状态以便术中牵引，方便在吻合口远端的肠管再次进行吻合。有较大缺损的吻合口重建时，须将原吻合口及周围附近的肠管一并切除。重建时操作要精细小心,以保证重建成功,减少并发症发生,避免永久性造口。

无张力存在和良好的血供是吻合成功的关键。但外科医生不能以牺牲血供为代价而创建无张力的吻合。如果将要进行吻合的肠管末端活性不够,需要采取特定的治疗措施。在结扎结肠动脉前,可以移开钳子保证局部血供(图 5-11)。正常结肠的颜色应该是粉红的,而不会发暗。尽量避免在分界区如结肠脾曲进行吻合。手术前需要对患者肠系膜下动脉的状况充分了解,特别是有腹主动脉瘤、闭塞性动脉病或曾经做过腹主动脉手术的病人,由于血供受到影响,很有可能术中需要更大范围的组织游离和切除。有较大 Riolan 动脉弓的病人肠系膜上动脉近端可能会闭塞,靠来自肠系膜下动脉的侧支循环供血,手术时需保留此循环。如果肠管血液灌注不好,需要将其切除直到末端是健康的肠管。如果更大范围的肠管切除导致吻合无法完成,最好进行造瘘。另外可选择结肠次全切除,同时行回结肠吻合。

最后的操作步骤是将肠管小心放回腹腔,不要扭转以防肠梗阻产生。肠系膜处易形成梗阻性内疝,但发生率较低。外科医生在择期手术中需将整个结肠彻底检查或在术前对其评估充分,以防结肠近端或远端有不良的肠管病变。急诊病人可能很难评估,较大的病变可通过触诊或术前影像学检查(如 CT)发现。

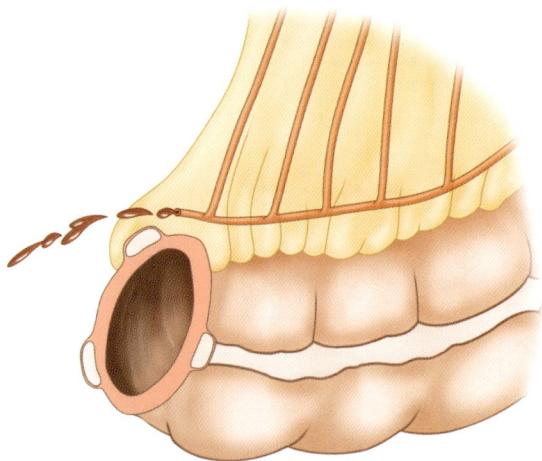

图 5-11　结肠边缘动脉出血,血供依然良好

良好的吻合技术可以促使肠道吻合的成功建立,降低瘘的发生。

(三)术后因素

在术后,外科医生可以采取特定的方法减少吻合口瘘的发生。位置较深的腹腔脓肿不利于吻合口恢复。吻合处小的瘘口在初期会形成脓肿。应及时对脓肿进行引流,可经皮、腹腔镜或开腹引流。在手术时应采取相应措施检测吻合是否完整,例如运用可溶性对比造影剂的 CT 检查可帮助评估吻合口的完整性。术中留下的引流管或针对脓肿采取的引流都要尽早撤除,特别是靠近吻合口的引流管。

应尽量避免患者低氧和低血压发生。对于有睡眠呼吸暂停的病人应当使用气道正压通气设备进行氧补充。术后合理的液体补充很重要,应保证补液充分以防低血压和灌注不足,但也不能补液过量,使左心室流出受阻从而产生充血性心力衰竭。

营养补充也能对吻合口起到保护作用。术后病人无法立即达到正氮平衡,处于营养不良风险的病人,禁食时间越长,切口和吻合口恢复时间越慢。刚进行完肠道切除和胃肠道吻合的营养不良病人术后需要立即行完全肠外营养。一旦病人可以耐受肠内营养就应立即给予。大部分病人可以在手术当天晚上进流食。不使用术前肠道准备的医生都会让他们的病人在术前一天晚上进食。

吻合口位置较低的病人术后不能经直肠给药或进行直肠相关操作。任何不经意的肛管插入,栓剂置入或远端肛管的侵入性检查都会导致吻合口破裂。可通过影像学检查如向直肠注入造影剂观察低位吻合情况,但是操作应当在外科医生和放射科医生共同参与下完成。外科医生将输注设备放入直肠中,控制对比造影剂的药量和输注速度,通过影像学检查评估吻合口是否存在缺损破裂。

如果远端肠管尚未恢复蠕动,则胃肠动力药如新斯的明的使用可能会增加吻合口处的压力,造成吻合口瘘,所以此类药物应尽量避免使用。

四、肠梗阻

(一)病人因素

肠梗阻是胃肠道无法进行正常的蠕动导致肠内容物无法在肠道内正常运行移动。以往认为腹部手术后生理性肠梗阻可持续 72h,其中结肠功能恢复最慢。病理性的肠梗阻持续的时间比生理性的长(图 5-12)。

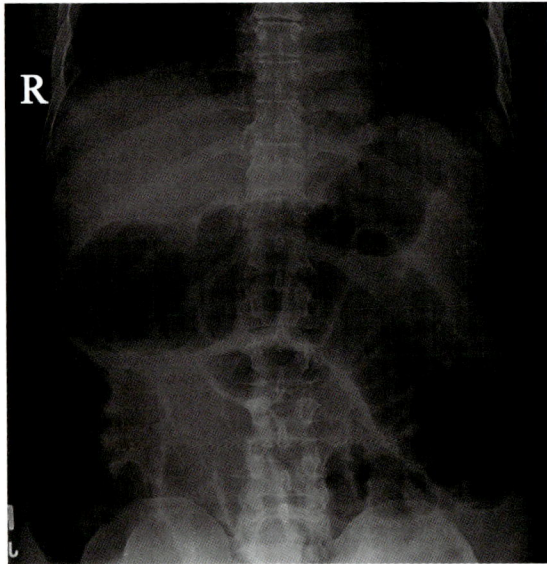

图 5-12　肠梗阻。胃、小肠和结肠内有大量气体

术前特定的危险因素可以使病人术后易发肠梗阻。外科医生需重视术前病情评估并采取相应措施治疗肠梗阻,减轻症状。慢性肠扩张、腹腔感染、麻醉镇静药物使用、腹部手术史术后组织粘连严重都是术后形成肠梗阻的危险因素。慢性肠扩张的病人会有胃肠道先天性动力不足的问题,他们会发生慢性不全肠梗阻或反复的肠扭转,且症状严重。此类病人术后肠道功能恢复慢,只有当肠道平滑肌肌纤维复位,腺体正常分泌后才能恢复正常的肠蠕动。

腹腔内的感染或靠近腹腔部位的感染(如肺炎或肾盂肾炎)常常导致术前肠梗阻的发生,也会引发术后肠梗阻的出现。如果及时治疗感染,肠梗阻能得到避免。

术前使用麻醉镇静药会延长术后肠梗阻持续时间,因为此类病人术后需要更高剂量的阿片类药物镇痛。镇痛药可以激动中枢神经系统的 μ 类受体,缓解疼痛,但同时会减慢胃肠道的蠕动。曾行腹部手术的病人由于粘连严重需在术中进行更多的肠道操作,造成肠道扭转,这些都会增加术后肠梗阻的持续时间。

(二)外科医生因素

如果外科医生能够安全有效地进行腔镜手术,并能缩短手术时间,则腔镜手术效果优于开放手术,术后肠梗阻发生率会更低。肠管操作越多,肠管与海绵、手术剪、牵引器和手套接触越多,肠梗阻越容易发生。有一种假说认为术后肠梗阻是由于对肠管进行操作处理后中性粒细胞渗入肌层,细胞释放炎性因子引起的。减少术中对腹壁的创伤可以减少术后疼痛,炎症因子释放减少,从而缩短术后肠梗阻持续时间。减轻疼痛会降低镇痛药使用量,也会有助于减少术后肠梗阻的发生。

在开放的结直肠手术中运用胸段硬膜外局部麻醉可以减少术后肠梗阻。一些外科医生运用硬膜外麻醉进行腔镜手术。在诱导麻醉前插入硬膜外导管,该导管可以保留到术后第 5 天。另一种镇痛的方法是在手术室通过泵进行局部麻醉,经导管以可调的速度向腹壁注入镇痛药。一般将布比卡因灌入泵中,可以在术后几天向手术切口或腹腔内注入。镇痛效果良好,病人无需再使用其他镇痛药。

对于首次使用镇痛药的病人,如果术后采用病人自控镇痛模式,外科医生一般选择爱维莫潘预防肠梗阻。这类口服药属于选择性 μ 阿片类受体拮抗药,可以避免镇痛药对胃肠道蠕动的抑制作用,不会影响中枢神经系统的镇痛效果。许多研究显示使用该药可以减少开放性肠切除术后肠梗阻的发生,平均缩短住院天数 1d。爱维莫潘可在术前使用,术后使用不超过 7d。

因为组织粘连可以导致术后肠梗阻,需要运用药品限制粘连的形成。在关腹前,可在组织上直接放上一些防粘连的膜剂(如透明质酸为主的生物可吸收膜)。虽然粘连还会发生在其他部位,但是在膜剂放置的位置粘连明显减少。在临时的回肠造口处包裹一些防粘连膜剂可以方便以后的瘘口还纳。不能在吻合处放置或包裹防粘连膜,可能会增加瘘的发生。

外科医生应该与麻醉医生互相交流沟通,限制术中静脉给液量。大量补充晶体液会加重肠道水肿,延长术后肠梗阻持续时间。

(三)术后因素

术后限制镇痛药的使用是减少肠梗阻的最重要因素。例如使用腔镜手术,运用局部麻醉泵或胸段硬膜外麻醉,镇痛药的用量就会大大降低。非甾体类抗炎药(NSAIDs)可以减少镇痛药使用量同时可以阻断炎症因子作用于胃肠道。如果病人没有消化性溃疡或肾功能不全的病史,可以静脉输注酮咯酸然后口服布洛芬一段时间,但不宜过久。老年病人需降低用药剂量。

这里要再次强调术后减少补液量是非常重要的。病人在术后第 1 天可以进流食，以后根据病人的耐受程度而逐渐改变饮食。静脉液体可以在术后第 1 天早上停止，如果病人整夜尿量或夜间尿量充足，可以考虑进流食。

通过减轻患者的疼痛，镇痛药使用量就会减少，病人可以更早地下床活动。药物相关的不良感觉减轻，患者感到更舒服。虽然目前尚未证实身体活动可以促进肠蠕动，但是早期活动可以提高肺功能，减少 DVT 发生率。

如果病人没有上文提到的术前危险因素，手术顺利完成，术后仍无法正常进食，外科医生需要采取相应措施减轻肠梗阻，同时寻找病因。此时需检查患者电解质水平并予以纠正，重新静脉液体输注，插入鼻胃管，减少胃部压力，限制肠道扩张。对于持续呕吐或腹胀不适的病人应在术后保留鼻胃管，但是并不是所有结直肠术后产生肠梗阻的病人都需要鼻胃管。腹部 X 线片（图 5-12）可以显示肠道内的气体水平，决定鼻胃管放置的位置。大量的气体也可能是吻合口瘘的标志，同时会引发肠梗阻。如果病人发热或白细胞增多，必须直接寻找感染源并采取相应措施。持续性肠梗阻往往是继发产生的，需要定位和解决原发病才能消除肠梗阻。

五、术后肺炎

（一）病人因素

已患有慢性阻塞性肺病（COPD）、氧依赖、吸烟、肥胖、肠梗阻、老龄、长期体质虚弱或曾行急诊手术（术中对全胃进行操作）的病人术后易发肺部并发症。很明显有些危险因素是无法改变的，但是如果病人在择期手术前戒烟至少 4～6 周，肺部并发症发生率就会下降。如果病人的小气道阻塞是可逆的，应用支气管扩张药和吸入性激素类药物可将病人的肺功能恢复到最佳水平。有严重肺部疾病的患者需术前就诊于呼吸科医生。在择期手术前，病人要学会在腹部系紧腹带时使用激动肺量计，深呼吸和咳嗽。如果病人术前就患有肺炎和支气管炎，应积极治疗，祛除疾病。术前详细地询问病史和肺部检查是必需的步骤。术前胸部 X 线片往往可以提示肺部疾病的发生风险。

（二）手术室中外科医生可控因素

术后良好的肺部排痰可以减少并发症的发生。当病人疼痛并伴有深吸气和咳嗽时，肺部清洁的效果将受到严重影响。因此结直肠手术切口类型的选择非常重要。腔镜手术切口小，术后疼痛轻。当深吸气时，脐以下的开放切口比脐以上的切口疼痛感要小。硬膜外导管或局部镇痛泵可以良好的控制术后疼痛，减轻毒麻药对呼吸的抑制作用，促进肺功能恢复。手术团队需要尽量减少病人在麻醉状态下的时间，以便缩短病人插管和拔管的间隔。对于胃胀或肠梗阻的病人，应该在术前插入鼻胃管胃肠减压，还可减少误吸发生。在择期手术中，也可使用经口胃管进行临时性胃肠减压。不管是开放手术还是腔镜手术，置入胃管都可有利于手术视野的显露和上腹部的相关操作。大部分病人需要在手术结束后拔除胃管。

（三）术后护理

2009 年一篇荟萃分析显示上腹部手术病人是否使用激动肺量计在术后肺部并发症发生率方面没有统计学差异。但是文章纳入的设计良好、严格符合标准的实验较少，得出的结论有待验证。病人术后深呼吸，经常咳嗽可能会预防与全麻有关的术后肺不张。由于疼痛或麻醉后精神状态欠佳而不进行上述练习的病人则无法预防肺不张的发生。如果病人术中发生误吸，应及时清理误吸物，预防肺炎，但有时即使将气道清理干净，也有可能发生肺炎。无论如何，术后使用激动肺量计并深呼吸和咳嗽仍然是术后临床护理的一部分。

平时常规使用支气管扩张药的病人术后应继续应用。仔细的肺部检查是非常重要的，可以听诊呼吸音、哮喘音等，这是不能忽视的检查项目。检查时病人要坐直，将听诊器放于后背听诊呼吸音。现在听诊比过去更灵敏，而且让病人坐直可以评估病人的疼痛情况，并观察其术后恢复的积极性。仔细记录病人使用激动肺量计和咳嗽的情况可以提供有用的信息。

对于在家不吸氧的患者，术后吸氧应尽早停止。如果手术当晚病人需氧量很大，可能提示病人过度肺不张，正在形成肺炎或充血性心力衰竭。当护士向医生报告需要增加氧输送量才能保证病人的正常氧饱和时，医生需加以重视，寻找病因并积极治疗。较轻的肺不张一般可以通过使用激动肺量计、活动、咳嗽和深呼吸治愈；一部分病人需使用支气管扩张药。如果病人咳出痰液，应进行细菌培养和革兰染色，特别是发热或白细胞增多的病人更应如此。通过胸部 X 线片可以诊断肺炎（图 5-13）。

除了治疗肺不张,在等待细菌培养结果期间可以使用广谱抗生素。如果病人有肺栓塞的相关症状,如心动过速、胸痛或呼吸急促,进行血清 D_2 聚体、动脉血气检测,肺动脉造影 CT 检查可以帮助诊断疾病。充血性心力衰竭的病人可以使用利尿药治疗。如果病人没有心力衰竭的病史,需要考虑急性心肌梗死的可能。

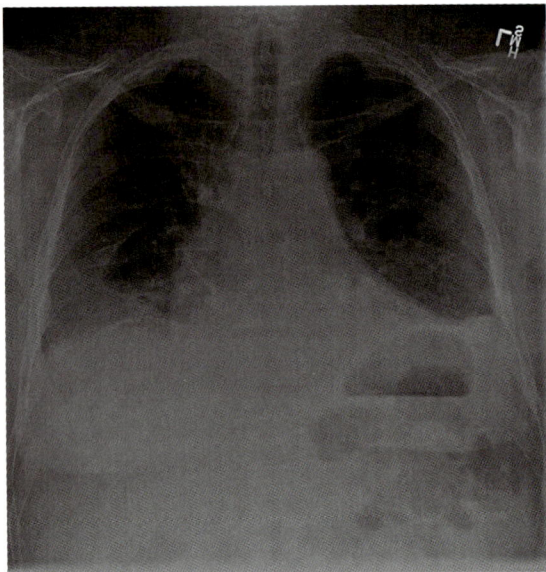

图 5-13　术后右下叶肺炎,小的裂隙间有液体渗出。注意该患者肠梗阻正在发展形成当中

如果手术结束时仍保留鼻胃管,则要在术后尽早拔除。鼻胃管使病人感到非常不适,妨碍正常呼吸。鼻胃管可以使食管胃连接处撑开,如果胃管不能很好地发挥作用,可能会导致胃内容物反流以致误吸发生。

能使病人术后肺功能恢复到最佳的关键是疼痛控制和病人的积极配合。病人术后应该使用激动肺量计,一天多次下床,可以坐着或四处走动,最好在手术当晚就开始活动。锻炼不仅可以增加呼吸深度,还可减低 DVT 和 PE 发生率。

六、深静脉血栓和肺栓塞

(一)病人因素

特定人群术后发生 DVT,继发 PE 的风险较高。这类病人可通过详细的病史询问,仔细的体格检查和过去相关治疗记录得以辨认。如果病人曾有 DVT 病史,则应确认病人是否存在高凝状态。当病人蛋白 C、蛋白 S、抗凝血酶Ⅲ缺乏,有抗心磷脂抗体或狼疮抗凝物质出现,凝血因子 V 莱顿突变,需要特别关注。有 DVT 和 PE 病史的患者在择期手术前需请血液科会诊。对于没有不良嗜好但有肿瘤或炎性肠病病史的患者,也应该向血液专科医生进行咨询。血液科医生可以指导围术期 DVT 和 PE 预防治疗,一些病人可通过置入腔静脉滤器而获益。

Virchow 血栓形成的三要素之一就是静脉淤滞状态,外科医生需要在术前评估病人的活动性,估计该活动性对术后护理的影响。因为骨骼受伤或进行过骨科手术而使活动临时性受限的病人,需完全恢复后再进行择期结直肠手术。有些病人因为关节炎而活动受限,甚至必须依赖轮椅,这类病人应该在术前进行相关物理治疗,提高他们的活动范围和下床活动的能力。因为大部分病人在术前没有充足的时间进行相关治疗,外科医生需要尽量在手术中减少创伤,术后精心观察病情,治疗并发症。

(二)手术室中外科医生可控因素

在结直肠手术病人中,Meta 分析结果显示皮下注射低剂量普通肝素和低分子肝素可以降低 DVT 和 PE 发病率、病死率。另外,磺达肝素(一种合成型戊多糖抗凝剂)已被证明效果与肝素相当。肝素需要在诱导麻醉前 1h 给予病人,磺达肝素则应在术后 6h 给药。很少有病人不需抗凝治疗。如果病人在术前置入硬膜外导管,应该在 LMWH 停用后 12h 后,磺达肝素停用 24h 后。当导管移去时,上述停药间隔同样适用。即使病人术前已达到完全抗凝状态,此时肝素、低分子肝素或磺达肝素已停用,也应该在围术期相应时间窗给予病人抗凝药物预防性治疗以保证病人的完全抗凝状态。

另外除了药物治疗,也可使用机械辅助如持续压迫装置和弹力袜。病人下肢在麻醉期和术后运用上述设备可以预防血栓,使用方法将在下文讨论。已有试验证实弹力袜与肝素联合使用效果良好,而持续压迫装置也会起到相似的效果。

手术应当安全、快速地完成。病人手术时间越长,DVT 形成的风险越大,所以整个手术团队应通力合作,尽量缩短手术时间。巡回护士应确保病人在进入手术室前已皮下注射抗凝药物。应该在预吸氧麻醉诱导前或等候区就给患者使用持续压迫装置或弹力袜,持续压迫装置需保持在开启状态。当插入导尿管,腹部和会阴皮肤准备好后,外科医生应立即消毒铺巾开始手术。最后，外科医生应与麻醉团队在术前和术中沟通交流，保证手术完成后病人能及时拔管脱机。

（三）术后护理

住院患者术后应继续使用肝素或磺达肝素。弹力袜也可在术后继续使用。当病人无法活动时，应该使用持续压迫装置，此装置还可将病人固定在床上。病人应该学会在床上如何移动，如何摘下压迫装置后下床。护士应该教会病人该装置的使用方法，并确保病人在晚上重新使用该装置。活动受限或易发 DVT 和 PE 的病人可以在家或下一个医疗单位继续药物或机械设备抗凝治疗。抗凝的治疗周期由病人的活动性决定，目前尚没有相关数据得出精确的治疗周期。

任何病人都应尽量在手术当晚下床活动，即便只是站在床边或走到椅子所在的位置。病人越早活动，他们发生 DVT 的概率越低。良好的疼痛控制和术前对病人术后预期情况的提前告知也是非常重要的。如果需要的话，在术后第 1 天物理治疗的帮助下让病人在大厅走动。如果病人进行的是非直肠手术，且没有硬膜外导管，可以在术后 24h 内拔除尿管。站立排尿可以促进血液经深静脉回流。

外科医生每天查房巡视的内容应包括对患者活动时间的评估。如果活动时间不足，应该寻找病因并及时纠正。另外应该进行相关检查以排除单侧肢体水肿。如果病人身上存在经皮的中心静脉导管，就需特别注意肢体 DVT 形成征象。如果胸痛出现，并伴有动脉氧下降，心电图右心缺血表现，就应实施完全的抗凝治疗，并评估 PE 发生风险。

七、出血

（一）病人因素

因为手术对于所有的病人来说是一种可控的创伤，大部分病人都要预防血栓形成（DVT 预防，使用 NSAIDs 类药物），所以外科医生需要在术前评估患者是否存在凝血问题。应详细询问病史，包括过去的手术史，家族史，既往史，需要特别关注是否有肝病及以往的药物使用情况。如果病人之前进行复杂手术时没有出血，身体状况没有显著变化，也没有使用引发内部出血的相关药物，可以按预定计划行结直肠手术。相反，如果病人之前即使行拔牙之类的相对较简单的手术也需要输血，最好

在手术前做全面的血液方面评估。

有出血家族史的患者可能提示有血友病或其他已知的凝血系统疾病。此类病人在手术期间和术后都应经血液科医生进行评估及指导相关治疗。嗜酒及任何肝病或肝硬化病史都应引起临床医生警惕。对患者行 Child-Pugh 肝功能不全分级评估不仅可以帮助医生预测其围术期并发症发病率及病死率，还能作为评估术中和术后出血风险的有效工具。国际标准化比值上升同时患有血小板减少症的病人需要在围术期输注血浆或血小板。

另一类易出血的人群是患有终末期肾病的病人。这些患者由于处于尿毒症状态使得血小板存在不同程度的功能不全。虽然血小板计数可能是正常的，但是血小板不能很好地黏附于血管内皮上。如果病人在术中或术后出血，可以使用去氨加压素（DDAVP）提高血小板黏附受损内皮的能力。由于慢性疾病此类病人长期处于贫血状态，促红细胞生成素分泌减少，临床上常进行输血治疗。

接受化疗的病人由于嗜中性粒细胞减少可能会发生缺血性肠炎、憩室炎或直肠周围感染。此类患者可能患有全血细胞减少症，血小板较低。如果手术必须要进行，常规做法是输注血小板。大部分病人通过治疗血细胞计数恢复正常，此时可以使用抗生素。

外科医生和麻醉医生需要注意哪些药物可以显著增加术中和术后出血风险。排在第一位和影响最大的是华法林，所以术前必须停用该药。怎样停药、何时停药、何时重新开始使用都是需要考虑的问题，这取决于华法林治疗的用药指征及进行手术的紧急迫切程度。急诊手术需要输注新鲜冰冻血浆和维生素 K 来快速有效抵抗华法林的抗凝效果。对于择期手术而言，病人需在术前 5～7d 停用华法林，使用治疗剂量的低分子肝素或磺达肝素并在手术当天停用。上述方案可适用于应用人工心脏瓣膜的华法林服用患者或用于治疗 DVT。目前很少建议术前静脉滴注肝素。对于房颤患者，如果发生脑卒中的危险度较低，可以不使用抗凝治疗，直接在术前 1～2 周停用华法林。术后没有显著的活动性出血征象时，应立即给予肝素静脉滴注或皮下注射，一般术后 24～48h 重新开始抗凝治疗。静脉滴注肝素的优势在于肝素残留药效时间较短，一旦发现急性出血就停用肝素，抗凝效果消失较快。病人术后立即使用华法林需谨慎，特别是对于还未

正常进食的患者,更应考虑药物的实际抗凝效果。如果病人口服吸收欠佳,可以一直使用皮下注射的给药方式,在家也应如此,直至病人能口服华法林为止。另外病人可能会因为过度抗凝而产生本不应发生的术后出血。

抗血小板药物可以在术中或术后引起显著出血。氯吡格雷和阿司匹林是最常用的两种药物。氯吡格雷可以抑制由二磷酸腺苷介导的血小板聚集。该药可以直接抑制二磷酸腺苷与受体结合,此外二磷酸腺苷还可激活糖蛋白Ⅱb/Ⅲa复合物向血小板表面黏附,此步反应对于血小板的黏附聚集非常重要,氯吡格雷也能抑制该反应发生。氯吡格雷对血小板的抑制作用不可逆,可以持续长达7d,所以进行择期结直肠手术的患者需术前停用该药至少7d。阿司匹林通过抑制环氧酶的活性阻碍血栓素的合成,从而降低血小板的活性和聚集,该抑制作用也是不可逆的。如果可以的话也应在择期手术前停用阿司匹林(完全剂量)至少7d。

目前有两种新的口服抗凝药,达比加群酯和利伐沙班。房颤病人可以使用该类药物预防卒中。在较复杂骨科术后,可以使用利伐沙班预防DVT。达比加群酯可以直接抑制凝血酶,抑制作用可逆。利伐沙班是选择性凝血因子Xa抑制药。不过目前尚无有效的方法在术前监测上述药物的药效以确保安全,也无法抵抗药物副作用。达比加群酯可以通过透析过滤出来,而利伐沙班则无法透析过滤。肾功能正常的病人应在结直肠择期手术前2~4d停用达比加群酯,如果肌酐清除率<30ml/min,则至少应在术前5d停药。目前尚无指南提出关于利伐沙班准确的停药时间,但考虑到药物的半衰期,术前24~48h停药是比较合理的。

(二)手术室中外科医生可控因素

外科医生必须确保每台手术结束时病人止血彻底。术中止血的方法有许多种,如手工缝合、吻合器、止血夹和一些能量设备,如Ligasure、EnSeal、超声刀、电凝。每种方法都有其优势和缺陷,外科医生应该熟练掌握各种器械的使用方法。

在腹部和盆腔结直肠手术中有些操作步骤容易引发出血或血管处理较困难。结肠脾曲的处理往往会导致脾被膜的撕裂或脾结肠韧带内一支(或多支)血管出血。这些小血管常常由于收缩而进入网膜脂肪组织中或痉挛收缩作用,不在术中发生明显出血,但是手术完成后血管舒张,出血往往会在此时出现。小心牵拉与脾相关联的组织可以避免脾被膜的撕裂。将与脾相连的脂肪组织清除干净可以减少此处的张力,不必把脾从腹腔内移出。可以局部使用纤维素制品或喷撒凝血酶治疗脾被膜撕裂。如果药物治疗效果不佳,可以使用氩气刀,此处应尽量避免缝合和电烧灼。

骶前静脉和盆腔血管是止血过程中另一个比较难处理的地方。选择合适的解剖层面可以减少出血。一定要在直肠系膜与骶前筋膜之间的束状组织中进行直肠周围脂肪清除。在清除组织过程中,能量设备、过度牵拉直肠或吻合器横贯直肠时(此时往往是盲法操作,无法直视)操作过激都会造成筋膜损伤。如果在分离筋膜时发生静脉出血,手术医生应立即在骶骨处加压止血,并告知麻醉医生有出血发生,应采取相应措施。如果病人发生低血压,麻醉医生应及时补充血容量并采取升压措施。可交叉血型配对术中紧急备血,需要时立即输注。虽然出血可以控制,外科医生必须解决出血的根本原因。可以使用一部分直肠环形肌作为肌肉补片修补受损的静脉,效果良好。也可使用消毒止血钉钉合受损静脉。如果上述措施效果不佳,可以将盆腔填充,术后24~48h后再次手术。

从十二指肠降部分离切除右结肠系膜时容易导致结肠系膜静脉出血。这里再次强调要在适宜的层面操作,减少组织张力可减少出血。出血时最初可使用纱垫加压止血,之后使用止血夹或手工缝扎止血,止血时操作小心,避免损伤十二指肠或周围邻近组织。

手工缝扎在特定的情况下效果良好。对于有克罗恩病的患者,肠系膜往往增厚,此处出血使用褥式缝合结扎止血比单纯结扎效果良好。褥式缝合也可适用于其他血管的结扎止血。止血夹容易脱落,应尽量避免使用,特别是低位直肠前切术中处理直肠系膜时,此处操作较困难,易出血。

使用吻合器吻合也会出血,应根据组织大小选取合适的钉仓。一般白色钉仓用于血管蒂结扎。在吻合器击发前保持关闭状态1min,可减少血管周围组织水肿,止血效果更佳。蓝钉仓用于小肠和结肠切割,绿钉仓用于较厚的肠管。对于长度可调的吻合器,只有当长度与组织合适时才可将吻合器拧紧。指示器会显示吻合器是否达到击发距离,但是还需要临床经验决定将吻合器拧多紧才能预防术后可能的吻合口瘘和出血。使用圆形吻合器进行回直肠吻合需要比结直肠吻合关闭的更紧,这是由于回肠管壁较薄,组织水肿,处理比较困难。当吻合器关闭到可击发的绿色区域击发时,容易造成浆膜撕裂。此时需考虑手工吻合或切除更多的正常肠管之后再进行机械吻合。

当浆膜、肝或脾被膜出血时,可使用止血材料进行止血,如胶原蛋白、纤维素、凝胶制品,可以单独使用,也可以与凝血酶、纤维蛋白、合成塑胶联合使用。这些止血材料可以应用于开放或腹腔镜手术中。较明显的肝脏出血应使用高频电刀或氩气刀止血,特别是结肠肿瘤切除联合肝脏局部切除时,组织易出血,术中应及时止血。

如果病人所有器官表面都有出血,可考虑存在弥散性血管内凝血或其他血液病,外科医生应针对病因治疗。手术必须快速完成,将术中损伤降到最低。如果术中无法完全止血,可将止血材料填充于病人体内,术后送入重症监护病房,病房保暖效果良好,可以及时纠正血液病,并随时准备二次手术,去除填充物,完成剩余的手术步骤。

(三)术后护理

术后出血的原因有很多。最重要的原因是术中止血不充分。虽然外科医生手术中已确认视野无出血点,但一些血管仍处于开放状态,只是由于术中暂时性痉挛而无明显出血,术后血管壁痉挛消失仍会有出血发生。大部分病人在面对此类出血时可通过自身的凝血机制得以控制,除非出血的血管相对较大。NSAIDs 类药物,DVT 预防性药物和完全性抗凝治疗可以促进术后出血。只有

当外科医生确认病人的凝血机制已彻底恢复才可重新进行完全的抗凝治疗,一般最快也要在术后24h。

如果病人手术当天能平稳度过,术后第 1 天晨起应进行全血细胞计数。如果病人有出血征象,例如心动过速、低血压或少尿,则应更早地进行相关检查。如果术后第 1 天早晨病人的血红蛋白显著下降,外科医生需仔细考虑是否与术中失血量、补液量有关。有时病人术前检查所得的正常血红蛋白不能真实反应病情,因为病人术前肠道准备或基础疾病可使血液浓缩,以致测出的血红蛋白质值偏高。通过以上分析,如果血红蛋白值下降超过预期,则应对病人仔细检查,可在腹腔内或肠腔内寻找出血原因。生命体征往往不能有效提示病人的出血情况,因为心动过速的表现可通过β受体阻滞药减弱,适量的出血并不会影响尿量。可测量体位性生命体征变化,如斜坡试验来监测血管内的容量变化情况。先不考虑出血来源,一旦病人确诊为正在出血或已发生出血,应立即停用可能诱发出血的药物。可根据出血的速度决定是否输注晶体液或血液,一定要寻找出血原因并予以纠正。CT 可以发现血液流向何处(图 5-14)。内镜或结肠镜可以起到诊断和治疗作用,吻合口出血通常无需干预而自愈。对于情况不稳定的病人,需持续输注液体或症状性腹腔内出血患者(疼痛明显、腹胀、或感染等),可考虑再次手术。如果出血不严重,可先密切观察病情,不予特殊处理,让病人自行恢复,再次手术会引发许多潜在的并发症。

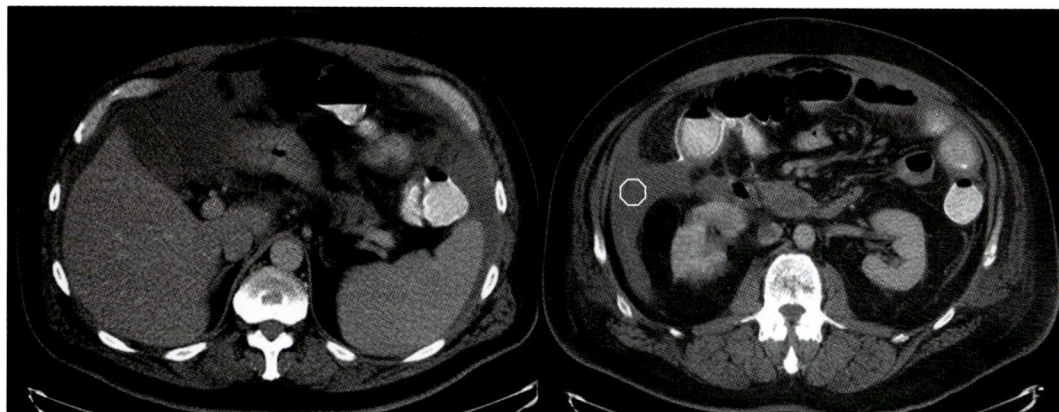

图 5-14　腔镜下右半结肠切除术后腹腔积血。右图证实无吻合口瘘

八、泌尿生殖系统并发症

(一)病人因素

特定人群术后容易发生泌尿生殖系统方面的并发症，一方面是由于手术本身所导致的，另一方面与患者围术期存在的其他疾病有关。仔细的病史询问和详细的体格检查都有助于医生分辨这类病人并采取相应措施预防并发症的发生。

男性患者需评估是否有良性前列腺肥大。如果病人有尿线变细，尿不全和夜尿增多的情况出现，提示术后发生尿潴留的风险较高。即使术中插入导尿管也不能彻底解决尿潴留的问题。可考虑在围术期间使用坦洛新来改善排尿受阻的情况。

对于术中可能会误切控制勃起和射精相关神经的病人，应在术前对病人的性功能进行评估。左半结肠手术（需在肠系膜下动脉及腹下神经周围进行组织切除）和盆腔内手术（需在勃起神经周围进行组织切除）都易影响患者术后性功能水平。如果年轻男性患者由于溃疡性结肠炎或结肠病要进行全结直肠切除时，可考虑在术前与病人讨论有关储存精子的相关事宜。

对于将来要生育的女性患者，医生一定要在术前告知患者由于盆腔相关操作可能会影响生育功能，也可能是由于疾病本身对生育功能造成损害。输卵管功能不全的病人可能需要试管受精后子宫内妊娠。术中可在输卵管和卵巢周围放入透明质酸类的防组织粘连膜，以防术后盆腔组织粘连。

有的手术可能要切除一部分膀胱，医生一定要在术前告知病人术后可能会发生膀胱功能失调。同样地，进行脊髓或硬膜外麻醉的患者也需被告知术后发生尿潴留的风险。

(二)术中相关因素

手术之前一定要考虑周全并制定诊治计划。如对于脊髓麻醉的肛肠手术病人，一定要限制术中和术后静脉补液量，以防膀胱过度膨胀。另外在手术部位局部麻醉，特别是肛周阻滞麻醉，可以减轻患者术后泌尿生殖膈处的疼痛和痉挛，促进患者尽快排泄。

如果病人术后使用硬膜外导管进行镇痛控制，一般需要插入导尿管，直到硬膜外导管撤除后才可拔除尿管。巡回护士应了解不同病人尿管拔除的时机。

术前 CT 检查可以使外科医生注意输尿管及膀胱周围较难处理的部位（图 5-15）。乙状结肠憩室病属于炎性病病范畴。术前可通讨影像学检查和膀胱镜诊断结肠部位的肿瘤是否有膀胱侵袭。克罗恩病可能会侵袭膀胱（形成瘘）或输尿管（形成蜂窝织炎）。在这些病人中，可考虑术前输尿管支架置入。支架置入并不能防止输尿管受损，但是可以在术中快速辨认输尿管位置，避免不必要的损伤。由于支架置入，术中容易辨认输尿管，可以减少腹膜后层面的组织切除和操作，从而减少出血和神经损伤。外科医生需要评估支架置入所带来的益处是否大于其花费的时间，然后再做出决定。一些外科医生喜欢用发光支架，这样易于术中辨认，特别是在腔镜手术中，但是此做法尚存在争议，仍未广泛推广。

当患者尿管置入较困难时，就需要泌尿外科医生协助插管。如果 Foley 尿管无法顺畅插入膀胱或无法保证尿液无血，可考虑换用弯头尿管。如果上述尝试仍无法完成插管，泌尿外科医生可使用膀胱镜协助插管。为了避免尿道损伤，在未确认尿管已插入膀胱时不要扩张球囊。在插入尿管时可在尿管周围涂抹润滑液方便尿管进入，插入后可挤压膀胱以便有尿液从尿管流出，从而确认插管完成。

在结直肠手术中保护输尿管是非常重要的。分离或电刀切除输尿管附近组织时一定要确认输尿管位置，以防损伤。左半结肠切除、乙状结肠切除、直肠低位前切或经腹会阴直肠切除都要在术中确认左侧输尿管位置。在分离结扎肠系膜下动脉根部及其乙状结肠分支时，需先确认左侧输尿管位置。一般沿乙状结肠左侧打开腹膜，首先应将输尿管暴露，并在正确的层面进行组织切除，在操作过程中保护输尿管并保持乙状结肠系膜张力。有些疾病手术操作涉及右侧输尿管，也应在术中确认其位置并注意保护。有时盆腔肿物较大，手术可能会涉及双侧输尿管。有时手术操作从左侧腹腔转移到右侧时，可能会涉及右侧输尿管。输尿管如果在术中损伤，应及时确认并修复而不是等到手术后才发现。还要注意预防对输尿管的热损伤，否则会产生继发的管腔狭窄。如果怀疑输尿管受损，但无法确认缺损位置，可通过静脉注入靛胭脂帮助确认。

在术中切除膀胱附近发炎坏死的肠管时可能会损伤到膀胱。如果不小心将膀胱切开或切掉了

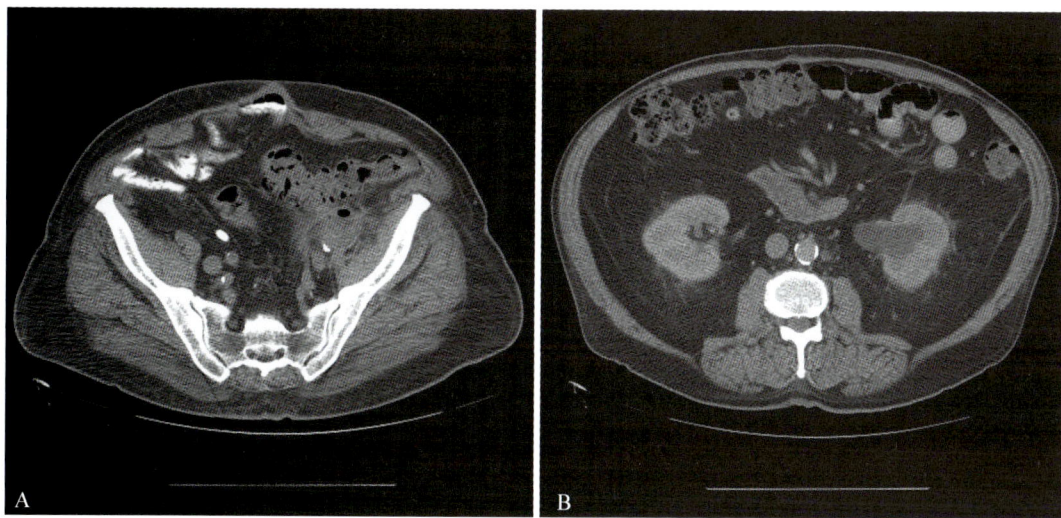

图 5-15　A. 左下腹复杂憩室蜂窝织炎;B. 由于图 A 处的憩室蜂窝织炎造成了肾盂和输尿管扩张

一小块膀胱组织,只要受损区域不是三角区或尿道口及其附近区域,都可通过可吸收缝线双层缝合修复。更复杂的损伤修复则需泌尿外科医生参与。如果术中怀疑膀胱受损,但无法确认受损位置,可以通过尿管注入无菌婴儿配方牛奶或稀释的亚甲蓝,此时通过膀胱漏液确认缺损位置并完成修补。

为了保护膀胱功能,术中牵引要适度,减少膀胱周围组织切除,但也要保证手术组织清除彻底。如果术中将膀胱从 Retzius 间隙分离开,关腹前应用黏合剂将膀胱黏附于原位置。术中应仔细结扎止血,Retzius 间隙血肿也会导致膀胱功能失调。盆腔组织切除时伤及自主神经也会影响膀胱功能。

盆腔手术需在正确的层面进行操作才能保护男性患者的性功能。在直肠癌手术中,前列腺和精囊腺附近区域存在 Denonvilliers 筋膜,相关的分离操作都应在该筋膜后方进行,这样会保护前列腺周围的神经丛。在直肠后方操作时,应在直肠系膜和骶骨前筋膜之间的间隙进行,以防损伤盆腔神经丛。另外过度地将直肠向后外侧牵拉会损伤盆腔神经丛,从而影响勃起和膀胱功能。当有明确的可切除肿瘤存在时,才可从肠系膜下动脉根部对其进行结扎切断。结扎动脉时一定要小心,避免动脉周围过多的组织清除,以防毗邻的上腹下丛神经受损,此处神经受损会导致逆行射精。

(三)术后护理及影响因素

大部分结直肠手术的病人都可以在术后第 1 天早晨安全拔除尿管。硬膜外麻醉或进行盆腔手术的患者术后可能会有短暂性膀胱功能失调,此时应在硬膜外导管移去 12h 以后再将尿管拔除。如果患者盆腔手术后恢复良好,无不良反应发生,可在术后 3～5d 拔除尿管,也可根据病人自身情况调整时间。不过这种临床经验性做法已经受到了循证医学证据的挑战。一项临床试验证实大部分病人都可在术后第 1 天早晨拔除尿管,尿潴留发生率仅为 10%～15%。如果男性患者有良性前列腺肥大,且美国泌尿协会症状指数评分>20 分,则应将尿管保留更长时间。对于有良性前列腺肥大的男性患者可以在拔除尿管前服用坦洛新预防尿潴留。肠道吻合的位置越低,尿潴留发生的概率越大。

移除尿管后,一定要仔细观察患者的排尿方式、次数和排尿量。仅检查每天的排尿总量并不能发现尿潴留或尿失禁。外科医生必须了解排尿次数及每次的尿量,同时询问病人是否感觉每次排尿完全。不管尿管拔除与否,都可通过超声检查(排尿后)检测逼尿肌的功能情况及膀胱排尿受阻程度。如果膀胱内尿液残留过多(超过 250～300ml),需要保留尿管。持续膀胱功能失调的患者出院后在家中也需保留尿管和尿袋,直至膀胱功能恢复才可将尿管拔除。

第二部分

肛肠疾病

第 6 章

痔

著　者　Daniel C. Rossi · Amir L. Bastawrous
译校者　崔建新(译)　王　宁(校)

要点

➤ 痔病(或痔)是正常的肛管解剖结构变大并产生相应的症状。如果无症状,可以不予治疗。

➤ 外痔是由于皮肤覆盖下的外部血管受到影响而产生相应症状,一般是由于血管内血栓形成或肛周不够清洁引起。

➤ 内痔是由于直肠黏膜下层的血管受到影响而产生相应的症状,一般是因为血管突出或出血。

➤ 当病人有出血症状时,需首先排除上消化道疾病引起的出血。

➤ 当肛门括约肌收缩时可造成痔从肛门突出,导致黏性分泌物和污物排出。

➤ 当患者主诉为"痔疮"时,医生需详细询问病人的症状并仔细检查,以排除其他肛肠疾病。

➤ 使用肛圈套扎已成为常规化的处理方式,不同于其他扩大的、疼痛较重的手术操作。

有症状的痔非常常见,但医生对这种影响病人生活质量疾病的理解还不够。不管是医生还是普通人,对痔的病因、症状和护理方面有许多错误的理解和概念误区。虽然关于痔的相关处理不是很吸引临床医生的关注,但是合理的护理方法可以提高病人的生活质量,使病人对诊治医生心存谢意。

一、流行病学

在美国症状性痔发病率为 4.4%,治疗痔病已经是结直肠外科医生工作中的一个重要组成部分。症状性痔好发于 45-65 岁的人群,不分男女。在 70 岁及以上的人群中痔的症状出现率呈下降趋势;同样,在 20 岁之前患有痔也很少有症状产生。男性症状性痔的发病率是女性的 2 倍。研究显示白种人比黑种人更易形成较大的、有症状的痔,社会经济地位越高的人群,病情越严重。

二、解剖和生理

一般认为痔是病理性改变导致成的,这其实是错误的。从刚出生的婴儿一直到老年人,痔始终是肛管正常的生理组成部分。现在很多人把发生在肛门周围的疾病或与肛门有关的症状都归类为"痔",小到肛门瘙痒,大到肿瘤。

从解剖学的角度分析,痔是黏膜下血管垫,沿肛管纵向分布并横跨齿状线。痔一般是由直肠上动脉的终末分支血管组成。肛垫常位于 3 个标准解剖位置:肛管右前壁、右后壁、左外侧壁(图 6-1)。在个别病人当中,一些小的痔及其附属物并不位于标准位置上,这些患者经正常的痔组织切除后往往会"复发"。血管垫由 3 部分组成:黏膜表层、间质层(含有血管结构)和连接结缔组织(图 6-2)。黏膜表层是由远端直肠黏膜或肛周黏膜组成(取决于痔的位置,是位于肛管内还是位于肛周)。间质层包括血管、平滑肌组织(Treitz 肌)和起支持作用的结

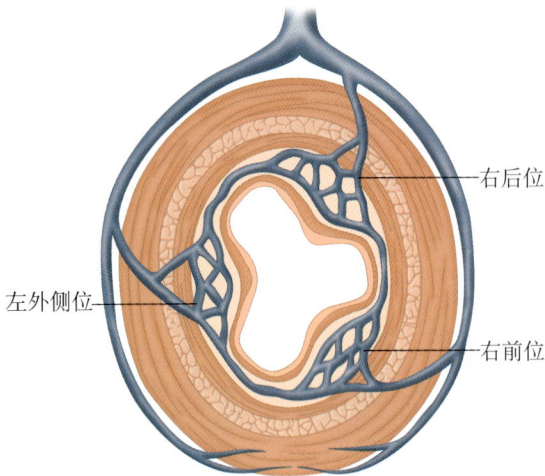

图 6-1　痔血管丛的解剖位置

（引自 Cameron AM　编者：外科治疗现状，第 9 版，费城，2007，Elsevier，p262，Fig 1）

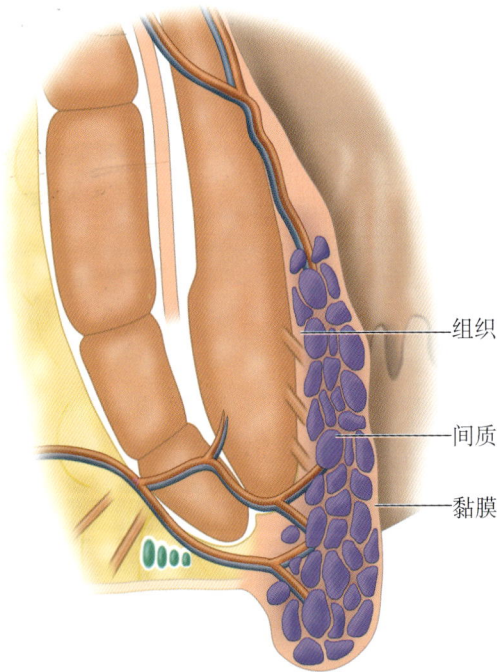

图 6-2　痔包含结缔组织、间质和黏膜

缔组织。大部分人认为一般术中痔出血是静脉出血，但实际都是搏动性新鲜的血液流出，属于动脉出血。静脉回流的通路一般是从直肠上静脉回流到肠系膜下静脉。血管垫中的血管壁往往缺少肌层，它们更应被描述为静脉窦而不是静脉组织。汤普森认为痔性出血来源于静脉窦间隙前与静脉窦相交通的小动脉，而不是由于充血静脉，连接用结

缔组织，作为痔疮的第 3 个组成部分，能够保证血管附着于内括约肌和联合纵肌上（见图 6-2）。当痔发病在 30 年以上时，结缔组织的连接作用开始变弱，使得内痔脱落出肛管，并引起血管充血，最终导致外痔肿大。

肛垫的正常生理作用目前尚未完全清楚。现在普遍认为其可以很好地将内括约肌环与外周肛管联合起来，在保持肛管的紧闭状态方面起到了非常重要的作用。研究显示肛管最大收缩压中的 15％是来自于内痔静脉丛的扩张。有报道显示痔切除术后这种静脉扩张力消失，病人会有不同程度的排气或排便失禁。

根据痔在肛管与齿状线的位置关系分为内痔和外痔（图 6-3）。内痔发生于齿状线以上由柱状上皮或肛门直肠移行上皮覆盖，由于内痔受内脏神经支配，所以一般不会疼痛，除非内痔脱出，形成血栓或嵌顿造成肛管狭窄。内痔有别于肛直肠静脉曲张，不受门静脉高压影响，而门静脉高压是肛直肠静脉曲张的诱发因素。内痔根据症状的严重程度进行分度（图 6-4）。对内痔进行合理的评估分级有助于选择合适的治疗方案。

外痔通常发生于齿状线以下，被肛管内复层鳞状上皮覆盖，受感觉神经支配。血栓性外痔会产生疼痛感。静脉引流是从直肠下静脉回流到阴部静脉，阴部静脉属于髂内静脉的属支。内痔和外痔的静脉丛存在交通，所以内痔扩大往往会诱发外痔充血。

三、病因学

许多因素都能促进病理性痔形成。一般认为便秘是痔的最初刺激因素。但是，对于＞65 岁的人群、黑种人、社会经济低位较低的人群，便秘发病率呈升高趋势，相反，痔的流行病学却呈下降趋势。因此便秘与痔的关系开始被质疑。一部分人提出引发症状性痔的原因包括：过度劳累、腹泻、怀孕、腹压升高、高龄和遗传因素。来自解剖学研究的数据支持汤姆森提出的"肛垫下移理论"。该理论认为随着个体年龄增长，结缔组织开始退化，这使得内痔向下移位，继而内静脉丛和外静脉丛血管都开始扩张。在这种情况下，一些因素如便秘、劳累和腹压升高使该病理过程恶化，最终加重了痔的相关症状。Ⅲ度或Ⅳ度痔的患者与无症状或较小痔的患者相比，胶原/蛋白比值和胶原Ⅰ/Ⅲ比值显著下降，这也证明了汤姆森理论的正确性。

外痔　　　　　　　内痔

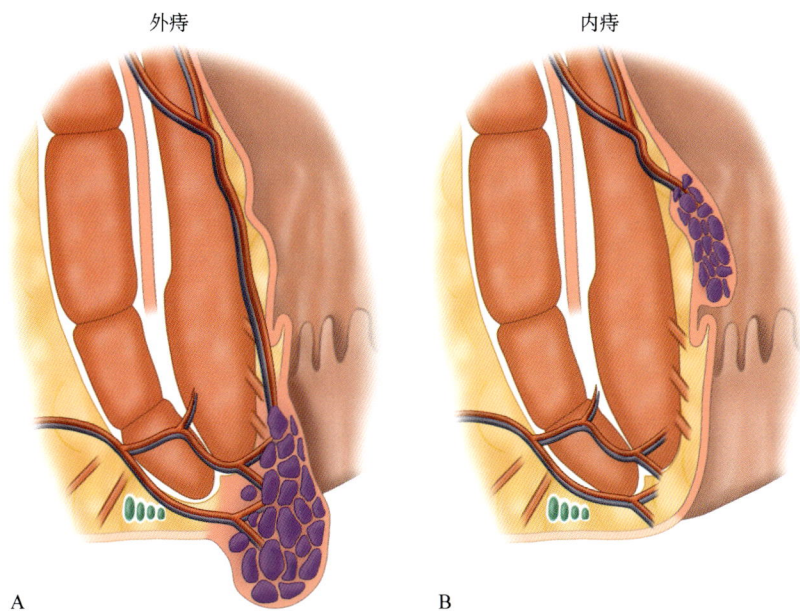

图 6-3　A. 齿状线与外痔解剖位置关系。内痔和外痔静脉窦之间有交通支。B. 齿状线与内痔解剖位置关系

（A.引自 Cameron AM,编者:外科治疗现状,第 9 版,费城,2007, Elsevier, p 262,图 1；B.来自 http://en.wikipedia.org/wiki/File:Hemorrhoid.png#globalusage）

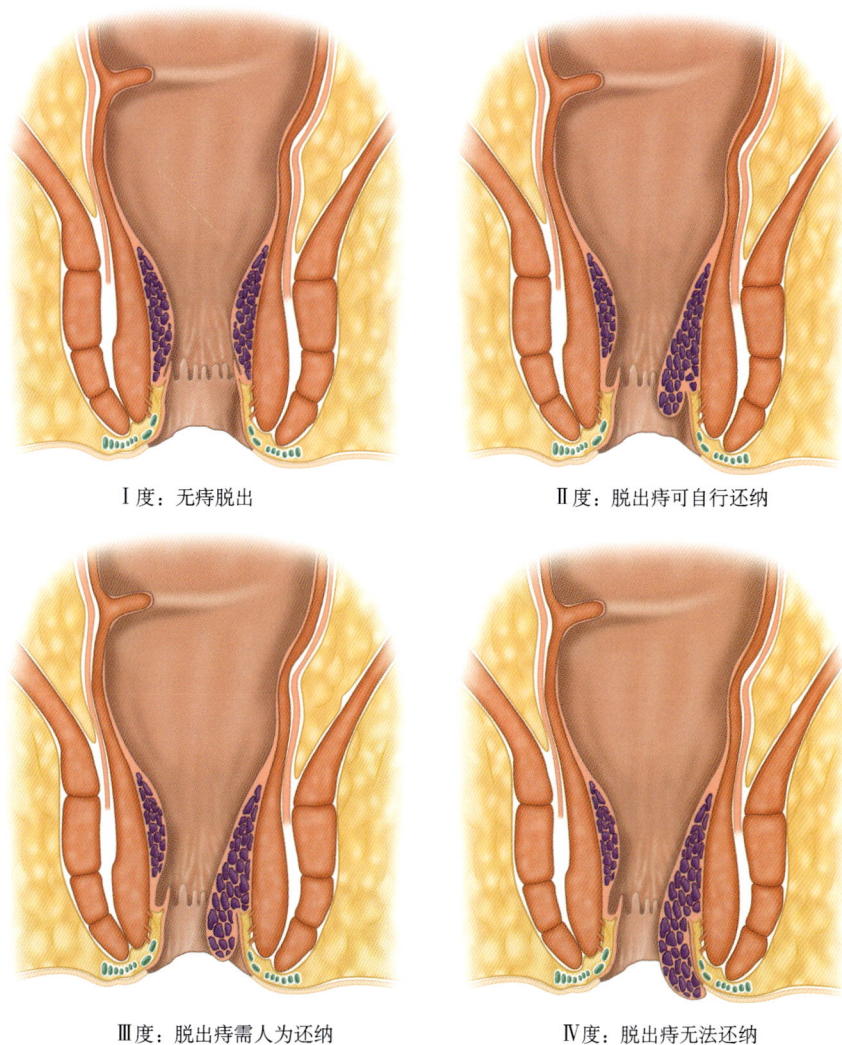

A　　　　　　　　　　　B

Ⅰ度：无痔脱出　　　　　　　　　　Ⅱ度：脱出痔可自行还纳

Ⅲ度：脱出痔需人为还纳　　　　　　Ⅳ度：脱出痔无法还纳

图 6-4　症状性内痔分度

四、症状

对"痔"本质的错误理解导致相当比例的病人将与肛门相关的症状归为痔。其实这些症状可能是源于一些良性疾病如皮赘或肛门肿瘤引发的肛裂。

肛肠出血是非常常见的症状,给病人带来了很大困扰。通常排便时有新鲜的血液滴出或粪便中混有鲜血,也有人会在排便后冲厕时发现水被鲜血染红。出血症状应该引起临床医生的注意,有时会导致病人慢性缺铁性贫血。由痔引起的贫血在痔得到治疗后症状会明显改善。当然在把贫血归因为痔之前一定排除其他能够引起贫血的恶性疾病。

内痔一般不会引起疼痛,除非脱出肛缘,导致肛门阻塞和局部血栓形成才会疼痛。外痔也不一定会疼痛。外痔局部血栓形成的最初48～72h会产生急性疼痛,之后疼痛感逐渐缓解,到第5天时疼痛便会消失。大部分病人在排便完成后会有痔脱出或可触及的肿块,这个肿块不会自发缩小。病人即使有痔脱出也可开放肛管,排泄黏液及粪便。肛周皮肤过度潮湿会导致皮肤发痒和烧灼感(肛门瘙痒症)。

五、诊断和鉴别诊断

对痔发病机制和各种治疗方式有充分的了解才能给予患者有效的治疗。详尽的病史询问及仔细的体格检查能将非痔引起的症状排除,进而确诊"痔"。疼痛的原因可归结为外痔血栓形成、肛裂、脓肿或内痔突出受到挤压及内痔血栓形成。如果病人便血,一定先排除其他病因。如果符合指征,应该使用结肠镜对结肠和直肠进行全面检查。

体格检查时病人可采取胸膝位或左侧卧位(图6-5)。为了判断内痔的严重程度和从直肠突出的程度,可以让病人站立或蹲位然后做强力闭吸(Valsalvs)动作,这样可以在检查时充分利用重力作用。对肛周进行检查不仅可以发现一些明显的肛肠疾病,如脓肿、肛裂、皮赘、尖锐湿疣或瘘,也能对可能的生殖系统或会阴部疾病进行评估。直肠指检检查可以辨别是否有肛肠肿物或其他引发出血的疾病。肛门镜可以在直视下对肛管进行检查,

检查时病人要再次做强力闭吸动作,看看是否有黏膜、痔或直肠脱出。肛门镜检查可以观察肛门区的黏膜,排除一些炎性疾病。可以通过硬式乙状直肠镜对直肠近端可能的病变进行相关检查。如果病人有肛肠出血,且该患者有结直肠肿瘤、息肉或炎性肠病的家族史,运用结肠镜对结肠进行全面的检查是明智的选择。美国胃肠道内镜学会和消化道外科学会建议对于肛肠出血的病人,应尽可能减少软式乙状结肠镜和肛门镜检查。

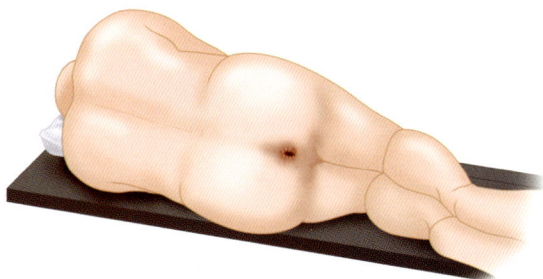

图6-5   左侧卧位体格检查

六、非手术治疗

(一)临床处理

对内痔的处理应根据其分级状况,级别越高,处理方法越积极。Ⅰ度痔只需调整饮食和生活方式。应鼓励患者多食用富含纤维的食品,摄取量至少达到美国饮食参考的最低标准,每天进食纤维25～38g。纤维可以吸收水分,使粪便变软,同时可提高机体对水分和果汁的摄取,是有积极作用的。使用车前草6周后,可以明显减少肛肠出血和疼痛,使用3个月时,仍然可以继续改善和缓解症状。病人应避免过度劳累,减少排便时所用的时间。市场上有许多医用软膏或贴剂用于治疗痔,但对于症状性痔而言,无任何治疗作用,只能暂时性缓解痔带来的疼痛或刺激症状。

(二)胶圈套扎术

Barron在1963年第一次使用胶圈套扎治疗内痔。目前对于Ⅱ～Ⅲ度的痔,套扎已作为首选治疗方案被推荐使用(图6-6)。

胶圈套扎之前无需灌肠或肠道准备。在齿状线以上1～2cm套扎内痔可以减少术后疼痛。不恰当的套扎会引起异常的疼痛和血管迷走神经诱发的晕厥。为了减少不适和并发症发生,每次只套扎

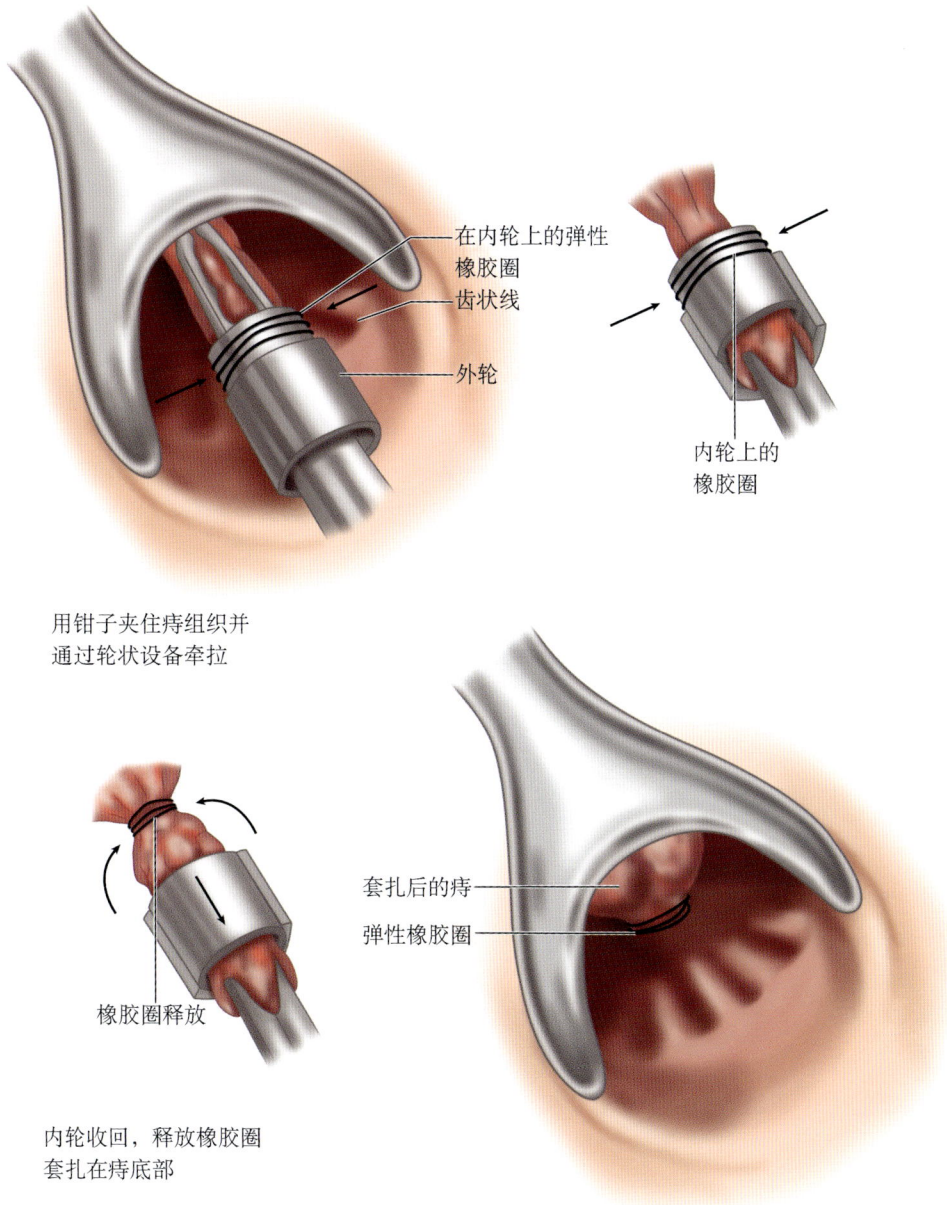

图 6-6　痔套扎技术

（引自 Cameron AM，编者：外科治疗现状，第 9 版，费城，2007，Elsevier，p264，图 2）

一个痔，直至所有症状性痔全部治疗完毕。一般每隔 2~4 周套扎一次。在胶圈套扎位置上方和下方的组织局部注射麻醉药和肾上腺素可以减少不适感和血管迷走神经引发的症状，还可减少局部血管痉挛，避免胶圈滑动或移位。胶圈套扎下的内痔组织由于缺血而发生组织坏死，痔 5~7d 后脱落。有一小部分病人胶圈套扎后会有轻微的出血，大部分病人在胶圈套扎术后 12~24h 会感到直肠压迫感或排便感，上述症状可通过热水盆浴或口服少量镇痛药缓解。

可以在一次治疗中多个胶圈套扎一个痔，但是套扎位置需更靠近肛门直肠环以避免患者的不适感。一次进行 3 个胶圈套扎的病人，有 37% 产生疼痛感，且该疼痛不能通过注射局麻药而得到缓解。多次套扎的病人疼痛更剧烈，局部更易水肿，血管迷走神经受到刺激，会发生尿潴留。一些病人会要求多个胶圈套扎，他们认为这样效果会更好，不鼓励这种要求，因为会明显增加术后并发症。

胶圈套扎术后 80% 的病人症状得到改善，Ⅰ 度和 Ⅱ 度的病人当中有 70% 症状得到完全缓解。但仍有 3.0％～7.5％的病人需要接受痔切除手术。

虽然套扎看起来对病人创伤小，操作简单，但是也存在一定的风险。最常见的并发症是术后疼痛和出血。许多病人术后 12～24h 感到压迫感。轻微出血比较常见，但仍有 0.5％～1％的套扎病人发生严重出血。对症状性内痔进行择期胶圈套扎术时，很少会发生由坏死性盆腔感染导致的败血症或死亡病例。许多报道发现术后败血症的早期症状有疼痛、发热和尿潴留。在前瞻性或回顾性的研究当中，并未发现这些症状与败血症有实质上的关系。但如果病人有免疫功能不足或缺陷，套扎后出现疼痛，发热和尿潴留，需要注意可能会发生坏死性感染。病人需要被口头或书面告知术后出现哪些症状需特别注意。

关于胶圈套扎术与痔切除术对比的 Meta 分析显示：对于Ⅱ度痔，套扎术在完全消除痔相关症状方面疗效优于痔切除术，Ⅲ度痔则没有区别。更多最新的研究显示对于Ⅲ度痔患者，套扎的远期效果更好。套扎术造成的疼痛更少，术后恢复更快。与痔切除术相比，套扎术在并发症方面，如出血、尿潴留和肛管狭窄，发生率明显降低。但是套扎比手术切除复发率更高。痔切除术的远期复发率是 4％～10％，而胶圈套扎术是 20％～50％。对于大部分病人而言，更愿意每 5 年进行一次胶圈套扎而不是选择进行一次手术。

（三）红外线凝固治疗

红外线凝固治疗（IRC）是在固体石英光灯的指引下运用钨卤素灯产生的放射线对内痔静脉丛进行直接烧灼（图 6-7）。热脉冲波每 0.5～2.0s 发射一次。有文献报道红外线凝固治疗与胶圈套扎治疗效果相似。治疗后 6h 会产生疼痛，疼痛感比套扎更强，但到了 24～72h 后，两种治疗在疼痛评分方面相似。对于出血的Ⅰ度痔患者，IRC 治疗效果最佳。红外线凝固治疗比胶圈套扎术花费要多。

（四）硬化药

可以通过黏膜下注射硬化剂治疗内痔。经典的硬化剂配方是 5％苯酚，高渗盐水，5％奎宁盐酸脲和 5％鱼肝油酸钠（图 6-8）。也可使用乙醇胺，不过该药价格昂贵，应限制使用。使用硬化剂治疗主要是针对一些免疫缺陷，处于抗凝状态或容易产生术后并发症而不适合手术的人群。一项研究对比了缓泻药与硬化剂的疗效差异，结果显示治疗后 6 个月内两种治疗方案在出血方面没有统计学差异。

七、手术治疗

（一）简单结扎

可在内痔近端血管根部或痔体八字缝合结扎治疗内痔。Blaisdell 在 1958 年首先使用该技术治疗内痔，该技术常常应用于免疫缺陷或术后易发生感染的病人（图 6-9）。病人术后一年的复发率大约在 12.4％。

最近一项新的技术是在超声多普勒引导下痔终末动脉分支结扎，对于内痔脱出的患者治疗后一年复发率是 10.8％，对于内痔出血的患者治疗后一年复发率是 9.7％（图 6-10A、B）。这项技术属于微创操作，对病人损伤小，失禁发生率低，术后镇痛药使用少。对于Ⅱ度或Ⅲ度的痔患者，可以作为套扎失败后的过渡治疗，以后再考虑痔切除术。但是治疗时需要静脉麻醉和镇痛监护护理。该技术已在临床使用多年，最近几年开始兴起，治疗的机制是黏膜固定，可以治疗在痔患者中高发的肛管黏膜脱出（图 6-10C）。目前很少有文献报道其远期效果，所以超声多普勒是否有助于结扎还有待验证。

（二）痔切除术

病变范围较大的痔患者（Ⅲ度或Ⅳ度内痔）或反复胶圈套扎失败的病人需行痔切除术。手术切除痔的优势在于可以同时切除增大的内痔和外痔。在门诊手术中三痔核切除术与单痔核切除术效果相同。痔切除术可以使用开放（Milligan-Morgan）或闭合（Ferguson）技术，术前无需灌肠和肠道准备。病人一般处于俯卧折刀位，也可以使用膀胱截石位。病人处于俯卧折刀位时，臀部是张开的，使用肛门镜或牵拉器可以更加充分地显露视野。

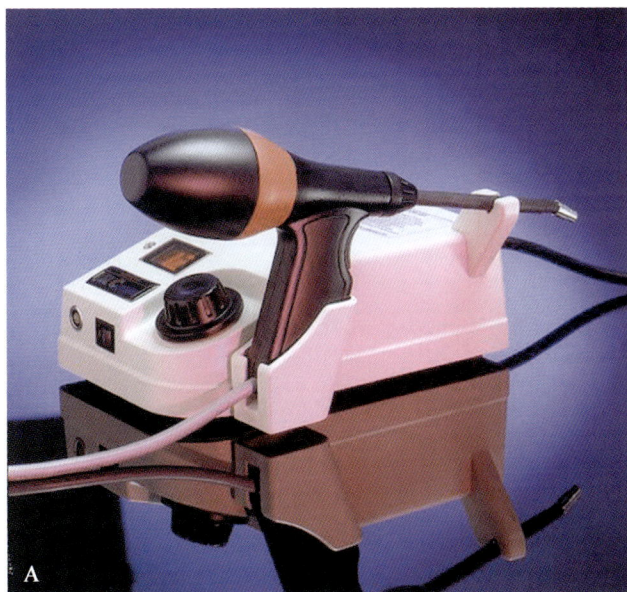

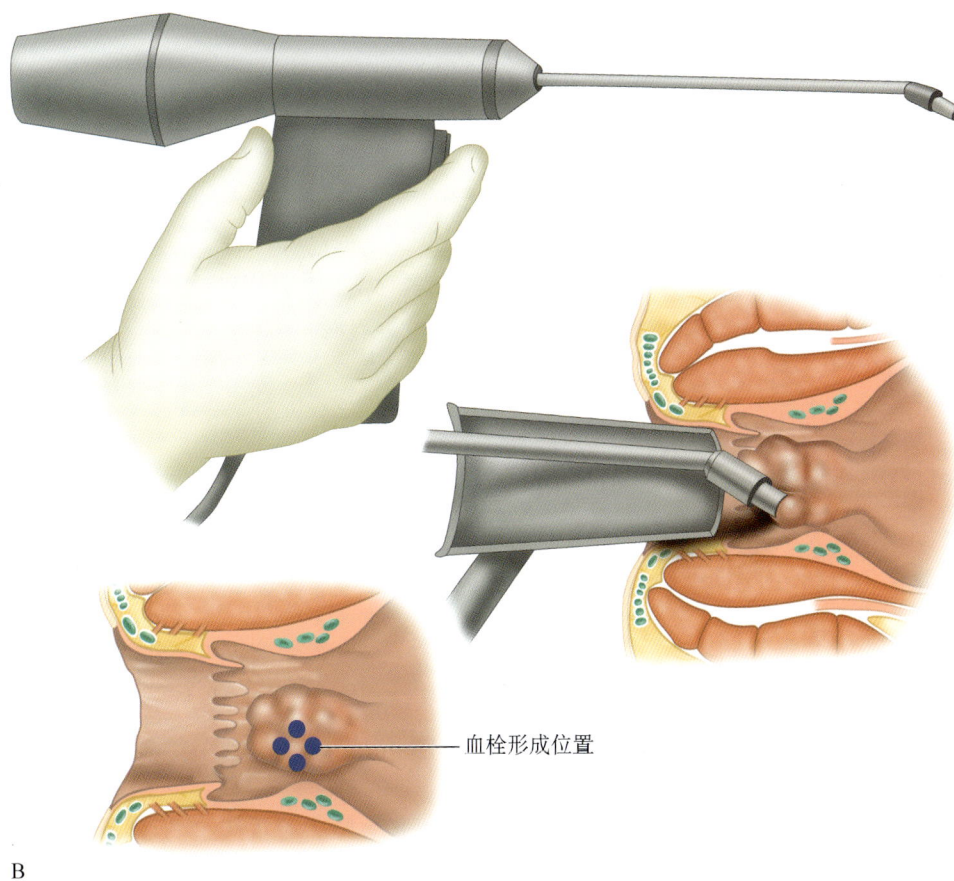

图 6-7 A. Redfield 公司红外凝固器图片;B. 红外凝固技术

(引自 Cameron AM,编者:外科治疗现状,第 9 版,费城,2007,Elsevier,p265,图 4)

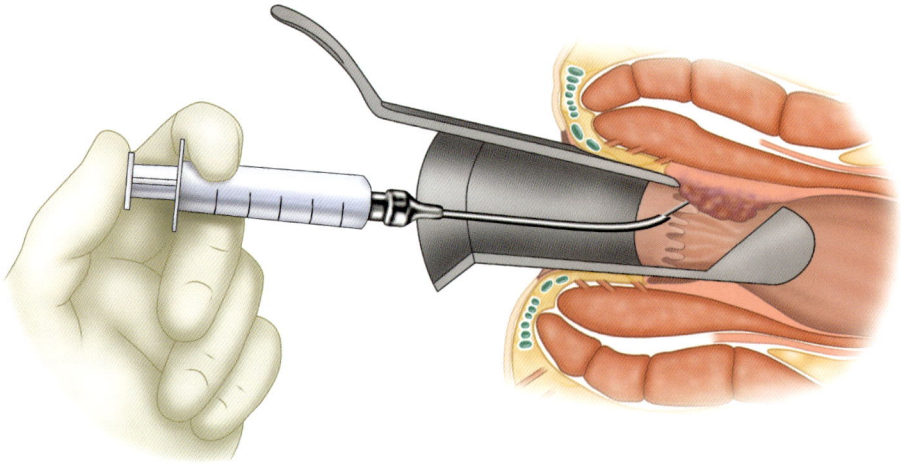

图 6-8　硬化治疗注射技术

（引自 Cameron AM，编者：外科治疗现状，第 9 版，费城，2007，Elsevier，p264，图 3）

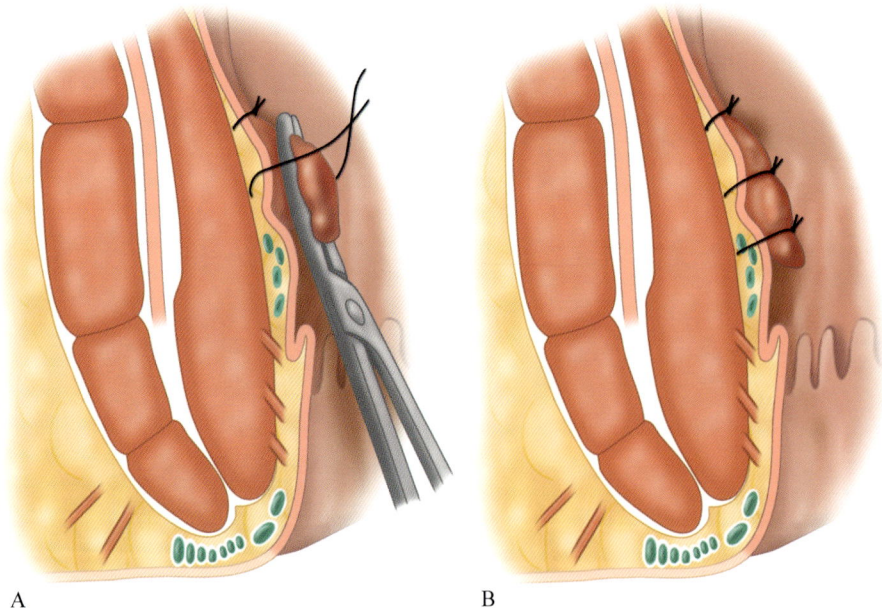

A　　　　　　　　　　　　　　B

图 6-9　A. 内痔单纯结扎术；B. 完全性结扎术

（引自 Keighley MR，Williams NS：肛肠手术学，英国，1993，Harcourt Brace，p340，图 13.23）

Milligan-Morgan 开放技术是在远端牵拉痔组织并从肛门内括约肌上切除。在合适的层面进行切除可以极大地避免术中出血。痔切除术是在靠近动脉根部（痔动脉所在的位置）处操作，最后用可吸收缝线进行缝合。远端的痔组织切除后，不缝合，保持伤口开放，自行愈合（图 6-11）。

Ferguson 痔切闭术是在痔组织周围的肛管皮肤和直肠黏膜制造两个椭圆形切口（图 6-12 至图 6-16），与开放技术相似，从肛周皮肤开始切开，切至血管蒂顶端并结扎，一般使用可吸收缝线从顶端到远端边缘组织连续缝合关闭切口。切口之间要保证足够的肛门皮肤（至少 1cm）以防术后肛管狭窄。在一项对比研究中，Milligan-Morgan 术比 Ferguson 切闭术愈合速度更快（4.9 周 vs 6.9

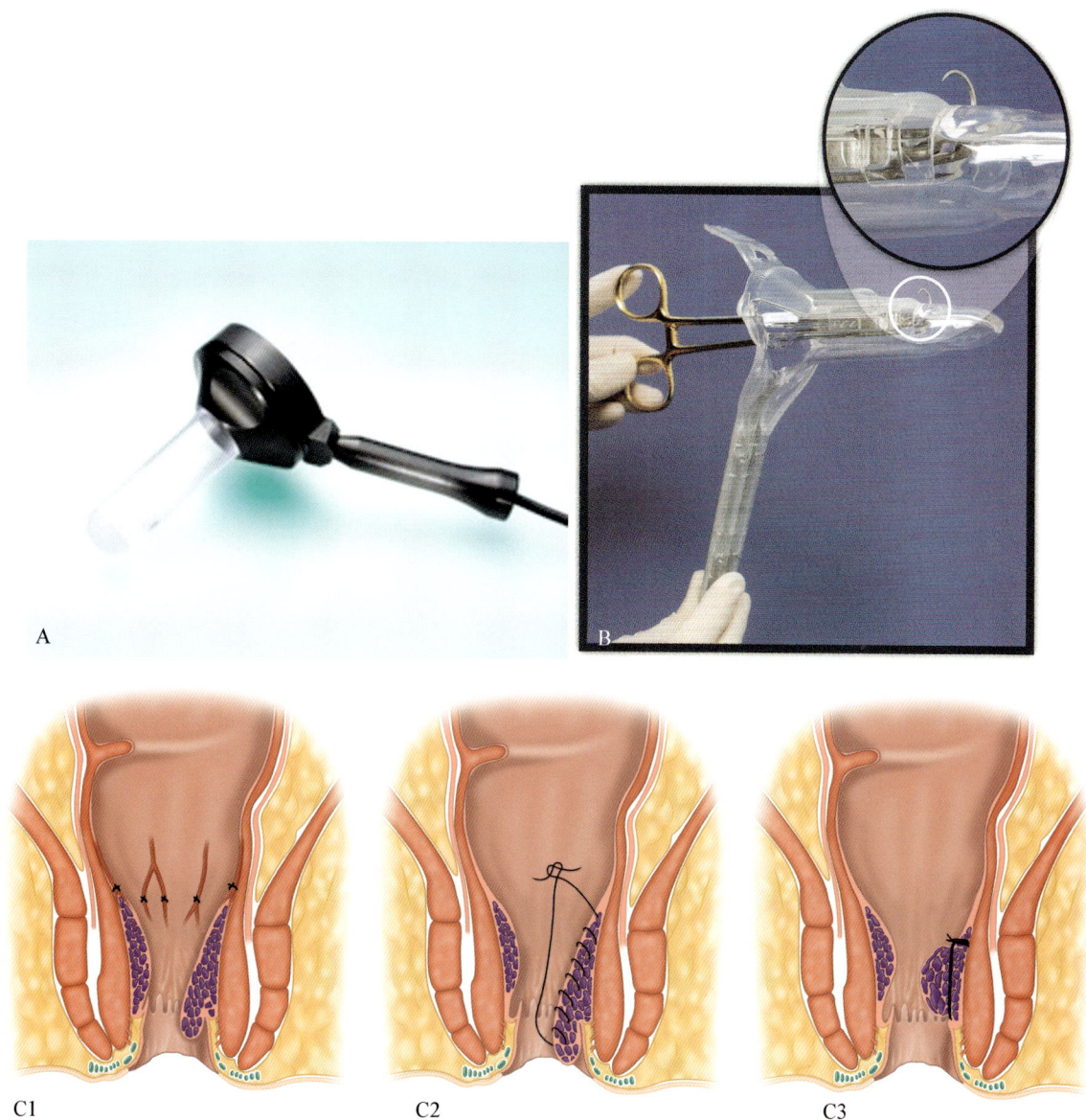

图 6-10　A. 一次性超声多普勒探针,用于超声多普勒引导下痔动脉结扎术和直肠内成形术。B. 一次性超声多普勒探针/镜,用于经肛管痔环切闭合术。图中显示了缝合针所在位置。C. 多动脉结扎术(1);痔闭术中连续缝合(2);痔闭术缝合打结后可将脱出组织提起(3)

（A. 来自医疗创新机构;B. 来自美国 THD 公司宣传手册）

周),但另一项研究却发现两者并无差异。两个研究都没有发现两种手术方法在术后疼痛和并发症方面存在差异。

痔切除术后会有出血的情况发生,发生率最高可达 5%。在门诊手术或急诊手术中明确出血来源（切除的黏膜边缘或血管蒂）是很困难的。如果缝合结扎线的尾端足够长,可将顶端出血的地方再次缝合结扎。

热凝止血设备的引进极大地促进了痔切除术的进步。许多设备被用于手术当中,如超声刀、双极电刀 Enseal 和 LigaSure。这些设备的优势在于不用结扎血管蒂,出血显著减少,手术时间缩短（10 min vs 20min,与使用手术剪对比）,术后狭窄发生率下降。使用手术剪与热凝设备相比,术后肠蠕动

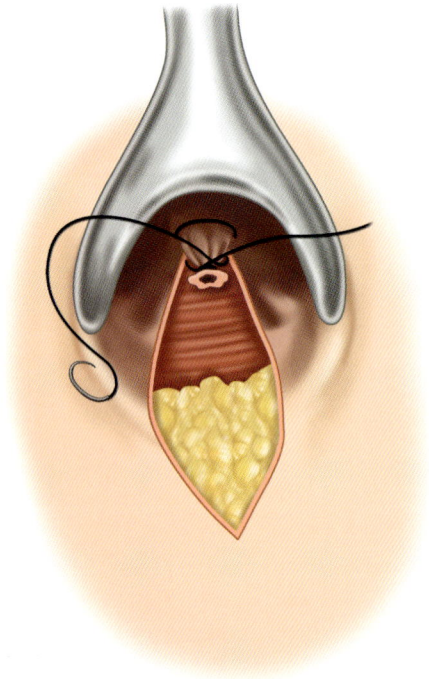

图 6-11 Milligan-Morgan（开放）痔切除术，结扎痔血管蒂
（引自 Corman ML：结直肠手术学，第 5 版，费城，2005，Lippincott Williams 和 Wilkins，p 218，图 8-43）

恢复时间没有差别（3 d vs 2.5d）。许多最新的研究显示：在开放和闭合的痔切除术对比中，使用热凝设备可以降低术后疼痛和镇痛药物使用量，加快伤口愈合速度，缩短恢复时间。

痔切除术后疼痛的控制应引起关注，许多研究对比了抗生素、肉毒素、脊髓麻醉和多种局部或表面镇痛方法，尚无明确的方法可以显著降低整个围术期的疼痛。有研究者局部应用地尔硫䓬和硫糖铝，效果良好，术后 1～2 周疼痛明显减少，镇痛药使用量也相应降低。在几个随机对照试验中，口服和局部使用甲硝唑可以减少术后疼痛，但不能减少麻醉镇痛药的使用量。有研究显示术后局部表面应用硫糖铝可以促进伤口愈合。痔切除术后并发症包括感染、出血、尿潴留、肛管狭窄、大便失禁和痔复发，并发症的总体发病率约为 8.7%。

（三）痔固定术

吻合器痔固定术，或称吻合器痔上黏膜环切术（PPH），最早应用于 20 世纪 90 年代，针对Ⅱ度和Ⅲ度的内痔患者（无明显外痔或皮赘）。手术通过吻合器结扎终末血管分支和环切直肠黏膜，可以减

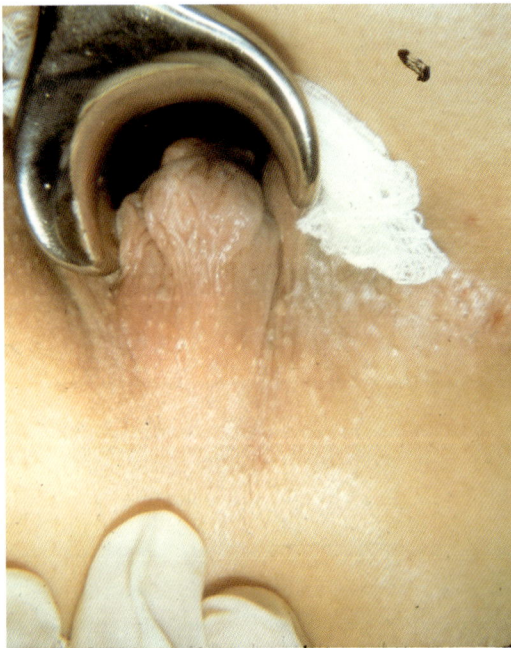

A

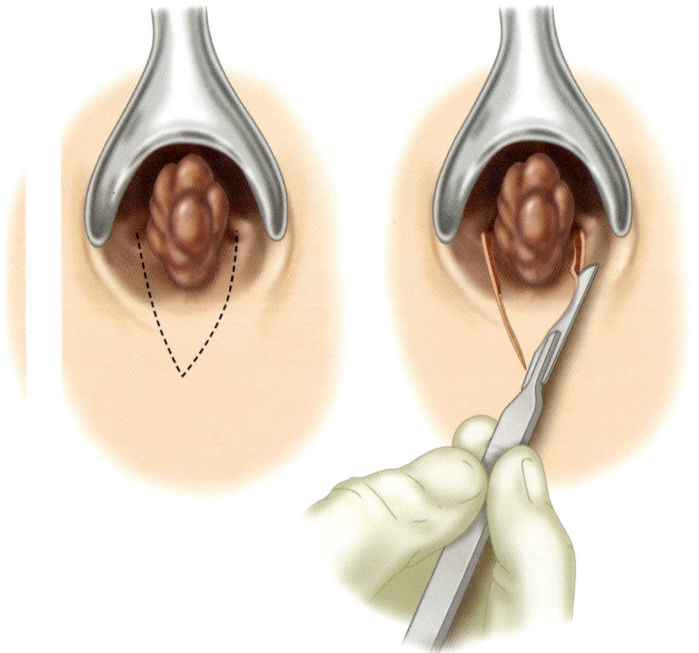

B

图 6-12 A. Ferguson 痔切除术前的内外痔；B. Ferguson 痔切除术的手术切口

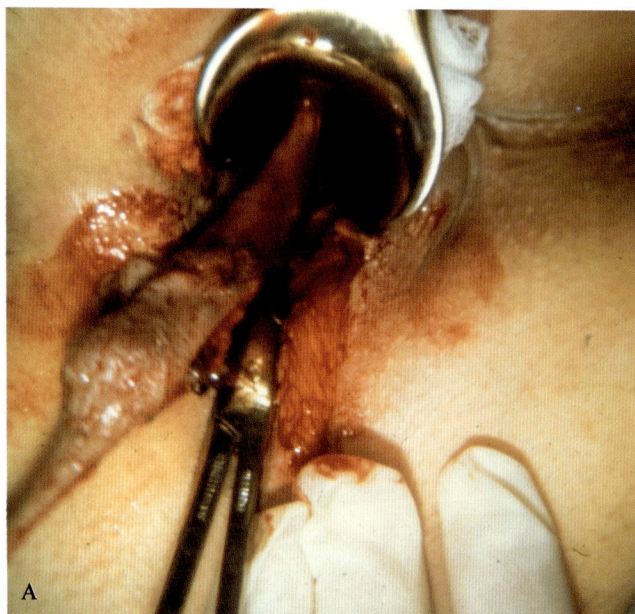

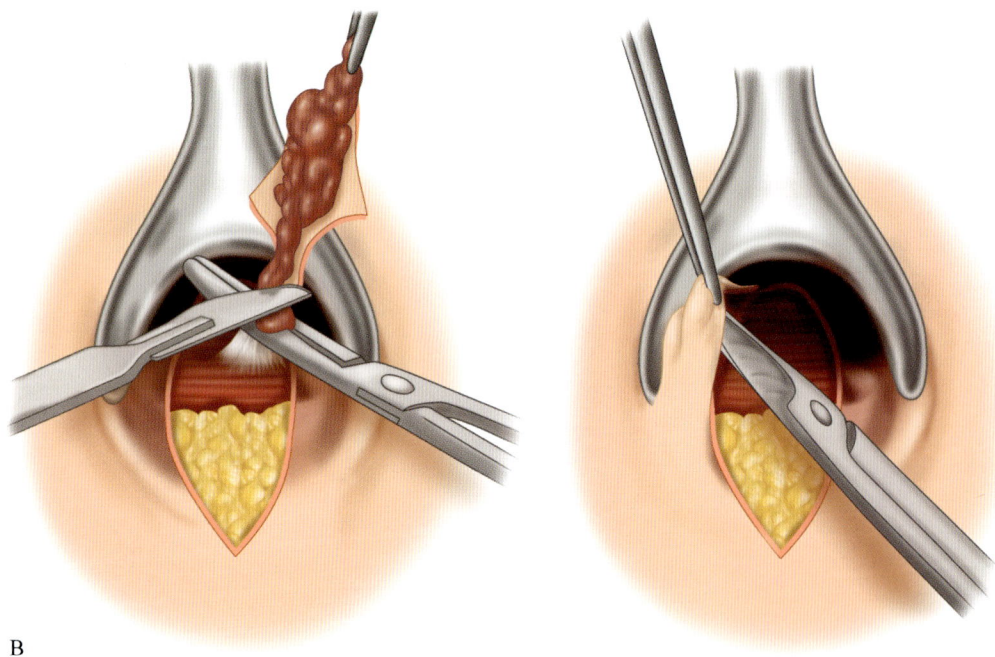

图 6-13　A. 将内外痔切除剥离到血管蒂顶端;B. 钳夹痔血管蒂顶端,下挖肛门皮肤,减少闭合时的张力

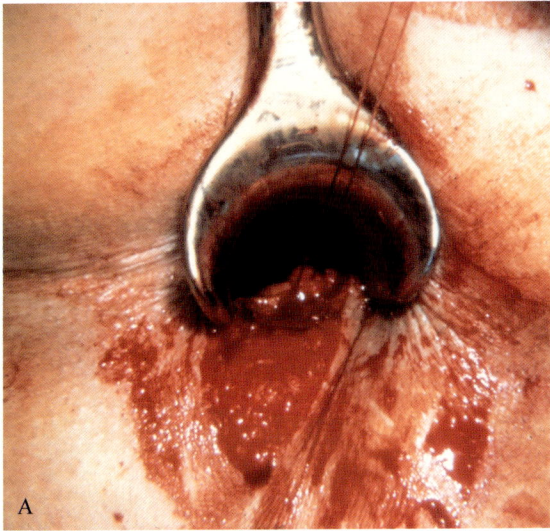

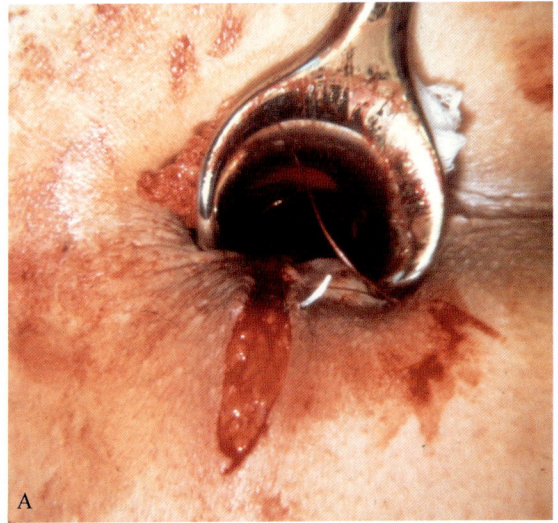

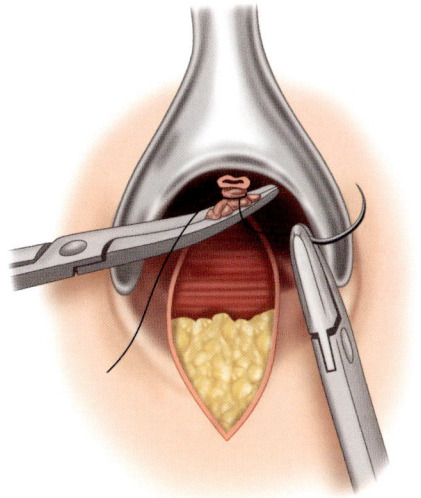

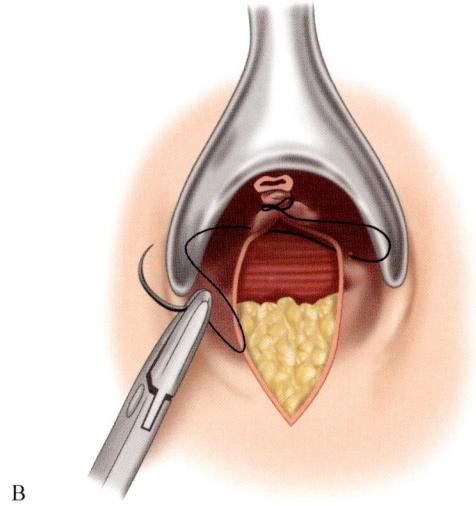

图 6-15　A. 痔血管蒂缝合结扎；B. 痔切除术切口闭合

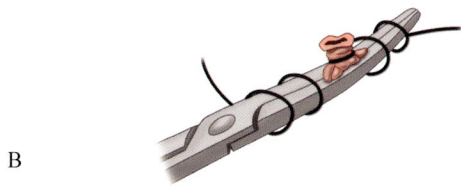

图 6-14　痔血管蒂结扎

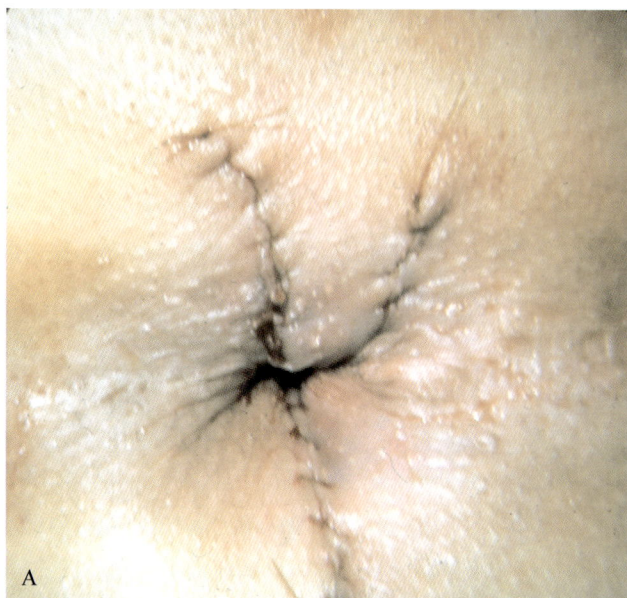

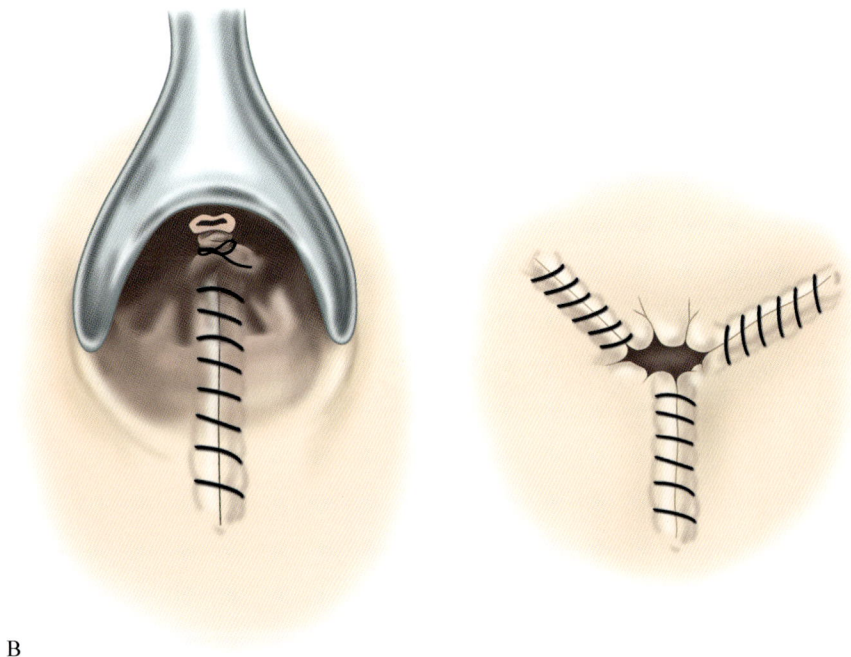

图 6-16　完全性 Ferguson 痔切除术

少痔组织的脱出(图 6-17)。现在很少有人进行痔切除术了,不过吻合器痔固定术是有手术禁忌的:有坏疽性或感染组织,肛管狭窄扩张器无法通过,子宫脱垂导制无法完成整层切除,切除组织厚度＞1.5mm。

大量的研究将 PPH 与痔切除术进行了对比。在治疗Ⅲ度内痔时,PPH 明显优于 Ferguson 痔闭合术,术后疼痛发生和镇痛药物用量更少,肠蠕动恢复时疼痛更轻,恢复时间更短,术后第一年内再次手术发生率低(2.6％ vs 11％)。在住院时间和总体复发率方面没有显著差异,PPH 术后出血更多。与 Milligan-Morgan 痔切除术相比,PPH 术后 2 周内疼痛发生更少,6 周内镇痛药用量更少,术后出血发生少(33％ vs 55％),愈合速度加快,恢复时间缩短(17d vs 22d)。在总体并发症发病率方面,包括大便失禁、压力改变、功能受损,PPH 优于或与 Milligan-Morgan 痔切除术相当。PPH 比 Milligan-Morgan 痔切除术每个病人多花费 360 美元。

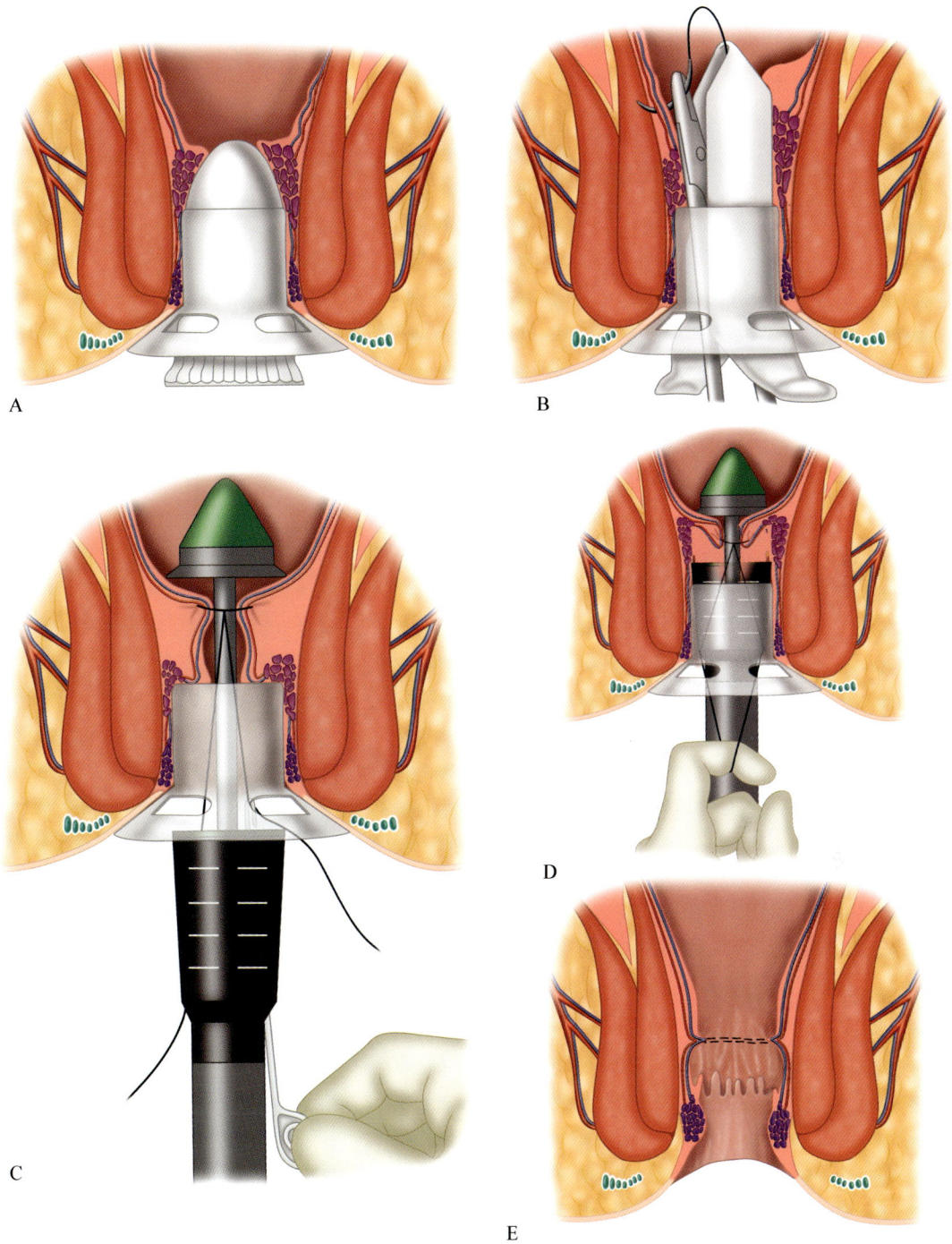

图 6-17　A. 吻合器痔上黏膜环切术（PPH）第一步需插入填充器和扩张器；B. 经扩张器放入荷包缝合肛门镜，可以对黏膜和黏膜下组织行环形切除后荷包缝合，使用 2-0 聚丙烯缝线；C. 33mm 圆形吻合器完全开放，将钉砧头放在荷包近端；D. 将荷包线系在钉砧头中心杆上，小心牵拉荷包使器身与钉砧头结合，拧紧后击发吻合器；E. 完全性痔切除术，吻合处的高度在齿状线上 2～4cm（来自 PPH 宣传手册，强生爱惜康公司内镜外科学）

有报道显示 PPH 更易导致患者急便,术后恢复与 Milligan-Morgan 痔切除术相比无差异。PPH 另一个不足是无法治疗外痔。Singer 等报道 PPH 并发症总体发病率为 19%,其中 12% 为尿潴留。术后第 7 天,99% 的病人相关功能完全恢复。在 2 年半的随访过程中,研究者发现 PPH 与传统的痔切除术在大便失禁(18% vs 10%)、急便(45% vs 22%)、肛管狭窄(22% vs 25%)、痔脱出或复发(45% vs 33%)、出血和患者总体满意度方面没有明显差异。Cochrane 数据分析显示:PPH 与传统的痔切除术相比,能够显著降低初期便秘、瘙痒、出血和伤口并发症的发生,缩短恢复时间,患者总体满意度更高。在对患者超过 1 年的长期随访显示 PPH 术后复发率更高,但是症状性痔的总体复发率两者相似。

由于 PPH 广泛推广,许多问题也明显暴露出来。一些病人 PPH 术后易形成慢性盆腔疼痛,这可能是因为术中切除痔组织时将部分肛提肌切掉,或是术后狭窄形成导致盆腔疼痛。还有报道显示 PPH 术后可能会发生盆腔感染、直肠阴道瘘甚至死亡。

(四)历史上的相关手术技术

英国在 1882 年首先提出 Whitehead 痔切除术。该技术是从痔近端到齿状线将整个黏膜和血管全部环形切除,然后将残留的直肠黏膜边缘与远端的肛门皮肤边缘缝合。这项技术饱受批评是由于操作技巧难度高,最重要的是切除后环形的组织外翻("Whitehead 畸形")导致黏膜肛周皮肤错位吻合(图 6-18)。Whitehead 畸形是由于手术不恰当的操作造成的,术中切除了大量的肛门皮肤,使得吻合位置不得不处于肛缘或靠下的位置。虽然目前欧洲和美国已不再广泛使用该术式,仍然有人将该术式改良后推广使用。

激光痔切除术最初是以疼痛更轻作为其优势,既可治疗外痔又可治疗内痔,一般使用 Nd:YAG 激光束,功率调节至 12~14W。Senagore 等在一项随机对照试验中对比了激光治疗和 Ferguson 痔切闭术,纳入了Ⅲ度和Ⅳ度痔患者,结果发现两者在疼痛,镇痛药用量,伤口愈合和恢复时间方面没有差异。激光组在术后第 10 天,切口更容易发生炎症和裂开,而且激光组每例病人多花费 480 美元。治疗结果不理想和昂贵的花费已经抵消了激光痔切除术的初期优势,目前已很少有人使用激光治疗。

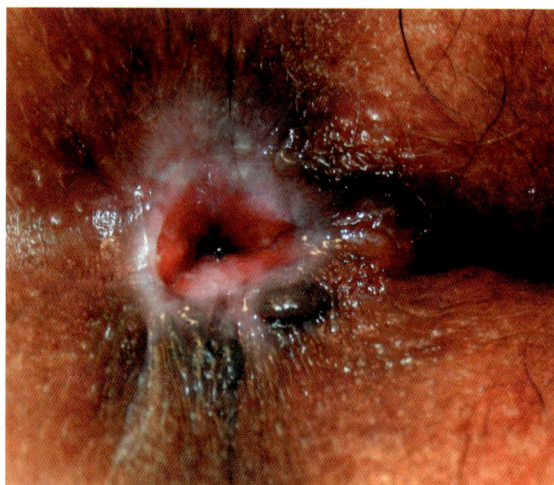

图 6-18　Whitehead 畸形(组织外翻和狭窄),由于肛门皮肤和黏膜吻合错位

Lord 医生在 1968 年首先提出了肛门扩张术用于治疗Ⅲ度痔。用 4~8 个手指深入肛管,撑开肛管创建一个可触及的区域。此技术只在过去相关文献中提及过,现在并不推荐使用,因为可能加重了痔的脱出和大便失禁。

冷冻疗法的原理是使用极低的温度将内痔冷冻而引起组织坏死。使用的冷冻剂包括液氮、氧化亚氮和二氧化碳。冷冻疗法与痔闭术相比,患者术后第 2 天疼痛感觉相当,但冷冻疗法疼痛持续时间更长,排泄物有恶臭味,会产生皮赘,50% 的病人的痔相关症状会复发。冷冻疗法还容易造成括约肌受损,易产生肛管狭窄和大便失禁。对既进行过冷冻疗法又进行过痔闭术的患者长期随访后调查发现有 65% 的病人更愿选择手术,只有 35% 的病人优先选择冷冻疗法。考虑到冷冻疗法的风险和副作用,很少有外科医生支持该治疗方法,一般只在历史文献中提及,目前已不被推荐治疗症状性痔。

八、特殊情况

(一)血栓性外痔

症状性外痔形成的血栓往往是自限性的。形成血栓的外痔会有急性水肿,淤血和剧烈疼痛(图 6-19)。血栓的形成是由于腹泻,便秘或大便困难造成的血液淤滞以及肛管受损。剧烈疼痛初期的 3d 内痔会有急性肿大,如果不予处理,大部分急性血栓引起的疼痛会在发病后5~7d完全自愈。痔

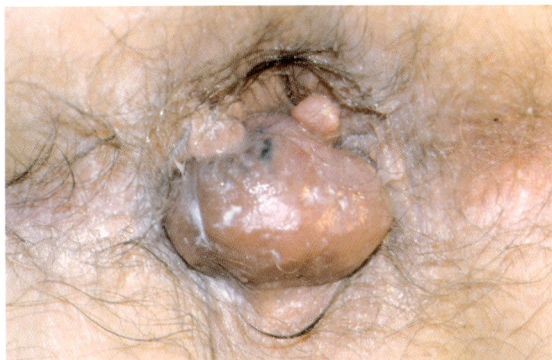

图 6-19　血栓性外痔

组织的肿大一般会持续数周,通常无需干预就能完全缓解。由于皮肤扩张而引起的残留皮赘可能会长期存在。血栓性外痔更易发生于肛管左侧,男性人群。1/3 的产妇会在产后形成血栓性外痔。

单独治疗非血栓性外痔很少见。外痔急性血栓形成引起的疼痛是非常严重的。虽然该症状是自限性的,但是许多病人仍难以忍受,坚持要求手术治疗。对血栓性外痔进行手术切除需考虑患者的症状严重程度以及疼痛的持续时间,痔复发情况。病人症状持续时间超过 3～5d,疼痛一直加重,如无皮肤坏死或感染征象,可以采用坐浴、便软化剂、镇痛药、非甾体类抗炎药和便膨胀纤维剂等进行保守治疗。

当急性疼痛产生时,往往由于疼痛的剧烈性而推迟直肠指检和肛门镜的检查。研究显示向括约肌间隙注射肉毒素,并在局部使用硝苯地平可以显著减轻疼痛,减少镇痛药物用量。

早期切除血栓性外痔与保守治疗相比能显著减少疼痛和复发(6% vs 25%)。切除后痔复发的时间延长(25 个月 vs 7 个月),病人只需局部麻醉就能进行手术。我们的经验是将在肾上腺素中混入 0.25% 的布比卡因(还可与利多卡因进行 50∶50 混合),通过 30 号注射器针头注入。对血栓性外痔进行根治性环切,运用剪刀或电刀将全部痔血管和血栓一并去除(图 6-20)。一般不易发生出血,因为痔血管已被血栓阻塞,而且局麻时注入的肾上腺素能使血管收缩。切口可使用可吸收缝线缝合或保持切口开放,让其自愈。术后初期建议患者坐浴,

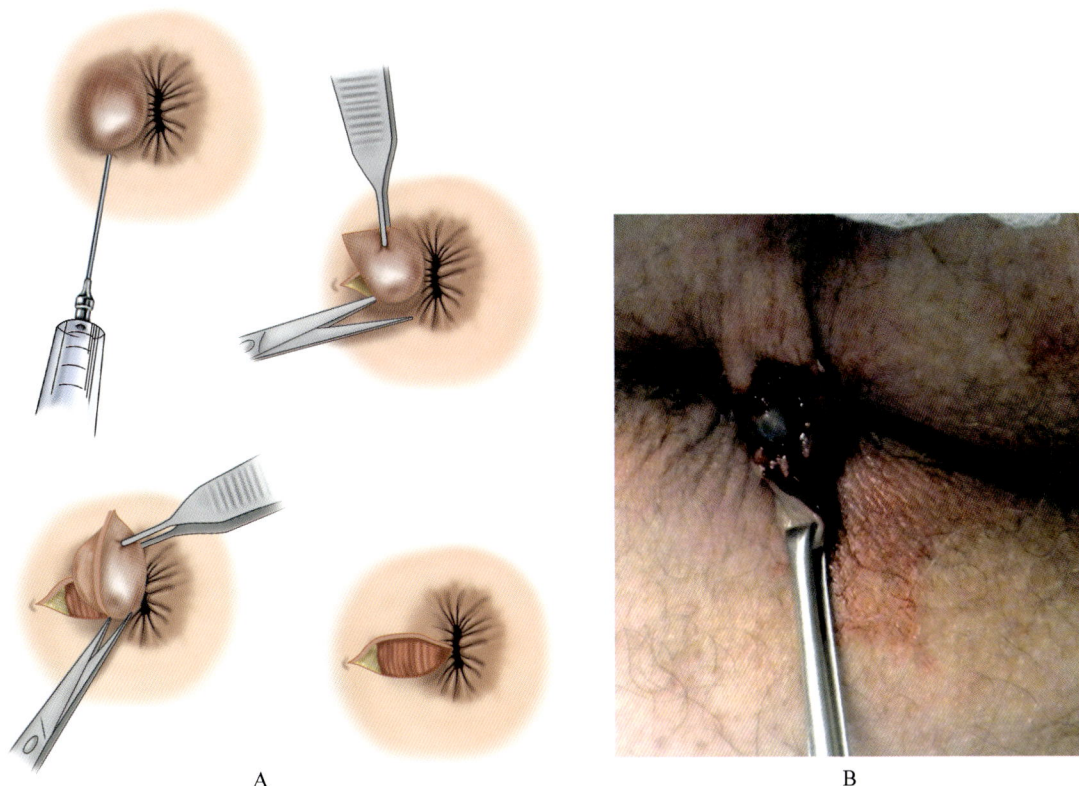

A

B

图 6-20　血栓性外痔切除术

(A 引自 Corman ML:结直肠手术学,第 5 版,费城,2005,Lippincott Williams 和 Wilkins,p 208,图 8-30)

使用镇痛药和促排便纤维类药物。切除血栓性外痔与单纯的痔切除、挤压血栓不同，单纯地切除后血栓会再次迅速形成，病人又会产生相关的症状。

(二)免疫缺陷的病人

免疫缺陷的病人需考虑术后感染的风险；数据显示中性粒细胞减少的病人术后并发症发病率和病死率并没有显著增加。如果保守治疗失败，病人不应拒绝手术干预治疗。对于无症状的 HIV 阳性患者，数据证实使用胶圈套扎是安全有效的。痔切除术只能作为最后考虑的治疗手段，因为痔切除术后伤口愈合较缓，但是手术是安全可行的，必要时可以使用。Morandi 等发现 66% 的 HIV 阳性患者在术后 14 周切口愈合；而此时无 AIDS 患者切口能够愈合；对照组未感染 HIV 的患者可在 14 周时完全恢复。在 32 周时，100% 的 HIV 阳性患者和 50% 的 AIDS 患者切口可以愈合。术后感染可以延迟切口愈合。

(三)炎性肠病

有直肠克罗恩病或溃疡性结肠炎的患者最好使用非手术措施治疗痔。克罗恩病患者痔切除术后并发症发生率高达 42%，溃疡性结肠炎有 7%。对于有克罗恩病的患者，如果保守治疗失败，且肛肠炎症处于静止期，则可以考虑使用痔切除术，切口预期恢复达 88%。

(四)妊娠

妊娠时频繁出现痔相关症状属于正常生理反应。生产后症状会明显缓解，所以不建议妊娠期进行手术。对于Ⅰ度和Ⅱ度的内痔患者，可采用容积性泻药、坐浴、调整饮食和生活方式等保守治疗措施。对于所有妊娠患者，只有 0.2% 的人需行痔切除术，手术不影响分娩，不会使胎儿产生手术相关并发症。切口平均愈合时间在 6 周以内。一般建议推迟手术到妊娠 3 个月以后或分娩完成后。

(五)痔的危险期

当Ⅲ度和Ⅳ度内痔患者痔在肛管内受到挤压和血栓形成时属于痔的危险期。除了内痔脱出外，成簇的外痔肿大也常常继发产生(图 6-21)。发热、白细胞增多或皮肤坏死是感染发生的征象，此时最好采取紧急手术治疗。急诊手术时，在切口之间保证足够的间隙是非常重要的，可以预防肛管狭窄。如果症状不严重，可以在治疗室或诊所行保守治疗以减少内痔脱出，接下来可采取坐浴，使用镇痛药物。一些外科医生可通过完全的非手术方式如镇

痛药使用，坐浴和限制物理活动等措施使病人平稳度过痔的危险期。当危险期度过后可重新评估手术的可行性。

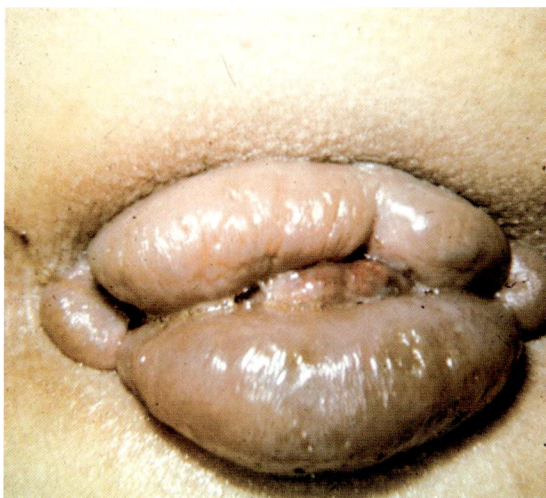

图 6-21 "痔危险期"，痔黏膜环形切除术后血栓和水肿形成

(引自 Sneider EB, Maykel JA. In Steele SR, 编者：北美临床外科学，卷 .90，费城，2010，Saunders，p29，图 7)

(六)门静脉高压引发的肛肠静脉曲张

肛肠静脉曲张本质上不属于痔。直肠静脉曲张是由于门静脉高压，为了减少门静脉压力，血液通过侧支循环经直肠下静脉回流到直肠上静脉和直肠中静脉再回流到系统循环(图 6-22)。虽然静脉曲张与痔很难区分，但是静脉曲张还是有自己的特征。静脉曲张的组织不如痔组织脆，常发生于痔组织好发部位的近端。静脉曲张通常是以静脉网的形式出现，很少出现在肛管内。有时出血很严重，需要紧急处理。治疗肛肠静脉曲张最直接的方法是通过肝颈静脉分流手术降低门静脉压力。有报道显示可以通过局部使用硬化剂、尿管填塞、吻合器封闭术，经肛管痔环闭术或痔结扎术治疗肛肠静脉曲张。

(七)抗凝病人痔的处理

抗凝病人发生痔时处理有难度，首先要明确诊断。抗凝病人消化道易出血，如肿瘤病变处或溃疡处出血，所以一定要明确诊断。一旦确定病理性痔为病因时，应立即采取相应的治疗措施。可以采用硬化疗法或简单的结扎术，发生严重出血的风险较小。痔环扎后局部注射硬化剂，如鱼肝油酸钠，也是相对安全的治疗方法。也可采用标准的痔切除

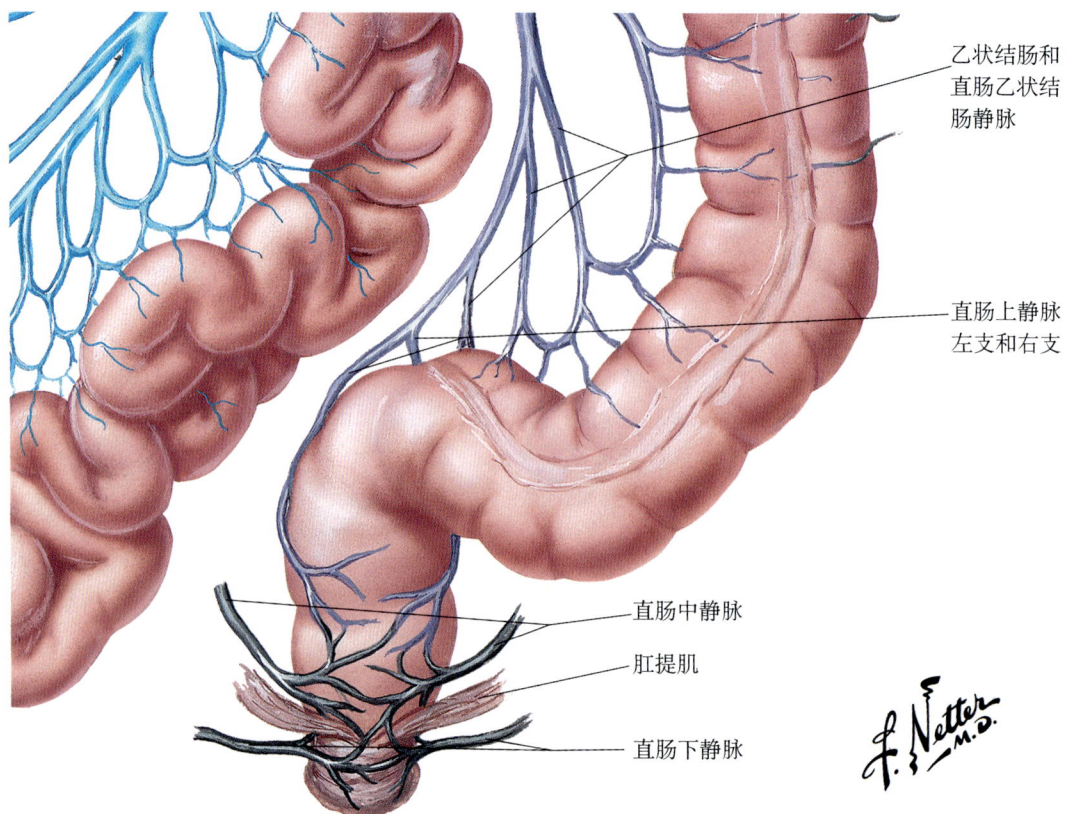

图 6-22 经直肠上和直肠下静脉门腔静脉分流术

（引自 Netter FH：人体解剖学图集，第 2 版，费城，1999，Saunders，293 页）

术，但是出血风险较大。

（八）痔和放射性直肠炎

盆腔化疗后很容易肛肠出血。但是区分出血是由痔还是由放射性直肠炎引起是很困难的，因为两者都是排便时流出新鲜的血液。通过肛门镜和乙状直肠镜检查可以区分两者。放射性直肠炎通常是远端直肠黏膜毛细血管出血，常发生在前列腺放疗后的男性患者，可使用甲醛治疗。临床工作中应优先处理盆腔化疗后发生痔的患者，因为此类病人膀胱、尿道或阴道瘘的风险较高。

九、总结

痔是一种常见病，一般需要进行相关治疗。外科医生可以在治疗室或手术室通过多种手段缓解病情。当患者痔急性发作或慢性痔被治愈时，他们对医生的感激之情溢于言表。

第7章

肛 裂

著 者　Eric K. Johnson · Scott R. Steele

译校者　崔建新（译）　郗洪庆（校）

> **要点**
> - ➤ 大部分急性肛裂可以通过增加纤维和水摄入及卫生保健措施来治愈。
> - ➤ 肛裂发病因素较多，如括约肌痉挛、分娩、括约肌损伤史和肛肠手术。存在这些危险因素的患者需谨慎预防，必要时接受肛门检查，包括肛管测压和肛管内超声检查。
> - ➤ 大部分肛裂患者，纠正原发腹泻或便秘，或临床局部用药试验性治疗：如肛门局部外用 0.2% 硝酸甘油（三硝酸甘油酯）(GTN) 或 2% 地尔硫䓬，1 日 3 次，持续 1 个月，可以治愈。
> - ➤ 大约 50% 的患者通过保守治疗可治愈，疗效不佳者可以考虑行内括约肌侧切。

肛裂典型病理变化为肛管皮肤纵行撕裂，病因有干硬大粪块、腹泻、炎症性肠炎或无明显原因。其最常见症状是剧烈疼痛，排便后加重，有时便后带少量血，色鲜红，或手纸染血。诊断主要根据其特征表现即肛管有裂创，排除其他肛管疾病后。侧位括约肌切断术仍是外科治疗肛裂的金标准，经过近几年的发展，治疗策略有更多选择，包括更好的药疗，如皮瓣和肛门注射肉毒素。

一、症状和诊断

粪便通过肛管时引起刀割样疼痛，持续 1~2h，同时带少量鲜红色血。暴露肛周皮肤，常可以看见裂口（图 7-1）。肛裂分为急性肛裂和慢性肛裂。急性肛裂常有肛管皮肤浅表撕裂，创缘整齐，基底呈鲜红色或红斑（图 7-2 和图 7-3）。慢性肛裂肛管表面稍隆起，内括约肌基底创缘纤维变性（图 7-4 和图 7-5）。裂口常见于肛管后中线，而前中线少见。女性多于男性，女性为 20%，男性为 10%。若裂口不在中线，要怀疑其他疾病，如肿瘤、炎症性肠炎、梅毒、结核、直肠肛管外伤或 HIV/AIDS（图 7-6 和图 7-7）。局

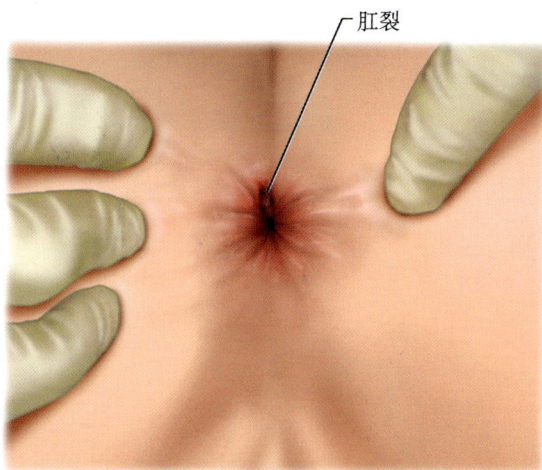

图 7-1　肛门检查，寻找裂缝口

（图片来自 Laura B. Burgess）

部麻醉放松肛门（5% 利多卡因）有利于指检、肛门镜检查或乙状结肠镜检查以排除其他病变。肛裂常有肥大的体表标志（前哨皮赘或痔）或者肛乳头肥大（图 7-8）。慢性肛裂可能继发肛瘘（图 7-9）。

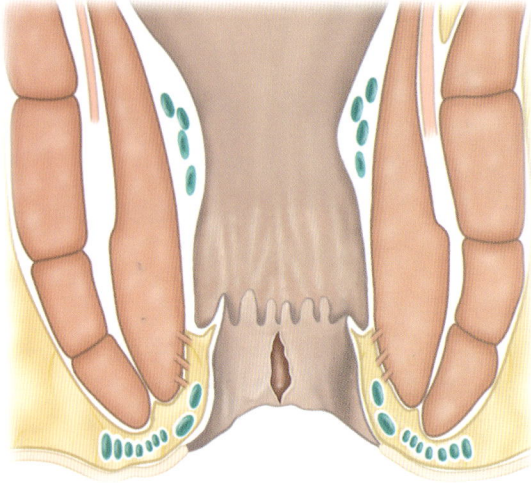

图 7-2　急性肛裂,红斑及边界清楚

（图片来自 Laura B. Burgess）

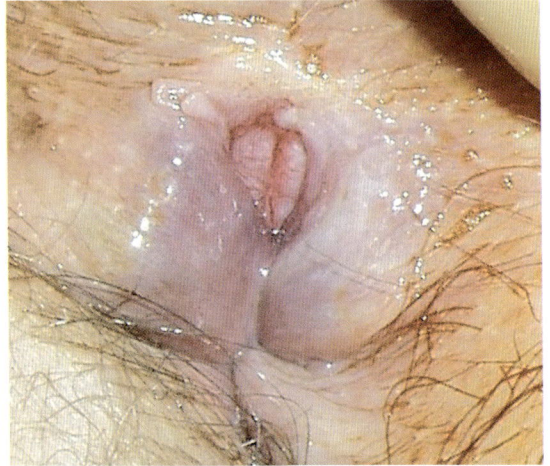

图 7-5　慢性肛裂

（承蒙 David Armstrong,MD. 供图）

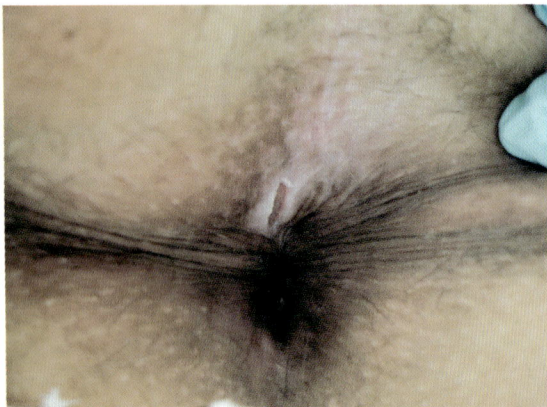

图 7-3　急性肛裂,边界清楚及红斑

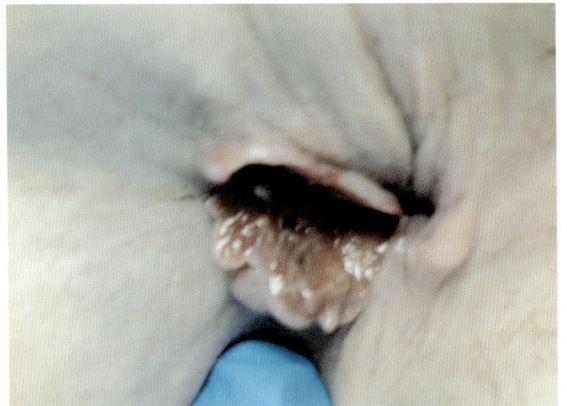

图 7-6　肛门中线鳞状细胞癌

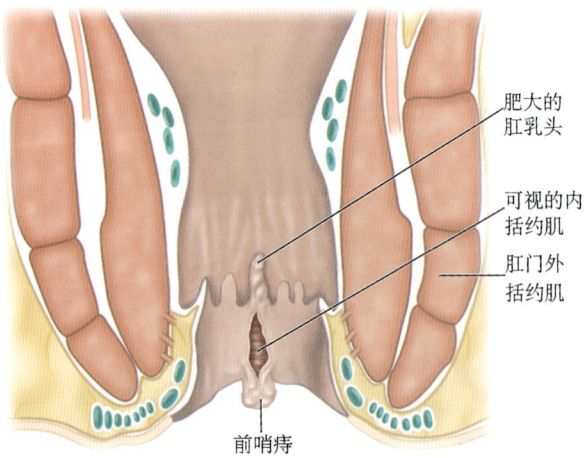

肥大的
肛乳头

可视的内
括约肌

肛门外
括约肌

前哨痔

图 7-4　慢性肛裂,可见内括约肌纤维、前哨痔、肥大乳头

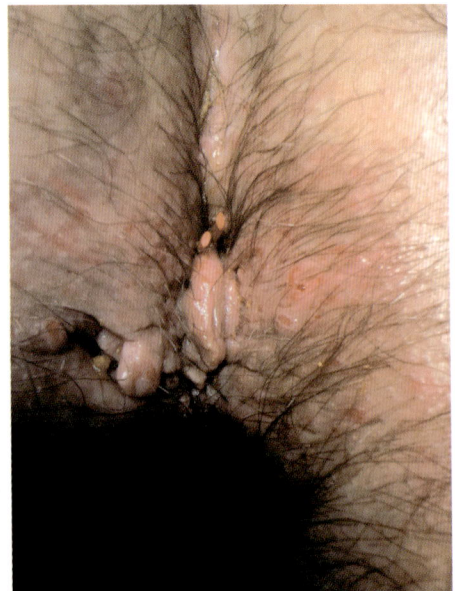

图 7-7　克罗恩病会阴多发裂及复杂性瘘

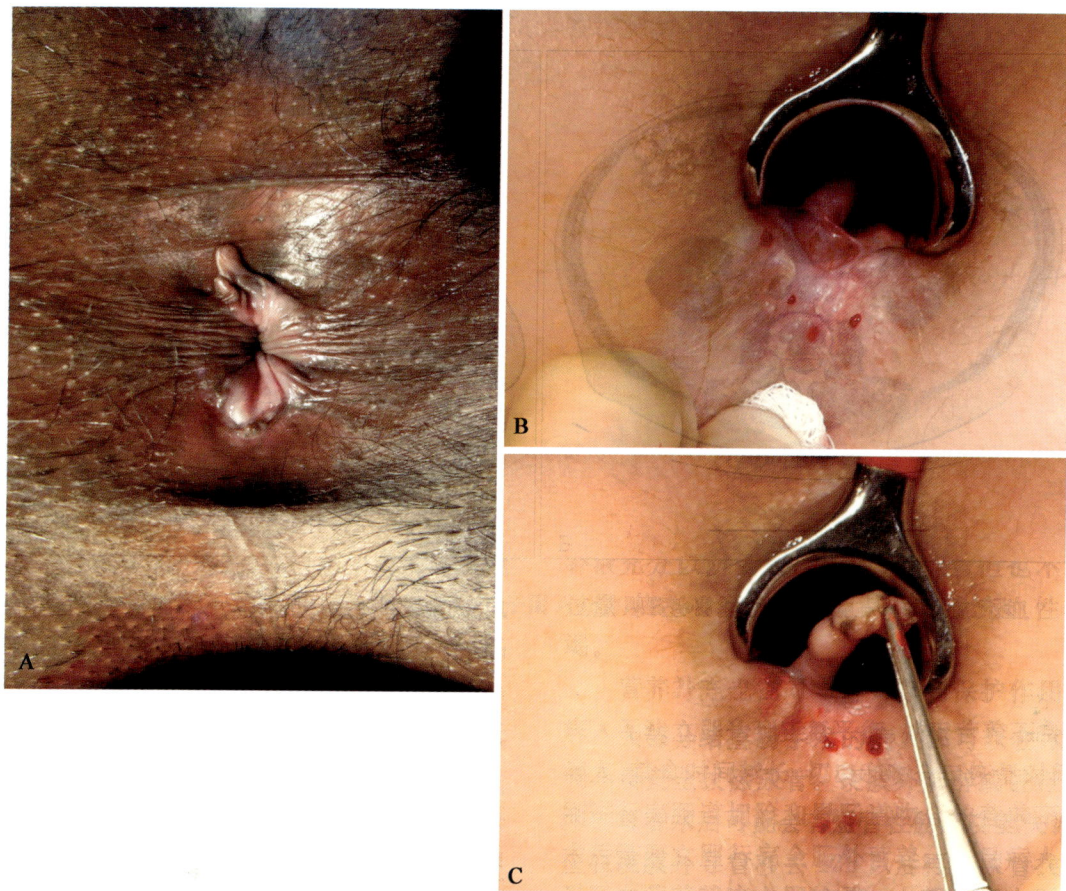

图 7-8　A. 肛门前后壁慢性肛裂及赘生物;B. 慢性肛裂肥大肛乳头;C. 肥大肛乳头

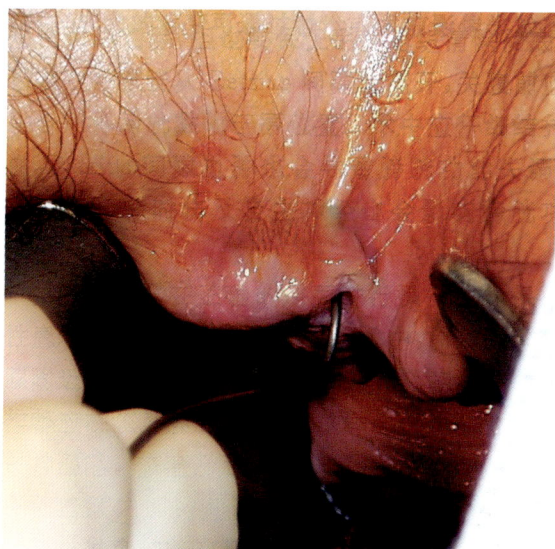

图 7-9　慢性肛裂皮下窦道

（承蒙 David Armstrong, MD. 供图）

二、病理

肛门内括约肌痉挛减少创缘血供是最常见的病理学变化。尸体解剖研究得出,后中线肛门内括约肌和肛管皮肤的血供仅是少量小血管。肛裂患者的肛门静息压明显高于正常对照,而最大静息压无明显差异。肛裂主要的治疗方法是降低肛内静息压,纠正肛内括约肌痉挛和低血供。因此,检查提示无括约肌痉挛、或无括约肌损伤或尿失禁病史的情况下,应格外小心。

三、治疗——非手术治疗

便秘是肛裂的主要症状,也是肛裂主要的原因。治疗首先是纠正排便异常情况,药物补充维生素比通过饮食调理通便效果更加迅速,约87％急性肛裂患者,每天补充 20～35g 维生素可以治愈。长期食用多渣食物降低肛裂复发。

麻醉药、抗炎药、非甾体类抗炎药物可以减轻症状,是肛裂非手术疗法中重要部分。但需注意麻醉性镇痛药,有引起便秘的副作用。有研究表明局麻药治疗急性肛裂,边界清楚及红斑肛裂,治愈率为40％～60％,疗效与平滑肌松弛药如 0.2％硝酸甘油相近。有研究表明局麻药与安慰剂的治愈率无差别,但缓解症状,使患者舒适是治疗重要的一部分。

(一)口服和局部应用括约肌松弛药

肛门内括约肌痉挛可导致血供减少,口服和局部应用括约肌松弛药,如硝酸甘油、硝酸异山梨酯、单硝酸异山梨酯、硝苯地平、地尔硫䓬、精氨酸、米诺地尔和贝胆碱,能促进肛裂愈合,而不遗留永久

性括约肌损伤和尿失禁;缺点是治愈率比手术治疗低,副作用多。Cochrane 的一篇综述指出,括约肌松弛药疗效略胜于安慰剂治疗。

研究局部用药硝酸甘油松弛内括约肌效果是最多最广泛的。早期小规模对照试验得出,治愈率是 $80\% \sim 86\%$。然而更多大样本对照实验证实治愈率远低于这一数据,见表 7-1。

表 7-1　肛裂治疗概况

引用	年份	例数	治疗	成功率 S(%)	随访	失禁(%)	复发(%)	头痛(%)
Bacher 等	1997	35	0.2% GTN	80	28 d	NS	NS	20
			2%利多卡因	40	28 d	NS	NS	0
Lund and Scholefi 等	1997	80	0.2% GTN	68	4 个月	NS	8	58
			安慰剂	8	4 个月	NS	0	18
Brisinda 等	1999	50	肉毒毒素 20 U	96	15 个月	0	0	0
			0.2% GTN	60	15 个月	0	0	20
Carapeti 等	1999	70	0.2% GTN	65	9 个月	13	33	65
			0.2%~0.6%	70	9 个月	13	25	78
			GTN	32	9 个月	0	43	27
			安慰剂					
Kennedy 等	1999	43	0.2% GTN	46	29 个月	NS	NS	29
			安慰剂	16	29 个月	NS	NS	5
Altomare 等	2000	119	0.2% GTN	49	12 个月	NS	19	34
			安慰剂	52	NS	NS	NS	8
Richard 等	2000	82	0.25% GTN	27	6 个月	0	11	84
			LIS	92	6 个月	0	5	0
Zuberi 等	2000	37	0.2% GTN	67	NS	0	NS	72
			10 mg Nitropatch	63	NS	0	NS	63
Evans 等	2001	60	0.2% GTN	61	3 个月	0	50	12
			LIS	97	3 个月	6	15	0
Libertiny 等	2002	70	0.2% GTN	54	24 个月	0	16	20
			LIS	100	24 个月	3	3	NS
Kocher 等	2002	50	0.2% GTN	86	8 周	NS	NS	59
			2%地尔硫䓬	77	8 周	NS	NS	26
Ezri and Susmallian	2003	52	0.2%硝苯地平	89	6 个月	0	42	5
			0.2% GTN	58	6 个月	0	31	40
Bielecki 等	2003	43	2%地尔硫䓬	86	8 周	NS	NS	0
			0.5% GTN	86	8 周	NS	NS	33
Shrivastava 等	2007	90	2%地尔硫䓬	80	NS	NS	12.5	0
			0.2% GTN	73	NS	NS	32	67
			安慰剂	30	NS	NS	50	0
Ahmad 等	2007	50	0.2% GTN	80	6 个月	NS	40	68
			利多卡因	32	6 个月	NS	37.5	0
Sileri 等	2007	156	0.2% GTN	39	19 个月	0	14	10
			扩张术	46	19 个月	0	13	0
			肉毒毒素	81	19 个月	0	0	0
			LIS	100	19 个月	0	0	0

（续　表）

引用	年份	例数	治疗	成功率 S(%)	随访	失禁(%)	复发(%)	头痛(%)
Brown 等	2007	82	LIS	100	79 个月	66*	0	NS
			0.25% GTN	60	79 个月	66*	41	NS
Emami 等	2008	34	0.2% GTN 塞剂	57	12 周	NS	NS	9
			安慰剂	38	12 周	NS	NS	0
Tankova 等	2009	52	0.1% ISMN	71	6 个月	NS	NS	5
			0.1% GTN	67	6 个月	NS	NS	0
			安慰剂	30	6 个月	NS	NS	0

GTN.硝酸甘油；ISMN.单硝酸异山梨酯；LIS.旁侧肛门括约肌切开术；NS.未提示

*.大便失禁的生活质量评分

　　长期局部应用硝酸盐药物治疗的缺点是有副作用，剂量调节比较困难，且复发率高。68% 的患者有头痛，甚至是剧烈头痛，6 个月后的复发率是40%。另一个随机对照实验，随访 79 个月，发现与括约肌松弛术治疗相比，40% 的患者仍有症状。

　　由于局部运用括约肌松弛药硝酸盐药物的不良反应大，剂量难以调节和高复发率，研究者们试图研究其他药物。例如口服和局部运用地尔硫䓬，能有效松弛肛门内括约肌和舒张血管。一项关于局部运用 2% 地尔硫䓬的研究，对 112 例肛裂患者进行随访 2 年，发现 59% 的患者需反复治疗，24% 不得不接受内括约肌侧切术治疗。另一个关于局部应用地尔硫䓬和硝酸甘油的研究，纳入 90 例慢性肛裂患者，地尔硫䓬的治愈率为 80%，硝酸甘油为 73%，对照组为 33%。这篇文献还报道了，67% 应用硝酸甘油的患者有头痛，然而未提及长期运用地尔硫䓬的不良反应。其中地尔硫䓬、硝酸甘油和安慰剂的复发率分别是 12.5%、32%、50%。

　　尽管剂量难以调节和复发率高，平滑肌松弛药仍然被推荐为慢性肛裂的临床一线药物。使用平滑肌松弛药，几乎 1/2 的患者可以治愈，缓解疼痛，不需担心排便影响日常活动。保守治疗后的患者对手术治疗有更好的认识和准备。Cochrane 一篇关于肛裂治疗的综述总结出平滑肌松弛药及肉毒杆菌素局部治疗儿童的急慢性肛裂的疗效略低于成年人。

（二）注射肉毒杆菌素

　　概要中已提到，注射肉毒杆菌素可以松弛肛门内括约肌，提高肛缘的血供（图 7-10）。有效缓解平滑肌紧张的时间为 2～20d，括约肌再次痉挛间隔时间超过 2～4 个月。这实现了局部药物在瞬间和长久的松弛内括约肌的统一。肌内注射肉毒杆菌素

的副作用最小。高剂量注射可引起中枢神经系统性四肢硬瘫的不良反应，用"黑盒"来警示，且该药不在医保范围内，需患者承担费用。

　　一项肉毒杆菌素、外用软膏和手术治疗肛裂的随机对照研究中，纳入 100 例患者，随访 2 年，肉毒杆菌素的治愈率为 92%，硝酸甘油为 70%。一个Meta 分析显示肉毒杆菌素和硝酸甘油的疗效无明显差异，而硝酸甘油的不良反应多。作者推荐肉毒杆菌素为首选治疗的药物。

　　一项前瞻性研究纳入了 40 例接受肛裂切除术和肉毒素治疗的患者，随访时间为 1 年。90% 的患者 6 个月后无症状，但 65% 的患者仍有无症状的肛裂。其中仍有症状的 4 个患者，再次使用肉毒素治疗；12 个月后，79% 的患者无症状治愈。

　　尽管实验得出的数据与临床相互矛盾，但专家们仍一致认为肉毒杆菌素的疗效比局部治疗效果好。肉毒素的长期疗效仍旧存在问题，而且其安全性是否超过或与括约肌松解术相当仍然未知。2 个最近的 Meta 分析，评估了 4 个对比注射肉毒杆菌素和括约肌松解术治疗慢性肛裂的研究，共学习了 279 例随访时间不同的患者。得到与其他文献相一致的结果，即括约肌松解术比注射肉毒杆菌素多 23% 的获益。括约肌术失禁并发症的概率较高，而注射肉毒杆菌素有较高的复发率。

　　肉毒杆菌素被推荐为治疗肛裂术后复发的二线药物。一个纳入了 80 例肛裂术后复发接受肉毒素治疗的患者的研究，随访时间为 58 个月。肉毒杆菌素的治愈率为 68%，只有 10% 的患者 2 个月后才缓解失禁；2 个月后 74% 的患者治愈，其他的患者则再次接受肉毒素治疗。随访 57 个月后，无复发患者。该研究可能扩大肉毒杆菌素治疗慢性

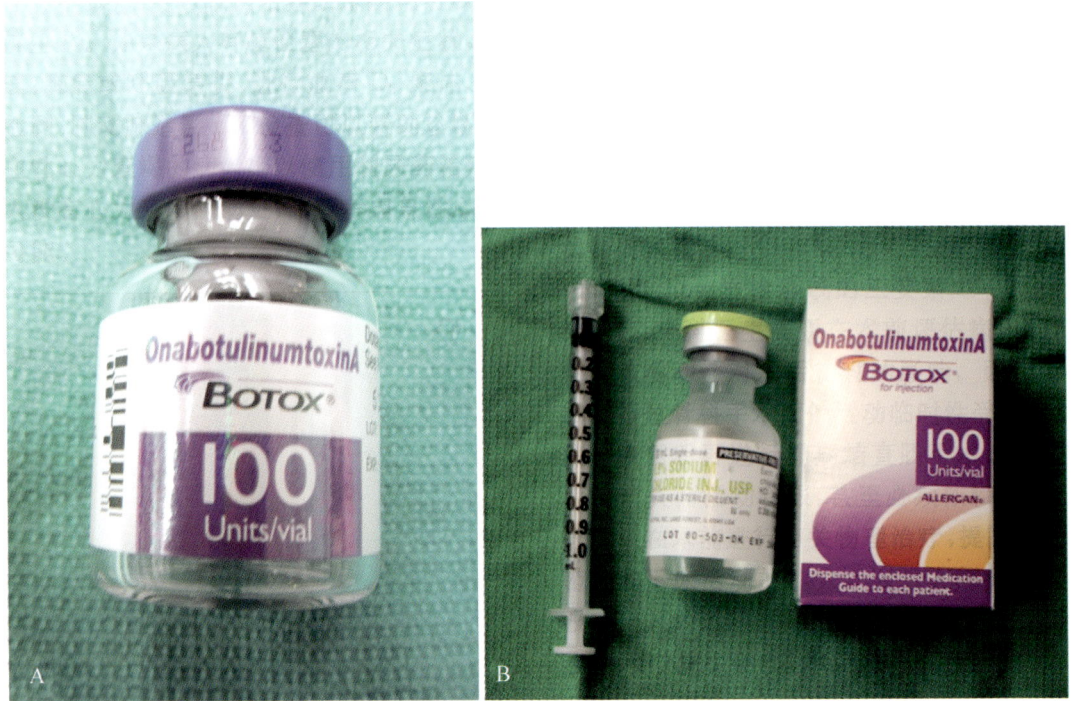

图 7-10　A. A 型肉毒毒素;B. 注射 A 型肉毒毒素注意事项

肛裂的适应证。

注射肉毒杆菌素的方法不断提升。目前提倡 100mg 肉毒杆菌素均匀注射到肛门内括约肌间或括约肌组织内,肛裂的任意一侧或沿肛周间断注射(图 7-11)。炎性、偶尔有纤维化的组织应予以清除(肛裂切除术),这有利于缩短治愈时间,同时组织应送病理检查,以排除其他病变如克罗恩病(图 7-12)。这一过程可以在治疗室或门诊手术中心进行,术后第 2 周和第 6 周评估疗效。约 80% 的患者治愈或症状消失,无需更多治疗。不推荐再次注射肉毒杆菌素,仍有症状者建议手术治疗。

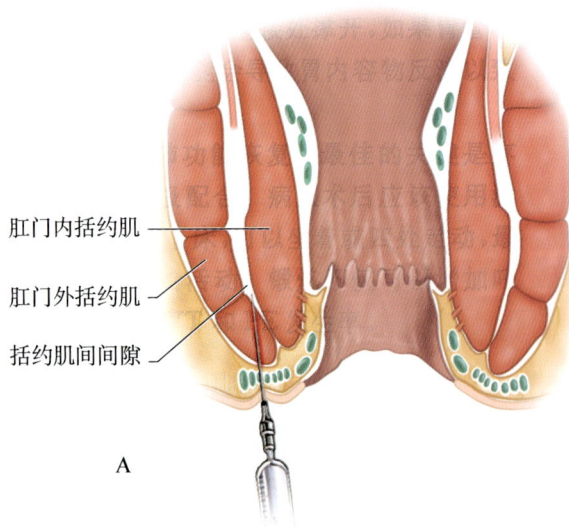

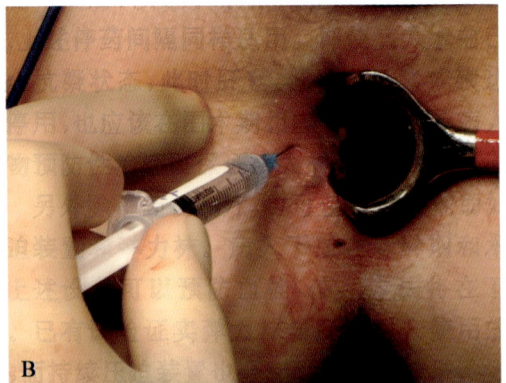

肛门内括约肌

肛门外括约肌

括约肌间间隙

图 7-11　A. 括约肌间注射肉毒毒素;B. 内括约肌注射肉毒毒素

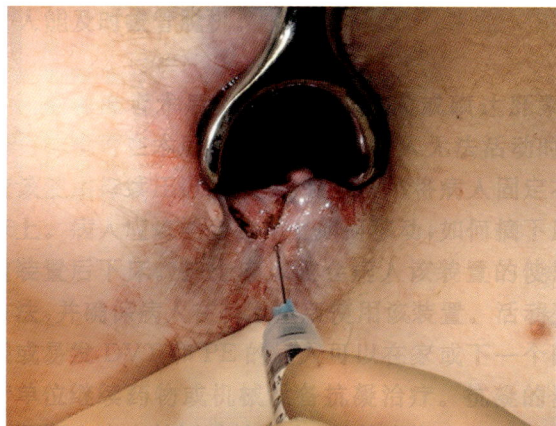

图 7-12　慢性肛裂切除术下方注射肉毒毒素

四、手术治疗

内括约肌切开术仍是手术治疗肛裂的金标准。1951 年，Stephen Eisenhammer 首次采取内括约肌切开术治疗肛裂。内括约肌切开术最初采取的切口在后正中线，但是由于术后锁孔畸形概率较高，所以现在大部分外科医生采取内括约肌侧切术。尽管任意一侧都可以，但是肛门内括约肌切开术更常见于右侧，因为右后和右前痔柱之间存在空隙。一篇对照括约肌切开手术和药物治疗肛裂的循证医学综述，提出手术治疗更优越，治愈率＞85％。

有多种方法可用于游离肥厚的内括约肌。其中一种是封闭式，刀片插入黏膜下层或括约肌间隙，随后游离肌肉（图 7-13）。另一种是开放式，在

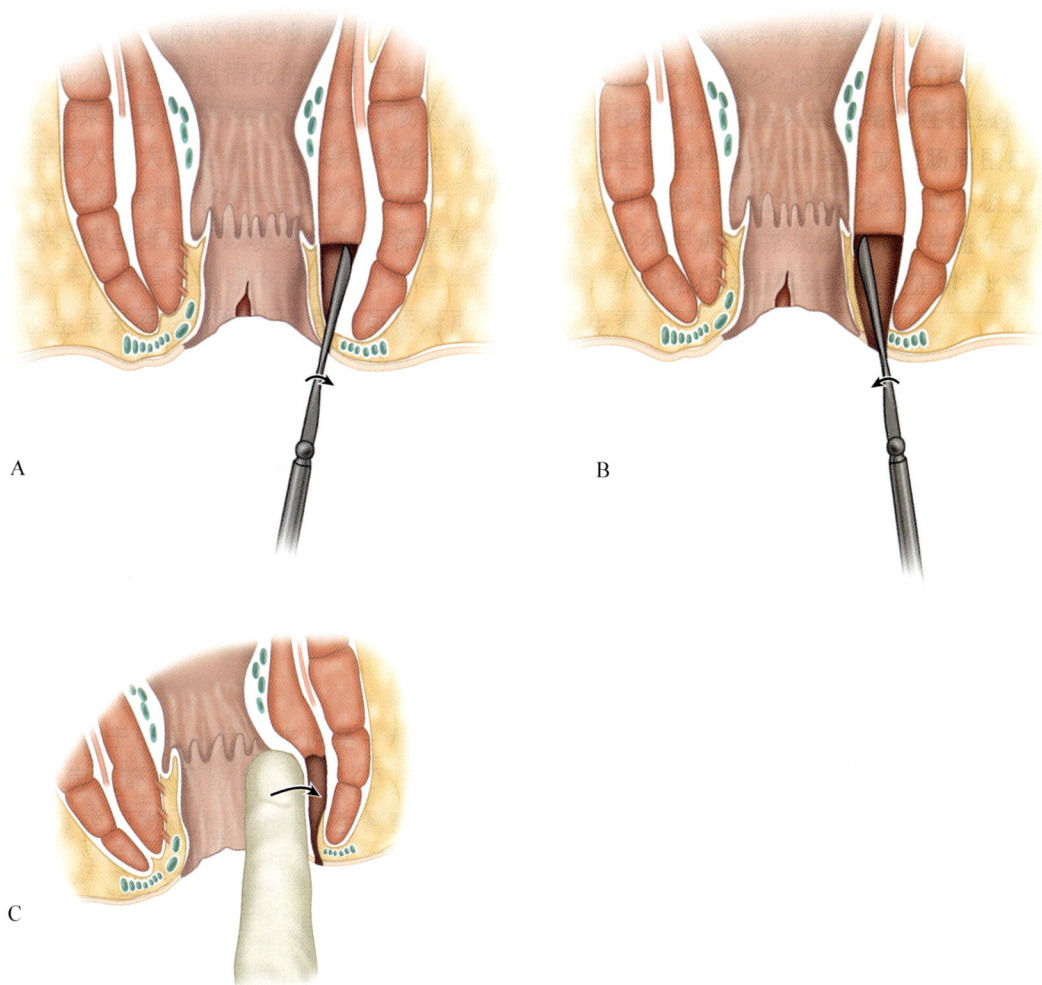

A

B

C

图 7-13　闭合括约肌切开术裂缝

A. 黏膜下锐性分离括约肌；B. 括约肌间隙锐性分离括约肌；C. 触诊括约肌感受剩余肌纤维及缺陷

肛缘做一小切口,直接游离内括约肌纤维。开放式的方法也各不相同,有从齿状线到肛缘游离整个内括约肌的,也有只是游离痉挛高压部分,而不破坏其他括约肌。游离括约肌的程度直接与术后失禁发生率相关。Garcia-Aguila 等在一篇回顾性图表综述中报道了传统的开放式技术有 30% 的排气失禁和 26% 的排便失禁。在这些手术中,肛门黏膜也切开了和括约肌相当的长度。这一结果也得到了一个纳入 129 例患者的前瞻性研究的证实,这些患者都接受了延至齿状线的括约肌侧方切开术,结果证实平均 2d 后缓解症状,主要的副作用是排气失禁,见于 7% 的患者,随访 48 周后失禁率降为 2.5%。另一个研究,将 92 例患者随机分为了括约肌切开延至齿状线处和仅到裂缝顶端两组,术后暂时性的排气失禁占纳入研究患者的 6.5%,而局限性括约肌切开术组仅 1 例,而永久排气失禁占所有患者的 4.3%,全部为接受了延至齿状线的括约肌切开术的患者。两组间的治愈率无差别。所以编者推荐仅离断足够缓解狭窄的括约肌。这很少会延伸到接近肛裂顶端处。由于括约肌切开术后可能存在排气失禁和潜在的排便失禁,术前应详细告知患者这些并发症。

开放式内括约肌侧方切开术通过括约肌间隙一个小的侧切口操作。切口可开放以供二次手术或直接关闭。保持切开开放可以减轻术后疼痛。Kang 等的一项前瞻性研究中,将 90 例患者随机分为手术切口关闭和开放。他们采取比大多数外科医生所使用的切口更大的放射状切口行括约肌切开术,发现 12 周时治愈率无明显差异,但是切口未缝合组的出血和脓肿形成的概率更高。这一数据说明缝合手术切口并无坏处。

编者推荐的内括约肌侧切术技巧是在纤维化的肥大内括约肌下缘远端的肛门皮肤右侧行一 1cm 的切口(图 7-14A)。这就类似于内外括约肌间沟。轻轻解剖,很容易发现内括约肌的白带(图 7-14B)。剪刀离断仅需的近端肌肉,松解狭窄(图 7-15A)。注意远离肛门陷凹,最大程度降低损伤肛门腺体或导管的可能以防止术后肛周脓肿和瘘的发生。温和按压和适当电凝以有效止血。切口通常是开放的,但也可以关闭(图 7-15B),随后即可进行肛裂切除术。

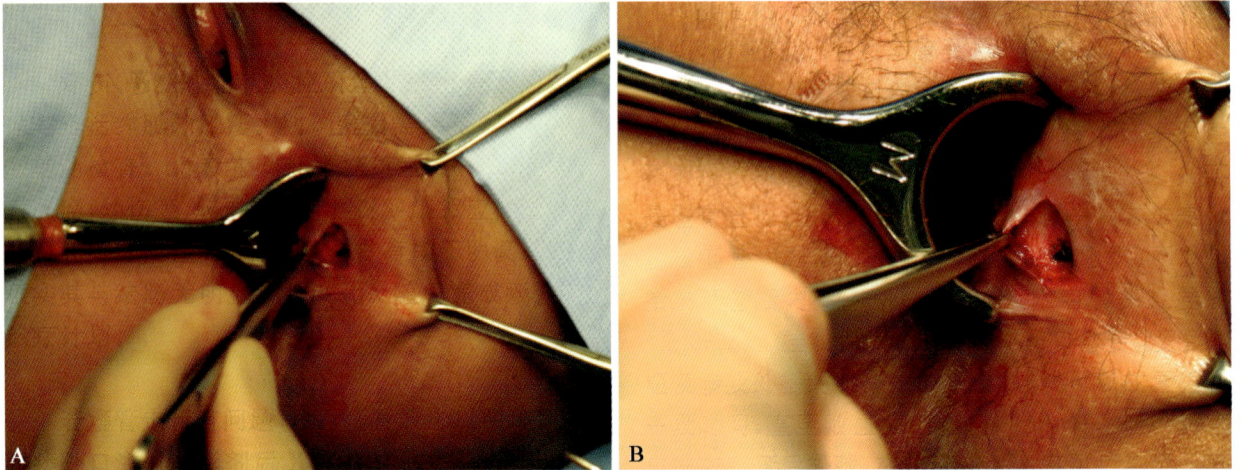

图 7-14　A. 白线切口,横向内括约肌切开术;B. 游离肥厚内括约肌

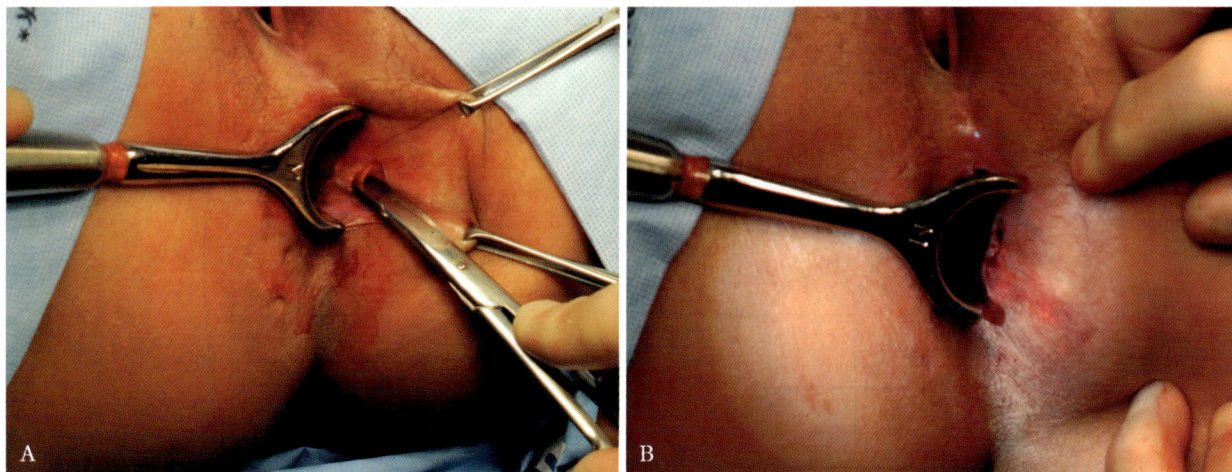

图 7-15　A. 括约肌切开术中剪刀剪断内括约肌下缘；B. 缝合括约肌

五、治疗中的误区

我们需谨慎对待表现为括约肌表面正常或括约肌张力下降的慢性肛裂患者。这种情况不需要复杂的测压评估，仅在检查室内体检即可发现。这些患者药物治疗一般是无效的，因为括约肌张力已进一步的降低。当然，括约肌切开术通常不适用于这种情况，甚至可能加重病情。这一类患者包括以前做过内括约肌切开术，但肛裂为持续性或复发的患者。虽然检查室仔细的指检已足够，但这些患者最好以肛门直肠测压法评估并记录当前压力，和(或)行肛门超声检查以确定他们是否有接受适当的内括约肌切开术。通常来说，建议这些患者采用其他治疗方式，而不是括约肌切开术。皮瓣移植肛门成形术(SCAFA)对这些患者来说就是一种很有效的方式(图 7-16)。尽管不常用，不论术前压力如何，它对于陈旧性肛裂患者来说仍然是有效的一线手术治疗方法。一项关于 51 例接受 SCAFA 治疗超过 6.5 年的陈旧性肛裂患者的研究，显示早期皮瓣移植失败率为 5.9%，短期治愈率为 98%。复发率为 5%，术后出血见于 7% 的患者。这研究表明对所有患者来说皮瓣移植肛门成形术是括约肌切开术一个很好的替代方法，尤其是对于低压肛裂患者。

六、谬误

正确行括约肌切开术后出现失禁并发症是罕见的。研究表明长手术切口和完全离断括约肌增加失禁发生率。仅在狭窄处切开可以有效降低失禁率，而治疗效果一样。长的肛膜切口不仅带来感觉异常，同时也常导致排便失禁。行括约肌白线扇形切口可以有效避免这种情况。术后失禁应该排除其他原因，如直肠黏膜或全层脱垂。

七、要诀和技巧

大多数治疗肛裂有效的外用药物在连锁药房并不提供。外用药物一般浓度是 0.2% 的硝酸甘油、2%～3% 的地尔硫䓬和 0.2% 的硝苯地平。药厂一般不提供这种浓度，需告知患者去提供正确浓度外用软膏的混合药房买药，价格不贵且方便。

上述 3 种药物都是 1 天 3 次，给药方法很重要，戴好指套或手套，将相当于一角硬币的量的药抹于示指尖，送入肛门，伸入示指到远端指间关节，均匀涂抹于裂口。药仅抹在肛门或使用塑料制品抹药效果不佳。

使用硝酸甘油治疗的患者，不良反应一般只是头痛。患者脱水可加重病情，在给药前 30min，应摄入 8 盎司的水，这不仅可以减轻头痛，同时有助于提升粪便性状。给药前后侧卧休息可以减轻头痛。

行侧位内括约肌切开术时，中号或大号 Hill Ferguson 或 Sawyer 肛门牵开器置于狭窄处，拉伸变性的纤维，可以较容易区分括约肌白线，准确找出切口位置并避免外括约肌损伤。肥胖患者，助手适当牵开右臀有助于显露手术初野。最后，一定不要离断痉挛狭窄的括约肌，这只会增加术后排气失禁率。

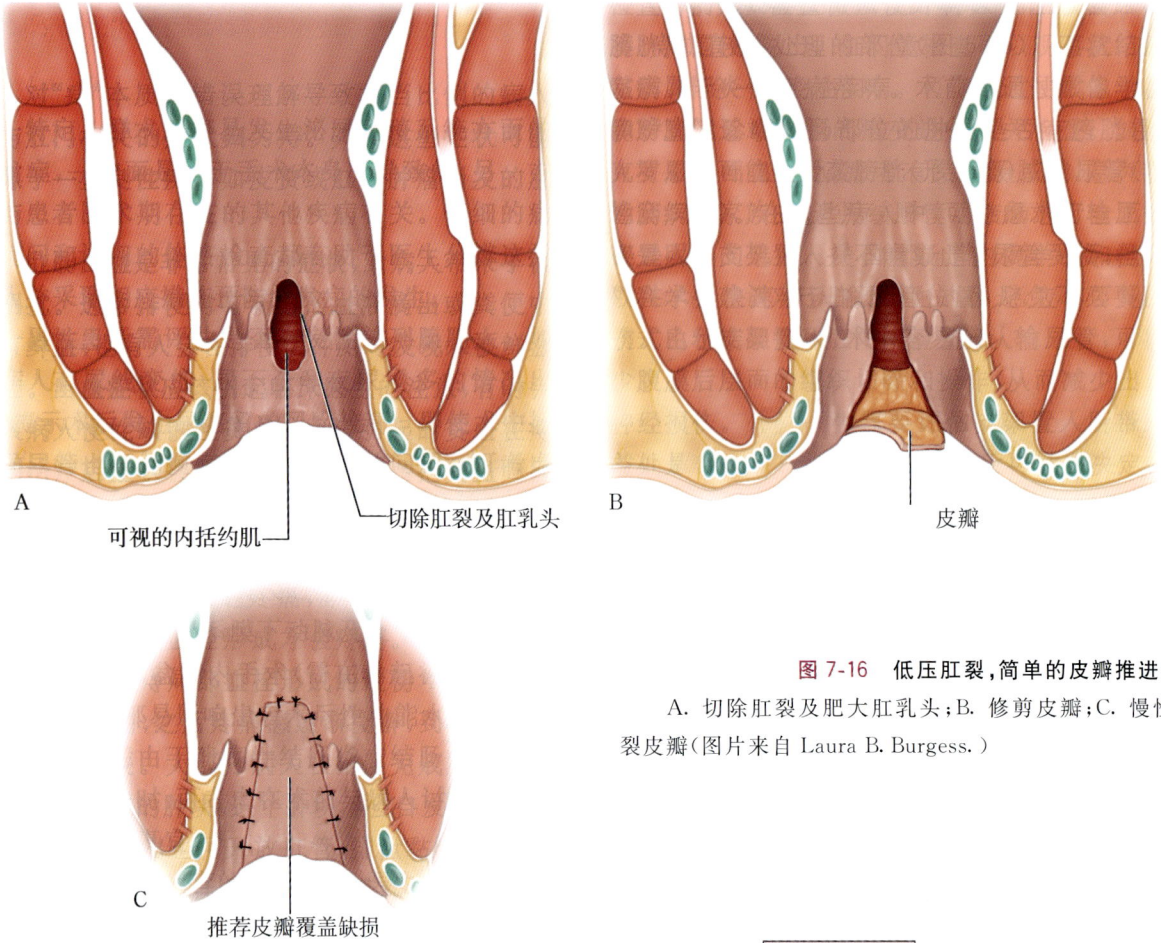

可视的内括约肌——　　——切除肛裂及肛乳头

B

C

推荐皮瓣覆盖缺损

图 7-16　低压肛裂,简单的皮瓣推进术
A. 切除肛裂及肥大肛乳头;B. 修剪皮瓣;C. 慢性肛裂皮瓣(图片来自 Laura B. Burgess.)

八、咨询时间

大多数肛裂患者不需要特别的治疗方案。但是对于低压裂口、中线之外裂口和其他肛门病变如大痔疮、瘘或大的非中线部位的肛门赘生物患者来说,需要予以专业的治疗。另外,若括约肌切开术治疗失败,需最好由结直肠外科医师进一步评估。

九、结论

肛裂患者的治疗需考虑众多因素,文献中也推荐好几种治疗规则(图 7-17 至图 7-19)。

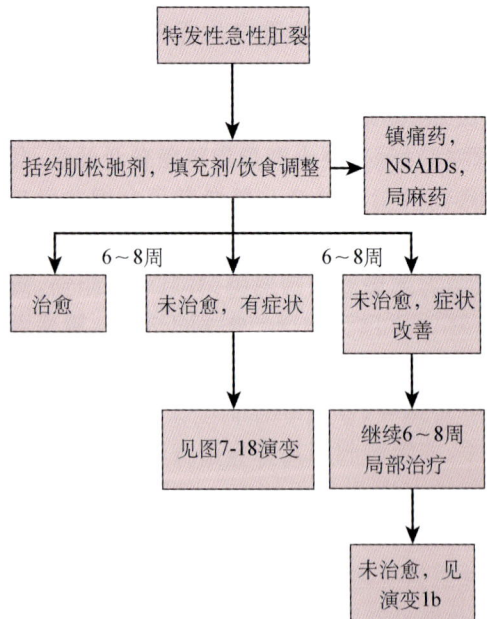

特发性急性肛裂

括约肌松弛剂,填充剂/饮食调整 → 镇痛药,NSAIDs,局麻药

6～8周　　　　　　　6～8周

治愈　　未治愈,有症状　　未治愈,症状改善

见图7-18演变　　继续6～8周局部治疗

未治愈,见演变1b

图 7-17　急性肛裂演变 NSAIDs,非甾体类抗炎药

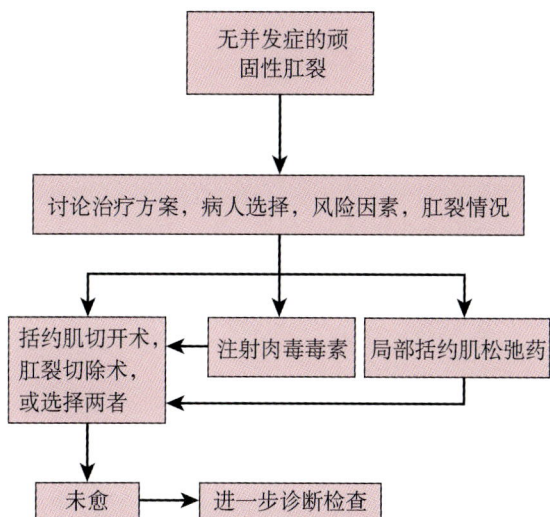

图 7-18 顽固性肛裂治疗演变

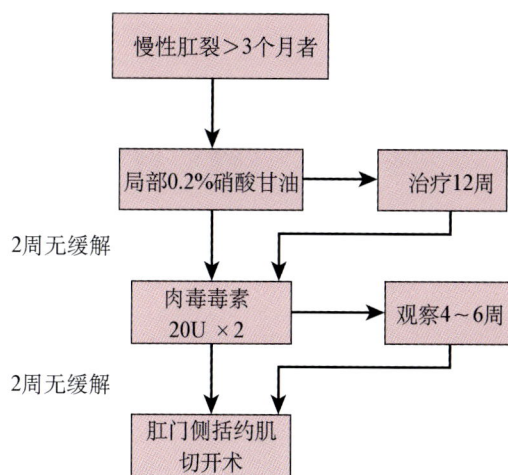

图 7-19 省钱治疗策略演变

第 8 章

脓肿和瘘

著　者　Jeffery Nelson

译校者　何庆生(译)　郗洪庆(校)

要点

➤ 由于直肠肛管的解剖与直肠肛管周围脓肿和瘘的治疗策略以及并发症息息相关,所以外科医生对直肠肛管的解剖必须有清晰的认知。

➤ 基于临床情况,直肠肛管周围脓肿和瘘的检查包括合适体位、视诊、触诊和直肠检查以及影像学检查如 CT 和超声。

➤ 肛门直肠脓肿唯一有效的治疗方法是充分引流,根据病人情况,选择门诊检查室或手术室完成手术。

➤ 目前治疗肛瘘的方法不统一,根据外科医生判断瘘管与括约肌关系及括约肌功能来选择最佳治疗方法。

➤ 特殊情况如 Chron 病,有可能导致直肠肛管周围脓肿和瘘,必须谨记这点,此类型的瘘需要更加详细的诊疗计划。

　　熟知直肠肛门的解剖,有助于诊断、评估和治疗脓肿和瘘。脓肿和瘘是通过所在间隙和穿过的解剖结构来命名的,所以这一解剖结构需从实用观点出发来详细回顾。

一、脓肿

(一)解剖学因素和病因学

　　肛门肌肉包括 2 部分,一个是内括约肌(平滑肌),在直肠移行为环形肌;另一个是外括约肌,在骨盆底移行为肛提肌。内括约肌一直保持收缩状态,只有接收到粪便进入直肠诱发的容受性信号后才松弛。肛提肌由髂尾肌、耻尾肌和耻骨直肠肌组成,这些结构的解剖关系在第 1 章中有图示,与外括约肌相同,这些肌肉都是随意肌。

　　直肠肛门周围的重要间隙有括约肌间间隙、肛周间隙、坐骨直肠间隙、肛提肌上间隙(骨盆直肠间隙)(图 8-1)。括约肌间隙是内外括约肌间的间隙,

毗邻肛周间隙。肛周间隙内侧是括约肌间间隙,外侧是坐骨直肠窝脂肪组织。坐骨直肠间隙内侧是肛提肌,中间是外括约肌,外侧是骨盆和闭孔肌,前下缘是会阴肌,在后正中线与肛后间隙汇合。肛后间隙在肛提肌和肛尾韧带之间。括约肌上间隙上方是腹膜反折处,下方是肛提肌,内侧是直肠,外侧是骨盆壁。脓肿常发生于这些间隙,所以根据解剖来命名这些脓肿,与更加通用的词"肛周"脓肿不同。肛后和深部肛后间隙与肛周、括约肌上、坐骨直肠间隙相通,在马蹄形脓肿的形成中起重要作用(图 8-2)。

　　解剖学肛管是从肛管外缘到齿状线,齿状线是直肠和肛门接合处的柱状上皮。外科学肛管是从肛管外缘开始,几乎到肛提肌最上端,齿状线上方约 1.5cm 处。肛隐窝在齿状线上,内含黏液腺体,黏液从括约肌处渗出到肛管。在 1961 年,Parks 和 Gordon 解释了腺体如何诱发脓肿的机制。他们提出的脓肿和瘘的分期,沿用至今(图 8-3)。其他一

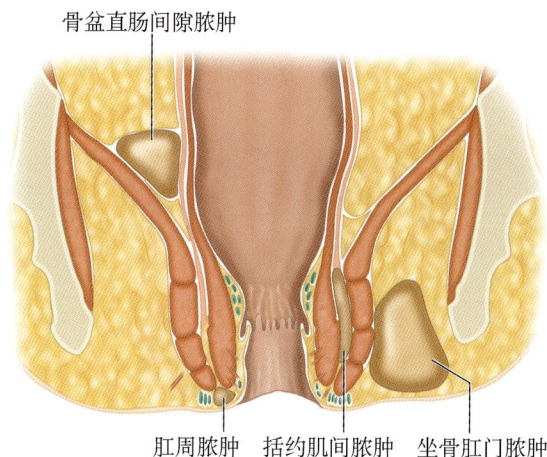

图 8-1　肛周解剖与脓肿位置

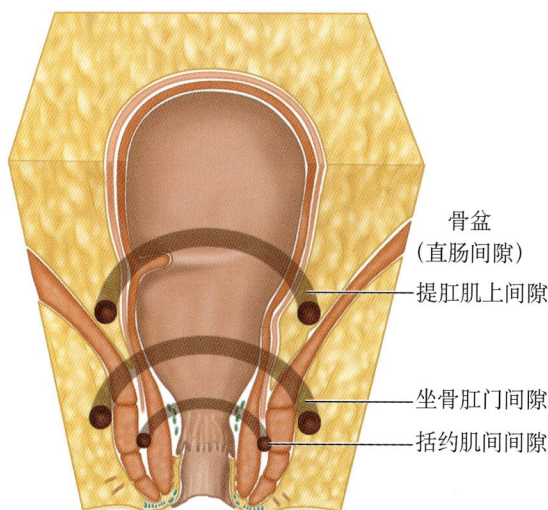

图 8-2　马蹄形脓肿扩散途径

些常见的病因,如 Crohn 病,也要考虑到,均列于框 8-1。肛腺阻塞时,容易形成感染,经内括约肌形成内括约肌间隙脓肿,继续蔓延为肛周脓肿,再经外括约肌形成坐骨直肠间隙脓肿。向上延续也可以发生肛提肌上脓肿,一般较少见(图 8-4)。

(二)症状和检查

肛周脓肿患者通常表现为疼痛、肿胀及受累部位发红(框 8-2)。脓肿也可以表现为其他的方式,很少或没有外部症状,主要凭临床医师的经验来诊断。检查时患者可采取侧卧位、俯卧位或截石位。首选侧卧位,比较简单,不需褪下全部衣物,也不需离开检查桌维持体位。两侧轻轻牵开臀部,视诊定位脓肿。若患者不适,可不做直肠指检,但是指检能发现波动区域,指套带脓液或血液,有助于脓肿定位;

框 8-1　肛门脓肿和瘘的病因

隐蔽腺
炎性肠病
　克罗恩病
　溃疡性结肠炎
　原因不明的结肠炎
感染
　结核
　放线菌病
　性病淋巴肉芽肿
皮肤病
　藏毛病
　化脓性汗腺炎
外伤
　刺伤
　枪击伤
　碎片损伤
　外科手术
　　经会阴术
　　痔切除术
　　前列腺切除术
恶性肿瘤
　癌
　白血病
　淋巴瘤
放疗

框 8-2　肛周疼痛原因

脓肿
肛瘘
外痔栓塞
肛提肌并发症(痉挛,痉挛性痛,尾骨痛)

肛门镜检查时不适感加重。一旦诊断脓肿,需在手术室或门诊检查室充分切开引流。手术室常采用俯卧折刀位,但是也有选择截石位或侧卧位的,局麻下做检查和切开引流。

肛周或坐骨直肠窝脓肿表现为明显的红、肿症状,甚至可能有波动感。括约肌间的脓肿隐藏在内外括约肌间,患者诉疼痛,但肛周视诊可无任何异状。沿肛周环形触诊,通过找到括约肌间隙上疼痛最明显处以定位脓肿。肛提肌上脓肿在骨盆深处,直到扩散到坐骨直肠间隙脓肿时才出现症状。这些脓肿常有报道,其中肛周和坐骨直肠窝脓肿较多见

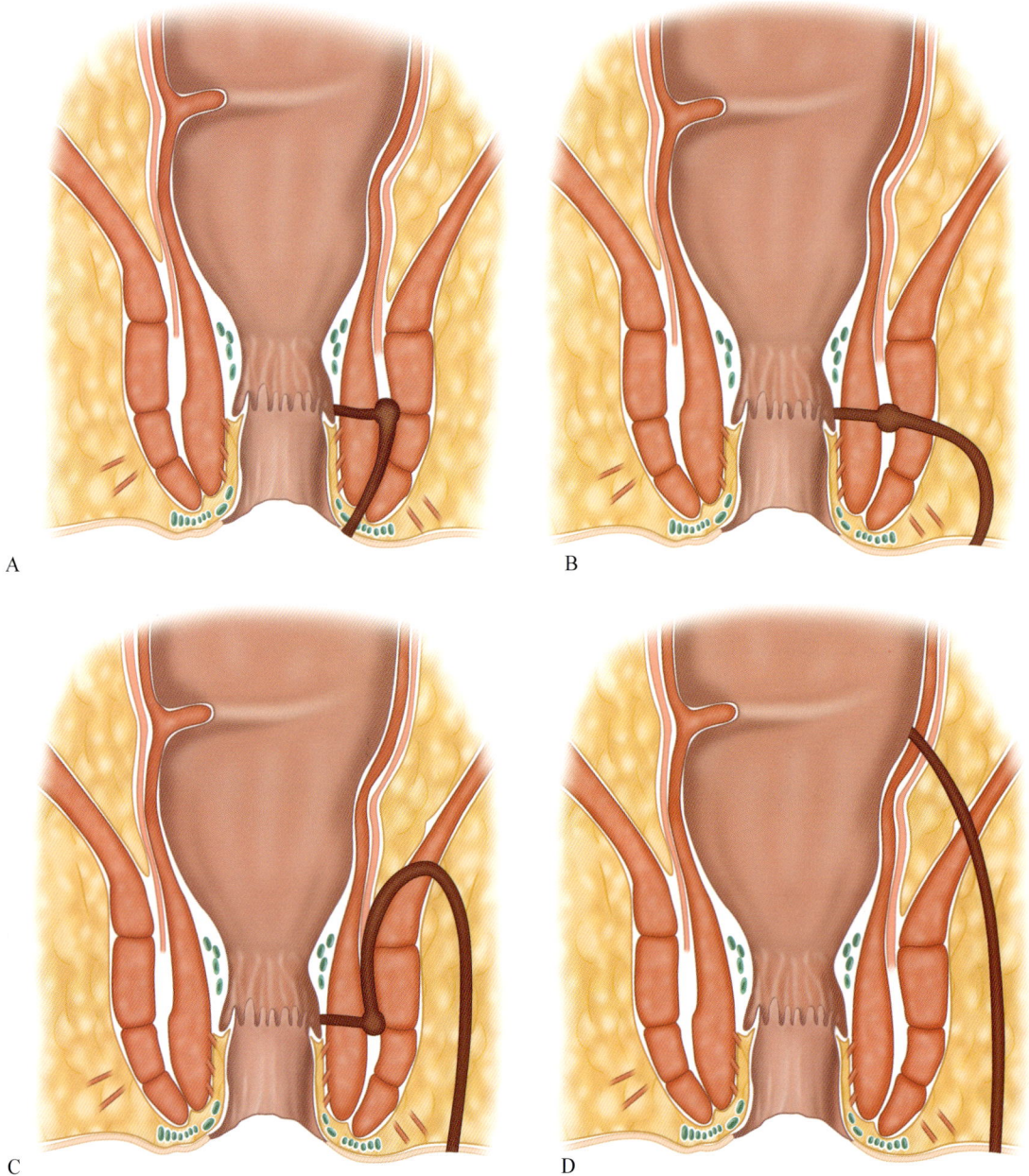

图 8-3 肛门直肠瘘 Parks 和 Gordon 分类
A. 括约肌间；B. 经括约肌；C. 括约肌上；D. 括约肌外

（图 8-4）。Vasilevsky 和 Gordon 统计了脓肿分布情况：肛周占 19%，坐骨直肠占 61%，括约肌间占 18%，肛提肌上占 2%。同时，Winslett 等发现了不同的分布概率：肛周占 58.4%，坐骨直肠占 33.9%，括约肌间占 1.8%。诊断和治疗决策通常不需要 CT 检查辅助。术前影像检查可以鉴别肛提肌上脓肿和下腹部炎症疾病如憩室炎、Crohn 病或肛隐窝脓肿向上扩散。原始病灶来源很重要，这决定如何更好地引流脓肿和（或）治疗潜在的并发症。

（三）治疗

脓肿的主要治疗方法是充分引流。肛周和坐骨直肠窝脓肿的切开引流，操作比较简单，在门诊或手术室均可完成。只要病人能耐受且没有特大痛苦，局限的肛周脓肿可在门诊切开引流，而不需进入手术室。使用 27 号注射器在脓肿周围注射伴

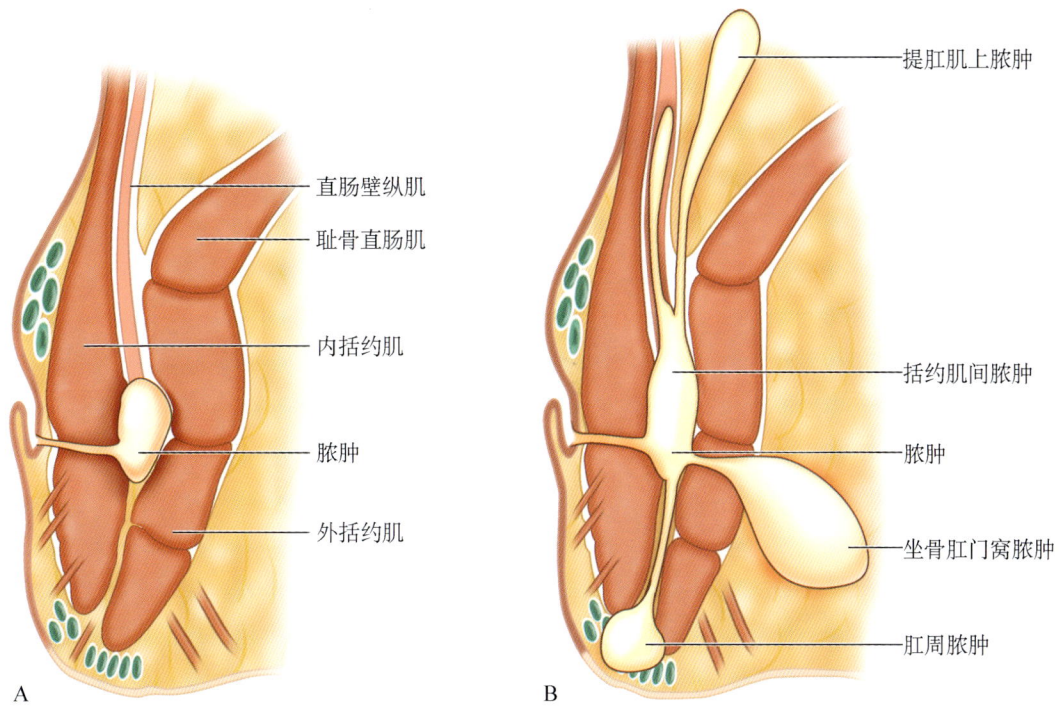

图 8-4　括约肌间脓肿扩散，演变成瘘

或不伴肾上腺素的 1% 利多卡因（区域阻滞），而不是直接注射脓肿部位，同时要注入脓肿壁，充分麻醉该部位（图 8-5）。也可以使用 0.25% 或 0.5% 的丁哌卡因加肾上腺素，局麻效果可以持续 4h。丁哌卡因比利多卡因的 pH 低，注射未麻醉部位时疼痛感更甚。切开皮肤，充分引流脓液后以简单敷料保护切口。十字切口切除棱角，或椭圆形切除脓肿表面皮肤，有利于坐骨直肠窝的脓肿的引流，避免切口过早愈合。然而肛周脓肿一般比较小，无需如此。不需要过分探查和填充脓肿腔，否则易延迟愈合。坐骨直肠窝的脓肿引流需在手术室进行，因为操作复杂且伴剧烈疼痛，需脊髓阻滞或局麻加镇静。术后疼痛可以局麻镇痛处理，首选半衰期比较长的丁哌卡因。不能填塞包扎，阻碍引流，仅需简单敷料覆盖。病人在排便后需坐浴 2～3/d，手持淋浴保持卫生。术后规律换药 2～3 周，1 个月后复查评估瘘口情况。

括约肌间脓肿患者无典型的体表感染症状。充分局麻下括约肌间沟（即白线）最痛点穿刺可见脓液。沿白线触诊肛管手套可带出来源于隐窝的脓液。切开黏膜，肛缘和内括约肌，打开脓肿腔充分引流。该手术需充分暴露视野，操作难度较大，

选择在手术室完成。

盆腔直肠脓肿一般无典型体表症状，可行 CT 扫描以判断脓肿与周围解剖结构的关系。坐骨直肠窝脓肿，在向肛提肌侵犯时，需经臀部皮肤引流，而无迁延的盆腔直肠脓肿（例如完全包在外括约肌和肛提肌内侧）需经直肠引流，或在 CT 引导下在更远处置管引流（图 8-6）。

直肠周围脓肿可用导管引流，能有效避免脓腔长好前引流口闭合的问题。建议使用气囊导管，而不是蘑菇头导管以避免组织再生后拔管困难。肛周和括约肌间脓肿腔比较小，不适用导管引流。大的坐骨直肠脓肿或累及坐骨直肠窝的盆腔直肠脓肿适用导管引流。切口尽量靠近肛缘，避免软组织损伤形成瘘管。引流管管口和气囊的大小与脓肿腔大小接近，在皮肤外 2～3cm 处切断导管，缝扎固定，敷料覆盖。引流量减少时，需减小气囊大小或退管，最终形成一个窦道。

马蹄形脓肿值得特别讲述。它是一个或两个坐骨直肠窝脓肿与肛后深层间隙脓肿相通。脓肿较大者一般放置 2～3 个引流管，确保充分引流（图 8-7）：一个在后正中线，一个贯穿全部坐骨直肠间隙作为计数切口。在肛后正中线括约肌位置

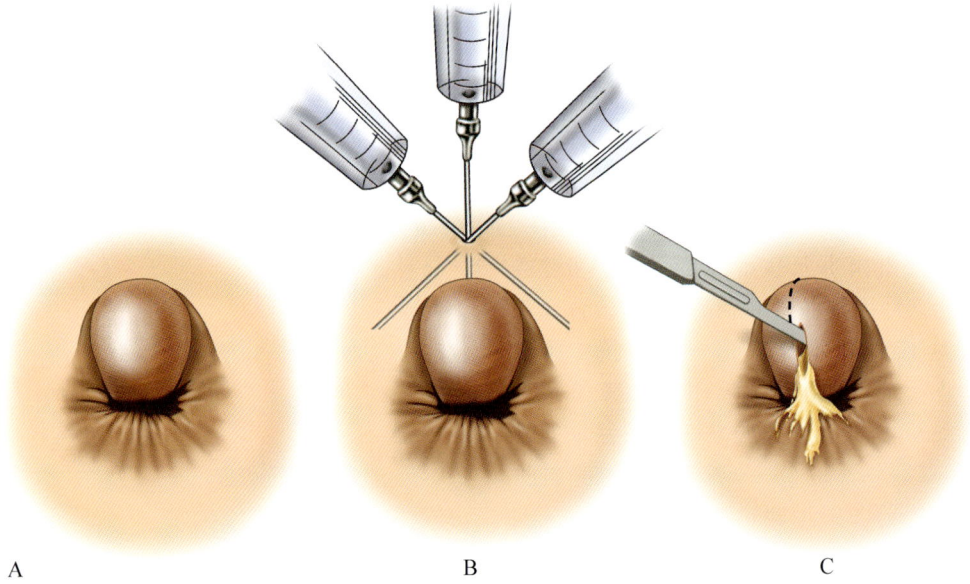

图 8-5 脓肿切开引流术

A. 肛周脓肿；B. 局麻；C. 切开引流

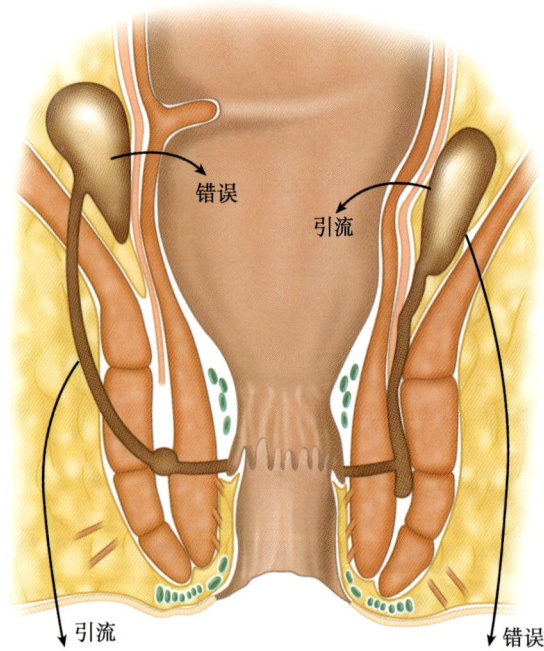

图 8-6 肛提肌上脓肿引流术（避免复杂性脓肿发生）

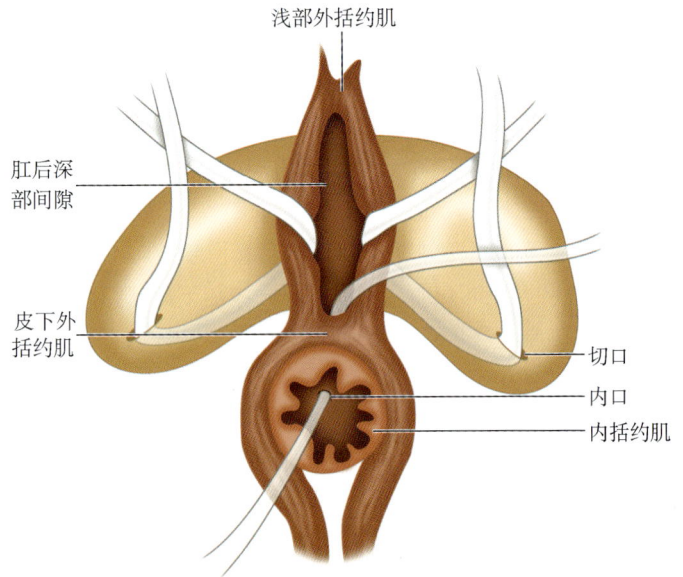

图 8-7 Hanley 的累及肛后深部间隙的马蹄形脓肿引流术

行第一个切口，随后游离到肛后间隙，抽吸脓液，向马蹄形两侧探查至坐骨直肠窝。计数切口是为了保证全部脓肿腔都得到充分引流。放置引流管将各计数切口连起来，经后中线切口把引流管放置于肛后间隙，常采用卷烟式引流管。如果在脓肿引流时发现瘘，可经正中切口及受累隐窝在内外括约肌周围放置泄液线。Hanley 首次提出该方法，故用

他名字命名。该方法没有离断外括约肌而能有效治疗瘘，同时降低术后脓肿复发率（Hanley 报道仅28.6％的复发率）。一旦炎症消除，侧面的引流管可以拔除，脓肿基本治愈，瘘也可以治愈。

一期治疗是否行瘘管切开术是有争议的。有人认为脓肿引流术时发现瘘管，应行瘘管治疗可以避免随后的手术。但不是所有患者行直肠肛门脓肿引流都会形成瘘道，瘘道出现的概率仅有34％～50％。在急性期，寻找瘘口，可能额外导致新的瘘

形成,最终导致不必要的括约肌离断。括约肌间或肛周脓肿,病灶仅涉及内括约肌或少量外括约肌时需要注意。贯穿括约肌和盆腔直肠脓肿,离断过多的括约肌会导致大量的问题。合并 HIV、Crohn病、大便失禁症状的患者,有瘘和(或)会阴切开术既往史的女性,不建议行一期瘘管切开术。

一般情况下,抗生素治疗肛周或坐骨直肠窝脓肿是无效的。但在特殊情况下,比如脓肿旁广泛的蜂窝织炎、合并糖尿病、怀疑有坏死组织感染、合并骨盆病变,在引流和修复过程中建议使用抗生素。开始予以经验性广谱抗生素治疗,随后根据药敏试验调整。

(四)并发症

直肠肛周脓肿切开引流后复发与诸多因素有关。合并 Crohn 病或既往脓肿治疗史者复发较常见;手术切开不到位或切口过早愈合都会导致脓肿复发。有报道切开引流术后复发率高达89%,参与者包括肛瘘患者。在 2006 年 Holzheimer 和 Siebeck 的综述中,集中分析了从 1964-2004 年的 63项研究,得出:有 35 种不同的治疗方法,9 种不同的疾病分类,切开引流术后复发率为88%,其中 21%是切开引流时伴瘘管切开术。目前缺乏不伴瘘的脓肿复发率的文献报道,一期治疗行瘘管切开术后并发失禁为 52%。

脓肿切开引流术后可以并发失禁,但在无括约肌离断的情况下很少发生。尽管一期(脓肿切开引流同时)行瘘管切开术会增加脓肿复发,文献报道在未损伤括约肌的情况下仅 39%的患者出现排便功能紊乱。作者分析原因可能是由于不必要的括约肌切开引起假瘘管形成。同时,推测在组织瘢痕形成前,或未完全游离括约肌前离断括约肌增加失禁发生率。

非肛隐窝腺来源的感染也可以引起肛门直肠脓肿。化脓性汗腺炎和藏毛病常诱发脓肿形成(见第 10 章)。一个简单的皮肤脓肿(疖或痈)扩散可引起复杂的巨大脓肿。正常情况下,巨大脓肿的形成常有明显的诱因,如脓肿不能扩散进入坐骨直肠窝,中线臀裂存在藏毛窦,既往的瘢痕,慢性会阴皮肤汗腺等。也有其他的因素引起肛管直肠周围脓肿,如 Crohn 病和憩室炎累及骨盆,但极其少见。

(五)特殊情况

会阴软组织坏死性感染,又被称为 Fournier 坏疽,是一种可威胁生命的疾病,需要早期诊断和早期治疗。因延误治疗或强致病菌,可移行为肛管、直肠浅层感染,或者腹膜前和腹膜后间隙感染,甚至是严重的全身性脓毒症。早期的广谱抗生素治疗、积极清创是主要治疗手段。不能及时控制需重复多次清创,清除坏死组织和感染组织。感染常是混合菌感染,一般是产气荚膜梭菌和 A 型链球菌。临床上怀疑该病时,应立即予以广谱抗生素治疗。脓液和(或)坏死组织应予以培养和革兰染色检查,但是不能延误经验性抗生素的治疗。具有高危因素如免疫力低下、老龄、糖尿病、革兰阳性菌感染者需运用青霉素 G。软组织坏死性感染,常常需要高压氧治疗,但目前缺乏有效证据支持。然而,高压氧治疗需特定条件设备,后勤支持而不能就地采取,和危重病人的转运也是一个挑战。

Crohn 病是引起肛管、直肠周围脓肿的原因,这一特殊问题在肛瘘一节的特殊问题中讨论。

肛管直肠脓肿合并白血病(中性粒细胞减少症)是一个比较棘手的问题。关键问题是是否行引流术。中性白细胞减少的肛门感染是通过临床粒细胞计数<500/ml 来诊断的。若行切开引流,发现脓液少甚至没有并不罕见。若不切开引流,免疫功能低下者可进展为组织坏死。1996 年 Roswell Park 癌症中心回顾性分析发现坏死发生比较少见,常不需手术而是抗生素治疗。25 例合并白血病和肛管直肠感染的中性白细胞减少症患者中仅 10例经药物治疗失败,检查见波动感,需切开引流治疗。建议抗生素、坐浴、热敷法治疗失败而有明显波动感的患者采用切开引流。

二、瘘

(一)解剖因素及病因

熟知 Parks 和 Gordon 分级,能更好地了解肛瘘解剖结构(图 8-3)。肛瘘分为括约肌间肛瘘、经括约肌肛瘘、括约肌上肛瘘和括约肌外肛瘘(图 8-3)。通常是根据贯穿或累及的括约肌来命名肛瘘。括约肌外瘘是绕过括约肌的复杂性瘘,可能继发于腹腔炎症、恶性肿瘤,或者臀部会阴外伤、枪伤或穿刺伤。

Goodsal 规律描述了肛腺来源的肛瘘可能的路径,在肛门中点画一横线(图 8-8),若肛瘘外口在此线前方,瘘管呈直线走向肛管,内口一般在齿状线处;若外口在肛门横线的后方,瘘管呈弯曲,内口一般在后正中线上。瘘管外口在于前外侧距肛缘

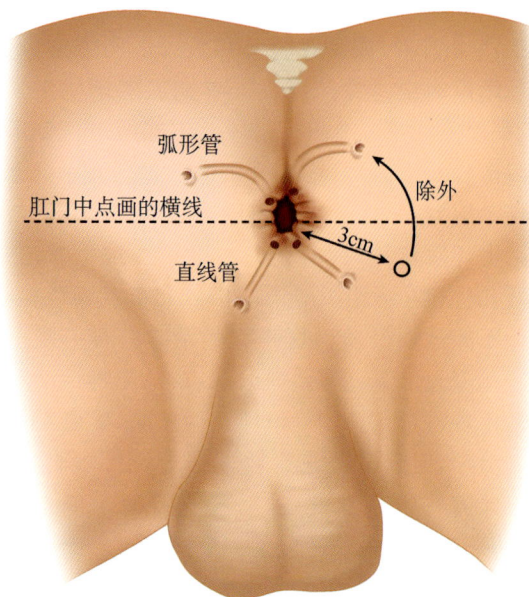

图 8-8　Goodsall 规律示意图

3cm 以外,瘘管也常常弯曲走向至后正中线。

(二)症状及检查

肛瘘患者可有最近或较长久的脓肿破溃引流史,外科切开引流后切口长久不愈形成外瘘口,反复流脓性或血性分泌物。外口自行闭合,再次形成脓肿,自行破溃。瘘管的定位和检查方法与脓肿一致。

外伤、恶性肿瘤和炎症引起的肛瘘是不同的,尤其是括约肌外肛瘘。明确病因需要更多的指标和辅助检查。患者有既往史如憩室炎、Crohn 病、直肠癌、外伤等,应根据具体情况实施相应检查,结肠镜和影像检查是必需的。这些有助于明确诊断,证实其与结肠无明显病理变化。随后完成瘘修补诊疗计划。

(三)影像

若瘘管走行有问题,可行瘘管造影以明确。通过瘘外口注射照影剂后 X 线片显示瘘的内口。单纯的括约肌间瘘和经括约肌瘘无需造影检查,但是对于肛提肌上肛瘘,尤其是括约肌外瘘来说,造影检查是很有效的。用 20ml 注射器从瘘外口注入 2~3ml 过氧化氢,肛门牵开器显露出肛门齿状线处视野,易发现内口。此时避免用亚甲蓝,染色效果难以分辨正常组织,会妨碍下一步操作。

注射双氧水后内镜超声也能很好的查看瘘管走行(图 8-9),因为过氧化氢(双氧水)的水泡在超声下会有特殊的影像表现。

备受关注的磁共振检查(MRI)能显示瘘的位置和走向,判断周围组织的关系,为治疗策略提供资料证据。磁共振的弥散加权,压除脂肪像,增强扫描,可增加肛瘘检查的敏感性(图 8-10)。CT 扫描同样适用,只是盆腔扫描的敏感性和特异性低,但在一些特殊情况如存在腹腔内病变如 Crohn 病、憩室炎时效果很好,会阴瘘除外。与磁共振相比,CT 更普及并且快速。

对于复杂性肛瘘如创伤性肠会阴瘘、括约肌外瘘,单一检查往往效果不佳。随病程发展,查体和多项影像检查能提供手术方案(是否手术、手术入路)参考证据。如:造影可以发现瘘内口起源于肠道,但不能判断是小肠还是结肠,而 MRI 或 CT 确能为手术提供清楚的解剖结构。

(四)治疗

尽管术式多种多样,直肠肛门瘘目前主要采用瘘管切术开。对术后失禁的关注,促使了保留括约肌的瘘管切开这一新术式的出现。大多文献根据肛管直肠环来命名,分高位肛瘘、低位肛瘘来区分瘘内口是否在齿状线外的直肠里。内口在齿状线,又需判断累及括约肌程度。当然要排除非隐蔽腺来源导致的括约肌外瘘。

瘘管切开术主要是切开瘘管,刮出瘘管内肉芽组织,修剪皮肤,包括所有受累的软组织和括约肌,促进伤口愈合。切口皮缘与伤口基底缝合,像卷筒样,锯齿形,尽量无无效腔,即袋成形术,许多医生不熟悉该项操作(图 8-11)。括约肌切除过多,尤其是耻骨直肠肌,易导致术后失禁。折中的方法是分阶段瘘管切开,即切尽括约肌外的软组织,可以包括或不包括内括约肌,在括约肌附着骨头处挂线(图 8-12)。挂线保留,直至此处伤口愈合,瘘管缩短仅涉及外括约肌。一般来说,挂线可以放置很长一段时间,直至败血症消退,脓腔消失。挂线切割皮肤或肛管后松弛,在门诊或手术室可以勒紧。乳胶管既可引流又可切割,两个目的均可以达到。挂线缓慢切割,括约肌能在切割同时自行愈合,其机制是压迫性坏死(图 8-13)。由于勒紧挂线后产生的疼痛和较高的失禁概率,目前挂线法不再广泛使用。

滑动性黏膜瓣推进关闭内口术是另一个广泛采用的技术,同时在一些特殊情况下效果极佳。采用内口上方的带黏膜肌层的黏膜瓣或全层的直肠黏膜层往下移,缝合封闭内口(图 8-14,图 8-15)。直肠黏膜层瓣是最常用的瓣,但因距离过近或太远,导致痔环的外翻并暴露于体外(脱肛),污染内衣并被迫切除。原则是皮瓣足够大,有内括约肌 2 倍宽,保证血供充足(图 8-15A);通过外口刮除坏死肉芽组织,保持敞开(图 8-15B);关闭肌肉缺口,缝合游离皮瓣后剩下的肌肉,切除原内口(图 8-15C);肌层缝合皮瓣(图 8-15D)。电刀游离皮瓣,

适当包含内括约肌层,增加皮瓣厚度,提高移活率,防止裂开。可吸收线缝合固定括约肌层和黏膜层,预防患者解大便时裂开。术前行肠道准备,建议使用广谱抗生素,保持到术后 1～2d。多个报道显示直肠壁滑动性黏膜瓣推进关闭内口的治愈率为85％～90％,即便是在合并 Crohn 病时(不在活动期)。

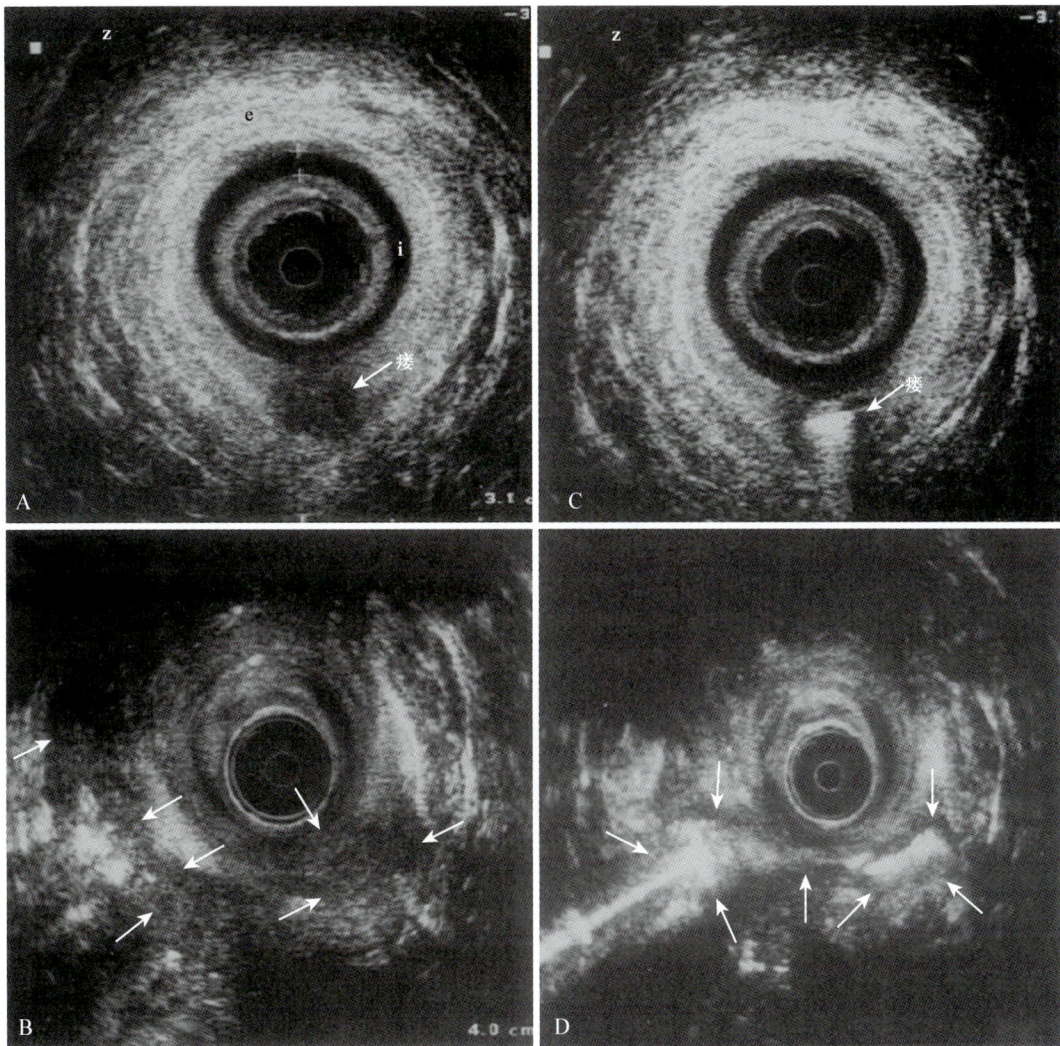

图 8-9　A 和 B. 后壁瘘,注射过氧化氢前后的内镜超声检查图;C 和 D. 复杂性瘘,注射过氧化氢前后的内镜超声检查图

纤维蛋白黏合剂的普及始于 20 世纪 90 年代，随访 6 个月发现治愈率在 50% 以下。该方法操作简单，反复引流几月后病人可能治愈。找出和暴露瘘管内口，刮除坏死组织和肉芽，2-0 或 3-0 poly 线 8 字缝合，但不打结。从外口注入纤维蛋白黏合剂，当见到黏合剂从内口流出时助手打结。几周后，形成瘢痕组织后才算治疗成功。填充的胶塞越多，愈合效果越佳。

近 5 年，生物型肛瘘塞的出现增加了对于复杂高位经括约肌肛瘘的括约肌的保护，与纤维蛋白黏合剂相似，最初研究显示治愈率在 80% 以上。然而，文献报道为 13.9%～100%，最近报道结果更低。长期随访结果见表 8-1。最后的结论是治疗费用高而效果不佳。由 Cook Surgical 制造的长锥形塞子（图 8-16）。用于经括约肌瘘和其他复杂性瘘。放置塞子前，一定要弄清楚瘘的内外口，刮出坏死组织，过氧化氢冲洗（图 8-17A）。建议按照下述方法使用塞子：内口往开口方向，用小细端侧开始送，直到大的一端抵达内口位置（图 8-17B）。固定内口处游离端，外口拉出探针，拉到后方，缝合内口内括约肌，"8"字缝合黏膜层（图 8-17C）。外口处截断

过长的塞管（图 8-17D），不需封闭，起引流作用。图 8-17E 展示了最终的模拟效果。

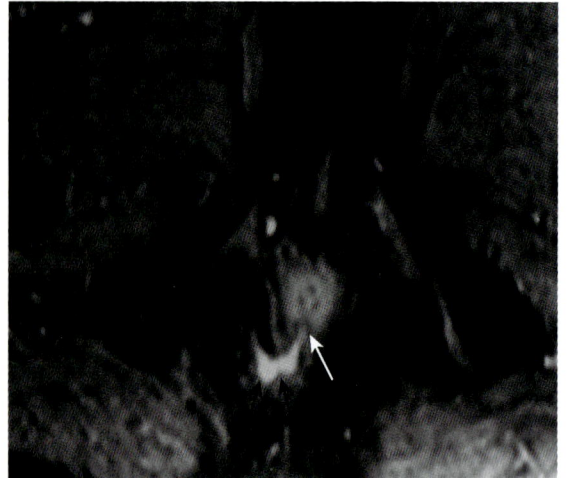

图 8-10 肛瘘磁共振检查

白色箭头指内口

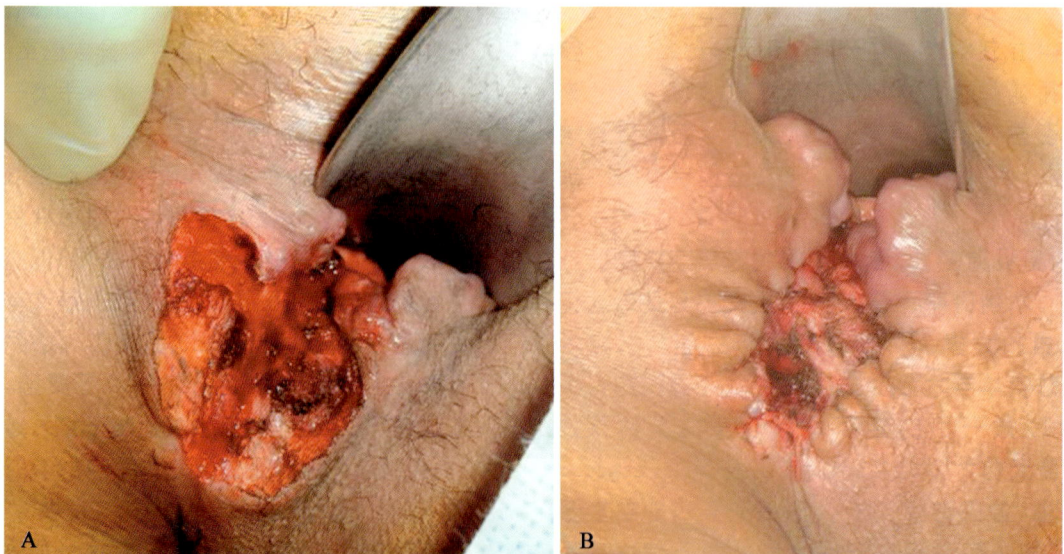

图 8-11 A. 瘘管切开术;B. 袋成形术

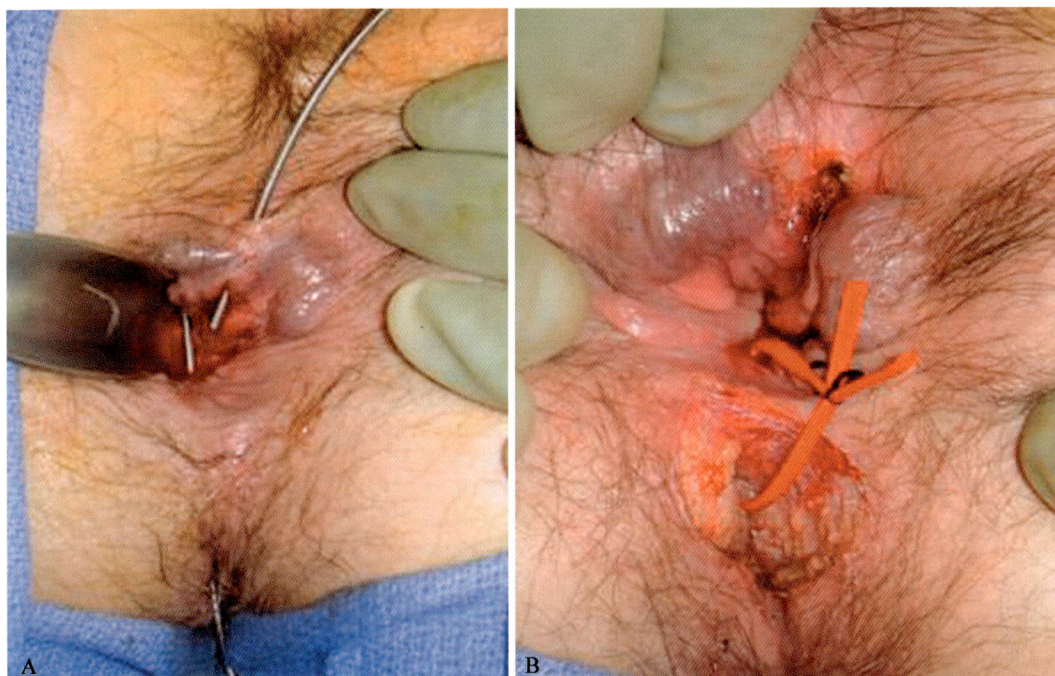

图 8-12　A. 探针探查后壁浅瘘和前壁深瘘；B. 血管前壁深部瘘管挂线术和后壁浅表瘘切开术后

表 8-1　肛塞结果

研究	研究类型	数量	治愈率（%）	随访（MO）
Ellis 等	回顾性	63	81	12
Chung 等	回顾性	51	75	3
Hyman 等	回顾性	43	32	3
Zubaidi 等	回顾性	22	83	12
Schwandner 等	回顾性	60	62	12
Garg 等	回顾性	23	71.4	12
Thekkinkattil 等	回顾性	43	44	11
Ortiz 等	随机前瞻性（皮瓣和肛塞）	15（肛塞试验治疗效果差停止）	20	12
Wang 等	回顾性	29	34	9
Safar 等	回顾性	35	13.9	4
Christoforidis 等	回顾性	37	32	14
Christoforidis 等	回顾性	47	43	6.5
Song 等	前瞻性	30	100	0.5
Lawes 等	回顾性	17	24	7.4
Ky 等	回顾性	45	54.6	6.5
Schwandner 等	回顾性	19	61	9
Van Koperen 等	回顾性	17	41	7
Ellis 等	回顾性	13	88	6
Champagne 等	回顾性	46	83	12
O'Connor 等	回顾性	20	80	10
Johnson 等	前瞻性	15	87	3

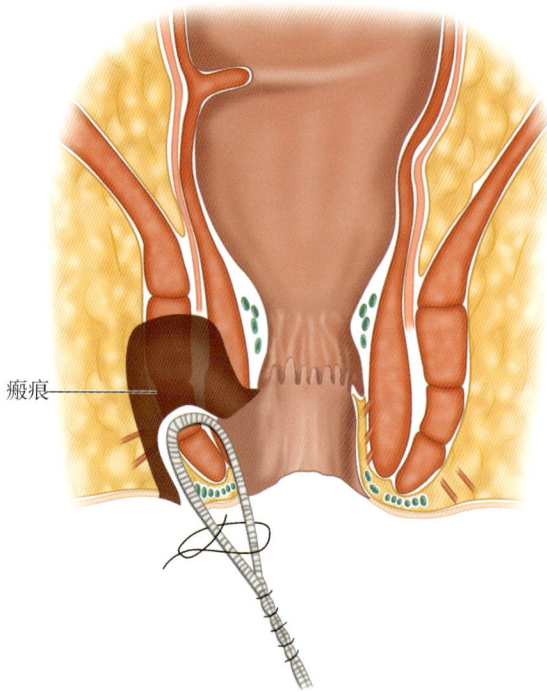

图 8-13　挂线示意图

最近,Gore 引进了一种新的瘘管塞,多分支,可以紧密贴在瘘管壁。图 8-18 显示是从内口入,外口拔出;图 8-18 显示内口处黏膜层缝扎固定,剪断外口多余的。目前没有相关研究报道。

更新颖的外科切除或阻滞肛瘘的方式包括 Corning out 法、或瘘管切除术和内括约肌瘘管结扎术(LIFT)等方法。因内括约肌瘘管结扎术无需离断括约肌,所以备受关注(图 8-19)。瘘管下内括约肌白线处切开,瘘管置入探针,游离出与括约肌最近的瘘管,止血钳适当角度夹闭瘘管,可吸收线结扎。刮除清理异物,外口敞开引流,内口封闭。最近 Shanwani 报道 45 例患者中有 5 例修复失败,内括约肌瘘管结扎术后治愈率 82.2%;Bleier 报道,39 例患者中 29 例 2 次修复失败,治愈率为 57%。这 2 个报道中都包含经括约肌瘘和括约肌上瘘。作者推测这结果可能与手术技巧密切相关。这新技术是一个很值得期待的治疗方法,进一步学习需要更大的样本量和长期随访。

表 8-2 展示了滑动性黏膜瓣推进术、纤维蛋白黏合剂,生物填塞管和内括约肌瘘管结扎术的比较。

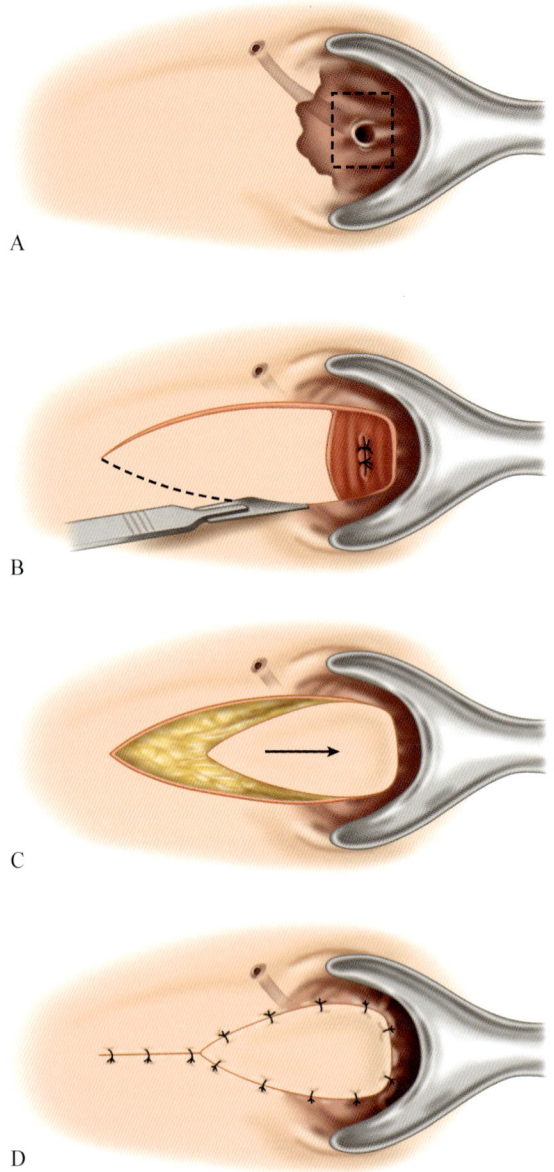

图 8-14　复杂性瘘皮瓣推进术
A. 瘘内口黏膜切除后;B. 皮瓣切开,确保能覆盖内口缺损部位,内口肌层已闭合;C. 皮瓣推进肛门内口覆盖;D. 缝合皮瓣与缺损部位,外口放开

表 8-2　瘘管切开术与其他比较

技术	治愈率
皮瓣移植	85%～90%
纤维注射	<50%
肛塞	13.9%～87%(表 8-1)
括约肌间瘘管结扎术	57%～82%

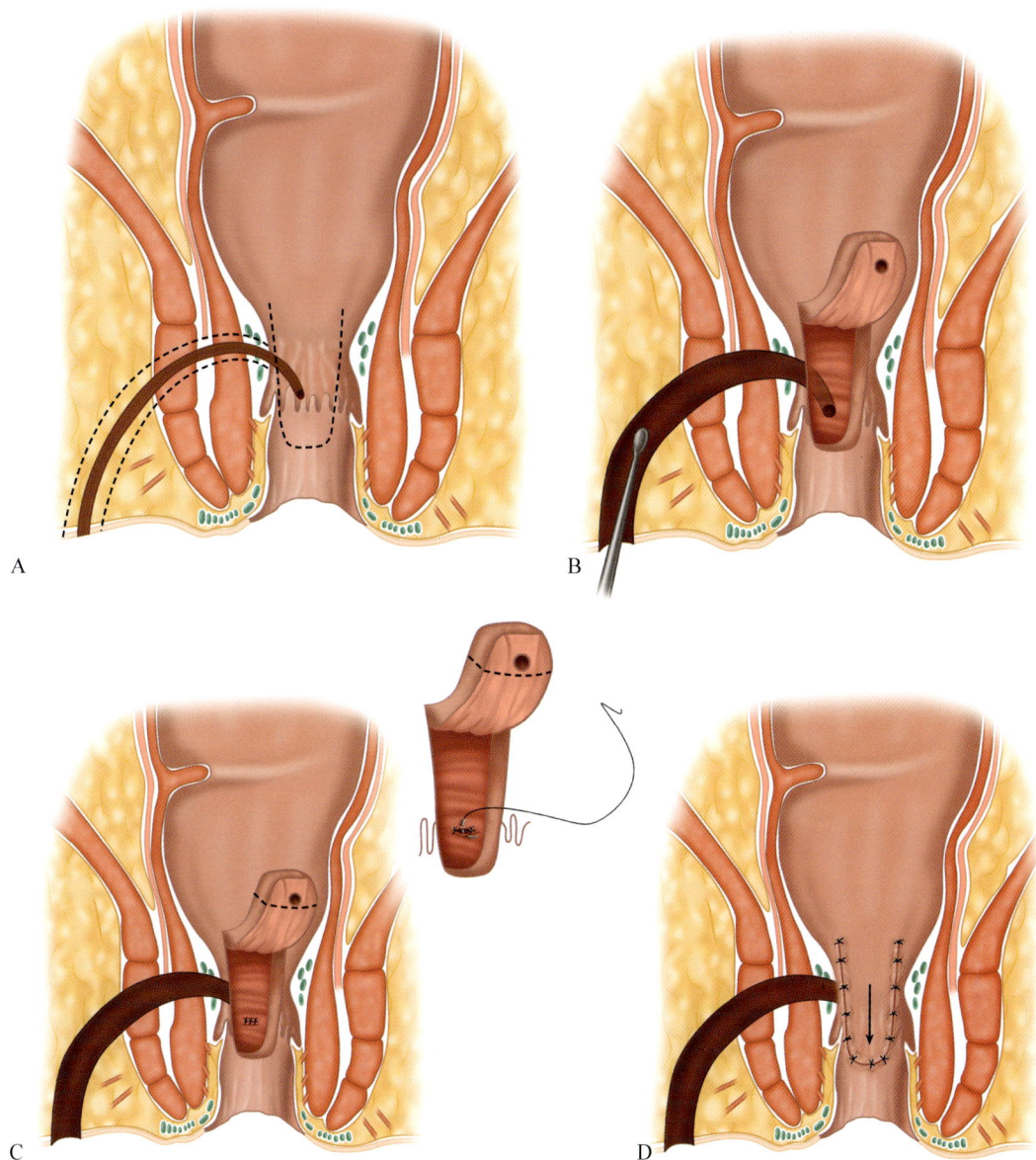

图 8-15 直肠内皮瓣推进术

A. 瘘及皮瓣概况；B. 提起皮瓣,瘘管清创；C. 切除皮瓣尖端,肌层缺损闭合；D. 缝合皮瓣,外口开放

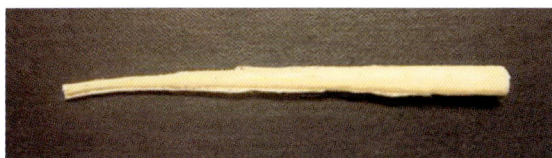

图 8-16 Cook 公司猪胶原做成的肛塞

（五）随访护理

除非伴有败血症或其他复杂的并发症,肛瘘可行门诊手术,同时给予镇痛药,并指导卫生保健方法宣教一天多次或便后坐浴、淋浴。同时推荐纤维补充,调节大便,术后几天不能大便。患者术后 3 周复查,尽量定期复查直至痊愈或治疗失败。运

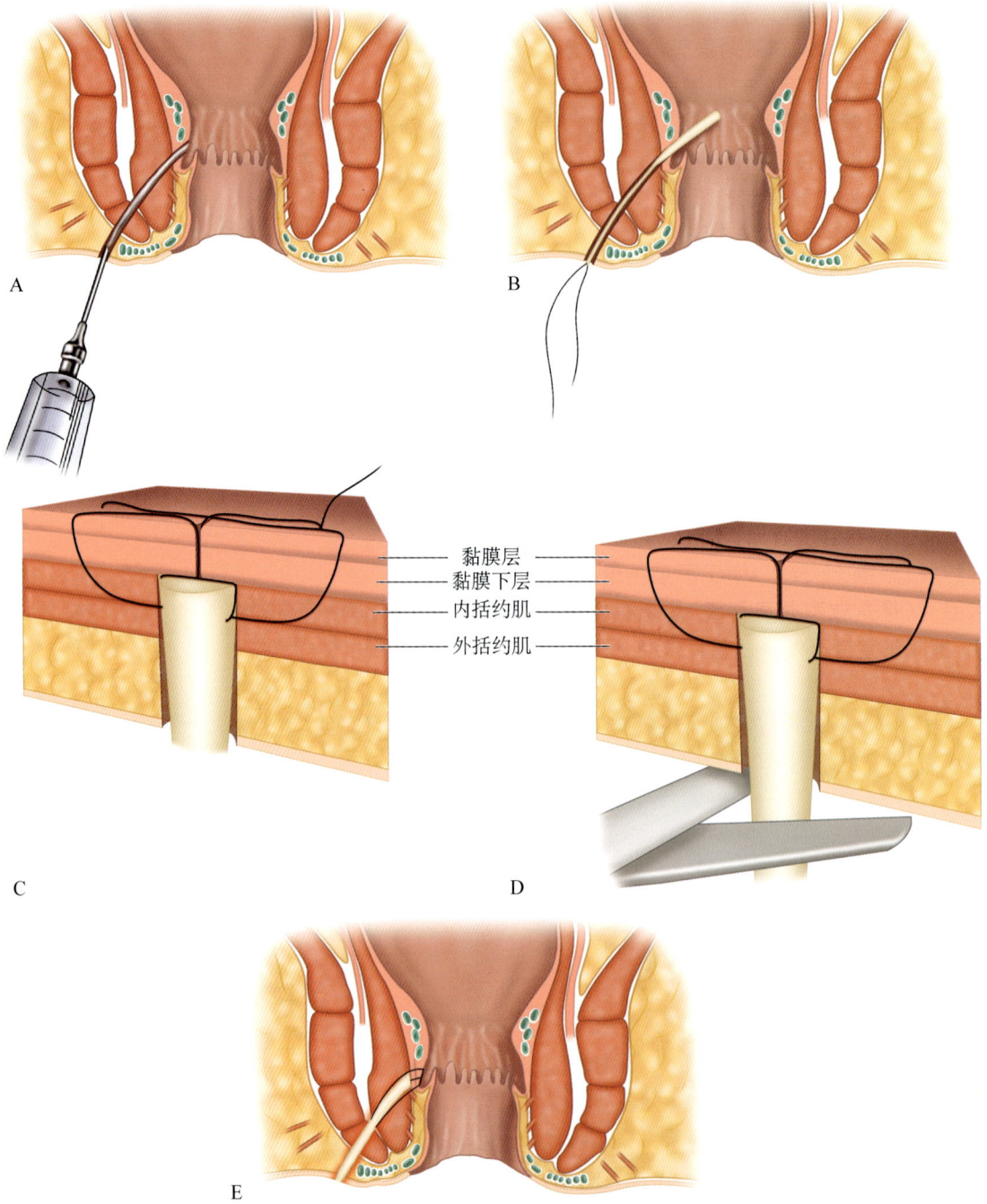

黏膜层
黏膜下层
内括约肌
外括约肌

图 8-17　A. 过氧化氢冲洗瘘管位置；B. 肛塞进入位置；C. 内口缝合固定肛塞；D. 切除过长肛塞；E. 最后完成肛塞后示意

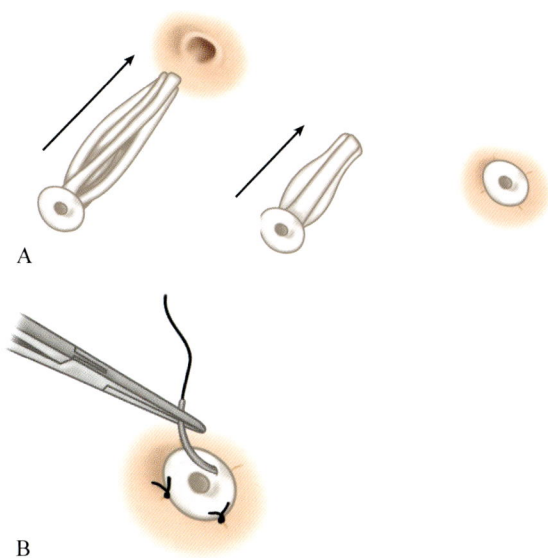

图 8-18　A. Gore 多臂肛瘘塞；B. 经按钮将黏膜和内括约肌缝合

用纤维蛋白黏合剂和肛瘘填塞管保留括约肌治疗肛瘘，治愈后也存在复发的可能性。挂线法离断大部分括约肌，仅剩少量组织残余情况下，可在局麻下予以简单处理，避免日后不必要的随访复查。

（六）并发症

肛瘘手术后常见并发症有失禁、复发、伤口延迟愈合，痔血栓形成，尿潴留，出血，粪便嵌塞和感染。据调查，约 6% 的患者有并发症。瘘管切开术后最可怕的并发症是失禁。影响失禁的因素有：女性、前壁肛瘘、失禁史、腹泻状态、高位肛瘘（需离断 1/3～1/2 括约肌）。存在一种或更多的危险因素下需考虑保留括约肌疗法。术前失禁是最大的危险因素，依据病史和查体，予以谨慎鉴别和讨论治疗策略，必要时行术前肛门测压，内镜下超声检查括约肌功能。术后失禁，排除其他病因（大便性状和脱肛等），考虑括约肌成形术。肛瘘手术避免失禁总比术后失禁括约肌修补好。

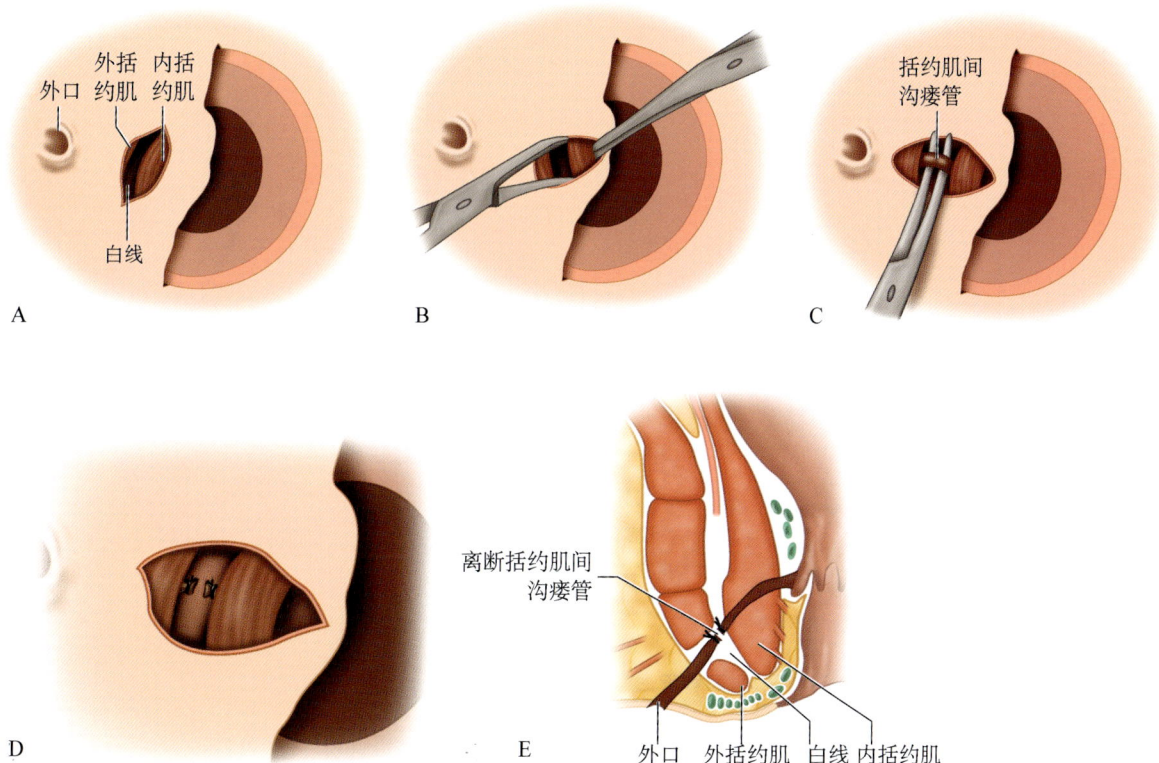

图 8-19　括约肌间瘘道结扎术（LIFT）
A. 白线切口；B. 游离括约肌间沟；C. 游离括约肌间沟内瘘管；D. 离断结扎瘘管；E. 冠状位示意图

复发也是个问题,可发生于其他脓肿已"治愈"的瘘道。脓肿引流术寻找内口失败,或存在分支均可导致复发。随访复查时须谨记瘘管切开术后引流口过早愈合,伤口底未愈合也可导致复发。简单切开伤口未愈合处皮缘即可解决。Jordán 描述复发危险因素:肛瘘类型(括约肌外瘘和经括约肌瘘)、未找到内口的瘘(图 8-20)、复发瘘和复杂瘘,伴慢性脓肿。

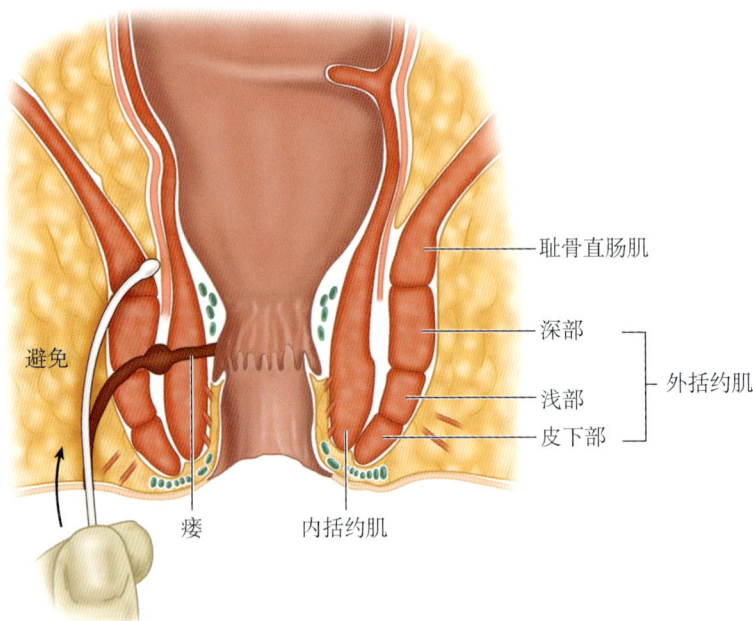

图 8-20 过分探查导致假瘘形成,并未明确瘘管内口位置

术后给予补充纤维,并及时排便可以降低粪便嵌塞发生。肛管直肠手术后常发生尿潴留,限制术中术后液体入量(术前排空),可以减低发生率。术后很少出现出血感染,压迫不能有效止血,典型的技术失误,24h 内行 2 次手术止血。术后早期感染(7d 内)可能还存在脓肿,可以复发或者一直存在,同样需再次手术。一般情况下较少发生蜂窝织炎或软组织坏死,若发生,需全身抗炎,住院治疗,外科彻底清创。表浅或局部蜂窝织炎,口服抗生素,门诊密切追踪。得知感染,应尽早完善检查,明确下一步治疗方案。

(七)特殊情况

Crohn 病引起的肛瘘治疗困难,因 Crohn 病本身发病是多因素,治疗也是多方法。外科治疗需术前与药物治疗协调辅助。1/3 的 Crohn 病出现肛瘘。该病引起皮质炎症表现有:脓肿、瘘、龟裂、溃疡、狭窄、巨大皮疣。急性 Crohn 引起的脓肿原则也是引流。但长期治疗策略是不同的,还需服用免疫抑制药,常规应用抗生素治疗。一般采用甲硝唑,长期治疗者伴急性肛管直肠病变时使用环丙沙星。而此时常规去除皮肤,瘘管刮出坏死炎症组织反而不适用,易导致伤口不愈合。

对于败血症,脓肿引流和瘘管挂线术是比较恰当的方法,药物治疗如抗生素甲硝唑、环丙沙星、适当加用巯基嘌呤,硫唑嘌呤,皮质类固醇,和(或)适当的 5-乙酰基水杨酸化合物。一旦败血症得到控制,给予抗肿瘤坏死因子单克隆抗体——英夫利昔单抗或阿达木单抗,控制剩余炎性反应。抗 TNF 药物治疗后(一般 2 周期后),会阴处的炎症消退,撤离挂线,封闭瘘管。一个回顾性研究报道关于上述治疗方法,治愈率为 67%,但近期复发率高。

在无合并肛周疾病或直肠炎时,应最少应用一个或多个保护括约肌的技术来治疗肛瘘。为确保成功治愈,常需二期手术,长期挂线引流也是一种策略。对于药物和手术治疗无效者,必须考虑回结肠造瘘。最后,尝试了所有治疗方法后持续存在脓肿、肛口、直肠炎、直肠肛门狭窄、生活质量低下的患者,建议接受括约肌直肠切除术和回肠造口术。

括约肌外肛瘘在许多情况下是一个棘手的问题,根据具体情况而定,大部分最终采用临时或永久造口术或直肠切除术。瘘的原发病决定是否行切除术。举个例子来说,憩室炎和结肠恶性肿瘤引起的瘘仅需切除术(同时进行其他相应治疗),而刮除术和体外引流术可能影响瘘管愈合。会阴、直肠和骨性骨盆枪击伤或碎裂伤导致的外伤瘘患者,腹部和盆腔多次手术,最终可能形成冻结样盆腔从而导致无法重建。因此要采取高度个体化治疗,而无唯一的标准。若能经过肛门找到内口,可行肛管直肠塞管或滑动性黏膜瓣推进关闭内口术。同时,填塞管的长度也是限制其使用的因素之一。

经括约肌瘘侵袭性的探查可导致贯穿直肠上括约肌,引起医源性的括约肌外瘘(图 8-20)。首先,以之前讲述过的方法寻找经括约肌的那部分瘘管,按括约肌外瘘予以治疗。另外未穿透肛提肌或外括约肌的盆腔直肠脓肿,选用不适当的会阴部引流,会造成括约肌外瘘,而经肛门引流可以有效避免。

三、总结

幸运的是,大部分肛管直肠周围脓肿和瘘的治疗措施明确,下列措施可以减少缺乏肛瘘经验的外科医师的烦恼。

1. 急性脓肿充分引流,在使用抗生素无并发症情况下,不需填塞、过分探查和一期瘘管切开术。

2. 复杂性肛瘘采用挂线引流法是较安全的,必要时建议就诊专家门诊,尤其是在不清楚瘘的病因的情况下。

3. 术前交流,不仅是心理安慰,也是外科手术治疗的辅助手段。

4. 顽固性多发脓肿和瘘,需谨慎对待腹腔和盆腔病变的可能性。Crohn 病、憩室炎、怀疑或已知的恶性肿瘤,免疫功能低下者,术前需要更多的检查和药疗。

第 9 章

复杂性结直肠瘘

著　者　Khaled Madbouly・Maher A. Abbas
译校者　何庆生(译)　卫　勃(校)

要点

➢ 胃肠道复杂性瘘常见病因有感染、外伤、肠炎和医源性,而先天性、肿瘤和特发性感染较少见。

➢ 治疗策略主要是控制脓毒症、纠正内环境稳态失衡、纠正瘘远端胃肠梗阻和控制瘘口溢出液。

➢ 内镜、X 线、内镜超声、CT、磁共振辅助检查能帮助明确病因和定位,同时要选择正确的药物和外科手术方式。

➢ 尽可能后延外科手术干预时间,以下情况除外:

　　(1)有最适合患者的医疗条件;

　　(2)手术间隔足够时间,或急性炎症水肿期结束;

　　(3)在保守治疗提供良好的条件下,增加瘘治愈可能性。

➢ 手术方法包括:剖腹探查、暂时性近端造口、切除病变段肠管,包括网膜、肌层和其他组织、或人工纤维蛋白胶、生物补片覆盖修补。必要时分期手术,直肠远段瘘管可考虑经会阴或直肠入路。

瘘管是连接两上皮组织结构之间的不正常通道。结直肠肛管周围瘘来源于结肠、直肠、肛管的上皮,连接胃肠道、泌尿生殖系统(如小肠、膀胱、尿道、阴道)与皮肤的通道(框9-1)。瘘相应的症候群、胃肠瘘的治疗策略与解剖、病因和各器官功能密切相关。根据病因把瘘分成两类:先天性和后天

性的(框 9-2)。有些瘘是可以自愈或可被治愈的,如术后并发的肠外瘘;有些瘘需手术治疗,如结肠阴道瘘、直肠阴道瘘、结肠膀胱瘘、直肠尿道瘘。

框 9-1　下消化道瘘分类

小肠结肠瘘小肠皮肤瘘

结肠皮肤瘘

结肠阴道瘘

直肠阴道瘘

结肠膀胱瘘

框 9-2　胃肠道瘘的病因

直肠尿道瘘

先天性

后天性

　炎性肠病

　憩室病

　感染

　恶性肿瘤

　外伤

　医源性(术后)

　产科损伤

　放疗

这一章主要介绍胃肠道瘘（肠外瘘、结肠皮肤瘘、结肠阴道瘘、直肠阴道瘘、结肠膀胱瘘和直肠尿道瘘）的临床症状、诊断与治疗。

一、肠外瘘

（一）症状与诊断

肠外瘘早期有脓毒症症状，腹痛、发热、白细胞增多、局部皮肤红肿，严重者有腹膜炎和休克症状，皮肤破溃流液、脓或肠内容物。肠外瘘常发生于胃肠道术后或外伤后，开始出现伤（切）口感染症状，经久不愈，伤口不愈合处可见肠内容物排出。瘘管长度可从几毫米至几厘米（图 9-1 和图 9-2）。肠外瘘可有一些其他症状：营养不良、脱水、低血压、心动过速、酸、碱、水电解质平衡紊乱和少尿。

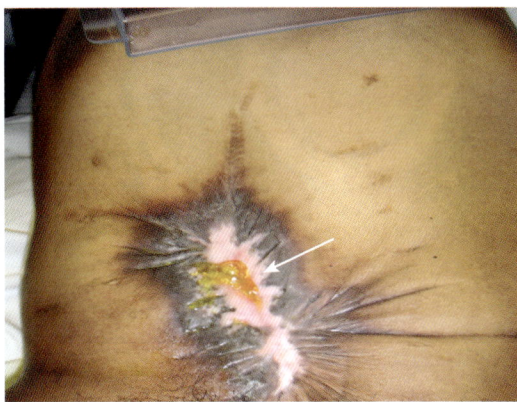

图 9-1　箭号指 Crohn 病继发的反复性的肠外瘘

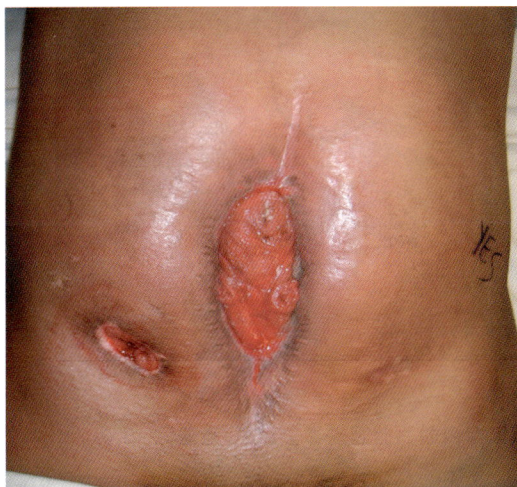

图 9-2　复杂性术后 Enteroatmospheric 瘘

病史对于诊断十分关键，如手术史、外伤史、放疗史、传染性疾病、肠炎及恶性肿瘤，还需了解病程演变、流失量。仔细全面查体，注意有无腹部体征，视诊瘘管位置和周围皮肤颜色，触诊其大小，体表定位。CT 可帮助判断有无腹腔包裹性脓肿、炎症反应、肠梗阻，若有则解剖定位（图 9-3）。X 线或 CT 引导下瘘管造影明确瘘口位置及形状。CT 还可以辅助判断瘘管位置、小肠 Crohn 病变。胃肠镜检查判断 Crohn 病累及范围和活动性、有无恶性肿瘤。

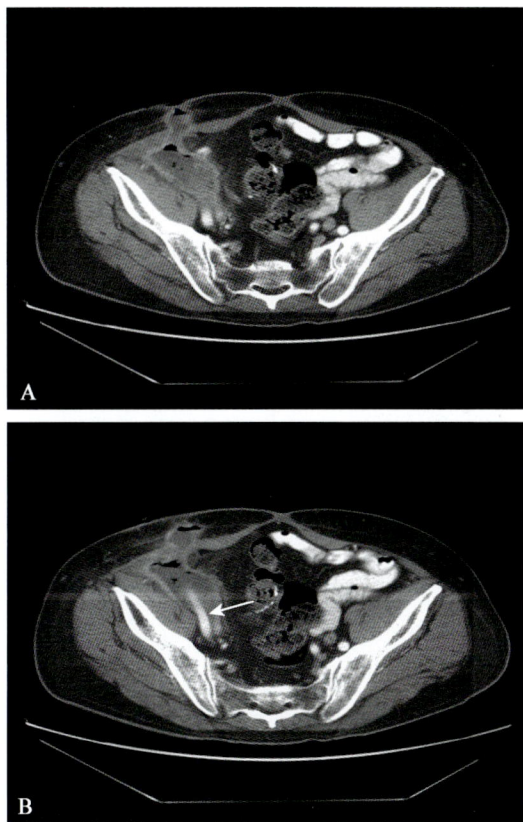

图 9-3　A. 淋巴瘤患者，CT 提示肠外瘘和盆腔脓肿；B. 髂动脉周围未破溃的脓肿

（二）病理生理

在西方国家，腹部手术和外伤是引起肠外瘘的主要原因。有报道，90% 的肠外瘘原因在于胃肠或腹部手术吻合失败、术中未发觉的小肠误伤和网状糜烂。慢性炎性肠病如克罗恩病、结核、放线菌病、阿米巴病均可引发肠外瘘。一个回顾性分析报道约 1/3 肠外瘘合并 Crohn 病。在西方国家，感染诱发的肠外瘘少于克罗恩病。其他地区也能遇见肠外瘘，发病率有不断增加的趋势。肠外瘘的其他原因有：阑尾炎、憩室炎、缺血性肠病、放疗、外伤、恶性肿瘤和异物，儿童先天性肠外瘘是由于卵黄管未闭。

由于医疗模式和实际情况的不同,肠外瘘的发病率难以统计。有报道将近 10% 的克罗恩病会诱发肠外瘘,部位主要在回肠;非克罗恩病引起的肠外瘘部位主要在空肠,其次是回肠,十二指肠少见。肠道远端瘘与近端瘘相比,发病率和死亡率均偏低,主要是近端存在胰腺和胆汁因素。

根据部位、流失量和病因分类,指导用药和手术治疗,预期判断自愈率、死亡率和复发率分级。根据瘘的流失量分级:高流失量>1000ml/d,中流失量 500~1000ml/d,低流失量<500ml/d。也有文献说以 200ml/d 分高、低流失量。

(三)治疗——非手术治疗

非手术治疗,即保守治疗,目的在于控制败血症或脓毒血症,补液,营养支持。首先稳定病情,然后寻找病因和瘘的位置。伴败血症者,应予补液抗感染治疗,腹部 CT 检查。局部脓肿采取静脉注射抗生素,切开引流治疗(如表浅时)或者 X 线引导下经皮穿刺引流(当脓肿在腹腔时)。伴缺血性肠坏死或吻合完全失败者,采取手术切除或造瘘。伴无法控制的败血症者,最终可能导致死亡。增加死亡率的因素有:多发瘘、腹腔脓肿、败血症、肠梗阻、急性呼吸窘迫综合征、消化道出血、肾衰肝衰、血栓形成。当存在上述 3 个或更多的因素时,病死率超过 50%。肠外营养调整水、电解质酸、碱平衡,维持正氮平衡,每天平均 40~50kcal/kg。一般来说,根据瘘的病因、流失量、症状及胃肠道刺激下自然愈合的可能性等来决定是否进食。术后肠外瘘建议胃肠道休息,根据病程演变情况来决定休息时间长短。流失量大、难以控制的瘘和梗阻需要手术治疗。对于低流失量的瘘,早期进食可加速瘘口愈合。严格保护局部创口和造瘘口,减少流失量,抑制肠消化液酶活性保护周边皮肤和术后予患者负压抽吸等能降低肠外瘘的病死率。图 9-4 显示收集流失液的工具。药物治疗如质子泵抑制剂、奥曲肽、罗哌丁胺和可待因能减少流失量。在感染得到控制的情况下,克罗恩病引起的瘘可以使用免疫抑制剂。

保守治疗肠外瘘,效果主要取决于病因。治愈率在 50% 以上,不需手术治疗。相对于术后瘘,Crohn 及恶性肿瘤的瘘自然愈合率更低。其他影响自然愈合的因素见框 9-3。不能有效引流脓肿和纠正远端的梗阻是持续大流失量的最常见因素,还有一些其他因素如瘘管上皮化、瘘管长小于 2cm、异物和放疗病史、营养不良、瘘口大于 1cm 的肠瘘。

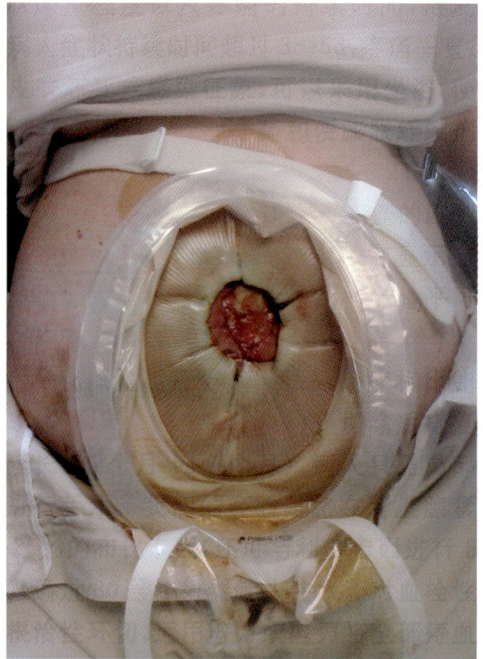

图 9-4　肠外瘘术后,巨大开放性创口

框 9-3　小肠皮肤或结肠-皮肤瘘管不愈合因素

瘘管异物或瘘管旁异物
放射性肠炎/结肠炎
炎性肠病或感染(如不能引流的腹腔脓肿)
瘘管上皮化
肿瘤
远端梗阻
短瘘管

(四)手术治疗

对于一个肠外瘘患者,有时很难判断手术治疗指征及手术时机,需牢固的专业知识及准确地把握手术指征。一般来说,手术目的有 2 个:抢救稳定危重病人和根治瘘管。经药物和经皮穿刺引流治疗后无法缓解的腹腔脓毒症、肠管局部缺血坏死,吻合口裂开需造口,持续性危及生命的大出血,原发术后 2 周合并瘘等均是手术指征。发现术中误伤的肠管并及时修补可以有效阻止瘘的发生。若术后 2 周后出现的瘘,在无危及生命情况下,尽量避免手术。腹部术后 2~6 周二次手术具有很大难度,可能会导致额外的肠切除与其他瘘发生,甚至因炎症水肿无法手术。无紧急手术指征则行保守治疗,加强营养,控制炎症及感染,评估自愈率。一般来说,肠外瘘 6 周后可以自愈,建议 3～4 个月后复查,保证有充足时间让患者进行药物调理和恢复。当怀疑术后永久性瘘时,若在这期间干预治疗可降低粘连程度,避免局限性腹膜炎,但增加了额外肠瘘的风险。身体条件差、年老、有临床症状、既往肠道手术者需静养时间更长,一般 6～12 个月后手术更佳。

本书作者做该手术时常安排在上午第一台以保证充足的时间。有些手术较简单,需时间较少,但大部分需几个小时,尤其是术后并发瘘,常是广泛炎症或复杂性瘘。手术操作要求十分谨慎,应全面检查肠壁,有无遗漏的肠壁破损。既往盆腔手术、腹膜后手术、广泛腹膜后炎症或感染,预期需松解广泛腹膜后或盆腔结构时,建议术前置输尿管支架。

手术的目的是寻找并切除瘘和其他活动性病变的肠段(如 Crohn 病)。一般肠切除后可予一期肠吻合,但最终取决于腹腔探查情况。低蛋白、严重贫血、腹部脓毒症或恶性肿瘤等病人条件差时不适宜一期肠吻合,转换性孔是必需的。检查肠远端有无梗阻,若有危险因素如粘连,则应及时纠正(肠粘连松解术)。肠外瘘手术,仅仅缝合瘘口会导致治疗失败或顽固性复发。在一些特殊情况下,清创术后,可选用大网膜或腹膜、毗邻肠浆膜做成补片修补。刮除瘘管与腹壁相连部分,不需缝合,引流促进愈合。若有腹壁缺损,进行 Ramirez 首创的腹壁分离重建术。提起皮肤和皮下组织,暴露肌群,外缘到腋(前)中线,内缘到腹正中线(根据缺损大小情况),上缘到肋下缘,下缘到耻骨联合。半月线外 1～2cm 纵向切口,通过腹外斜肌腱膜,腹内斜肌上。腹内、外斜肌间切除,保护腹内斜肌腱膜及肌肉,避免损伤支配腹直肌的神经和半月线筋膜。从肌肉内侧缘纵行切开腹直肌后鞘 1～2cm,对侧同样分离。把腹直肌拉往中线,用不可吸收线缝合固定。把腹直肌内侧分离至中腹部以上 10cm 和上下腹部 5～6cm。置管引流,可吸收线缝合皮下,切除多余的皮肤,不可吸收线关闭皮肤(图 9-5)。

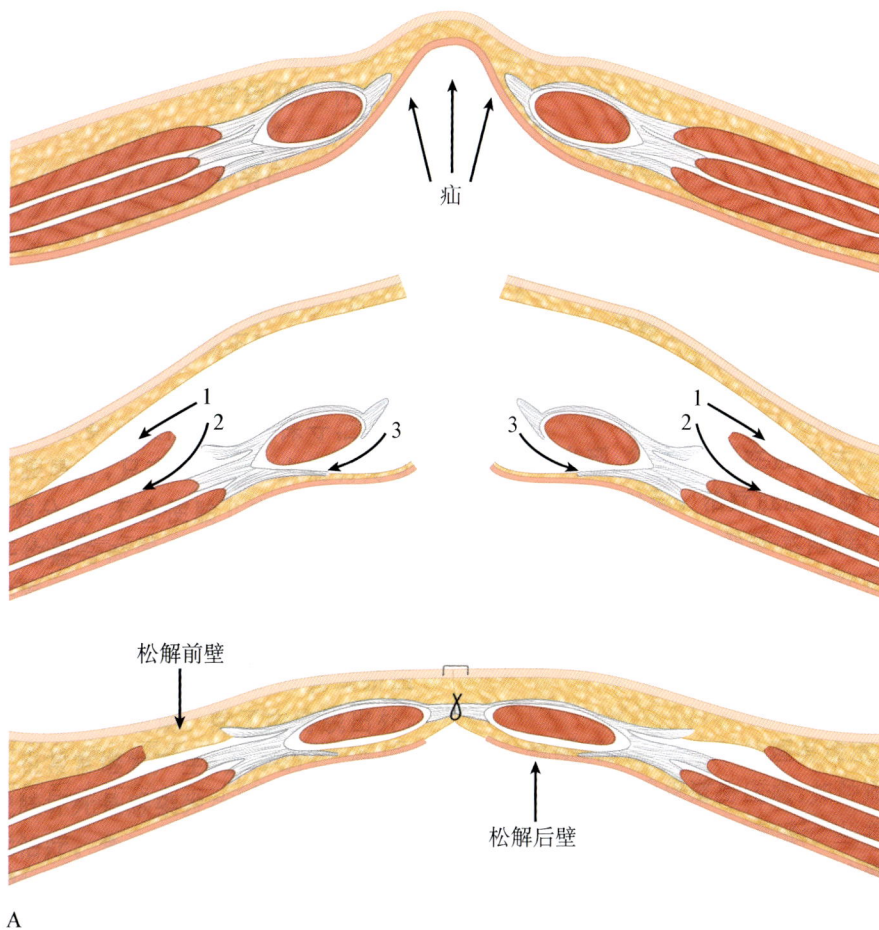

图 9-5 A. 分离 3 步骤:①剪断前筋膜;②分离腹内外斜肌,游离腹直肌;③分离腹直肌后筋膜

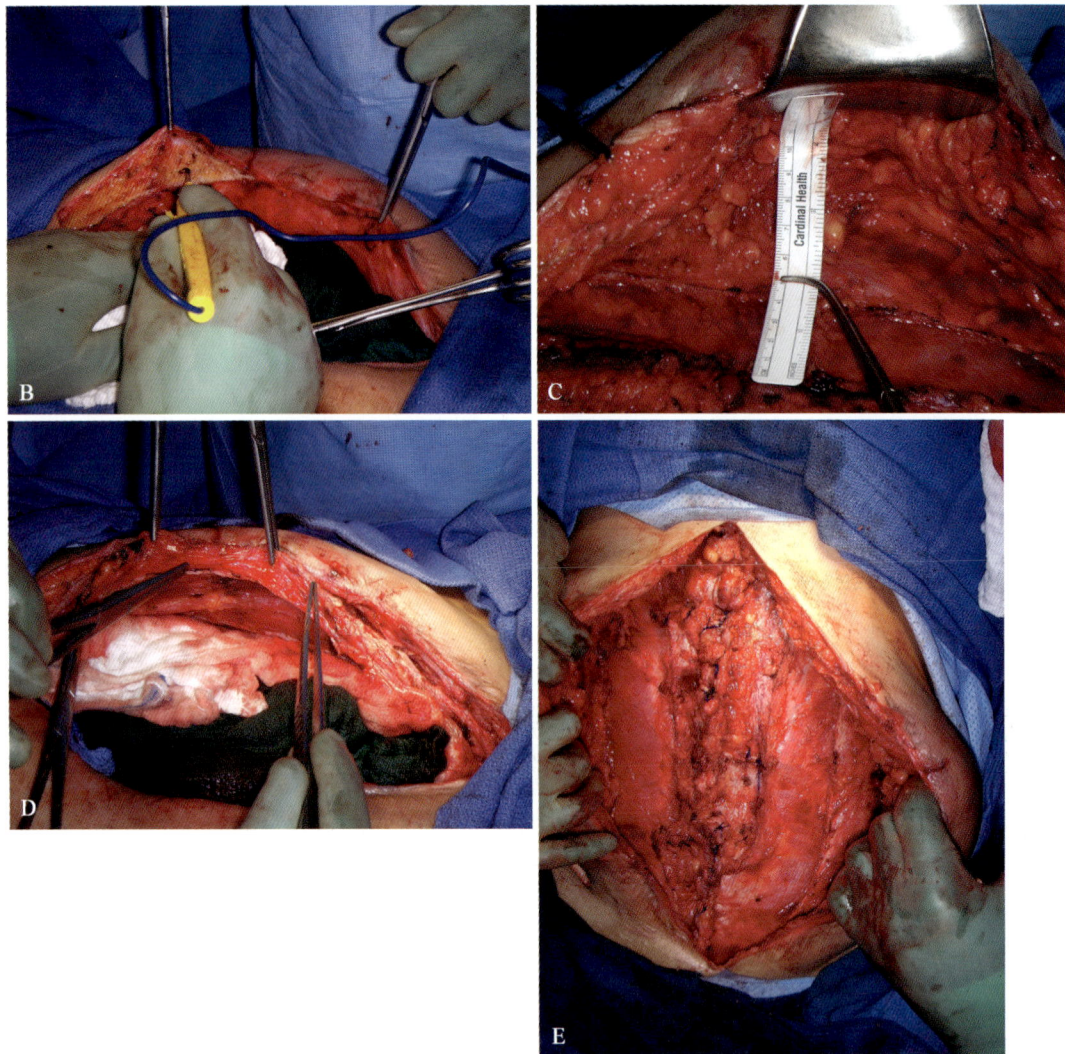

图 9-5(续) B. 修剪皮下瓣,显露腹直肌、腹外斜肌。C. 纵向松解腹直肌前壁,测量腹直肌游离的宽度。
D. 纵向送检腹直肌后壁。E. 缝合腹部中线缺损

近 20 年,有报道一些简单的方法治疗低流失量肠外瘘。这些技术相关数据少,且大部分是案例报道,未被大众采纳。包括:纤维蛋白注射、经皮吸收性明胶海绵栓塞、猪小肠黏膜补瘘和乙醇注射。上述治疗方法的优势主要在于侵袭性较小,并发症较少。我们曾尝试使用低流失量肠外瘘纤维蛋白注射治疗少量病例但成功例数不多。

二、结肠皮肤瘘

(一)症状与诊断

结肠皮肤瘘早期表现急性腹腔脓毒症——疼痛、发热、白细胞升高,腹腔脓肿、躯干蜂窝织炎或皮下脓肿,瘘口排气排便和流脓。早期坏死性筋膜炎罕见,可危及生命。继发于胃肠术后或肿瘤的瘘,最初表现为伤口感染,最后表现为伤口排便。皮肤瘘口大小与瘘的病因相关。

询问病史,注意有无外伤病史(体外伤和内镜检查)、结肠感染、放疗史、炎性肠病、憩室炎、胰腺炎和恶性肿瘤,重点描述病程演变,流失量。术后并发瘘可以发生在住院期间或出院后。常规全身查体,腹部视诊注意瘘口位置及局部皮肤,触诊包块和腹腔定位。全腹 CT 判断有无包裹脓肿,定位脓肿,脓肿周围炎症反应及肠梗阻情况(图 9-6)。在临床病史不能判断瘘起源,瘘管造影可辅助定位,鉴别肠外瘘和结肠皮肤瘘。造影帮助判断吻合口有无狭窄、裂口,瘘管长度和累及的器官(小肠、

膀胱和阴道)。肠镜检查排除有无炎性肠病,恶性肿瘤或 CT 已提示的梗阻(图 9-7)。

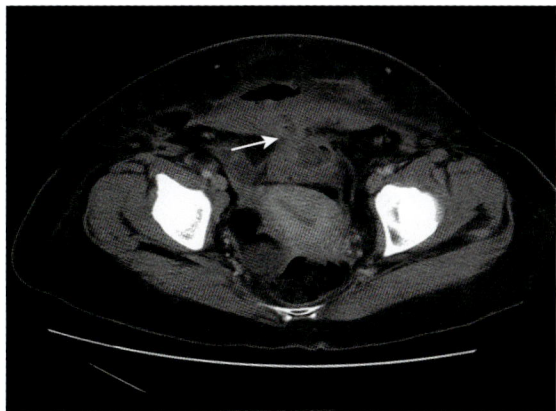

图 9-6　CT 扫描提示结肠皮肤瘘皮下脓肿(早期),慢性乙状结肠憩室炎引起盆腔脓肿在皮下脓肿后面

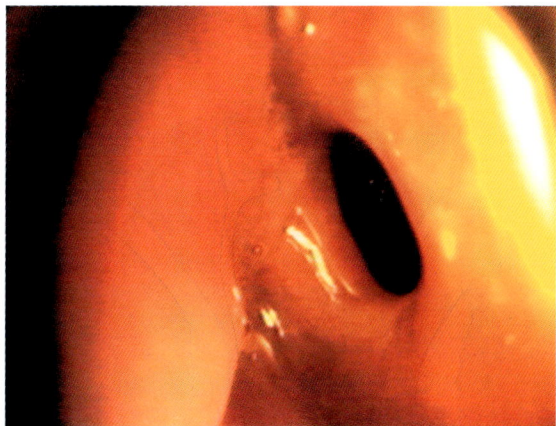

图 9-7　肠镜下结肠直肠吻合口狭窄

(二)病理生理

　　诸多因素共同作用形成结肠皮肤瘘。在西方国家,结肠皮肤瘘的主要病因是憩室疾病,其次是腹部手术和恶性肿瘤。有 1%～4% 憩室疾病诱发结肠皮肤瘘,表现为腹腔脓肿自行破溃流脓,或经穿刺或手术形成瘘。目前有症状的憩室炎发病率有所上升,外科医生碰到并发结肠皮肤瘘也越来越多。术后瘘常发生在术后早期或几周后,由吻合口裂开引起。与裂口大小和患者其他因素相关,如营养状况。其他病因有:结直肠恶性肿瘤、Crohn 病、阑尾炎、胰腺炎、结肠嵌顿疝、盆腹腔放射治疗以及结核杆菌、阿米巴原虫和巨细胞病毒感染。网腹疝修补术,内镜下放置胃管,经皮肾镜

取石,肠系膜血管栓塞引起结肠缺血等引起医源性结肠皮肤瘘。

(三)治疗——非手术治疗(保守治疗)

　　结肠皮瘘保守治疗的目的是控制脓毒症、改善患者营养,保护皮肤。如果患者病情不稳定,首先胶体或晶体补液恢复血容量。通过 CT 扫描、磁共振成像,瘘管造影检查帮助寻找病因和定位。如果存在脓肿,B 超或 CT 引导下经皮穿刺或手术切开引流。若伴随结肠坏死或吻合口完全裂开,需手术切除坏死肠段和造瘘。大部分结肠皮肤瘘是低流失量型(＜200ml/d),体液流失少,除非有其他因素引起腹泻,如短肠综合征、回结肠吻合近端瘘,难辨梭菌肠炎,无法引流的腹腔脓毒症。对于营养不良、腹部手术恢复期和外伤的患者,需完全肠外营养。根据患者瘘的病因、流失量、自愈可能性来决定是否肠内营养或进食。不同营养方式的持续时间根据具体情况而定。当流失量小于＜200ml/d 时,可以允许进食。严格护理伤口或造瘘口,保护毗邻皮肤,控制吻合口,手术创区引流通畅,术中采用真空无菌器械能降低瘘的发生率。在感染控制好的情况下,合并 Crohn 的患者可以免疫抑制药治疗。结核、阿米巴虫或巨细胞病毒感染引起的瘘需抗菌治疗。胃镜下造口术或经皮肾镜手术等医源性瘘最好清除瘘道。

　　术后瘘患者营养条件好,脓肿能充分引流,一般可以自愈。而病因为 Crohn 病,恶性肿瘤,无法引流的脓毒症,放疗,巨大裂口或者异物的瘘常是持续性瘘。

　　持续性瘘原因可以总结为 FRIENDS
➢ F＝Foreign body(异物)
➢ R＝Radiation(放射)
➢ I＝Infection(感染)
➢ E＝Epthelilized track(管道内皮化)
➢ N＝Neoplasm(肿瘤)
➢ D＝Distal obstruction(远端梗阻)
➢ S＝Short tract(瘘管短)

(四)手术治疗

　　结肠皮瘘的自愈率高。一项关于影响瘘自行闭合的因素的研究总结出:术后恢复时间长短取决于瘘的根本病因、营养状况、药物治疗。伴远端梗阻,吻合口完全裂开,恶性肿瘤,异物,放疗及活动性 Crohn 病的瘘仅通过药物治疗,自愈可能性为零。一般来说,术后结肠-皮肤瘘需休养 4～6 周后

才考虑手术治疗。具有糖尿病、老年,临床并发症,多次肠道手术者,建议静养更长时间,6～12个月。术前应该控制感染,纠正贫血和营养不良,开放性伤口可以达闭合条件。谨记,并不是每一个持续性瘘都需要手术。若具有高危因素,可以采取不定期局部护理和器械吻合。

结肠皮肤瘘手术术式与肠外瘘相似。有时手术很简单,有时因广泛的粘连纤维化手术需要几小时,特别是有盆腔手术史的患者。累及左结肠时,建议上午手术,摆截石位。既往盆腔、腹膜后手术史,或广泛腹腔内炎症、感染时,手术预期需游离大面积腹膜后和盆腔组织的情况下,建议放置输尿管支架,保护输尿管。术中操作小心,检查肠壁,不要遗漏瘘口,切除病变肠段。一些特殊情况下,如Crohn病和术前放疗,则需扩大切除肠段。一般行一期肠吻合,若术中探查发现特定指征,采取临时或永久性造口。不推荐仅缝合瘘口,治疗失败率太高。上皮化瘘管一律刮除。

选择性回肠或结肠造口:其中回肠优于结肠,因为结肠瘘护理困难和容易脱出;回肠较轻,排便气味没那么重,容易被接受,并发症也相对较少。造口患者易发生水、电平衡紊乱,主要与造口所选择的肠段相关。若为高流失量(>1800ml/d),建议补充纤维制品,也可以用果胶制剂、洛哌丁胺、地芬诺酯、阿托品(止泻宁)。若睡眠差,根据情况饭后或睡前口服1ml阿片西丁。

对于腹部肌紧张的患者,药疗和手术效果不佳者。最近有报道,可以考虑微创技术如内镜下注射丙烯酸酯胶或纤维蛋白胶,放置带膜支架术。

三、结肠阴道瘘

(一)症状与诊断

结肠阴道瘘的女性患者常出现从阴道排气排便或黏液脓物,性生活质量差,盆腔、会阴区疼痛,阴道或泌尿道感染,也可以无任何腹部不适。常继发于盆腔术后或腹腔感染,如憩室脓肿。

主诉症状、药疗、手术史、生育情况等帮助临床诊断,但常难以鉴别结肠阴道瘘和直肠阴道瘘。严格全身查体和检测定位,专科查体:腹部注意有无瘢痕、有无压痛、包块、皮肤破口(瘘口)、会阴和阴道区有无瘢痕、瘘口、有无排便和流脓情况(图9-8)。直肠指检有无异常,括约肌功能情况,肛镜检查有无黏膜炎症改变。

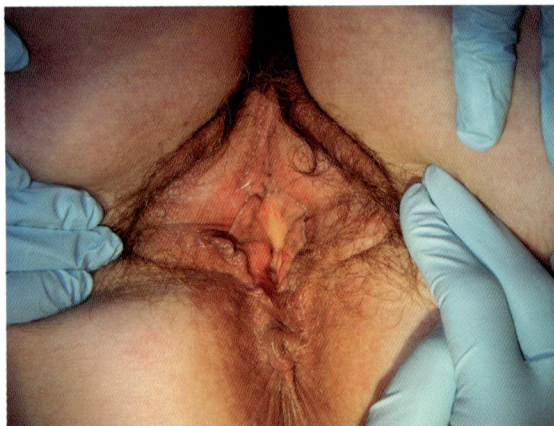

图 9-8　女性乙状结肠憩室炎后继发的阴道排粪

辅助检查,腹部 CT 扫描提示有无脓肿,肠造影提示有无狭窄、瘘道(图9-9)。结肠镜联合阴道内镜检查发现瘘是否发生在骶骨尖阴道顶部。先阴道内镜后结肠镜或乙状结肠镜,从阴道瘘口放置一根导线,如图9-10A,然后用阴道窥镜从阴道推出,保持导线不动,然后在结肠镜检查结肠,找到导线位置,如图9-10B。若在结肠不能发现导线,高度怀疑直肠阴道瘘,因为两者临床表现类似。经肠造影检查,阴道内镜和结肠镜成功定位下,我们成功治愈了许多患者,遗憾是该方法不适用于阴道中低位瘘,因为气腹和造影显示在低位阴道效果很差。

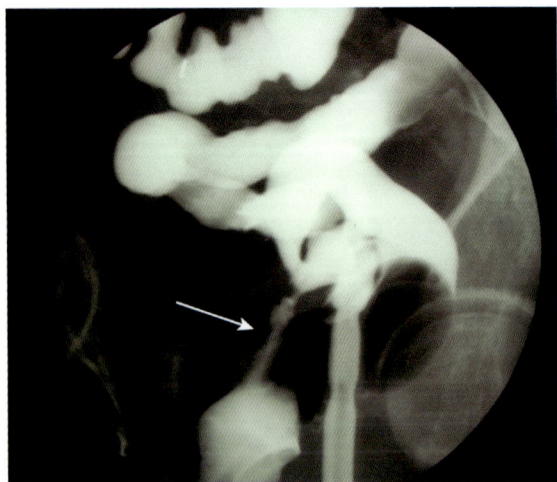

图 9-9　宫颈癌,子宫切除术放疗后 30 年,造影检查提示结肠阴道瘘

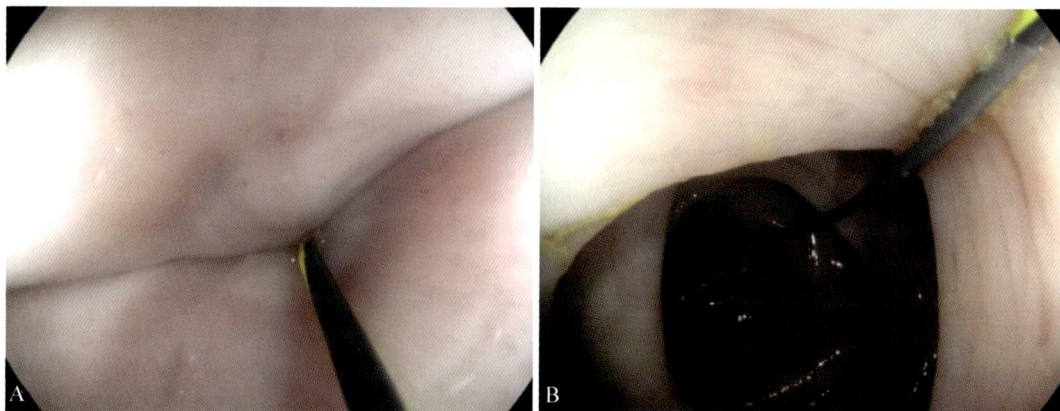

图 9-10　A. 阴道内镜检查发现阴道顶端结肠阴道瘘口；B. 同一病人结肠镜检查确认结肠阴道瘘

（二）病理生理

结肠阴道瘘有多种发病机制。其中乙状结肠憩室炎被认为是最主要的病因，好发于子宫切除术的老年妇女。术后瘘可以继发于乙状结肠或直肠良、恶性肿瘤切除术。一般是术中阴道壁误被吻合到结直肠吻合口或术后吻合口脓肿破溃侵蚀阴道壁导致结肠阴道瘘。Crohn 病、放疗、感染、创伤、子宫内膜异位症、妇科手术如子宫切除术、阴道骶骨固定术和无张力阴道吊带术，比较少引起结肠阴道瘘。

（三）治疗——非手术治疗

与结肠-皮肤瘘不同，结肠阴道瘘的自愈率很低。憩室炎引起的结肠阴道瘘在充分引流和缓解脓毒症后可以自愈。吻合失误，异物或放射引起的结肠阴道瘘不可能自愈。腹部手术高风险，近期手术并发瘘经手术修补失败者建议保守治疗。有感染则需抗生素治疗，纠正腹泻，减少体液流失。有腹胀患者不建议进食含豆类或高碳酸类产气量大的食物，可以试用黑曲霉 α-D-半乳糖苷酶制剂（从蔬菜谷粒提出消化糖类酶）或碳胶囊/片剂，二甲硅油降压。氧化锌软膏保护肛周会阴部皮肤。

（四）手术治疗

保守治疗后仍有症状的结肠阴道瘘患者建议手术治疗。根据患者营养状况和盆腔脓毒症控制情况决定手术时机。手术吻合不良引起的结肠阴道瘘建议休养 4～6 个月。若考虑临时或永久造口，需告知患者瘘口护理方法，术前做好造瘘口位置标记。一般建议放置输尿管支架，特别是在既往有盆腔手术或放疗史的。截石位，常规开腹手术，而一些憩室相关瘘可以腔镜下手术。切除病灶肠段，联合乙状结肠切除术或直肠前切除术。一些吻合相关的结肠阴道瘘需直肠切除术，结肠与肛管吻合。游离阴道和肠道后，可吸收线缝合阴道，网膜放置在吻合口与阴道之间。

大部分患者一期吻合是安全的。结肠肛管低位吻合、既往有放疗史、吻合不完全，既往吻合出现并发症时，可选择暂时性回肠造口。大部分憩室相关的瘘切除后一期吻合是安全的。既往修补失败或肛门功能不好，可选 Hartmann's pouch 结肠造口术。当患者不能耐受盆腔二次手术或已发展成冰冻骨盆，可行近端结肠造口，不切除病灶。

腹部手术具有高风险的结肠阴道瘘在盆腹腔大、复杂的手术失败后可予以内镜探查，放置网状支架，减缓症状（图 9-11）。在结肠癌扩散，有限的寿命情况下，一般也用网状支架。在良性疾病中，没有关于网状支架的数据报道，因此需密切观察。作者建议一年复查 2 次内镜。

四、直肠阴道瘘

（一）症状与诊断

直肠阴道瘘患者常有阴道感染，性交疼痛的表现，而排气排便流液与瘘口大小相关。部分患者反复出现泌尿系统感染，也有以突发肛门失禁为主诉的。

根据症状，药物和手术史等帮助临床诊断，但难以鉴别结肠阴道瘘和直肠阴道瘘。全身查体，完善诊断性辅助检查，明确瘘的位置。仔细观察及触诊阴道壁有无瘘口、瘢痕，直肠阴道隔的壁厚有无变薄。若发现瘘口，从瘘口外口送入导丝到直肠内，然后直肠指检。肛门镜和乙状结肠镜或结肠镜

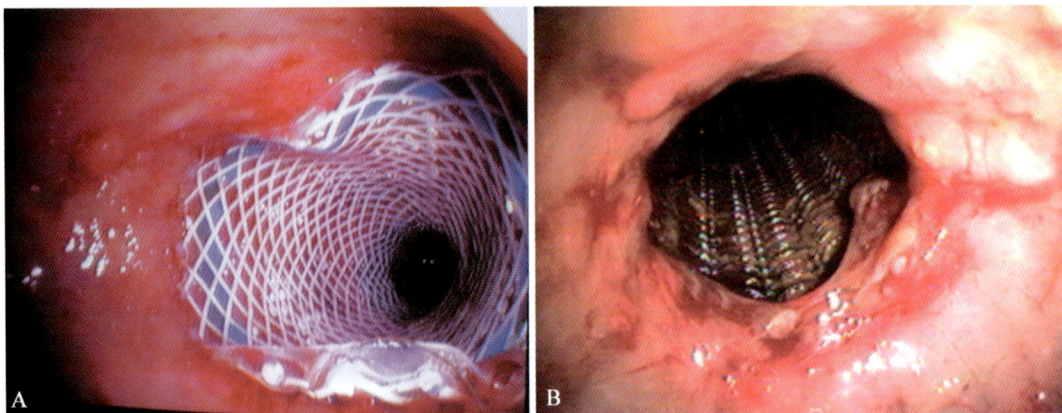

图 9-11   A. 结肠阴道瘘患者内镜放置带膜金属支架；B. 1 年后结肠镜复查肠内支架

镜检壁有无水肿炎症，尤其有炎性肠病和放疗史的患者。直肠内超声探查瘘管和括约肌受累情况。若括约肌受累情况下，在瘘管将要闭合时行括约肌修补术，效果好。造影检查直肠阴道瘘敏感性低甚至没有效果，偶尔可以发现高位瘘（图 9-12）。

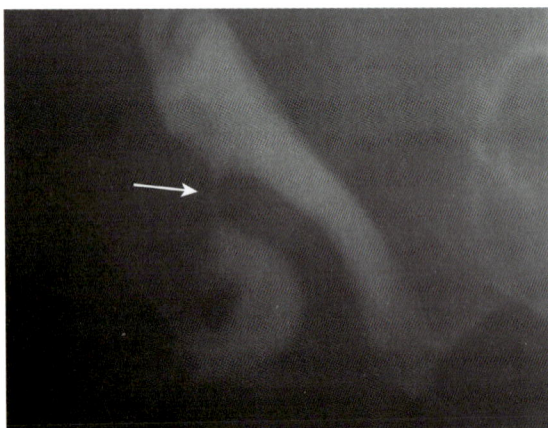

图 9-12   造影检查提示：直肠癌术后吻合口继发直肠阴道瘘

一些高位或瘘管细小，体检难以发现。当有憩室炎和子宫切除术病史患者，若没检查出直肠阴道瘘时，要尽早考虑结肠阴道瘘，完善相关检查。有些检查在局麻下能更好发现病灶。如先截石位阴道内镜检查，若仍没发现瘘口，可注水后，用乙状结肠镜往肠腔充气，探查瘘口位置。也可以注入直肠 200ml 润滑剂和 20ml 亚甲蓝，轻揉直肠壁，同时海绵送入阴道，观察瘘口位置。

根据病因，直肠阴道瘘可分为炎症型、创伤型和恶性肿瘤型直肠阴道瘘。根据解剖，直肠阴道瘘分为中位和高位瘘。根据瘘直径分小（<0.5cm）、

中（0.5～2.5cm）、大（≥2.5cm）。单纯直肠阴道瘘定义为位置在阴道壁下半部分，直径<2.5cm，原因是产科创伤或感染。复杂直肠阴道瘘定义为：位置在阴道壁上半部分，继发于 Crohn 病、放疗、肿瘤或修补失败。

（二）病理生理

框 9-4 是引起直肠阴道瘘的相关因素。其中，最常见的是产科损伤。在西方国家，近 0.1% 的产妇有产道损伤，而 1%～2% 的三度或四度损伤（全层撕裂）可致慢性直肠阴道瘘，一般发生在产后 1个月和修补失败后。完全修补失败也可以导致阴道闭合（图 9-13）。也有在产后多月或多年后出现直肠阴道瘘。子宫托、性交物品或性虐待等因素也可以导致阴道损伤型直肠阴道瘘。

框 9-4   直肠阴道瘘病因

产科损伤
炎性肠病
感染或隐蔽腺疾病相关
恶性肿瘤
放疗
医源性
外伤
先天

Crohn 病是仅次于产科损伤的因素，据报道，约 10% 患者是该因素引起。Crohn 病的炎症程度是致病关键，越严重则出现的概率越大和越严重。恶性肿瘤侵袭腐蚀肛门、直肠或生殖器官，放疗（一般是 2 年）、也可以引起直肠阴道瘘。隐窝、前庭大

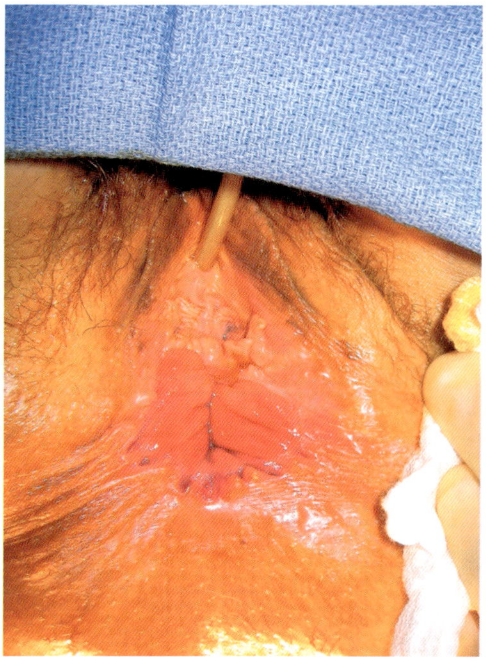

图 9-13 四度会阴裂伤修复后,阴道闭死

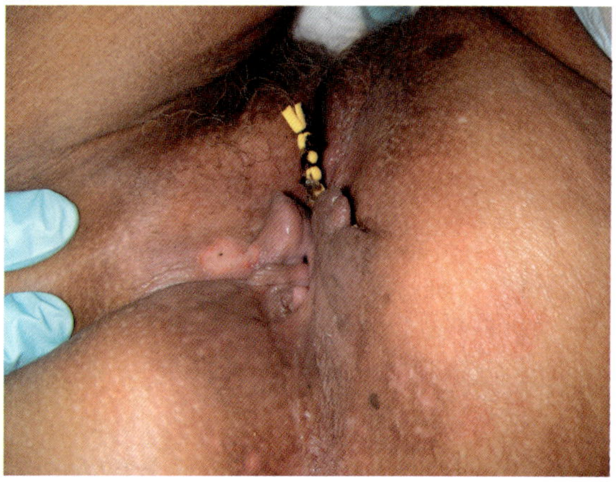

图 9-14 Crohn 病直肠阴道瘘,挂线法切割引流

腺的脓肿向上腐蚀阴道壁致瘘。而结核、性病性淋巴肉芽肿、人乳头状瘤病毒、人类免疫缺陷病毒、巨细胞病毒以及血吸虫感染是罕见的病因。直肠阴道瘘是盆腔和直肠肛门手术的并发症,主要因为低位吻合或储存袋成形术时误累及损伤阴道壁。结肠肛门或回肠肛门吻合口脓肿可以并发瘘。经肛门直肠切除吻合术,脱肛修补术,经阴道子宫切除术可并发直肠阴道瘘,常在术后 2 周出现症状。

(三)治疗——非手术治疗

外伤或产伤引起的直肠阴道瘘可以自愈。原因不明的或产伤修补失败后的直肠阴道瘘建议先保守治疗。最好 4 个月后再修复,原因有二:评估自愈可能性和待急性炎症消退,提高修补成功率。严重损伤和症状重的患者可以先造口或肠外营养,肠休息。灌肠可以减少阴道流液症状。Crohn 病型直肠阴道瘘可以采用非切割引流术和药物控制炎症。若这病活动期得到有效控制,再行修补术,若无法控制,则长期引流(图 9-14)。用 Surgisis 网状支架(塞)治疗直肠阴道瘘,有报道短期治愈率为 32%～66%,但无长期随访数据报道。纤维蛋白胶的短期治愈率仅 25%,没有长期随访数据。对于感染型直肠阴道瘘,有效的抗菌治疗可以根除瘘。恶性肿瘤,放疗和吻合失败引起直肠阴道瘘在各项病因中排行第二。肥皂水冲洗阴道,降低阴道和泌尿

道感染发生。氧化锌软膏保护肛周和会阴皮肤。

(四)手术治疗

直肠阴道瘘手术治疗失败率很高,往往需多次手术治疗。根据病因,位置,大小和手术史决定手术时机。无症状或轻微症状的患者,择期手术。对于强烈要求手术的患者,明确告知手术的益处及局限性,选择治疗方案。

1. 纤维蛋白胶及肛瘘塞 许多人倾向瘘管填塞治疗方法是因为其对人体的损失最小。许多人推荐纤维蛋白胶注射,瘘管给水或过氧化氢冲洗后表面潮红,找出直肠内口,再刮除管内坏死组织和肉芽。2.0 Vicryl 可吸收线缝合闭合内口后,从阴道外口注射纤维蛋白胶,常用 Tisseel 纤维蛋白胶,再用纱布覆盖包扎外口。1 个月内禁止性生活和骤然上下蹲、剧烈活动,2 周内不能泡澡。

纤维蛋白能促进成纤维细胞和基质细胞(多功能内皮细胞)增生也许是其能促进瘘管愈合的机制。纤维胶原在细胞增生中起排列矩阵(着床)同时促进分泌胶原和细胞外基质的作用。优点是恢复时间短和并发症少,伴随失禁的患者治疗不受影响。但可能出现脓肿和继发额外瘘道,同时其治愈率也低,限制了在临床中的运用。一些文献报道短期治愈效果好,但长期治愈率低于 20%。考虑原因是直肠阴道瘘的瘘管长度较短,不能保留足够的纤维蛋白胶和瘘管塞。瘘管塞是纤维蛋白胶的替代产品。AFP Surgisis plug 是一种从猪小肠黏膜下层中分离出提取的胶原塞,多种大小和形状,其中有些可适用于直肠阴道瘘。作用机制类似于纤维蛋白胶原,起支架支撑作用,愈合靠自身成纤维细

胞。注意事项：医生需详细阅读说明书，各类型使用技巧略不同。其优点也是恢复时间短和并发少，术后治疗与纤维蛋白注射相同。AFP Surgisis 塞的相关数据比较少，早期观察治愈直肠阴道瘘的成功率为44%～60%。

2. 经肛门入路　1902 年 Noble 首次报道滑动性直肠瓣膜推进术治疗创伤型直肠阴道瘘，后由 Laird 在 1948 年提出改良术。此技术深受肛肠科医生欢迎，因为无肛门失禁，而妇产科医生更喜欢经阴道入路。选择高压侧经肛门修复瘘比较有优势。术前肠道准备充分，折刀位，充分消毒肛门和会阴，Lone Star 或 Pratt bivalve 牵开器显露视野。

切皮瓣前提前设计皮瓣大小，底部宽度约是顶部宽度的 2 倍。1∶200 000 的肾上腺素渗透肠壁黏膜下和括约肌间用来止血。齿状线周边电刀环切皮瓣，皮瓣包括黏膜层，黏膜下层和部分肌纤维（图 9-15）。皮瓣的面积足够大，保证缝合后无张力。以瘘道为中心，可吸收线缝合括约肌使完全无缝隙。3-0 不可吸收线缝合固定皮瓣，而阴道侧瘘口保持开放。有报道指出，成功率为 41%～100%。

直肠套推进术可以替代皮瓣推进术。手术过程有远端直肠的松解周边组织和去除黏膜层。皮瓣推进和套管推进技术是很讲技巧的。需有治疗复杂直肠肛门瘘经验的专家来完成。

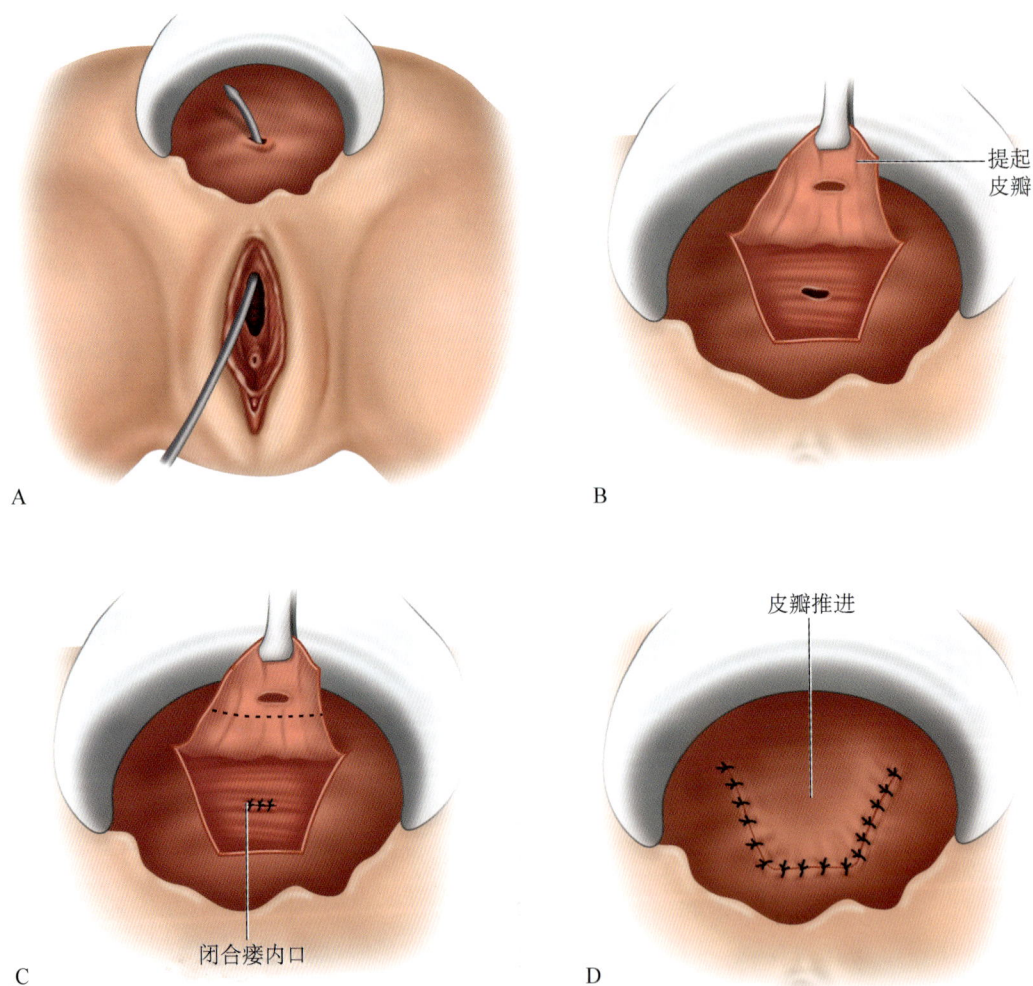

图 9-15　直肠瓣推进术治疗直肠阴道瘘

A. 探查明确瘘的解剖；B. 制定直肠推进皮瓣；C. 闭合直肠阴道壁内口，去除皮瓣处瘘口；D. 固定皮瓣

3. 经阴道入路　既往修复失败或合并失禁迹象的患者,可选择经阴道入路手术。低浓度的肾上腺素注入阴道后壁止血。阴道壁瘘口周围环形切开、游离周边组织,切除瘘管,直肠阴道隔荷包缝合,外翻缝合肌层和阴道黏膜层。用生物材料加固直肠阴道隔以增加修复成功率,尤其是既往修复失败的患者。术后可能存在性交疼痛。

4. 经会阴入路　经阴道入路可以很好的显露视野并能确保逐层缝合。截石位,打开会阴桥,把瘘转换成四度会阴裂伤。切除瘘管,分层游离出直肠黏膜、括约肌、直肠阴道隔和阴道黏膜层,然后可吸收线分别缝合,其中括约肌是重叠缝合。直肠壁连续缝合增加肛管内压,可能改善失禁症状。有报道,成功率高达 90%～100%。

另一个经会阴入路的方法是会阴部环切,向上游离出直肠阴道壁和瘘管,注意:游离范围足够以确保分离出直肠与阴道间的括约肌。一期闭合直肠瘘口。

5. 组织介入　组织介入的目的在于 2 次连续缝合中夹带含血管的组织。推荐 Martius 皮瓣推进术和股薄肌成形术。Martius 皮瓣推进术采取经阴道入路,截石位,大阴唇纵向切口,游离出带脂肪垫血管的皮瓣。切除瘘管,切开直肠阴道隔,可吸收线荷包缝合直肠内瘘口,阴道黏膜缝合皮瓣。这种皮瓣成功率为 78%～85%。也可以使用股薄肌肌瓣,尤其在需大块组织修补时。大腿切口,从膝关节肌腱处分离出股薄肌,注意保护近端神经血管。在肛门括约肌前,从大腿近端的伤口至会阴处建立皮下通道,进入直肠阴道隔处的窦道远端。调整股薄肌至该位置。闭合大腿切口。无论经肛门、阴道还是会阴入路,都需切开直肠阴道隔,切除瘘管,可吸收线缝合直肠阴道间的裂缝。插入直肠阴道间的肌肉固定在直肠阴道隔顶点,覆盖瘘管 2～3cm。暴出外口通畅引流。有报道成功率达 80%～100%。

6. 经腹手术　经腹入路的指征:炎性肠病继发高位瘘、术前放疗,肠壁炎症和狭窄严重,恶性肿瘤瘘管,结肠直肠吻合并发瘘或者多次修复失败。在能行低位切除术或直肠切除术、结肠肛门吻合术的情况下可以考虑经腹入路。高位直肠阴道瘘,游离出直肠,逐层缝合,大网膜填塞直肠和阴道间的间隙。游离直肠到肛提肌间隙,松解结肠脾曲系膜,结扎左结肠动脉,降结肠进行吻合。若直肠全

部切除后,结肠-J-袋重建直肠术或结肠成形术,可直接吻合结肠肛门,有更好的模拟直肠功能效果。也可以考虑临时造瘘。恶性肿瘤患者需将肿瘤彻底切除,行盆腔廓清术。在患者多次手术治疗失败和并发失禁的情况下,应行结肠造瘘和经腹会阴联合切除术。

五、结肠膀胱瘘

(一)症状和诊断

结肠膀胱瘘患者有泡沫尿、粪尿,反复泌尿系感染、排尿困难、血尿或下腹疼痛感等症状,这些症状可在无任何腹部症状的情况下自发出现,也可在一次或多次乙状结肠憩室炎发作后出现。

大多数情况下根据患者的主诉、治疗史、手术史就能得出大概的临床诊断。查体时应注意腹部瘢痕、压痛点、肿块及瘘口。直肠指检可评估括约肌功能和有无其他异常。直肠镜检查排除直肠尿道瘘。直肠尿道瘘与结肠膀胱瘘有相似的症状。

许多辅助检查能帮助检断直肠膀胱瘘。每个患者都需尿常规检查。腹部盆腔 CT 检查可以发现膀胱内存气体(图 9-16)。近期有导尿史的患者,可有肠尿道瘘的特征性症状。CT 也能帮助找到瘘的病因,如憩室炎。结肠镜检可排除恶性肿瘤,炎性肠病发作期,但不能直接观察到瘘口。膀胱 X 线造影检查可以发现结肠和膀胱间的瘘管通道(图 9-17)。排除其他原因引起的膀胱积气很重要,比如直肠尿道瘘,Crohn 病引起的小肠膀胱瘘。怀疑泌尿系恶性肿瘤可行膀胱镜检查。不常规行造影检查,上述中 CT 的检出率最高。但当肠镜不能明确诊断时可考虑显影。

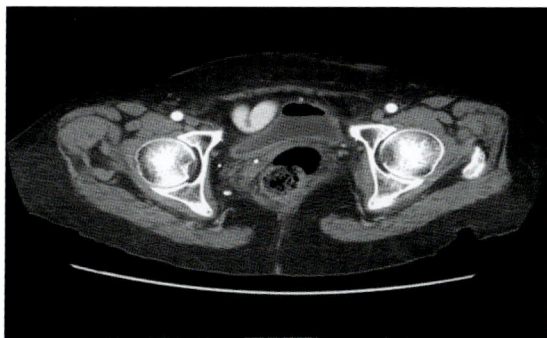

图 9-16　CT 显示结肠膀胱瘘,膀胱内气体,继发于乙状结肠憩室炎

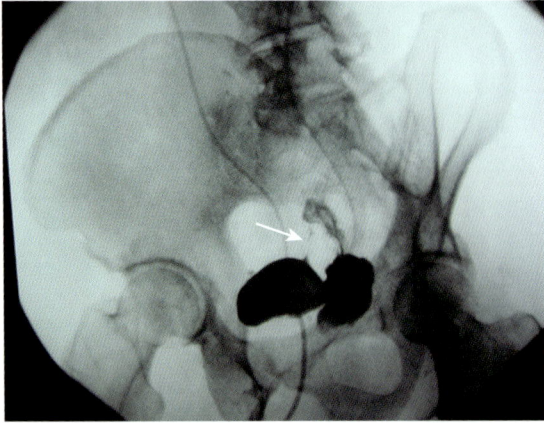

图 9-17　膀胱造影检查发现结肠膀胱瘘,继发于乙状结肠憩室炎

(二)病理生理

结肠膀胱瘘,男性多见,因乙状结肠和膀胱位置紧邻,而女性子宫起隔离作用。结肠阴道瘘的女性患者一般有子宫切除术史。

引起结肠膀胱瘘最常见的原因是乙状结肠憩室炎。首先形成局限性脓肿,逐渐腐蚀膀胱壁形成结肠膀胱瘘。其他病因有:Crohn 病、放疗、胃肠道泌尿系恶性肿瘤、阑尾炎及异物(鸡骨头)、外伤、腹部手术和感染。

(三)治疗——非手术治疗(保守治疗)

大部分患者有症状。若急性盆腔脓肿者可行抗生素治疗辅以经皮穿刺引流。泌尿系感染者适当抗菌治疗。伴 Crohn 病者最初选用药疗稳定病情,随后内镜检查。然而大多数患者药疗无效或无药疗的指征。

(四)手术治疗

乙状结肠憩室炎继发结肠膀胱瘘者通常需乙状结肠切除术;既往盆腔手术瘢痕诱发者需直肠乙状结肠切除术。不建议常规术中放置输尿管支架,但在二次手术或广泛腹膜后炎症情况下该技术对手术很有帮助。手术的关键是切除病灶肠段,并不是仅仅切除瘘管病灶。乙状结肠憩室炎,下切缘是直肠,上切缘是降结肠,且肠壁光滑、柔软。用手钝性分离小肠和膀胱。清除膀胱壁瘘口坏死组织,同时保持瘘口敞开。除非膀胱壁开口过大和漏尿,否则不需缝合膀胱壁。尿管置膀胱内 7~10d 后,膀胱壁一般能自愈。术者未采取常规盆腔置管引流术,在拔尿管前行膀胱造影检查,确认膀胱有无愈

合。大部分患者,单纯的降结肠直肠吻合是安全的。担心结肠直肠吻合口瘘,可行回肠造口术。若术后吻合口瘘,增加永久性结肠膀胱瘘的概率。患者直肠肛管功能差或既往修复失败,可以选择 Hartmann's 袋手术。若冰冻骨盆或严重并发症的患者,行结肠造口术。恶性结肠膀胱瘘,应确保全部恶性组织切除,切缘阴性。传统习惯开腹手术,但腹腔镜乙状结肠或直肠乙状结肠切除是安全可行的。

六、直肠尿道瘘

(一)症状和诊断

直肠尿道瘘患者的症状与结肠膀胱瘘相似,还有一些额外特殊症状。病人会出现泌尿系感染、气尿、粪尿和直肠尿道瘘。直肠尿道瘘是直肠和尿道的通道,特征性症状,出现率 75%。如果瘘口在膀胱颈或前列腺处(尿道括约肌上方)可出现肛门排尿症状,若在尿道括约肌下方,可有尿道排便症状。比较少见直肠出血,但若有放疗史,可能会有大出血情况。

根据治疗史和手术史怀疑该病。查体包括直肠指检评估括约肌功能或有无畸形变异,大部分直肠尿道瘘发生在距痔环 5~6cm 处。直肠镜或乙状结肠镜检查直肠前壁和评估直肠肛门接合部的功能时,可使瘘口可视化。膀胱尿道镜检查看到尿道里的瘘口和评估病情。弯曲的乙状结肠镜或结肠镜可观察到直肠壁内口,尤其是女患者子宫后屈位时(图 9-18)。内镜未发现瘘口时可以采用下消化道造影或膀胱造影(图 9-19)。盆腔 CT 扫描明确直肠尿道瘘有无合并盆腔脓肿(图 9-20)。

(二)病理生理

前列腺尿道靠近直肠壁,中间为前列腺的荚膜和 Denonvillier's 筋膜。直肠尿道瘘发病率低,分先天性和后天性。婴儿由于直肠和泌尿系统发育异常出现直肠尿道瘘,常合并中或高位肛门闭锁。挫伤、手术、炎性肠病、恶性肿瘤、感染和放疗都会导致直肠尿道瘘。外伤型直肠尿道瘘常发生在穿透伤或钝性挫伤后。钝性挫伤一般有骨盆骨折,直肠和泌尿系统损伤。在此情况下,导尿会加重尿道损伤。穿透伤包括刺伤、刀伤和子弹损伤。医源性撕裂伤主要发生在前列腺手术中。体外和体内放疗或冷冻疗法也是一个发病因素。克罗恩病诱发直肠尿道瘘的情况比较少见。

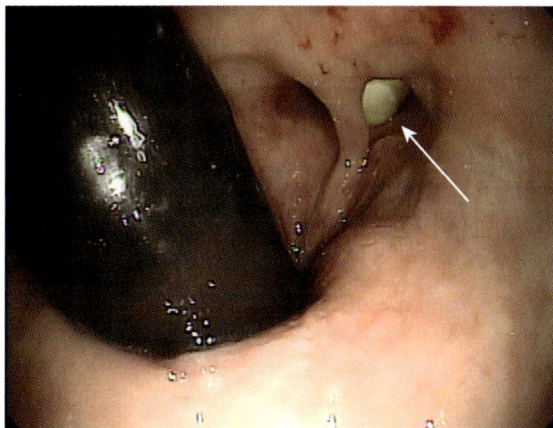

图 9-18　软式乙状结肠镜发现直肠尿道瘘,继发于前列腺癌根治术后,箭头指导尿管

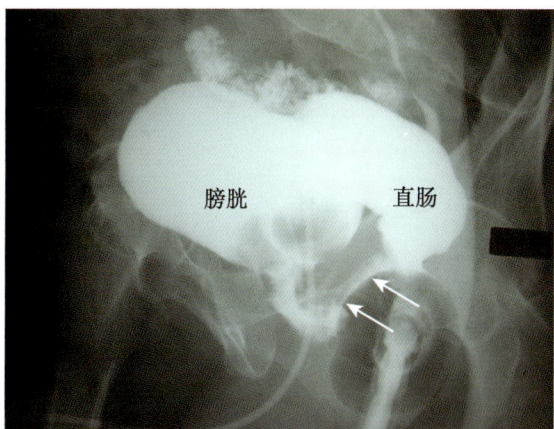

图 9-19　造影检查提示恶性直肠尿道瘘,继发于前列腺癌

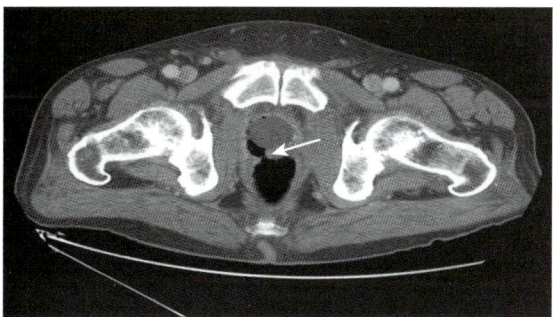

图 9-20　CT 扫描提示巨大直肠尿道瘘,于腹腔镜前列腺癌根治术后

因直肠尿道瘘比较少见,目前无规范分类。把直肠尿道分为简单和复杂性瘘。前者为继发于手术和外伤,后者继发于克罗恩病、恶性肿瘤、放疗和冷冻疗法。

(三)治疗——非手术治疗(保守治疗)

一般患者的症状较重,需手术治疗闭合瘘,缓解疼痛。有些情况可以自愈而不需手术治疗。外伤和术中如前列腺根治术不慎撕裂直肠而未发现,而术后出现的直肠尿道瘘适当时采取保守治疗,肠外营养,肠道休息,导尿可治愈。此时还需盆腔 CT 确认有无盆腔脓肿。一旦发现脓肿,经皮穿刺引流,抗生素治疗。小手术和创伤诱发的直肠尿道瘘,病情稳定,无败血症时可以保守治疗。导尿 1 月后,尿道损伤有可能自愈,但概率很低,拔出尿管前需膀胱造影检查确认是否愈合。

(四)手术治疗

直肠尿道瘘比较罕见,目前无治疗标准。相关文献仅仅是小样本或个案报道。有推荐一些外科手术技巧,但外科医生常常根据瘘的病因和病情、个体情况和经验和爱好来选择术式。医源性的直肠撕裂伤诱发的直肠尿道瘘公认为最先由泌尿外科医生来修复。若担心不能完整修复或有放疗史,应行造口术粪便改道。若患者既往有放疗史,建议直肠尿道间置入大网膜或其他组织。冷冻疗法或放疗继发出现直肠尿道瘘且瘘口较大者需手术治疗。外科手术的目的是治愈瘘管或控制症状。一般需多步操作,首先是改道:结肠或回肠造口,导尿或耻骨上膀胱造瘘。对于外伤型直肠尿道瘘,仅仅修复损伤部位不能治愈,因为此情况常伴发骨盆骨折或多发伤,粪便污染等。双排泄改道,不仅可以缓解症状,提供自愈的机会,即使不能自愈,也为后期修复提供一个很好的恢复时间段。一组 30 例骨盆穿透伤患者,23 例(77%)出现直肠尿道瘘,其中 10 例通过双排泄改道而自愈。

直肠尿道瘘的手术方案有多种,可以经腹、经会阴、经肛门或后路手术,手术的目的是闭合瘘。术前告知患者该手术方案的益处和局限性,多部位手术的必要性,手术治疗失败的风险,潜在的排便排尿功能减退导致永久性的双排泄改道的风险。

1. 经腹入路　高位直肠尿道瘘,无法从会阴和肛门入路抵达,故经腹入路盆腔手术是必然的。此外,严重的狭窄,无功能尿道、恶性肿瘤瘘或泌尿系统恶性肿瘤盆腔切缘阳性情况下需经腹入路手术。恶性肿瘤瘘,盆腔脏器切除术后,也许还需直肠切除术和结肠肛管吻合或暂时回肠造口术,腹会阴联合切除后永久性造口术需经腹入路。广泛的放疗继发的巨大瘘可能需要盆腔脏器切除术,永久性结肠造瘘和尿道改道。大网膜和腹直肌肌瓣放在直肠吻合口与尿道吻合口中间,其起隔离保护作用。

2. 经会阴入路　中低位的直肠尿道瘘经会阴入路可以充分暴露手术视野。会阴部曲线切口,向上游离肛门括约肌,直至直肠前列腺平面上2~3cm,最后到瘘管上方。闭合尿道的小裂缝,较大者或放疗后需皮瓣修补尿道成形术(图9-21)。尿道重建完成后,置入富含血管的Dartos瓣或股薄肌肌瓣。Dartos瓣来自于阴囊后部,内旋的放入修补后尿道和直肠中间。股薄肌肌瓣来源于大腿,从膝关节处折断,(图9-22)经皮下隧道内旋抵达直肠前列腺平面。该术式修补直肠尿道瘘需暂时性排便改道。闭合造口前,行造影检查,确定是否痊愈。耻骨上膀胱造瘘尿管保留1个月后开始考虑修复。

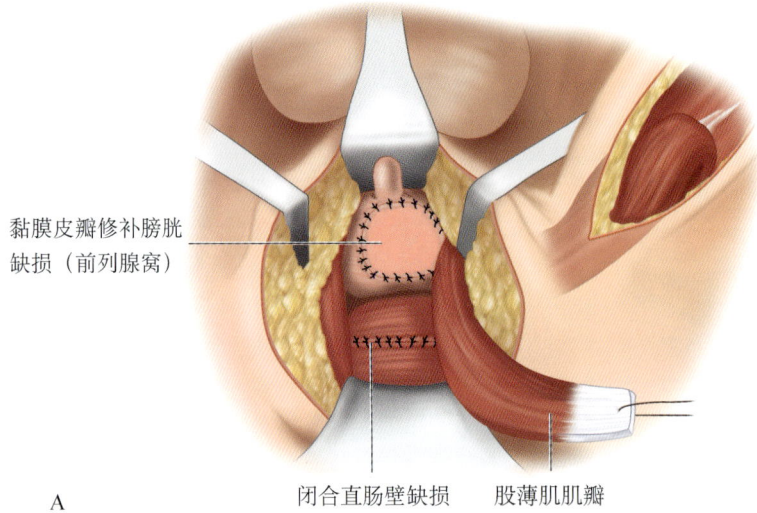

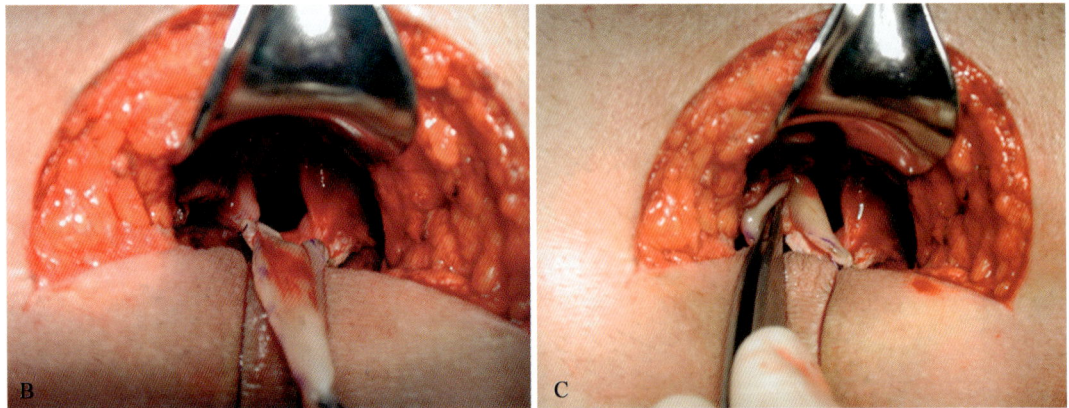

图9-21　A. 直肠尿道瘘患者,示意图示分离膀胱颈,黏膜皮瓣修补,闭合直肠缺损,其中股薄肌肌瓣是最好的修补材料;B和C. 黏膜皮瓣修补直肠尿道瘘后

（图中标注：黏膜皮瓣修补膀胱缺损（前列腺窝）；闭合直肠壁缺损；股薄肌肌瓣；A；B；C）

3. 经肛门入路　低位非放射继发的直肠尿道瘘,前臀裂,直肠内皮瓣推进术是一个不错的选择。肛门镜如普拉特双瓣牵开器,显露术野。闭合尿道小裂口,若放疗后、大缺口需用黏膜皮瓣尿道重建术,股薄肌置入强化保护,方法同上述。大部分患者不需直肠切除术,同时用生物学材料或其他组织强化保护皮瓣。

4. 后路手术　高位直肠尿道瘘,可以采用York-Mason经括约肌切除或Kraske方式后路手术。York-Mason技术肛门后矢状线切口,游离肛门括约肌和肛提肌直达直肠前壁瘘管处。缝合直肠切开处和其他裂缝闭合修补瘘管。Kraske入路需游离尾骨和括约肌间隙,尾骨切除术,通过间隙抵达直肠后壁,打开直肠靠近瘘口。上述两种方法都有很好的术野,但需排便改道。既往体外放疗史影响软组织的愈合。

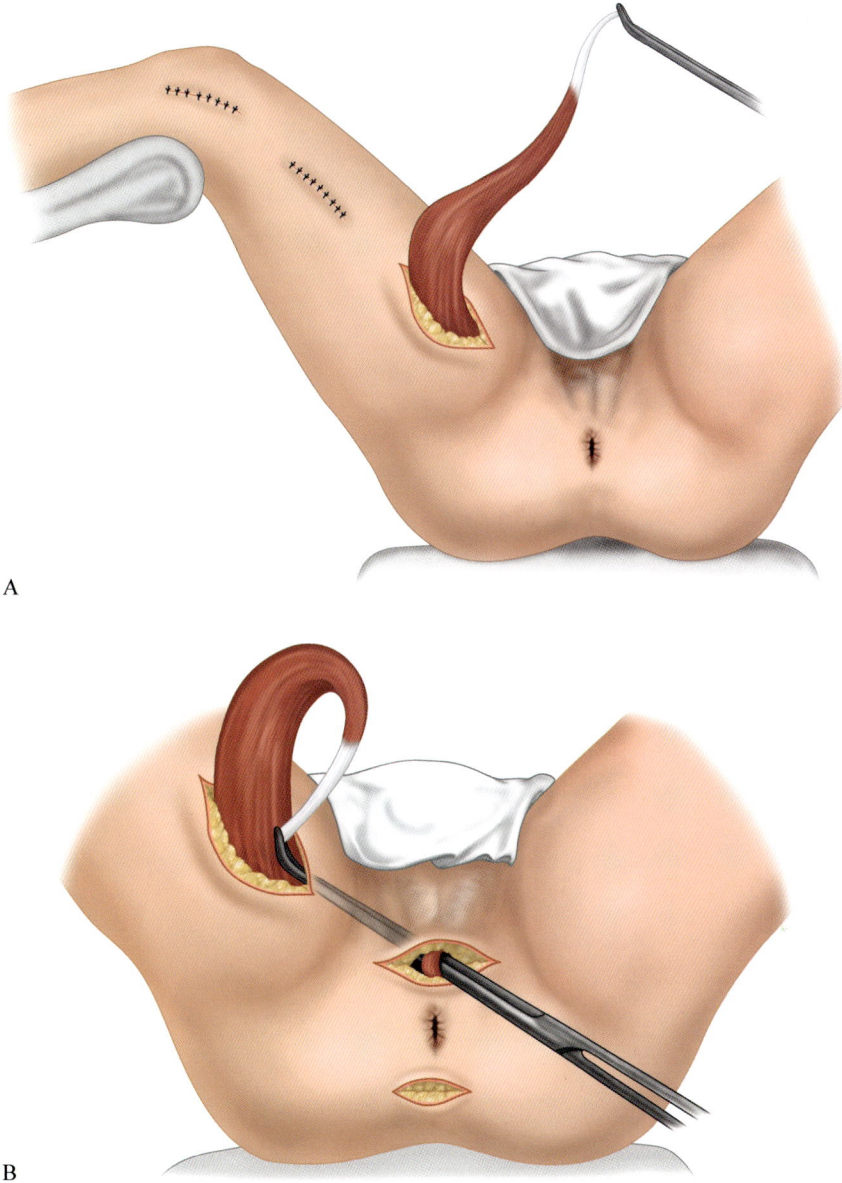

图 9-22　A. 3 处切口,取股薄肌肌瓣;B. 通过皮下隧道,抵达会阴部修补直肠尿道瘘

第 10 章

藏毛病和化脓性汗腺炎

著　者　Debra Holly Ford · H. Randolph Bailey
译校者　何庆生(译)　卫　勃(校)

要点

- ➤ 藏毛病是后天发病,多见于青年人。
- ➤ 藏毛病轻者表现为臀中部凹陷,症状较轻,重者表现为严重骶尾部感染和多发窦道。
- ➤ 临床上难以彻底治愈慢性反复性藏毛病,经常治疗失败和暂时好转后反复发作。
- ➤ 手术治疗藏毛病的目标是降低复发率和缓解症状。
- ➤ 手术治疗藏毛病时不需广泛切除受累组织,否则增加创口不愈合的风险,延迟疾病治愈的时间。
- ➤ 化脓性汗腺炎是一种慢性的顶泌汗腺所在皮肤的炎性疾病。
- ➤ 化脓性汗腺炎特征性表现是反复性脓肿、纤维变性和窦道形成。
- ➤ 化脓性汗腺炎常发生在腋窝、腹股沟和肛周区域。
- ➤ 化脓性汗腺炎常有顽固性疼痛和分泌臭脓液症状。
- ➤ 化脓性汗腺炎有多种治疗办法,但能彻底治愈者罕见。
- ➤ 早期化脓性汗腺炎建议药物治疗,伴窦道和瘢痕形成者建议手术治疗。
- ➤ 化脓性汗腺炎患者常有心理障碍,常被孤立于社会。
- ➤ 鳞状细胞癌是慢性藏毛窦和化脓性汗腺炎的一种罕见的并发症。

藏毛病(PD)和化脓性汗腺炎(HS)是常见的皮肤炎性疾病。临床上常见慢性反复发作的 PD 和 HS,药疗效果一般不佳,需手术治疗。下面介绍它们的发病机制、临床表现、治疗方法。

一、藏毛病

PD 降低患者生活质量。在美国,每年有约70 000例新诊断为慢性藏毛病的病人。藏毛病最初在 18 世纪被提出,其治疗方法一直存在争议。藏毛病被普遍认为是后天继发所得,发病率很高,患者常自觉不适,影响工作或学习。其他一些少见发病部位患藏毛病也见报道,如手部、脐周和生殖器,本书主要讨论发病部位在臀裂和骶尾部的疾

病。

骶尾藏毛病,男性多见,男女比例3:1,发病率为 26/100 000,发病年龄主要在 15—24 岁,而在 15以下或 40 岁以上的患者常无症状,见于各种肤色人种,其中白种人多见。发病危险因素有肥胖、汗多、局部外伤。

(一)病因

藏毛来源拉丁文中毛发(pilas)和插孔(nidus),其发病机制不明确,具有争议。治疗策略与藏毛病认识发展关系密切。过去认为藏毛病是先天性疾病,目前多数人认为藏毛病是由出生后异物入侵毛发毛囊继发所得。有些文献报道一些藏毛病病例,都按照后天获得性疾病来治疗。Patey 和

Scarff 最先提出藏毛病后天获得理论,后被 Bascom 证明。

后天获得理论中,毛发在藏毛病发病过程中有重要作用,图 10-1 描述了 Bascom's 的藏毛病理论组织学不同分期过程。臀部运动导致毛发陷入藏毛腔,毛囊炎加重成为皮下脓肿,甚至巨大脓肿。还有一些其他的诱发因素包括:臀裂的集水池效应、深度、臀裂间摩擦。

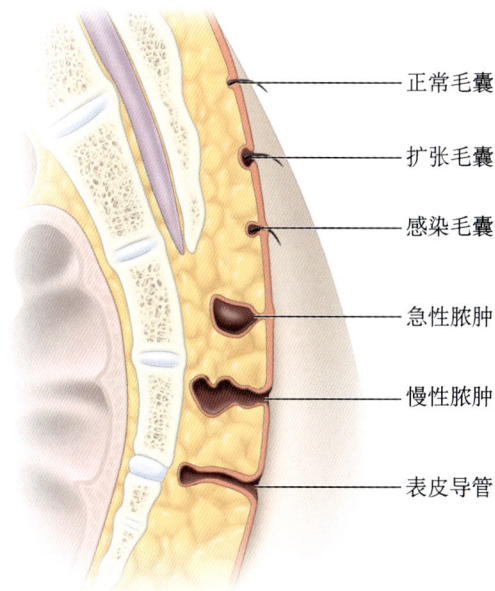

图 10-1　藏毛脓肿和窦发病示意图
(引自 Bascom J:Pilonidal disease:origin from follicles of hairs and results of follicle removal as treatment. Surgery 87:567,1980;redrawn in Nivatvongs S:Pilonidal disease. In Gordon PH, Nivatvongs S,editors:Principles and practice of surgery for the colon,rectum,and anus,ed 2,St Louis, 1999,Quality Medical,p 288)

这些年,由于病因不明确,医生对该疾病所持的观点各不相同,采取的治疗策略也不同,有保守治疗,也有广泛修复术。

(二)病理

藏毛囊肿一词是错误的,应该是藏毛窦。窦不仅是肉芽组织,还有一些上皮组织,其本质是躯体异物排斥反应。组织病理学上可见巨噬细胞浸润,慢性肉芽组织形成,脓腔和窦腔形成。扁平鳞状上皮组织仅分布在正中线。正中线大部分是肉芽组织,仅 1% 的患者会出现扁平鳞状上皮占满整个正中线。50% 的患者在其脓腔里能发现毛发的断碎片(图 10-2)。常见的藏毛腔是没有上皮组织、汗腺和毛囊的。脓肿管道从正中线向上和侧面蔓延,可累及肛门,常被误诊为肛瘘,误诊率为 7%。

(三)临床症状

一般情况下,藏毛病难以发觉。中年患者(20岁)常有症状,持续 4~5 年,有以下 3 种形式:急性脓肿、窦道、复杂慢性反复发作脓肿伴多支窦道。患者常因臀裂正中线出现无症状凹陷(可能有毛发)就医(图 10-3)。手术治疗或自愈后,可能发展成为慢性藏毛病。反复性藏毛病很棘手,手术治疗具有一定难度,术后可能会发生切口不愈合。

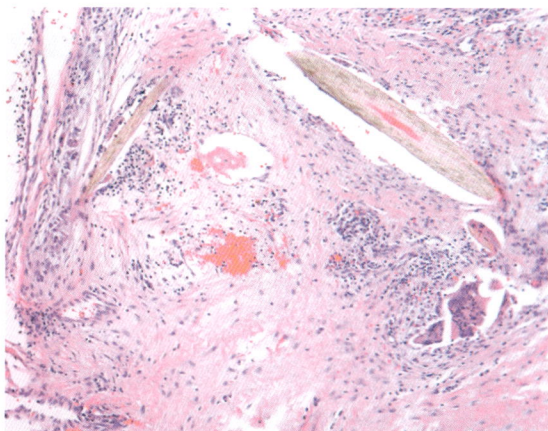

图 10-2　组织病理:藏毛窦中毛囊异物排斥反应

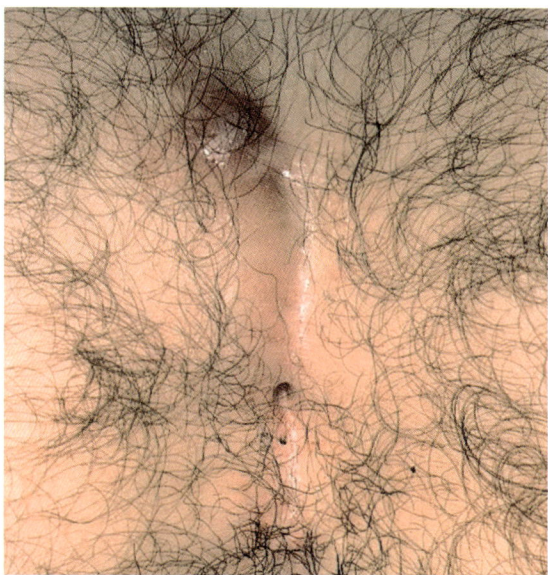

图 10-3　骶尾藏毛脓肿和中线凹陷

藏毛脓肿患者典型表现为逐渐加重的疼痛和骶尾部正中线结节,波动感和向头侧的皮肤凹陷;

也有发热、中性粒细胞升高、皮下蜂窝织炎等症状。约50%的患者有急性脓肿,逐渐演变为慢性窦道,可有多个分支。慢性藏毛病患者有疼痛、间歇性电击感和反复发作的感染。查体发现硬结、蜂窝织炎、或既往窦道瘢痕、臀裂正中线的凹陷、凹陷口含毛发,距肛门4～8cm。骶尾藏毛病需与疖、化脓性汗腺炎、肛瘘、骨髓炎伴窦道、梅毒、结核和放线菌病鉴别(框10-1)。

框 10-1   PD 鉴别诊断

疖

化脓性汗腺炎

肛瘘

肛周脓肿

克罗恩病

骨髓炎伴破溃窦道

梅毒

放线菌病

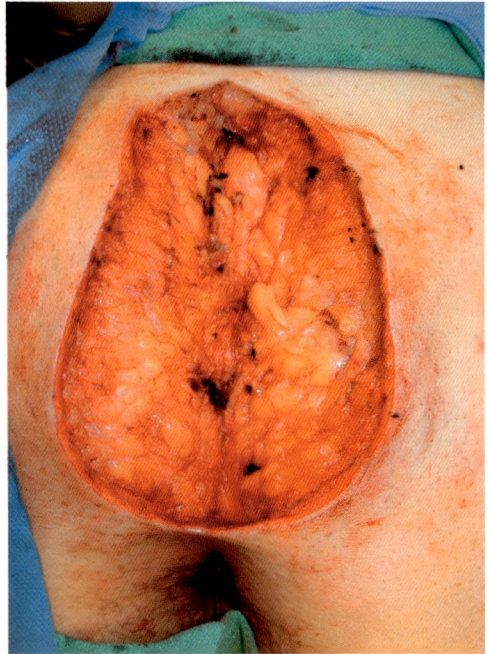

图 10-4   藏毛窦广泛切除术("鲨鱼咬征")

(四)治疗

医生根据临床资料决定是否手术治疗(表10-1)。治疗策略有保守治疗、简单切开、置管引流及针对复杂性藏毛病广泛切除后重建术。藏毛病手术治疗方法有多种,需根据疾病具体情况来选择。在过去流行先天性藏毛窦理论的一段时间内,医生认为应采用全身麻醉下手术切除骶骨筋膜上所有组织的治疗方法,该方法手术创口很大,被称为"鲨鱼咬征",需很长的住院时间,术后创口难以愈合,造成患者的长期伤残和不适感(图10-4)。

表 10-1   藏毛病:治疗方法

内科治疗	手术治疗
剃毛	单独切开引流术
激光脱毛	中线切除,旁切开引流
注射苯酚	造袋术切开引流术
注射纤维胶原蛋白	切除后伴/不伴Ⅰ度闭合
抗生素	切除后皮瓣闭合

后天继发藏毛病理论提倡微创,创伤最小化的理念,目前强调彻底消除藏毛病发病因素,力求微创,使手术创口愈合好,降低复发率,尽早恢复正常生活,许多患者常在门诊完成治疗。

1. 急性藏毛脓肿   急性藏毛脓肿患者臀裂正中线或旁有结节,压痛,波动感,切开引流能有效缓解症状。大部分患者脓液细菌培养检测出需氧和厌氧菌,常规无需抗生素治疗。急诊科或门诊完成局麻下引流术,手术室静脉麻醉或全麻下完成巨大脓肿手术。由于脓肿和周边组织水肿,窦寻找困难,需待水肿消退后再处理。藏毛窦手术,患者体位为俯卧折刀位,充分显露臀部术野。备皮,消毒,局麻,加用肾上腺素止血,脓肿表面十字切开引流。Bascom更多应用正中切口,可以尽量清除脓腔内毛发和杂物,电刀止血,适时临时包扎。告诉患者温水坐浴,最少1天2次,每周换药,剃毛。简单切开引流,4～10周后可治愈。

简单切开引流术后,40%～60%的患者能治愈,不需额外治疗。一些报道建议藏毛脓肿形成后立即去顶引流。如果能发现正中线凹陷,探针探查脓腔。脓腔和窦道烧灼法去顶,清除脓腔,切口稍包扎,充分引流,促进伤口愈合。不能全部清除脓腔里毛发是导致持续性或反复性脓肿的主要原因,同时修整周边皮肤。藏毛窦去顶术后保持外口开放,用激光脱毛是一个有效的方法。激光脱毛也是保守治疗中的一种。但是没有随机对照研究支持论证该方法。

40%～60%的患者切开引流后演变为慢性藏毛病,10%～15%的慢性藏毛病愈合后反复出现症状。因为此病本身有高复发率和迁延性。Bascom建议手术后待急性期水肿消退后，决定是否再次切开引流。

　　前面提到起源于藏毛病的正中线凹陷导致脓腔和肉芽组织形成。目前没有统一的治疗标准，只是建议手术不需大范围清除累及的周边组织。理论上提倡微创，强调术后切口护理。治疗有以下几种：保守治疗，非手术疗法；正中线脓肿切除术，侧方引流；微创袋成形术，或碟形手术切除和清创；直接切除，一期或二期闭合。

　　应尽量选择一种患者痛苦最轻，致残情况最少的方案。是否应用抗生素无统一定论。有报道采用抗厌氧菌治疗能提高愈合率。

　　2. 藏毛窦　藏毛窦的治疗方法取决于窦的复杂程度和治疗方式。Armstrong 和 Barcia 提倡刮毛、会阴清洁等非手术治疗和侧方切开引流清创术。有报道高渗盐水持续冲洗，平均40d，疾病的治愈率为59%～95%，可控制毛发再生和保持局部清洁，预防感染。结晶酚的治疗原理是用剧烈炎性反应破坏腔内坏死肉芽组织，该方法患者遭受剧烈疼痛，需住院处理，成功率为60%～95%。纤维蛋白胶治疗可用于治疗反复性或慢性藏毛窦。目前较多采用臀沟激光刮毛术清理毛发。Odet 等报道通过激光刮毛术治疗14例复发性藏毛窦患者，全部成功治愈。

　　Bascom 推广正中凹陷切除和侧方置管引流。1965年 Lord 和 Millar 推广另一种类似的技术，门诊患者置管引流后5d复查，待水肿和硬结消退后手术。备皮，局麻下从引流口延长切口进入，刮除脓腔，保持切口敞开，切除正中上皮凹陷后一期缝合，创伤不大（图10-5）。告知患者保持清洁卫生，每周复查并清创，直至完全愈合。Bascom 报道仅15%复发率伴轻微伤残，3周后愈合，但其他医生用该法的成功率报道不同。

　　许多外科医生都喜欢用最小的切口来彻底清创，选择创口边缘行造袋术或碟形手术。门诊手术室，局麻下，（可加用静脉麻醉，很少要求全身麻醉），从凹陷处置入探针（图10-6），开放所有窦道（图10-7）。切开窦道前可以注入亚甲蓝染色标记累及区域，文献报道该方法可降低长期复发率。刮匙清除腔内毛发、碎片（图10-8）。去皮缘使之倾斜（图10-9），形成一个比脓腔基底宽的皮肤开放口。仅刮除即可，不处理边缘和基底（图10-10），防止皮

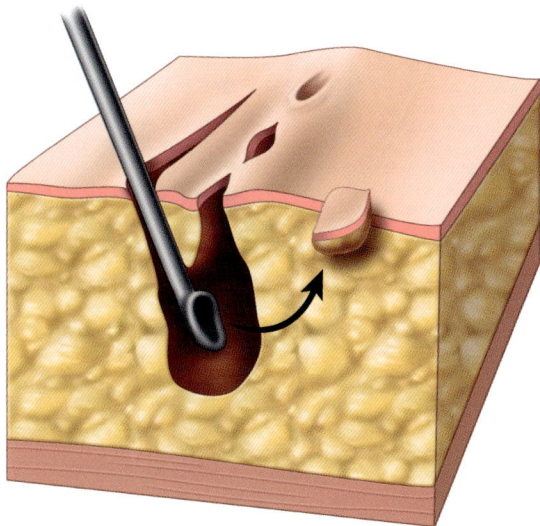

图 10-5　藏毛脓肿，旁正中切口清创及切除中线凹陷（坑）

（引自 Bascom J：Pilonidal disease：Origin from follicles of hairs and results of follicle removal as treatment. Surgery 87：567，1980；redrawn in Nivatvongs S：Pilonidal disease. In Gordon PH，Nivatvongs S，editors：Principles and practice of surgery for the colon，rectum，and anus，ed 2，St Louis，1999，Quality Medical，p 293）

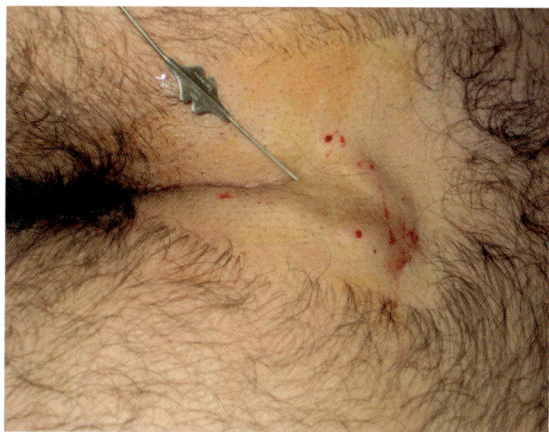

图 10-6　探针从凹陷探查藏毛腔

缘过早愈合，充分引流。袋成形术处理皮缘，若皮缘未做碟形切口，可以把皮缘与腔壁缝合。平均愈合时间是34d，复发率1%～19%。作者认为不是所有缝合皮缘都能一期愈合。患者经袋成形术比碟形手术后遭受疼痛更重。

　　藏毛窦常见的治疗措施是切除病灶，创口有闭合或不闭合两种观点。目前临床上行藏毛窦根治术后二期愈合或一期闭合的方法仍多见。藏毛窦

用电刀沿探针切开组织

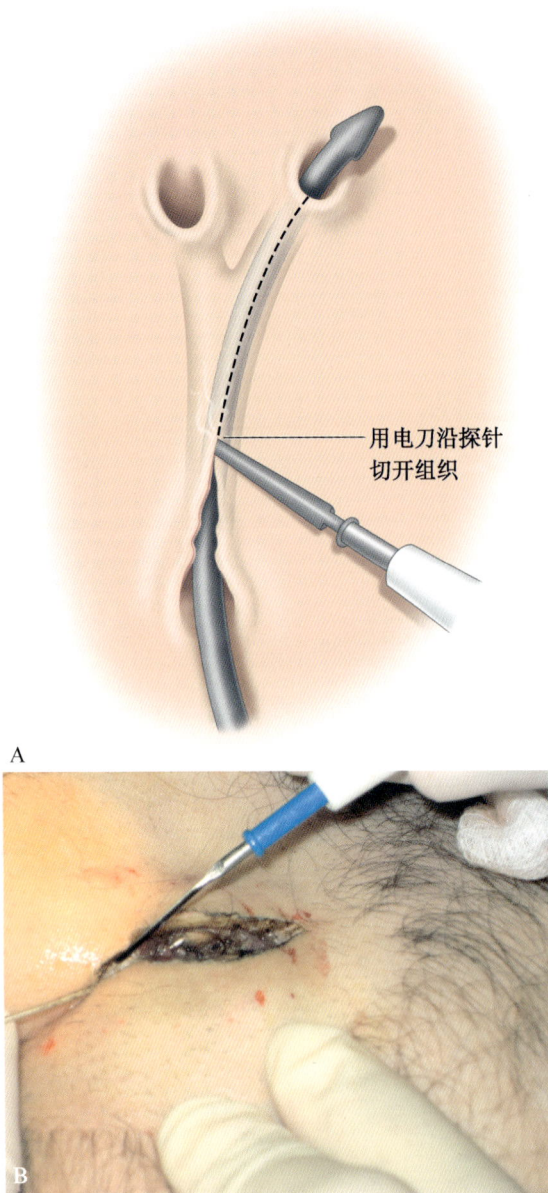

图 10-7　A.在探针指引下去顶术;B.探针指引下进行去顶术

没有真正的囊肿,没有充分的证据要求切除整个腔。广泛切除累及组织及骶尾筋膜会延长治疗时间同时增加创口不愈合风险。如窦腔上皮化,可以切除整个腔。

藏毛窦切除后复发原因不清楚,手术切除病灶程度无统一标准。这种情况下,广泛切除病灶累及组织及骶尾筋膜,复发率高达38%。有报道局限性切除藏毛腔后一期缝合是一个合理的治疗策略,90%的患者2周后治愈,复发率2%～20%,若一期缝合,治疗失败率为12%,且大部分伴切口感染。肥胖和吸烟是导致一期缝合失败的因素。故慢性

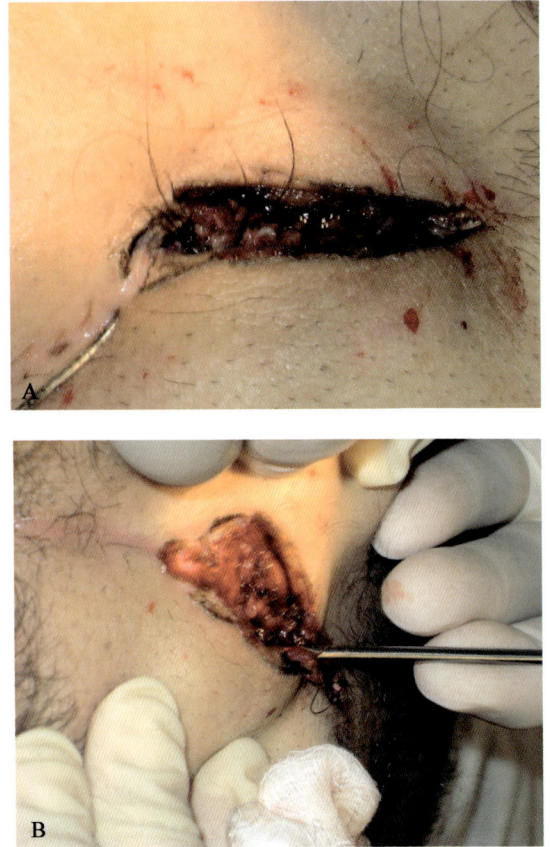

图 10-8　藏毛窦里的毛发(A)和刮匙清创(B)

藏毛病不需全部切除,虽然藏毛窦切除术后一期缝合符合外科常规治疗策略,且效果明显,但考虑到术后疼痛和高复发率,应该放弃该治疗方案。

术后注意护理手术创口,保持臀部清洁卫生,减少再生毛发对手术切口愈合的影响,每周剔除周围毛发,坐浴1天2次。干纱布或湿敷料覆盖保护切口,促进肉芽再生。建议用 Water-Pik 或手提式浴缸冲洗。即使手术完美,若术后护理不佳,愈合也会不理想。

3. 复杂性藏毛窦　复杂性藏毛窦指慢性、反复发作、不愈合创口和窦道。首次术后复发率为3%～40%。再次复发是影响手术治疗效果的因素,前文已提到。多次手术治疗后创口长期不愈合者存在组织缺失,优先选择切除病灶,清创,肌瓣或皮瓣缝合术。常用术式:Z-plasty, V-Y 肌皮瓣移植,棱形切除,皮瓣移植(Limberg)(图 10-11),臀部皮瓣移植,皮瓣推进术(Karydakis' 手术)和左侧臀裂缝合,步骤见图 10-12。这些方法治疗后的复发率为2%～11%。复杂性藏毛病病程长,需住院治疗。

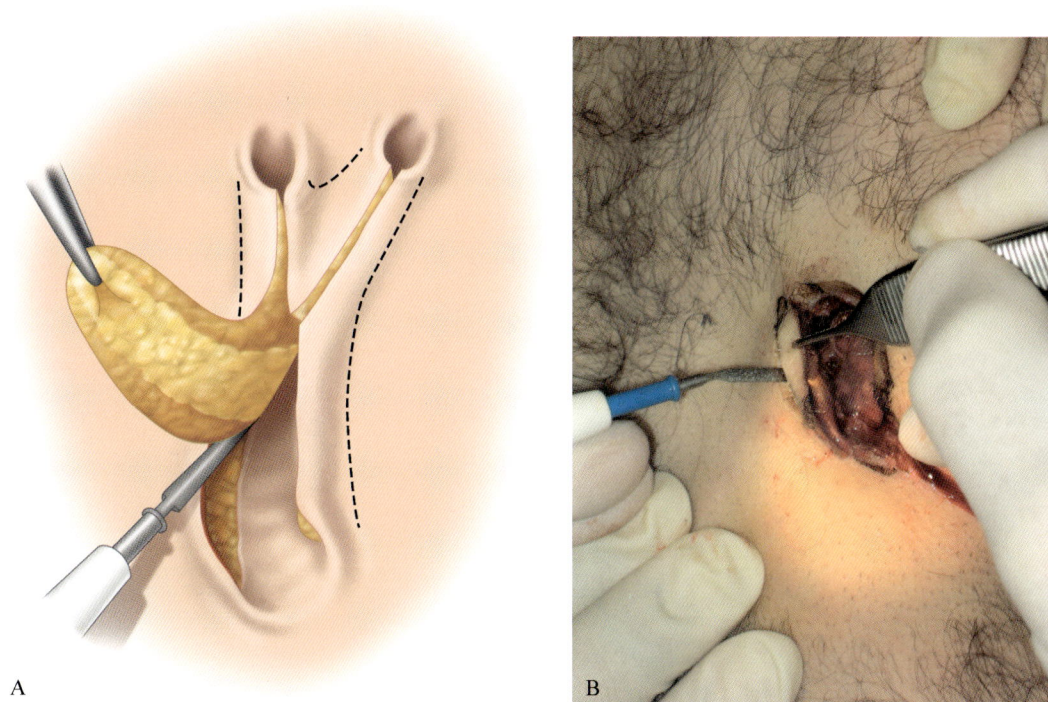

图 10-9　A. 提起皮缘,电刀切除藏毛窦;B. 切开藏毛窦,提起皮缘,电刀切除藏毛窦

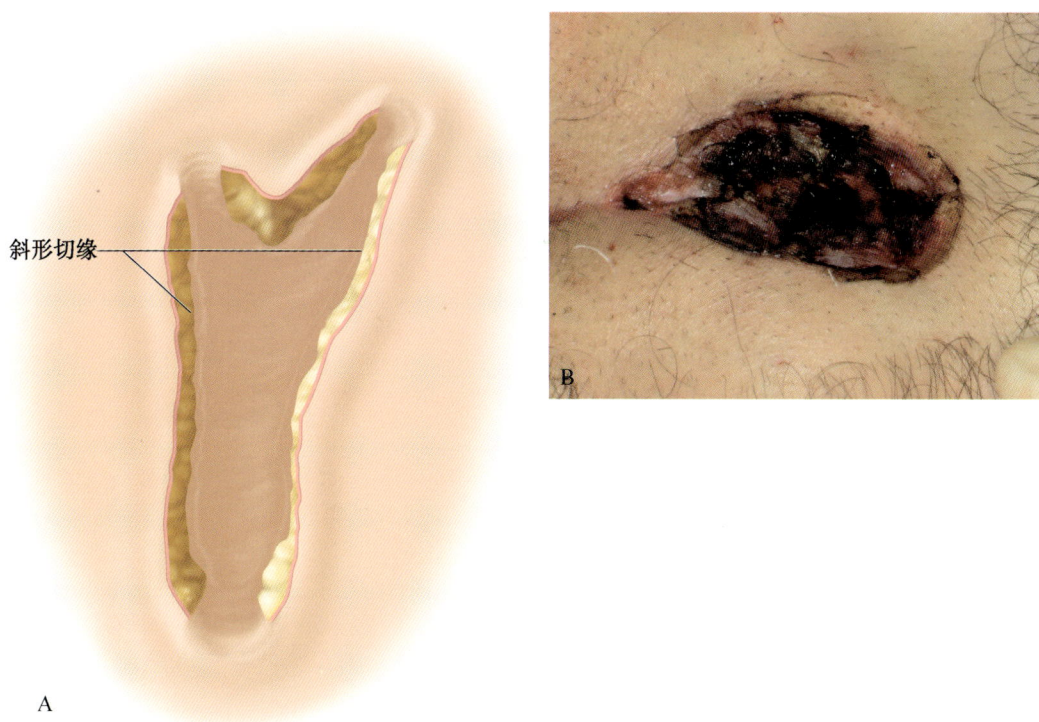

斜形切缘

图 10-10　A. 藏毛窦碟形手术示意图;B. 藏毛窦碟形手术及清除毛发后

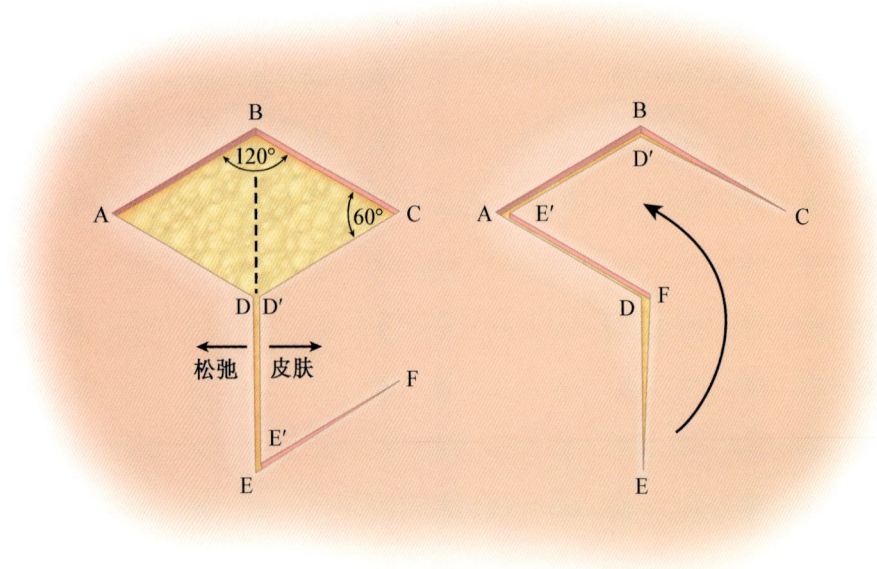

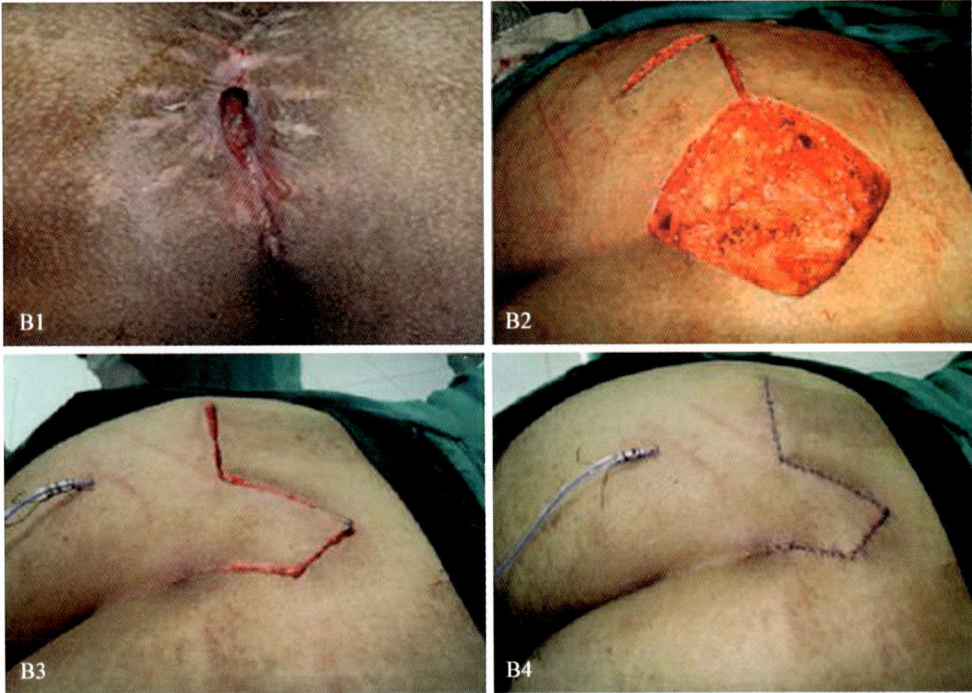

图 10-11　A. Limberg(棱形) 皮瓣切口示意图,阴影指切除部分,E′是移除部分,可以破坏的;A 点开始闭合起点。B. (Limberg) 棱形皮瓣:①术前复发的窦道;②设计皮瓣后切除窦道;③拉紧皮瓣;④缝合创口,放置引流

（引自 El-Khadrawy O,Hashis M,Ismail K,et al:Outcome of the rhomboid flap for recurrent pilonidal disease. World J Surg 33:1064,2009）

　　Bascom 阐述了是选择臀裂悬吊还是闭合,需考虑创口不愈合的不利因素,如臀裂深层缺氧环境。因此,臀裂闭合技术是运用侧旁切口,使臀裂变浅。臀裂悬吊术,患者处于俯卧折刀位,标记笔标记手术部位(图 10-12A)。两侧牵开臀部,显露术野(图 10-12B)。备皮,弃毛,利多卡因 1% 和1:100 000肾上腺素局部麻醉,臀裂上方切口,锐角横跨中线及未愈合创口定点,创口下缘切口水平过

臀裂,绕上侧肛门边缘,下端靠近肛门,三角形切除创口(图 10-12C)。皮瓣推进标记线如图 10-12D 所示,皮瓣推进到对侧创口边缘覆盖创口,弃除多余

皮瓣。放置负压引流管,3-0 可吸收线缝合皮下组织,如图 10-12E。皮下缝合皮肤,胶条覆盖包扎固定,等待治愈,复发率为 3.3%。

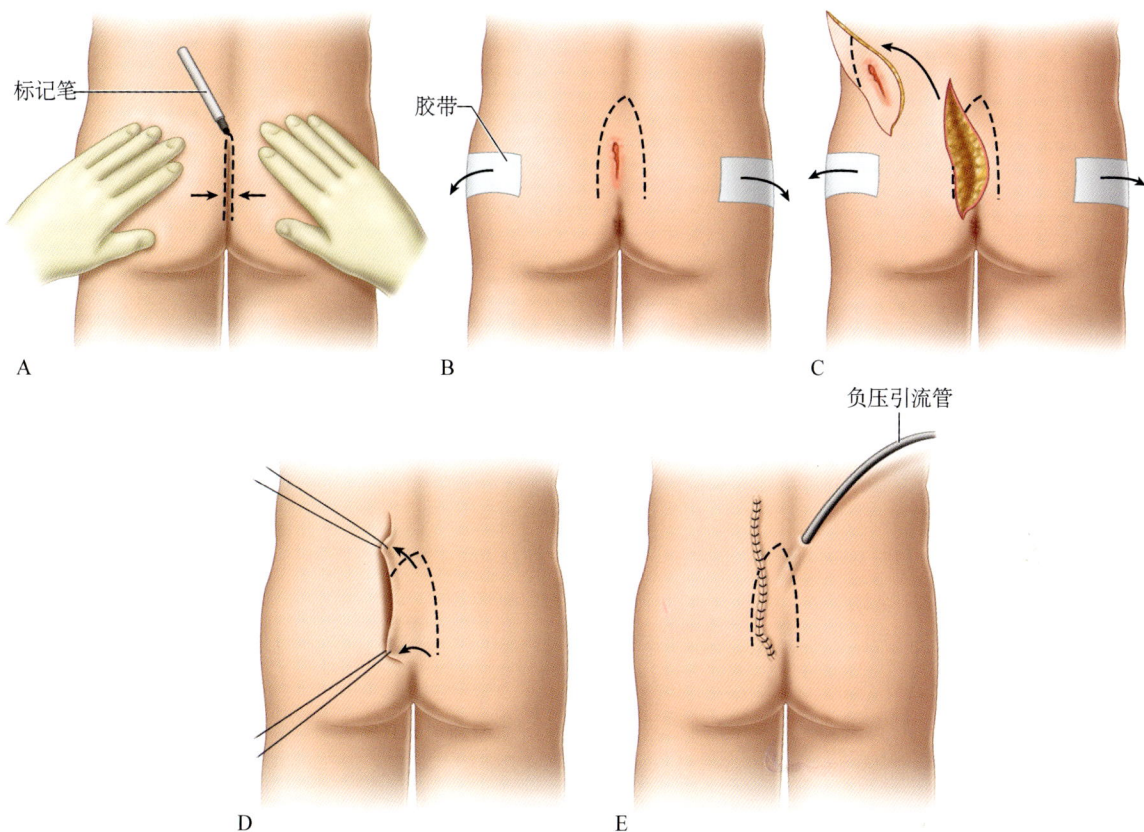

图 10-12　臀裂闭合技巧

(引自 Bascom J:Repeat pilonidal operations. Am J Surg 154:118,1987;redrawn in Nivatvongs S:Pilonidal disease. In Gordon PH,Nivatvongs S,editors:Principles and practice of surgery for the colon,rectum,and anus,ed 2,St Louis,1999,Quality Medical,p 299)

术后近期负压敷料的使用,能促进肉芽增生,此种方法有逐渐替代创口敞开包扎的趋势。负压敷料利于创口愈合,增加局部血流,促进细胞分裂增殖,减少细菌感染机会,促进创口肉芽增生。藏毛窦切除术后,真空负压包扎优点是能减少感染,加速愈合,减少换药次数,降低一期治疗失败率。现在这种切除方法,不常规采用,应遵循"最小"切除原则。

(五)藏毛病和癌

藏毛病慢性创口恶变比较罕见,常见于病程长者,平均病史 23 年,主要为鳞状细胞癌,80% 是 50 多岁男性患者。肿瘤侵袭和局部破坏,14% 有腹股沟淋巴结转移阳性。藏毛窦癌变是广泛切除病灶及骶尾筋膜上周边组织的指征。皮瓣推进术闭合裂缝,复发率为 38%。平均随访 28 个月,20% 死于

肿瘤。外科切除术后放疗能降低局部复发率。附加化疗也许有一定效果。

(六)总结

骶尾藏毛病有潜在致残性,过度手术治疗加重致残性。熟知藏毛病的病理生理机制能很好地帮助医生制定决策,减少破坏性伤害。可用类似脓肿的治疗方法治疗藏毛病,填充窦道取代"囊肿",取得不错的治疗效果,患者需卧床。慢性复发性藏毛病需复杂重建术来治疗。

二、化脓性汗腺炎

化脓性汗腺炎是一种慢性皮肤病,见于顶泌腺分布区域。急性脓肿可演变为慢性病,有疼痛、感染、窦道和瘘管、排脓及瘢痕形成(图 10-13)。化脓性汗腺炎疾病症状明显,常影响患者生活质量。一

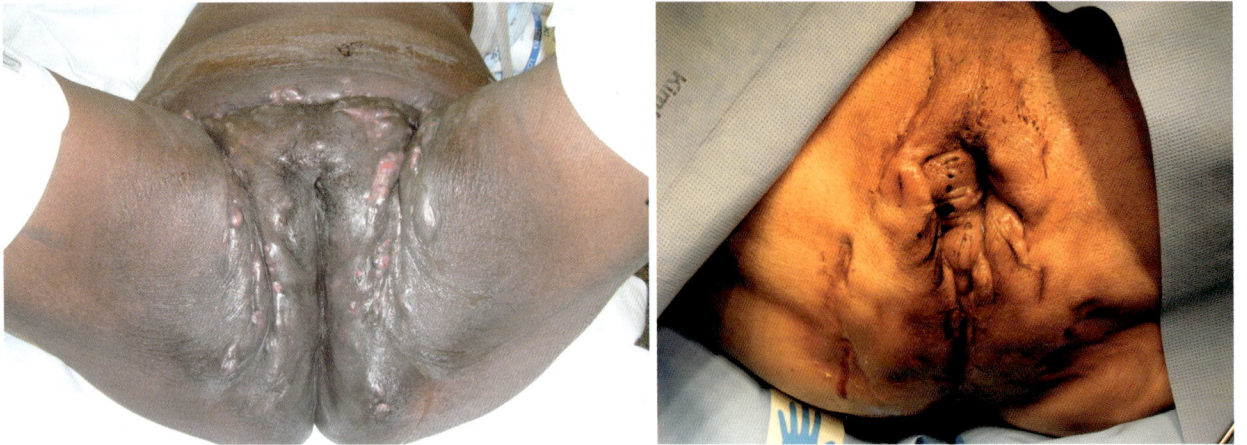

图 10-13　化脓性汗腺炎引起的肛周/会阴部广泛瘢痕

般药疗无效,严重者需手术治疗。

（一）病因

皮肤毛囊（包括腺体结构）的巨大剪切力破坏角化作用而引起毛囊栓塞破裂是引起化脓性汗腺炎的原因。青春期阴毛、腋毛发育过程中,遗传因素或激素促进卵泡发育同时刺激皮肤顶泌腺功能过旺导致发炎。大部分化脓性汗腺炎患者无内科药物治疗史,易误诊。化脓性汗腺炎可以算是一种痤疮（反向粉刺）,虽然命名相同,但机制却不一样。

青年、青春期后、女性和肥胖是 HS 发病的危险因素。常见在 20—40 岁,各种族均有,发病率为 1∶100～1∶600,1% 的人口处于高危状态,女性多见,男女比例为 2∶5,约 4% 女性患此病。在青春期前和更年期后年龄段此病罕见。服用激素类药物者,发病率增加。50% 的女性患者发病与月经周期相关。13%～38% 的化脓性汗腺炎患者有家族遗传史,证明该病具有遗传相关性。研究证实母女间遗传,表明该病是显性遗传,基因位于 1 号染色体,然而未能具体定位基因。吸烟、肥胖、糖尿病和遗传性痤疮是致病危险因素。吸烟抑制腺体功能,导致腺体导管阻塞,肛周的病变多见。70% 的化脓性汗腺炎患者吸烟,高于人群预期发病率。

免疫功能紊乱或内分泌因素,哪个是引起化脓性汗腺炎的根本原因,一直存在争议。卫生条件差,过度剃须,紧身衣,药物如脱毛剂和除臭剂是诱发因素,但没有相关文献证明。

（二）病理

HS 的发病机制不清楚,好发于腋窝、腹股沟、肛周和乳房下褶皱区的顶泌腺高分布区。长期以来是顶分泌腺导管阻塞膨胀还是腺体炎症理论一直存在争议。组织活检病理见毛囊闭塞。病程后期,顶泌腺炎症,导致毛囊漏斗状阻塞。因此,HS 的一种特征性表现是毛囊堵塞,顶泌腺和周围炎性反应。角蛋白阻塞毛囊,随后肿胀破裂,排泄物外溢,细菌侵犯真皮层,继发或同时累及顶泌腺,导致 HS。毛囊阻塞和反复结节的根本原因仍不明确。

HS 病理变化多样,特点是毛囊阻塞和汗腺孔闭塞（图 10-14）。偶尔可见巨大毛囊复层扁平上皮化,角质蛋白、毛发堆积,形态与上皮囊肿相似,真皮层纤维化,甚至累及皮下组织。疾病阶段不同,炎症和纤维化程度不同。约 2/3 的患者见毛囊炎和周围组织炎症,伴毛囊阻塞。炎性细胞中的中性粒细胞、淋巴细胞、浆细胞和极少量嗜酸细胞在真皮脓肿区可见。汗腺周围炎症较毛囊周围炎症少见。腋窝镜检偶尔可见中性粒细胞浸润破坏顶泌腺。顶泌腺炎症最初被认为是 HS 典型病理表现,实际只可见于少量患者,偶尔还可见毛囊和窦道周围异物型肉芽肿。真皮层上皮样肉芽肿很少见,约占 5%,需注意合并克罗恩病或者肉瘤样病的患者。HS 损伤部位是细菌寄生好发部位。

（三）临床症状

临床上常见症状有疼痛、丘疹、结节或脓肿,持续数天或数周,病程不同,损伤程度也不同,首先脓肿形成,随后真皮或窦道形成,剧烈炎症反应。不经治疗,会逐渐破坏皮肤,纤维变性。富含顶泌腺

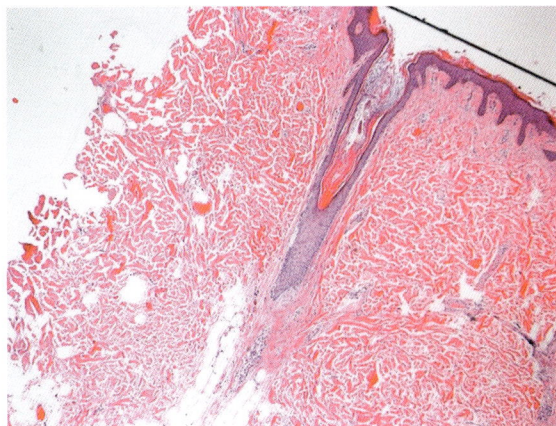

图 10-14　镜下 HS 病理片；图解：HS 毛囊阻塞

区域均易受累，包括腋窝、臀部、腹股沟、肛周、乳房和乳房下褶皱区，也偶尔累及腹壁、胸部、头部、下肢、外耳道。HS 多见于年轻女性的腋窝，男性的腹股沟及会阴区。复杂性 HS 指合并痤疮、藏毛窦、头皮切割性蜂窝织炎。

　　肛门生殖器疾病主要影响腹股沟区，甚至延伸至阴阜、大腿内侧、阴囊两侧，还常包括臀部、会阴及肛周。窦道累及位置可以很深，如肌肉、筋膜甚至小肠。复杂网状窦道，导致永久性疾病（图 10-15）。肛周汗腺炎有疼痛、隆起包块，排脓、瘙痒和出血表现。若合并疖和瘘道、PD、肛周脓肿或克罗恩病则是一个棘手难题。肛瘘合并 HS 者病灶可以沿肛管一直向下延续，然而肛管很少累及，因为没有毛发附件。如果累及，一般是由肛周疾病引起。

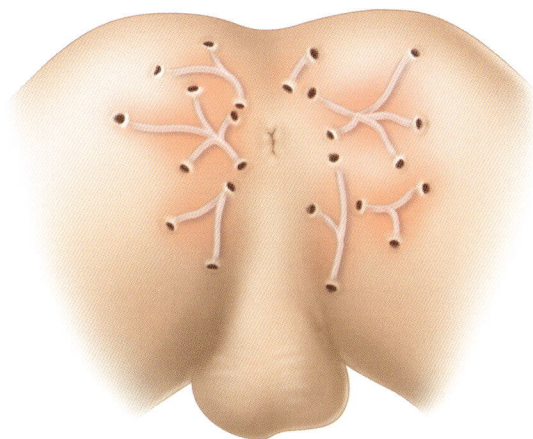

图 10-15　复杂性 HS 的窦道网

　　HS 的临床表现可以很轻微，重者可以累及多个部位。症状缓解后反复发作、疼痛、排臭脓难以忍受，最严重时可危及生命。严重的 HS，顶泌腺分布区皮损不断扩大，会逐渐演变为慢性的、广泛的深部感染。HS 患者营养状况好，肥胖者多见，最初是疼痛性皮下硬结节，后演变为脓肿，脓肿自发破溃排恶臭脓。破口一般无法愈合。反复发作致皮下脓腔越来越大，导致皮下多发结节、脓腔纤维化、反复感染和持续性破口。

　　查体可见红痛结节或波动感、压痛脓肿；窦道破溃排脓，周围瘢痕形成。一处病灶愈合，另一处再发，病程持久（图 10-16）。剧痛脓肿，脓腔破溃，复杂性窦道形成，慢性感染，个别还见稠密的黏蛋白样物，若细菌感染，可有脓恶臭味。探针可从窦口进入探查结节深度，窦道走行（图 10-17）。同时，注意其他部位有无结节或脓肿。最后形成广泛纤维化，不完全愈合。Hurley 等提出汗腺炎分期，如下表 10-2。

表 10-2　HS 临床分期

分期	说　明
Ⅰ期	单个或多个相互分开的脓肿，无瘢痕及窦道形成
Ⅱ期	反复性脓肿，单个窦道或多处瘢痕
Ⅲ期	局部弥漫分布多发相互交通的窦道和脓肿

　　引自 Gold MH：Aminolevulinic acid photodynamic therapy for hidradenitis suppurativa. Dermatol Clin 25：67, 2007

　　金黄色葡萄球菌和凝固酶阴性葡萄球菌是最常见感染细菌。可有需氧菌如酿脓链球菌和铜绿假单胞菌、大肠埃希菌，还有厌氧菌如消化链球菌属和普雷沃菌属。

　　肛周 HS 病灶累及破坏肛门，导致肛门狭窄。急性期还可见轻微的中央型和周围型关节炎。有报道复杂性 HS 导致扁平鳞状细胞癌（病史平均 19 年）、基质角膜炎、脊柱关节病、膀胱尿道直肠瘘、贫血、低蛋白血症和淀粉样变性，但十分罕见。需与皮肤和腹膜外腹股沟部位相关疾病鉴别诊断，如表 10-3 所示。

```
┌──────────┐
│ 红色软结节 │
└────┬─────┘
     ↓
┌──────────┐
│ 硬的皮干结节 │
└────┬─────┘
     ↓
┌──────────┐
│ 疼痛波动结节 │
└────┬─────┘
     ↓
┌──────────┐
│   破溃    │
└────┬─────┘
     ↓
┌──────────┐
│   流脓    │
└────┬─────┘
     ↓
┌──────────┐
│ 窦道形成   │
└────┬─────┘
     ↓
┌──────────┐
│ 广泛瘢痕   │
└────┬─────┘
     ↓
┌──────────┐
│ 慢性复发   │
└────┬─────┘
     ↓
┌──────────┐
│ 慢性疾病   │
└──────────┘
```

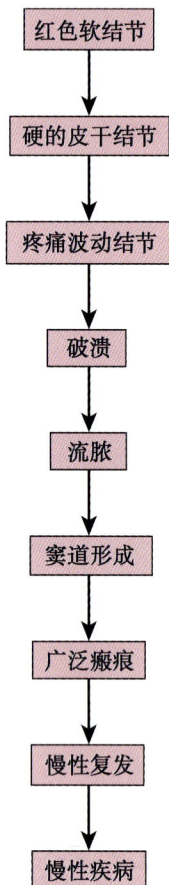

图 10-16　汗腺炎临床特点

（引自 Parks RW，Parks TG：Pathogenesis，clinical features and management of hidradenitis suppurativa. Ann R Coll Surg Engl 79：83，1997）

表 10-3　HS 鉴别诊断

鉴别诊断	腹股沟会阴部鉴别诊断
疖	腹股沟肉芽肿
炎症性表皮样囊肿	肛门腺肛瘘
痈	Crohn 病
毛囊炎	藏毛病
肉芽肿病	直肠周围脓肿
皮肤结核	结核
放线菌病	放线菌病
癌	性病性肉芽肿
淋巴结炎	前庭大腺感染脓肿

HS，化脓性汗腺炎

（四）诊断

临床诊断主要根据病史和查体。早期诊断，早

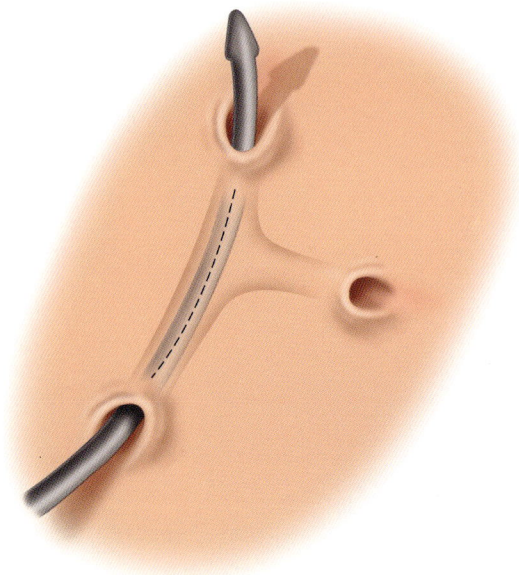

图 10-17　探针探查 HS

期治疗很关键。但一般有症状的就诊患者，平均病史长达 7 年。目前没有统一的诊断标准，但早期 HS 有特征性的临床表现。病程长达 6 个月，深部顶泌腺部位的疖，抗生素治疗效果不佳。患有 HS 的患者平均每月会有 4.8 个炎性病灶。诊断一般不需活检病理。典型表现是顶泌腺分泌区域反复性脓肿和窦道形成。鉴别诊断见表 10-3。

注意鉴别肛周肛瘘和 HS 继发肛窦道。肛瘘一般累及齿状线和括约肌，而 HS 窦道不累及括约肌。只有远端 2/3 的外科肛管（肛管到痔环）有顶泌腺分布。

临床上 Crohn 病和 HS 的症状相似，两者常共存。约 20% 的 Crohn 病有皮损。临床上严重和复杂性肠病常出现皮损。约 5% 的肛周病变是 Crohn 病引起的，故在临床上难以区分 HS 还是 Crohn 病。一些研究报道两者并存情况大概占 39%。鉴别 HS 和 Crohn 病需从病史和胃肠道累及情况、顶泌腺分布区和内镜多方面来着手。HS 一般很少累及肛管。若发生则其皮下窦道没有跨越括约肌，且在齿状线下方。多种复杂性肛周疾病并存相当棘手，很难治疗。

（五）治疗

大多 HS 难以治疗，效果不佳。汗腺炎是病情较轻、累及多个部位的皮肤疾病，因此，应根据病人病情恰当治疗，涉及皮肤病医师、外科医师、创伤护理师和心理医师等领域。首次治疗,应讨论选择药物治疗还是手术治疗。很多治疗方法无法统计疗效,这是因为没有长期随机对照试验。药物治疗有它的局限性,而手术根治切除也许是最好的方法。初步内科保守治疗,局部切开引流能缓解症状。随后需外科根治术根治疾病及预防复发,见表 10-4。

表 10-4　HS 治疗方法

内科治疗	手术治疗
口服抗生素	保守外科
局部抗菌药	局部切除引流
热敷	瘘和窦道去顶术
局部抗生素	局限性切除 1 度闭合
局部或病灶内类固醇	
维生素 A	根治手术
抗雄激素	广泛切除伴不伴 1 度闭合
免疫抑制	广泛切除,皮肤移植
放疗	广泛切除,复杂闭合
	阶段性广泛切除

HS,化脓性汗腺炎

1. 药物治疗　局部或系统性抗生素治疗是标准性治疗。而广泛皮肤和软组织受累时需手术治疗。手术切除是唯一有效的根治办法,尽早手术切除可能能限制疾病的发展。

推荐保守治疗措施有消毒剂或清洁剂,温高渗性盐水冲洗。推荐止汗剂和抗菌剂,6.25% 的六水氯化铝加入无水乙醇治疗腋窝 HS。建议戒烟,加强局部卫生护理和减肥不会导致疾病退变。

疾病早期,局部运用曲安耐德(5～10mg/ml)可能有效,若脓肿将要破溃,则切开引流,同时可以局部注射糖皮质激素,脓液送细菌药敏培养,根据药敏性选择抗生素。软组织感染经验性抗生素:推荐米诺环素、环丙沙星、头孢菌素类、克林霉素、青霉素。长期抗生素,抗痤疮治疗后症状能有所缓解。有文献报道,局部和口服克林霉素效果不错,推荐使用。与安慰剂对比,局部克林霉素治疗后,能明显降低脓肿形成,炎症性结节、脓疱形成。全身四环素(500mg,Bid,持续 3 个月)的疗效和克林霉素相似。也有文献推荐克林霉素和利福平。虽然抗生素疗效不错,但汗腺炎可能随疾病时间延长复发恶化。长期使用抗生素不能改变 HS 自然病

程。虽然抗生素不能治愈,但能有效缓解疼痛和减少排脓。

治疗汗腺炎,有时可用治疗痤疮药异维 a 酸,效果不错,相比痤疮,需更大剂量和更长时间,但＜50% 患者对此药有效。在病情较轻时,维生素 A 类药物,易治疗成功;若纤维化明显者,维生素 A 类药物效果不佳。维生素 A 类药理机制是纠正不正常滤泡细胞启动的慢性病变过程。维生素 A 类药可缓解炎性反应、化脓、水肿,是术前术后辅助用药。

严重炎性反应,全身糖皮质激素(泼尼松 40～60mg 2～3 周后逐渐减量)控制炎症。激素疗法如醋酸环丙孕酮和炔雌醇的疗效不确切,但激素的使用存在安全隐患。

文献报道免疫抑制(如环孢素)治疗是有益的。短期效益是非特异抗炎反应,而长期治疗不影响汗腺炎。生物制药如英夫利昔单抗,依那西普和依法利珠单抗治疗汗腺炎证实是有效的。已发表的临床研究表明,抗肿瘤坏死因子可以抑制疾病病程发展。已有报道英夫利昔单抗可成功治愈合并 Crohn 病的 HS。越来越多证据证明英夫利昔单抗和依那西普治疗没有合并 Crohn 病的 HS 是有效的。

治愈 HS 很困难,在 HS 发病早期推荐药物治疗。既往药物治疗的方法多种多样,目前多数人认为药物是汗腺炎的一线治疗方案。

2. 手术治疗　治疗 HS 的方法多种多样,但能根治的方法少。早期汗腺炎推荐药物治疗。若瘢痕和窦道形成,手术治疗效果更好。一般情况下,慢性 HS 的药物治疗效果有限。早期诊断和早期手术治疗很重要,能及时阻止疾病扩散。脓肿切开引流是恰当的,但越来越多证据表明局限性切除和一期缝合可以减少疼痛和降低致残率。腋窝、腹股沟、会阴、肛周病灶常需手术治疗。不幸的是,因不积极治疗或疾病治愈后复发降低了治疗成功率。最佳手术时机的选择是有争议的,应根据疾病累及范围、影响程度和病程来选择手术。

HS 手术治疗的损害比 HS 自身损害低。手术有急性脓肿简单切开引流术和广泛切除受累及顶泌腺分布区等不同手术方式。在引流期间,注意鉴别 HS 和典型的肛周脓肿。皮下纤维变性可以使组织脓肿向下扩散并累及深部组织。HS 的脓肿一般比较浅,像球形瘘管脓肿(图 10-18),仅引流治疗,其复发率为 100%,复发平均间隔时间为 3 个

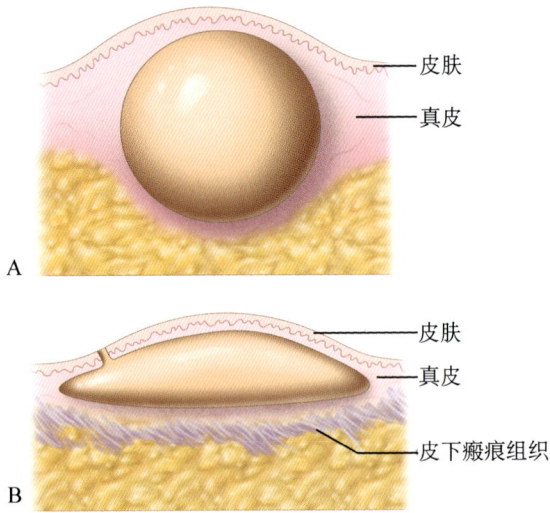

图 10-18　肛周脓肿不同形态(A)和 HS 脓肿 (B).

月。扩大根治术后复发率约为 25%,复发平均间隔时间为 20 个月。去顶术和窦道刮除清创术后(不管是否行袋成形术)效果及复发率在上述两种中间。袋成形术手术方法在上一章 PD 已介绍(图 10-19)。该方法的目的是清除窦道和排脓。探针探查,去顶术,完全清除肉芽组织,刮除和电烧残余组织。创口护理对愈合很重要。建议依个体情况口服抗生素。创口愈合一般为 4~8 周,愈合瘢痕平滑,患者可以接受。该方法治疗疾病有转变为慢性创口或复发风险。理论上用氧化碳激光器消融病灶是可行的,前提是病灶和正常组织界限清楚。

疾病分期为Ⅲ期,慢性损害和累及皮下深层组织时,优先选择广泛局部病灶切除。切除顶泌腺累及的皮肤,要求超过病灶边缘 1~2cm。

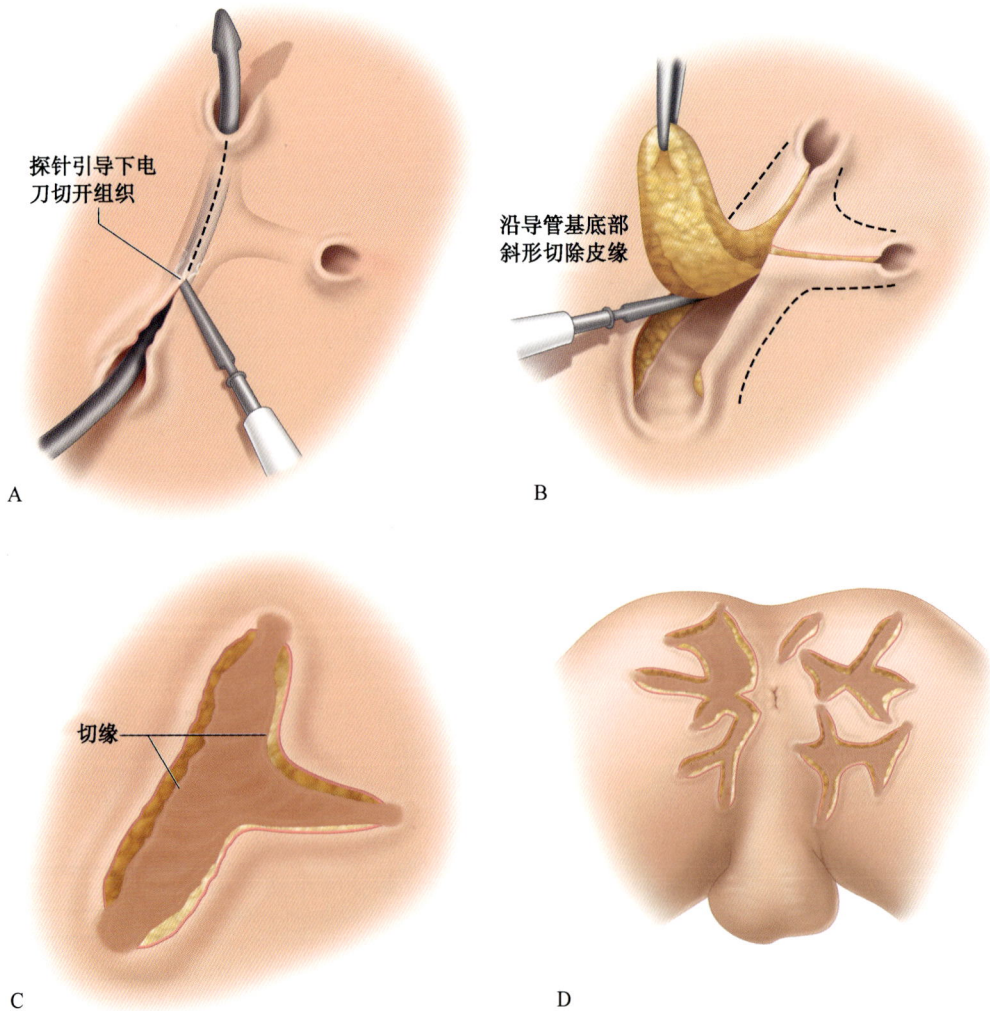

图 10-19　HS 去顶术的最终结果

A. 探针引导下去顶术;B. 切除病灶皮缘;C. 单一 HS 切除后;D. 多发 HS 切除后

亚甲蓝染色标记病灶利于确定切除范围。广泛切除术的创伤大,可选择一期或延期缝合创面,比较常用是保持切口敞开,促进肉芽生长,二期愈合手术。也可以用负压敷料包扎覆盖,促进创口愈合。分层皮瓣移植术也是一种选择,方法简单,可以覆盖更大的面积,其缺点是可发生皮瓣供应处的并发症,固定、移植失败和频繁换药。肛周和会阴部皮瓣移植注意需避免挛缩导致肛门狭窄。毗邻组织瓣或肌瓣也可以用来覆盖复杂性创口。没有证据证明 HS 广泛切除术是创口清创最佳方法。会阴部病灶严重情况下,肠造口可帮助创口恢复。

3. 心理影响　HS 是一种退行性疾病,包括生理和心理上的。最近,多发性肛窦炎导致的衣物污渍而产生的异味,已经限制了患者的社会交往,在性交过程中让人不适,且导致患者失业。皮肤学生活质量指数被用以测量汗腺炎患者生活质量受损程度。这一工具反映了汗腺炎较高的发病率和疼痛。HS 患者需要持续的安慰,因为他们的情绪容易低落。HS 所造成的心理影响可使人产生负面情绪,快速消沉。

4. 化脓性汗腺炎和癌　鳞状细胞癌是 HS 患者合并的一种很罕见的慢性创伤并发症。慢性刺激和感染可导致增生性改变,包括非黑色素瘤皮肤癌。一些报道证实 HS 使皮肤癌发病率增长 4 倍。Perez-Diaz 报道 HS 发展为皮肤癌的平均年龄为 47 岁。癌是会阴、臀部和肛周区域 HS 最常见的并发性疾病,诊断为鳞状细胞癌之前平均病程约为 20 年。汗腺炎相关性癌更倾向于恶性,局部浸润和远处转移的可能性更大,而且病死率高。治疗一般选择广泛性切除或经腹会阴直肠切除术。辅助性化疗和放疗在治疗中有一定的作用。由于癌症很罕见,其预后信息未知。为了早期诊断,密切的复查很有必要。

(六)总结

HS 是一种皮下大汗腺的慢性退行性疾病。本病的临床表现可以极轻微或表现为弥漫慢性疾病。汗腺炎的治疗必须个体化,并且涉及多学科。易复发是本病的特点,尽管有多种治疗方式,复发仍然很常见。同时 HS 对患者的心理影响不能被医生忽视。

第 11 章

肛门及性器官湿疣和其他性传播疾病

著 者　Lester Gottesman・Nipa Gandhi

译校者　陈　荣(译)　卫　勃(校)

要点

➤ 肛肠的性传播疾病(STDs)是美国很重要的一个公共卫生问题。

➤ 当临床证据不足时,患者应按常规接受经验性的 STDs 治疗,以免症状恶化和传染给性伴侣。

➤ 肛肠 STDs 高危人群,如男同性性交者(MSM),应高度临床怀疑为传播者。

➤ 人乳头瘤病毒(HPV)感染是肛门癌的一个高危因素,但是筛选试验如肛门涂片检查并不降低肛门癌的发病率或者提高生存率。

STDs 是美国一个重要的公共卫生问题,每年大约有 1900 万新发病例,年医疗费用约 150 亿。MSM 使肛肠 STDs 发病率提高,并且使感染 HIV 的风险增加。人口调查显示异性配偶之间的肛交趋势正在上升。2005 年,疾病预防和控制中心(CDC)调查了 12 571 例全抽样样本,结果显示,在 25－44 岁的成年人中,40% 的男性和 35% 的女性有和异性肛交的经历。同一调查中,25－44 岁的男性中约 6.5% 有与其他男性口交或肛交的经历(图 11-1)。由于 STDs 导致的社会耻辱感,患者不会公开谈论性健康问题,但是有肛交习惯人群和人群中 STDs 整体上升,临床医生掌握鉴别肛肠 STDs 的体征和症状很有必要。本章讨论结直肠外科医生经常遇到的肛肠 STDs 的诊断、治疗和预防问题。

肛门直肠的黏膜提供了一层与外界隔离的屏障,但是无保护的肛门生殖器、舔肛或肛交会破坏这层屏障并使性传播病原体感染肛管皮肤和直肠黏膜。肛交感染肛肠远端 15cm,易导致直肠炎或直肠结肠炎,然而口-肛交通过粪-口途径摄取病原

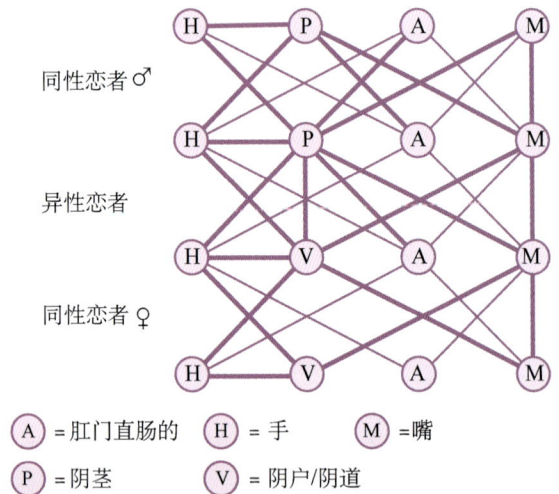

图 11-1　性行为的复杂性和多样性

(引自 Willcox RR:The rectum as viewed by the venereologist. Br J Vener Dis 57:1,1981)

体,易导致结肠炎或小肠炎。这些肠道病原体包括沙门菌、志贺杆菌、弯曲杆菌、耶尔森菌和原生动物,如贾第鞭毛虫、隐孢子虫和痢疾阿米巴。关于

これらの

这些病原体本章不再赘述。

高危行为如无保护性交、多人性交和使用违禁药品会增加肛肠 STDs 的传播机会。HIV 感染和溃疡型或非溃疡型 STDs 之间有"流行病学协同效应"。梅毒、单纯疱疹病毒(HSV)或杜克雷嗜血杆菌导致的生殖器溃疡会促使 HIV 通过肛门与生殖器途径扩散,性交过程中这些溃疡出血会增加 HIV 感染的可能性。非溃疡型 STDs,如衣原体和淋病,破坏肛门生殖器通道的黏膜屏障,HIV 易感炎症细胞聚集于破坏处,因而导致 HIV 感染的风险上升。研究显示,在 MSM 中,肛肠淋病病毒感染使 HIV 血清转化的风险上升 3 倍。大量研究也表明 HSV-2 感染和 HIV 感染之间存在关联性,而且携带 HSV 的 HIV 阳性患者的血浆 HIV 水平持续处于高水平。

大多数肛肠 STDs 表现为非特异性直肠炎或溃疡病,患者主诉多为出血、疼痛和直肠周围炎症(表 11-1)。

表 11-1　肛门直肠 STDs 的特征

急性直肠炎症状	STDs 伴直肠炎	STDs 伴溃疡
肛门瘙痒症	淋病	性病性淋巴肉芽肿
肛门分泌物	衣原体	一期梅毒硬性下疳
肛门疼痛/里急后重	单纯疱疹病毒	软性下疳
直肠出血	梅毒	腹股沟肉芽肿
腹泻		单纯疱疹病毒

STDs,性传播疾病

最近一项研究调查了患有直肠炎的 MSM 的 STDs 发病率,结果 86% 的患者有一种明确的 STDs,11% 的患者患有不明病因的直肠炎。明确的 STDs 包括淋病(43%)、单纯疱疹病毒(29%)、性病淋巴肉芽肿(LGV)(19%)、衣原体(10%)和梅毒(10%)。所有参与研究的患者均接受了经验性治疗,只有两位患者治疗无效。一位无效者被诊断为克罗恩结肠炎,另一位被诊断为直肠淋巴瘤。基于上述结果,研究者总结出肛肠 STDs 的经验性治疗可以快速治愈直肠炎并降低传染给性伴侣的风险。

一、STDs 可疑患者的处理

肛肠 STDs 可疑患者的处理必须有序和规范。检查从详细的病史询问和查体开始。采集病史应收集到患者症状、起始症状和发展及患者的性生活史等关键信息,后者包括肛门与生殖器 STDs 病史、HIV 状态和任何高风险行为(多位性伴侣、无保护性交、使用违禁药物)。近期的旅游史也很重要,有助于排除其他感染因素。

查体从肛周皮肤检查开始,任何包块、溃疡、擦伤、水疱或裂口都要注意。溃疡和水疱的基底部用实验室专用细菌和病毒培养拭子擦拭并送微生物实验室进行常规革兰染色和培养,以及特异性的淋病、衣原体和 HSV 检查。在指检和肛镜检查之前,从肛门引流出的黏液脓性或血性的液体应标示并培养。实验室专用细菌和病毒培养拭子应伸入肛管 2～4cm,旋转 360°,然后送微生物实验室做常规革兰染色和培养,以及淋病、衣原体和单纯疱疹病毒检查。在获取培养物时应禁止使用润滑剂,因为这有抑菌作用并会减少拭子上附着的微生物。

接下来的指检要柔和,水是首选的润滑剂。如果因患者不适而无法耐受检查,可以使用润滑胶和麻醉膏以完成检查。指检时,肛肠的包块、溃疡或波动区域均需触诊。若患者能耐受检查,接下来应完成肛门镜检查,水仍是首选的润滑剂,以便更好地对肛肠黏膜和肛管内的病变进行评估。如果有黏液脓性排出物,可以从近端肛管获得更多的培养物。若存在直肠炎,则应做硬质直肠镜检查以确认病变的远近程度。触诊完腹股沟以明确是否有淋巴结肿大,检查才算是完成。如果患者无法接受在办公场所接受检查,可以在麻醉后对肛管内病变进行评估。在操作室可以完成类似检查,以收集外部或内部病变的细菌和病毒培养物。这些样本要送去进行革兰染色和培养,尤其是淋病、衣原体和单纯疱疹病毒。若是肛周皮肤或肛管内有肿块或溃疡,应取活检并送检病理。

治疗基于患者病史和查体的结果。对于患有直肠炎且有分泌物的患者,CDC 指南推荐以经验性抗生素治疗开始,肌注头孢曲松钠 250mg 以治疗淋病,治疗衣原体则口服多西环素,100mg/次,2/d,疗程为 1 周。如果怀疑有 HSV,初始时口服阿昔洛韦,400 mg/次,3/d,疗程为 1 周,这样可以减轻症状并减少病毒扩散。当培养及实验室检查结果出来时,抗生素的使用应根据实际诊断进行适当的调整。这样的话,患者就不必在诊断过程中等待治疗,而且肛门与生殖器 STDs 传播给另一个人的可能性也大大降低(图 11-2)。

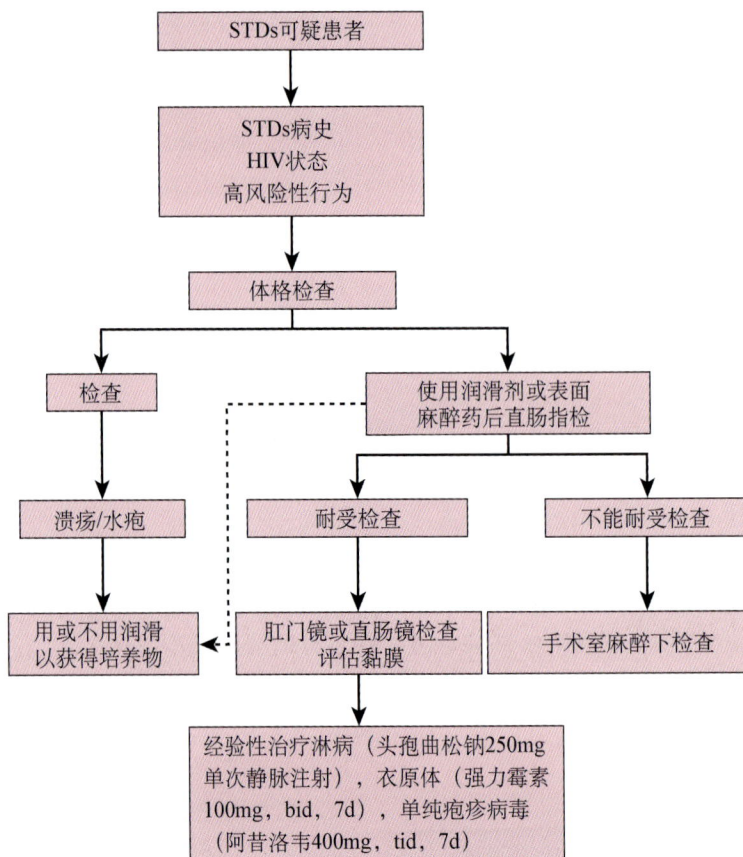

图 11-2　治疗一种可疑的性传播疾病(STD)的程序

bid:2/d;tid:3/d

二、细菌感染

(一)淋病

淋病奈瑟菌病是人类最早认识的 STDs 之一。"淋病"是一个希腊词汇,意思是"源源不断的种子",被用来形容与本病相关的乳白色脓性尿道分泌物,常被误认为是精液。淋病奈瑟菌是一种革兰阴性双球菌,多成对或成簇出现(图 11-3)。感染多发生于尿道、子宫颈内膜、直肠和咽喉的柱状、立方或非角质化的上皮细胞。

在美国,淋病是第二常见的传染病,但应该是累及肛肠的最常见的细菌性 STDs。1997 年以来,淋病的发病率居高不下。2008 年,美国有 336 742例淋病患者。淋球菌感染的概率在青年期和二十出头的时候最高,2008 年所有的淋病案例中超过70%为黑种人。淋病的最高发病率见于 MSM 以及与两性性交的男性,这类人群中 8%的人尿道拭子送检为淋病阳性。

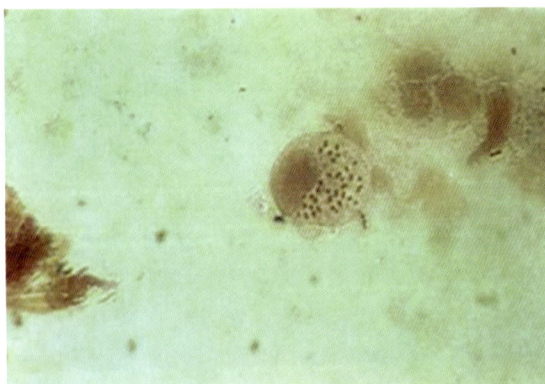

图 11-3　淋病奈瑟菌,革兰阴性双球菌

(承蒙 Courtesy Lester Gottesman,MD.供图)

淋病奈瑟菌感染分为 4 个阶段:①利用被称为菌毛的丝状外膜附属器接触黏膜细胞表面;②利用多个黏附因子局部渗透或浸润;③通过细胞内复制以局部增生;④局部炎性反应或扩散。

本病的肛肠传播发生于与感染者肛交,但是淋球菌宫颈炎的女患者可以通过自身接种扩散。口-肛性交是肛肠淋球菌感染的另一途径。淋球菌感染的潜伏期为 3 天～2 周。不治疗可以导致淋球菌扩散,出现菌血症、关节炎(单侧、移动性、脓性的大关节炎),或皮炎等症状。淋球菌感染的其他罕见后果包括心内膜炎、心包炎、脑膜炎或肝周炎(图 11-4)。

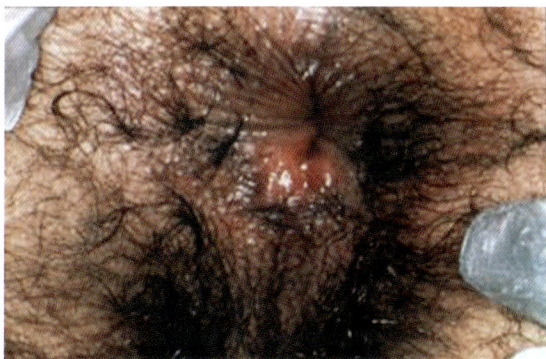

图 11-4 **淋球菌直肠炎伴浅表溃疡**
(承蒙 Lester Gottesman,MD.供图)

男性外阴淋球菌感染通常会有症状。直肠淋病培养阳性的患者中有相当大的比例是无症状的——约 50％的男性和 95％的女性。肛门直肠淋病感染的症状包括瘙痒、里急后重、血性黏液脓性分泌物和肛肠极度的疼痛。检查时,肛门正常,但是可能出现肛周皮肤红斑和直肠浅表溃疡(图 11-4)。肛管通常没事,但可能会有直肠炎,伴有红斑、水肿、易破溃和化脓。肛门镜检查时,可以看到厚厚的黄色脓性分泌物,肛门受外力压迫时分泌物可以从肛门隐窝中挤压出来。其他直肠炎病因如沙眼衣原体、HSV 和梅毒要排除。

淋病的诊断依靠革兰染色和分泌物的培养,培养要用选择性培养基,在 35～37℃的富二氧化碳环境中培养。病原体培养是诊断的"金标准",因为对于临床医生来说比较容易获得结果,并且可以进行抗生素耐药性试验,这是肛肠淋病使用的最广泛的试验。直肠样本可以用棉签插入直肠穹窿 3～4cm 取得。如条件允许在获得样本之前不要使用除水之外的润滑剂,因为润滑剂在肛门镜检查时会带入抗菌物质并降低诊断的准确性。如果在鉴别感染之前已经使用了润滑剂,则应该送检多个培养拭子以提高检出率。

由于培养所能得到的细菌太少,目前淋病的非

培养检测正在使用,特别是对于尿道和宫颈的取样。目前,食品和药物管理局(FDA)已经批准了DNA 杂交探针的使用,它可以检测出从尿道和宫颈内取出的用来诊断淋病的样本中微小互补核苷酸序列。DNA 杂交探针对生殖器外淋病感染的检测很有帮助,而且能达到与培养相似的准确度。DNA 探针试验的试剂盒可以从实验室获得,临床医生获得直肠样本的方式与培养拭子相似。

核酸扩增试验(NAATs),如聚合酶链反应(PCR)和连接酶链反应,在生殖器淋病的检测方面显示了良好的性能。它们能快速取得结果,不需要有细菌生物体,比培养更敏感;但是,价格昂贵且不能用来检测抗生素的敏感性。NAATs 所用样本的采集与临床医生以直肠培养拭子采集样本类似,然后放置于实验室提供的合适的容器中。目前,FDA并未批准将 NAATs 用于咽喉或直肠样本检测,因其低特异性可导致高阳性率。目前一些政府或私立的实验室建立了对直肠和咽喉取样使用 NAATs的检测规范,以使结果可用于临床(框 11-1)。

框 11-1 **淋病的治疗**

头孢曲松钠 250 mg IM ×1 剂
或
头孢克肟 400 mg PO × 1 剂
加
如果衣原体感染不能排除需要同时治疗衣原体
备选方案
大观霉素 2 g IM × 1 剂

IM,肌内注射;PO,口服

由于淋病奈瑟菌对喹诺酮耐药比例较高,2007年开始,美国的大部分地区,CDC 已经不再推荐使用喹诺酮治疗淋病。淋球菌株药敏实验并未证实头孢菌素耐药性;所以,三代头孢菌素应作为一线治疗。可以一次性肌注头孢曲松钠 250 mg。其他方法包括一次性口服头孢克肟 400 mg,肌注头孢噻肟 500 mg,或肌注头孢西丁 2 g 加口服丙磺舒1g。CDC 不再推荐口服阿奇霉素 2 g,是因为在2004 年,6.7％的淋病奈瑟菌株对该药的敏感性降低,但仍可用于对青霉素过敏的患者。大观霉素也可使用,但是美国已经没有这种药物了。截至 2008年,24.4％的 GISP 菌株对青霉素、四环素、环丙沙星或这几种抗生素的联合应用具有耐药性。

由于通常伴有衣原体感染,患者每次就诊时应该检测并治疗这两种感染。衣原体的治疗方案为口服多西环素 100 mg,每日 2 次,持续 7d。目前的治疗方案可以达到近乎 100% 的有效治愈率。如果治疗后仍有症状,患者应重新取样培养。顽强的淋球菌株应该检测其抗生素敏感性以确认是否有抗生素耐药性。过去 60d 内的性伴侣也应该接受治疗,而且患者在完成治疗前不能有性活动。淋病在每个国家都有备案,实验室或报道者应对备案负责。

(二)衣原体和淋病性淋巴肉芽肿

衣原体是美国最常见的 STDs,2008 年 CDC 报道有 120 万患者。这是 CDC 有史以来报道的最高数值,相比 2007 年增长了 9.2%。增长的原因可能是更好的筛查方法和更完善的全国性报表,以及筛查试验敏感性提高。2008 年,黑种人男性衣原体发病率是白种人男性的 12 倍,黑种人女性是白种人女性的 8 倍(图 11-5)。

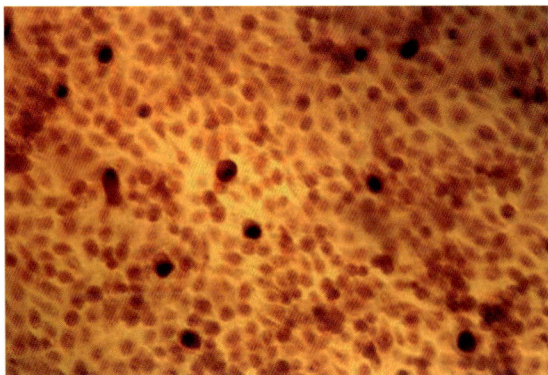

图 11-5　沙眼衣原体,专性细胞内细菌
(承蒙疾病控制和预防中心供图)

沙眼衣原体是一种两性传播的专性细胞内细菌,它所引发的感染与淋病在临床上相似;二者共存的感染很常见(图 11-5)。衣原体通过肛交在肛肠传播,但是也可以通过口-肛传播或者是生殖器感染的一种迟发表现。衣原体有 15 种血清型,或称亚型,导致不同的临床疾病。衣原体的潜伏期是 5d 至 2 周。血清型 D~K(非淋病性淋巴肉芽肿)的侵袭性较弱,通常诱发生殖器感染和温和的直肠炎,表现为里急后重、疼痛和分泌物。一些患者甚至没有症状或者处于亚临床感染。无症状的 MSM 中 15% 有直肠衣原体感染。

由 L1、L2 和 L3 型血清型引起的淋病性淋巴

肉芽肿,已经成为非洲、印度、东南亚、加勒比海以及中南美热带地区成年人的一种主要传染病。HIV 的状态与 LGV 的风险高度相关,全世界高风险、HIV 阳性的 MSM 中有超过 1000 例的 L2 血清型存在,发达国家许多大城市的患病人数之多使之被确认为一种地方病。在英国最近的一次调查中,76% 被诊断为 LGV 的患者 HIV 阳性。LGV 患者中,19% 合并感染了丙肝,39% 合并感染另一种 STDs。

非 LGV 血清型衣原体感染局限于黏膜或感染的初始部位,而 LGV 血清型则从初始感染部位直接蔓延至引流的淋巴结,从而造成淋巴组织增生反应。淋巴结内出现区域性坏死,进而形成脓肿。LGV 血清型感染更具侵袭性,造成肛周、肛门和直肠溃疡以及直肠炎,表现为直肠疼痛、分泌物和出血(图 11-6)。

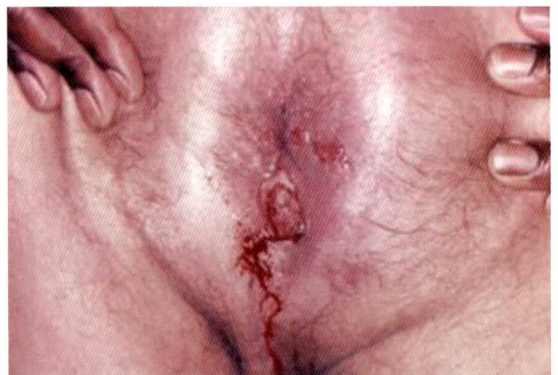

图 11-6　淋病性淋巴肉芽肿伴肛周溃疡、直肠炎和出血
(承蒙 Lester Gottesman,MD.供图)

LGV 血清型感染偶尔伴有发热、里急后重和便秘。疾病进展可导致肛周脓肿、瘘道和狭窄。女性可能发展为直肠阴道瘘。

血清型 D-K 和 L1-L3 均可以导致腹股沟淋巴结肿大,而且淋巴结可以形成一个表面红斑的不规则包块,就像是梅毒。乙状结肠镜检查可以发现严重的非特异性颗粒性直肠炎,伴有黏膜红斑、质脆和溃疡(图 11-7)。黏膜活检结果符合传染性直肠炎,包括隐窝脓肿、传染性肉芽肿和巨细胞,这使得本病与克罗恩病很难鉴别。

衣原体感染还可以表现为管腔内包块或狭窄,常见于女性。包块单发或多发,侵犯肠段长短不一,可以从肛上 3cm 延伸至结肠脾曲。其他引起狭窄的病因如炎症性肠病或局部缺血应予以排除。

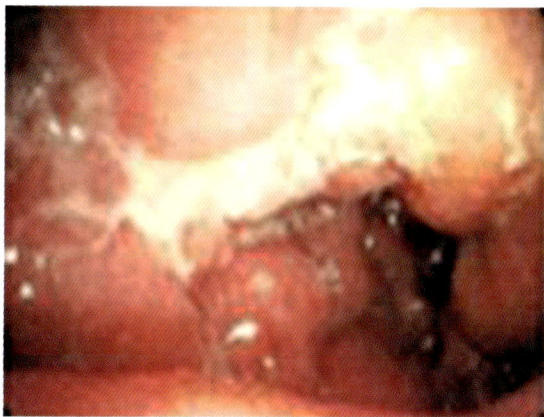

图 11-7　衣原体直肠炎
（承蒙 Lester Gottesman，MD.供图）

初始保守治疗为 3 个疗程的多西环素,若药物治疗无效,则应予以手术切除。

因为样本采集量少和样本需要冷藏,衣原体诊断一度很困难。检查中就要用直肠拭子取样用来革兰染色和培养,但是诊断率很低。现在大多数实验室已经用 NAATs 取代了衣原体培养对宫颈和尿道样本进行检测,而且应该将其作为检测直肠样本内衣原体的选择之一,尽管 FDA 并未批准将该技术用于直肠这一部位。但是研究显示 NAATs 与培养比较,其敏感性和特异性均>93%。NAATS 所需样本的采集与培养用样本相似,都是用直肠拭子,然后放置于实验室提供的合适容器中。尽管荧光抗体或酶联免疫法检测抗原特异性高、使用广泛,并且不要求快速转送或者冷藏,但是对于直肠样本来说缺乏特异性,不应采用。对于临床表现与衣原体直肠炎相符的患者,直肠样本革兰染色显示多形核白细胞并且无可见的淋球菌,则可以推断为衣原体病(框 11-2)。

非 LGV 直肠衣原体的治疗可以一次性口服阿奇霉素 1 g,或口服多西环素,100 mg,每日 2 次,持续 7d。其他的治疗包括红霉素、氧氟沙星或左氧氟沙星。LGV 的治疗是口服多西环素,100 mg,每日 2 次,持续 3 周。因 HIV 导致免疫功能不全的患者治疗时间要更长。过去 60d 内的性伴侣也应该接受治疗,而且患者在服用阿奇霉素的 7d 内要克制性活动或者直到完成 7d 的多西环素疗程。鉴于 MSM 中 LGV 和 HIV 的共同感染率很高,这类患者应该检测 HIV、丙肝和其他的 STDs。

框 11-2　衣原体的治疗

阿奇霉素 1 g PO × 1 剂

或

多西环素 100 mg PO 2/d × 7d

备选方案

红霉素碱 500 mg PO 4/d × 7d

或

琥乙红霉素 800 mg PO 4/d× 7d

或

氧氟沙星 300 mg PO 2/d × 7d

或

左氧氟沙星 500 mg PO 1/d × 7d

淋巴肉芽肿治疗

多西环素 100 mg PO 2/d × 21d

或

红霉素碱 500 mg PO 4/d × 21d

IM,肌内注射;PO,口服

引自疾控中心:性传播疾病治疗指南,2010. MMWR 59:49,2010.

(三)梅毒

2001 年开始,原发和继发性梅毒在美国一直在上升,尤其是在男性当中。2008 年美国报道的梅毒有 13 500 例。据估计,MSM 占梅毒患者的比例从 2000 年的 4% 上升到 2004 年的 62%。这十分让人忧虑,因为梅毒会促进 HIV 的传播,而且这类患者协同感染 HIV 的概率很高。

梅毒由梅毒螺旋体引起,可以表现为几个发展阶段:初期(下疳或直肠炎),二期(扁平湿疣)和三期。肛门梅毒由肛交时螺旋体进入肛门皮肤和肛门黏膜引起。一期肛肠梅毒发生于 2~10 周,伴有表现为肛门溃疡的下疳。下疳由一个小丘疹发展成为一个硬结,然后形成位于肛缘或肛管内的边缘清晰的溃疡。梅毒继发的生殖器溃疡是无痛的,但是肛门溃疡极痛,以至于难以与肛裂辨认(图 11-8)。然而,与肛裂不同的是,下疳常常呈离心分布(远离中线)且多发,如果所分布的部位刚好相反,就是知名的"对吻溃疡"。如果发生二期细菌感染,患者会承受极度的肛肠疼痛(框 11-3)。

框 11-3　肛门梅毒的特征

一期梅毒

　　肛门下疳

　　腹股沟淋巴结病

　　梅毒螺旋体感染引起皮损

二期梅毒

　　扁平湿疣

　　排便改变

　　梅毒疹

三期梅毒

　　直肠梅毒瘤

　　脊髓结核

　　肛周严重疼痛

　　肛门括约肌麻痹

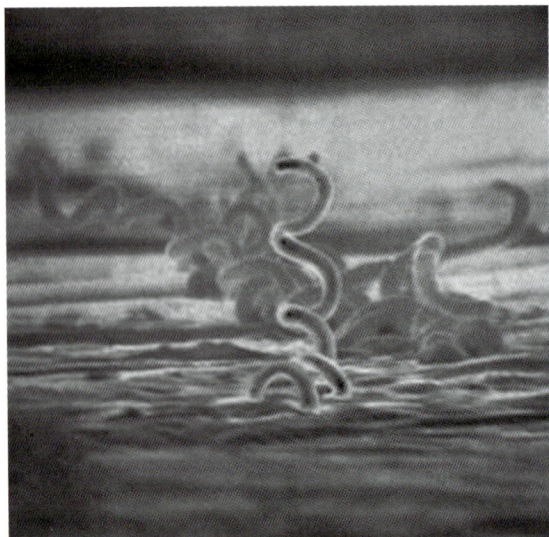

图 11-9　梅毒螺旋体,螺丝状螺旋体
（承蒙疾病控制和预防中心供图）

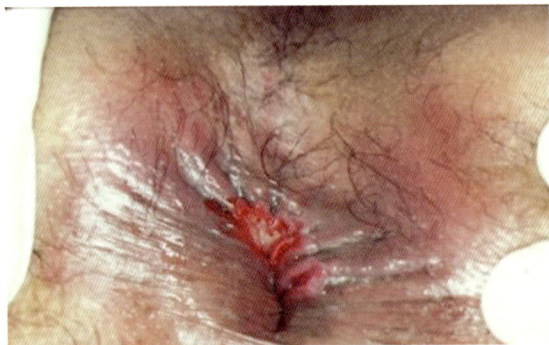

图 11-8　梅毒继发性肛门下疳
（承蒙 Courtesy Lester Gottesman, MD. 供图）

　　无痛性腹股沟淋巴结肿大也很常见。下疳可伴有或不伴有直肠炎、里急后重和黏液状分泌物。病变若是不在这一阶段治疗的话,它们通常会在几周之内自愈。

　　早期病变部位充满了螺旋体,一期梅毒的决定性诊断依赖于下疳基底部的碎屑,将它们涂在载玻片上,然后在暗视野显微镜下直接观察螺旋体。螺旋体在暗视野显微镜下呈螺旋状的淡黄绿色有机体。也可以对下疳基底部组织进行活检,活检样本 Warthin-Starry 银染色后也可以看到螺旋体（图 11-9）。

　　由于这两项检测实际操作性比较困难,我们可以结合两种血清学试验和对患者的查体以辅助诊断梅毒:①非密螺旋体试验[性病研究室（VDRL）和快速血清反应素（RPR）];②密螺旋体试验[荧光螺旋体抗体吸收试验（FTA-ABS）或梅毒螺旋体明

胶凝集试验（TP-PA）]。血清学 RPR 和 VDRL 试验对一期梅毒有 25% 的假阳性率且对梅毒感染无特异性。因此,要由密螺旋体试验确认阳性检验,例如 FTA-ABS。感染 4～6 周后密螺旋体 FTA-ABS 试验可以得到阳性结果。

　　一期梅毒不予治疗的话,在 4～10 周之后会发生血行播散从而导致二期梅毒。会产生非特异性全身症状,包括发热、不适、关节痛、体重下降、咽痛和头痛。躯干及四肢出现斑丘疹。在原发硬性下疳邻近会出现一种富含螺旋体的灰白色疣状病变,即扁平湿疣。与 HPV 导致的肛门扁平湿疣比起来,更加的湿滑,而且有瘙痒感和污秽的分泌物（图 11-10 和图 11-11）。

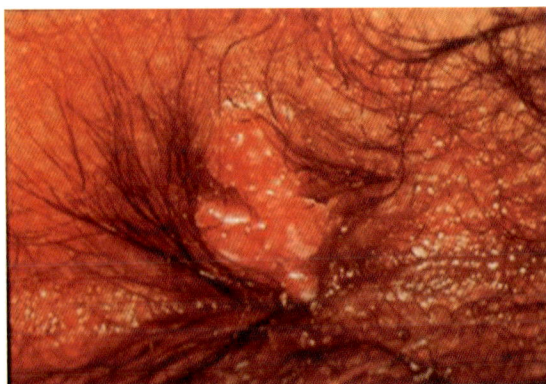

图 11-10　二期梅毒,扁平湿疣
（承蒙 Lester Gottesman，MD.供图）

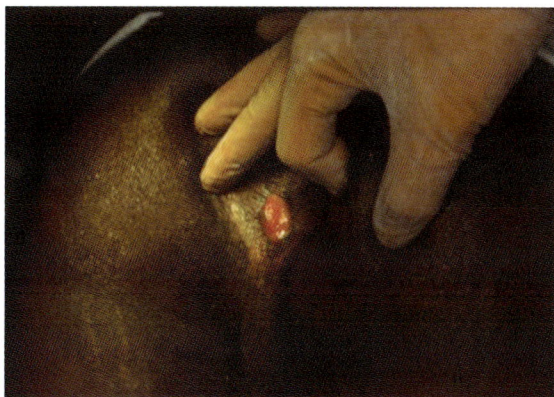

图 11-11　二期梅毒,扁平湿疣

(承蒙 Lester Gottesman，MD.供图)

　　如果患者在这一阶段仍未治疗,症状在 3～12 周之后通常会自行消失。这部分患者中大约 1/4 在第一年会有症状的反复,即潜伏性早期梅毒。

　　三期梅毒很罕见,但是可能伴有直肠梅毒瘤,易与直肠恶性肿瘤混淆。直肠梅毒瘤由肉芽组织包绕中央的坏死组织形成。三期梅毒也可以伴有心血管疾病如主动脉炎。患者也可能发展为脊髓痨,引起肛周剧痛和肛门括约肌麻痹导致的功能性问题(框 11-4)。

框 11-4　一期和二期梅毒的治疗

苄星青霉素 G 240 万 U IM ×1 次

早期潜伏梅毒

苄星青霉素 G 240 万 U IM ×1 次

晚期潜伏梅毒

苄星青霉素 G 720 万 U，1 周内分 3 次给药,每次 240 万 U

三期梅毒

720 万 U，1 周内分 3 次给药,每次 240 万 U

IM 肌内注射

引自疾控中心:性传播疾病治疗指南,2010. MMWR 59:49,2010

　　一期和二期梅毒的治疗可以用苄星青霉素 G，一次性肌注 240 万 U。青霉素过敏的患者可以选择使用 2 周的多西环素或四环素。为了验证疾病是否被根治,HIV 阴性患者每 6 个月复查 RPR 或 VDRL 血清学试验,HIV 阳性患者每 3 个月复查,直至治疗后 1 年以上。治疗无效者予以每周相同

剂量的青霉素重新治疗,持续 3 周。高危人群包括与一期梅毒患者出现症状之前的 3 个月和症状期间有性接触者,以及与二期梅毒患者出现症状之前的 6 个月和症状期间有性接触者。潜伏性早期梅毒患者应通知 1 年内的性伴侣。

(四)软性下疳

　　软性下疳是由杜克雷嗜血杆菌引起的溃疡性 STD,后者是一种小的革兰阴性杆菌。这种疾病在撒哈拉以南非洲、东南亚和拉丁美洲的发展中国家更常见,美国 2008 年仅有 25 例,但是这个数据应该被低估了,因为许多的 STD 诊所无法分离杜克雷嗜血杆菌。在美国,软性下疳常呈间断性爆发。在美国患软性下疳的人群中约 10％共同感染有梅毒或 HSV。全球的发病率仍是未知的,因为难以从欠发达地区获得准确的流行病学数据。

　　杜克雷嗜血杆菌的传染性很强,接种 100 个克隆体后约 90％的案例会形成丘疹。性传播是通过性交时进入皮肤进行,从而导致生殖器溃疡。潜伏期为 4～10d。感染后数小时至数天形成溃疡,表现为感染、红斑和轻微丘疹,后者在数天至数周内破溃、浸润形成脓疱。生殖器和肛周溃疡通常多发且伴有疼痛,基底部有脓性渗出,刮掉时会出血。肛周区域很可能会形成脓肿。男性患者中约 1/2 会有单侧的腹股沟淋巴结肿大,且有疼痛感,女性患者则较少见。淋巴结炎则是在原发溃疡 1～2 周后出现的淋巴结肿(图 11-12)。若是不予治疗,淋巴结会破溃并分泌脓液。

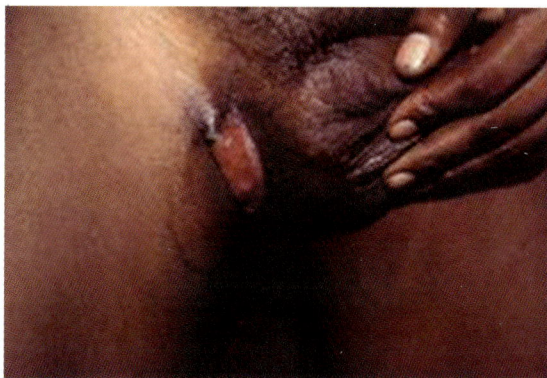

图 11-12　继发于杜克雷嗜血杆菌的软性下疳

　　软性下疳的诊断要求通过革兰染色和培养检测出病原体杜克雷嗜血杆菌。杜克雷嗜血杆菌的培养要求将样本快速转移至实验室并接种至含血

晶素和血清的培养基,在33～35℃的高湿度二氧化碳环境中培养。48～72h内培养基上即会出现微小的灰色或棕褐色异质的菌落。革兰染色时,细菌聚成长平行线形成"鱼群征"。革兰染色的敏感性只有40%～60%。临床发现提示软性下疳的患者可以恰当的诊断,包括伴疼痛的生殖器溃疡联合轻微的脓性腹股沟淋巴结肿大,加上暗视野显微镜检查梅毒螺旋体阴性,血清学试验梅毒阴性,溃疡分泌物培养HSV阴性。诊断软性下疳时,也应该检查HIV,因为二者共同感染的风险很大(框11-5)。

框11-5　软性下疳的治疗

阿奇霉素 1 g PO × 1 剂

或

头孢曲松钠 250 mg IM × 1 剂

或

环丙沙星 500 mg PO 2/d×3d*

或

红霉素 500 mg PO 3/d×7d 天*

　　IM,肌内注射;PO,口服

　　引自疾控中心:性传播疾病治疗指南,2010. MMWR 59:49,2010

　　*世界范围内已经报道有几个菌群对环丙沙星或红霉素耐药

　　治疗杜克雷嗜血杆菌可以一次性口服阿奇霉素 1000 mg 或肌内注射头孢曲松钠 250 mg。替代性治疗方法包括口服环丙沙星,500 mg,2/d,连服3d,或者口服红霉素,500 mg,4/d,连服1周。尽管杜克雷嗜血杆菌有一些抗生素耐药性,但阿奇霉素、头孢曲松钠、环丙沙星和红霉素的治愈率仍有90%～98%。针管抽吸或切开引流均可以有效治疗软下疳。与患者发病10d内有性接触者也应该接受检查和治疗。大部分患者在开始治疗后48～72h内症状会得以缓解,7d后症状显著改善。开始治疗的3～7d内患者应该复查。如果治疗有效,溃疡在3～7d内会得以改善。

(五)腹股沟肉芽肿(杜诺凡病)

　　杜诺凡病是由一种名为肉芽肿克雷白杆菌(以前叫做肉芽肿荚膜杆菌)的革兰阴性细菌引起的生殖器和肛门的溃疡型感染。本病主要通过性接触传播,但是也可以发生非性接触传播或者自体接种。非洲、南美和澳洲的部分地区常见。可以将之

分为几种形态学类型,包括导致无痛的肉质亮红色溃疡的溃疡肉芽肿型,引起疣状病变的肥厚型,引起坏死性溃疡的坏死型和导致无淋巴结病的瘢痕的硬化型。生殖器病变至肛门直肠之间的区域均可被累及。

　　诊断依靠在活检组织涂片中找到巨噬细胞内深染的杜氏小体。治疗可以口服多西环素,100mg,bid,至少3周,或者口服复方新诺明,bid,连服3周,直至病灶被治愈。也可以选择用3周的环丙沙星、阿奇霉素或红霉素,直至所有病灶被治愈(框11-6)。

框11-6　腹股沟肉芽肿的治疗

大观霉素 100 mg PO 2/d × 至少 3 周*

或

阿奇霉素 1 g PO 1/周 ×至少 3 周*

或

环丙沙星 750 mg PO 2/d×至少 3 周*

OR

红霉素 500 mg PO 4/d × 至少 3 周*

或

复方新诺明 160 mg/800 mg PO 2/d×至少 3 周*

　　IM,肌内注射;PO,口服

　　引自疾控中心:性传播疾病治疗指南,2010. MMWR 59:49,2010

　　*直至所有皮损愈合

三、病毒性感染

(一)单纯性疱疹病毒

　　HSV是一种DNA病毒,属于包括水痘-带状疱疹病毒、EB病毒和巨细胞病毒的疱疹病毒家族。HSV是美国最流行的病毒性STDs,黑种人女性的发病率最高,达到了55%。常见的有两种亚型:HSV-1,引起嘴唇、口腔和眼睛的病变,30%有生殖器感染,以及HSV-2,90%引起肛门与生殖器的疱疹感染。人群中HSV-2的血清阳性率为20%。首次生殖器疱疹发作50%由HSV-1引起,复发型和亚临床型更常见于生殖器HSV-2感染。免疫功能不全的患者复发的概率更高,而且可能会延长病毒传播的时间。

　　与处于病毒活跃期的个体亲密接触会导致传播,病毒渗透黏膜表面或破入皮肤后导致感染发

生。肛交可导致直接接种。感染引起病毒在上皮细胞内复制,然后是细胞坏死。接种后 4～21d 才会出现临床感染,伴有全身症状如发热、头痛和肌肉痛,接着出现局部症状,如直肠剧痛、灼烧感和瘙痒。患者也可能会有黏液样便或血便、里急后重和精神性便秘。偶尔也有可能出现双侧轻微的淋巴结肿大。其他患者可能症状较为轻微或者没有症状。继发于 HSV 的腰骶神经根病会导致排尿障碍、骶尾部不适、阳萎以及下腹、大腿和臀部疼痛。神经根病症状持续的时间可能比临床感染更长。

肛门与生殖器区域出现小水疱(图 11-13),大小和数量不断增长。最后形成溃疡并连成一片(图 11-14)。溃疡为多发、表浅且轻微,偶尔呈蝴蝶样扩散至骶尾部。水疱和溃疡大概 3 周会痊愈。本病在水疱出现至肛周外皮重新生成期间传染性极强。

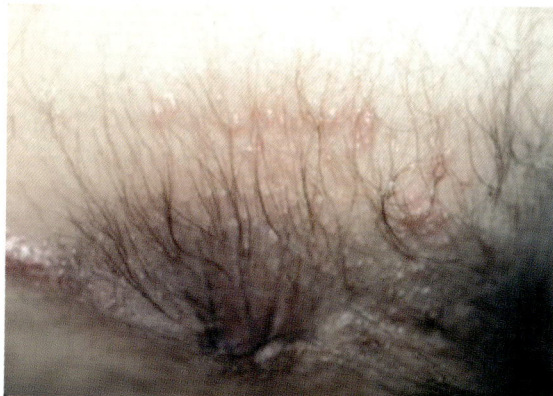

图 11-13 疱疹
(承蒙 Lester Gottesman,MD.供图)

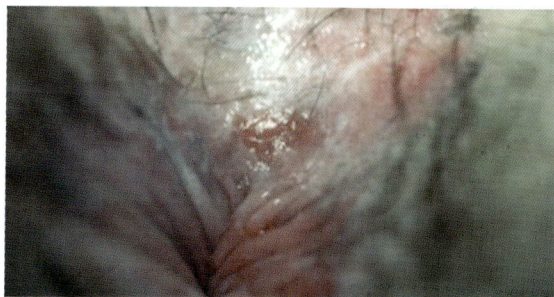

图 11-14 溃烂联合的疱疹
(承蒙 Lester Gottesman,MD.供图)

检查时,若不进行局部麻醉,患者通常无法完成检查。乙状结肠镜检查时,可以发现肛门黏膜因弥漫性溃疡而易破溃,偶尔能在直肠远端 10 cm 内发现水疱或脓疱。肛门区域溃疡的二次感染表现为浅灰色的隐窝,边缘为红斑样。病变在 2 周内会结成硬皮并痊愈。

由于病毒基因组在宿主细胞核内维持在一个稳定状态,HSV 可以在支配感染区域的感觉神经节内处于潜伏状态。潜伏的病毒可以再激活并导致周期性感染,症状更轻微且持续时间较短。水疱复发的前几天即可出现骶尾部不适以及肛周和臀部剧痛。

临床上可以诊断 HSV,但是要通过直肠拭样或活检后病毒培养证实。多核巨细胞内核内包涵体可见于子宫颈涂片检查或者 Tzank prep(图 11-15),但是这些试验的敏感度还不足病毒培养的50%。

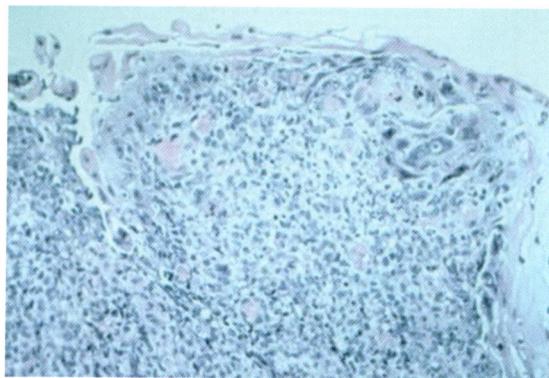

图 11-15 单纯疱疹病毒感染致多核巨细胞核内包涵体
(承蒙 L.Gottesman,MD.供图)

实时聚合酶链反应(PCR)提供了一个敏感度更高的证实 HSV 感染的方法,临床样本取自于生殖器溃疡、皮肤黏膜部位和脑脊液,PCR 在检测无症状的病毒扩散方面更实用。限制 PCR 成为首选诊断方法的因素就是费用问题。FDA 已经批准了一些市场上可以买到的 HSV 血清学检测试验,特异度和敏感度都＞90％。这些试验能区分开患者是感染了 HSV-1 还是 HSV-2. 血清转化在初始感染几周后才出现,为了证实诊断,应重复试验。HSV 血清学试验对于复发性肛门与生殖器症状或 HSV 培养阴性的非典型症状患者、性伴侣有肛门与生殖器水疱的患者、高风险如 MSM 或 HIV 阳性患者有较高诊断价值。

肛门直肠疱疹的治疗包括热敷和镇痛药(口服或局麻)以缓解症状以及抗病毒治疗。抗病毒治疗可以缩短继发于 HSV 感染的症状持续时间并减少具传染性的时间。一项关于抗病毒治疗的随机对照试验发现治疗疱疹型直肠炎 3d 后,给予阿昔洛韦 80% 的患者未从他们的直肠病变中分离出 HSV,而安慰剂组仅为 25%。口服阿昔洛韦(400 mg,5/d,10d)的患者的病毒播散期相对于安慰剂组也显著缩短(11d vs 14d)。其他用于生殖器疱疹的抗病毒药物如伐昔洛韦和泛昔洛韦对肛门直肠疱疹也可能有效,但是缺乏相关研究。如果患者有严重的皮肤黏膜感染且无法耐受口服药,可以静脉输注阿昔洛韦(框 11-7)。

框 11-7　生殖器疱疹首次临床症状的治疗

阿昔洛韦 400 mg PO 3/d×(7～10)d

或

阿昔洛韦 200 mg PO 5/d×(7～10)d

或

伐昔洛韦 250 mg PO 3/d×(7～10)d

或

伐昔洛韦 1 g PO 2/d×(7～10)d

　　PO,口服

　　引自疾控中心:性传播疾病治疗指南,2010. MMWR 59:49,2010

　　HSV 初始发作的治疗不能预防潜伏期、无症状的病毒扩散或随后的发作。复发性发作可以口服抗病毒药物治疗;伐昔洛韦、阿昔洛韦和泛昔洛韦较安慰剂均可以减少 70% 以上的生殖器疱疹复发。一年复发 5 次以上的患者应接受抑制治疗。持久的治疗对于预防 HSV 很重要,而且要告知患者传染性与症状发作之间不是孤立的。抑制治疗无法消除潜伏的感染和病毒播散。患病期间应该节欲,而且最好使用避孕套,尽管它们的保护并不完全。

(二)人乳头状瘤病毒

　　HPV 是一种感染上皮细胞的微小的 DNA 乳头状病毒。尽管没有报道,但是它可能是世界上最常见的 STDs,美国每年的发病数估计超过 620 万。HPV 有超过 60 种亚型,其中 1/3 导致肛门生殖器疣。HPV6 和 HPV11 是最常见的低危亚型,与 90% 的生殖器和肛门疣相关,而 HPV16 和 HPV18 最可能导致肛门增生和肛门癌。与感染者性交可造成传播,尽管没有肛交时皮肤与皮肤或皮肤与黏膜的接触,肛周也可受累。HPV 感染过渡区(图

11-16),也就是直肠柱状上皮和肛管的鳞状上皮之间的连接处,然后在上皮细胞内增殖,将其 DNA 嵌入宿主的 DNA(图 11-17)。

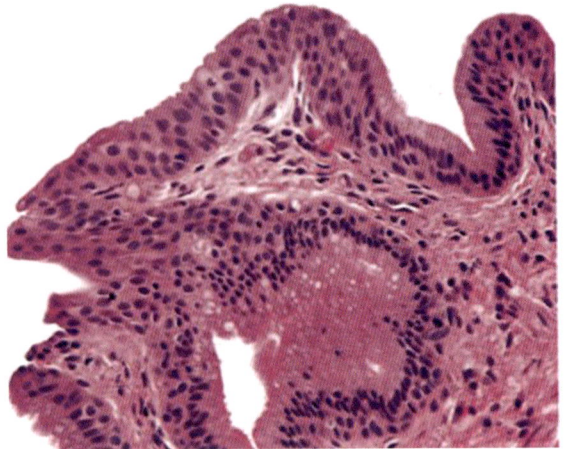

图 11-16　正常过渡区

(引自 Shia J:An update on tumors of the anal canal. Arch Pathol Lab Med 134:1601,2010)

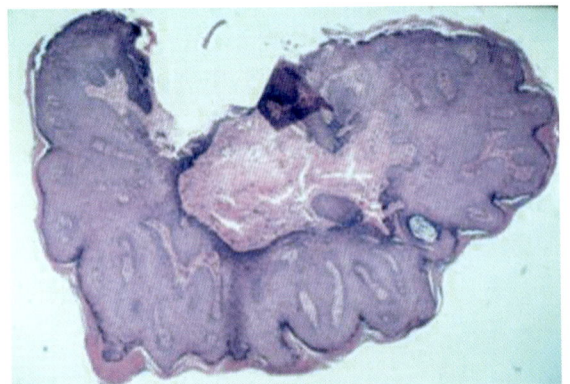

图 11-17　肛门湿疣伴棘皮症和正角化

(承蒙 Lester Gottesman,MD.供图)

　　HPV 有 8 个基因组,编码 8 个基因,包括两个封闭结构的蛋白质,L1 和 L2。L1 蛋白是 HPV 疫苗所用的抗原,L2 是次要的壳蛋白,与 L1 蛋白共同调控 HPV 的传染性。基底干细胞的初始感染可以看做是上皮的显微破坏。一旦进入细胞,编码 L1 和 L2 蛋白的 HPV 基因即开始转录,以装配包裹 HPV 基因组的病毒衣壳。一旦脱皮,具有传染性的 HPV 病毒粒子随之释放并造成更多感染。

　　有肛门扁平湿疣的患者经常伴有肛周异物感、瘙痒、出血、慢性渗出、疼痛和卫生问题。查体可以发现肛周区域大小不一的肉质的灰色或粉红色菜

花样病灶,这可以作为初始诊断(图 11-18 和图 11-19)。罗马时代,这些病灶因其特殊的外貌而被称为"无花果"。完整的评估应该做肛镜检查,因为肛管可能受累,尽管齿状线上受累很罕见。完善的检查应该包括检查生殖器(包括阴道窥器检查和子宫颈抹片检查)、会阴和腹股沟区域。

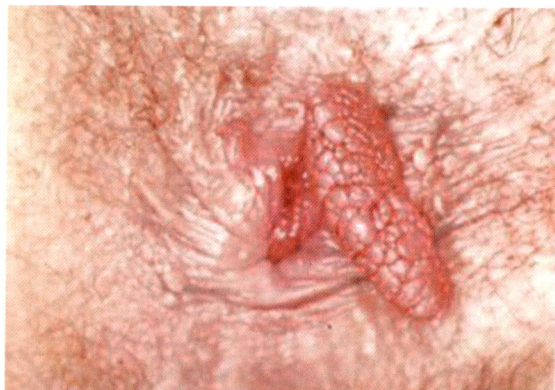

图 11-18　典型肛门湿疣
(承蒙 Lester Gottesman,MD 供图)

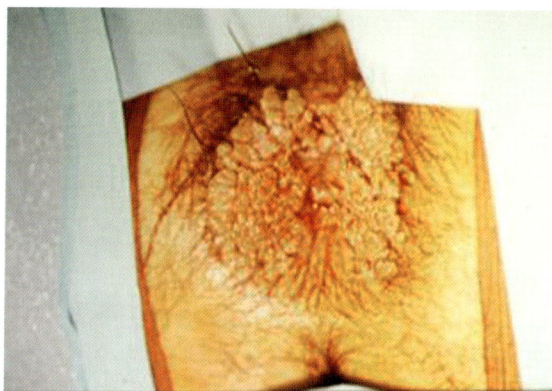

图 11-19　典型肛门湿疣
(承蒙 Lester Gottesman,MD 供图)

HPV 的治疗目标是消灭所有可见的病灶,将发病率降至最低。这要靠医患双方共同完成(图 11-20)。对于位于肛管外肛周皮肤的微小病灶(1~3 mm)来说,患者外用药物如鬼臼毒素、咪喹莫特和活性组分(绿茶提取物)可以作为一线治疗。为使此类治疗能有效,患者必须依从治疗方案并能够辨认和触摸到肛周所有的病灶。所有的患者自用局部治疗仅适用于外部病灶。如果一种局部治疗在一个完整的疗程之后无效,应该开始另一种局部疗法。外用药物疗法无效预示着需要骨髓清除

治疗。

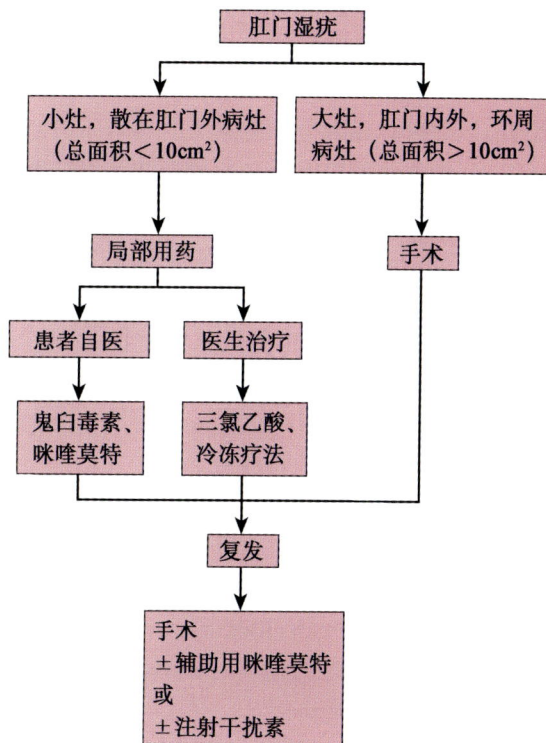

图 11-20　肛门湿疣患者自医和医师治疗的规则

鬼臼毒素是抗有丝分裂的植物树脂鬼臼酯的纯化活性组分,以胶体或溶液稀释至 0.5% 时使用。鬼臼毒素可被全身吸收,考虑到全身如肛管黏膜表面均可吸收,用于 >10cm² 的区域或皮肤表面时其毒性增加。治疗包括患者每天用药 2 次,用药 3d 后再观察 4d,疗程 1 个月。每天所用鬼臼酯的总量不应超过 0.5ml。清除率为 20%~50%,1 年复发率接近 50%。

咪喹莫特是一种能增加局部干扰素生成量的免疫调节剂。多中心随机对照试验显示 50% 接受治疗的患者对 5% 咪喹莫特霜产生了完全应答,治疗后 3~6 个月的复发率为 19%~23%。咪喹莫特在睡前使用,1 周 3 次,保留 6~8h 后洗去。治疗要持续 16 周。副作用包括疼痛、烧灼感、瘙痒和溃疡,后者可能导致患者中断治疗。

活性组分软膏即多酚 E 软膏是 HPV 的一种新治疗方法,是源自绿茶提取物的一种不同多酚的混合物,具有抗氧化、抗炎和抗癌的作用。总共涉及 1400 位患者的三个多中心安慰-对照试验显示 54.9% 使用多酚 E 软膏的患者达到根除肛门与生殖器疣,使用安慰剂的患者为 35.4%。多酚 E 软

膏组复发率为 6.2%。这种软膏看起来比咪喹莫特更能被患者耐受,可以作为产生副作用的患者的替代疗法,以防不能接受完整的咪喹莫特治疗。软膏仅能外用,tid,总共 16 周。对于免疫功能不全患者如 HIV 阳性患者或有生殖器疱疹的患者不推荐活性组分,因为药物的安全性和有效性并未在这类患者中得到验证。

肛管内的病灶需要医师的处置或手术。方法包括三氯乙酸或二喹啉甲酸(TCA 或 BCA)、冷冻疗法和手术。TCA 或 BCA 通过化学性蛋白凝固消灭疣,引起组织脱落并使副作用最小化。TCA 或 BCA 每周由医师局部用药,对于肛管内外的直径 1~4 mm 的微小病灶均有效果。多发的病灶可以同时治疗。要注意液体仅用于疣,在患者移动前要把液体擦干,以防扩散并损伤邻近的组织。液体干燥后已处理的组织会形成白霜。如果酸过量了,应该用滑石粉、碳酸氢钠(也就是小苏打)或洗手液中和酸。若是有必要的话,医师每周都应予以治疗,直到病灶被完全根除。以 TCA 治疗肛门扁平湿疣后的复发率大概是 25%。

液氮冷冻疗法对肛门内部和外部扁平湿疣均适用,与其他局部用药物有相似的有效率。它通过热能诱导细胞溶解来消灭疣体。如果要治疗的浅表部位较大(>2 cm),可以用局麻以帮助治疗。医师可以每 1~2 周重复治疗,直至病灶被全部消灭。研究发现冷冻疗法的成功率约为 75%,但是复发率高达 25%~39%。

多发的直径<5 mm 的微小病灶,位于肛门外部和内部的都可以在办公区域治疗,局麻下环肛门阻滞后切除或电烧。扁平湿疣浅表的多数层面被电灼烧过后,病灶呈灰白色。电灼过后,要用纱布刮除或磨除烧灼的组织。本方法要重复至所有的组织被去除,但不能烧伤真皮深处或皮下脂肪。带蒂疣要在其基部锐性或用电凝切除。HIV 阳性患者、复发性病灶或可疑病灶一定要送检病理以备远期研究,而且对于 HPV 分型也有意义。若患者病灶被高度怀疑与 HPV 亚型 16 和 18 相关,患者应该通过更频繁的临床检查保证更密切(每 3 个月)随访。外用 5% 利多卡因软膏可以减轻电灼后局部不适感。手术后要口服止痛剂并每日清洗。

相较于患者和医师治疗,手术切除在治疗肛门扁平湿疣上有最高的成功率,扁平湿疣清除率为 71%~93%,复发率在 4%~29%。考虑到手术的高成功率和低复发率,在治疗肛门内部和外部扁平湿疣的操作中手术切除和电切是我们主要的治疗方法。随着治疗规范的出现,更多的环形病灶可以在门诊区域或设有麻醉师管理的静脉镇静和外科医生管理的局部麻醉的流动手术室以削痂或电灼治疗。如果患者病灶较大、融合或有合并病而导致无法在门诊区域治疗,可以在手术室内硬膜外麻醉或全麻下俯卧位以 jack 刀电切治疗。

病灶内干扰素-α 注射已应用于复发性扁平湿疣或对其他治疗方法有抗性的扁平湿疣患者且取得了很好的成果。干扰素-α 与手术联合使用以治疗顽固性肛门扁平湿疣,要在手术完成后立即单次剂量使用,通常是手术部位注射 1000 万 U。接下来每周用 3 次的佐药艾特乐,持续 8 周。手术联合病灶内干扰素注射治疗难治性肛门扁平湿疣的 4 个月复发率仅为 12%,而对照组复发率为 39%。

2006 年 6 月,一种四价染色体 HPV 重组疫苗(加德西)在美国被批准使用。疫苗提供针对 HPV 血清型 6、11、16 和 HPV18 的防护。加德西在预防与这些 HPV 血清型相关的增生和生殖器疣方面 100% 有效。疫苗在 6 个月内分 3 次肌注,分别在第 0、2、6 个月。CDC 现在推荐对 9-26 岁的女性常规使用这种疫苗。接种疫苗的最佳年龄在 11-12 岁,在有性行为和接触 HPV 之前。补做疫苗接种推荐用于 11-26 岁女性。处于这一年龄段且有性行为的女性仍能从接种疫苗获益,在接种疫苗前不必进行子宫颈抹片检查和筛查 HPV 的 DNA 或抗体。2009 年 10 月,此种 HPV 疫苗被批准用于 9-26 岁的男性。最近一项涉及 4065 位 16~26 岁的男性的完全随机双盲对照试验显示四价染色体 HPV 疫苗可以预防 HPV6、11、16 和 18 感染,而且预防相关外生殖器病灶的有效率为 65.5%。据估计,四价染色体疫苗可以预防 1/2 高级别癌前期病变和 70% 子宫颈部位的浸润性癌并预防接近 90% 的生殖器疣。最新数据显示四价染色体 HPV 疫苗可以有效预防男同性关系肛门上皮内瘤变(AIN)。

尽管有性行为的患者已经感染了 1 种或多种 HPV 血清型,但是他们仍然可以从未接触过的血清型的疫苗中获得部分好处。处于持续的、活性期的患者可以去切除他们的病灶并检测 HPV 血清型,如果不是全部的上述 4 种血清型,他们仍然可以从四价染色体疫苗中获益。但是疫苗不能治疗或减轻已有的 HPV 感染的相关疾病。

（三）人乳头状瘤病毒、肛门上皮内瘤变（AIN）、肛门增生和肛门癌

HPV 在肛门增生和肛门癌的形成中扮演了很重要的角色，与之在宫颈癌的形成中的作用相似。HPV 与宫颈不典型增生和女性宫颈肿瘤的快速进展之间的关系在医学文献中能得到很好的诠释。据此推测出 HPV 与肛门增生和肛门癌之间亦有关联。从组织学上讲，肛管与宫颈相似，都是鳞状和柱状上皮的过渡区域。但是影响肛门癌形成的相关因素有多个，如 HIV 血清阳性、STDs 病史和参与肛交。与普通人群相比较，HIV 阳性人群患肛门癌的风险更高。尤其是肛门癌是美国唯一一种在 HIV 阳性人群和普通人群中的发病率都在上升的癌症。还好肛门癌的实际发病很罕见，2010 年只有 5260 个人被诊断为患有本病，死于本病的只有 720 人。在 2010 年，HIV 阳性人群中肛门癌的概率为 78.2/（100 000 人·年），HIV 阴性人群的概率则为 1.3/（100 000 人·年）。HIV 阳性人群的 HPV 感染率更高，这似乎就是这一人群中肛门癌发病率高的原因。一项检查 HIV 阳性和 HIV 阴性男性 HPV 患病率的人口调查显示 HIV 阴性 MSM 的 HPV 感染率为 60％，而 HIV 阳性 MSM 则为 93％。与 HIV 阴性患者比较，HIV 阳性患者肛管内感染多种 HPV 血清型的概率也更大（73％ vs 23％）。同样，在一项 HPV 女性患者的调查中，26％的 HIV 阳性女性的肛门细胞学异常，HIV 阴性女性则仅为 8％。

肛门癌被认为由肛门增生发展而来，后者分为 AIN Ⅰ、AIN Ⅱ和 AIN Ⅲ。AIN Ⅰ［低级增生（LGAIN）］并不是癌前病变。AIN Ⅱ和 AIN Ⅲ ［分类为高级增生（HGAIN）］则是肛门癌的前驱（图 11-21）。

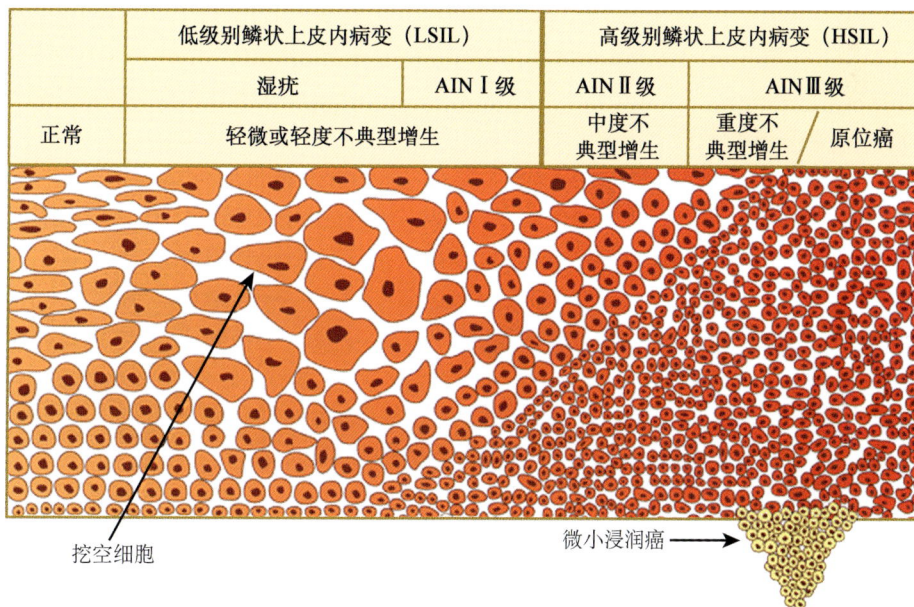

图 11-21　鳞状上皮内病灶示意（SIL）
如插图所示，随着肛门 SIL 严重程度上升，高核/质比的未成熟细胞替代上皮细胞的比例增加。浸润性癌可能从一个或多个高级别 SIL（HSIL）中产生，就如图中所示在 HSIL 区域下上皮细胞穿过基底膜 AIN，肛门上皮内瘤变

一旦在肛门过渡区域发现 AIN Ⅱ和 AIN Ⅲ，它们并不会自行复原。现在并无关于 AIN Ⅱ或 AIN Ⅲ发展为浸润性癌概率的研究，但是好像需要数年至数十年的过程。一项着眼于旧金山 HIV 阳性 MSM 的研究发现 HPV 的感染率为 88％，72％的人至少有一种致癌的 HPV 血清型。这些患者中 AIN 的患病率为 57％，43％的患者有 HGAIN。

关于 HIV 阳性患者从感染 HPV 到肛门癌形成的时间轴见图 11-22。

HPV 在初始性生活早期即可感染。接着才是感染 HIV。与不同的性伴侣发生性行为可以导致感染不同的 HPV 血清型。艾滋病早期，患者的免疫系统未受损，伴有低水平的 HPV 和少量的 AIN。

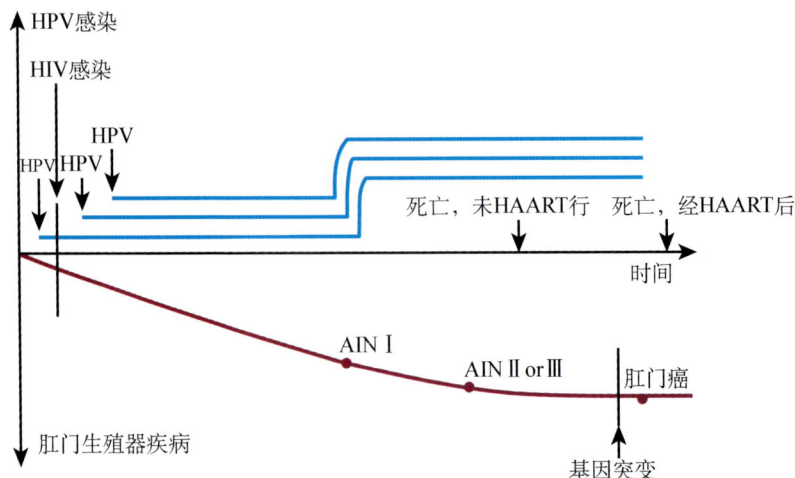

图 11-22　人乳头状瘤病毒相关疾病和 HIV 阳性肛门癌患者的时间轴

AIN，肛门上皮内瘤变；HAART，高效抗反转录病毒治疗

随着艾滋病的进展和免疫系统的减弱，表现为 $CD4^+$ 细胞数低，HPV 特异性免疫衰减，相应的 HPV 水平上升、形成 AIN I（LGAIN）并在几年内发展为 AIN Ⅱ 和 AIN Ⅲ（HGAIN）。由肛门增生发展成肛门癌的过程并不清楚，因为诊断为 AIDS（$CD4^+$ 细胞数 $<50/\mu l$）之后肛门癌的发病率是恒定的。因此，宿主其他的基因突变必有作用。有趣的是，高效抗反转录病毒治疗（HAART）并不降低 AIN 的发病率，而且对于疾病自然进程的影响很小。由于 HAART 可以提高 HIV 的生存率，接受 HAART 的患者可以活得更长并且有更多的时间形成肛门癌。但是这些患者并不死于肛门癌，而是死于与 HIV 状态相关或不相关的共存病。

肛门细胞学检查曾被推荐作为一种检测肛门增生患者的筛查手段。巴西一项最新的研究评估了肛门涂片检查作为肛门增生筛查试验的效果。一年多来，有 222 位 HIV 阳性患者在高分辨率肛门镜检查（HRA）引导下活检后行肛门涂片检查 330 次。肛门增生由活检组织学形态这一金标准决定，结果与肛门涂片检查进行比较。总共有 46% 的样本组织学表现为肛门增生。肛门涂片检查任何级别肛门增生的总精确度为 61%，准确地诊断出 142 例样本中的 86 例。若只是评估 HGAIN 的话，肛门涂片检查的精确度低至 16%，只准确诊断出 31 例中的 5 例。结合这一发现，研究者得出单独的肛门涂片检查并不是检测肛门增生的良好方法这一结论。

其他的研究同样发现肛门涂片检查检测 HGAIN 的特异性只有 32%～59%。因此，CDC 并不推荐将肛门涂片检查作为肛门细胞学异常或肛门 HPV 感染的常规试验。围绕着肛门内 HPV 的细胞学筛查的争论源于肛门增生自然进程尚不明确。众所周知 HIV 阳性男性的 LGAIN 会在初始诊断后大约 2 年内进展为 HGAIN，但是 HGAIN 发展为肛门癌的比例仍不清楚，因为没有比较 AIN 治疗与不治疗的纵向研究。一个小型研究仅仅以体格检查随访了 40 位 HIV 阳性的男性肛门增生患者，评价时间为 32 个月。40 位患者中 28 位有 HGAIN 的证据，有 3 位患者在监测期间发展为浸润性鳞状细胞癌：一个在随访的第 10 个月，一个在第 16 个月，最后一个在第 84 个月。3 位患者均迅速地给予切除或化-放疗并治愈鳞状细胞癌。

HRA 精确度的局限性是因为对样本 AIN 的阐释存在观察者间和观察者内的偏倚。在临床对照试验中 HRA 引导下治疗 AIN 并未展现出肛门癌发病率降低或符合成本效益。另一项研究随访了 246 位接受 HRA 治疗的 HGAIN 患者 10 年。在 246 位患者中 18.7% 为顽固性疾病，57% 为复发性疾病，3 位患者进展为浸润性鳞状细胞癌，大概仅占调查人群的 1%。因此，目前并不将 HRA 考虑为评估和治疗肛门增生的标准方法。为了评估 HRA 的总体功效，需要更多的纵向研究。需要进行更多的长期调查以更好地了解肛门增生的自然进程和时间轴，并且决定对肛门增生高危人群如 MSM 和免疫功能不全患者进行定向筛查以明确 HRA 是否有益。

基于之前的发现，目前仍无筛查肛门增生的标准化指南。一些学者引用 MSM 中肛门癌发病率升高，并推荐对高危人群进行肛门细胞学的初始筛查。此类治疗的规则见图 11-23。

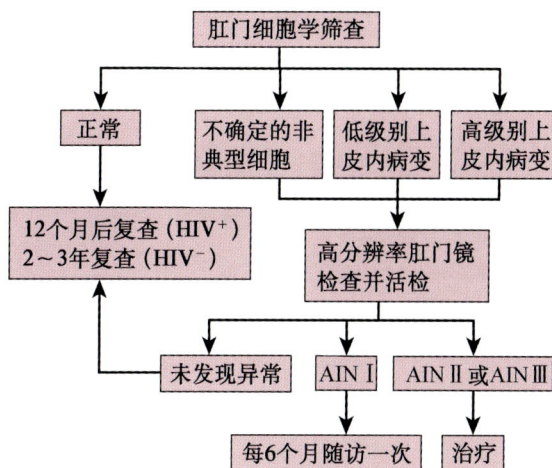

图 11-23　肛门细胞学样本处理法则

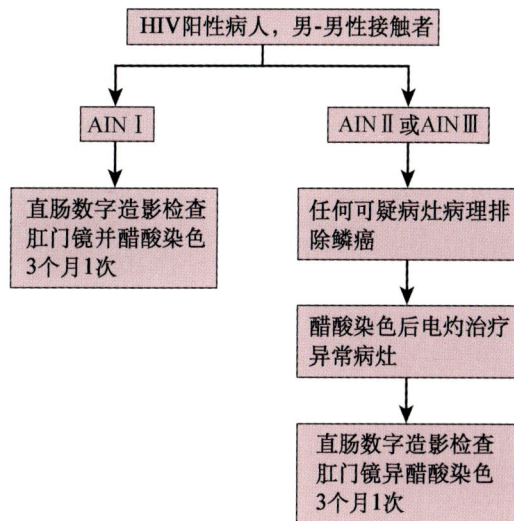

图 11-24　无细胞学和高分辨率肛门镜检查的高危患者的治疗规则

肛门涂片检查筛查只能在有 HRA 的地点进行。任何异常肛门涂片检查结果(不明确的非典型鳞状细胞、低度上皮内瘤变、高度上皮内瘤变)都要接受 HRA 下活检。HRA 与阴道镜相似,而且要使用 3‰醋酸染色(醋酸白)来鉴定异常组织。卢戈氏液(碘酒)也有相似的作用。对异常染色区域进行活检并以电灼疗法治疗。

较大的环形病灶更难治疗,因为积极的手术切除会导致并发症并可能出现肛门狭窄。这种情况下,要牢记破坏处于 AIN Ⅱ 或 AIN Ⅲ 的所有组织对于生存率并无长期影响。另一点要注意的是,Kaplan-Meier 分析提示,在 50 个月的随访过程中 HIV 阳性患者混合型病灶的复发率达到了 100%。反复的手术会导致肛门狭窄、外翻和失禁的发病率上升,从而增加治疗费用但未给患者带来额外利益。考虑到高复发率,最好密切随访这些患者,每 3 个月在门诊行指检和肛门镜检查。如果患者有可疑浸润性癌病灶,应该活检以明确病变程度。编者团队所采取的此类保守治疗的规范见图 11-24。

由于肛门涂片检查的不准确性和 HRA 收益不明确,我们团队并未对高危人群进行这些检测。我们以醋酸白染肛管后以肛门镜检查。任何异常染色部位我们也都在门诊或手术室以电切法治疗。我们提倡对高危人群进行密切监测,每 3 个月在门诊区域进行检验、直肠指检和肛门镜检查,结合手术切除、消融并活检任何可疑病灶,而不是单纯地依靠肛门涂片检查结果。最后,对所有高危患者来说最佳且最划算的筛查试验是每年肛门指检联合肛门镜检查。这是检测肛门癌极其重要的方法,一定不要忘记。黏膜下层肛门癌患者以肛门镜检查难以发现病灶,但是直肠指检可以。

(四)布舒克-勒文施泰因肿瘤:巨大肛门尖锐湿疣

巨大肛门尖锐湿疣最初由布舒克和勒文施泰因(Buschke-Löwenstein)于 1925 年定义。它与低危 HPV 血清型 6 和 11 相关,但与普通的肛门尖锐湿疣并无组织学的差异,如显著的乳头瘤病、棘皮病、增厚的表皮和核分裂能力增强。从原位或浸润性鳞状细胞癌或疣状癌中的很大一部分案例可以推测出,巨大肛门尖锐湿疣是尖锐湿疣到浸润性鳞状细胞癌这一连续过程的一部分(图 11-25)。

治疗采取距边缘 1 cm 扩大切除。进入肛管但未浸润括约肌的病灶可以局部切除,正常的近端直肠黏膜可以下拉至肛缘并缝合在肛门或肛门括约肌上,就像是直肠黏膜前翻。这可以帮助预防治疗期间肛门狭窄。可以用局部组织皮瓣或皮肤移植来修复手术损伤,患者为了卫生和加快创伤愈合需要临时转移皮瓣。经腹会阴直肠切除术曾被用于累及肛门括约肌的巨大尖锐湿疣。不适宜手术或无清晰手术切缘的巨大肛门尖锐湿疣患者可以选择化-放疗。依靠化-放疗完全治愈巨大肛门尖锐湿疣是有报道的。

(五)接触传染性软疣

接触传染性软疣是痘病毒家族的一员,引起皮

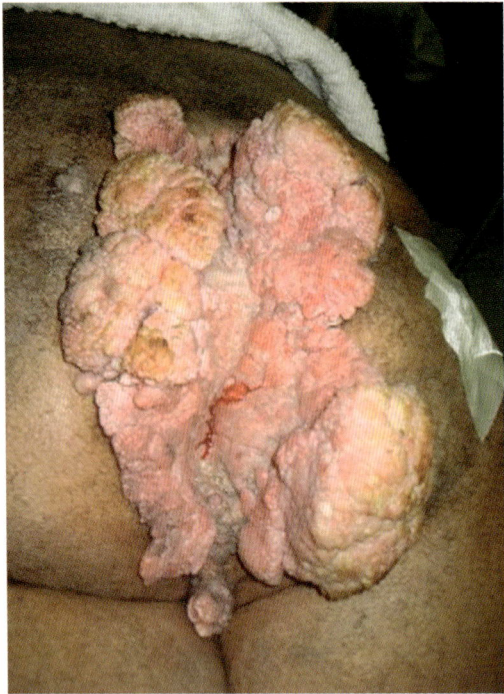

图 11-25   巨大布舒克-勒文施泰因肿瘤

（承蒙 Nipa Gandhi，MD.供图）

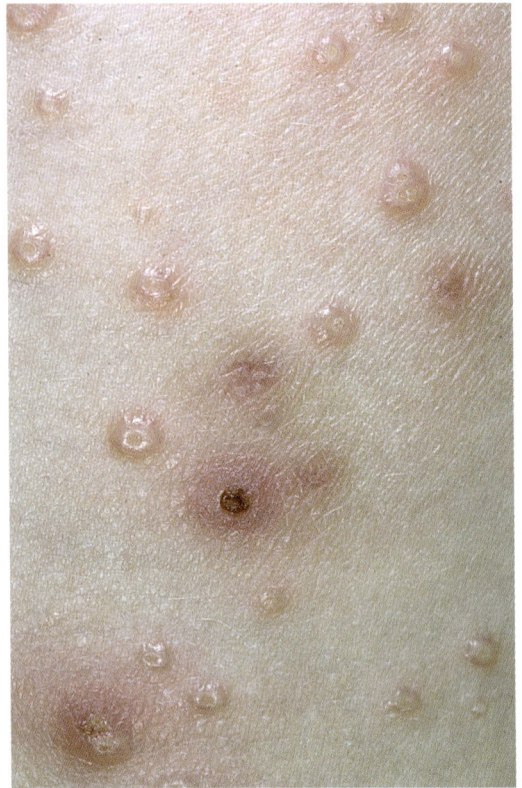

图 11-26   接触传染性软疣

（引自 Habif TP，ed：Clinical Dermatology，ed 5，2009，Philadelphia，Mosby）

肤的良性丘疹（图 11-26）。它靠直接的肢体接触传播。病毒的潜伏期为 3～6 周，然后形成分散的 2～6 mm 中央为脐状凹陷的肤色丘疹。

丘疹是无痛的，但是可能引起瘙痒感和压痛。免疫功能不全的患者，如 HIV 携带者，可以发展为极度严重的疾病并形成数百个皮肤病灶。皮肤隐球菌感染与接触传染性软疣表现相似，这可能导致 AIDS 患者诊断和治疗的延迟。尽管临床诊断无误，携带 HIV 的患者仍推荐进行活检和染色以检测软疣小体。切除活检可以找到增大的上皮细胞胞浆内的软疣小体。

免疫功能健全的患者，丘疹通常会在 2～4 周内自愈。接触传染性软疣的治疗包括刮除术根治病灶、电干燥法或冷冻疗法。外用软膏也被用来预防传播并改善外观。鬼臼毒素霜（0.5%）根治接触传染性软疣的成功率为 92%。咪喹莫特（5%）局部用制剂的治疗也很有效。但是 FDA 并未批准任何其中一种用以治疗接触传染性软疣。

四、结论

肛门直肠 STDs 在普通人群中日益增多，已成为一个主要的公共卫生问题。因此，临床医生要了解常见肛门直肠 STDs 的表现。在检查并获得培养物或活检后，肛门直肠 STDs 要接受经验性治疗以防传染给性伴侣。HPV 是肛门直肠 STDs 中最普遍的，尤其是在 MSM 中，它会增加肛门肿瘤发生的风险。HPV 高危人群应定期接受直肠指检和肛门镜检查并对肛管内可疑病灶活检，以此预防肛门癌的发生。目前来说对高危人群进行肛门涂片检查或 HRA 筛查对生存率并无影响。内科医生需要知道这些情况，并以更适当的方法治疗这些疾病（表 11-2）。

表 11-2　肛门直肠的性传播疾病特征及处理总结

疾病	病原体	特点	潜伏期	疼痛（+/-）	腺病（+/-）	治疗
淋病	革兰阴性淋球菌；成对或集团双球菌	瘙痒，里急后重，黏液脓血便，直肠炎	3d 至 2 周	（+/-）	（+/-）	头孢曲松钠 125 mg IM × 1 剂；治疗衣原体
衣原体感染	沙眼衣原体；专性胞内菌	里急后重，排便异常；轻度直肠炎	5d 至 2 周	（+）	（+）	多西环素 100 mg PO BID× 7 d
性病性淋巴肉芽肿	沙眼衣原体，血清型 L1，L2，L3	小的表浅溃疡并很快自愈	5～21d	（-）	（+） 淋巴结化脓破溃，成簇存在，男性多见，多发性"喷水壶状"瘘管	多西环素 100 mg PO BID × 21 天
梅毒	梅毒螺旋体	硬性下疳，小型基底清洁的偏心溃疡，边界光滑坚实	2～10 周	（-）	（+）坚硬有弹性的淋巴结	PCN 苄星青霉素 G 240 万 U IM × 1 剂
单纯疱疹	HSV-2，HSV-1 少见	水疱破溃形成浅溃疡，汇聚成多组红斑皮损；也可见单一皮损或裂痕	2～7d	（+）	（+）反应性增生淋巴结常见	阿昔洛韦 400mg PO TID × 7d
软性下疳	嗜血杆菌，革兰阴性	急剧的局限性或不规则溃疡，边缘不规则；无硬结，基底部灰色或黄色渗液，多发	3～10d	（+）	（+）50％病人腹股沟淋巴结肿大，男性多见，单侧腹股沟淋巴结炎	头孢曲松钠 250 mg IM × 1 剂
腹股沟肉芽肿	肉芽肿鞘杆菌	广泛进展的肉芽肿样组织，圆形边界	7～90d	（-）	（+）假性腹股沟淋巴结炎	多四环素 100 mg PO BID × 至少 3 周

BID.一天 2 次；IM.肌内注射；PO.口服；TID.一天 3 次

第三部分

结直肠恶性肿瘤

第12章

结直肠癌的筛查

著　者　Charles B. Whitlow

译校者　陈　荣(译)　赵允杉(校)

> **要点**
> ➤ 结直肠癌(CRC)的筛查范围包括超过 50 岁甚至更年轻的高危特定人群。
> ➤ 筛查有多种选择,检测腺瘤性息肉的高灵敏度检查可用于 CRC 的预防及筛查。
> ➤ 结肠镜可用于处理其他筛查试验发现的病灶。
> ➤ 深入的研究工作有助于提高筛查的质量并降低检查的误差。

在决定哪种疾病需要进行筛查以及使用何种筛查的方法时,经常要考虑到多个因素。比如筛查的疾病应是能明确增加人群发病风险的疾病或是易于在人群中鉴别的疾病,而且筛查后能有效治疗,并能改善预后。理想的筛查试验应具备高灵敏度、高特异度、简易、实惠、易接受,且对患者危害较低等特征。

结直肠癌是西方国家人群的一种常见病,是美国第三位常见的癌症(2009 年约发病 147 000 例),而且也是癌症死亡的第二大原因(2009 年约为 50 000 例),因此需要常规筛查。除检测无症状癌症患者之外,结直肠癌筛查同样具有预防意义,因为很多癌前病变(息肉)在进展为恶性肿瘤之前可以得到检测和治疗。

因此,我们将 CRC 筛查定义为对既往无结直肠肿瘤病史或无结直肠肿瘤体征和症状的患者进行的检查,从而观察该人群有无结直肠肿瘤发生,体征和症状包括缺铁性贫血、直肠出血、大便习惯改变和腹痛等。定期结肠镜检查适用于既往患有结直肠肿瘤的患者,而诊断性结肠镜检查则适用于有出血、大便习惯改变或腹痛等症状的患者,因为这些症状可能源于潜在的肿瘤。

结直肠癌的筛查试验通常分为两大类:大便检查和结构测试。大便检查包括大便隐血试验(FOBTs)、大便免疫化学试验(FITs)和大便 DNA 试验,这些试验被当成癌症检测试验是因为它们对腺瘤性息肉的敏感性很低。结构测试包括双重对比钡灌肠(DCBE)、计算机断层扫描结肠镜(CTC)、可屈性乙状结肠镜检查(FS)和光学结肠镜检查(OC)。这些试验对腺瘤性息肉具有高度敏感,因此可以作为癌症检测和预防试验。筛查指南包括列入“菜单”的可接受的项目,并讨论不同选项的优势和劣势。美国胃肠协会指南则是使用“首选”策略,对于由于各种原因无法忍受首选试验的患者换用替代性试验(表 12-1)。

表 12-1　普通风险人群结直肠癌筛查指南

推荐机构	联合指南方针*	美国胃肠病学会	美国预防服务工作组
公布年份	2008	2008	2008
筛查开始年龄	50 岁	50 岁 非裔美国人从 45 岁开始	50 岁
推荐	肿瘤和息肉的检查方法 　FS 1 次/5 年 　结肠镜 1 次/10 年 　DBE 1 次/5 年 　CTC 1 次/5 年 主要检查肿瘤 　大便隐血实验,1 次/年 　高灵敏度 FIT,1 次/年 　sDNA,间断	推荐 CRC 预防检查: 　结肠镜 1 次/10 年 备选 CRC 预防检查 　FS 1 次/5~10 年 　CTC 1 次/5 年 癌症检查(癌症预防检查被拒绝时使用) 推荐 　FIT,1 次/年 备选检查方案 　粪隐血试验,1 次/年 　sDNA,1 次/3 年	结肠镜 1 次/10 年 FS 1 次/5 年并 FOBT1 1 次/3 年 　FOBT 　(gFOBT 或 FIT) 1 次/年

CRC,结直肠癌;CTC,CT 虚拟结肠镜;DBE,气钡双重造影;FIT,粪便免疫检查;FOBT,粪便隐血试验;FS,可屈性乙状结肠镜检查;gFOBT,愈创木脂化学法粪便隐血试验;sDNA,粪便 DNA.

* 美国癌症协会、美国结直肠癌工作组,美国放射学会

一、筛查对象和年龄

无结直肠肿瘤家族史的患者建议从 50 岁开始接受结直肠癌筛查。2005 年,Agrawal 等回顾了有关非裔美国人结直肠癌筛查的文献,美国黑种人相对于白种人来说,显著的差异包括结直肠癌的发病率更高、发病年龄更小而且生存率更低,这些学者推荐美国黑种人 45 岁就开始筛查。这一建议在 2008 年被纳入美国胃肠协会结直肠癌筛查指南。

已发布的指南均未规定停止筛查的年龄。然而,美国预防工作组指南 2008 版不推荐对年龄＞85 岁的结直肠癌患者进行筛查。此外,指南也不推荐对 76－85 岁的患者进行结直肠癌筛查,但是赞成更个体化的方法。这一年龄限制受到了 Shellnut 等的质疑,他们报道了在过去 4 年内 49% 的接受手术的结直肠癌患者年龄均＞75 岁。有人提出一个计划,在比较年龄和基础疾病的基础上,结合个体的预期寿命与筛查的预期好处,共同确定筛查的时间,这一方面需进一步完善。确定停止结直肠癌筛查的具体年龄需讨论的因素包括:①以年龄分组,观察结直肠癌发病率和生存率;②对个体生存期预测的准确性的提高;③预防医疗经济成本上升

带来的社会承担能力问题。目前,合理的方式是在个体化基础上对＞75 岁的患者进行结直肠癌筛查。最低限度,预期筛查完成后这些患者要具有能够接受结直肠切除术的身体状态。

二、大便检查

(一)便血试验

检测便血有两类试验,市场上都有对其敏感性和特异性的指标,并且有助于决定使用哪种试验。由于这些试验对腺瘤检测的低敏感性,它们在癌症检测方面比癌症预防更有用。

第一类是基于愈创木脂的大便隐血试验(gFOBTs),这是最早使用且最好的便血试验。前瞻性随机试验显示 gFOBT 筛查可以降低结直肠癌的病死率。这些试验检测血红素过氧化物酶活性,对结肠的血液和人血红素并不特异。饮食控制对试验的准确性很重要,试验前 2d,患者就应该禁止摄取牛羊肉、鲑鱼、沙丁鱼、山葵、红萝卜、维生素 C、阿司匹林或非甾体类抗炎药物。试验还需要多重抽样(为 3 份),要在排便之后收集。直肠指检时获得的单一粪便样本不能用来做 gFOBT 筛查,因为精确度不能得到肯定。尽管这些试验的敏感性

和特异性各不相同,但是各试验中隐血 SENSA Ⅱ 试验比隐血Ⅱ试验敏感性高而特异性低。检查每年都要做,任何阳性结果都需要进一步的结肠镜检查(图 12-1)。

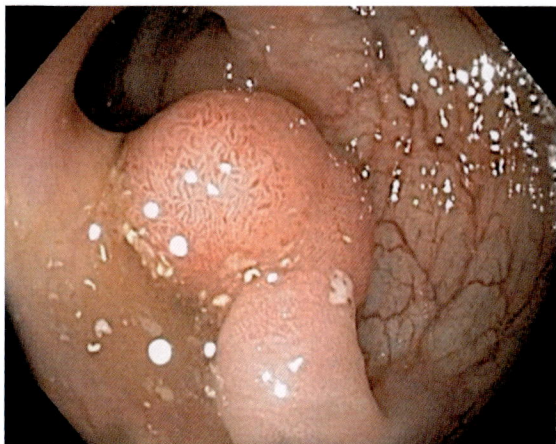

图 12-1 阳性愈创木脂粪便隐血试验后结肠镜检查发现的带蒂息肉

第二类便血试验就是大便免疫化学试验(FITs),是检测人血红蛋白的抗体。FITs 没有饮食限制,而且只需要两份大便样本,FIT 的敏感性和特异性在之前提到的两种 gFOBTs 之间,定量技术有助于决定血红蛋白检测的最优阈值。

(二)粪便 DNA

另一类粪便试验就是粪便 DNA(sDNA)检测。这一试验依赖于检测肿瘤脱落细胞的变异 DNA,由于所有的结直肠肿瘤都未发现单一基因缺陷,所以需要用标志物芯片,已经研究的标志物包括 BAT-26、甲基化波形蛋白以及多重位点突变的 K-ras、APC 和 p53。不需要肠道准备和饮食限制,收集 30 g 样本,冷冻后送试验中心即可。

Ahkquist 等报道新一代 sDNA 试验较隐血Ⅱ试验在检测结肠肿瘤方面并无优势。二代试验并未广泛应用于人群筛查,但是 Ahkquist 等报道二代试验牺牲了特异性而提高了敏感性。这一类试验仍在进步,但是目前食品和药物管理局并未批准商用。合适的 sDNA 的筛查时间间隔也未确定。便血试验阳性结果提示患者需要接受结肠镜检查。

三、结构测试

(一)钡灌肠

双重对比钡灌肠(DCBE 或气体对比)是灌注不透射线的钡剂以覆盖结肠黏膜表面后充气,可以用来检测黏膜肿物、狭窄、憩室和一些黏膜细节。需要进行肠道准备,而且整个过程患者不用服镇静剂,在荧光镜引导下进行对比,并获得静态图像。

尽管 DCBE 被纳入大部分的结直肠癌筛查指南,但是并无随机试验证实 DCBE 给结直肠癌筛查带来的好处,关于 DCBE 检测息肉敏感性的数据也很稀少。Winawer 等报道,与结肠镜相比,DCBE 诊断>7 mm 的息肉的敏感度为 73%,DCBE 穿孔概率低,但是会导致患者不适。它是完整的结肠结构检查,任何可疑的肿瘤均提示需要结肠镜检查,尤其是假阴性较高的解剖部位如直肠、直乙交界和盲肠(图 12-2)。

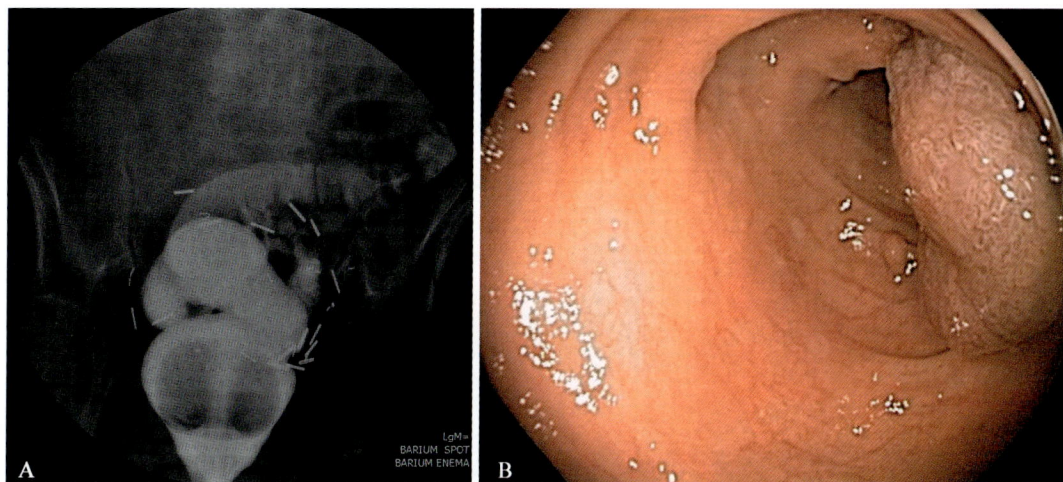

图 12-2 A. 钡灌肠展示正常直肠;B. 同一患者结肠镜检查发现直乙交界处的大息肉

近年来因为结肠镜和 CTC 的广泛使用,DCBE 的使用在不断减少,指南建议如果将 DCBE 用来筛查,应该每 5 年做一次。图 12-3 至图 12-5 展示了钡灌肠中的异常发现。

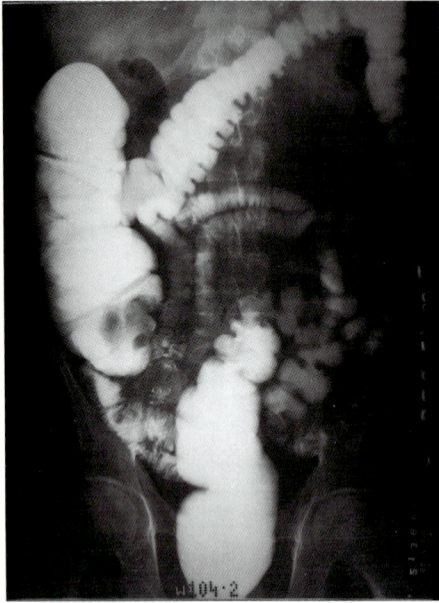

图 12-3　钡灌肠示大的盲肠息肉

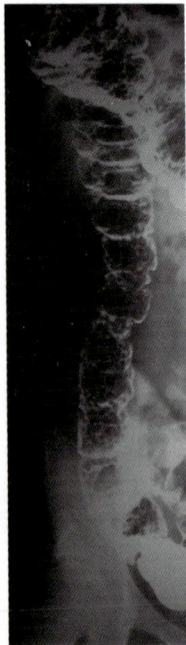

图 12-4　钡灌肠示范家族性腺瘤息肉病

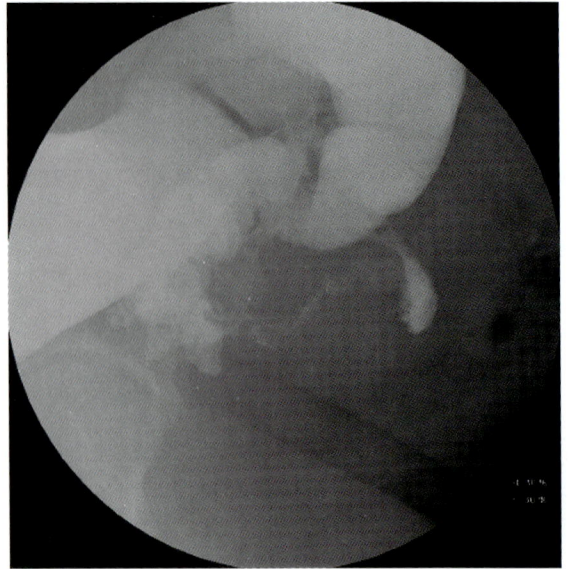

图 12-5　钡灌肠示憩室狭窄

(二)计算机断层扫描结肠镜

Vining 等在 1994 年首次提出使用 CT 来评估结直肠肿瘤,之后,大量的文章试图证明这一技术的作用。多层螺旋 CT 技术减少了图像收集时间并使扫描层次更薄,软件的升级使处理 2D 和 3D 图像的时间都<10min。

与 OC 一样,检查前患者仍需进行肠道准备。不同的准备(与 OC 相似)均被研究,没有一项比其他的更有优越性。由于残余液体会干扰息肉的检测,大容量准备如聚乙烯乙二醇准备的副作用较小。液体和粪便的对照被试图用来克服由肠道内残余粪便和液体造成的图像问题,但是结果混合了液体标记的作用,因此未能确定其为普遍接受的技术。

充足准确的息肉检查需要结肠扩张,空气或二氧化碳要通过钡灌肠相似的直肠导管手动或自动吹气机吹入肠道,肠道扩张是患者在 CTC 过程中不适的主要原因。腹部造影前 X 线片可用来验证是否充分扩张,为使全结肠扩张可能需要患者改变体位。

几个大型前瞻性试验比较了 OC 和 CTC 在人群筛查方面的差异。Kim 等对比了在同一地理区域接受 CTC 和 OC 的患者,二者都超过了 3100 例。他们在两种检查中找到数量相近的腺瘤、晚期腺瘤和晚期肿瘤。CTC 组检测到的癌例数更多(14 vs 4;$P=0.02$)。

Johnson 等研究了 2600 位先接受 CTC 后接受

OC 的无症状患者,他们报道>1cm 的腺瘤和癌的敏感性为 90%。>6 mm 的腺瘤的敏感性是 78%。Meta 分析 33 个研究总共 6393 位接受 CTC 的患者的结果表明<6mm、6～9mm 和>9 mm 的息肉的敏感性分别为 48%、70% 和 85%,另外三个 Meta 分析也得出类似的结果。这些数据表明 CTC 检测>1 cm 的腺瘤和浸润性结肠癌与结肠镜相似。对于<1 cm 的息肉,结肠镜检查明显占优,这一点接下来还会讨论。

　　CTC 的并发症很罕见。肠道准备的并发症有恶心、呕吐、脱水和电解质紊乱。CTC 造成穿孔已经很少有报道了,大部分见于有症状的患者。Khan 和 Moran 复习了一些文献后发现 24 365 例 CTC 中只有 9 例发生穿孔(0.036%),因此,他们推荐急性感染性或炎性结肠炎患者不要接受 CTC。另一个潜在性损伤是射线辐射。尽管与 CTC 相关的风险仍不确定,Brenner 和 Georgsson 估计对于 50 岁男性来说成对 CTC 扫描(大多数都要做俯卧和仰卧位的检查)带来的总的额外终身癌症风险(各种类型)是 0.15%。

　　对于大的可疑病灶和>1 cm 的息肉有个共识,要在 OC 下切除。6～9 mm 息肉患者有不良特征(浸润性癌、高级别增生)的风险较低,但是,这些病灶的长期行为并不为完全了解。图 12-6 至图 12-9 展示了筛查性 CTC 检测到的息肉。美国癌症

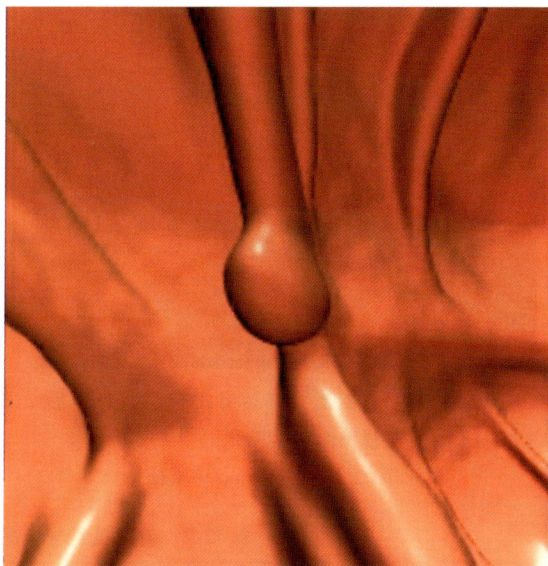

图 12-7　3D 计算机断层扫描结肠镜检查成像示息肉
(承蒙 Dr.Perry Pickhardt.供图)

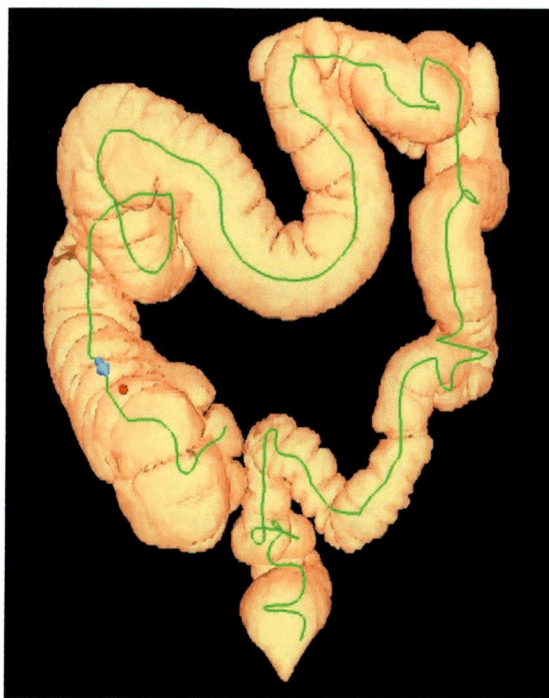

图 12-8　计算机断层扫描结肠镜检查定位息肉
(承蒙 Dr.Perry Pickhardt.供图)

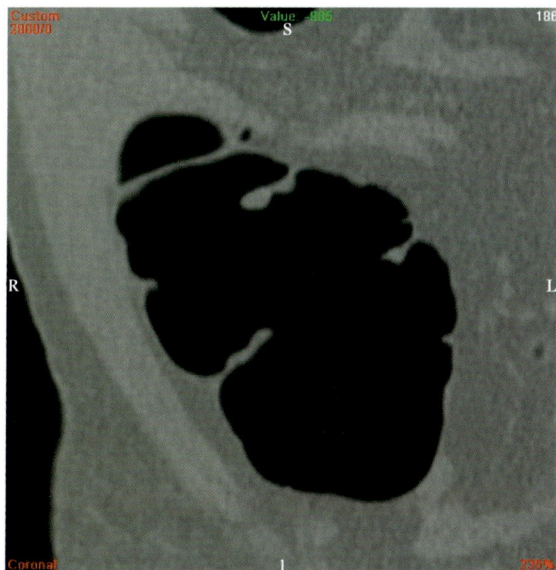

图 12-6　2D 计算机断层扫描结肠镜检查成像示息肉
(承蒙 Vr.Perry Pickhardt 供图)

协会、美国多社会结直肠癌工作组和美国放射学会的联合指南(以后称为联合指南)目前建议息肉大小在这一范围内的患者应被予以治疗性 OC。其他人根据得到的短期(3 年)数据,基于 CTC 对这一大

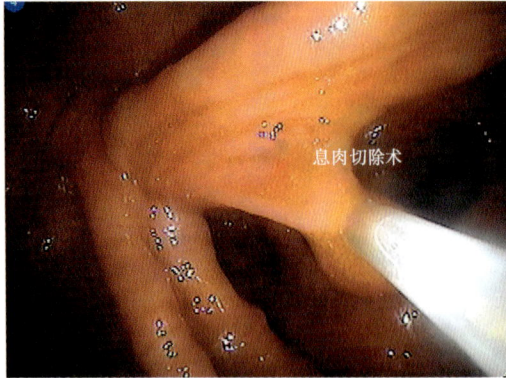

图 12-9　计算机断层扫描结肠镜检测到息肉后
结肠镜下息肉切除术
（承蒙 Dr.Pery Pickhardt 供图）

小的息肉的敏感性和进展为浸润性恶性肿瘤的低风险而推荐定期 CTC。美国虚拟结肠镜放射学工作小组协会发布了他们关于报告和管理 CTC 发现的病灶（C-RADS）的指南，见表 12-2。除了结直肠病理之外，CTC 还检测其他的腹腔内脏器的病理。结肠外异常发现的概率波动于 15%～69%。但是，需要额外评估或治疗的有意义的发现的概率是 4.5%～16%。C-RADS 分类体制根据其意义对结肠外的发现分层（表 12-2）。Kim 等报道发现结肠外癌症概率为 0.3%，3120 例 CDC 中 241 例（7.7%）的异常发现提示需要进一步的调查或治疗。

表 12-2　美国放射学会虚拟结肠镜检查肠内外疾病的分类

C0	学习准备不充分/需要与之前的图像比对 -准备不充分：因为粪、水存在，不能排除≥10mm 息肉 -充气不足：≥1 个结肠段塌陷或者视野需要与先前的结肠比对
C1	正常结肠或良性损害；继续常规检查* -未见结肠异常 -没有 ≥6mm 的息肉 -脂肪瘤，憩室 -无肿瘤发现
C2	中间息肉或不确定的发现；推荐 CT 结肠成像术或结肠镜检查检测肿瘤† -中间息肉 6～9mm，＜3 个 -不能排除＞6mm 息肉在技术足够的条件下
C3	息肉，可疑腺瘤：推荐结肠镜检查随访 -息肉≥10mm -≥3 个息肉，每个 6～9mm
C4	结肠肿块，可能恶性：推荐外科检查 -病变占据肠腔，病变向肠外侵袭
E0	局限性检查 -技术原因，肠外软组织评估非常局限
E1	常规检查或解剖变异 -无结肠外异常 -结肠外异常：例如，主动脉后的左肾静脉
E2	临床上不重要的发现 -未发现异常 例如：肝或肾脏囊肿、非胆囊炎性胆结石，脊椎血管瘤
E3	可能不重要发现，特征不显著 -可能指示异常 例如：肾-小复合物 或者单一囊肿
E4	潜在重要的发现 -依据现行的指南与相关的医生交流 例如：肾脏实性包块，淋巴结病，动脉瘤，肺实质非均匀钙化结节≥1cm

C，结肠表现；E，结肠外表现

* 每 5～10 年

† 3 年内的随访检查

引自 Zalis ME，Barish MA，Choi JR，et al：CT colonography reporting and data system：a consensus proposal. Radiology 236：3，2005

CTC 在结直肠筛查中的作用在不同的指南中不同(表 12-2)。医疗保险和医疗补助服务中心目前仍未将 CTC 用以筛查,而且商业保险公司覆盖范围大不一样。随着技术的提升以及广泛的使用,CTC 会成为一个公认的可替代 OC 的筛查手段。

(三)可屈性乙状结肠镜检查

可屈性乙状结肠镜检查(FS)是一种检查直肠和乙状结肠的内镜手段。传统的乙状结肠镜设计上与结肠镜相似,但是只有 60cm 长而且视野狭窄。接受 FS 的患者需要灌肠准备,而且通常在检查室无镇静下进行。病例对照研究显示接受 FS 筛查的患者结直肠癌病死率下降了 60%～80%。几个研究 FS 在结直肠癌筛查中诊断功效的前瞻性随机试验还在进行中。

FS 的缺点包括患者腹部不适感、穿孔的风险和结肠显影不全。与 CTC、DCBE 和结肠镜一样,检查的效果与检查质量相关,检查的质量指标包括内镜培训、进镜距肛缘 40 cm 检查的比例和腺瘤检测比率。如果 FS 发现了腺瘤性息肉(或息肉未活检),患者需要接受结肠镜检查以行息肉切除术并排除邻近的息肉。若未发现息肉,检查也要每 5～10 年重复一次,每年做或不做便血试验(表12-1)。

(四)结肠镜检查

结肠镜检查考虑到了全结肠黏膜的检查、大部分息肉的切除和其他异常情况的活检。患者在检查的前一天和(或)当天早上接受肠道准备,检查过程中患者会被镇静(传统的),恢复清醒后被送回家。

现有数据表明筛查性结肠镜检查和息肉切除降低了结直肠癌的病死率,这些数据中的一部分来源于对比 FS 或 FOBT 筛查好处的研究,这些研究中结直肠癌病死率下降要归功于结肠镜下息肉切除术带来的癌症预防作用。国家息肉学习组发现,与对照组人群相比结肠镜检查可以降低 76%～90% 的结直肠癌发病率。

结肠镜检查的主要风险包括息肉切除术后出血,结肠穿孔和心肺功能障碍。接受息肉切除术的患者术后出血的概率为 1%～2.5%,可能检查后立即出现,也可能延迟 2 周后出现。尽管大多数息肉切除部位会自发的停止出血,必要时还是需要输血、结肠镜下止血、血管造影或手术。结肠穿孔在治疗性结肠镜检查出现的概率为 0.07%～2.1%,在非治疗性结肠镜检查的概率为 0.03%～0.65%。穿孔可能由结肠镜直接损伤、充气致气压伤或息肉切除术导致。高度选择病例可行非手术治疗,有腹部局部压痛而无全身中毒体征的患者需要留观。他们的治疗与急性憩室炎患者相似,肠道休息、预防性使用抗生素和连续的腹部检查以监测感染的发展。

结肠穿孔的手术治疗包括一期修补、切除和有或没有近端造口的一期吻合,或切除术加结肠造口。与镇静相关的心肺并发症很罕见,而且可以通过标准的监视血压、脉搏和血氧来适当的检测和减少其发生。肠道准备的不良反应包括脱水、电解质紊乱、恶心、呕吐和急性痔脱出或血栓形成。

尽管作为息肉检测的金标准,结肠镜检查仍不完美。几个前瞻性随机试验中开展同一天先后行结肠镜检查。Rex 等发现≤5mm、6～9mm 和≥10 mm 的息肉的缺失概率分别为 27%、13% 和 6%,浸润性癌无遗漏,与之相比的是 CTC 对≥10 mm 息肉的腺瘤缺失概率为 12%。

为提高结肠镜检查的质量和准确性需要检查许多因素。可能会影响腺瘤检测率的因素包括准备质量、停药时间、广角结肠镜、显示器类型、色素内镜检查、窄谱成像,以及使用穿过结肠镜的逆行镜以回顾难以看到的皱襞。图 12-10 演示了结肠镜检查检测结肠癌。图 12-11 至图 12-24 演示了结肠镜下看到的一些正常解剖和异常发现。

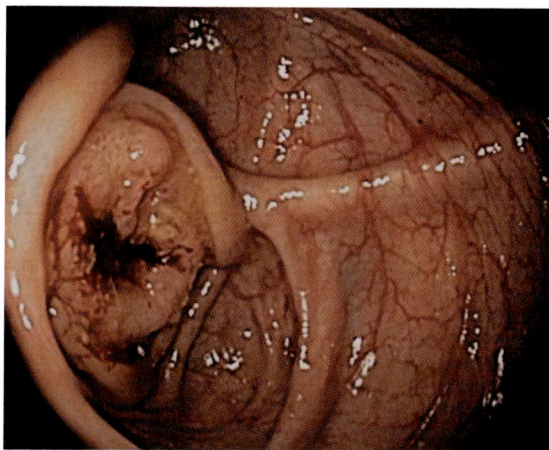

图 12-10　筛查性结肠镜检查检测结肠癌

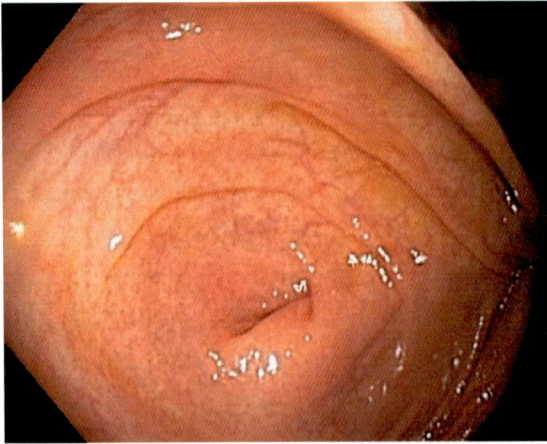

图 12-11 正常阑尾开口

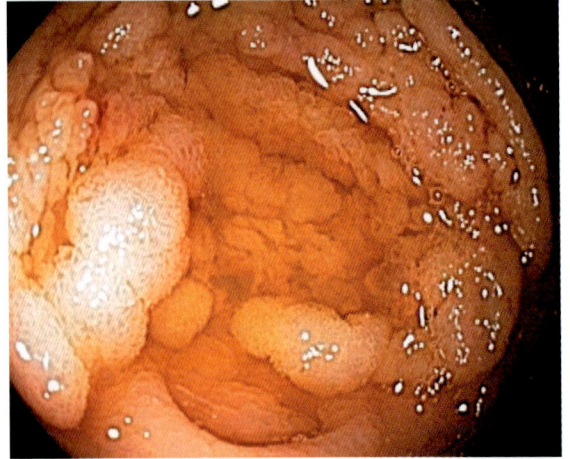

图 12-14 邻近阑尾开口的盲肠绒毛状腺瘤

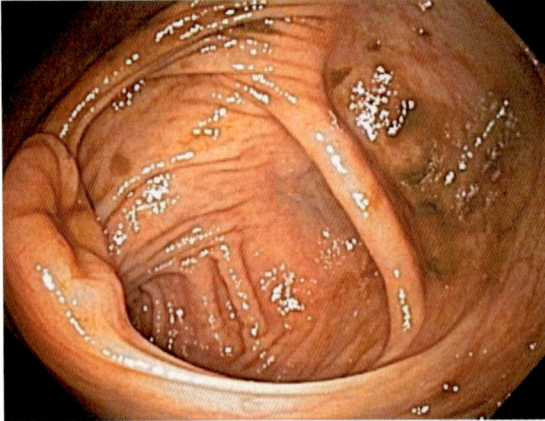

图 12-12 正常盲肠及左侧回盲瓣

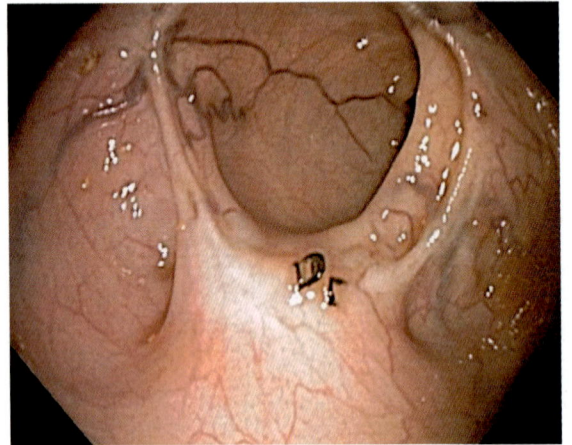

图 12-15 结直肠吻合

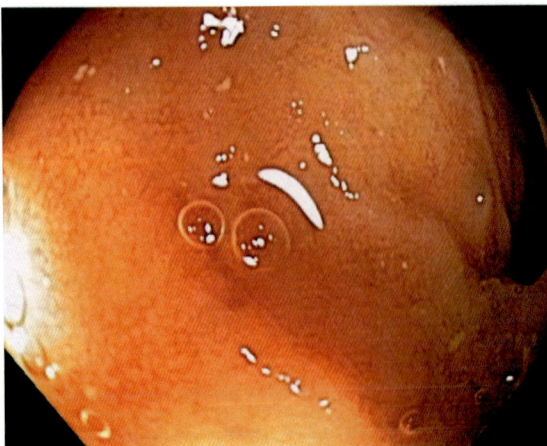

图 12-13 正常末端回肠

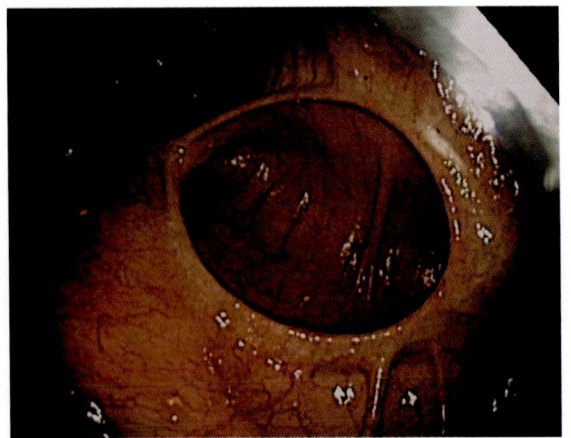

图 12-16 回结肠吻合

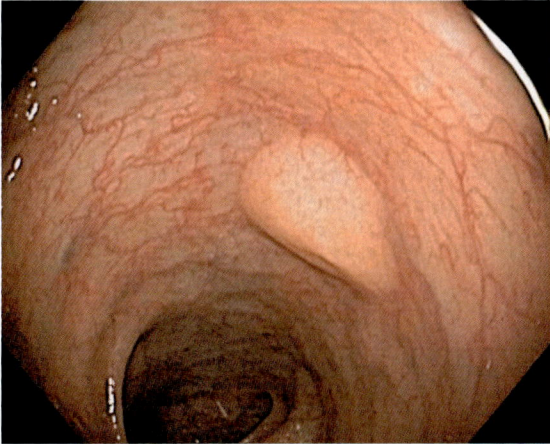

图 12-17　结肠脂肪瘤

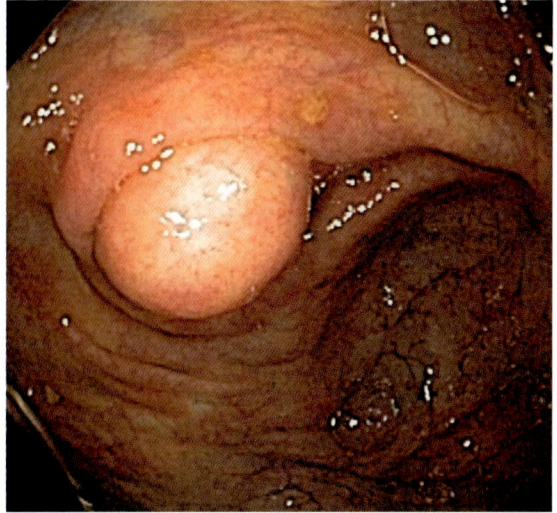

图 12-18　结肠脂肪瘤的"枕头征"

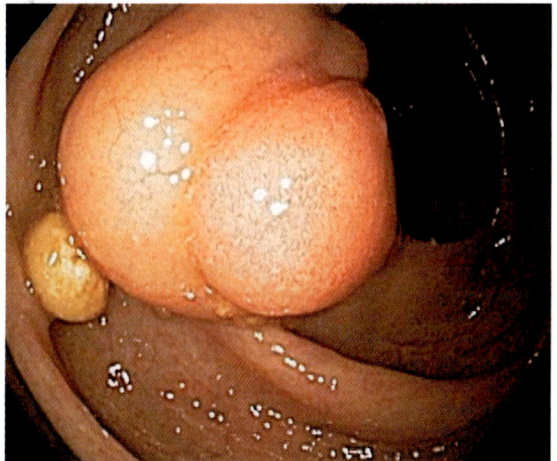

图 12-19　结肠黑色素病

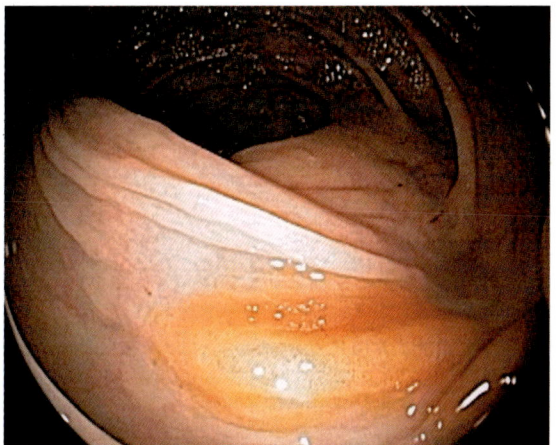

图 12-20　阑尾黏液囊肿

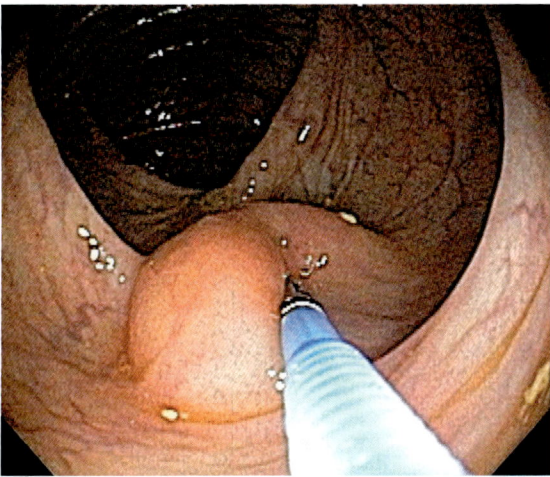

图 12-21　回盲瓣脱垂

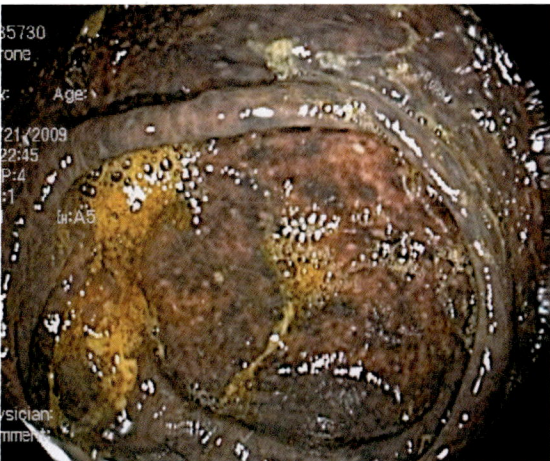

图 12-22　升结肠增生性息肉

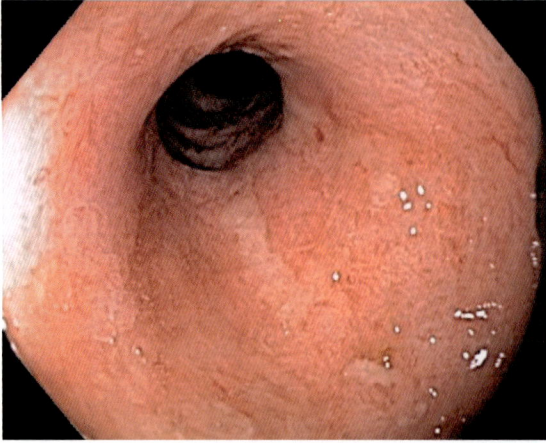

图 12-23　轻微结肠炎

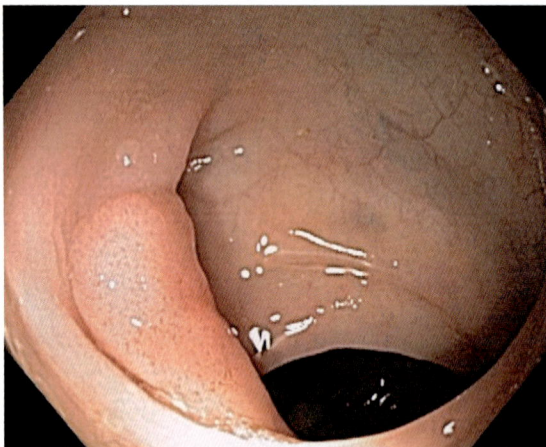

图 12-24　无柄腺瘤

四、筛查的障碍

国家卫生统计中心的数据表明,自 2008 年起,50－75 岁的人群中只有不到 60％的人接受了任一类型的结直肠癌筛查。许多因素与筛查率相关,包括保险范围和费用、患者教育、检验或检验结果带来的焦虑或尴尬,以及基层医疗的医生建议检验无效。教育患者和医师提示对结直肠癌筛查策略的认识可以不断提升适龄人的参与程度。

(一)高危患者

某些人群被认为是结直肠癌风险增加的人群,相比于普通患者这些患者要在更年轻时接受筛查或筛查间隔更短。表 12-3 描述了联合指南提出的风险增加人群和筛查意见。这些意见与美国胃肠病学协会或其他组织的不同。

(二)定期复查

表 12-4 展示了息肉和癌症患者的定期复查间隔。

表 12-3　结直肠癌高风险患者的筛查建议

危险因素	开始筛查年龄	推荐检查	检查间隔
家族史:结直肠癌或腺瘤,第一代亲属,＜60 岁 或 2 个或 2 个以上的一代亲属,任何年龄	40 岁或早于前一代家属发生肿瘤年龄 10 岁开始	结肠镜检查	每 5 年一次
家族史:结直肠癌或腺瘤,第一代亲属,≥60 岁 或 2 个二代亲属患结肠癌	40 岁	结肠镜检查	与一般风险患者相同
FAP(已明确或高风险)	10～12 岁	可屈乙状结肠镜检查;基因检查	每年检查一次直至有结肠切除指征
HNPCC(基因或临床诊断或高风险)	20～25 岁或早于家族中最年轻发病年龄 10 岁	结肠镜检查基因筛查	每 1～2 年
炎性肠病:慢性溃疡性结肠炎或 Crohn 病	右侧结肠发病 8 年以上或左侧结肠发病 12 年以上	结肠镜检查并活检	每 1～2 年

HNPCC,遗传性非息肉性结肠癌;FAP,家族性腺瘤性息肉病

引自 Levin B,Lieberman D,McFarland B,et al: Screening and surveillance for the early detection of colorectal cancer and adenomatous polyps,2008: a joint guideline from the American Cancer Society,the US Multi-Society Task Force on Colorectal Cancer,and the American College of Radiology. Gastroenterol 134:1570,2008

表 12-4　息肉或结直肠癌患者随访建议

危险因素分类	推荐检查	检查间隔
结肠镜检查发现息肉		
小的直肠增生性息肉	结肠镜检查或采用一般风险患者的随访检查方法	与一般风险患者相同—取决于检查方法
1 个或 2 个小的管状腺瘤；低级别异型增生	结肠镜检查	5～10 年；内镜医师决定
3～10 个小腺瘤或 1 个腺瘤＞10mm 或任何绒毛状腺瘤或高级别异型增生	结肠镜检查	3 年
一次检查发现＞10 腺瘤	结肠镜检查	＜3 年
无蒂腺瘤部分切除	结肠镜检查	在 2～6 个月内确保完整切除
结直肠癌患者		
结肠癌患者术前需要认真肠道准备将全结肠清理干净	结肠镜检查	如果术前肠道准备不充分,术中需行结肠镜检查或在切除后 3～6 个月进行结肠镜检查
根治性切除患者	结肠镜检查	1 年,如果正常,之后每 3 年检查 1 次。直肠癌患者在术后 2～3 年内,每 3～6 个月检查吻合口情况

引自 Levin B,Lieberman D,McFarland B,et al: Screening and surveillance for the early detection of colorectal cancer and adenomatous polyps,2008: a joint guideline from the American Cancer Society,the US Multi-Society Task Force on Colorectal Cancer,and the American College of Radiology. Gastroenterol 134:1570,2008

（三）费用

1995 年,美国国会和技术评估局发布了对 FOBT、DCBE 或结肠镜进行结直肠癌筛查的成本-效益评估,每人每年投入的底线按 40 000 美元计算,这些试验任意一项筛查都很划算,而且是"一笔相当好的社会投资。"预估的费用-效果比为 15 000～25 000 美元,与之形成对比的是乳腺癌的筛查,可能高达 47 900 美元。

第 13 章

息 肉

著　者　Dhruvil P. Gandhi · Michael J. Stamos
译校者　陈　荣(译)　吴晓松(校)

要点

> ➤ 大部分结直肠癌是起源于无蒂或有蒂的息肉。
> ➤ 大部分息肉为管状或绒毛状腺瘤。
> ➤ 最近锯齿状息肉被认定为具有恶性变潜能,尤其是发生于右半结肠。
> ➤ 即使是完全良性的增生性息肉,也有恶变的潜能。
> ➤ 结肠镜检查仍然是息肉检查和切除的金标准,但并不是绝对无误的。
> ➤ 大部分息肉是无症状的,是在筛查或诊断性评估时偶然发现的。
> ➤ 特定的恶性息肉可以在内镜下治疗,但是其他的则要接受肿瘤学切除治疗。
> ➤ 遗传性非息肉性结肠癌(HNPCC)并不意味着没有息肉而是没有息肉病。

息肉(图 13-1)是肉眼可见的突出于上皮表面的病灶或包块。腺瘤是最常见的赘生性结直肠息肉,是结直肠癌的癌前病变,而结直肠癌是造成美国和全球的一个主要死因的疾病。腺瘤性息肉的风险因素包括家族史和遗传因素、年龄、性别、吸烟和肥胖。另外,种族或人种最近被认为是一个重要因素。年龄是公认的腺瘤性息肉最重要的风险因素,这也为目前的筛查指南提供了依据。

结直肠息肉的发病率在男性较高,而且发病更趋向于年轻化。男性不但更容易患结直肠肿瘤,晚期病变的概率更是女性的 2 倍。尽管如此,男性和女性的结直肠癌的发病率仍接近一致。

吸烟会导致肺和其他间接接触烟雾的器官的恶性肿瘤。吸烟较多者发生结直肠腺瘤性息肉的风险是不吸烟者的 2～3 倍,研究还发现肥胖也可增加结直肠肿瘤的发病风险,这些患者不仅病变较多,而且确诊时这些病灶大多处于较晚期。体重指数和吸烟一样,是可以通过自身努力降低或改善的。

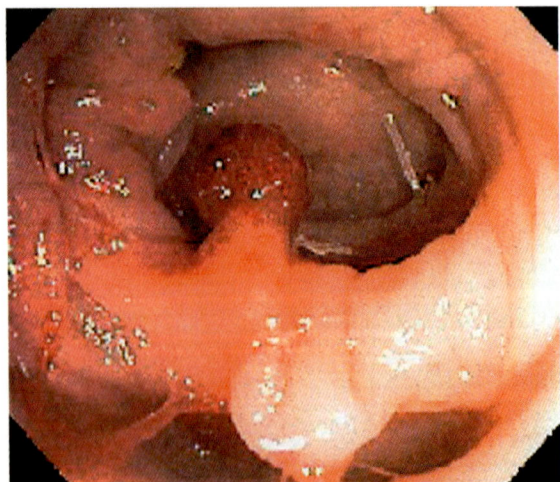

图 13-1　结肠镜检查时发现的息肉

结直肠息肉和癌的筛查率在少数民族中相当低。在 2007 年一项医疗保险受益者的调查中,Ananthakrishnan 等发现非白种人筛查结直肠癌的比例大约只有白种人的 1/2。尤其是黑种人,被认定为高危群体,与其他人种相比,他们发生近端大肠病变、多发性息肉和复发性息肉的概率更高。与白种人相比,西班牙裔、亚裔和非裔明显有更多＜50 岁的人被诊断为结肠癌。基于这些数据,有人建议非裔美国人从 45 岁开始筛查,但是并无充足的证据说明为个人量身定做的筛查方法会改变结果。

一、息肉的检测和治疗

一般来说,息肉发现后,切除的目的在于:①明确其组织学结构并排除恶性肿瘤的可能;②预防发展为恶性肿瘤;③降低随后异时性息肉或癌症的风险;④辅助制定下一步治疗决策。

(一)结肠镜检查

结肠镜检查是息肉治疗和息肉切除术后监测的首选方法,是唯一可以让医生直接观察整个结肠黏膜并能够取活检以明确组织学诊断的筛查方法。结肠镜检查也考虑到了息肉切除术这一确定性治疗(图 13-2)。目前,全结肠镜检查是监测的金标准,因为其他方法需要结肠镜检查验证,鉴定可疑病灶时可能需要结肠镜干预治疗。

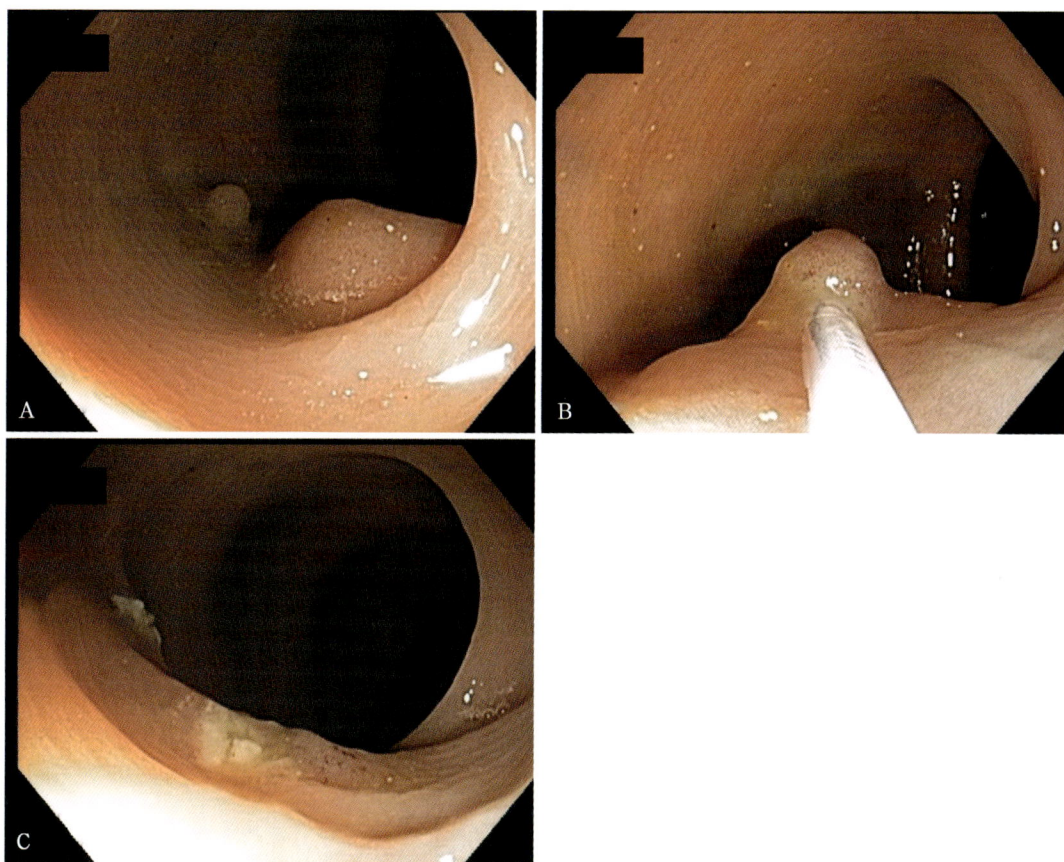

图 13-2　A. 结肠息肉;B. 基底部被套扎的结肠息肉;C. 套圈息肉切除术后结肠表面

如之前提到的,结肠镜检查可同时完成观察和干预治疗,一般是在门诊进行。缺点包括需要全肠道准备、有创性(包括潜在的并发症),而且考虑到镇静状态的恢复,在检查结束后需要陪同。尽管结肠镜检查广泛使用并取得很大的成功,它仍然有一定风险,穿孔尽管罕见,发生率仍随年龄和憩室疾病而增加。当对一个体积较大的或有粗大蒂的息肉行息肉切除术,可能会有出血的风险。

但是结肠镜检查也有一定的局限性。在 1997 年,Rex 等进行了一个随机对照试验,他们对 183 位患者在同一天进行了两次结肠镜检查。他们发现总的腺瘤漏诊率为 24％,直径＜6 mm 的息肉的漏诊率为 27％,尽管大腺瘤(≥1 cm)的漏诊率仅为 6％。

(二)高倍色素内镜检查

尽管结肠镜检查是息肉检测和息肉切除术后

监测的首选方法,新的技术仍不断出现,其中之一就是高倍色素内镜检查。在传统视频结肠镜观察后,冲洗可疑部位,喷雾状染料染色后用放大150倍的内镜视野检查。这一技术可通过强化黏膜结构微小变化来提升扁平或微小结直肠病变的检测,其在监测中的效用有待验证,因此目前并未常规应用。

(三)窄带成像

窄带成像(图13-3)是一种高分辨率的内镜技术,无需染色即可强化黏膜表面的微小结构。窄带滤波器被放置于传统的白光源之前,通过两个特定的窄带宽度——415nm(蓝色)和540nm(绿色)照亮结肠黏膜,这会在黏膜血管模型之间形成较大的对比,富含血红蛋白的结构会吸收光而显得较暗,与周围反光的黏膜形成对照。在窄带成像下,肿瘤病灶在低倍视野下呈现为一个棕色斑点,但是在高倍视野下,可以看到独特的表面凹陷的血管模型。现在窄带成像已"内置"于更新的结肠镜,大大节省了标准色素内镜检查的时间和工作。

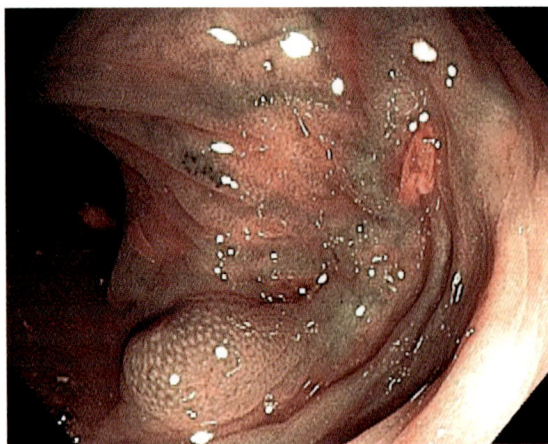

图13-3   结肠息肉窄带成像。注意脉管系统比周围黏膜暗因为高血红蛋白含量吸收光线

(四)计算机断层成像结肠镜

计算机断层成像(CT)(或磁共振)结肠镜检查,也可以说是虚拟结肠镜检查,是一种较新的观察结肠的形式,但是它在检测和早期监测中的地位仍有待确定。多层CT成像需要扫描层厚为1~2mm,图像通过软件强化,软件可以将整个结肠呈2D或3D展示,以鉴定任何息肉状病变(图13-4)。尽管该过程并无结肠镜检查的侵袭性而且只需要10min,虚拟结肠镜检查仍然需要肠道准备以及通过一个小的直肠导管使结肠充气(通常令人不适),还需要口服造影剂以作为残余粪便和液体的放射标记,阳性或可疑的试验仍要需要结肠镜检查以确认和治疗。

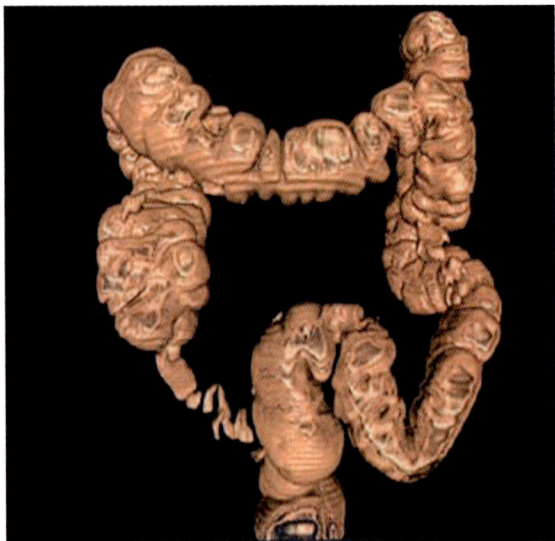

图13-4   虚拟结肠镜检查

(五)钡灌肠

尽管钡灌肠仍被列为息肉检测和息肉切除术后监测的方法之一,但是它的作用很局限,在2006年它被美国结直肠癌多协会工作小组和美国癌症协会从目前的指南中移出。它需要全肠道准备,而且对于小的息肉或扁平的腺瘤不如结肠镜检查那么敏感。钡灌肠的主要作用是在结肠镜检查因技术原因而无法完成时检查剩余的结肠,在许多地方CT结肠镜检查已取代了这一角色。钡灌肠的主要局限性包括对小息肉或扁平腺瘤的低敏感性和无法对可疑病灶进行活检。

二、息肉的类型

(一)腺瘤

1. 临床表现   腺瘤是上皮的良性肿瘤,但按照定义,它们是异常增生且是潜在的癌前病变,腺瘤引起大部分结直肠腺癌,而且可以通过早期切除腺瘤以降低癌症发病率。

大的腺瘤偶尔会引起出血或继发性贫血,但是大多数腺瘤无临床症状,大部分腺瘤是筛查或评估与腺瘤无关症状时发现的。尽管有多种方法用来检测息肉,结肠镜检查是最准确的。

2. **病理**　小腺瘤通常是无蒂的,表现为黏膜背景下点状红斑。随它们长大,一部分会变成有蒂腺瘤,部分为无蒂的。图 13-5 展示了结肠和直肠各处息肉的分布。基于绒毛所占比例,腺瘤分为 3 个主要组织学亚型——管状、绒毛状和管状绒毛状。管状腺瘤的绒毛占 0～25％,管状绒毛状腺瘤的绒毛占 25％～75％,绒毛状腺瘤的绒毛占75％～100％。根据美国息肉研究组的说法,管状腺瘤远比绒毛状(图 13-6)和管状绒毛状腺瘤常见。

严重发育异常的重度异型增生的腺瘤通常被称为原位癌或黏膜内癌,但要记住的是这些病变若是完全切除的话则没有转移的潜质。结肠和直肠的淋巴系统邻近黏膜肌层,但是只有浸润黏膜下层的病变才有转移的潜质。癌浸润黏膜下层受息肉的大小和组织学影响,体积更大、绒毛状成分更多的息肉更可能具有侵袭性。

3. **治疗**　腺瘤一旦发现,则患者最好接受一次直至盲肠的全结肠镜检查,因为任意部位的腺瘤通常有很大的概率伴有同步的肿瘤(23％)。大多数大的(10 mm 以上)结直肠息肉需要以内镜下套圈息肉切除术治疗(图 13-7),而小的息肉一般通过热活检或多点冷活检切除。黏膜下层生理盐水(含或不含肾上腺素)的注射可以用来增加黏膜和固有肌层之间的距离。这一技术增加了内镜下行息肉切除术的安全性,尤其是对大的固定的息肉进行操作时。

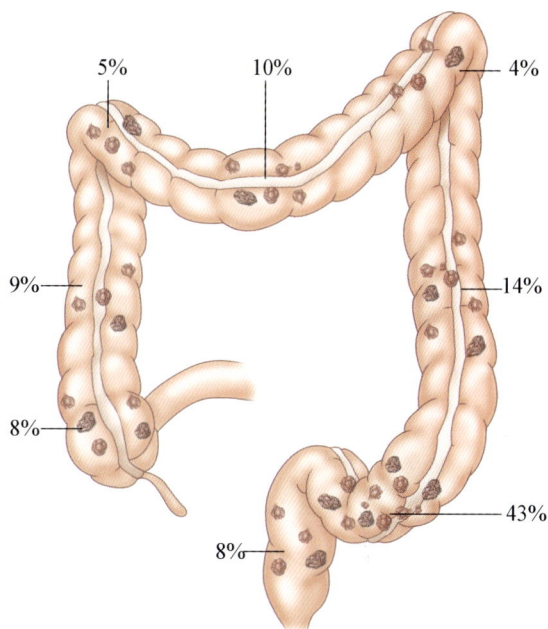

图 13-5　结肠息肉的分布

（引自 Grahn SW,Varma MG：Factors that increase risk of colon polyps. Clin Colon Rectal Surg 21：247,2008）

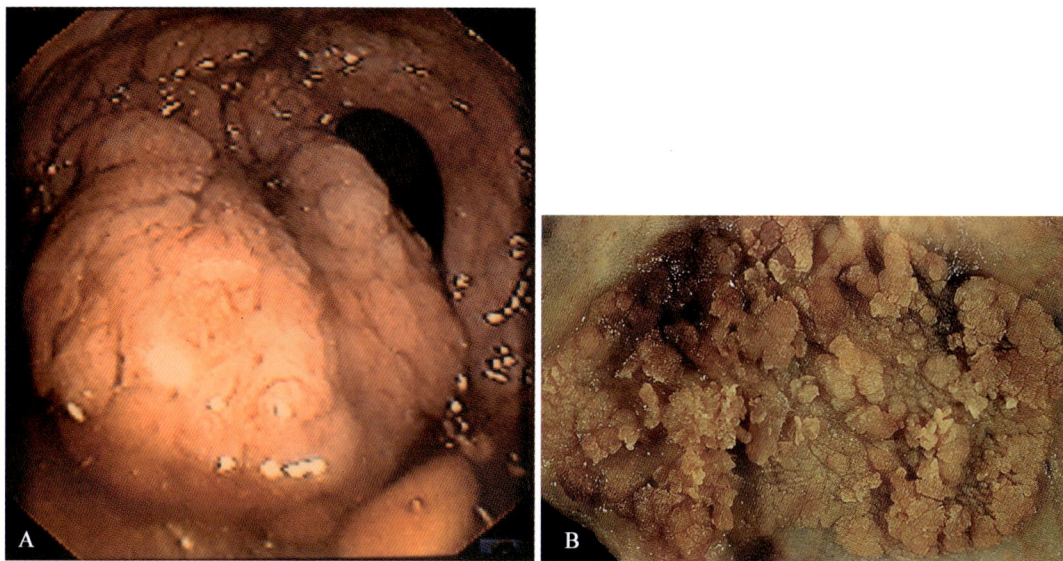

图 13-6　A. 内镜下观察大的绒毛状腺瘤;B. 绒毛状腺瘤的大体表现

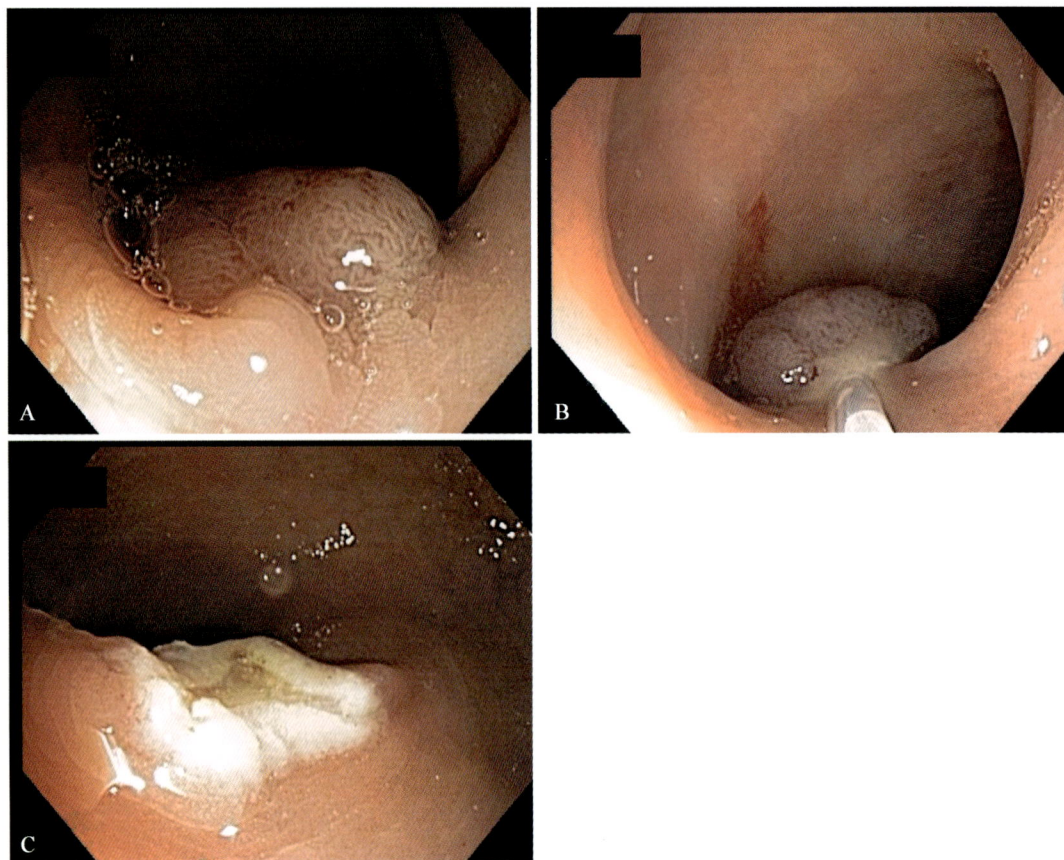

图 13-7　A. 结肠息肉；B. 基底部被套扎的结肠息肉；C. 息肉切除术后的部位

大部分息肉可以通过内镜下行息肉切除术切除，这样可以使患者免受手术之苦。如果息肉无法在内镜下切除，则需要进行手术切除，因为大的息肉的浸润概率高达 20%。有一点很重要，就是切除一个可疑的息肉之后，要用墨汁或类似的染料将肠壁的三边标示出来以定位息肉的位置。同样，若是息肉被认定无法在内镜下切除，位置标示方便外科医生在手术的时候迅速定位。

(二)锯齿状腺瘤

1. 类型　全结肠中锯齿状腺瘤(图 13-8)通常看起来像 2～7.5 mm 的增生性息肉(灰白色，轻微突出)。有段时间这些病变被认为是具有腺瘤特征的增生性息肉，不清楚是由增生性发展而来还是自行生成。高分辨率结肠镜和窄带成像在鉴别增生性息肉和锯齿状腺瘤方面取得了一些成效。据 Bauer 等说，锯齿状息肉有 3 种不同的种类，如表 13-1 所示。尽管没有一种锯齿状息肉含有绒毛状结构，但它们全部具有恶性潜质。

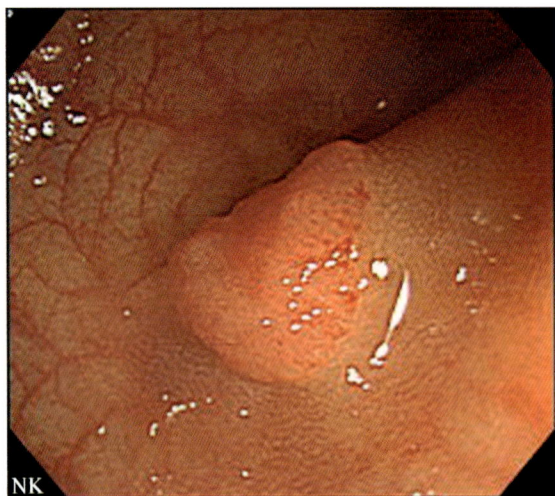

图 13-8　轻微突出黏膜表面的锯齿状息肉

表 13-1 锯齿状息肉特征

锯齿状息肉种类	部位	恶变潜能	外观形态
混合型	升结肠	有	无蒂
传统型	降结肠	有	有蒂
无蒂型	升结肠	有	无蒂

一般的锯齿状腺瘤可能含有隐窝上皮表面低级别和高级别的增生。它们占所有结直肠息肉的比例不到1%。它们通常以有蒂的病灶出现于左半结肠。混合型锯齿状息肉含有增生性息肉和管状腺瘤的混合结构。尽管在结肠各处均能找到,它们通常倾向以小息肉的形式出现于右半结肠。锯齿状息肉最常见的类型就是固定的锯齿状腺瘤变体,变体具有比增生更多的异型性特点,但是仍然有衍变为增生性锯齿状腺瘤的潜质,因此仍认为它们具有癌变前性质和侵袭性。

2. 治疗　尽管治疗过程中存在许多不确定性,对于锯齿状腺瘤的治疗有其规范(图13-9)。如果发现锯齿状腺瘤可以行息肉切除术,应该在内镜下予以切除且切缘阴性。监测应根据内镜下判断和患者风险因素如息肉大小、息肉数量和结直肠癌个人或家族史而因人而定。

区分增生性息肉和锯齿状腺瘤的诊断性特征无法通过表浅的活检来鉴别,内镜下完整切除病灶失败的话则无法消除癌症的风险,因此,这种状况需要密切监测,而且尽量通过内镜或手术将其切除。

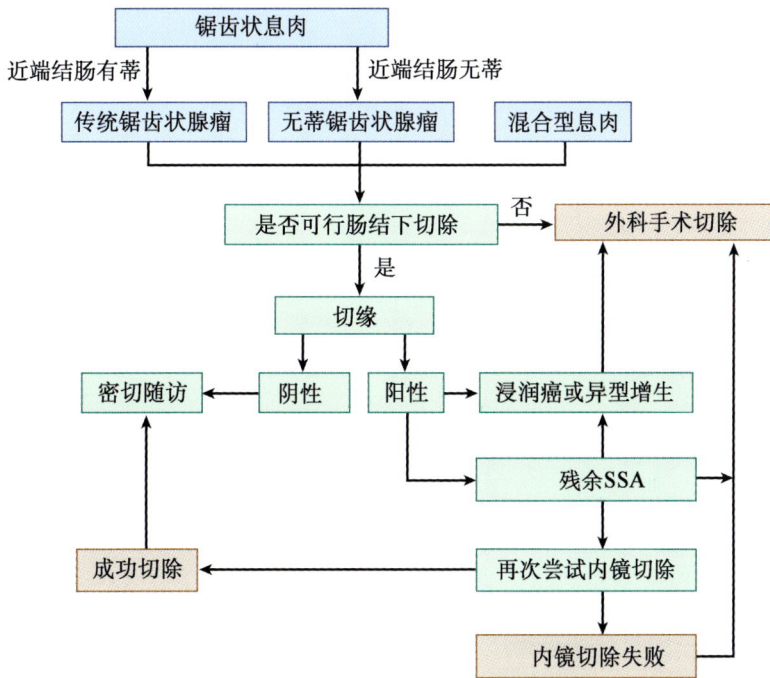

图 13-9　锯齿状息肉治疗原则

SSA,无蒂锯齿状腺瘤

(引自 Bauer VP,Papaconstantinou HT:Management of serrated adenomas and hyperplastic polyps. Clin Colon Rectal Surg 21:273,2008.)

(三)增生性息肉

增生性息肉(图 13-10)不像腺瘤那样可以发现异型增生,因此它们并不增加致癌风险。患者仅有小的增生性息肉而无其他肿瘤或风险因素的话,可以考虑只接受普通的结肠镜检查而无需加强筛查或监测。大多数增生性息肉体积小(直径<3～5mm)、无蒂且呈灰白色。一般情况下它们是没有症状的,常出现于直肠乙状结肠交界部位的黏膜皱

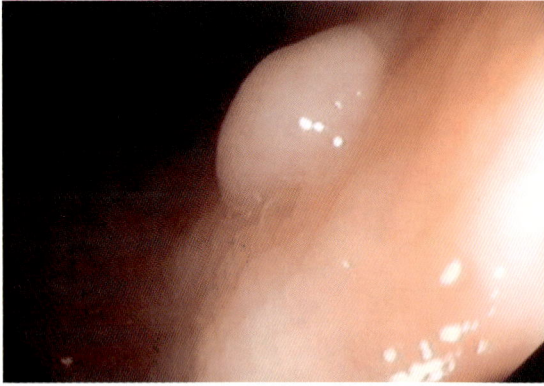

图 13-10　增生性息肉

褶。尽管外观典型,增生性息肉也必须通过活检明确诊断。

单个的增生性息肉缺乏转变为恶性肿瘤的突变潜质,但是有一亚群增生性息肉能增加患者结直肠癌风险。这些患者结肠各部位(尤其是近端结肠)都可能出现多发(>30 mm)或大的(>10 mm)增生性息肉,而且通常有增生性息肉病的家族史,这一综合征通常出现于年轻患者,要注意不要和家族性腺瘤性息肉病(FAP)混淆。尽管没有处理这一综合征的综合指南,但大多数学者推荐增加结肠镜监测的频率。

(四)假息肉

假息肉(图 13-11)是正常结直肠黏膜因为溃疡和瘢痕包绕而突出的部位,它们通常在患者严重的结肠炎发作后的恢复期出现,最常见于炎症性肠道疾病,通常是多发的(图 13-11)。由于假息肉是不正常的炎性黏膜包绕组织学正常或轻微发炎的黏膜而形成的岛状物,因此除息肉本身之外,还要在除息肉间瘢痕性黏膜处随机活检以检查是否有异型增生。

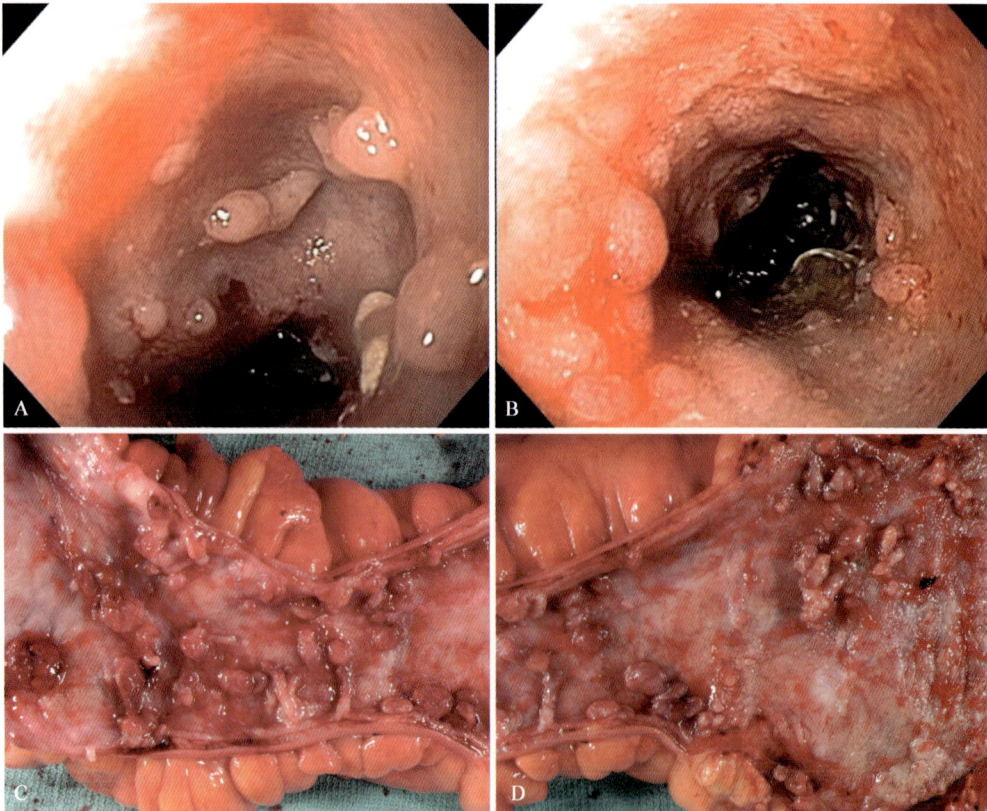

图 13-11　A. 结肠镜检查展示假息肉;B. 结肠镜检查展示结肠炎性假息肉;C. 切开结肠样本展示结肠假息肉;D. 近距离观察结肠样本中假息肉伴炎症

(五)恶性息肉

1. 定义 恶性息肉是指癌细胞由黏膜上皮浸润,穿过黏膜肌层,至少要到黏膜下层。更深层的浸润会使内镜完整切除变得不太可能,而且会使病变更像是典型的浸润性癌。恶性息肉通常是由最初的良性腺瘤随时间恶变而成,尽管腺瘤是良性的,其结构仍然有不同程度的增生。重度异型增生、高度不典型增生、黏膜内癌和原位癌在本质上是一致的,而且具有随时间恶变的高风险。转变为浸润性恶性肿瘤的风险大小与不典型增生的程度、息肉的大小相关。Muto 等发现<1 cm 的腺瘤出现癌症的概率是 1.3%,1~2 cm 的是 9.5%,>2 cm 则是 46%。当浸润性癌发生于息肉但是局限于息肉内,恶性息肉这个词就比较合适。

恶性息肉淋巴结转移的决定性因素是病灶的浸润深度,Haggitt 和 Reid 分级(图 13-12)就是基于浸润的水平。

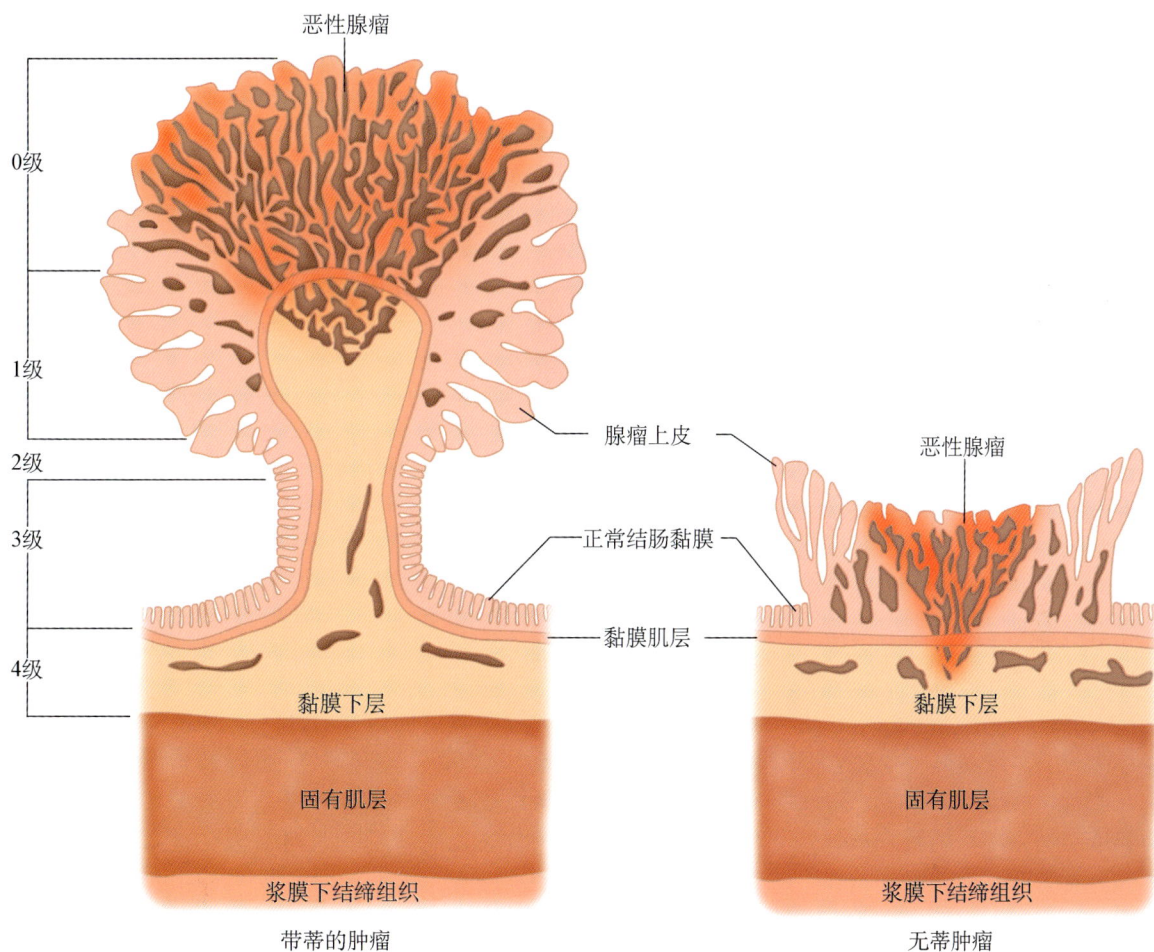

图 13-12 有蒂和无蒂的 Haggitt 分级为恶性的息肉的解剖层次。注意浸润固有肌层之上的所有无蒂的恶性腺瘤均为 4 级

(引自 Haggitt RC,Glotzbach RE,Soffer EE,et al:Prognostic factors in colorectal carcinoma arising in adenomas:implications for lesions removed by endoscopic polypectomy. Gastroenterology 89:328,1985)

0 级:未浸润(重度不典型增生)。

1 级:癌浸透黏膜肌层至黏膜下层但局限于有蒂息肉的上端。

2 级:癌浸润有蒂息肉的颈部。

3 级:癌浸润有蒂息肉的柄。

4 级:癌浸润柄的下部直至肠壁的黏膜下层。

所有的伴浸润性癌的无柄息肉均被定义为 4 级。

0 级病变等同于原位癌或黏膜内癌,它们不具有侵袭性,由于结肠和直肠的黏膜层没有淋巴管,它们表现得像良性腺瘤。对于这些息肉,完整的内镜下切除是最好的治疗,尽管有人建议进行高频次的全结肠监测。表 13-2 展示了基于 Haggitt 水平淋巴结转移的风险。Haggitt4 级息肉,无论是有蒂的还是固定的,都有 12%～25% 的概率发生淋巴结转移。

表 13-2　Haggitt 分级淋巴结转移的风险

HAGGITT 分级	淋巴结转移风险
1	<1%
2	<1%
3	2%～5%
4	12%～25%

在评估内镜下切除术是否完整切除恶性息肉时应该考虑下述因素:内镜医师认可的完整切除,病理科医师认定的清晰切缘,无淋巴及脉管侵犯,不超过 1 级或 2 级的浸润。

2. 内镜下切除术　将内镜安全下恶性息肉完整切除术作为患者最终的治疗,可以安全地切除取决淋巴结转移的风险。即使不是全部,大部分的息肉可以通过内镜安全切除。但如果息肉呈恶性,套圈息肉切除术可能难以实施或者不可取。不规则的表面轮廓、溃疡、脆性、牢固、坚硬、蒂肥厚和黏膜下层充血(表明较深的肠壁黏膜下层浸润或以前试图行息肉切除术)应该引起对息肉恶性性质的怀疑。像之前注明的,如果对可疑息肉行息肉切除术,息肉切除术的部位的肠壁染色定位为可能的手术切除做准备是很有必要的。

为使切缘足够完整,切除需要清除浸润的最深水平以下 2 mm,如之前所提到的,Haggitt1 级和 2 级有蒂息肉发生淋巴结转移的风险很低,这部分息肉可以接受套圈息肉切除术治疗。

3 级和 4 级有蒂息肉与恶性无蒂息肉的治疗彼此相似。如果病灶可以被完整套扎并且切缘至少有 2mm,只要没有下列任何一个不利特征出现,单独的内镜下治疗可视为是适当的。但是,一旦出现不利特征,除病重患者之外的所有患者均应考虑肿瘤学手术切除,因为手术患者的发病率和病死率远低于不接受手术并恢复的患者。对于恶性息肉来说,不能分块切除,否则切缘无法充分评估而且必须进行远期治疗。Haggitt3～4 级的有蒂息肉、无蒂息肉和其他息肉存在淋巴血管浸润、低分化或不充分切缘(<2 mm)被认为是局部复发和(或)淋巴结扩散的高危因素,应该接受正规的肿瘤切除术。

3. 手术切除　恶性息肉手术切除的标准包括:不完整切除术、低分化癌或淋巴血管浸润。一些被归类为 Haggitt3 级的息肉,若无上述 3 种因素的话,接受单独的息肉切除术治疗是合乎情理的,而且息肉可以被完整切除,并保留 2 mm 的切缘。这一决定需要取得患者的知情同意,要考虑到患者的并存病、年龄以及息肉的位置(以及切除术的难易)。

尽管 Haggitt 分级为局部复发和(或)淋巴结转移的风险提供了评估,但是验证淋巴结转移的唯一决定性方法是通过手术切除。手术顾及到了息肉切除术部位残余肿瘤的局部控制(对于切缘太近或模糊的案例很重要),同时也考虑到了受累结肠淋巴结的完全评估。

4. 监测复查　一些学者认为,对大的或恶性息肉行息肉切除术中的灼烧效果有碍息肉切除术完整性的准确评估。他们建议在手术部位痊愈后早期结肠镜检查随访(1～3 个月),随后在 6～12 个月之后再检查。其他人只需按建议术后头两年每年两次对息肉切除术部位定期行结肠镜检查,首次结肠镜检查后 3 年定期复查全结肠镜检查,随后每 3 年复查一次直至有其他发现。

三、息肉病和其他综合征

(一)家族性腺瘤性息肉病

1. 诊断和筛查　家族性腺瘤性息肉病(图 13-13)是一种包含息肉病的结肠生长障碍疾病,且经常能见到结肠外临床表现(如加德纳和透克综合征)。它是一种由 APC 基因突变引起的常染色体显性遗传病。这一抑癌基因的突变导致组织生长调节的紊乱以及一系列临床症状。FAP 发展而来的腺瘤在大体上和组织病理学上很难与非息肉病结肠发展而来的腺瘤鉴别。尽管临床病例显示大多数腺瘤在患者 40 岁以前不会出现首个息肉,但大多数 FAP 患者在 21 岁时至少就有一些腺瘤了。

如不考虑息肉数量的话,大多数患者仅有可见性出血的症状,除非或直到疾病进展为恶性期。由于大多数 FAP 患者的息肉位于左半结肠和直肠,一些学者建议对于家族史或 APC 基因突变指向 FAP 的群体从 10 岁开始接受乙状结肠镜检查直至 20 岁,行结肠镜检查到 40 岁。一旦内镜医师在行乙状结肠镜检查时发现腺瘤,则有必要行全结肠镜检查以明确息肉的数量并取活检以明确组织病理,并排除癌症(图 13-14)。不要试图在内镜下切除所

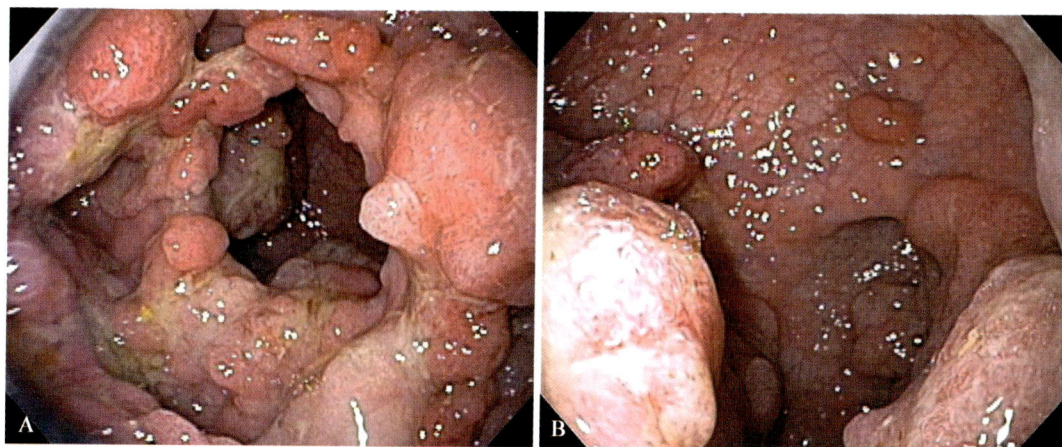

图 13-13　A. 家族性腺瘤性息肉病患者结肠镜检查;B. 结肠镜检查示家族性腺瘤性息肉病多发息肉

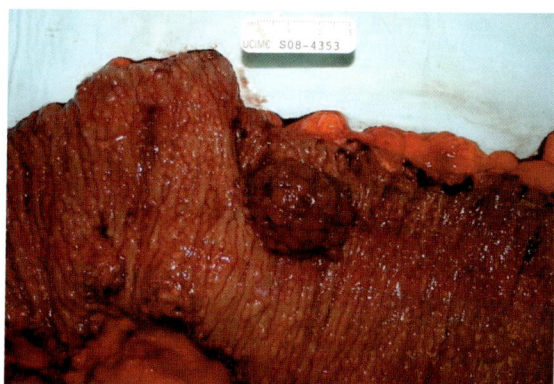

图 13-14　家族性腺瘤性息肉病患者的一个息肉,在术前活检而且无癌的证据

有的息肉,尽管可行的直肠的息肉清除很有用(详见治疗章节)。在缺乏基因检测排除 FAP 的情况下,结肠镜检查应该成为筛查程序的一部分,家庭成员在 20 岁时就应开始并且每隔一年复查,不管是否找到息肉。

70%～80% 的患者有 FAP 家族史,20%～30% 表现为新发突变。一般来说,腺瘤性息肉在人生的 10－20 岁出现,平均在 39 岁导致结直肠癌。在美国,每年的结直肠癌病例只有不到 1% 由 FAP 患者发展而来,这部分归功于对内镜筛查确认的 FAP 群体进行了大量的预防性结肠切除术。

全部的家庭成员都要认识到早期检测、疾病筛查意义以及疾病的后果,这最好在 FAP 登记处的帮助下完成,在那里有专人花充足的时间来建立家谱。另外,还应该定期访视所有活着的家庭成员。

2. 临床表现　遗传了 APC 基因突变的个体有很大的可能性(90% 外显率)表现为结肠腺瘤,经典的 FAP 表现为超过 100 个的同期结肠腺瘤。尽管整个结肠都受累于这种综合征(图 13-15),直肠和左半结肠仍较多受累。如之前提到的,大多数患者的息肉会在 10－20 岁出现,但是有多达 15% 的患者在 10 岁,50% 的患者在 15 岁时出现息肉。未治疗的 FAP 患者一生中得结直肠恶性肿瘤的风险接近 100%。

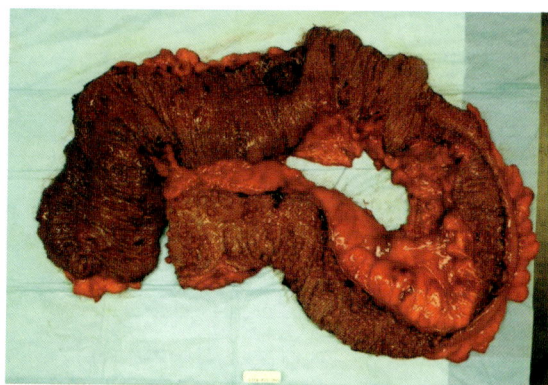

图 13-15　家族性腺瘤性息肉病累及结肠致结肠遍布腺瘤

3. 治疗　一旦出现息肉且诊断为 FAP,在发展为癌症之前应该行预防性手术。对于疾病严重的人(超过 1000 个结肠息肉或 20 个直肠息肉),手术需要在 12－15 岁就进行。病症轻微的患者可以延迟到 18－21 岁再行结肠切除术,但是他们要每年接受结肠镜检查以检测疾病的进展。FAP 有 3 种手术选择:全结肠切除加回直肠吻合术(IRA),全结直肠切除术加回肠造口术或者全结直肠切除术加回肠肛门贮袋术。

全结肠切除加 IRA 是大多数外科医生因其他适应证而非常熟悉的一种术式,是普外科医生在住院医师时期学会的一级手术。不用费力盆腔解剖,因为整个直肠都要保留,而且盆神经损伤、生育力下降以及泌尿和性功能障碍的风险很小或没有。肠道功能一般可以令人接受,而且失禁并不常见,在一段时间的适应之后每日排便的次数为 3~4 次。该手术的适应证是直肠息肉<20 个、结肠息肉<1000 个、没有>3 cm 的直肠息肉和结肠其他部位无癌症。不符合上述标准的患者剩余直肠患恶性肿瘤的风险增加,应该考虑另外两种手术方式中的一种。考虑保留直肠的患者,在结肠切除术之前,直肠息肉或至少较大的那些要在内镜下切除。这可以保证完整清除的可能性并降低恶性肿瘤的可能。

对于面临预防性手术的青少年来说,以上的注意事项在决策过程中显得更加重要。对于直肠轻微受累的青少年来说,全结肠切除加回肠直肠吻合术可以允许生理和心态的成熟,而且在因为暂时或永久回肠造口而需要进行盆腔手术之前还可能生育,他们的癌症风险期为 10 年或更长,而且以后也可以转变为回肠贮袋。强制的终身直肠监测(每 6~12 个月)应该予以执行,大部分息肉可以灼烧或切除。如果息肉的数量变得难以处理或进展为癌,应立即行直肠切除加回肠肛门贮袋术。

全直肠结肠切除加 Brooke 回肠造口术是另外一个选择,尽管很少有患者想要永久的回肠造口。看到永久造口的家庭成员甚至会使他们不遵循他们的筛查和监测计划。但是,当低位直肠癌侵犯肛管时,如果由于肠系膜硬纤维化而无法形成贮袋,或因为如存在括约肌功能减弱而使储袋不可取,永久回肠造口术是必需的。除上述情形之外,这一手术方式不应考虑作为 FAP 治疗的首选。

考虑到病症严重患者患直肠肿瘤的风险,许多外科医生建议对息肉病患者行结直肠切除后消化道重建加回肠肛门贮袋术[回肠贮袋肛管吻合术(IPAA)]。以前外科医生推荐直肠黏膜切除术加回肠贮袋肛吻合术。对于失禁这个问题,在齿状线 1~1.5 cm 以内以超低位吻合器行回肠肛管吻合术,以保留直肠含有丰富支配感觉神经的过渡区。保留了直肠过渡区,手术后肠道功能可以接近接受全结肠切除加 IRA 的患者。然而,对保留的直肠

黏膜者每年的密切监测就很关键。不管是否行黏膜切除术,直肠切除术有少见但严重的风险损伤盆腔交感神经,这会导致男性阳萎和逆行射精,女性则是阴道干燥和性交疼痛。该术式也与女性怀孕能力下降有关,在 IRA 后并不常见。不考虑这些缺点的话,对于全结肠切除术后直肠癌风险高的难以接受的患者来说,回肠肛门贮袋仍不失为一种选择。

4. 上消化道息肉 FAP 最常见的结肠外临床表现就是上消化道息肉,胃的胃底腺息肉(图 13-16),几乎没有恶性潜质,大约可以在 50% 的 FAP 患者中找到,不干预的话这些息肉可以保留。然而十二指肠腺瘤可以在超过 90% 的 FAP 患者中找到,而且其治疗还有点复杂,大多数就在 Vater 壶腹的远端。不同于结肠的腺瘤,十二指肠息肉只有很少的一部分会进展为浸润性癌(4.5%~12%)。当十二指肠出现癌症的时,预后就很差。十二指肠腺瘤终身发病率接近 100%,而且壶腹周围癌是 FAP 患者最常见的结肠外死因。因此可以鉴别高危人群并给予干预,定期内镜检测(最好有个侧视镜)被推荐始于 25 岁或比最早受十二指肠腺瘤影响的家庭成员(最早的那个)早 5 年,任何可疑的病灶均应取活检。目前,只有很少的证据说明该方法可以降低浸润性癌的概率。

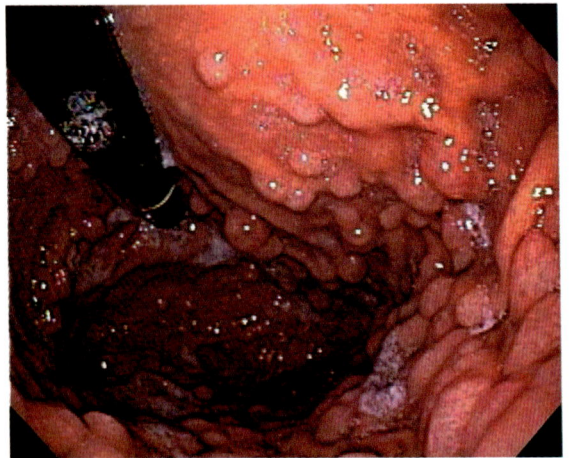

图 13-16   家族性腺瘤性息肉病中见到的胃息肉

十二指肠切开术和开放性息肉切除术是两种治疗的选择,但是手术后 1 年的复发率几乎为 100%。内镜下黏膜切除术看起来是个更好的方法,但是息肉的斑片状形态和壶腹的受累使得该方

法实施很困难。手术指征包括息肉绒毛状变、重度不典型增生、快速生长或内镜检查时发现硬化。因为极高的发病率和病死率,十二指肠切除术(保留或者不保留幽门功能)被认为是最后手段,但是考虑到一旦癌症变成浸润性的不良后果,对于高级癌前疾病要有认真的考虑。

5. 硬纤维瘤 硬纤维瘤是一种由成纤维细胞和肌成纤维细胞还有胶原蛋白基质组成的生长缓慢的肿瘤。尽管没有转移的潜质,但是硬纤维瘤的渗透性生长方式并累及周围结构使之表现为浸润性的局部行为。它们存在于约 10% 的 FAP 患者,在此人群中比在公众中常见得多。尽管大多数位于腹腔内,但是也可见于腹壁或胸壁、肩胛带、臀部和腹股沟等处。

一些病灶会长期维持稳定,但是有些则会持续地生长。对于无症状的患者,我们提倡观察监测潜在病灶的变化。最好通过 CT 和磁共振成像,如果有指征的话,当可以达到切缘清晰时可以手术将之切除。如果在出于其他目的的开腹手术中发现了硬纤维瘤,当操作简便且无损伤小肠和其他结构的风险时可以将其切除。但是,一旦切除,硬纤维瘤有很高的复发率而且可能导致腹痛、肠梗阻以及因肠系膜血管闭塞形成的肠缺血。

有症状的硬纤维瘤需要及时治疗,如果可以切除且后遗症很小,外科医生应该进行切除。如果肿瘤无法切除,应该考虑三苯氧胺或雷洛昔芬和舒林酸(苏灵达),可以降低生长速度甚至使肿瘤退化且副作用很小。尽管不如手术有效,但是药物的副作用很小。不幸的是,硬纤维瘤有累及小肠系膜的倾向,这通常限制了其可切除性。若药物无效而肿瘤持续生长,则应该考虑抗肉瘤的化疗和放疗。硬纤维瘤是 FAP 患者第二常见的结肠外死因。

6. 其他肠外病变 尽管上消化道息肉和硬纤维瘤是 FAP 最常见的结肠外临床表现,还是有其他的肠外病变如赘生牙、髓母细胞瘤、骨瘤(尤其是下巴的)、甲状腺癌和视网膜色素沉着。髓母细胞瘤可以在年轻时就出现,通常在 FAP 确诊之前,本病变的发生率就如本章节其他病变一样很低,目前并不推荐使用昂贵的影像学检查。不幸的是,这一罕见病的病死率接近 100%。骨瘤通常见于颅骨或下颌,但也可能出现于任何骨骼,通常它们会在结肠出现腺瘤之前出现。骨瘤是良性的且几乎不发生恶性变。FAP 患者终身出现甲状腺癌的风险约

为 2%,患者从 10—12 岁开始,每年均应查体,做不做颈部超声都行。FAP 患者可能出现异常类型的视网膜色素沉着,称之为先天性视网膜色素上皮细胞肥大。如果一个家庭成员受累,其他患有本病的患者会有相似的视网膜色素沉着,大约 75% 的家族会有这些变化,没有临床意义,但可以用来筛查家庭成员。

7. 轻表型家族性腺瘤性息肉病 有一个患者群体看起来患有一种"更温和"的 FAP,仍是由 APC 基因的 5′ 或 3′ 常染色体显性突变引起,他们结直肠息肉的数目少于 100 而且发病的年龄(34—44 岁)比"经典"FAP 更大,并且仍然可能伴随与本病相同的结肠外临床表现。正像"经典"FAP,该群体中未治疗的患者结直肠癌的终身风险为 100%,但是轻表型 FAP 群体可能发生的更晚(平均近 60 岁)。

轻表型的显型使诊断变得更加困难,因为该变体的息肉大多数位于右半结肠,乙状结肠镜检查可能漏诊。因此,这些患者的家庭成员选用结肠镜进行筛查,一旦确诊,治疗与"经典"FAP 相似,尽管大多数患者宁愿接受全结肠切除加 IRA,而不是 IPAA。

8. MYH 相关息肉病 MYH 相关息肉病(MAP)是一种 MYH 基因突变引起的常染色体隐性遗传 FAP。MAP 患者息肉的数目各不相同,尽管有报道平均数约为 50 个息肉,而且该群体患癌症的平均年龄约为 48 岁。癌症通常位于左半结肠,而且诊断时约 24% 为多发结直肠癌。该群体中可出现十二指肠腺瘤,但发生硬纤维瘤的病例鲜有报道。若无患者家族病史的评估有时候很难鉴别 MAP、FAP 及轻表型 FAP。

9. 化学预防 临床试验表明非甾体抗炎药(NSAIDs)如苏灵达和塞来昔布可以降低 FAP 患者结直肠腺瘤的数目和大小,但其抑制息肉预防癌症的作用并不确定,所以不能推荐其作为肠道息肉病的首选治疗。化学预防最适合于接受了全结肠切除加 IRA,或无法手术治疗的特殊情况,或手术易造成高危并发症的患者,或者当息肉病进展为回肠肛门贮袋而手术意味着终身回肠造口时的患者。

10. 定期复查 如之前提到的,行 IRA 的患者每 6~12 个月应该接受直肠检查。>5 mm 的息肉应予以套圈息肉切除术切除,因为反复的电灼会使

得以后的治疗很困难,瘢痕的形成会使治疗不可靠。残余直肠出现重度不典型增生或进展型息肉病是全直肠切除伴或不伴回肠肛门贮袋术的指征。已经行回肠肛门贮袋的患者,贮袋每年要接受乙状结肠镜检查,而且要对肛肠过渡区予以仔细的肛镜检查和指检。

尽管不常见,FAP 患者在有助于恢复的结肠直肠切除术后的 FAP 患者息肉有可能发生于回肠贮袋。回肠肛门贮袋中息肉的数量可以是几个,也可以多到数不清,不幸的是,没有确定的治疗规范指导回肠贮袋息肉病诊疗。在目前情况下治疗选择包括内镜下息肉切除术、经肛门局部切除术、非甾体抗炎药、化疗和回肠肛门贮袋切除术。

内镜下治疗只要求轻微镇静,不适感很小,而且治疗明确,但是回肠黏膜很薄,显然当有数百个息肉时,这会变得不可能实施。经肛门腺瘤切除术通常保留了回肠肛门吻合的可能,但也保留了过渡区的腺瘤,因为难以显露贮袋。曾有记录支持苏灵达的使用,但仅局限于几个病例报道中。如果其他所有控制贮袋肿瘤的方法均失败,那么就有必要考虑切除回肠肛门贮袋。

(二)遗传性非息肉病结肠癌

HNPCC 或 Lynch 综合征是以早发型结直肠癌为特征的常染色体显性综合征。这一癌症的风险增加要归咎于损害 DNA 错配修复基因的遗传突变,该基因编码修复核苷酸错配的蛋白质,核苷酸的错配会导致微卫星不稳定性(MSI)。最常受累的基因包括 MLH1 和 MSH2。其他部位[MSH6、PMS 和 PMS2(减数分裂后隔离增加/2)]也同样受累,但是受累程度较小。平均发病年龄为 44 岁,而且癌症更多见于右侧,同步和异时的肿瘤以及肠外临床表现的风险同样会增加。HNPCC 家族由不同的标准定义(框 13-1)。Amsterdam 标准要求所有的标准都要符合 Lynch 综合征的诊断。Bethesda 标准只要求有一个患者及家人检测 Lynch 综合征的分子实验标准,基因携带者一生中结肠癌的风险很高,估计外显率约为 85%。HNPCC 导致了 0.2%~10% 的结直肠癌。

结肠外的临床表现包括子宫内膜、胃、泌尿道、卵巢、胰胆道、小肠、脑和脂肪的肿瘤。基于是否存在结肠外肿瘤 HNPCC 被分为两类,Lynch 综合征 I 型是指恶性肿瘤主要局限于结肠,Lynch 综合征

框 13-1 遗传性非息肉病结肠癌诊断的 Amsterdam Ⅰ、Ⅱ 和修订版 Bethesda 指南

Amsterdam I 标准
- 3 个或 3 个以上家族人员发生结直肠癌(病理证实)而其中一个是另两个的第一代亲属,排除 FAP
- 2 代或 2 代以上的家族成员受害
- 至少 1 人结肠癌诊断时年龄<50 岁

改良 Amsterdam II 标准
- 3 个或 3 个以上家族人员发生 HNPCC 相关的肿瘤[结直肠癌,子宫内膜癌,小肠肿瘤,泌尿系肿瘤(输尿管、肾盂)]
- 其中 1 个患者是另两个的第一代亲属
- 2 代或 2 代以上的家族成员受害
- 至少 1 人癌症诊断时年龄<50 岁
- 结直肠癌病例中需要排除 FAP
- 肿瘤必须有病理证实

修订版 Bethesda 指南
- 1 例结直肠癌患者诊断年龄 <50 岁
- 不论年龄大小,存在同时性、异时性的结直肠肿瘤或 Lynch 相关肿瘤
- 1 例微卫星不稳定性表型的结直肠癌患者诊断年龄<60 岁,细胞特点:淋巴细胞浸润、低级别或未分化,克罗恩样反应,可见黏液或印戒细胞,点状分布
- 1 例结直肠患者,第一代亲属中患有 Lynch 综合征相关肿瘤,一例诊断年龄<50 岁
- 不论年龄大小,结直肠患者的 2 例或者 2 例以上第一代或第二代亲属中患有 Lynch 综合征相关肿瘤

Ⅱ 型则是指家人患子宫内膜癌、尿道移行细胞癌、胃腺癌、小肠腺癌、卵巢癌、胰腺腺癌和胆道癌的频率增加。

女性 HNPCC 患者子宫内膜癌的累积风险在 20%~60%,而且通常比普通人群早发病约 10 年,诊断时平均年龄为 40 岁左右,子宫内膜癌也可以作为多达 35% 的女性 HNPCC 患者的癌症指标。目前推荐从 25-35 岁开始监测,或者比受累亲属子宫内膜癌最初发病年龄早 10 年开始,两者中选择较早年龄开始。推荐的筛查为每 1~2 年行经阴道超声加穿刺活检。高危人群(明显家族史),即那些已生育或绝经后的已接受预防性结肠切除术的患者,应该考虑预防性腹式全子宫切除术和卵巢切除术。

由于没有如 FAP 一样的经典表型,HNPCC 的诊断会很困难,开始时需要获得完整的个人史和

家族史。过去十年,基因检测很受瞩目,但是这个用来评估疑为 HNPCC 的群体的试验,其敏感性、特异性和可靠性并不为人所信任。这一不确定性导致对有危险因素的家庭成员的筛查和诊断有问题。但是,如果一个结肠癌患者的 HNPCC 基因存在基因缺陷,随后对其家庭成员的试验的敏感性和准确性会很高,接近 100%。基因检测花费高昂,所以该试验的备用方案很有用。Amsterdam 和 Bethesda 标准是用来提高怀疑 HNPCC 的临床和病理标准。另外,对于结肠癌或晚期息肉的患者,病理学家可以检测结肠肿瘤样本的 MSI 以作为 DNA 错配修复基因缺陷的替代标志。如果 MSI 确定(以在前述的基因中找到≥2 处突变序列),诊断 HNPCC 的可能性更高。DNA 错配修复基因表达的免疫组化试验也可以用来鉴定仅靠 MSI 性能分析而漏掉的 HNPCC 携带者。目前,免疫组化和 MSI 性能分析可能是 HNPCC 基因检测的最佳替代鉴别方式。

考虑到本病进展为结肠癌的高度可能,对于可疑或已知的 HNPCC 患者推荐在 25 岁时即开始结肠镜检查,应该每隔一年就行结肠镜检查直至 35 岁,以后每年一次。如果患者进展为结直肠癌,考虑到同步的(20%)和异时的结直肠癌(20 年超过 40%)的高风险,应极力考虑次全或全结肠切除术。应该建议 HNPCC 家庭的结直肠癌女患者和已有完整家庭的人接受预防性腹式全子宫切除术和双侧输卵管、卵巢切除术,如之前提到的,在全结肠切除术时同时进行。

(三)错构瘤和错构息肉病

1. *幼年型息肉病*　幼年型息肉是错构瘤,正常成熟细胞的局部增生。大多数幼年型息肉呈圆形、粉红色、光滑、有蒂,而且外表呈明亮的樱桃红,有些则较小且无柄。幼年型息肉病是一种常染色体显性遗传病,以胃肠道,主要是结肠的多发错构瘤为特征。临床诊断基于存在以下标准中的至少一条:结肠镜检查确定的结肠和直肠有 3～10 个息肉,息肉位于结肠外,或有幼年型息肉病家族史的患者任意数目的息肉。

孤立的幼年型息肉几乎没有进展为癌症的风险,但是幼年型息肉病患者一生中结直肠癌的风险为 30%～60%。无症状患者的一级亲属应该在 12 岁时就开始进行结肠镜筛查。如果没有找到息肉,筛查应继续,每 3 年一次直到 45 岁,此时就可以使用标准结直肠癌筛查。

幼年型息肉病患者有结肠镜检查,食管、胃、十二指肠镜检查和小肠对比研究的指征。结肠镜检查时,应尝试对息肉和中间的黏膜多点随机活检并检测腺瘤或不典型增生。息肉找到后应行息肉切除术,而且每年一次的内镜检查和反复的息肉切除术也要执行,直至结肠和直肠没有息肉,如果息肉太大或太多而无法切除,可以考虑手术。如果息肉局限于结肠,可以选择全结肠切除加 IRA 的术式。对于罕见的息肉铺满直肠或同时有直肠癌的案例,应行结直肠切除后消化道重建加回肠肛门贮袋术(IPAA)。

2. *Peutz-Jeghers 综合征*　Peutz-Jeghers 综合征(PJS)由黏膜皮肤色素沉着形成,通常出现在下唇和颊黏膜,以及胃肠道的错构型息肉。黏膜皮肤的病灶通常在儿童早期出现,在二十八九岁时渐显。息肉主要出现于小肠,但也可在胃、结肠和直肠出现。该综合征为常染色体显性遗传且外显率很高,而且 80%～90% 的患者有 LKB-1 或 STK11 的种系突变。PJS 患者患以下癌症的风险增加(76%～93% 的终身风险):乳腺癌(50%),结直肠癌(20%～30%),胰腺癌(30%),小肠癌、胃癌(5%),食管癌、子宫癌、卵巢癌(10%)或睾丸癌且睾丸癌多见。

尽管已知有孤立的 Peutz-Jeghers 息肉出现,本综合征最常见的情形是出现许多的(通常<100)息肉。症状因息肉位置而变化,包括出血、腹痛(因为息肉导致的肠套叠)、息肉经肛门脱出和腹鸣。综合征的诊断依靠之前提到的症状和典型的着色的皮肤黏膜病灶的存在。超声和 CT 都可以用来显示肠腔内的息肉。

如上所述,PJS 患者发展为几种不同癌症(乳腺、结直肠、胰腺、小肠、胃、食管、子宫、卵巢、睾丸)中的一种的风险很大,但是考虑到结直肠癌的发病率较低,并不推荐预防性结肠切除术,PJS 的治疗基于患者的症状。导致出血或梗阻的息肉,如果可能的话应通过结肠镜予以切除,必要时行腹腔镜手术。小肠息肉,尤其是>1.5 cm 的,应该在内镜下予以切除。应将肠腔内所有能切除的息肉予以完全清除,因为首次手术没有切除全部息肉的话再次手术的概率很高。

PJS 的监测和治疗应因人而异,因为目前暂无循证指南可供使用。在诊断时,受累者至少应接受结肠镜检查和连同小肠在内的上消化道内镜检查或胶囊内镜检查。若未发现异常,可推迟到18岁时再重复这些检查,然后每2~3年均应该检查。若初步检查即发现了异常,之前所述的检查则无需推迟,每2~3年进行检查。考虑到患睾丸癌的风险增加,青春期前的男性应每年查体一次并注重睾丸的检查,直至12岁。女性患者乳腺癌的高发病率提示18岁开始就应该每月进行乳腺自查,25岁开始一年两次的乳腺临床检查和每年1次的乳腺X线摄影。21岁就应该开始妇科检查和子宫颈涂片检查并且随后每年1次。

四、其他综合征

(一)Cowden 综合征

Cowden病是常染色体显性遗传,由与小肠和大肠息肉病相关上皮性肿瘤中的磷酸酶和张力蛋白同源基因的突变引起。该综合征以畸形巨头、黏膜皮肤病变、肢端角化和乳头状瘤丘疹为特征。胃肠道内的错构型息肉与本综合征相关,不过不如本综合征的肠外症状那么常见。文献报道Cowden综合征患者肠息肉的发病率在30%~71%,但是结直肠癌的风险并不比普通人群高。本综合征的肠内息肉包括幼年型息肉、Peutz-Jeghers息肉、脂肪瘤、炎性息肉、增生性息肉和神经节瘤。患者根据息肉引起的出血或肠套叠等症状接受治疗。

(二)Cronkhite-Canada 综合征

Cronkhite-Canada综合征是一种罕见病,常见于与胃肠息肉病相关的秃头症、指甲萎缩和皮肤色素沉着,遗传方式未知。整个胃肠道都可以找到息肉而且类似于幼年型息肉。患肠癌的风险很小,治疗以肠套叠和出血的症状为目标。

(三)神经节瘤病

遗传性肠神经节瘤病(图13-17)是一种很罕见的病,可以单独出现或者作为Ⅱb型多发性内分泌瘤病和多发性神经纤维瘤病的一种表现。多发(数百至数千)息肉状的神经节瘤可以见于小肠、结肠和直肠(图13-18),也有幼年型息肉的实例报道,此类患者得癌症的风险极低。

(四)Ruvalcaba-Myhre-Smith 综合征

Ruvalcaba-Myhre-Smith综合征是常染色体显

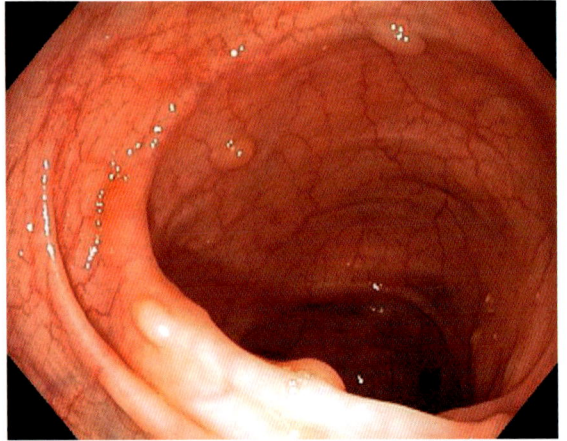

图 13-17　结肠神经节瘤病

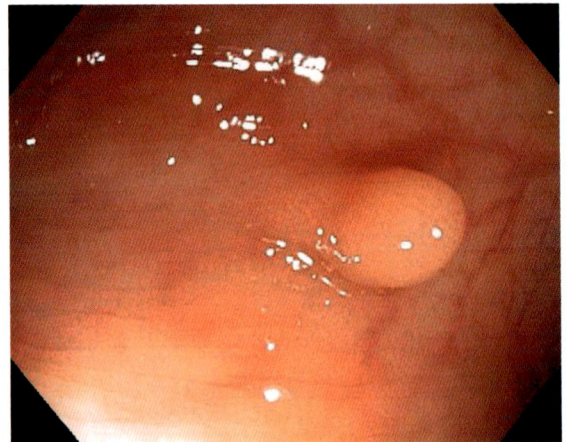

图 13-18　结肠神经节瘤

性遗传综合征,而且可能是幼年型息肉病的变体。结肠息肉病与巨头、心智缺陷、运动发育延迟和阴茎色斑有关。除此之外,与癌症的关系并不清楚。

(五)"正常"息肉病

淋巴样息肉病和假息肉病是"正常"息肉病,因为这些息肉是正常组织突出而形成,这些情况并无内在致癌风险。

淋巴样息肉的出现是因为黏膜和黏膜下淋巴结的肥大,单独出现时与小的增生性息肉或腺瘤相似,多发时易与FAP混淆,这就是FAP在没有对多发息肉进行多点活检以证实腺瘤组织的存在前无法确诊的原因。淋巴样息肉病无需治疗,尽管它的存在会使结肠的检测具有挑战性。

第 14 章

结肠癌的评估和分期

著　者　Diana Cheng-Robles • Zuri Murrell

译校者　郗洪庆(译)　吴　欣(校)

要点

➤ 结肠癌的预后由准确的分期决定;而准确的分期需要影像学检查、血清癌胚抗原(CEA)水平、术中发现和病理分析来综合判断。

➤ 鉴定的淋巴结数目有重大意义,尤其是对于 II 期患者。

➤ 高危患者需要鉴定,这些患者要注意他们自己以及他们家人的危险因素(包括结肠外的癌症)。

➤ 腹痛是有症状的患者最常见的主诉。

➤ 在美国结直肠癌是癌症死亡的第二病因。

结肠癌是目前美国男性和女性因癌症死亡的第二病因。2006 年,美国癌症学会(ACS)估计约有 140 万的新发癌症病例,其中大约 150 000 为结肠或直肠癌。尽管美国结直肠癌的发病率在下降,但是全球的发病率在上升。在西方国家,发病率上升的一部分原因可能是人口老龄化。尽管美国结肠癌的发病率平均每年下降 1.6%,但是主要见于白种人而且大部分体现在远端癌发病率的下降。最近美国发病率下降可能与筛查有关,尤其是乙状结肠镜筛查。最新的研究显示 33% 的进展期结直肠肿瘤位于近端结肠。随着年龄的增长,肿瘤的好发部位从远端结肠转移到近端结肠,因此,全结肠镜检查是内镜下诊断结直肠肿瘤的首选方法。目前,在美国,一个人一生中患结直肠癌的可能性约为 6%。

一、临床表现

结肠癌诊断时患者可有症状,也可无症状。无症状的患者通常是在接受筛查时发现,而有症状的患者最可能的主诉是腹痛。腹痛通过类型、位置和强度来分类,可以分为痉挛和绞痛,或者呈持续性。

腹痛部位不同可以指示病变部位或可能梗阻的位置;但是,疼痛通常不是局限的。Cleary 等研究了结肠癌患者的临床表现后发现最突出的表现就是广泛的腹痛。但是,初诊报告为不明原因的腹痛是结直肠癌的风险仅为 1%。鉴别哪个患者有潜在的癌症对于初诊医师来说是个很困难的任务,更不要说预测哪个患者为外科急症。如果结直肠癌的风险高到需要转诊,那么腹痛患者需要接受会诊医师的优先问询。

第二个可能预示着癌症的症状是大便习惯的改变。患者可能主诉间断的或慢性便秘,或者腹泻。大便形状和频率的任何改变均应予以质疑和进一步的评估。

主诉便血或粪便检查隐血阳性的患者应该进一步检查以排除结肠癌的可能。鲜红色血便可能与远端结肠或直肠癌相关,文献回顾提示左半结肠病变更常见于年轻患者,而且频繁出现鲜红色血便。

二、分期和预后因素

对结直肠癌样本的病理学评估极为重要,仍是鉴定疾病局部侵犯的金标准和相关辅助治疗决策的基础,重要的预后因素也是通过这些结果而发现的。1930 年首次提出的 Dukes 分期系统,是结肠癌分期最早的方法,随着最近成熟的肿瘤-淋巴结-转移(TNM)系统使用日益增多,它已基本被废弃。TNM 系统最初由法国的外科医生 Pierre Denoix 提出,然后发展为使用肿瘤大小或浸润深度来量化癌症的局部扩散的评价系统。同时,人们意识到淋巴结受累使实体瘤的预后更差,包括转移的机会更大。结直肠癌最有力的预后因素仍然是病灶解剖学浸润程度,而这个则是取决于标本切片的病理学检查。

T 代表肿瘤浸润深度,N 代表淋巴结受累,而 M 代表远处转移。目前结肠癌的分期见于框 14-1 和表 14-1。

表 14-1   解剖学分期和预后分组

分 期	T	N	M	DUKES*	MAC*
0	Tis	N0	M0	—	—
I	T1	N0	M0	A	A
	T2	N0	M0	A	A1
ⅡA	T3	N0	M0	B	B2
ⅡB	T4a	N0	M0	B	B2
ⅡC	T4b	N0	M0	B	B3
	T1-T3	N1/N1c	M0	C	C1
ⅢA	T1	N2a	M0	C	C1
	T3-T4a	N1/N1c	M0	C	C2
	T2-T3	N2a	M0	C	C1C2
ⅢB	T1-T2	N2b	M0	C	C1
	T4a	N2a	M0	C	C2
	T3-T4a	N2b	M0	C	C2
ⅢC	T4b	N1-N2	Mo	C	C3
ⅣA	任意 T	任意 N	M1a	—	—
ⅣB	任意 T	任意 N	M1b	—	—

MAC. Modified Astler-Coller classification;Astler-Coller 分级改良版

cTNM 是临床分级而 pTNM 是病理分级。前缀 y 是用于接受新辅助疗法预处理后的癌症患者(例如 ypTNM)。若患者完整的病理学表述为 ypT0N0cM0,即与 0 级或 I 级相似。前缀 r 用于在一段无病间隔期后复发的癌症患者(例如 rTNM)。

Dukes B 期包括预后较好的群体(T3 N0 M0)和预后较差的群体(T4 N0 M0),Dukes C 期也是如此(任意 TN1 M0 和任意 T N2 M0)

框 14-1   结肠癌和直肠癌分期

原发肿瘤(T)

Tx 原发肿瘤无法评估

T0 无原发肿瘤的证据

Tis 原位癌:上皮内肿瘤或侵及固有层*

T1 肿瘤侵犯黏膜下层

T2 肿瘤侵犯固有肌层

T3 肿瘤穿透固有肌层至结直肠周围组织

T4a 肿瘤穿透到脏腹膜[†]

T4b 肿瘤直接侵犯或种植到别的脏器或结构[‡]

区域淋巴结(N)[§]

Nx 区域淋巴结无法评估

N0 区域淋巴结无转移

N1 1~3 个区域淋巴结有转移

N1a 1 个区域淋巴结有转移

N1b 2~3 个区域淋巴结有转移

N1c 肿瘤浸润浆膜下层、肠系膜或无腹膜覆盖的结肠或直肠周围组织,无区域淋巴结转移

N2 4 个或 4 个以上区域淋巴结有转移

N2a 4~6 个区域淋巴结有转移

N2b 7 个或 7 个以上区域淋巴结有转移

远处转移(M)

M0 无远处转移

M1 有远处转移

M1a 转移局限于 1 个脏器或部位(如肝、肺、卵巢,非区域淋巴结)

M1b 2 个或 2 个以上脏器或部位有转移或腹膜有转移

* 原位癌包括局限于基底膜腺体(上皮内的)或黏膜固有层(黏膜内的)的癌细胞,未穿透黏膜肌层至黏膜下层。

[†] T4 直接浸润包括由于穿透浆膜导致浸润其他器官或结直肠其他部位,由显微镜检查确认(如盲肠癌浸润至乙状结肠),或腹膜后或腹膜上的癌,穿透固有肌层直接浸润至其他的脏器或结构(如降结肠后壁的肿瘤浸润左肾或侧腹壁,或中段或远端直肠癌浸润前列腺、精囊、子宫颈或阴道)。

[‡] 肿瘤大量种植于其他的脏器或结构,即 cT4b。但是,如果显微镜下没有肿瘤存在种植,则应该根据肠壁浸润深度分级为 pT1-4a。V 和 L 分级用于鉴定是否存在血管或淋巴管受累,PN 特定要素应该用于神经浸润。

[§] 原发结直肠癌周围脂肪组织内的卫星结节内无残留淋巴结的组织学证据可能表示有间断的扩散,静脉浸润伴血管外扩散(V1/2),或完全替代淋巴结(N1/2)。替代的淋巴结在 N 分类时应该单独计数阳性淋巴结,然而间断扩散或静脉浸润应予以分类并计算在肿瘤分类特定要素之内

三、临床预后因素

(一)年龄

一项最近关于国家住院病人样本数据库的研究发现,美国 1998—2003 年结直肠癌切除术患者中<50 岁的所占比例由 11.8% 上升至 13.3%。<50 岁的患者围术期的死亡率低,笔者的建议是早期筛查。最近别的几项基于人群的研究同样发现<50 岁的患者结直肠癌发病率上升,而且疾病分期较晚。这些年轻患者中的一部分是受累于遗传综合征,如家族性腺瘤性息肉病(FAP)或遗传性非息肉病结直肠癌(HNPCC),这些都可以导致在年轻时即可患结直肠癌。最后,在<50 岁的结肠癌患者中非裔美国人比白种人占据了更大的比例,因此推荐对这一人群的筛查始于 45 岁。除此之外,结肠癌的发病率随年龄增长而上升,人口老龄化是个要考虑的重要因素。

(二)症状

一部分患者的症状因梗阻或穿孔而表现为恶心、呕吐和腹痛。这些都是较差的预后性标志而且通常与晚期病变相关联。结肠癌穿孔是一个不好的预后指标,5 年生存率只有 35%。

(三)输血

输血联合术治疗结肠癌在文献中仍有争议。笔者认为可能存在输血后免疫抑制效应,就如在肾移植和外伤者人群中那样。现有的数据表明围术期输血和结直肠癌患者复发概率上升有一定关联。

四、组织学、生物化学和遗传因素

(一)组织学分级

结肠癌的分化程度习惯上是分为 4 级,1 级为高分化,2 级为高中分化,3 级为中分化,4 级则为低分化。目前,美国癌症联合委员会使用一种简化的两级体系,I 级包括高分化到中分化,而 II 级包括低分化至未分化肿瘤。分化的程度与预后有关。

(二)微卫星不稳定性

最近,微卫星不稳定性被作为一个预后的预测因素来研究。微卫星不稳定性由 DNA 错配修复(MMR)蛋白质的表达缺陷引起,会导致 DNA 复制的错误。MMR 蛋白质缺失通常是使用免疫组化的染色技术检测出来。微卫星不稳定性可见于 90% 以上与 HNPCC 相关的结肠癌,而且可见于约 15% 的散发结肠癌。尽管 HNPCC 患者发病年龄较小,但是预后比非 HNPCC 患者要好。

五、淋巴血管侵犯/周围神经侵犯

恶性肿瘤细胞的关键特征之一就是具有从原发肿瘤分离并在远处形成转移灶的能力。血管和淋巴管通道是公认的转移扩散途径,周围神经侵犯(PNI)是肿瘤浸润神经的过程。一些研究证实结直肠肿瘤存在 PNI 与局部复发率上升、5 年生存率下降和切除术时发现转移性病灶的概率增加之间显著相关。

(一)淋巴结受累

目前推荐检查至少 12~15 个淋巴结主要是基于 Scott 和 Grace 的研究工作,仔细评估结肠系膜淋巴结的意义有 1930 年代和 20 世纪 30~40 年代 Gilchrist 和 David 的研究的支持。淋巴结阳性和生存率下降相关,这显示肠系膜切除可使得淋巴结分析更加完善,潜在的生存率更好(表 14-2)。

表 14-2　准确分期所需的淋巴结数量:代表性文章

参考	年份	数据库(病例数)	推荐的淋巴结数量
Swanson 等	2003	NCDB (35,787)	≥12
Prandi 等	2002	Clinical trial (3248)	≥12
Goldstein	2002	Hospital (2427)	尽可能多 (≈30)
LeVoyer 等	2003	Clinical trial (3411)	20
Scott and Grace	1989	Hospital (103)	≥13

NCDB,National Cancer Database:美国国家癌症数据库

检查的淋巴结总数目与Ⅱ期结直肠癌患者的疾病-特异生存率相关。这可能,至少部分是因为如果获得大量的淋巴结,可以减少淋巴结阳性疾病的误分类(即低估)。这些被低估的患者通常未被提供有效的辅助治疗。此外,最近的研究表明Ⅲ期结肠癌患者淋巴结检查数目具有判断预后和指导治疗价值。比较≥13个和≤3个阴性淋巴结的患者,可以发现ⅢB期和ⅢC期结肠癌的疾病-特异病死率有明显的降低,与获得的阳性淋巴结数目无关。最后,阳性和阴性淋巴结的比值也是进一步预测患者结局的另一种方式。由于一些观察性研究显示清扫至少12个淋巴结可增加患者生存受益,这点为美国临床肿瘤学协会/国家综合网络诊疗措施所推荐。Ⅱ期患者若是获得至少12个淋巴结且为阴性,其长期生存率可提高。少于12个淋巴结鉴定为阴性的Ⅱ期患者的生存结果和预后与Ⅲ期患者相似,而且应坚决考虑辅助治疗。

(二)癌胚抗原

CEA是1968年Gold和Freedman发现的一种癌胚抗原,它由正常胎儿肠组织和上皮瘤细胞产生,尤其是位于大肠的组织,是一个分子量为180kD的癌胚抗原,在90%以上的结直肠癌中均高表达。CEA在吸烟者,憩室炎、炎性肠病、胰腺炎、肾衰、肝胆疾病患者和其他部位上皮细胞瘤患者同样会上升。利用CEA进行筛查没有意义,因为缺乏高敏感性和特异性。如果患者术前CEA升高,根治性切除术后随访的CEA测量的敏感度在60%~95%。阳性结果的临界值在3~15 ng/ml,而大家一致认为CEA水平>5 ng/ml为不正常。术前正常的CEA在有转移病灶时仍可上升,尤其是肝转移,因此在这种情形下,CEA水平的连续测量仍是患者可接受的,是术后观察有无复发或对治疗反应率的随访方法。这是检测潜在可治愈的复发最经济的方法。在一项回顾性研究中,Wang等观察了由一位外科医师进行结直肠癌切除术的318位患者来证实术前CEA水平是否影响生存率,他们得出的结论是CEA水平<5 ng/ml的患者5年生存率高于CEA水平>5 ng/ml的患者。Quah等分析了一个前瞻性数据并找出了448位仅接受手术治疗的Ⅱ期结肠癌患者,发现CEA水平>5 ng/ml伴T4期和淋巴血管浸润的患者生存率大大降低。Steele等发现患者CEA水平>5 ng/ml伴1~4个阳性淋巴结预示着癌症复发率高于CEA水平<5

ng/ml伴1~4个阳性淋巴结的患者。Schneebaum等发现对于复发性疾病患者来说,CEA水平<4.5 ng/ml预示着可切除的复发病灶的概率比CEA水平>4.5 ng/ml要高。

术后CEA水平通常在6周内下降至正常,若没观察到下降,则要怀疑残留癌的可能。

Bruinvels等的meta分析中,参与包含CEA分析的强化随访计划的患者5年生存率提高了9%。缓慢上升的CEA水平可能预示局部复发,而快速上升可能预示广发病变。明显的CEA上升即每月上升5%。2/3术前CEA正常的患者的CEA上升通常预示着肿瘤的复发,而事实上是所有术前CEA值正常的患者出现肿瘤复发时CEA值均会上升。

六、影像学

Glover等前瞻性评估了计算机断层扫描(CT)和其他方式的使用以评估和调查初始表现为肠梗阻或淋巴结阳性的高危患者的无症状肝转移,他们发现CT扫描检测无症状结直肠癌肝转移的特异度为91%,敏感度为67%,而且敏感度高于磁共振成像(MRI)(64%)和超声(43%)。其他人报道MRI是诊断肝转移最准确的方式,因为可以发现CT扫面可能漏掉的<1cm的病灶,与CT一样,MRI也可以诊断肝外病灶并帮助选择适宜根治性手术的病例。Ward等前瞻性对比了螺旋CT和MRI在检测肝转移是否需要肝脏切除的准确性。双盲检测的结果通过术中超声或组织病理学检查加以证实,发现MRI比CT在检测转移方面更准确。

正电子扫描技术(PET)是一种基于18-氟脱氧葡萄糖摄取的功能成像技术,是建立在细胞葡萄糖代谢的基础上,至少对那些计划转移灶切除术的患者来说,这是目前对结直肠癌复发患者最有用的检测方法。一项对61篇比较PET扫描、CT扫描和MRI的文章的Meta分析发现PET扫描检测转移性癌的敏感度比别的方法高得多。1951年首次提出CEA水平上升可选择开腹探查术,但是很大程度上已被摒弃,因为阴性探查的概率很高,可切除的概率低,而且对患者生存影响很小。Avital等随后研究了对复发性结直肠癌放射免疫导向手术(RIGS)的应用。19位患者因可疑的复发接受了RIGS。伽马探头之后进行传统的手术探查。传统的探查发现了26个转移性肿瘤,而伽马探头的使用证实了这一结果并在 7 位患者找到其他的肿瘤，因而改变了他们的手术计划。他们得出结论 CEA 升高且无其他发现的患者应立即手术，而且应使用 RIGS 来确定疾病程度(图 14-1)。RIGS 在 PET 扫描功能成像中的角色并未得到充分的阐述。

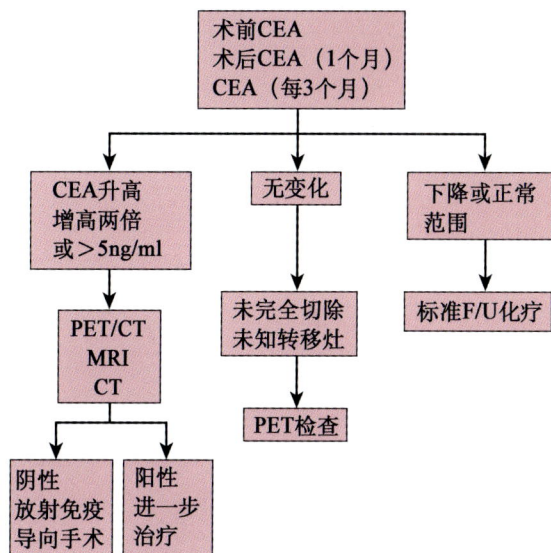

图 14-1　术前和术后癌胚抗原(CEA)的应用和解释规则

前哨淋巴结活检

用前哨淋巴结活检来提高淋巴结转移的检测。尽管目前的数据不确定，但是前提是前哨淋巴结活检的应用可以通过检测小的肿瘤灶以提高分期，而且可能增加鉴别和获取淋巴结。

七、扩散方式

高达 30% 的接受根治性切除术的结直肠癌患者在 5 年内会有转移癌。甚至在淋巴结阴性(N0)的患者中复发率都很明显。因此，了解结肠癌扩散方式就很重要。

结肠癌可通过局部或远处扩散。当肿瘤在肠壁的一层内沿肠壁扩散时称为壁内扩散。结肠癌在壁内平面扩散很少超过 2 cm。由于这种扩散方式，切除肿瘤任意一侧结肠近端和远端而获得足够的边缘(如果可能的话≥5 cm 是通常接受的标准)以降低复发的风险很重要。当肿瘤浸润肠壁的更深层次，特别是浆膜和腹腔时就发生透壁扩散，这一发现具有重要预后意义，因此被用于 TNM 分期体系。

结肠癌根治术的首要目标是切除有肿瘤的肠段和相对应的肠系膜，后者包含了血供和可能的到

一级供血动脉(如回结肠、结肠中、结肠左、肠系膜下动脉)水平的回流淋巴管。转移最常见的方式就是通过淋巴系统转移，而结肠的淋巴回流一般是伴随静脉回流。

结肠癌放射状边缘仅在 T4 期浸润累及局部脏器的情形下重要，这种情形下，被侵犯和(或)连着的局部脏器的整块切除对于提高生存率是必不可少的。直肠癌边缘呈放射状的话，局部复发率可高达 85%。结肠癌的扩散被描述为肿瘤腹膜种植石切除部位和腹膜表面，或最常见的是这两个解剖位置。腹膜癌扩散是一种致命的情况，中位生存期大约仅有 9 个月。如果腹膜种植只局限于卵巢，手术时应行双侧卵巢切除术。

多达 35% 的结肠癌患者在出现症状之前或之后会出现远处转移。当出现远处转移时，30%~70% 为肝转移，20%~40% 为肺转移，5%~10% 为骨转移，而且会有较低的概率转移至脑、肾上腺和卵巢。一旦发现或怀疑转移，可以通过 CT、MRI、胸部 X 线片和(或)PET 加以证实并同时对转移进行分期。尽管 CT 在检查转移灶和定位局部肿瘤浸润程度方面很实用，但是 PET 扫描在对转移灶的整体评估上更有优势。CT 也可用来评估解剖关系、记录术后解剖并证实化疗期间和化疗后没有新的病灶。

评估 PET 扫描在术前分期中的价值正逐渐受到重视，仅使用 PET 对结直肠癌患者分期的准确性为 78%，使用 PET 和 CT 时上升至 89%。Rosenbaum 等相信对高危患者如 FAP 患者进行 PET 和(或)CT 筛查很有作用，最后甚至能够区分高度不典型增生病灶和癌状物。但是 Shin 等推断 CT 比 PET 和(或)CT 在浸润深度、壁外扩展和局部淋巴结转移方面更有优势，而且应该在 CT 上看到不确定的转移灶时才能行术前 PET 和(或)CT。

其他注意事项

患有结直肠癌的美国黑种人和白种人之间在诊断前和诊断后的特征方面有明显的不同，结直肠癌更常见于美国黑种人。研究显示自 1985 年开始，白种人结肠癌发病率下降了 20%~25%，而黑种人男性的发病率则上升，黑种人女性则没有变化，总体上，美国黑种人死于结直肠癌的可能性比白种人大 38%~43%。另外，有迹象显示黑种人的肿瘤更好发于右侧。黑种人的诊断同样趋于更晚期，分化良好肿瘤的概率更低，而且与白种人相比

预后更差。此外,Berry 等发现黑种人因可切除的结直肠癌接受辅助化疗或因直肠癌接受放疗所占的比例较低。白种人看起来比黑种人对标准化疗方案的应答更好,可能与毒副反应有关。有黑种人血统的患者比白种人更可能出现 5-氟尿嘧啶毒副反应,可能是因为他们二氢嘧啶酶状态的不同。另外,对白种人人群中结直肠癌生存者的监测比对黑种人要好,可能与社会经济地位有关,而暂无证据支持种族间的遗传差异。

八、由美国结肠和直肠外科医师协会标准委员会定义的结直肠肿瘤检查实用参数

从 1998 年至 2005 年,美国结直肠癌的发病率在男性中每年下降 2.8%,在女性中每年下降 2.2%。这一进展最大程度上是因为积极的筛查计划和对普通人群的较高的依从性。没有积极的筛查规划的话,65% 的患者发现即为晚期病变。结直肠癌筛查的首要目标是中断腺瘤性息肉致癌的进程。这可以预防目标疾病的发生,第二个目标是早期诊断癌症以使治疗更可能成功。最近,ACS 校订了结直肠癌筛查指南。在校订版中,他们将人群分为 3 类:平均、中等和高风险,每一类都有其特定的规范(表 14-3)。

表 14-3 筛查指南

风险	检查	起始年龄	频率
低或平均 65%～75%	直肠指检和下列中的一项	50 岁	每年
无症状:无危险因素	FOBT 和乙状结肠镜检查	50 岁	FOBT1 年 1 次,乙状结肠镜检查每 5 年 1 次
一级亲属中没有结直肠癌患者	全结肠检查(结肠镜检查或双重对比钡灌肠和直肠乙状结肠镜检查)	50 岁	每 5～10 年
中度风险:20%～30% 的人			
年龄≤55 岁的一级亲属或≥2 个任意年龄的一级亲属患有结直肠癌	结肠镜检查	40 岁或比家属中最年轻病例早 10 年	每 5 年
>55 岁的一级亲属患有结直肠癌	结肠镜检查	50 岁或比家属中最年轻病例早 10 年	每 5～10 年
大的(>1 cm)或多发的任意大小的结直肠息肉个人史	结肠镜检查	息肉切除术后 1 年	若是复发性息肉,每年;若是普通息肉,每 5 年
结直肠恶性肿瘤个人史,切除术后复查	结肠镜检查	切除术后 1 年	如果正常,3 年;如果仍正常,5 年;如果不正常,同上
Ⅲ度高危(6%～8% 的人)			
遗传性腺瘤性息肉病家族史	乙状结肠镜检查,考虑遗传咨询;考虑基因检测	12-14 岁(青春期)	每 1～2 年
遗传性非息肉病结肠癌家族史	结肠镜检查;考虑遗传咨询;考虑基因检测	21-40 岁 40 岁	每 2 年 每年
炎性肠病			
左半结肠炎	结肠镜检查	诊断后的第 15 年	每 1～2 年
全结肠炎	结肠镜检查	诊断后的第 8 年	每 1～2 年

FOBT,粪便隐血试验

引自 Nelson RS, Thorson AG: Colorectal cancer screening. Curr Oncol Rep 11:482,2009

(一)低危人群

75%的结直肠癌新发病例来源于普通风险的患者。低危人群是指年龄＞50 岁,没有结直肠癌或息肉个人史或家族史且无炎性肠病的患者。这些患者可以通过很多方式进行筛查,可检测出腺瘤性息肉和癌或主要检测癌。对普通风险人群筛查方式的选择基于当地可用的资源和患者接受特殊筛查方式的意愿。推荐每年进行一次直肠指检和粪便隐血试验(FOBT)。除 FOBT 之外,应该对全结肠进行评估,气钡双重造影可用来诊断结肠癌,也可以用来完善全结肠检查以防结肠镜检查不完全。FOBT 阴性的患者,应每 5 年接受乙状结肠镜检查。发现的任何息肉均应予以活检。如果组织学为腺瘤,则推荐行全结肠镜检查,结肠镜检查是观察整个结肠和切除息肉最好的筛查方法。国家息肉研究组证实结直肠癌的发病率在结肠镜清除结肠息肉后下降 76%~90%。若是没有发现,应该每 10 年做 1 次结肠镜(表 14-4)。

表 14-4　结直肠癌和息肉的筛查规范

分类筛查风险	方法	筛查起始年龄
一般风险	从下述方法中选择一个: 每年一次 FOBT 每 5 年一次乙状结肠镜检查 每年一次 FOBT 和每 5 年一次乙状结肠镜检查 每 5~10 年一次双重对比钡灌肠 每 10 年一次结肠镜检查	50 岁
家族史	从下述方法中选择一个: 每 10 年一次结肠镜检查 每 5~10 年一次双重对比钡灌肠	40 岁或比最年轻的受累家族成员诊断癌症早 10 年,或比任意一个早 5 年(但是不晚于 50 岁)
遗传性非息肉病结直肠癌	每 1~3 年一次结肠镜检查	21 岁
家族性腺瘤性息肉病	遗传咨询 考虑基因检测 每 1~2 年一次乙状结肠镜或结肠镜检查	青春期
溃疡性结肠炎	遗传咨询 考虑基因检测 每 1~2 年一次结肠镜检查加增生组织活检	诊断全结肠炎后 7~8 年;诊断左半结肠炎后 12~15 年

FOBT,粪便隐血试验

(二)中等风险人群

在筛查普通风险人群之中,风险因素增加的人群必须加以鉴别。这些因素包括结肠肿瘤家族史或个人史和之前患过腺瘤性息肉或癌。中等风险的患者有一个或更多的一级亲属患有结直肠癌或结直肠肿瘤史。根据美国 ACS 指南,患者有一个一级亲属在 60 岁之前有结直肠癌或腺瘤,或两个一级亲属在任意年龄有上述疾病,应该在 40 岁或者比家族中最早患结直肠癌的人早 10 岁就开始进行筛查。这些患者如果首次结肠镜检查正常,应每5 年一次的持续筛查,而一级亲属有腺瘤性息肉的患者应在 50 岁或者受累亲属诊断腺瘤的年龄时开始接受结肠镜检查。

后续的检查若是阴性的,应每 5~10 年复查。80%以上的结直肠癌来源于腺瘤性息肉。10~20 mm 的息肉会有接近 4%的概率形成癌,21%的概率形成高度不典型增生。亚厘米级息肉进展成癌(1%)和高度不典型增生(3%~5%)的概率要低得多。结肠镜检查对癌的敏感性为 96.7%,巨大息肉为 85%,小息肉为 78.5%,对所有病变的特异性均为98%。如果切除了一个巨大(＞1 cm)息肉,1 年后需要复查结肠镜。如果发现了一个小的(＜1 cm)管状腺瘤,3～5 年内应该复查结肠镜。如果息肉为小的增生性息肉,患者应该接受常规筛查与评估。如果切除的息肉被发现含有癌细胞(恶性息肉),而且息肉切除术已足够根治的话,6 个月内应该复查结肠镜。如果正常的话,每 3～5 年复查结肠镜。

(三)高危人群

高危患者是指那些具有遗传或基因的结直肠癌易感性的人群,包括患有炎性肠病的人。FAP 是一种以腺瘤性息肉为特征的常染色体显性遗传综合征,典型 FAP 是指同时存在 100 个以上的结直肠腺瘤。家族病史通常为常染色体显性遗传,尽管有多达 30％的患者因新的腺瘤性结肠息肉病突变而发病。15％的 FAP 患者在 10 岁时出现腺瘤性息肉,50％在 15 岁时出现,75％在 20 岁时出现。未治疗的 FAP 患者结直肠恶性肿瘤的终身风险接近 100％,中位数年龄为 39 岁。然而,7％的受累患者在 21 岁之前就进展为癌症。建议是在青春期(12－14 岁)即开始筛查,并且每年均要复查。对于接受了全结肠切除术但保留了直肠的患者,建议他们每 6～12 个月接受直肠筛查(表 14-5)。有 FAP 家族史的患者应该考虑基因检测,基因携带者或不确定的案例应予以乙状结肠镜检查。

表 14-5　有息肉病综合征风险的患者的筛查规范

有 FAP 家族史或 APC 基因密码子 200～2500 有突变的患者	青春期即开始乙状结肠镜或结肠镜检查,然后每年乙状结肠镜检查
有 aFAP 或 MAP 家族史或 APC 基因密码子 157 之前或 2500 之后有突变的患者	18－21 岁开始结肠镜检查;每 1～2 年
已知或可疑 APC 突变的所有患者	20 岁开始,每 1～5 年根据 Spigelman 分级行食管、胃、十二指肠镜检查

aFAP,轻表型家族性腺瘤性息肉病;APC,腺瘤性息肉病结肠炎;FAP,家族性腺瘤性息肉病;MAP,MYH 相关性息肉病

HNPCC 是最常见的与结直肠癌相关的遗传性综合征,占所有结直肠癌案例的 2％～4％。有 HNPCC 风险的患者,应该在 20－25 岁或者比家族中最年轻的案例早 10 岁即开始结肠镜筛查。患者可以用 Bethesda 标准进行临床筛查(框 14-2)。

框 14-2　遗传性非息肉病结直肠癌风险临床评估的 Bethesda 标准

符合下列任意一条的个体:

(1)50 岁前患 CRC

(2)同时的或异时的 CRC 或其他 HNPCC 相关性肿瘤*,不管年龄大小

(3)60 岁前患 CRC 伴高微卫星不稳定性

(4)一个或以上的一级亲属患有 CRC 或 HNPCC 相关肿瘤的 CRC 患者,50 岁前诊断癌症,或 40 岁前诊断腺瘤

(5)两个或以上亲属患有 CRC 或 HNPCC 相关肿瘤的 CRC 患者,不管年龄

* 结直肠癌、子宫内膜癌、卵巢癌、胃癌、肝胆癌和小肠癌,以及肾盂和输尿管移行细胞癌、脑皮脂腺瘤(恶性胶质瘤)和角化棘皮瘤。

CRC,结直肠癌;HNPCC,遗传性非息肉病结直肠癌;MSI,微卫星不稳定性

那些有 HNPCC 家族史或根据 Bethesda 标准而疑为 HNPCC 的患者应该予以基因检测。这包括对种系 MMR 基因突变的检测,主要是 MLH1、MSH2、MSH6 和 PMS2,这些都是识别并修正 DNA 复制时错误的基因。基因检测筛查的敏感性仅有 70％,然而,验血结果阴性不应该影响基于临床标准或 Bethesda 标准的筛查或监测规范。首次筛查后,应每 2 年复查结肠镜直至 40 岁。40 岁之后,每年都要复查结肠镜。

(四)炎性肠病

溃疡性结肠炎患者有很低的概率形成结直肠癌,直至病程达到 8 年以上。此后,在发病 40 年时风险可以上升至高达普通人群的 56 倍。溃疡性结肠炎每年自然进展为结直肠癌的概率约为 0.06％～0.16％,相对危险度为 1.0～2.75。全结肠炎患者发病 8 年后或炎症局限于左半结肠的患者在发病 15 年后每 1 到 2 年应接受结肠镜检查以观察结肠。结肠镜检查时,在发现的增生部位应每隔 10 cm 进行多点随机活检。在一项关于炎性肠病患者监测综述中,Collins 等发现没有明确的证据证实定期结肠镜检查可延长弥漫性结肠炎患者的

生存期。他们发现了定期复查的患者会在更早期检测出癌症,而且这些患者的预后相对也更好,但是领先时间偏倚也大体与这明显的获益相关。有间接证据表明定期复查可以有效降低死于炎性肠病相关性结直肠癌的风险,而且也很经济。对于大肠受累的克罗恩病患者来说,患结直肠癌的风险比普通人群增加了 20 倍,建议与溃疡性结肠炎患者相似处理。结直肠癌发病年龄趋于更年轻,而且更常见于右半结肠。

第 15 章

结肠癌的外科治疗

著　者　Brian S. Buchberg・Steven D. Mills
译校者　李　婷(译)　吴　欣(校)

> **要点**
> ➤ 外科手术是局限性结肠癌治疗的关键，数据显示扩大的肠系膜切除、干净的切缘和毗邻器官的切除都是有益的。
> ➤ 腹腔镜结肠癌切除术与开腹的结肠癌手术效果是相同的，为了最大限度地减少手术的有创性，可以采取腹腔镜手术。手术前较高的护理水平与详细的手术策略制定是提高患者手术效果的重要因素。

结肠癌切除术是结直肠医生最常用的治疗方法。由于手术治疗是目前唯一治疗局限性结肠癌的治疗方法，所以使用根治性肿瘤切除术并减少术后并发症的发病率是至关重要的。因此详细理解并认识结肠癌的外科解剖学知识(特别是其血液供应和淋巴引流)以及结肠癌的肿瘤治疗原则是外科医生进行安全有效手术的基本要素。结肠癌切除术自 20 世纪 70 年代开始实施以来，效果良好，手术是目前结肠癌治疗计划制定和预后相关辅助治疗实施的基础。本章将简要介绍结肠癌手术治疗原则和一些常规治疗方法。

一、术前评估

一旦诊断证实为结肠癌，且肿瘤局限，我们应该进行详尽的病史询问和体格检查。大多数病人应进行术前分期，可参照 NCCN 指南。一般检查通常包括腹部和盆腔的 CT 扫描。每个病人应该进行个体化的手术风险评估。手术风险的评估可以利用许多种评分系统，但应用最广泛的系统是美国麻醉医师协会评分(ASA)(1-4)。Hessman 等学者在 202 例大于 75 岁结肠癌患者的一项研究中报道，ASA 评分，不仅与年龄有关，更能很好地预测

患者术后并发症的发病率和病死率以及根治性手术后的 5 年生存率。然而，这种评分系统仅提供麻醉相关的并发症风险。Senagore 等学者建立一种专用于量化预后风险的评价指数系统，特别是针对结肠癌手术的患者。手术并发症的独立危险因素包括年龄、ASA 评分(≥2)、肿瘤(TNM)分期、手术方式(择期 vs 急诊)、肿瘤是否完整切除、与血细胞比容水平。虽然目前还处在实验阶段，美国外科学会(ACS)在风险评估方面允许医生使用收集的临床资料来预测并发症的发生率和病死率，以帮助患者更好地了解结直肠外科手术的风险和益处。评估系统利用 ACS 全国外科质量改进项目开发的数据库，包括详细的数据统计，对病人的术前危险因素、实验室、操作变量和术后事件进行统计分析。最终得出一个自定义的报告，报道中概述了总体死亡率特殊的精神障碍的表现，还包括外科手术部位感染的风险。这项技术可以为患者和外科医生团队提供一个全球通用的手术风险评估。

二、肠道准备

术前肠道准备的目的是大幅度减少结肠部位菌群的浓度和减少术后感染的发生率。这是通过

机械肠道准备来进行的(伴或不伴有口服抗生素)。在以往的研究中显示,使用肠道准备后可使伤口感染率从 35% 降至 9%。肠道准备的缺点在于病人的脱水和电解质平衡紊乱。一些研究显示在肠道准备后,特别是老年人,会增加术后吻合口瘘和伤口感染的风险。最近,许多学者都质疑肠道准备的作用,特别是预防性应用抗生素的作用。最近的大规模、多中心随机试验研究证实了以前关于肠道准备的的研究可信度、权威性较低,可能以往认为的在择期结肠手术前行肠道准备有益的观点是不正确的,良好的疗效可能更应归功于全身性抗生素的使用。总的来说,支持术前使用肠道准备的数据不够充分,尽管没有太多益处,但相关操作所带来的风险也不大。大多数结直肠外科医生不会考虑最新的研究成果,仍然常规进行机械肠道准备(伴或不伴有口服抗生素),然后再对患者进行择期结肠切除术。

三、术前准备

围术期应采取相应步骤来指导患者使手术成功完成,减少术中和术后并发症的风险。

(一)抗生素

结直肠切除术患者应在术前服用针对革兰氏阴性厌氧菌和需氧菌的抗生素,预防切口感染。一般术前 1h 之内静脉注射一剂抗生素。术中应重新计算抗生素用量是否充足,可根据抗生素半衰期和手术持续时间决定是否在术中加用抗生素。

(二)尿液引流

患者应在手术开始前留置尿管。结肠癌手术留置 24h 导尿管发生尿潴留风险很低。尽管最新的指南要求术后48h后移除尿管,但是移除的具体时间由手术医生制定。

(三)鼻胃插管

因为结肠切除术为择期手术,因此不需要常规使用鼻胃管。因为以往研究证实术中胃肠减压,胃肠扩张或术后并发症与不使用鼻胃管相比无显著性差异。然而,如果术中行经鼻胃管插入术,应在患者麻醉苏醒前将其拔掉。

(四)血栓预防

所有择期结肠手术的患者应预防静脉栓塞(VTE)。这部分病人罹患静脉血栓栓塞的风险特别高,特别是左半结肠切除和癌症患者。间歇充气加压装置应在诱导麻醉期使用并延续到病人术后

卧床恢复期,直至可以完全下床活动。此外,Meta分析显示在结直肠手术患者中应用皮下低剂量的依诺肝素或低分子肝素(LMWH)治疗方案能有效减少深静脉血栓形成、肺栓塞和病死率。当应用硬膜外方式控制围术期疼痛时,预防剂量的 LMWH 应在导管插入期和拔除 12h 之内的区间给予。最新研究建议属于低风险分层的患者行腹腔镜手术,利于栓塞形成后的及时抢救处理。因为前面所提到的额外的风险因素,理想情况下,进行腹腔镜结直肠手术的患者应接受与开腹手术相同的静脉血栓预防方案。

(五)分期

分期的重要性是在于对病人预后的估计并制定适宜的诊疗计划。目前的用于结直肠癌分类系统是 TNM 分类系统,此系统是由美国癌症联合委员会(系统)结合国际抗癌联盟(表 15-1)制定的。在结合肿瘤(T),区域淋巴结(N),和远处转移(M)的基础上对于任意肿瘤进行分期,可分为 I-IV 期(图 15-1)。

表 15-1　美国肿瘤组织协会关于结肠癌的分期

分期	T	N	M
0	Tis	0	—
I	T1	N0	M0
	T2	N0	M0
IIA	T3	N0	M0
IIB	T4a	N0	M0
IIC	T4b	N0	M0
IIIA	T1-T2	N1/N1c	M0
	T1	N2a	M0
IIIB	T3-T4a	N1/N1c	M0
	T2-T3	N2a	M0
	T1-T2	N2b	M0
IIIC	T4a	N2a	M0
	T3-T4a	N2b	M0
	T4b	N1-N2	M0
IVA	任意期 T	任意期 N	M1a
IVB	任意期 T	任意期 N	M1b

M0,无远处转移;M1,远处转移;M1a,转移局限在一个器官或位置 (如肝,肺,卵巢,非区域淋巴结);M1b,转移点超过一个器官或位置,腹膜转移;

N0 无区域淋巴结转移;N1,转移到 1~3 个区域淋巴结;N1a,转移到 1 个区域淋巴结;N1b,转移 2~3 个区域淋巴结;N1c,肿瘤侵犯浆膜下,肠系膜,肠周腹膜或直肠周围组织并没有淋巴结转移;N2,转移到 4 个及以个区域淋巴

结;N2a,转移到4～6个区域淋巴结;N2b,转移到7个及以上区域淋巴结;NX,转移区域淋巴结不能估算;T0,无原发肿瘤的证据;T1,肿瘤侵犯黏膜下;T2,肿瘤侵犯固有肌层;T3,肿瘤穿透固有肌层至结直肠周围组织;T4a,肿瘤穿透壁腹膜;T4b,肿瘤侵犯毗邻的器官或组织;Tis,原位癌:黏膜层或黏膜固有层;TX,肿瘤范围不能被评估

来自 the Edge,SB,Byrd DR,Compton CC,et al:American Joint Committee on Cancer Cancer Staging Manual,ed 7,New York,2009,Springer-Verlag

四、操作技巧

手术的目标是实现对结肠癌:①沿足够的肿瘤边缘完整切除原发性肿瘤;②解剖学上完整的切除相关淋巴结(图 15-2),沿相应结肠段的主要血管(图 15-3);③全部切除任何扩散的相邻器官。对于肿瘤位于血管富集区的肠段(即肝曲或脾曲),应延长结肠切除的范围(包括血管供应区域),可以切除淋巴结之间的淋巴引流。扩大的结肠癌切除术(即小段回肠或全结肠切除术)是对于多发性肿瘤患者、某些情况下的阻塞病变或高危的异时性癌[即遗传性非息肉病性结肠癌(HNPCC)]而实行的。

(一)结肠癌切除的一般原则

传统上,结肠切除术最经常采用开腹手术,但最近许多技术领先的外科医生更愿采用腹腔镜手术治疗,这样可以更安全、有效的切除肿瘤。本节将讨论外科技术中的开放手术的相关操作。一般而言,两者切除的原则是相同的,进行腹腔镜手术

所需的检查可能略有不同。腹腔镜检查的数据将在本章腹腔镜结肠癌的末尾部分提供。

大多数医生喜欢正中切口,这种切口不但使手术医生腹腔内部操作的空间最大,而且使双侧的腹壁造口或回肠造口术不受限制。且供应到结肠的血液来自中线,附近的血管可促进通过肠系膜正中切口愈合。根据需要切除的肠段可调整切口的确切位置。

在进入腹腔手术操作之前,应该全面评价是否存在转移性病灶。评估的地方包括腹膜表面,网膜,相应的主动脉旁淋巴结、卵巢和肠系膜,并仔细观察肝脏情况,因为这是最常见的转移位置。肝脏和门静脉周围的任何异常应该仔细触诊。术中超声可以用于进一步的评估以确定可切除性,以防肝转移。最后,判断肿物本身是否肿瘤,是自由活动还是固定到相邻结构,是否存在局部穿孔和败血症的发生、有无肠系膜肿瘤、是否已经发生腹膜腔的播散转移。

关于肿瘤切除,Turnbull 等学者在 20 世纪 60年代后期提倡使用"零接触"技术,即理论上在未结扎近端血管和游离淋巴回流区时应尽量减少对肿瘤的触碰与损伤。它包括绑扎肠管,选择性结扎血管再游离病变肠段等。虽然这项技术是为了延长生存期,结果几个大型临床试验未能证明有显著提高生存率的趋势,导致该项技术未能在临床上推广。

目前已有充足的证据表明严格遵守外科肿瘤原则,明显影响结肠癌患者的手术结果。理想情况

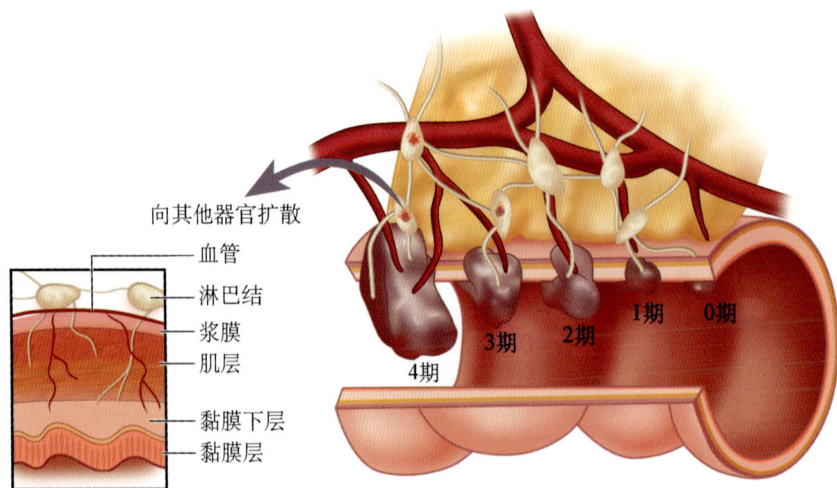

图 15-1　结肠肿瘤的分期。随着分期的增加,肿瘤浸润层次加深,直到累及淋巴结血管及附近的器官

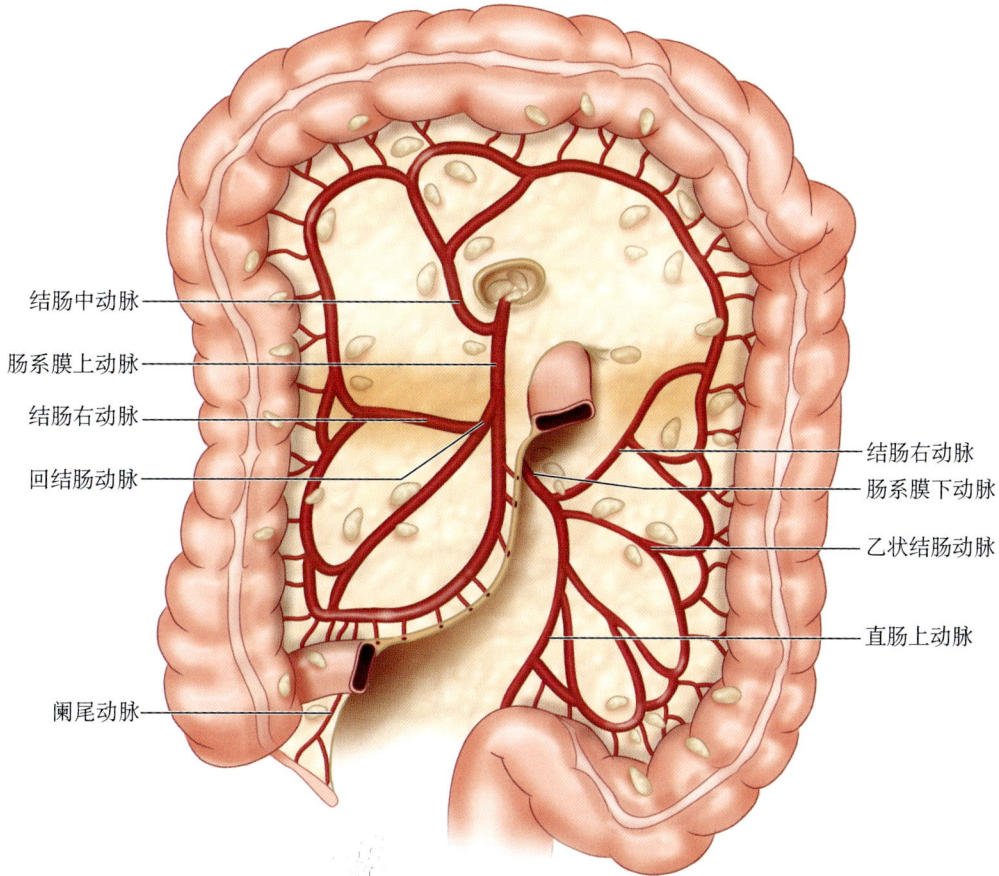

图 15-2　结肠系膜中淋巴结的分布及它们与供应结肠血管的关系

下,肠切除的范围应该包括切除肿瘤血液供应和淋巴管水平上起源的主要营养动脉血管。当同时有两个主要为肿瘤提供血液供应的血管时,这两条血管应该在其起始处被同时切除。切除左半结肠时,可能需要结扎肠系膜下动脉(IMA),或者只是结扎远端左结肠动脉,这里存在争议。最终目标是肿瘤完整切除(R0),手术可提高Ⅰ期至Ⅲ期患者的生存率已达成广泛共识。

(二)切除范围

足够的近端和远端的结肠癌切除范围通常不难达到。目前公认的减少吻合口处肿瘤复发的安全切除范围是距离肿瘤周围 5cm,这是基于一些研究结论得出的,切除的边缘内部扩散超过 1.5cm 是不常见的。有趣的是,切除范围>2 cm 不影响生存或局部复发率;然而,切除范围<1cm 则与局部复发率的增加有关。

(三)区域淋巴结清扫

外科医生在进行适当的淋巴清扫以达到足够的肿瘤治疗效果。充分的淋巴结清扫需要扩展到起主要营养作用的起源血管水平。淋巴结清扫数量评估与每个病人手术切除程度和生存有直接关系。为了达到了高度的准确性(>90%),NCCN 建议应清扫不少于 12 个区域淋巴结。对术前不能分期的患者清扫淋巴结过少可能会降低生存预测的准确性。淋巴结抽样切除活检和(或)阳性淋巴结切除可明确肿瘤分期。术后辅助治疗的制定是在分期的基础之上进行的,尤其是对淋巴结的扩散状态必须有准确的结果。一些研究表明,Ⅱ期(淋巴结阴性)患者,清扫淋巴结较少,数量有限的淋巴结检查的患者(<8~12 个)与相对较多淋巴结清扫患者相比,预后更差。如果手术标本中清扫的淋巴结个数小于 12 个,且淋巴结癌转移阴性,患者推荐使

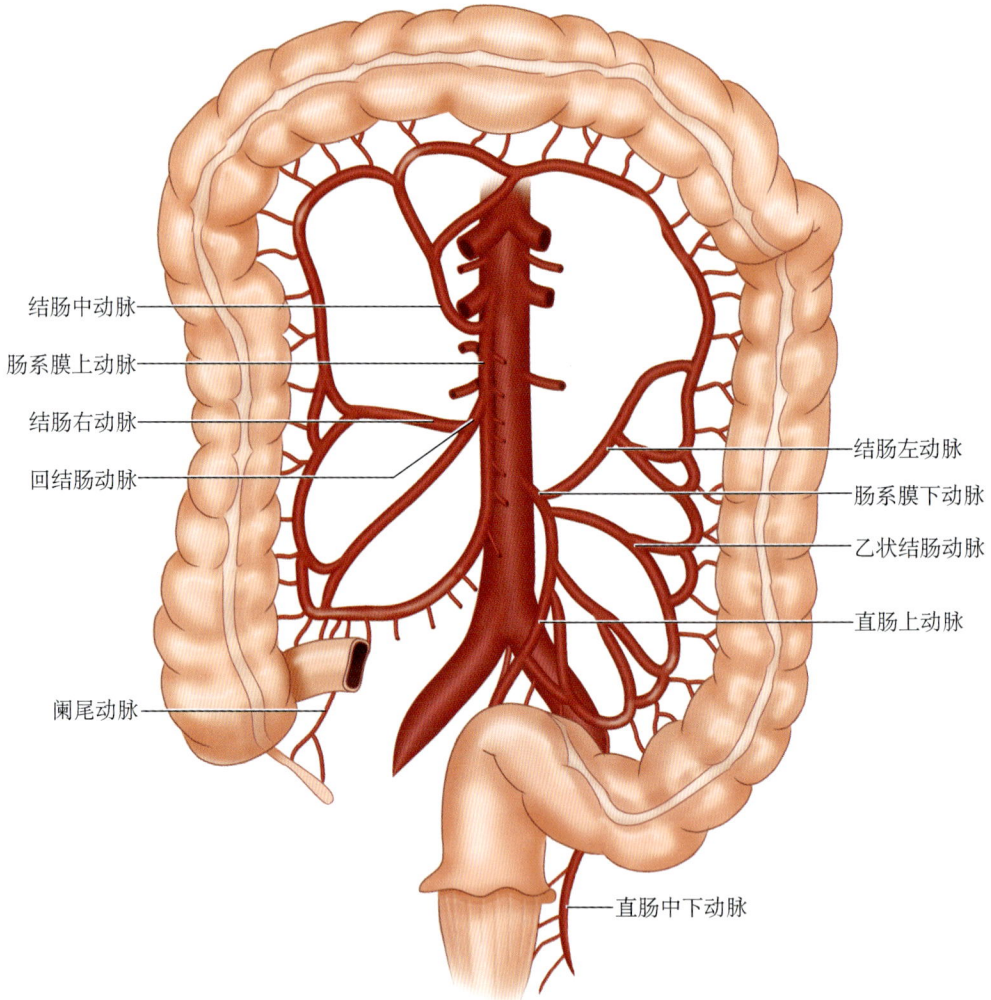

结肠中动脉

肠系膜上动脉

结肠右动脉

回结肠动脉

阑尾动脉

结肠左动脉

肠系膜下动脉

乙状结肠动脉

直肠上动脉

直肠中下动脉

图 15-3 肠系膜上下动脉的血液供应。肠系膜上动脉及分支供应右半及横结肠,肠系膜下动脉供应左半结肠和直肠

用术后辅助化疗。

(四)手术方法

对于肿瘤涉及盲肠、升结肠、肝曲,右半结肠切除联合回肠末端切除并在根部结扎回肠血管是有依据的。回肠切除长度可能没有影响到升结肠肿瘤局部复发,切除回肠长度不宜过长,应避免回肠吸收不良综合征。位于肝曲结肠癌应结扎结肠中动脉右支(MCA)。横结肠肿瘤需要结扎结肠中动脉起始部分。尽管整个横结肠切除是足够的,但结肠-结肠吻合通常需要游离肝曲和脾曲的结肠来提供足够的吻合长度。同时进行两个弯曲的肠管操作是一个高风险的吻合,扩大右半结肠癌切除(结扎回结肠动脉和结肠中动脉),能够减少脾

曲的移动行回结肠吻合,从而降低手术风险。对于降结肠肿瘤,需行左半结肠切除术与结扎左结肠动脉,乙状结肠肿瘤可用左半结肠切除或乙状结肠切除术。部分结肠或全结肠切除可能用这些术式的组合。

五、技巧

这一节将介绍不同解剖位置的结肠肿瘤的一般手术技巧,同时强调指引切除的解剖标志。后面一部分内容将根据结肠肿瘤所在位置来定义特定的操作(即升结肠癌、横结肠癌、脾曲癌等),从而描述特定的各种结肠段切除的操作。为简单起见,从打开腹腔开始描述。虽然每个节段的结肠

癌切除只介绍一种主要的方法,但还有其他的切除方法既保证足够切缘,又保证充分合适的淋巴结清扫。

(一)升结肠癌

病人采取仰卧位,正中切口,以保证足够的手术视野。应用腹壁牵开器可以有利于手术医师进行自由、彻底地腹腔内探查。在对于可能转移的区域进行探查后,就可以开始结肠切除术。

切除升结肠肿瘤通常以"由外至内"的方法,可以通过近端的切除和向后分离,直到结肠的血管结构完全显露出来就可以完整的游离右半结肠和它的系膜(相反地,由内至外的途径也可以,在处理结肠之前,先结扎处理供应血管的基底部)(图 15-4)。沿正确的腹膜壁层外侧解剖开始(Toldt 白线),从下方回肠末端向肝曲进行,这样结肠会移至中间。由于是从腹膜后游离抬起右侧结肠,注意不要损伤到十二指肠,输尿管,性腺相关血管,或下腔静脉(图 15-5)。接下来,小心游离结肠右曲,避免损伤十二指肠,继续沿着横结肠上界游离,持续游离至

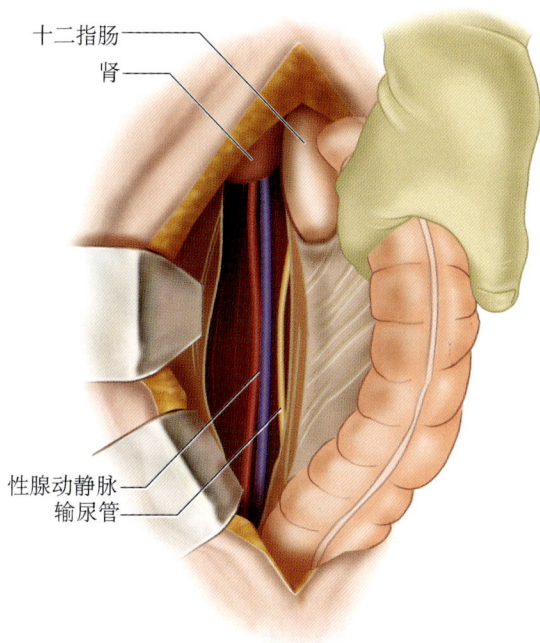

十二指肠
肾
性腺动静脉
输尿管

图 15-5 右半结肠游离需要应用"由外侧向中间"的路径。应避免损伤到十二指肠及腹膜后的结构

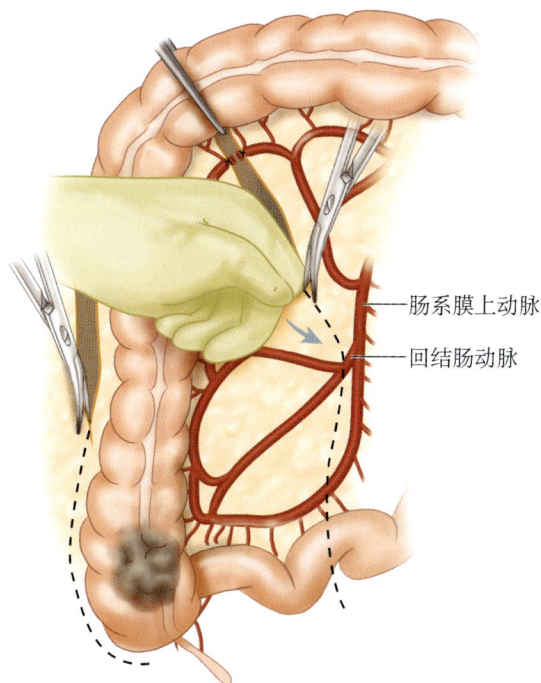

肠系膜上动脉
回结肠动脉

图 15-4 "不接触"原则包含最初的血管结扎与胃肠韧带的分离应在处理病灶之前。腹腔镜右半结肠癌根治术经常应用此原则(中间向外侧入路)

切除结束。一旦完成相应结肠的游离,确定结肠的远侧端和近侧端需切除的位置,使用一个直线切割闭合器切断肠管,回肠末端应该在回盲瓣近端 5～15cm 的区域切断以确保足够的血液供应(图 15-6)。接下来就要分离肠系膜附件,分离之前一定要熟悉血管解剖。然后就要确定回结肠的动脉结扎,从肠系膜上动脉(SMA)远端分离至它的起始部位,一般在十二指肠的较低边缘。当完成上述操作,就要从它的起始处分离出右侧结肠动脉。常见回结肠动脉第一个分支就是右侧结肠动脉。切除的肠道包括肿瘤和它周围的淋巴结及系膜并做病理检查。结肠的吻合可以使用手工缝合或吻合器,术中要避免肠系膜的损伤。

"由内至外"技术深受广大腹腔镜外科医生的欢迎,因为第一肠系膜血管可以分离,而结肠仍然附着在外侧,不妨碍肠系膜根部层面的手术视野。一旦离断十二指肠外侧血管后,从腹膜后结构游离结肠和系膜就和之前一样,尽管大部分从内侧操作,十二指肠是重要解剖标志,应在其周围操作,使它始终处于自然解剖位置。

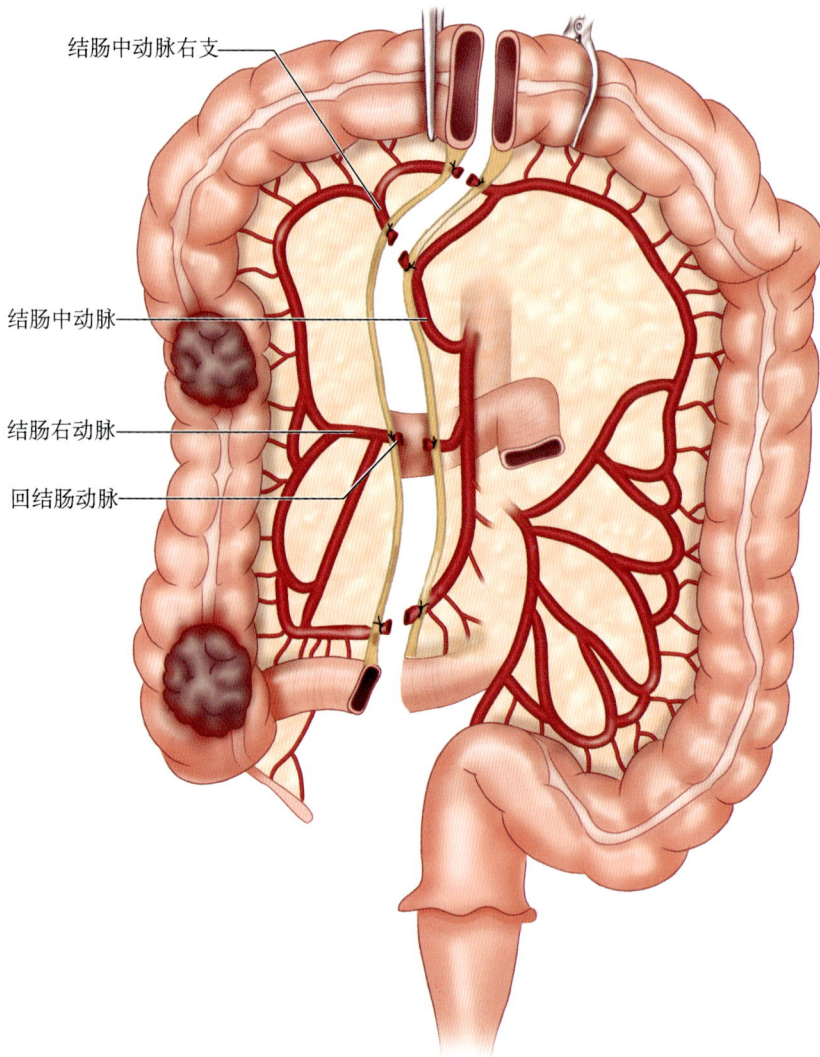

结肠中动脉右支

结肠中动脉

结肠右动脉

回结肠动脉

图 15-6　右半结肠扩大切除范围。不管肿瘤的位置,都应切除全部的右半结肠及系膜及相
　　　　关淋巴结

(二)横结肠癌

对于横结肠的肿瘤,通常采取扩大型结肠切除术。在这个操作中,要游离右结肠和横结肠。右结肠的游离如前所述,结肠肝曲的游离要超过肿瘤所在位置以保证足够的切除范围。覆盖在受肿瘤侵袭横结肠上的部分大网膜与肿物一并切除(图 15-7A)。注意不要损伤到胃网膜的动脉。横结肠切除区域应保证足够的切除长度,回肠末端切除也是如此。回结肠的血管分离时应注意不要损伤到十二指肠,结肠系膜根部的解剖应围线 SMA 第一分支——结肠中动脉进行。中结肠血管及回结肠的血管应在根部切断(图 15-7B)。回结肠吻合可根据外科医生的惯用方式进行。

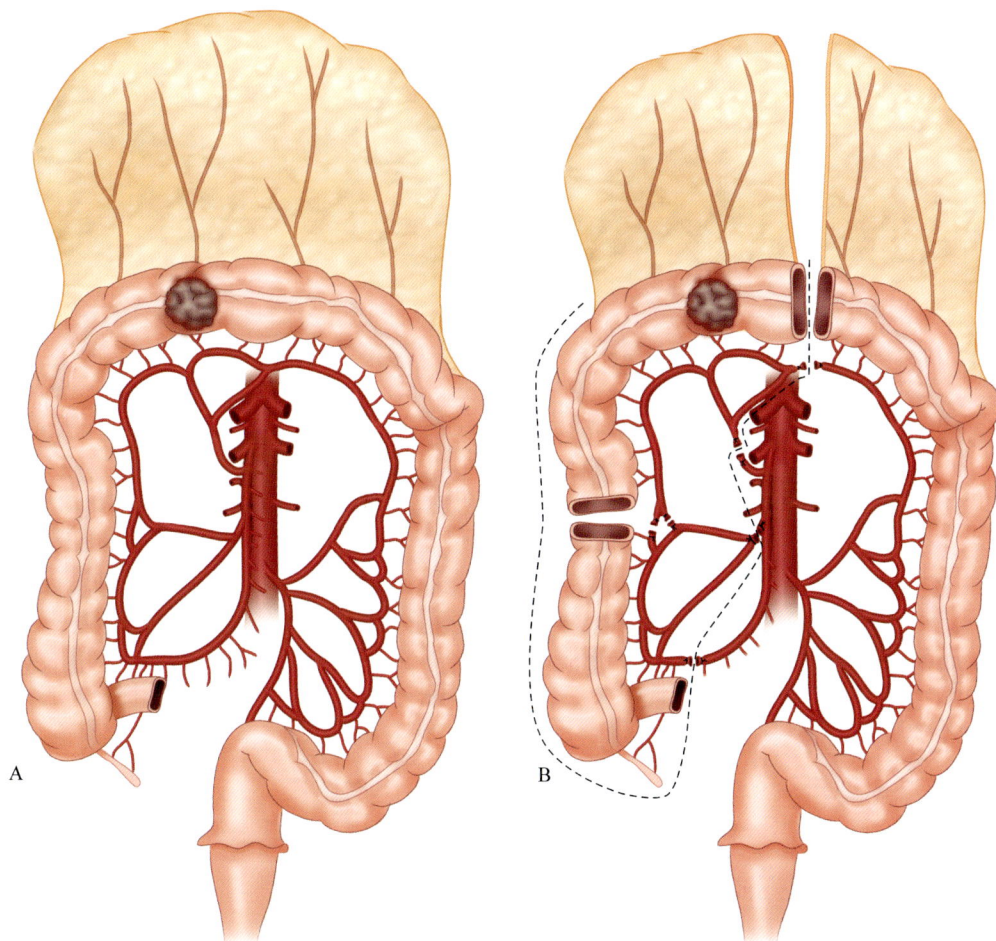

图 15-7　肿瘤位于横结肠(A)时需要移动结肠肝曲,进行相关血管的结扎,受肿瘤侵袭的结肠上覆盖的大网膜需切除(B)

(三)脾曲结肠癌

位于横结肠远端或脾曲的肿瘤可以伴随着结肠中动脉左支或者结肠左动脉附近的淋巴转移,分离切断上述动脉时应在其根部进行。游离结肠脾曲时应先向上掀起大网膜,进入小网膜囊,然后将横结肠远端从侧腹壁和腹膜后向下游离(左结肠旁沟)。当接近结肠脾曲时,脾脏进入视线,脾结肠韧带被分离,使脾曲向下和向右移动(图 15-8)。游离肠段近端应超过 MLA,远侧应超过左半结肠动脉(图 15-9)。在横结肠系膜上分离结扎结肠中动脉的左支。左结肠动脉,是肠系膜下动脉的第一个分支,是确定需分离切除的位置。切除后将移出手术区域。注意保留 IMA,该动脉供应乙状结肠和直肠。将近端横结肠与乙状结肠进行机械吻合。

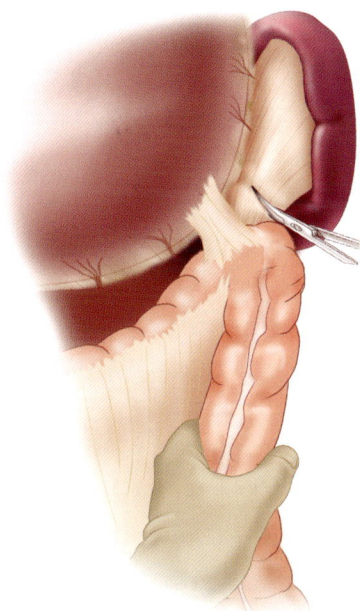

图 15-8　脾曲的游离需要分离脾结肠韧带

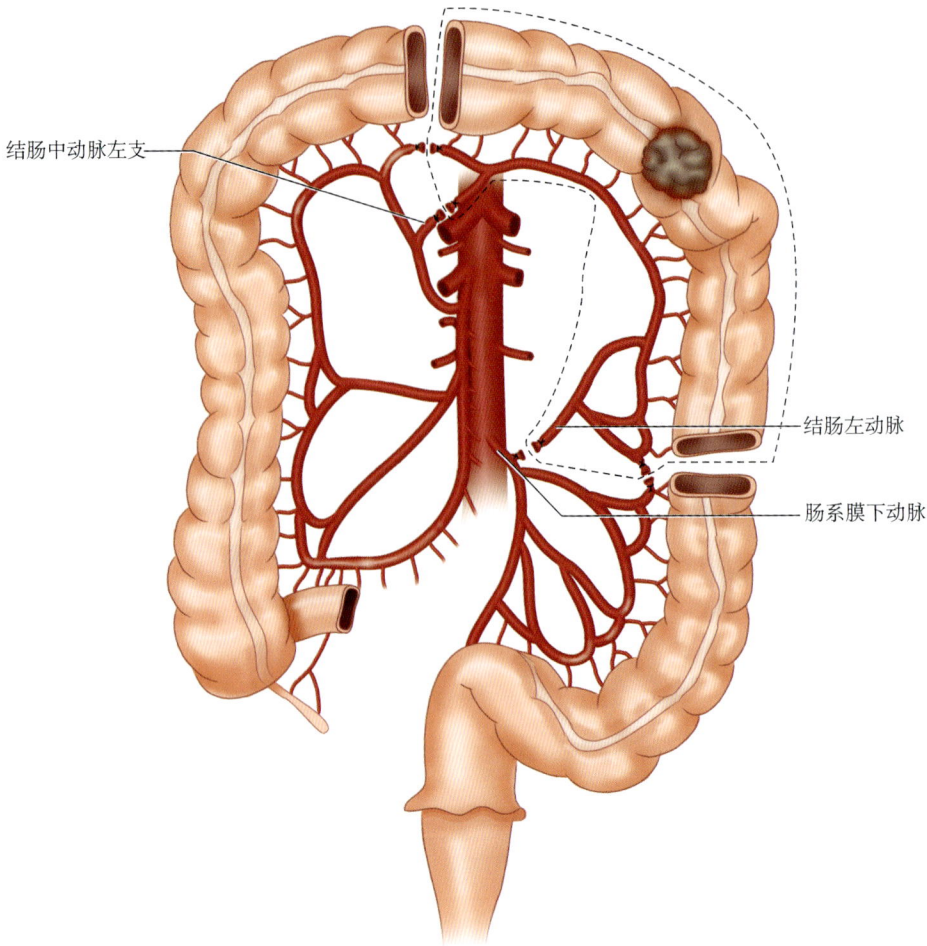

结肠中动脉左支

结肠左动脉

肠系膜下动脉

图 15-9　脾曲的肿瘤需要切除左半横结肠、结肠脾曲、降结肠

(四)降结肠癌

对于位于降结肠的病变,可应用部分结肠切除术,但要保证足够的切除范围和淋巴结清扫。病人通常采用改良截石位,以便圆形吻合器从肛门进入盆腔。类似于右半结肠切除术和左半结肠切除术,降结肠癌可继续采用"由内至外"或"由外至内"的方法。由外至内的方法中,可以将小肠推向右上腹以便进入左半结肠系膜和淋巴管操作层面。左半结肠的游离在左结肠旁沟沿侧腹膜(Toldt 白线)自骶岬直至脾曲(图 15-10)。有关结肠脾曲的操作方式与前所述类似。发现左结肠系膜和腹膜后结构之间存在大血管组织平面,沿此可以大胆地切割到中线。这样就可以从腹膜后将左半结肠游离至中线。左侧输尿管位于髂血管上,可以在其被覆肠系膜上操作以避免损伤(图 15-11)。近端在横结肠远端 1/3 或中间位置,远端在直肠上端,使用直线

切割器切断(图 15-12)。覆盖在降结肠系膜和乙状结肠系膜的腹膜被沿着位于十二指肠第三部分前面的 IMA 的根部切断。然后继续向下分离 IMA 拟结扎点水平并继续分离至盆腔。在左结肠动脉近端结扎并切断 IMA 的根部。对于左结肠动脉附近的肠系膜下静脉(IMV)直接结扎和分离(图 15-13)。MCA 的左支应保留以保证丰富的淋巴供应,因为分离会损伤到结肠脾曲。其他肠系膜血管需结扎和分离,所有相关的淋巴组织需进行采样然后做病理分析评估。由外科医生进行肠道吻合术。如果结肠的分离长度不够,需将剩余未分离的MCA 进行分离,有利于在横结肠近端和乙状结肠之间形成更好的无张力吻合口。另一种吻合替代方法是做一个回肠后吻合术,将横结肠从回肠系膜回结肠动脉与远端结肠血管之间的血管区穿过(图15-14)。

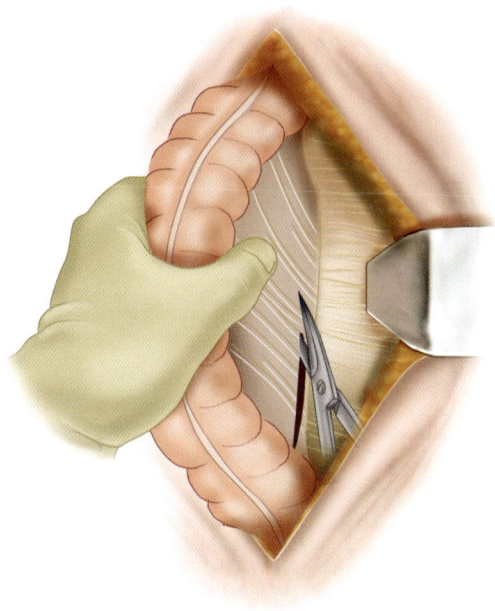

图 15-10 位于降结肠的肿瘤应先从外侧入路沿 Toldt 白线切开腹膜

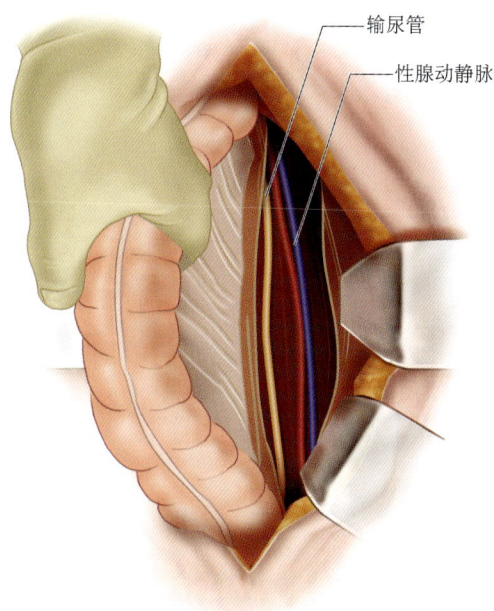

图 15-11 从后腹膜分离左结肠系膜时需避免损伤腹膜后结构,如左侧输尿管

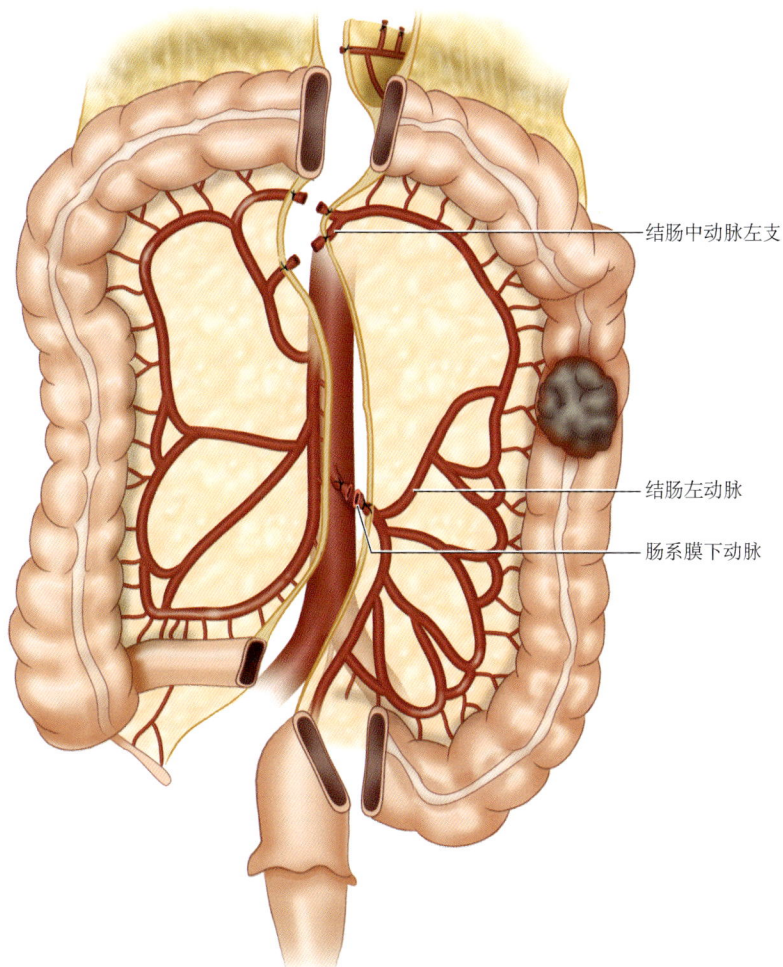

图 15-12 降结肠肿瘤的切除,左半结肠切除需要结扎肠系膜下动脉的根部及回肠中动脉

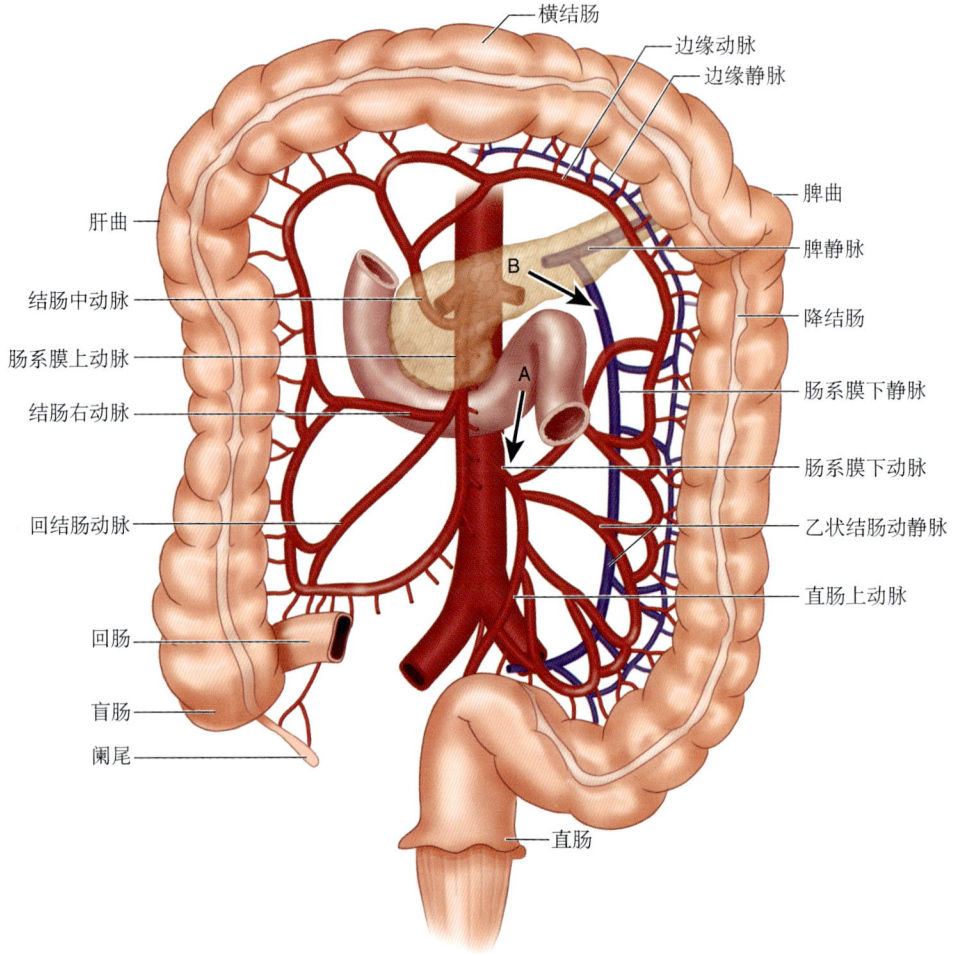

横结肠

边缘动脉

边缘静脉

脾曲

脾静脉

降结肠

肠系膜下静脉

肠系膜下动脉

乙状结肠动静脉

直肠上动脉

肝曲

结肠中动脉

肠系膜上动脉

结肠右动脉

回结肠动脉

回肠

盲肠

阑尾

直肠

图 15-13　肠系膜下动脉根部离断(箭头 A)。动脉位于十二指肠第三段的下部,支配分布在左半结肠到直肠的水平。离断肠系膜下静脉(箭头 B),在胰腺的下方,肠系膜下静脉可沿降结肠一直走行到直肠

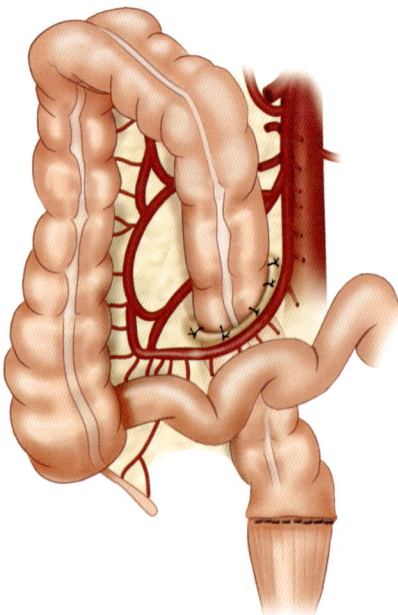

图 15-14　如果左半结肠切除后不能留有充足的结肠,结直肠的吻合就可能需要穿过回结肠系膜无血管区进行操作

(五) 乙状结肠癌

对乙状结肠癌切除术,患者通常采用改良截石体位,方便通过肛门进行肠端端吻合术。操作类似于左半结肠切除术,而且通常情况下,需游离左结肠脾曲。此时必须小心,以避免损伤跨在左髂血管上的左侧输尿管。如前所述,近端结肠应在左结肠的血管水平切断,直肠上段应在骶岬水平切断。使用直线切割吻合器在左结肠动脉和乙状结肠动脉分支之间的近端肠管和远端直肠上段之间进行乙状结肠切除术 (图 15-15)。乙状结肠中间部分的腹膜应从 IMA 根部切除到盆腔。目前 IMA 和

IMV 结扎后可完全游离结肠,并可以实施无张力吻合,同时也需要在肿瘤完整切除时切除整个淋巴结所在的结肠系膜。降结肠远端的逆行血管将与左结肠动脉的分支和边缘动脉一起保留 (图 15-16)。在左半结肠和直肠之间的端-端吻合使用圆形吻合器吻合。如果出现任何张力,脾曲应当适当游离,正如前所述。此外,IMV 的近端要游离至胰腺下缘,以便降结肠达到足够的长度与直肠吻合 (图 15-13)。向盆腔注入盐水,经乙状结肠镜或直肠镜向肠管送气,观察吻合是否完全,即充气试验 (图 15-17)。

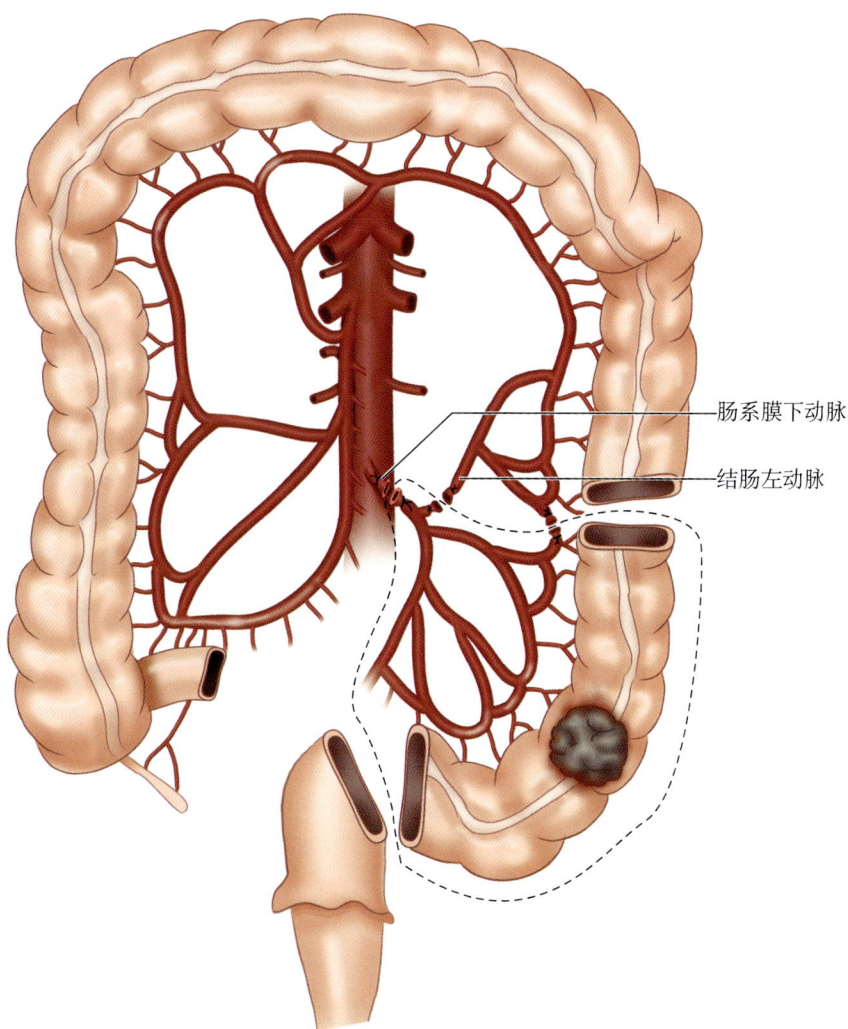

肠系膜下动脉

结肠左动脉

图 15-15　乙状结肠的肿瘤切除,近端应在降结肠动脉与乙状结肠动脉第一支之间切断,远端应在直肠上方

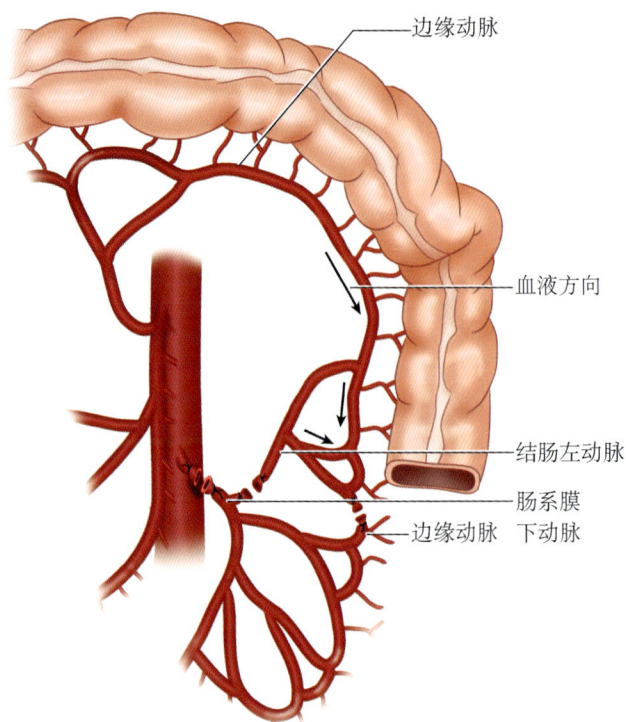

图 15-16 乙状结肠切除后,降结肠远端的血供依赖于边缘动脉

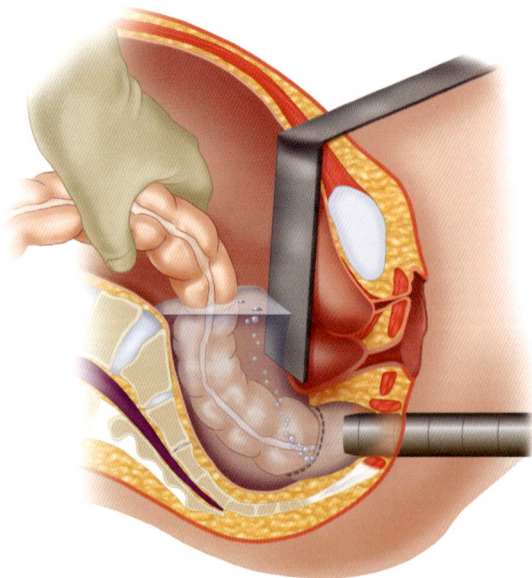

图 15-17 结直肠吻合的充气试验。轻轻挡住吻合口近端的结肠,把吻合口没在水里,然后通入空气。如果出现水泡说明有吻合口瘘

六、进展期肿瘤治疗

(一)局部晚期病变

接近 10% 的结肠癌患者肿瘤可以播散至邻近器官,如小肠、膀胱、子宫、胃、脾、输尿管或十二指肠。在这些情况下,有必要切除相邻器官的全部或者一部分才能达到满意的根治性切除术。在分离相邻结构时不应破坏肿瘤或造成潜在的污染,但不在腹腔中遗留肿瘤细胞是很困难的。在 NCCN 中,美国国家癌症研究所和美国结直肠外科医师协会(ASCRS)的指南指出,结肠癌穿透肠壁进入邻近结构或器官的 T4 期疾病应行多脏器切除后达到阴性切缘。一些研究表明,与标准切除术相比,进行联合脏器切除时,在改善局部控制、总体生存期、术后并发症、失血、输血需求等方面并无明显区别。因此,建议针对局部晚期肿瘤可以采取局切术,并保证切缘阴性,这种手术方式是安全、有效的。应判断相邻器官的黏附是由于炎性黏附还是肿瘤浸润所致的黏附。把结肠从粘连的器官分离活检是没有意义的,即使取的组织活检病理为阴性,这样也将大大增加局部复发的概率。

(二)同时肿瘤和息肉病

如果在右半结肠或左半结肠存在同时的肿瘤、存在多个病灶(良性或恶性)、急性结肠梗阻或当病人被诊断出患有 HNPCC(林奇综合征)应做次全切除或全结肠切除术。如前所述,应先将相关供应血管和肠系膜进行切除。主要原则包括:全面游离回肠或结肠近端,进行回肠直肠或结肠直肠无张力吻合术,根据具体病人的特点选择性地使用粪便改道。

(三)预防性卵巢切除术

大多数医生都认为,当一侧或双侧卵巢受到原发肿瘤直接浸润或远处转移时,需要进行卵巢切除术。然而,在卵巢无异常的情况下,针对结肠癌女性患者行卵巢预防性切除是存在争议的。额外的手术操作风险增加很小,手术时间略有增加,潜在的好处包括随后的卵巢转移癌预防和消除 6% 女性结肠癌患者卵巢转移再次剖腹手术切除卵巢肿块的需要。但这也存在着明显的缺点,包括妇女绝经期提前和绝经期前妇女需要雌激素替代治疗。此外,一项前瞻性随机试验表明预防性卵巢切除后的存活率并没有表现出任何改善。因此,不主张在这个时候进行预防性卵巢切除术。在特定的情况下,

才采用预防性卵巢切除术和子宫切除术,例如HNPCC 患者。

(四)梗阻

由于肠管粪便负荷和近端肠管严重扩张,结肠癌肠梗阻的手术对外科医生是一挑战。此外,回盲瓣功能好的患者发生闭襻性肠梗阻,并发症发生的风险会提高,病人随时会因缺血或肠穿孔而进行外科抢救(图 15-18)。

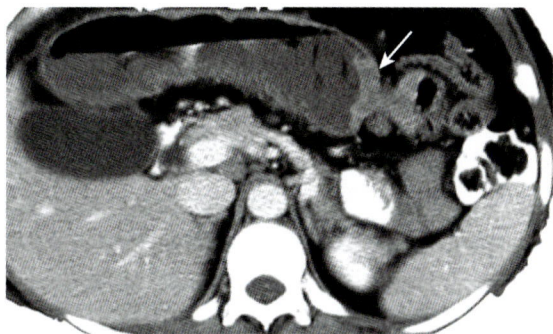

图 15-18　横结肠癌伴横结肠梗阻扩张的 CT 图像

在部分血流动力学稳定的患者中,近端肠梗阻不伴有腹膜炎或者完全梗阻的,最佳治疗方案是延迟胃肠道准备,择期手术切除。但是,这种情况不常见。因为在一般情况下,由于低的细菌数量和液体粪内容物,在没有肠道准备的情况下,右半结肠切除术后一期吻合也可安全进行,也是近端结肠肠梗阻治疗的首选。

左半结肠梗阻的治疗一直存在争议。选择手术还是非手术方式取决于临床医师的决策。手术治疗包括:一期吻合切除术(有或无近端分流)、结肠造口术、全结肠切除回肠直肠吻合术或回肠造口术。上述手术方案证明都是可行的,并且围术期并发症发生率相似。最近,进行了一项前瞻性研究,对右侧和左侧结肠梗阻的患者进行急诊手术和一期吻合的效果进行比较,即观察右侧和左侧病变的患者术后病死率和吻合口瘘的发生率之间有无显著差异。结肠灌洗也作为辅助切除和消化道重建的一种方式。灌洗可以通过一个盲肠造口,阑尾造口,或开放肠道实现(图 15-19)。一个前瞻性、随机的实验对比部分的切除加结肠灌洗和完全的切除并结直肠吻合,围术期的并发症没有明显的不同,不同组的围术期的病死率也相似,而且灌洗组还可以显著地提高肠道功能。总之,面对可能发生

肠梗阻的患者(需行全结肠切除术),充分灌洗和一期吻合是应对肠梗阻的有效治疗方案。

选择无穿孔或出血迹象的患者进行内镜下放置可扩展金属支架作为一个临时支撑,起到缓解症状的作用,后期可切除肿物。通过肠道清洗后,包括结肠造口的两次手术可转化成可选择性的一期切除和吻合。支架也可以用于检查近端结肠(排除同步损伤)和缓解患者的病情(图 15-20)。支架置入一般成功率都较高,技术理论上的成功率和临床成功率分别为 96% 和 92%。而且当前的数据成本效益分析表明,结肠支架置入后进行择期手术比急诊手术更安全,成本更低。结肠内支架置入术的作用在晚期疾病姑息治疗中也是有所体现的。75% 的支架置入患者胃肠成功减压。有趣的是,姑息性结肠支架置入术可以避免 92% 的患者发生穿孔,大大改善了这类人群的生活质量。面对发生急性结肠梗阻的患者,可行腔镜肿物切除,很少采用支架置入。支架置入最常见的并发症有支架穿孔(平均为 5%,范围 5%～30%),支架移位(平均为 11%,范围为 0～11%),但是,也可能发生肿瘤生长、腹痛、出血。总之,结肠支架可以作为左结肠癌患者后续手术的一个有效的桥梁,这是一个可以接受的选择方案,可由经验丰富的内镜医师进行操作,大肠梗阻得到缓解,肠梗阻复发率最低。

(五)穿孔

结肠癌患者发生肠穿孔的概率为 3%～9%,并且预后不佳。这些患者肿瘤腹腔内转移和远处转移风险较高。此外,手术操作期间发生的穿孔与肿瘤复发率增加相关。穿孔所呈现出的症状和体征通常包括板状腹、广泛性腹膜炎。患者无论是在肿瘤坏死的部位还是到盲肠远端的梗阻部位都有穿孔的可能。可以通过剖腹探查确诊穿孔。手术原则为在正式治疗前必须明确病变部位及穿孔位置,不推荐仅行局部探查就对可疑部位进行改道手术。应根据病人的整体情况和局限性或广泛性腹膜炎决定治疗方案。但是我们的目标始终是在病人安全的情况下切除病变部分。在切除之后,对于病情稳定和广泛腹膜炎的患者进行一期吻合、保护性回肠造瘘或近端结肠造瘘。当病情不稳定的患者住院期间出现穿孔和弥漫性腹膜炎的情况时,不论病变部位在何处,都可以切除穿孔并对肿瘤进行局部切除,随后进行腹腔灌洗和造口术。远端肠管可以

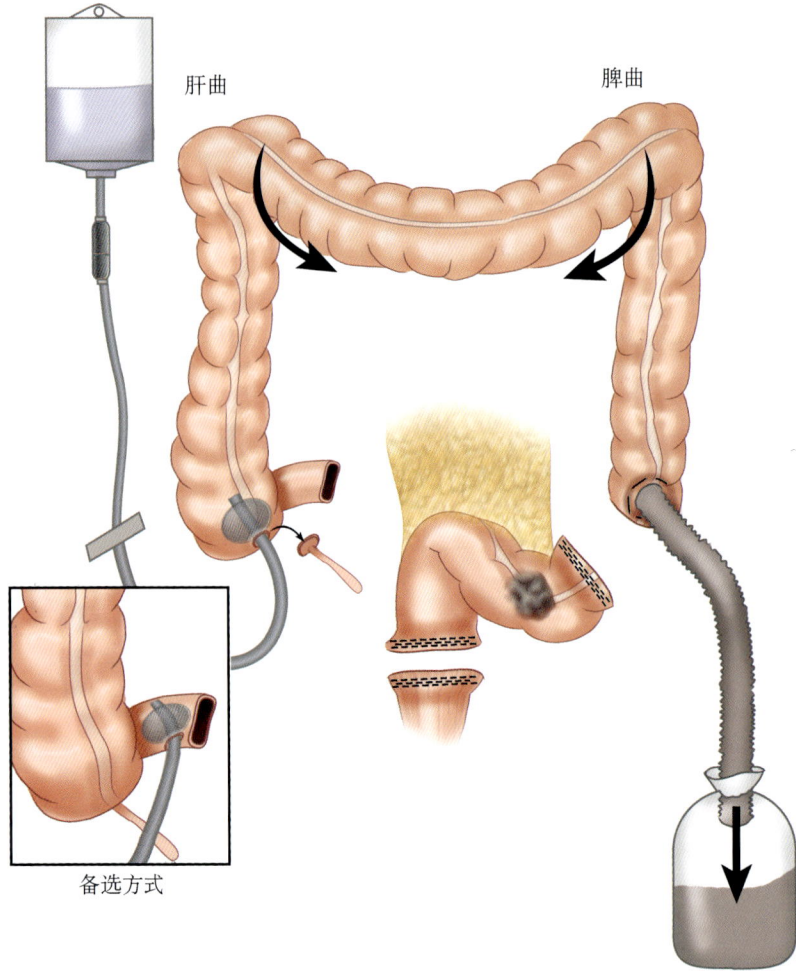

图 15-19   大肠梗阻一期吻合后结肠搁置冲洗
生理盐水从右侧结肠灌入,灌洗液自手术区域引流出

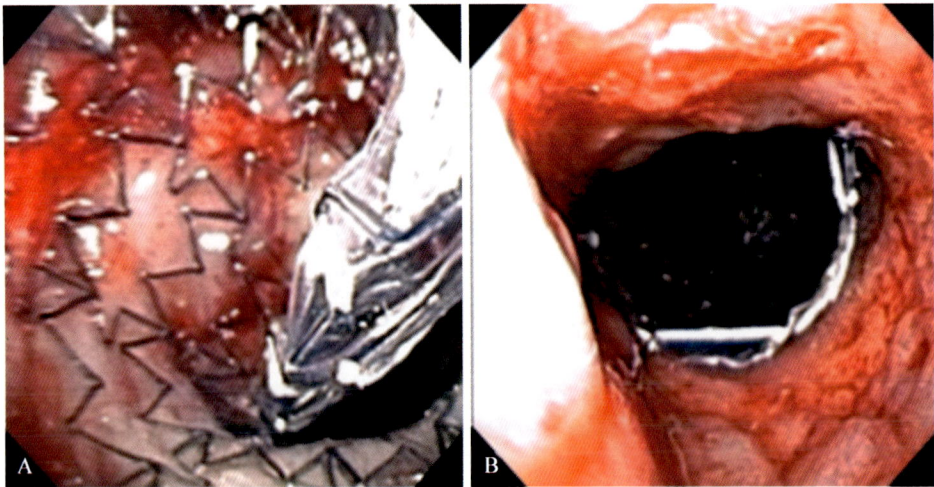

图 15-20   内镜下结肠的支架(A),支架放置到位,支撑内腔(B)

被留置在腹腔外做造瘘,也可以被闭合当作 Hartmann 袋。

当左侧结肠的远端梗阻导致右半结肠穿孔,可行次全结肠切除术,在同一次手术中切除穿孔的结肠和恶变的部分是最好的选择。完成此部分的切除操作,在两端正常肠道之间创建一个安全的吻合(回肠乙状结肠或者回肠直肠)。在病人病情不稳定或一期吻合不合适的情况下,近端肠管应被放置在腹腔外作为造口管,同时远端黏液瘘管形成或者 Hartmann 袋。最终,所有的穿孔或梗死患者都应进行辅助治疗,特别是穿孔患者可考虑辅助化疗。

(六)结肠癌肝转移以及相关治疗

肝脏是大肠癌最易远处转移的器官,很可惜只有大约 10% 的患者适合手术切除(图 15-21)。同时切除结肠癌和肝转移病灶的益处是避免再次手术,有利于降低潜在的风险。在肝缘发现小的孤立的原发性肿瘤可进行切除,在发展初期就切除这些病变可提高患者的治愈性。在以前发表的一系列案例中,肿瘤切除后的 5 年生存率在 24%~58%,平均存活率为 40%。此外,有一些研究表明低风险(身体状况良好,4 个或更少的肝脏占位性病变)的患者,可切除病变同时治疗证明是安全的,无手术死亡发生。然而,在需要切除肝转移病灶的结肠癌患者中,应首先考虑行结肠切除的操作,然后对转移性病灶进行评估。相比之下,最近的研究数据证明术前化疗再手术治疗效果较好,化疗后可同时进行结肠切除和肝切除。有些起初不能进行手术切除的患者,在诱导化疗后可进行手术切除。在 12%

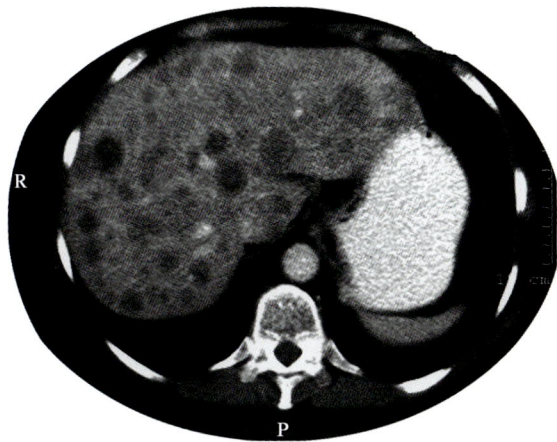

图 15-21　结肠癌肝脏双侧叶转移的损害

和 33% 这类患者中进行(R0)切除后有明显的降低分期,5 年生存率平均为 30%~35%。这些结果是大大优于那些单项治疗方案的(5 年生存率 4%~9%)。手术病死率<5%,再次准确分期后,结肠切除同时肝切除是可行的。

(七)结肠癌的腹腔镜治疗

类似于其他的一些局部手术,结直肠的腹腔镜手术经历了 20 多年的技术革命。自从 1991 年 Jacobs 等最先开展腹腔镜辅助结肠切除术,有关结直肠各类手术的技术创新不断被报道。腹腔镜手术的优点是:术后疼痛轻,肠道功能恢复快,住院时间和行动不便持续期较短,手术切口比开腹手术的切口更加美观。有趣的是,尽管有这样的优点和良好的发展前景,腔镜手术在结直肠癌切除手术领域的普及应用一直慢于其他类型的手术。目前,高达 48%~54% 的外科医生进行腹腔镜结肠手术。较复杂的手术需要一个辅助切口来彻底清除病变器官,这也导致有关腹腔镜手术的安全性和可行性的争论。腔镜手术作为结直肠癌外科治疗领域的一部分,已受到了大家的特别关注。早期对结肠癌腹腔镜手术的争议是癌细胞种植在切口或穿刺口(穿刺口复发),一些小规模的研究发现其发病率高达 21%。然而近些年来,这些问题尚未被证实。

已报道的几个大型(≥100 例)的前瞻性随机性试验表明,腹腔镜与开放结肠癌切除术相比肿瘤复发率或患者存活率并没有降低。最早进行的巴塞罗那试验中,219 例患者被随机分配到结肠切除术(OC)或腹腔镜辅助结肠切除术(LAC),最后比较与癌症相关的生存率,总生存率,有无复发的可能性。在平均随访的 94 个月中,两组的整体和无病生存率相似。腹腔镜下结肠癌切除组的与癌症相关生存率(73% vs 84%)更高。

美国手术治疗临床疗效研究组(COST)在 2004 年 5 月的结肠癌腹腔镜手术与开腹手术为肿瘤治疗提供了相同的结果。在这项研究中,872 例结肠腺癌患者随机分配到 OC 或 LAC,由经验丰富的外科医生进行手术操作,每个医生之前至少进行过 20 例腹腔镜结肠切除术,并对他们的手术录像进行分析。在平均随访 5 年中,5 年无病生存率无显著差异(在 LAC 组和 OC 组分别为 69% 和 68%)或总生存率(76% vs 75%)。术中或术后并发症、围术期病死率和再住院率或再次手术方面没有显著差异。值得注意的是,COST 的研究组报道了 435 例开放性手术中在手术切口处肿瘤复发的只有 2 例（0.5%），428 例腹腔镜手术只有 1 例（0.2%）。

来自欧洲的结肠癌腹腔镜和开腹切除术对比试验（COLOR），1248 例患者被随机分配到 29 个中心进行腹腔镜或开腹手术。主要观察目标是手术后 3 年无病和总生存期，次要目标是：并发症率、穿刺孔复发、是否提高生活质量、花费、切除范围、淋巴结清扫。短期结果显示，腹腔镜手术可安全应用于左半、右半结肠癌和乙状结肠癌的根治性切除术。最近发表的平均随访时间为 53 个月的长期结果显示，将各个阶段的数据综合统计得出 3 年无病生存期，分别为腹腔镜组 74.2% 和开放手术组76.2%。与 3 年总生存率，腹腔镜组是 81.8% 和开放手术组是 84.2%。此外，切缘阳性率、清除淋巴结数目、并发症发生率、病死率在两组相似。

传统开腹手术的结肠癌腹腔镜辅助手术（MRC-CLASICC）实验，随机抽取总共 413 例患者分别进行开放与腹腔镜辅助结肠切除术，上述手术是在英国 27 家医院开展的。主要长期目标是 3 年总生存率、3 年无病生存率、3 年局部复发率。对于 OC 与 LAC 来说，在总生存期（66.7% vs 68.4%）、无病生存率（67.7% vs 66.3%）、3 年局部复发（6.0% vs 7.3%）无显著差异。此外，腹腔镜手术后的生活质量不逊于传统的开放式手术。最后，三个独立的 Meta 分析对腹腔镜结肠癌手术的安全性和有效性得出相同的结论。

由于能够使用腹腔镜这种技术的复杂性的熟练程度，需要与外科医生的经验相结合。据估计，腹腔镜手术学习曲线为 35～50 台手术。此外，在使用该技术治疗可治愈性癌症之前，前人经验建议至少进行 20 台良性病的结肠切除以满足学习要求，包括组织处理，腔内血管出血控制，近端血管结扎，重要结构的辨别，肠道及系膜边缘的切除，并遏制肿瘤溢出。

总之，假设有足够的外科医生经验，对所有分期的结肠癌，腹腔镜手术与开腹手术的肿瘤学安全性是等价的。无论是开放或腹腔镜进行操作，包括切除范围、淋巴结清扫、癌症相关生存率和并发症率和病死率是相同的，前提是由经验丰富的外科医生遵循既定的肿瘤治疗原则。从 COST 的结果和其他类似的实验发现使 ASCRS 和美国胃肠内镜外科医师协会认为腹腔镜切除术可应用于切除结肠

癌。面对以上结果，现在许多医生使用这种技术作为首选的手术方法，在大肠癌治疗中的应用也在迅速增加。

（八）结肠癌手术切除的预后

手术治疗是结肠癌治疗的首选，因为它具有最大的治愈可能性，在结肠癌患者的 5 年总体生存率为 65%。然而，随着时间的推移，手术结果和长期的生存依赖于病理分期（表 15-2）。随着术后辅助化疗的进步，尤其是那些 Ⅲ 期患者，患者预后有所改善。结肠切除术后局部复发是罕见的，发生率＜5%。临床病理因素包括患者的年龄、性别、肿瘤部位、术前癌胚抗原、T 分期、阴性和阳性的淋巴结以及淋巴管浸润、神经浸润的数目，可显示出结肠癌切除后使用术后化疗复发的风险预测。基于这些因素，术后列线图已经被开发出，协助制定下一步的处理策略，如不同的辅助化疗方案，制定长期随访计划。此外，这样的工具可以被研究人员用来帮助设计和评估临床试验。

表 15-2　不同分期结直肠癌生存率

肿瘤分期	5 年生存率
Ⅰ（T1-2,N0,M0）	93%
ⅡA（T3,N0,M0）	85%
ⅡB（T4,N0,M0）	72%
ⅢA（T1-2,N1,M0）	83%
ⅢB（T3-4,N1,M0）	64%
ⅣC（任意期 T,N2,M0）	44%
Ⅳ（任意期 T,任意期 N,M1）	8%

引自 O'Connell JB, Maggard MA, Ko CY: Colon cancer survival rates with the new American Joint Committee on Cancer sixth edition staging. J Natl Cancer Inst 96:1420, 2004

外科医生经验、综合素质和相关的部分的专业知识也影响结肠切除术后结肠癌患者预后。一些复杂的外科手术操作，如心血管疾病和癌症手术，这些疾病治疗效果提高促进了大医院的病例的增加，如结肠直肠手术。外科医生有较多的结直肠癌治疗经验，也降低了围术期并发症的发病率并改善生存率。

（九）总结

局部结肠癌唯一的治疗方式是手术，预后大多是取决于分期。存活率也与病人的组织学分级、年

龄、性别和梗阻的存在有关。微创技术已被证明是安全和有效的肿瘤学技术,并且被逐渐证明可以取得良好效果。无论什么手术入径,数据都支持广泛的肠系膜切除术,明确的切除范围和切除邻近附着器官的好处。熟练掌握手术解剖、操作的各个步骤、技巧,并能熟练运用辅助设备是很重要的,会提高手术效果。

第 16 章

直肠癌治疗

著　者　Bradley J.Champagne

译校者　李　婷(译)　吴　欣(校)

要点

➢ 初诊病人需要体检,包括硬质直肠镜检查,它会提供很多信息,最终确定最佳治疗方案。

➢ 熟悉各种辅助手段和专科医师参与的多学科会诊将有助于确保最好的治疗效果。

➢ 利用高敏感度的可对肿物进行局部分期的检查,比如磁共振成像(MRI)、超声内镜(EUS),将有助于确定是否需要进行新辅助化疗与放疗。

➢ 当新辅助化疗用于适宜的人群中会降低局部复发风险。

➢ 当进行手术方式选择,如是局部切除还是开腹,是否进行保肛手术等问题上时,需仔细考虑病人的生活质量及肿瘤相关预后。

➢ 手术时遵循全直肠系膜切除术(TME)原则,进行精细的解剖和组织分离是必不可少的,因为这样可以降低病人的复发风险。

在世界范围内,大肠癌是第四大常见恶性肿瘤,每年估计有 1 023 000 新发病例,529 000 人死亡。根据最近由美国国家癌症研究所和美国疾病控制中心公布的癌症统计,大肠癌是美国第三大常见的癌症,整体死亡率仅次于肺癌。更需注意的是,每年在美国有大约 40 000 名新诊断的直肠癌患者。

直肠癌治疗和手术技术的进步改善了生存率和手术后的生活质量。手术技术的提高包括:增加了括约肌保留率,注意保留交感神经和副交感神经,TME 被大家广泛采用。新辅助化疗与放疗以及针对肿瘤转移的新型生物制剂的使用,也会影响治疗结果和无病生存期。

本章主要涉及临床直肠癌治疗中的基本要素。病人第一次就诊时的评估和适宜的影像学分期,上述相关的详细信息,是新辅助放化疗的依据,进而对手术细节进行讨论从而选择最佳手术方式。本章主旨是以病人为中心,为研究人员、全科医生或结直肠专科医生提供一个重要纲要,该纲要与直肠癌的有效治疗方案和适宜的临床决策制定相关。

一、就诊

随着 MRI 成像、三维超声和正电子发射断层-计算机断层(PET-CT)扫描仪等科技的进步,这些检查对直肠癌的患者的评估是重要的,对于初诊的患者,这些检查是不可少的。第一次就诊收集到的信息会显著影响临床决策的制定过程。

(一)病历记录

多数直肠癌患者接受治疗时已有一个明确的内镜诊断。需仔细回顾结肠镜检查的有关内容细节,如有不清楚的地方可直接打电话给内镜医生询问。是否有同时病变的存在、检查过程的完整性以及内镜能否通过病变部位都需要详细的说明。然而,直肠内肿瘤的精确位置通常没有提到或者是不准确的,一般对从肛门边缘至肿瘤的距离都估计过高。由于这些原因,可能会出现直肠癌当成乙状结肠癌被切除的情况。我们也需要认真研究病人以前腹部手术的记录。最后,病人的初级保健医生将提供最近的病史和体检以便深入了解病人的整体状况,上述的资料将起到至关重要的作用。

(二)疾病的诊断

在向病人询问病史时,应鼓励其他家庭成员多多参与讨论,如果他们知道送往医院的原因,我们应当立即展开询问。这些似乎微不足道,但病人常常自己不确定内镜检查结果和当时的情形。当你开始询问和评价时,患者的病史将会起很大作用,并对以后的治疗方案具有重大影响。体格检查和影像诊断通常提供医生们下一步该如何进行治疗。然而,病人的整体健康状况、职业、交通、家庭情况、对该病的期望值、自控型、体重、性别以及生活史可以为你下一步就诊提供依据。在外科治疗的章节中将会详细讨论这些细节的重要意义。

(三)创建自己的团队

团队合作治疗可以确保治疗的连续性和最佳疗效。英国国家临床评价鉴定机构出版指南,指导组织多学科组成的团队。而且,病人和家属应有充分的知情权,这对他们自己护理和克服病魔是有益处的。我们的多学科团队主要成员包括:结直肠外科医师、肝胆外科医师、消化内科医师,进行放化疗的肿瘤科医师、麻醉医师、影像学医师、病理医师。遗传学家、社会工作者、护士、亚专科外科医生和肠造口治疗师。现在的治疗趋势是在较大的医疗中心进行专业化、多学科团队的综合诊治以提高生存率。

(四)解剖相关、物理检查、硬质乙状结肠镜检查

在国际和国家级的共识会议中,已经提出有关直肠手术、解剖学、影像学的定义仍然有些含糊不清。有相当多的争论是关于直肠的确切长度、乙状结肠直肠过渡的部位,最重要的是其中的测量参考点。在众多的手术文献报道中,直肠癌是在距离肛门边缘 15cm、16cm,甚至 18cm 之内,虽然其他几个队列采用一个准确定义的齿状线作为参考点。从任何 Meta 分析或多中心临床试验就得出有关低、中、高位直肠癌定义的统一结论是不够准确的。目前,这些定义的不统一性不仅影响手术中心的决策,而且影响新辅助疗法是否需要实施和治疗时间,这将会反过来影响肿瘤治疗的结果和并发症发病率。

美国国家癌症研究所直肠癌专题小组定义了直肠癌是距肛缘 12cm 以内的癌肿。直肠的解剖长度达 15cm 或 16cm,但直肠近端的癌肿的生物学行为更接近结肠癌,这就意味着上述定义只包括中低位直肠癌。通常测量报告是从肛缘开始算起。肛管组织解剖学的平均长度约为 4.2cm(即肛门直肠环上方到肛管起,长度分布在 3~5.4cm)。在同一标本上测量的话,从齿状线至肛缘的平均长度为 2cm,并在齿状线和肛提肌复合体之间有 2~3cm。

上述含糊不清的关于直肠解剖测量在病人就诊中的直肠指检(DRE)和硬式乙状结肠镜检查具有重要意义。进行 DRE 时,明确肛门括约肌病变位置以及其与肛门直肠环的关系,明确盆腔侧壁或骶骨的病变位置往往是十分重要的。通过使用肿瘤移动度临床分期系统(表 16-1),Nicholls 等发现,根据上述检查结果对肿瘤行 I 至 IV 期的临床分期,准确度可高达 80%。

表 16-1 临床分期与肿瘤的活动性

临床分期	1	2	3	4
肿瘤活动性	自由移动	沿直肠壁移动	移动受限	固定
病理学的关系(侵犯的程度)	黏膜下层	固有肌层	周围脂肪	毗邻组织

引自 Nicholls RJ,York-Mason A,Morson BC,et al:The clinical staging of rectal cancer. Br J Surg 69:404,1982

两次灌肠给药后,给予俯卧或左侧卧位的硬式乙状结肠镜检查。此检查提供了宝贵的信息,比如:肿瘤距离肛缘精确的距离、径向位置、周长、与直肠括约肌的位置关系。通常软质和硬质乙状结肠镜(图 16-1)测量结果之间存在差异。本次测试与 DRE,是第一次评估,可以帮助外科医生确定远端直肠是否有足够的正常肠管来保留括约肌,并预期术后肠管功能恢复情况。

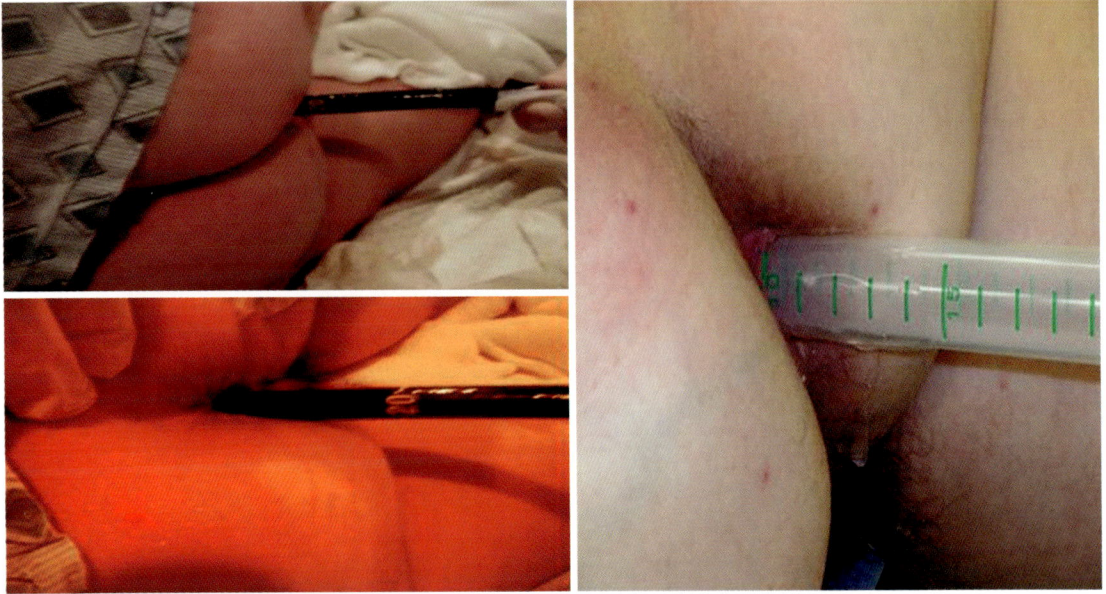

图 16-1　一例直肠肿瘤在硬质直肠镜下是在 9.5cm 处,而在易弯曲的软质乙状结肠镜检查下是在 15～20cm 处。这就说明了在工作中直肠镜的操作是非常重要的。病灶的精确位置不仅决定了病灶可切除性,也是评估是否有术前放、化疗的必要

(五)常规检查

检查结束后,需要更客观的影像学分期。患者需要胸腹和盆腔的 CT 扫描,以评估是否存在转移性疾病。EUS 和(或)盆腔 MRI 可以对肿瘤的浸润深度进行评估。主要是在影像学上对比此次与前次肿瘤局部和全身整体的变化情况。在第一次询问病史后的实验室检查中包括癌胚抗原(CEA)水平、前白蛋白、白蛋白、全面的代谢水平和一个完整的血细胞计数。最后,应确认术前是否需要心血管系统治疗及相关医疗证明。

(六)病情讨论

在询问病史得到的结果上建立一个简明总结,可使患者及家属放心我们在治疗操作上有一个系统的方案。当合适的信息被利用后,我们发现将评估和治疗计划总结为 4 个问题,是否局限于骨盆或转移性病变? 治疗是否包括化疗、放疗和手术,以及先后顺序如何? 病人是否需要永久性结肠造口或者临时回肠造口? 在治疗之前的其他关键措施是什么?

二、临床分期和影像检查

(一)临床分期

现代治疗直肠癌的决策是依赖于精确的局部

和远处分期。此外,二期和三期直肠癌新辅助化疗与放疗的广泛应用,对准确的预测手术效果有着越来越大的重要性。尽管有许多不同的直肠范围定义,最权威的直肠癌划分是以肛门直肠环为起点,该环距肛缘 3.5cm,3.5～7.5cm 低位直肠癌,7.5～12cm 中位直肠癌,12～16cm 高位直肠癌。一般高位直肠癌表现和治疗措施与结肠癌类似,因为其在腹腔中位置与结肠接近。1987 年由美国癌症联合委员会(AJCC)和国际抗癌联盟将位于直肠中部和远端的癌肿进行区分。这种新的分期系统是基于局部肿瘤浸润深度(T),存在淋巴结转移数量(N)及有无远处转移(M)。有关结直肠癌的内容在 2010 年进行了更新,是目前临床医生使用最普遍的(表 16-2 和表 16-3)。

(二)影像检查

1. 超声内镜　在准确的分期中,EUS 需要准确地确定浸润深度,并确定直肠系膜淋巴结肿大。此检查对于中下段直肠癌检查效果最佳。内镜换能器直接放置在肿瘤表面,可以在接口处向球囊注水。直肠壁有 5 层结构,其中有 3 个强回声层(白线)和 2 个低回声层(黑线)(图 16-2)。图像是二维或三维的取决于设备或软件。

表 16-2 结直肠癌的 TNM 分期

分期	0	Is	1	2	3	4
T（侵犯深度）	无肿瘤证据	原位癌	侵犯黏膜下层	肌层侵犯	穿透肌层	穿孔或侵犯其他器官
N（淋巴结）	无淋巴结侵犯	NA	1～3 个	4 个或更多	NA	NA
M（转移）	无转移	NA	远处转移	NA	NA	NA

表 16-3 不同分期系统的对比

T	Tis	T1	T2	T3	T4	T1,T2	T3,T4	任何期 T	任何期 T
N	N0	N0	N0	N0	N0	N1	N1	N2	任何期 N
M	M0	M0	M0	M0	M0	M0	M0	M0	M1
TNM	0	I	T2	ⅡA	ⅡB	ⅢA	ⅢB	ⅢC	Ⅳ
Dukes	—	A	A	B	B	C	C	C	—
MAC	—	A	B1	B2	B3	C1	C 2/3	C1/2/3	D

修订的 Astler Coller 分类
MAC，Modified Astler Coller Classification

EUS 的优点是便宜、耐受性好、准确，可在任意学期开设专门的课程教授学生。但也有一些缺点：在检查过程中，换能器必须与肿瘤保持直角关系，有可能无法实现，尤其是对上部直肠肿瘤或肿瘤引发肠腔狭窄；EUS 不能完全评估直肠系膜或直肠系膜囊是否有侵犯，EUS 检测淋巴结效果一般成像结果的解释、结论的得出与操作者的经验相关。

EUS 预测病理分期的准确性是有据可查的。2004 年，Kauer 等对 458 例直肠癌患者的 EUS 病理分期进行比较。整体比率中，T 分期的准确度是68%，N 是 69%。更具体地，T3 类肿瘤的识别准确度是 86%，T4 肿瘤准确识别至少为 36%。EUS 分期大于实际肿瘤分期（19%）比小于分期（12%）的情况常见，操作者之间存在高度异质性。对于 T1肿瘤，10 MHz 扫描比 7.5 MHz 扫描更准确（71% vs 36%）。最后研究得出的结论是直肠癌的 EUS分期的准确性依赖于 T 分期（图 16-4）。

已有研究报道可使用 EUS 检测出阳性淋巴结。在一项研究中，传统的超声检查发现淋巴结明显阳性的 16 例患者在 EUS 引导下的细针穿刺抽吸（FNA）细胞学检查有 4 名是阴性。这些阴性的FNA 结果的基础上，有 3 个病人直接去手术，而不是选择新辅助化疗，手术后最终的病理结果也是淋巴结转移阴性。因此，EUS 引导下 FNA 检查改变了 19% 的仅靠 EUS 诊断淋巴结阳性患者的治疗措施。

Valentini 等采用 EUS，以帮助确定晚期直肠癌术前放化疗（CRT）后肿瘤是否降期判断放化疗可否改善预后。165 例局部晚期侵透腹膜的直肠癌接受术前 CRT。CRT 治疗 4～5 周后，患者再次进行 EUS。研究人员发现，临床对放化疗反应和肿瘤或淋巴结病理降期与预后的改善密切相关，但不推荐调整放化疗方案。

2. 磁共振 将线圈直接放在病变直肠内的技术引入已改善了直肠前壁 MRI 的准确性。1994年，Schnall 等研究相关直肠癌、直肠内线圈 MRI和病理结果，在 36 例患者中，MRI 分期与病理分期相符的是 29 例（81%）。2006 年，Tatli 等报道出51 例进行了术前直肠和盆腔相控阵列线圈 MRI 和手术切除的直肠癌患者。总体而言，基于 MRI 的分期，病理 T 分期 51 例中有 45 例相同（88%）。MRI 正确识别 14/15（93%）T3 肿瘤的敏感性为93%，特异性为 86%。MRI 正确预测 11/13 例淋巴结转移的敏感性 85%，特异性为 69%。作者的结论是 MRI 对直肠和盆腔肿瘤情况都具有高度预测，并不包括 T3 肿瘤，但仍然在预测淋巴结转移时有其局限性。

在这个研究中，研究者成功地进行多层次、多直肠内线圈、高对照的扫描，它提供了与单个直肠内线圈成像技术相似的信息。我们的专业放射科医师采用 T2 加权成像镓放射性核素对比增强 T1加权成像，可获得更好的灵敏度。在区分 T1、T2病变和直肠壁各层时不如 EUS 灵敏（图 16-5）。

黏膜上皮层
黏膜肌层
黏膜下层
肌层
浆膜及浆膜外脂肪

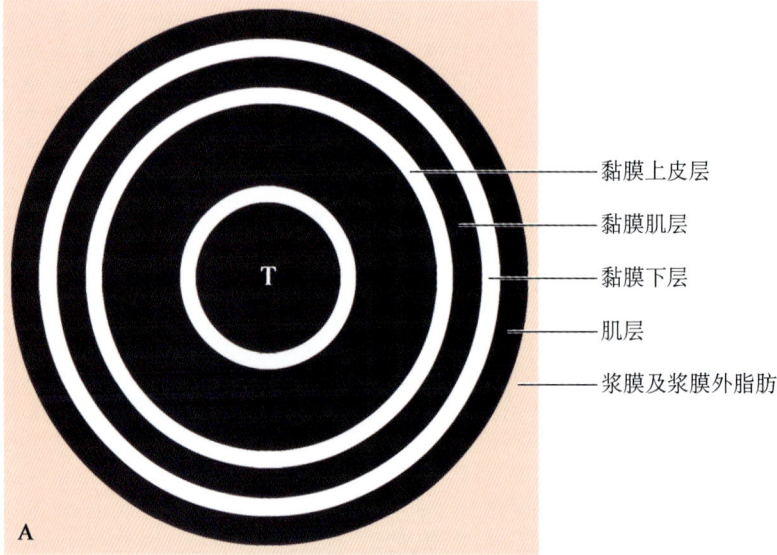

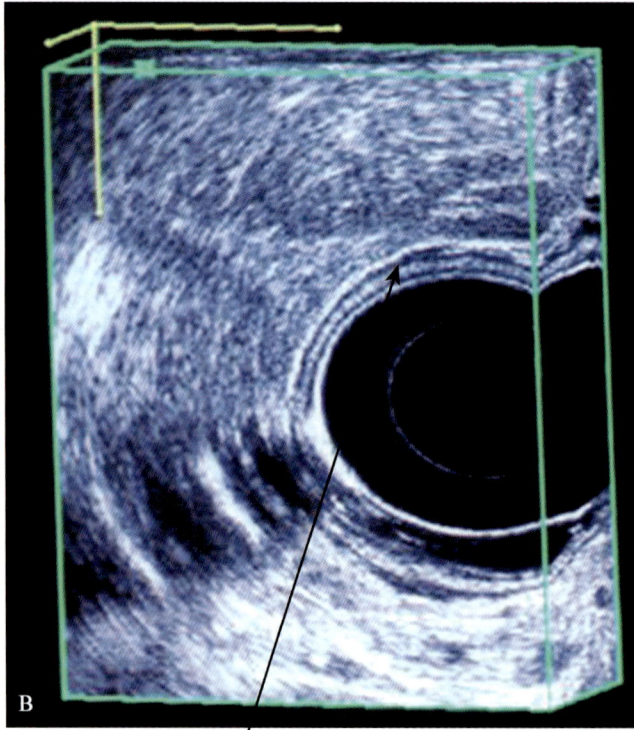

直肠壁5个高低回声相间层次

图 16-2 A. 肠壁的 5 个超声层次;B. 内镜超声。显示了直肠的 5 个层次

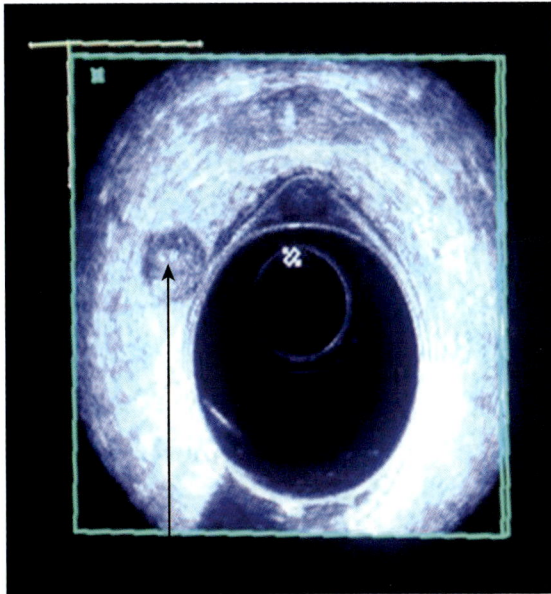

图 16-3 在超声内镜下鉴别系膜淋巴结

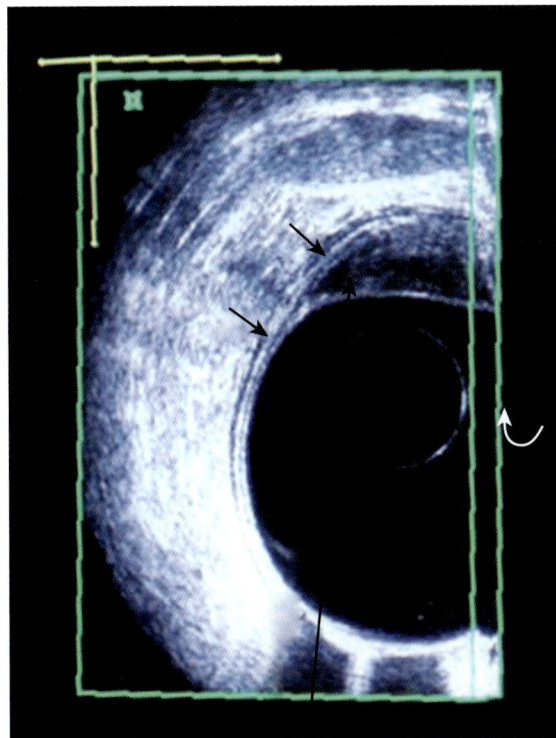

图 16-4 三维超声内镜下 T1 期肿瘤。内部低回声区表明肿瘤的深度

然而,如果是 T3 病变,并侵犯到直肠系膜筋膜和有关相邻结构,EUS 是无能为力的。有关该成像技术更多的优点被进一步报道,包括在多个平面和盆腔侧方淋巴结的识别和肛提肌受浸润的图像(图 16-6)。

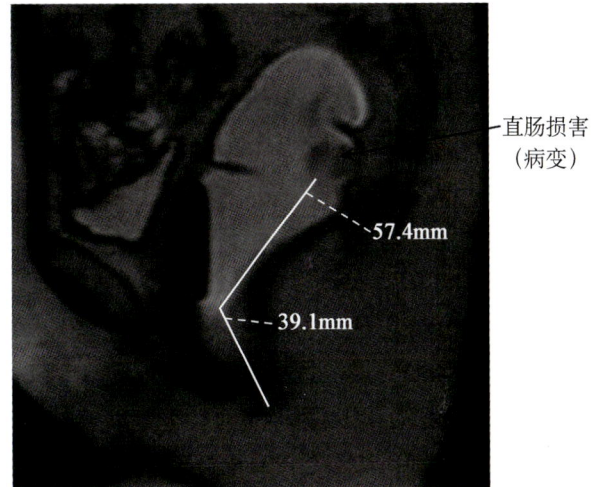

图 16-5 在鉴别 T1、T2 期肿瘤时,盆腔的磁共振不如超声内镜灵敏度高

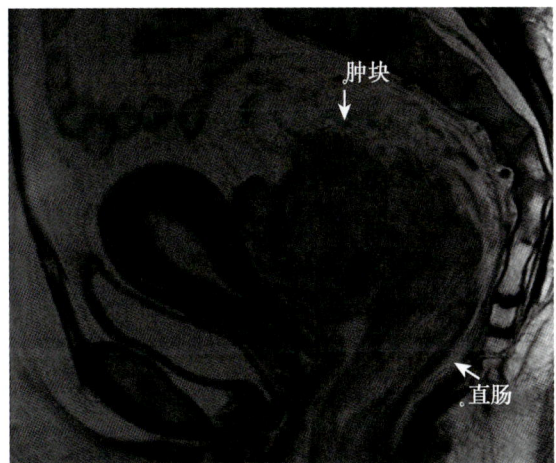

图 16-6 重建的磁共振图像可表明肿瘤与邻近器官的关系

Chan 等研究了术前 CRT 治疗对 TNM 分期的影响(通过 MRI 进行分期)。预处理肿瘤状态(固定与拴系)、CRT 后肿瘤的 TNM 分期、T 分期、T4 期的肿瘤、CRT 后淋巴结阳性疾病和淋巴管或神经周围浸润被认为是疾病特异性生存期和无复发生存期具有统计学意义的预测因素。在多变量的分析中,CRT 后 TNM 分期是生存期和无

复发生存期最具统计学意义的独立预测因子（图16-7）。进一步的研究不支持术后再次进行 MRI 检查,在临床疗效上无差别,且增加了额外的花费。

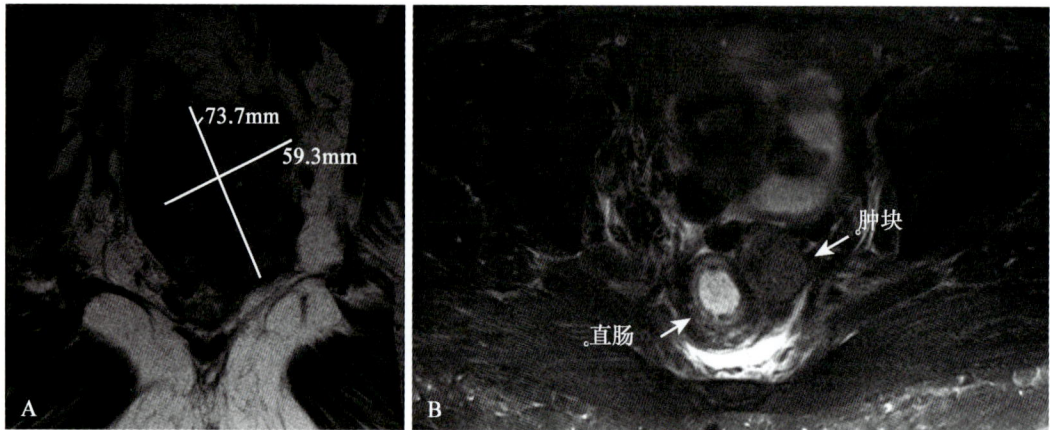

图 16-7 左前外侧直肠肿瘤在放疗前(A)、后(B)盆腔磁共振。这说明了磁共振可以辨别放疗照射的边缘位置,并能为手术切除肿瘤提供帮助

3. 正电子发射扫描 在询问病史章节,已经就术前胸腹、盆腔 CT 扫描评估是否存在转移性疾病的重要性讨论过了。在过去的十年中,有许多研究已对 PET 扫描、PET-CT 联合扫描的作用进行了评估。Heriot 等研究 46 例原发进展期直肠癌患者,他们需行术前新辅助化疗,术前同时进行了 PET 扫描。由于 PET 的检查结果可以对临床分期和治疗方案产生影响,在随后的病人随访过程中对这些影响进行记录,将 PET 的检查结果与治疗后的分期及实际临床治疗方案进行对比分析来评估 PET 检查产生的影响是否有益。有 39%(18/46)的病人肿瘤分期在前后发生了变化,作者得出结论:由于治疗前进行了 PET 扫描,其产生的作用使原发进展期直肠癌患者中近 1/3 的人群肿瘤分期得到改变或改变了他们的治疗方案。

2006 年,Gearhart 等还研究了 18F-脱氧葡萄糖(FDG)PET-CT 对直肠癌分期影响的初步评估。在这项研究中,PET-CT 结果导致了 27% 的患者治疗计划的偏差,作者由此得出结论:由于 PET 提高了治疗前影像学检查的精确性,可以根据精确的分期制定更有针对性的治疗方案(图 16-8)。目前,我们在术前分期时不常规使用 PET-CT,但有关支持使用 PET-CT 的证据在不断产生,但作为证据的积累,这可能会改变。

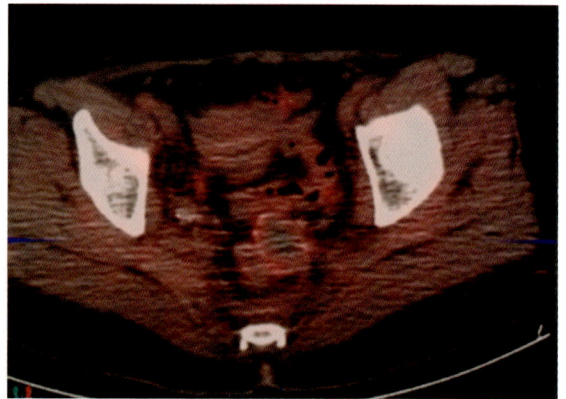

图 16-8 正电子发射断层扫描不是常规用来分期,但能够检测肿瘤复发。这个图像说明广泛的软组织增厚,高代谢会吸收更多的 18F-脱氧葡萄糖,可检测复发的直肠癌

三、新辅助化疗与放疗

(一)直肠癌的术前与术后的辅助治疗

胃肠道肿瘤研究组的北部癌症治疗中心和国家乳腺与肠外科辅助治疗项目中心结果的共识声明在 1990 年由美国国立卫生研究院共同颁布。他们的结论是,术后化疗和放疗能提高 Ⅱ 期和 Ⅲ 期直肠癌患者的局部肿瘤控制率和生存率。

随着 TME 得到了广泛的使用,荷兰大肠癌研究组进行了一项随机试验,尝试证明术前放疗的疗效。结果显示放疗能减少局部复发,但在总生存期方面没有影响。在美国进行的两项随机研究比较术前与术后放疗的效果,但都由于病人无明显获益而提早结束。德国直肠癌研究小组进行的具有里程碑意义的研究即评估术前与术后的 CRT。在这项研究中,术前 CRT 组比术后 CRT 有较低局部复发率(6% vs 13%,$P=0.006$)。在无病或总生存期方面无显著差异,而在术前治疗组比术后组有更多的患者完成了全剂量的化疗和放疗。然而,在一项研究中,194 例肿瘤患者在随机前按照预定计划是进行腹会阴联合切除术(APR),术前 CRT 的患者进行保肛手术的比率是 39%,与术后放疗患者进行括约肌保留手术的比率是 19%($P=0.004$)。这项研究的结果使得美国在针对 Ⅱ 和 Ⅲ 期临床分期的直肠癌患者几乎普遍采用术前 CRT 的标准治疗。

在美国,新辅助化疗 CRT 通常是提供给 T3 或 N1 分期并距离齿状线 12cm 内的肿瘤患者。在国际上,选择进行新辅助 CRT 的患者与美国有细微的差别。Mercury 研究组发现,MRI 能准确地预测手术切除范围导致英国术前检查和治疗的转变。他们为原发肿瘤浸润到直肠系膜、所有低位直肠癌(该类直肠癌沿直肠壁环状生长的风险较高)提供了新辅助治疗 CRT。

在新辅助化疗中,标准方案 5-氟尿嘧啶(亚叶酸可有可无)联合放疗治疗直肠癌。对辅助放疗的新型药物进行了研究,但并没有证明能改善肿瘤局部控制和总体生存率、期。目前,东部肿瘤协作组 3204 研究评估卡培他滨,奥沙利铂和贝伐单抗对 T3 和 T4 直肠肿瘤患者术前和术后的辅助治疗效果。会对总体和无病生存率进行分析以评估上述治疗能否提高直肠癌患者预后。

接受新辅助治疗的最大的受益者是病人,接受该项治疗的更适宜的病人选择标准正在研究当中。预测分析血清肿瘤标志物的开发研究,试图为面对术前 CRT 应答与无应答者提供一个更好的评估。这些研究可以让我们了解哪类肿瘤对 CRT 产生完全的病理性反应(图 16-9)。在未来十年会有新的直肠肿瘤特定标记物,而不仅仅是简单的 T 分期来决定最适宜的治疗方案。

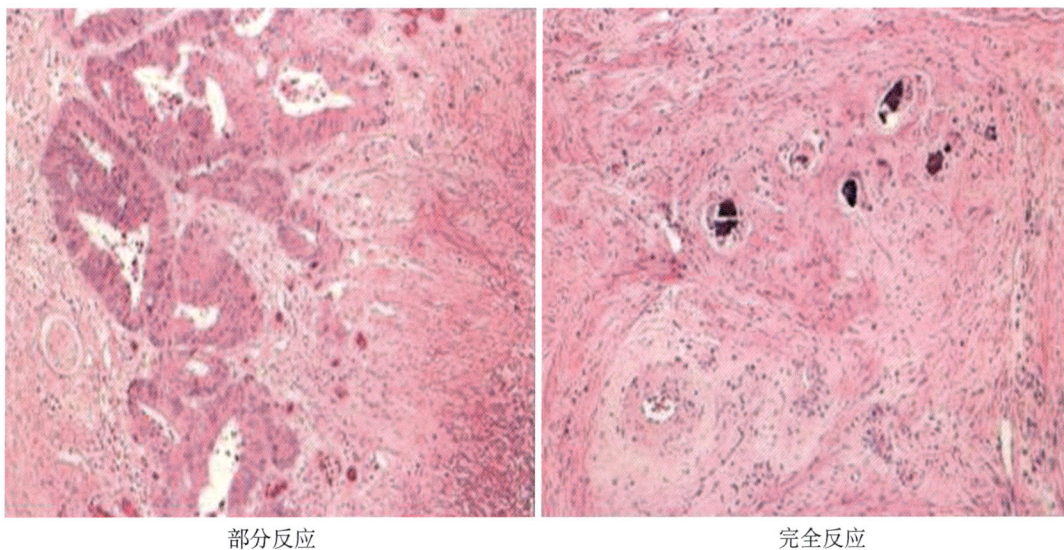

部分反应　　　　　完全反应

图 16-9　与病理切片比较,原发灶部分肿瘤细胞对化放疗有反应

(二)手术时机的选择

在术前治疗后的最佳手术时间上未达成国际共识。里昂 R90-01 试验在患者放疗结束后随机分为<2 周或 6~8 周再接受手术。在这项研究中,化疗后休息时间更长的组并没有表现出明显的高保肛率趋势,在肿瘤预后方面两组没有差异。目前的标准是:完成 CRT 治疗,6~12 周以后再进行手术切除。肿瘤对 CRT 的反应性和肿瘤药物对机体所产生的毒性程度影响手术时机的选择。最近,在一个多中心非随机前瞻性 Ⅱ 期试验中已经证明了在 CRT 后 11 周和 6 周接受手术的患者病理完全缓解率提高。

四、手术治疗

初次询问病史和临床分期为医生提供足够的信息来实施适当的治疗计划。一般患者可以分为肿瘤局限于区域或盆腔和转移性疾病。

(一)局部区域病变

如果没有明显的转移,肿瘤患者可经肛门局切术或经腹切除肿瘤。经腹手术可以进一步分为括约肌保留术式和 APR。

局部切除术

适应证:这种术式术后并发症发病率最低。多项研究已报道在尝试评估其肿瘤学安全性。尽管做出了这些努力,仍存在争议,患者被告知相关知识后拥有最终决定权。

活动期、中度分化的 T1 肿瘤、<3cm、位于腹膜反折以下的病变最合适的方法是从肛门入路手术。这些病变淋巴结转移率从 0~12%,局部和整体的 5 年复发率很高,分别为 18% 和 21%,而根治性切除后分别为 10% 和 9%。出于这个原因,患有T1 肿瘤的年轻健康的病人(年龄<50 岁)需要被告知复发的风险,他们可以选择根治性切除,特别是那些可以保留肛门括约肌的患者。病变>3cm 的全层切除后发现淋巴结转移率有 33%~50%(图16-10)。低分化肿瘤淋巴结受累的危险高达 77%,不适合经肛门切除,除非患者有太多的合并症不能耐受较复杂的操作。经肛门切除的 T2 肿瘤 5 年的局部和整体的复发率接近 50%。因此,只有当患者不能耐受经腹切除时才采用经肛门切除肿瘤。

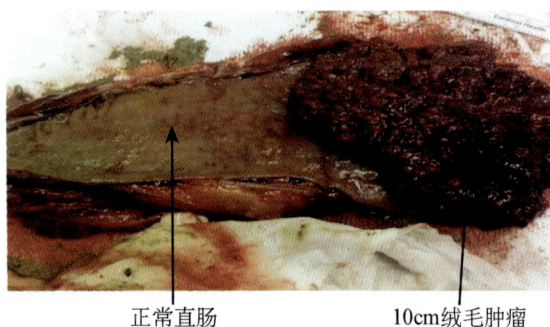

正常直肠　　　　　10cm绒毛肿瘤

图 16-10　环周的绒毛肿瘤包括腺癌(T1)需要部分或全部直肠切除

进行 EUS 后不确定分期的 T1 或 T2 肿瘤患者可有一个明确的分期方法局部切除后活检。如果按照以下描述进行切除手术,最终的病理的组织学特征是 T1,其治疗是完全的。如果它是 T2 病变,则应该进行根治性切除术。

许多近端直肠癌通过传统的经肛门入路手术可能很难切除。技术的限制和病变部位与腹膜反折线关系都需要加以考虑。中段直肠瓣上直肠前壁的病变是切除禁忌,因极易造成穿透腹腔的风险,而后壁病变可以尝试切除,但穿孔的风险、难以够到肿瘤,仍是制约因素。

(二)手术方式

在理论上有 4 种手术切除方法:经肛、经尾骨经括约肌和 TEM(经肛门内镜)。本章的讨论仅限于经肛和 TEM 方法。经尾骨和经括约肌的方法已基本上放弃了,因其有显著的并发症。

任何局部切除术中最重要步骤在进行手术操作之前。病灶的精确位置(环周分布和纵向分布),充分的术前超声分期是必不可少的。此外,在手术室中的各种设备,将有助于优化每次手术的效率。在我们的研究中,通常有 3 种不同的设备进行局部切除。这些措施包括"蓝色"的肛门镜,清晰的手术肛门镜和 TEM 设备(图 16-11)。所有患者手术的前一天进行全面的机械性肠道准备。手术时有足够的光线,加长的、腔镜下器械对于切除近端病变的手术非常重要。

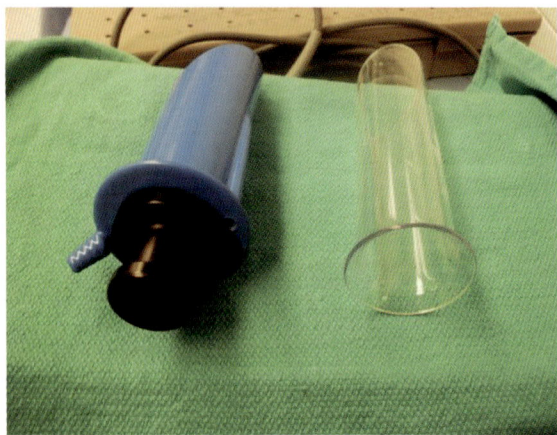

图 16-11　不同规格的肛门镜是传统经肛门局部切除手术顺利开展的必备条件

1. 经肛门切除　该过程通常是全身或局部麻醉下进行。大多数病变可以在折刀位下完成,但切除病变最好的可视化体位是改良截石位。肛门缝合牵引或自动固定挂钩可使肿瘤显露充分(图16-12)。Hill-Ferguson 拉钩可将大约 50% 的直肠内环形圆周视野显露,这对切除直肠下端的肿瘤往往是有益的。肿瘤在更近侧的位置时通常需要插入肛门镜,如前面所讨论的操作。这些设备有各种直径和长度。反复试用不同尺寸的设备得到最好的手术视野。可在病变近端缝几根缝线进行牵引,以促进病变靠近肛门。切除端保证有 1cm 长的正常组织。用单极或双极电刀进行烧灼切开远端直肠壁肿瘤。为了确保全层切除,应辨别清楚直肠周围脂肪。由于切口的扩展,在切口周围应有连续的牵引缝线以支撑直肠壁。在位于直肠前壁的病变,应注意避免损伤邻近结构,如阴道、前列腺或尿道。在肿瘤位于直肠中段时,往往是很难看到肿瘤的近侧缘。

切除的标本应标明方向以利于组织学的评估(图 16-13)。直肠前壁缺陷通常需要封闭,以横向的方式,用可吸收缝合线进行全层间断缝合或连续缝合。手术当天晚上可以进流食,如果身体可以的话可以改为正常饮食。大多数患者术后 2d 可出院。传统的经肛门切除术后的并发症,与下面即将介绍的 TEM 类似。并发症是罕见的,但可能出现尿潴留、穿孔、出血、盆腔败血症。

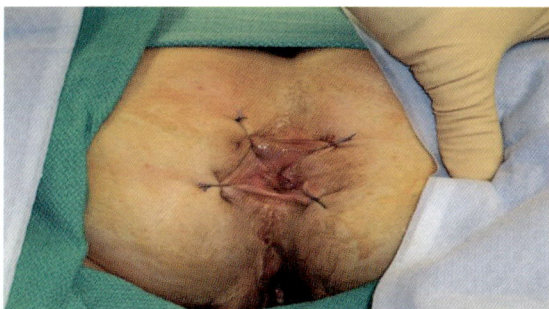

图 16-12 从肛缘向肛周皮肤的外翻缝合能较好地暴露手术视野,并利于传统经肛门局切手术和 TEM 手术肛门镜的插入

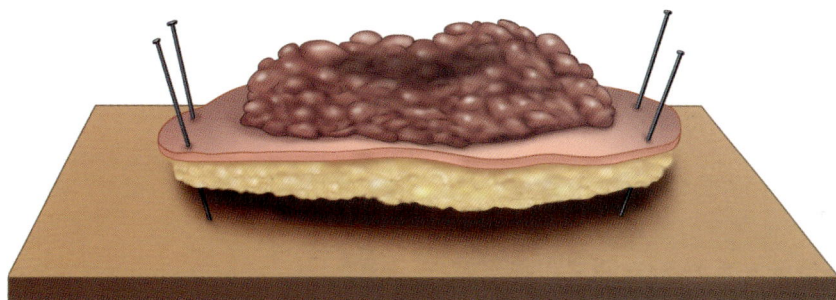

图 16-13 局部切除的标本固定在板上

2. 经肛门内镜显微手术 1983 年,Buess 和 Raestrup 发展了 TEM,以方便腔内切除直肠肿瘤。现在的设备主要有两家公司生产,主要包括直径 40mm 的直肠镜,长度 12~20cm(图 16-14)。在插入之后,在弹性缝线的协助下,向直肠吹入 CO_2,密封系统,在 3 个执行端口来完成整个操作。与局部切除的患者的术前准备是相同的。仪器的定位会很麻烦,但这种技术提供了优越的近端肿瘤经肛门切除的视野。我们通常使用一个有裂口的手术台,根据肿瘤的位置使患者位于俯位,截石位或侧卧位(图 16-15)。处理和解剖中段和直肠上段肿瘤是有利的,但成本和反复实践学习操作技巧是潜在的缺点。最近的报道,可利用专为腹腔镜手术部位设置的多端口器件已经出现,这可能是一个符合成本效益的替代方案。

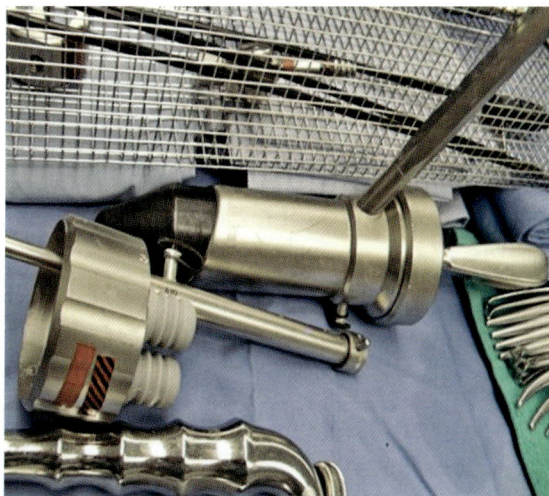

图 16-14 TEM 直肠镜(12cm)

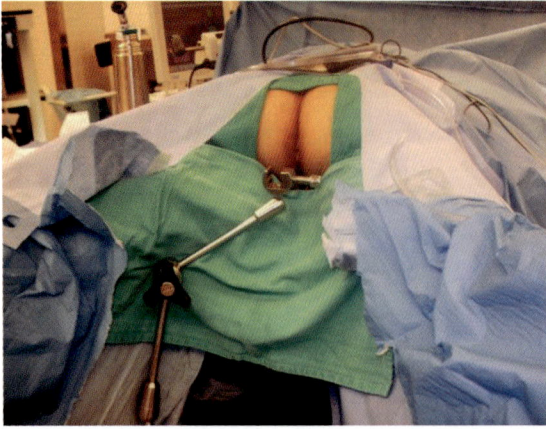

图 16-15　经肛内镜微创手术可准备有裂口的手术台，这张图显示了这个病人的体位

多个机构报道了使用 TEM 治疗 T1 肿瘤术后复发率。最值得注意的是，Floyd 和 Saclarides 报道 75 例患者为 T1 肿瘤，TEM 治疗后仅 2 例复发。在另一研究比较 TEM 与传统的经肛门切除中，局部复发率明显减少（TEM 为 6%，传统的经肛门切除 22%）。

（三）经腹入路

1. 最佳选择　总生存期、无病生存率和生活质量提高是直肠癌手术治疗的最终目标。长期预后在一定程度上是由患病因素、肿瘤特征和特定癌症的生物学特性决定。选择适当的手术方法并在术中坚持使用细腻的手术技巧，对每个病人手术是至关重要的，以达到最佳的治疗效果。

直肠癌切除并保留括约肌的手术试图满足肿瘤切除的标准，并保持肠道连续性和足够的排便控制力。这种方法在理论上提高了生活质量，避免永久性结肠造口。手术技术的提高，如远端直肠彻底分离，切缘阴性以及新辅助 CRT 的改进，使得外科医生改变了以往的手术观念，扩大了直肠癌保肛手术的适应人群。

数据表明，大肠癌组项目等大型系列研究表明远端边缘的长度与局部手术的失败不相关。肿瘤远端壁内扩散和（或）逆行直肠癌淋巴管转移是罕见的事件，因此切除肿瘤远端 2cm 的正常肠管就行。此外，肿瘤的扩散超出 1cm 是罕见的，只有在低分化肿瘤才会出现。从手术和病理学角度，肿瘤纵、横向和径向切缘是肿瘤复发和切除是否彻底的决定性因素。Quirke 等证明了如果环周切缘呈阳

性，将加大患者局部手术失败的风险。

外科医生需彻底了解需要切除的范围和解剖标志，以确定是否需要 APR 或保肛低位全切术。直肠和直肠系膜是靠环状的肛门直肠肌附着在盆底上，直肠系膜在肛直角上 1～2cm 处终止。化疗后直肠系膜会粘连，但根据其自然的解剖平面，在适宜的平面将其切除。在一个标准的完整的 TME 中，通常是切断肛门直肠环齿状线以上 1.5～2cm，这样可以确保排便正常，可以用吻合器。当病人的骨盆较深或较窄不能容纳吻合装置时，可用电刀完成。因此，考虑到病人的因素，＞2cm 且位于齿状线以上但没有明确的侵犯直肠外括约肌或耻骨直肠肌的肿瘤通常适合保肛手术。病态肥胖、大小便失禁、多种合并症或生活方式可能使患者不能进行充分的肠道准备，所以上述因素都要被仔细考虑，此时 APR 或许是合适的。如果影像学上显示肿瘤侵及括约肌，或肿瘤黏附盆底，远端 2cm 切缘无法保证阴性，肛门指检无法区分肿瘤和括约肌的界限，就必须采用 APR（图 16-16）。

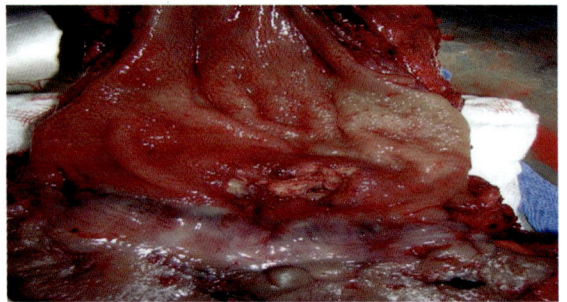

图 16-16　距离齿状线＜1cm 肿瘤应行腹会阴联合切除，因为肿瘤靠近肛门边缘

第三个选择就是经内外括约肌间切除术，适于位于齿状线以上＜2～3cm 且没有侵犯直肠外括约肌和盆底的肿瘤，但这种肿瘤比较少见。这些肿瘤可经肛管局部切除，包括黏膜和内括约肌（固有肌层）获得足够的远端和环状切缘。这些肿瘤通常距齿状线的 2～3cm（图 16-17）。接受此类手术的大多数患者需先接受新辅助 CRT，比起 APR 一般很少在术中选择此术式。此外，病人必须有强烈的治疗愿望，了解其中风险和潜在的术后排便功能不良。

2. 手术方式　采用低位前切除术。

本节涉及开放和腹腔镜 TME 与中段及远端直肠肿瘤的消化道重建技术的讨论。有大量的文

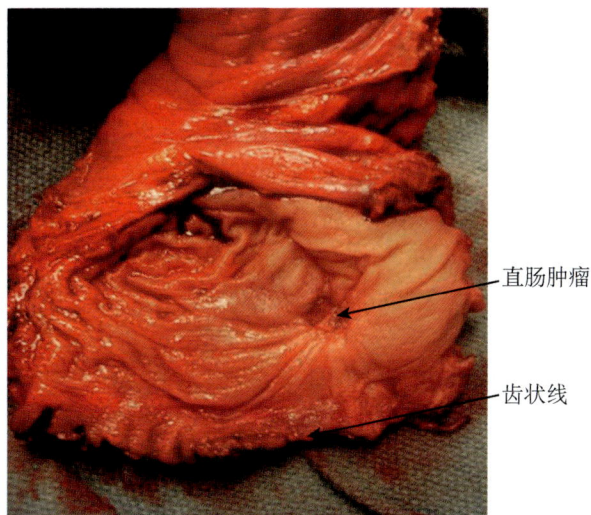

图 16-17　化、放疗后切除的直肠癌标本,位于肛缘 4cm 处的溃疡型肿瘤。需括约肌部分切除联合会阴切除以保证足够的切缘

直肠肿瘤

齿状线

献支持腹腔镜 TME 与开腹手术等效。在美国,证实这种技术有效性的随机对照试验仍在进行中。现在 I 级证据很少,它应该是由非常有经验的腹腔镜结直肠外科医师来进行操作。该手术方式正在被逐渐接受和推广,可作为原发性直肠癌患者手术治疗的一种选择。因此,该技术将在下面的章节详细介绍。

①开放手术:低位直肠癌切除技术中,可以分为 4 个关键阶段:腹部解剖、盆腔清扫术(TME)、切除适当范围的直肠,最后就是吻合重建。通过肚脐正上方至耻骨上方 1～2cm 的正中切口进入腹腔。切口可在皮肤下延伸至耻骨联合,在肥胖患者和那些具有高脾曲的患者,切口也可向上延伸。首先行腹腔内探查。如果术前未发现转移灶,腹部手术沿腹膜反折线外侧切开,然后游离乙状结肠和左半结肠。在结肠系膜和腹膜后之间的无血管区域比想象的位置更加靠近中间。大多数情况下医生是可以确认左输尿管和性腺血管的位置,并进行清扫同时明确左半结肠及主动脉旁的结构和位置。在很多时候,直肠上动脉的结扎,与从肠系膜下动脉发出的左结肠动脉的分支齐平。如果沿着左结肠动脉或直肠上动脉有肿大淋巴结,肠系膜下动脉应该被结扎。肠系膜下静脉被分离后,直肠系膜被连续的垂直式切断结扎,直到结肠系膜的边缘。结肠被胃肠闭合器切断。横断

后,适当暴露,可使用 Bookwalter 或 Balfour 牵开器。Bookwalter 牵开器能提供足够的盆腔视野,它由膀胱挡板,2 个小的体壁牵开器组成,上述装置都是可延伸的(图 16-18)。这个方法允许一个外科医生和助手做盆腔手术,在分离远端肠管不会受到周围脏器影响。

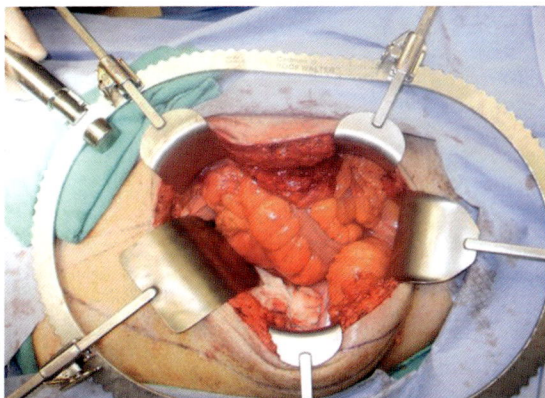

图 16-18　Bookwalter 牵开器可以减少助手人数。小肠要轻柔地用有弹性的片状牵开器牵开,牵开两侧腹壁及膀胱,充分显露

1987 年英国皇家医学会在成立时描述道,Heald 描述了 TME 原则以及直肠系膜周围盆筋膜壁层和脏层之间无血管界面的重要性(图 16-19)。他进一步强调,锐性解剖无血管界面、充足照明、牵引和对抗牵引的重要性。

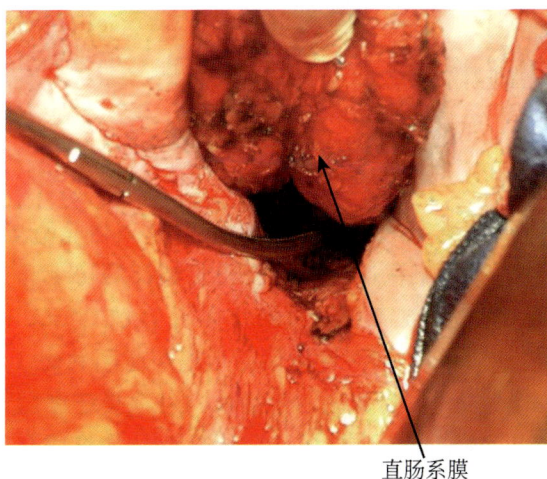

直肠系膜

图 16-19　在传统的开腹直肠癌手术,直肠系膜可以看到

盆腔清扫应从骶岬开始进行解剖。然后分清盆腔筋膜和直肠系膜为两个不同的组织层。看到

腹下神经,用骨盆牵引器在大灯的协助下继续向后剥离这些层之间的组织,直到向远端剥离至未打开的腹膜反折线外侧区域。然后进行锐性剥离直肠每一侧上的横向腹膜,继续向远侧的盆底剥离。"侧韧带"通常的分离可以用单极电烧。通常情况下,没有明显的血管存在于"侧韧带"。最后,切开腹膜至距腹膜反折线(腹膜反折线位于 Denonvillier 筋膜后方)近端约 1cm 处,以尽量减少对神经血管束的损伤。如果肿瘤是在直肠前壁,在腹膜前反折线上方切开并进入邓氏筋膜和阴道或精囊之间的平面。当把远端的直肠系膜全部分离切除,远端的直肠周围环形肌分离出来后,就该考虑如何精确地将肿瘤所在的肠管切除的问题了。

在美国不常规地进行髂内淋巴结清扫术(图16-20)。我们限制这个操作,通过 MRI、术中、PET/CT 确定有明确淋巴结肿大的低位直肠癌患者进行髂内淋巴结清扫术复发的侧方直肠癌患者也可行此清扫术。

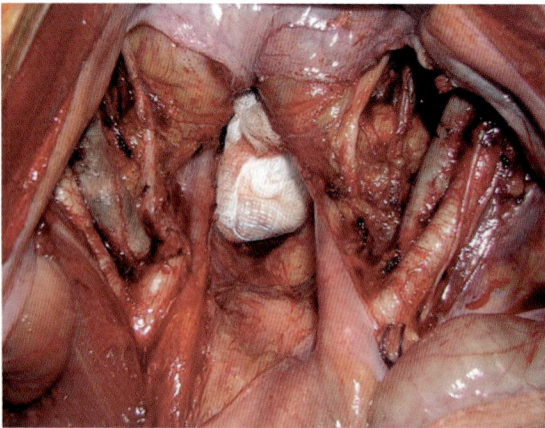

图 16-20　盆腔双侧髂内淋巴结清扫

如前所述,一般有 3 种手术路径来切除直肠。采用哪种方案取决于可否获得足够长的切缘和彻底地盆腔解剖清扫。如果盆腔可容纳 30mm 或45mm 闭合器,同时可以保证远端切缘距肿瘤 1～2cm(取决于肿瘤的生物学特性),可选择经肛门入路切除肿物。在比较深且窄的男性骨盆不适合闭合器,或经腹手术,虽然能获得足够长的远侧切缘,但是远端切割吻合效果不好,可经肛门入路使用电刀将肠管切断。这个操作通常使远端切缘位于齿状线以上 0.5～1cm,并进行手工肠道吻合。最后,无括约肌侵犯的直肠癌(肿瘤位于肛门直肠环或以

下的位置),可经肛门或会阴在括约肌间将肿物切除。切除时可以使用 Lone Star 牵引器撑开肛管。在 Hill-Ferguson 牵引器的协助下,在齿状线或以上的位置切断肛管黏膜。沿肛周环形切除,可穿过黏膜、黏膜下层,并通过内括约肌直至延伸到外括约肌。继续向后方分离组织,最好远离肿瘤,直到正确的平面上。前方,内外括约肌的肌肉是交错分布的,必须小心,以避免损伤到男性尿道、前列腺和女性的阴道。继续向近端解剖,如果肿瘤已明显侵及外括约肌,终止计划好的操作,转而执行 APR。也可以在盆腔层面进行操作,然后可以通过盆腔或通过肛门进行肿物切除。然后对标本进一步确认、计量,并使用不同颜色的缝线标记肿瘤与远端切缘。

在这个时候,放开被牵引器挡住的位于上腹部的小肠和先前切断左半结肠。病人的体位是反向Trendelen-burg 体位,第一助手站在患者的右侧,主刀站在病人腿间。沿降结肠,左结肠侧面的组织被切开左半结肠向前、中拉伸,解离腹膜后腔的结肠系膜。接下来,进入小网膜囊将大网膜与远端横结肠分开,沿结肠向远端分离,切断膈结肠、脾结肠韧带,直到左半结肠被解剖移位至中线处。在这个阶段使降结肠深入骨盆的限制因素是肠系膜下静脉,此时需要确认该静脉的位置,在胰腺下方对该静脉进行第二次结扎。

直到降结肠有足够的长度与肛管吻合或确定远端直肠无张力,远端结肠最好塑成一个结肠储装。一个结肠 J 袋(图 16-21)在最初的两年能保持良好的功能且吻合口漏发生率较低。我们目前的

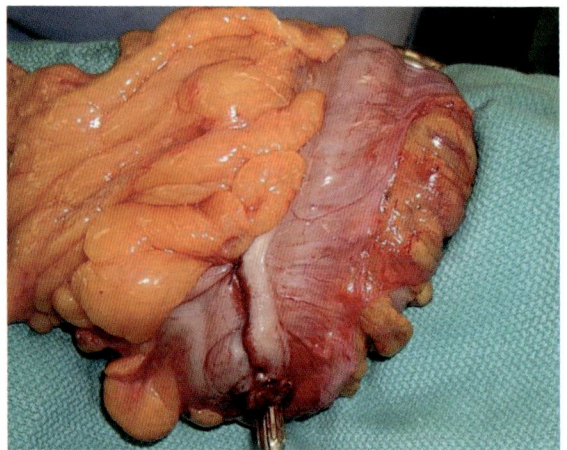

图 16-21　用单个线性切割缝合器制成 5～6cm 的结肠 J 袋

做法是使用直线切割吻合器制造一个 6～7cm 的结肠 J 袋,如果结肠长度不够或者盆腔不适合放置结肠贮袋时,可直接进行结肠肛管吻合。

在建成贮袋以后,结肠肛管吻合是通过吻合器还是手工缝合取决于横断的水平面。如果使用 30mm 或 45mm 吻合器,则可通过肛管引入圆形吻合器完成吻合。使用盆腔拉钩充分显露视野以确保相邻结构不纳入吻合线。如果经腹或会阴途径用电刀将肿物切除,可用 8 根 3-0 可吸收缝合线全层圆周手工缝合远端肠管边缘,确保肠管自然垂下。用不同颜色的缝线标记近端肠管,并牵引至肛管。除了近端肠管的 8 根缝线,需另加八根缝线完成吻合(图 16-22)。对于放疗后的直肠癌患者结肠肛管吻合完成后,需在之前标记的右下 1/4 位置进行末端回肠双腔造口术。

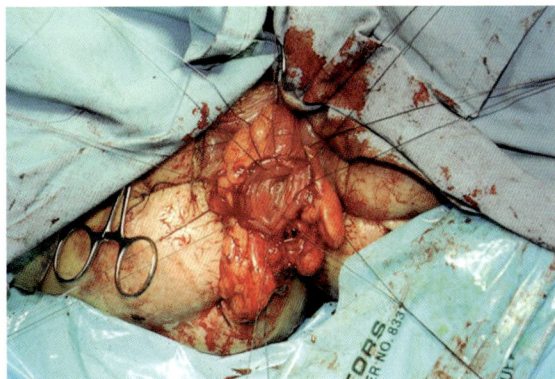

图 16-22　在齿状线处用 8 根缝合线全层缝合,完成结肠的手工吻合,对于肥胖的病人,结肠周围的脂肪组织必须切除或固定在盆壁

②腹腔镜手术:病人仰卧在手术台上,背后垫一充气垫袋。全身麻醉诱导后插入胃管和尿管,腿被放置在黄色的脚蹬上。将气垫包裹住病人的胳膊,然后充气,使得双手固定于身体的两侧,并防止病人在头低脚高的位置时身体在台上滑动。腹部消毒和铺巾(图 16-23)。

监视器放置在患者的左侧,处于齐臀水平的高度。辅助监视器被放置在同一水平患者的右侧,并主要是用在早期阶段的助手的操作辅助和端口插入。在脐下做一 1cm 的垂直切口,经改良 Hassan 入路插入一个 30° 的摄像头。通过此端口插入一个 10mm 直径可重复使用的导管,向腹部灌入 CO_2 并使压力保持在 15mmHg 水平。

在最初准备完成后,将 12mm 穿刺器插入右下

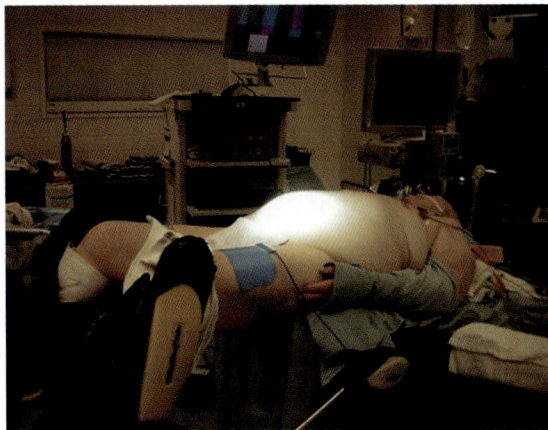

图 16-23　腹腔镜结肠癌切除术要求两只胳膊被蜷起,有可转动的手术台,气垫,脚蹬(使两腿外展)

腹髂前上棘内上 2～3cm 处。如果是一个低位直肠癌,则该口可以更靠中间放置 1～2cm。然后在右上腹距上一个端口至少一手的距离插入另一个 5mm 直径的套管。在左下腹插入 5mm 的套管,可在左上腹插入 5mm 的套管以帮助结肠脾曲的游离。

病人处于头低脚高位并向右侧倾斜。这有助于将小肠移出手术视野。外科医生通过右腹部的两个端口,插入两个无创性肠钳。大网膜被翻到横结肠上压在胃上,术中胃需要鼻胃管减压引流。将小肠移到患者的右侧,在视野内显示的是乙状结肠肠系膜的内侧面。

无创性肠钳放置在乙状结肠系膜骶骨岬水平,在腹壁和骶岬中间,将肠管拉向前方。在大多数情况下,说明肠系膜蒂右侧和后腹膜的内侧之间存在间隙(图 16-24)。用电刀沿着这条线打开腹膜,向上至肠系膜下动脉的起源向下至骶岬。钝性分离,使血管远离腹膜后和骶前自主神经。然后,可发现输尿管位于肠系膜下动脉下外方(图 16-24)。如果输尿管无法看到,且是在正确的平面进行解剖,应在壁腹膜的深处寻找,就在性腺血管内侧。如果仍然无法找到输尿管,必须中转开腹。

继续分离组织直至痔上动脉根部,需要仔细辨认该动脉并在左结肠动脉起始处的远端结扎,此时在中上部,降结肠系膜和腹膜后壁之间形成了一个解剖层面,将肾筋膜前方的肠管游离,可游离至结肠脾曲。

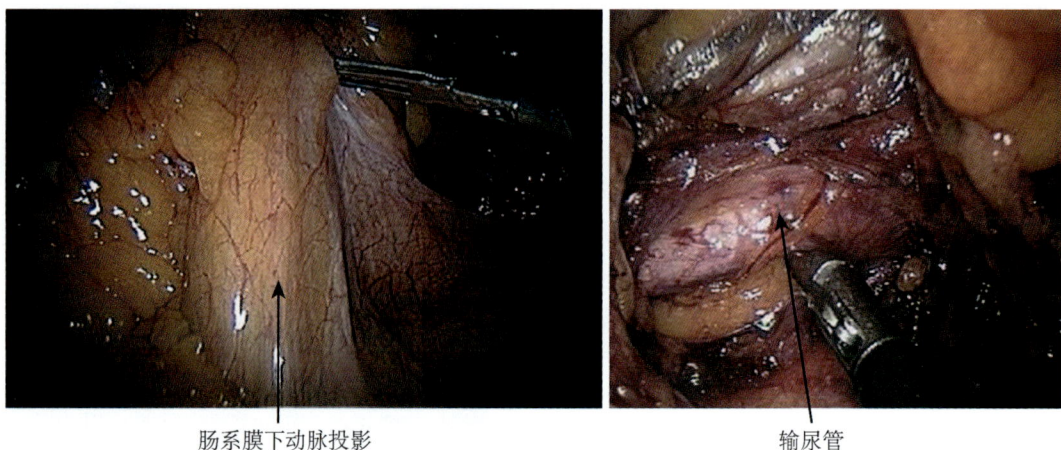

肠系膜下动脉投影　　　　　　　　　　　　　　　　　　　　输尿管

图 16-24　肠系膜下动脉根部，与输尿管的鉴别是非常重要的一步
内镜下在骶岬位置找到肠系膜下动脉，随后鉴别出输尿管是关键步骤

外科医生用左手工具抓住直肠乙状结肠连接处，并将其拉到病人的右侧。这样可以显露乙状结肠外侧的附着组织，可使用单极电刀分离切除。沿着 Toldt 的白线继续分离至结肠脾曲。在病人的左肩膀处必须有一个监视器，以方便上述的手术操作。把使用非创伤性肠钳将降结肠拉到右侧下腹端口，剪刀可从左髂窝端口处进入。5mm 直径的左上腹端口是必要的，尤其是在那些具有高位结肠脾曲，或高大或肥胖的人。为了进入小网膜囊，外科医师可通过右下腹端口处的肠钳将横结肠拉向左侧以助辨认大网膜和横结肠系膜之间的无血管区域。在这阶段的操作中，外科医师可以站在病人的双腿之间进行。横结肠左侧的分离至脾曲可以移动为止。

病人重新摆回头低脚高位置，提起直肠乙状结肠交界处以便进入骶前间隙。识别直肠系膜的后方，用电刀锐利的切开骨盆内筋膜和直肠系膜，保留一直延伸到骨盆直至骶骨前方的髂腹下神经。继续在无血管区域分离直至盆底（图 16-25）。通常情况下，第一助手通过左下腹端口将直肠向头侧牵引，主刀医生通过右侧端口的肠钳、单极或双极电刀，完成外侧和前方的组织清扫（图 16-26）。腹腔镜下全直肠系膜切除的难度会有所不同，这取决于病人体型，骨盆的直径，以及肿瘤相关内容（图 16-27）。低位直肠中前部的肿瘤、病态肥胖的男性或黏附于阴道后壁的肿瘤可能需要通过 Pfannenstiel 切口或者正中切口以开放的方式完成手术。

后直肠系膜

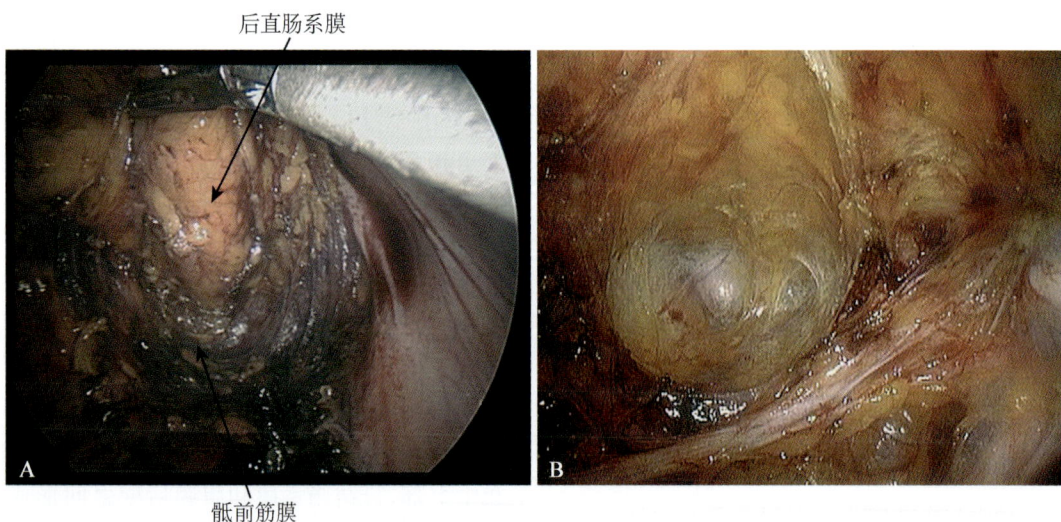

骶前筋膜

图 16-25　A. 在腹腔镜下全直肠系膜切除时，在盆腔筋膜脏层和壁层之间的无血管区被清楚地看到；**B.** 显示的是直肠系膜的"神圣平面"

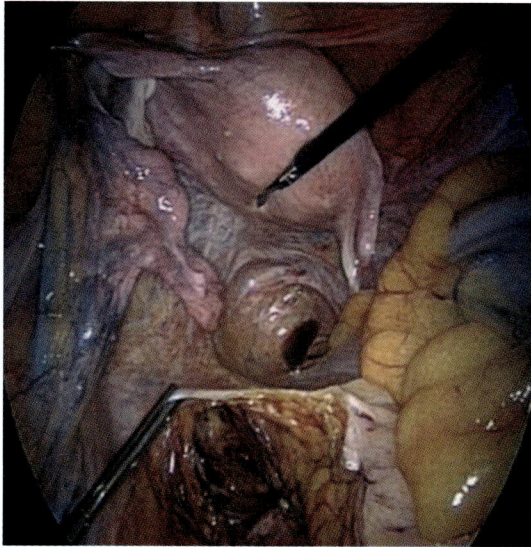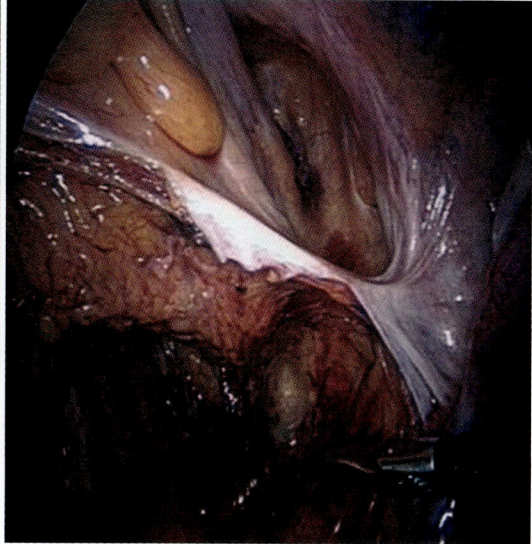

左外侧解剖　　　　　　　　　　　　　　　　右外侧解剖

图 16-26　在腹腔镜下切除直肠系膜时,左外、右外侧的切除可在后侧切除之后进行

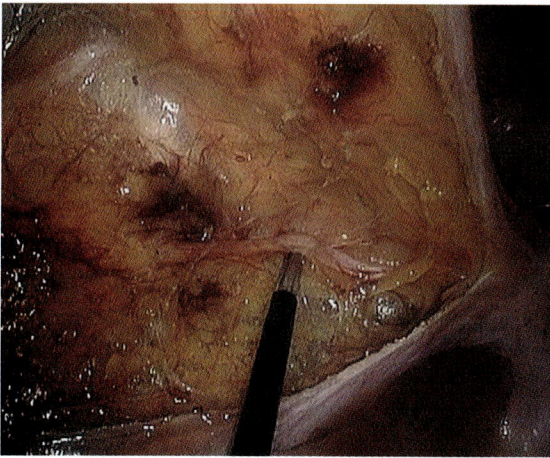

图 16-27　腹腔镜下直肠系膜切除术提供一个与骨盆深侧面不平行的视野,可看到下腹部神经

腹腔镜下直肠切除术的最大的挑战是处理低位直肠癌。可在右下腹端口插入弧形切割吻合器。应仔细检查远端吻合线的位置,如果无法确认是否获得了充分的远端切缘,可采用硬质直肠镜检查。

在腔镜下切除直肠不一定都是可行的。血管缝合器的角度限定在 45°,Branigian 等证明了在盆腔内操作受到骨盆骨性解剖结构的限制。遇到这种情况下,多试验几次可能有利于横断切开。让助手在会阴部施加压力用来抬高盆底,允许闭合器进入结肠直肠连接部。此外,加一个耻骨上的端口,

或将右下腹的端口位置向内移(图 16-28)。最后,如果这些技术是不成功的,可以将正中切口向下延伸或 Pfannenstiel 切口,使用 30mm 吻合器(适用于开腹操作)继续进行操作。

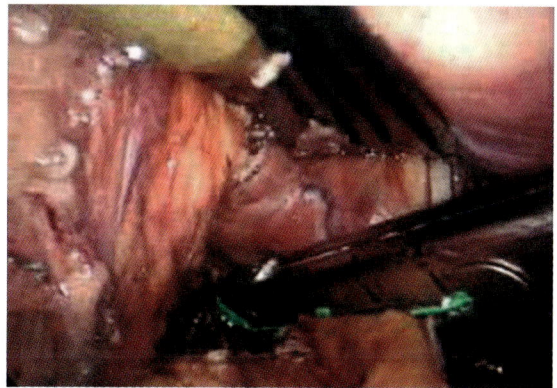

图 16-28　在直肠系膜切除后,分离直肠下端

可以通过 Pfannenstiel 切口或通过左髂窝处切口取出标本(图 16-29)。在结肠和肠系膜切除后,一定要在近端结肠的残端确认是否有肠系膜血管搏动性出血。荷包缝合左侧结肠或结肠袋的末端,插入并固定圆形缝合器的砧座,用缝合线加固(图 16-30)。将结肠放回到腹腔,将切口部分关闭。再次建立气腹,腔镜下完成吻合。吻合术后应该用生理盐水填充盆腔,经直肠镜或大的注射器向直肠打气,进行"充气试验"。然后进行临时性的回肠造口

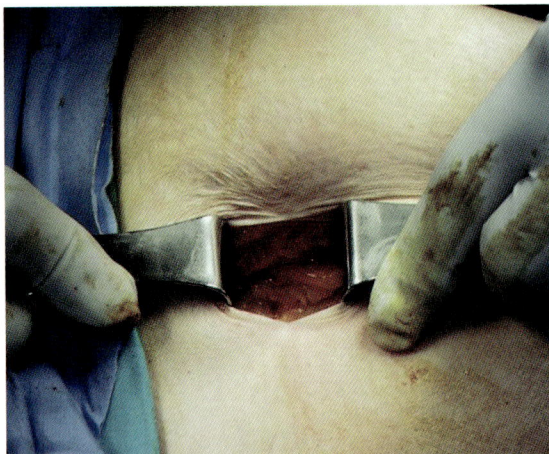

图 16-29   腹腔镜下直肠切除后左下腹的出口位置

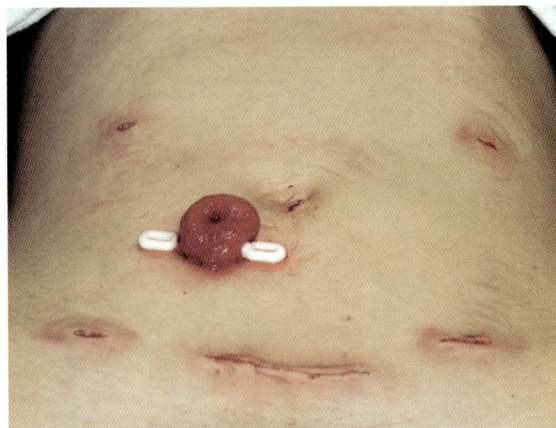

图 16-31   腹腔镜直肠切除后全部的切口和回肠造口术

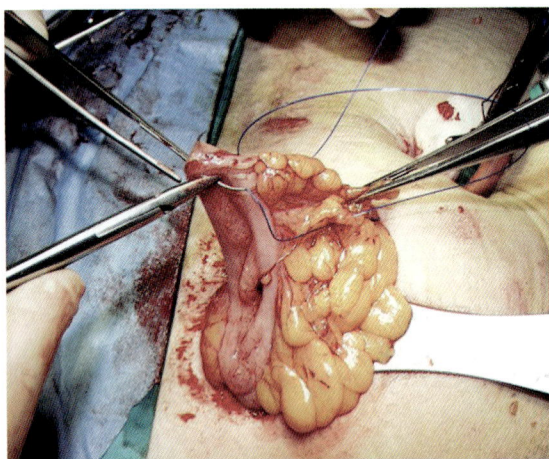

图 16-30   在插入缝合器的砧子前,降结肠处的荷包缝合术

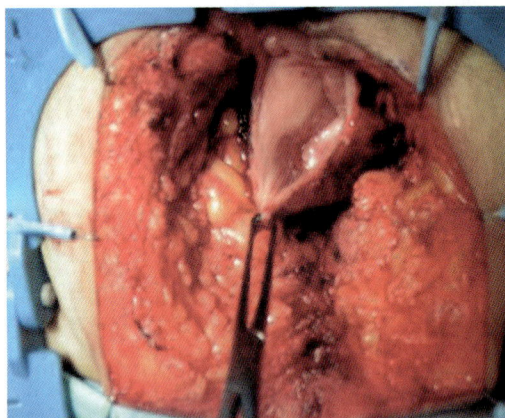

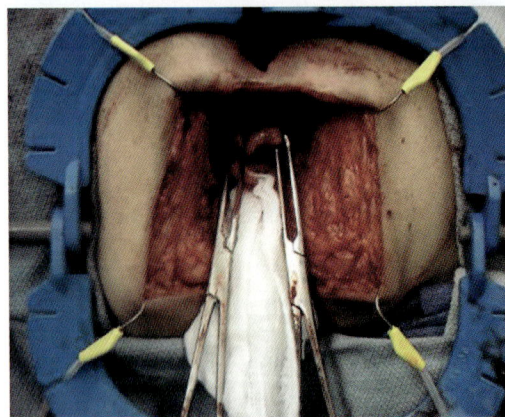

图 16-32   肛提肌外腹会阴联合切除术需要使用 Lone Star 牵开器

(图 16-31)。

此手术的适应证已在前文概述。腹部的操作如游离结肠脾曲,盆腔的组织解剖都已讨论。在本节将会描述会阴部组织解剖和腹腔镜手术。

肛门缝合关闭,并围绕肛管塑造一个椭圆形皮肤切口。切开皮肤后,通常用自动牵引器牵引以帮助组织切除(图 16-32)。采用透热加深切口,从任意一侧的坐骨直肠窝进入,向外侧延伸到外括约肌。低位直肠癌根治性手术要求在肛提肌外侧的附着组织处将其切断。用尾骨的前端做标志,以便进入盆腔分离尾骨前端的肛提肌。一个手指可放在盆腔肛提肌的上边界,手指以下部位的组织可用透热疗法切除。切除剩余的肛提肌时,要注意保护后面的阴道或前列腺、尿道。然后,标本被迁移出

骨盆,以便分离切除剩余的直肠前附件组织,以降低前列腺或阴道后壁损害的风险。切除标本,冲洗掉盆腔的血液和破碎的组织,用可吸收缝合线进行会阴组织关闭。

病人术前准备和手术室内器械、仪器摆放、端

口插入位置、识别输尿管和肠系膜下动脉,游离降结肠都与前一章节描述的方法相同,只不过有两处改动的地方。5mm 的端口可以被放置在右下腹,而不是 12mm 的端口,可通过脐部 12mm 直径的端口处插入吻合器切断近端结肠。一般很少游离移动结肠脾曲。

左结肠的肠系膜从游离端开始分离切除,可从上方的肠系膜下动脉,向下至左半或乙状结肠。经过分割肠系膜后,可沿白线将乙状结肠的腹壁附着组织切除。保护腹膜后的结构,以避免损坏。利用直线性内镜闭合器在降结肠和乙状结肠交界处(此处肠系膜已被分离切除)切断肠管,切断肠管的位置选择要合适以便后期结肠末端造口。

与低位前切术的方法类似,将直肠继续游离至肛管附近。对于前壁肿瘤,也可以在 Denonvillier 筋膜的前方进行操作,或在筋膜的一侧进行以保护前外侧神经束。然后可以从上方切除提肌,注意切除时远离肿瘤组织。会阴部切开与开腹手术类似。会阴剥离完成后,通过此切口移去直肠,并且在左半结肠远端或乙状结肠处切断结肠,其中已被有创性肠钳固定的肠端可用作结肠造口。结肠造口术是在左下腹的标志点,该标记点已由造口治疗师在术前标记完成。在前壁腹直肌鞘的表面纵向切开皮肤及皮下组织,并分离出左侧腹直肌。止血后,切开腹膜。结肠口造口术的吻合需要吻合器完成,造口结肠末端可用 3-0 可吸收缝线缝合。

五、术后化疗的需要

大部分的外科医生和肿瘤学家认为,无论最终的病理结果如何或肿瘤已出现转移性与否,需要新辅助 CRT 的病人还需要术后辅助治疗。国际多中心研究机构对奥沙利铂/5-氟尿嘧啶进行了研究,在结肠癌辅助治疗(MOSAIC)这项试验中发现,在Ⅱ期和Ⅲ期的结肠癌患者中,与 12 个周期的 5-氟尿嘧啶和亚叶酸(LV)辅助化疗方案相比,12 个周期的奥沙利铂、5-氟尿嘧啶(5-FU)、亚叶酸钙(FOLFOX)的辅助化疗方案将 3 年无病生存率提高了 5%。但同时与化疗副作用相关的神经系统疾病、骨髓抑制、恶心、呕吐和腹泻出现增长。这些数据能够推广到直肠癌。许多肿瘤科医师使用 FOLFOX 方案辅助治疗直肠癌患者,但仍需更多的临床试验验证。

许多研究证明切除后病理上完全缓解的患者的无病生存期和总生存期都有所改善。为了发现

哪类病人需要术后辅助化疗,一项Ⅲ期随机对照临床研究(CHRONICLE)正在进行,该试验针对局部进展期直肠癌根治性切除切缘阴性的患者,对比卡培他滨联合奥沙利铂药物治疗与单纯随访观察之间的效果,该试验纳入的人群为新辅助化疗后 R0 根治性切除的局部进展期直肠癌患者,他们被随机分为化疗组和随访组。

六、转移性疾病

结直肠切除同时或异时肝切除被认为是最标准的治疗肿瘤转移的方案,对于直肠癌肝转移属于根治性治疗。完整的手术切除孤立或多个肝转移病灶的患者 5 年生存率为 26%～51%,与不接受手术切除转移灶的患者相比生存期明显延长。随着手术技术、新辅助化疗、二期肝切除术的不断发展,肝切除的适用人群在不断增加。尽管在治疗上取得了这些进步,只有 20% 的肝转移患者能进行根治性肝切除手术。在本节中,我们将讨论原发性肿瘤同时存在可切除转移性病灶患者(无症状)的手术治疗。

(一)不能切除的转移病灶

在不能手术切除转移肿瘤的患者身上,只切除无症状患者的原发肿瘤的做法最近受到了质疑。从以往来看,青睐在这种情况下进行切除术,以防止可能出现的并发症如梗阻、穿孔或出血,并有可能延长生存期。最近,已证明Ⅳ期直肠癌患者(无症状且肿瘤无法根治性切除),不论年龄或转移病灶的数量,患者更可能死于转移肿瘤,而不是原发肿瘤相关并发症进展所致。此外,Ⅳ期患者切除术后病死率高达(10%),术后并发症发生可能会延长,甚至妨碍全身化疗。而全身化疗已被证实作为癌症晚期的姑息性治疗能使患者获益。对于无症状并存在无法根治的转移性病灶的患者,手术治疗(开腹或腹腔镜)的作用正逐渐减弱。如果选择观察治疗,详细的监测患者以及外科医生和肿瘤学家之间密切的临床协作是必要的,以防止急性并发症的进展,急性并发症应早发现,早治疗。在有症状或出现症状的患者中,腔内置入支架也可以是另一种选择。

(二)可切除的转移病灶

Ⅳ期直肠癌患者中＞20% 可手术切除肝脏病变。然而肝转移灶手术切除或直肠原发灶手术切除的时机未达成共识。最近的证据也表明,手术切除肝转移病

灶的生存获益可能由肿瘤生物学行为决定,而不是由早期发现病灶或病变的大小和数量去决定。

通常情况下,可切除同步转移病变的患者分为两大类。一种是肝大部切除或多次消融治疗,另一种是对转移性病灶进行楔形切除。Nordlinger 等报道同时切除转移病灶的手术病死率为 7% 而分次切除为 2%($P<0.01$)。Bolton 和 Fuhrman 的报告说,同时切除转移病灶手术病死率为 12%,同时手术如果采用肝大部切除则病死率上升为 24%。

大多数肝胆外科中心建议腔镜下切除孤立性的外周病灶或消融治疗。所以对于可以同时切除外周转移病灶的直肠癌患者,可以在切除原发病灶的同时使用腔镜下楔形切除或射频消融治疗转移病灶。

在几项研究中,新的化疗方案将Ⅳ期病人原先被认为是无法切除的转移病灶大大缩小。这些研究结果鼓励 Mentha 等设计出一种新的治疗方案,对渴望手术治愈的进展性结直肠癌伴同时性肝转移患者,先化疗,其次是肝脏手术和原发肿瘤的切除,试图同步实现大肠癌肝转移患者的手术治疗。初步结果表明:在治疗开始后 1、2、3、4 年的存活率分别为 85%、79%、71% 和 56%。这种高风险人群中位生存期为 46 个月。

(三)姑息性治疗

尽管在努力提高直肠癌早期检出率,但 1/3 的患者在疾病确诊时肿瘤已无法切除。因此,姑息性治疗需要提高这部分人群的生活质量。

接受姑息性切除术的患者通常在手术后的平均生存期 10~12 个月,据报道,手术病死率为 6% 和 10%。术后并发症发生率 18%~24%,腔镜手术可能更适合这些人群。腹腔镜手术的优点包括减少急性期的炎症反应、减少术后疼痛、减少总体并发症发病率和住院时间。

腹腔镜治疗肠梗阻的直肠癌患者的作用不好界定。10% 的已出现转移的直肠癌患者最初表现不全性肠梗阻。这些患者往往疾病更加恶化,临床分期更高,有较高比例的肝脏和腹膜转移,并比那些无梗阻性疾病肿瘤分期相同的患者更差的存活率。

T3 或 T4 病变的不全性肠梗阻患者,术前 CRT 能明显受益。然而在放疗过程中会发展为完全性肠梗阻,尤其是对于那些肿瘤增生使得肠管直径<1cm 的患者,应考虑实施回肠双腔造口术。开腹手术和回肠双腔造口术相关的死亡率为 3%~6%,住院时间延长最长可达 55d。Serpellet 等报

道腹腔镜在治疗不全性肠梗阻的直肠癌患者,这些患者最开始用腹腔镜辅助诊断,在 CRT 之前进行了造口。这种方法能更准确地对疾病进行分期,它能发现肿瘤腹膜转移,造口术后并发症发病率低。14 例患者纳入了该试验,并接受了诊断性腹腔镜检查,乙状结肠造口组($n=7$),横结肠造口组($n=4$),回肠造口术($n=3$)。所有患者均在术后第 1 天进食,平均住院时间为 4d。此外,有 4 例发现有弥漫性腹膜转移癌的患者在术前 CT 扫描上没有被发现。该试验证明了腹腔镜在不全性肠梗阻的直肠癌患者中所发挥的诊断和治疗作用。最重要的是,提高了某些患者的肿瘤分期可以改变术后的化疗方案,住院时间缩短可以更早地开始 CRT 治疗。这种方式需要一个有经验的腹腔镜外科医生进行仔细、认真的检查。

我们认为,对于有症状的Ⅳ期大肠癌患者,最佳的姑息治疗方案是有个体差异的。对于有症状的患者,腹腔镜或开腹手术在很大程度上取决于肠梗阻的严重程度。近端肠管显著扩张和腹胀的患者,我们主张开腹手术切除病灶或姑息性造口,以防内脏器官的损伤。令人惊讶的是,在大多数的研究中,因为腹腔镜的几个的诊断和治疗的优点,大多数的远段近全梗阻适用腹腔镜治疗。

七、复发

有关复发直肠癌的诊断和处理相关内容是很复杂的,一章的内容无法解释清楚。简单地说,这些患者中大约 1/2 有一个局部复发病灶而无肿瘤转移性病变。PET/CT 和 MRI 成像将有利于选择适合手术治疗的患者。有转移性病灶而无症状的患者通常先用化疗然后再考虑是否能手术切除肿瘤。没有肿瘤转移的患者,手术可能会伴有显著的术后并发症,但这是唯一可能达到根治性治疗的方案。在这些经过筛选后的患者,放疗是常用的第一线治疗,除非他们已使用最大的放射剂量治疗其原发病灶。手术是否能完全切除病灶取决于体格检查结果、盆腔 MRI 检查结果、外科医生的经验、病人的整体健康,进行手术的意愿和潜在的术后并发症。术中放疗已成功运用于直肠癌复发的患者,即使这部分患者之前曾接受过放射治疗(图 16-33)。在我们的机构中,患者接受术中放射的中位生存期为 28 个月,65% 的患者在 2 年内无复发迹象(图 16-34)。在一些情况较复杂的病例,多学科讨论的

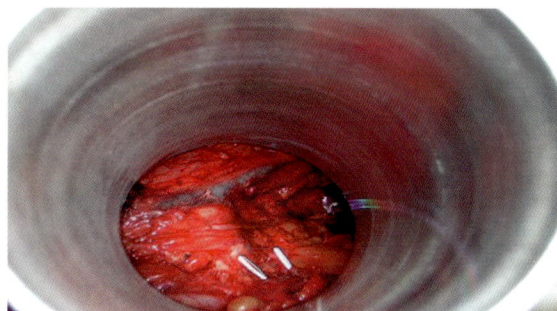

图 16-33　在复发直肠癌患者再次手术时,可采用术中放疗,使不能根治性切除的病灶局限化,采用锥形放射靶向治疗

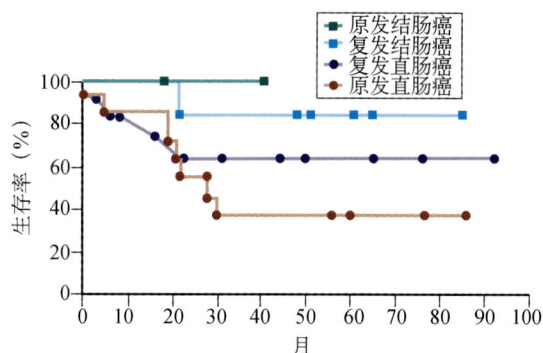

图 16-34　术中化疗后的生存率

方法是非常重要的,手术通常需要多个亚专科外科医生的协助。提高这类患者的生活质量是非常重要的,必须引起外科医生的重视。

八、总结

在过去十年中,有关局部复发的治疗技术和直肠癌治疗后的(无病和总体)生存率已经大大提高。这些令人鼓舞的结果是由于医疗和手术技术的进步。治疗的目标仍然是向病人提供良好的肿瘤相关预后,同时保证一个可接受的生活质量。全面的治疗计划可以达到这一目标,计划包括敏感和准确的分期检查,建立多学科小组,适当的围术期化疗和(或)放疗,以及严格遵守 TME 手术原则。手术后,获得良好的长期预后需要适当的辅助治疗和监测。直肠癌治疗的未来进展可能是诊断更加个性化,根据肿瘤的生物学特性采用靶向治疗方案。确定肿瘤的独特"标志"可能会显著地改变我们目前对该病的诊治方法。

第 **17** 章

结直肠癌：辅助治疗和随访监控

著 者 Kerry L. Hammond·Rana Pullatt
译校者 李 婷(译) 彭 正(校)

要点

➤ 建议淋巴结阳性结肠癌术后进行辅助全身化疗。

➤ 根据当前美国临床肿瘤学会(ASCO)的指南,在高风险的Ⅱ期结肠癌手术之后对潜在风险评估是必要的。

➤ 目前建议在Ⅱ期或Ⅲ期直肠癌手术切除后进行辅助化疗。应当给没有接受术前放疗的病人进行联合治疗[化疗＋放射治疗(RT)]。

➤ 首次治疗大肠癌的基本复查除了在1～3年后结肠镜检查评估之外还应包括病史、体格检查和癌胚抗原(CEA)。

➤ 具有较高的复发风险患者,包括遗传性大肠癌综合征和炎症性肠道疾病的患者应遵循各自随访监测指南。

在美国,大肠癌是引发死亡的第二常见的疾病,每年有 53 000 人因此死亡。手术切除是唯一治疗这种疾病的办法,5 年生存率依赖于分期(表 17-1,图 17-1)。

表 17-1 不同分期结直肠癌预后情况

肿瘤分期	5 年生存率
Ⅰ期(T1-2,N0,M0)	93%
ⅡA期(T3,N0,M0)	85%
ⅡB期(T4,N0,M0)	72%
ⅢA期(T1-2,N1,M0)	83%
ⅢB期(T3-4,N1,M0)	64%
ⅢC期(任何 T,N2,M0)	44%
Ⅳ期(任何 T,任何 N,M1)	8%

引自 O'Connell JB,Maggard MA,Ko CY: Colon cancer survival rates with the new American Joint Committee on Cancer sixth edition staging. J Natl Cancer Inst 96:1420,2004

经过手术的病人疾病复发可能是来自临床隐匿性微转移。术后(辅助)治疗的目标是消除这些微小转移灶,以提高长期生存率。大肠癌手术切除后监测的主要目标是发现疾病复发(局部复发和转移),并筛选异时性大肠病变和其他器官系统的原发癌。

一、结肠癌的辅助治疗

第一次大规模的试验,以确定在结肠癌辅助化疗后的生存获益,国家外科辅助乳腺和肠道项目 c-01,随机安排 1166 名 Duke's B 期或 C 期,(TNM Ⅱ期或Ⅲ期)结肠癌患者接受手术,手术后用卡介苗非特异性免疫疗法或术后用司莫司丁(BCG)、5-氟尿嘧啶(5-FU)、长春新碱(MOF)化疗。与单独手术和手术加 BCG 相比,术后 MOF 在 5 年里的整

| 分期参数：(肿瘤范围) | T1 未穿透黏膜下层 | T2 未穿透肠壁 | T3 穿透肠壁 | T4 穿透肠壁累及浆膜或相邻结构 | N1 区域淋巴结转移 1～3极 | M1 远处转移 |

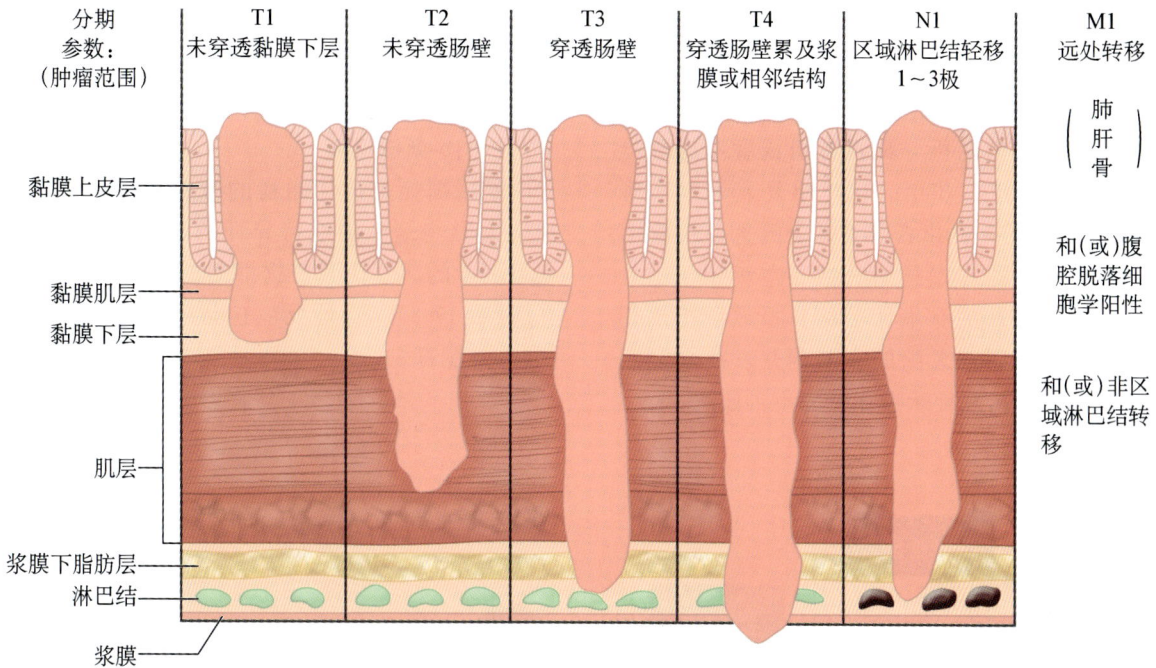

黏膜上皮层
黏膜肌层
黏膜下层
肌层
浆膜下脂肪层
淋巴结
浆膜

肺 肝 骨

和(或)腹腔脱落细胞学阳性

和(或)非区域淋巴结转移

分期			
期	T	N	M
0	Tis	0	—
I	T1	N0	M0
	T2	N0	M0
ⅡA	T3	N0	M0
ⅡB	T4a	N0	M0
ⅡC	T4b	N0	M0
ⅢA	T1-T2	N1/N1c	M0
	T1	N2a	M0
ⅢB	T3-T4a	N1/N1c	M0
	T2-T3	N2a	M0
	T1-T2	N2b	M0
ⅢC	T4a	N2a	M0
	T3-T4a	N2b	M0
	T4b	N1-N2	M0
ⅣA	Any T	Any N	M1a
ⅣB	Any T	Any N	M1b

TNM
临床分期与病理分期采用相同的分期、分类标准
原发肿瘤（T）
T0无原发肿瘤的证据
T1肿瘤侵犯黏膜下层
T2肿瘤侵犯固有肌层
T3肿瘤穿透固有肌层至结直肠周围组织
T4a肿瘤穿透到脏层腹膜†
T4b肿瘤直接侵犯或种植到别的脏器或结构†‡
Tis原位癌：上皮内肿瘤或侵及固有层*
TX原发肿瘤无法评估
区域淋巴结（N）§
NX区域淋巴结无法评估
N0区域淋巴结无转移
N1 1～3个区域淋巴结有转移
N1a 1个区域淋巴结有转移
N1b 2～3个区域淋巴结有转移
N1c肿瘤浸润浆膜下层、肠系膜或无腹膜覆盖的结肠或直肠周围组织，无区域淋巴结转移
N2 4个或4个以上区域淋巴结有转移
N2a 4-6个区域淋巴结有转移
N2b 7个或7个以上区域淋巴结有转移
远处转移（M）
M0无远处转移
M1有远处转移
M1a转移局限于1个脏器或部位（如肝、肺、卵巢，非区域淋巴结）
M1b 2个或2个以上脏器或部位有转移或腹膜有转移

图 17-1 结肠癌 肿瘤、淋巴结、转移分类

（引自 the Edge，SB，Byrd DR，Compton CC，et al. American Joint Committee on Cancer. Cancer Staging Manual，ed 7. New York，2009，Springer-Verlag）.

体生存情况有着显著的改善,其中一个好处就是在 8~10 年不再明显复发。

辅助 5-氟尿嘧啶加左旋咪唑的好处最初是在北部癌症治疗组试验证明,401 例 TNM Ⅱ期或Ⅲ期结肠癌患者术后随机分配观察组或者左旋咪唑±5-氟尿嘧啶化疗一年组。化疗组复发率显著降低,但只有淋巴结阳性患者有着显著的生存获益。

随后的研究证实 5-氟尿嘧啶和左旋咪唑的效果不如亚叶酸调节的 5-氟尿嘧啶。报道还指出用左旋咪唑的方案引起大脑的去髓鞘并发症限制了此方案应用,目前,左旋咪唑在美国不再通用了。

至少 3 个随机试验结果显示 12 个月的辅助化疗与 6~8 个月的方案比较没有更多益处。

二、化疗药物概述

(一)5-氟尿嘧啶

氟尿嘧啶是抗代谢物的嘧啶类型。氟尿嘧啶被认为影响细胞周期特异性的、S 期的细胞分裂。在组织中的活性代谢产物抑制的 DNA 和 RNA 的合成(图 17-2)。毒性反应包括手足综合征、恶心、呕吐、骨髓抑制。

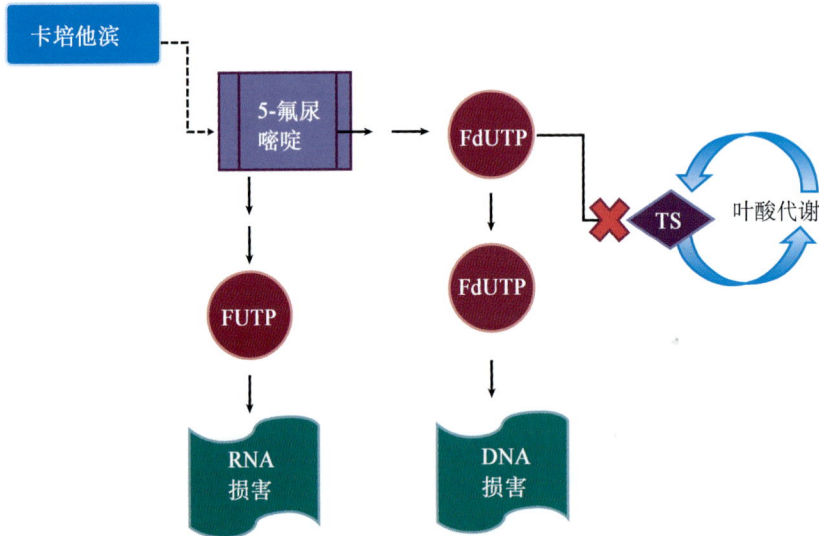

图 17-2   5-氟尿嘧啶和卡培他滨代谢机制。卡培他滨转成 5-FU 需要三步酶反应。这些合成物诱导细胞破坏通过抑制酪氨酸合酶和直接破坏 DNA 和 RNA 结构

(二)亚叶酸(甲酰四氢叶酸)

亚叶酸(LV)是甲酰基衍生物和活性形式的叶酸。它增强 5-氟尿嘧啶通过抑制胸苷酸合成酶的作用。为了实现最大调制,LV 在 5-氟尿嘧啶滴注的 1h 过程的正中间大剂量输注。不良反应包括恶心、呕吐、过敏性反应(皮疹、面部潮红、瘙痒)。

(三)奥沙利铂

奥沙利铂作用机制是经非酶转化为衍生物,优先结合的 DNA 胞嘧啶和鸟嘌呤部分。双方之间和内部链 DNA 交联形成。这些交叉链接抑制 DNA 复制和转录(图 17-3);具有细胞周期非特异性细胞毒性。奥沙利铂相关的不良反应包括神经毒性,肾毒性和骨髓抑制。

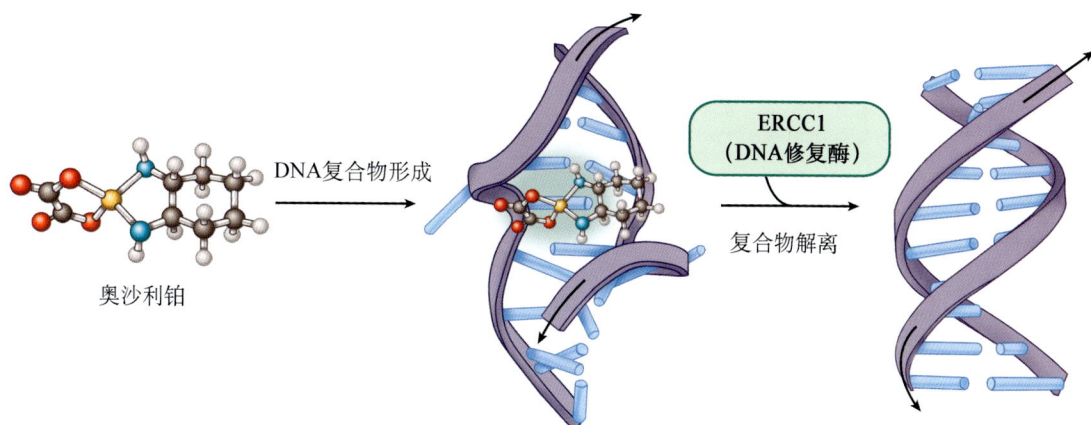

图 17-3　奥沙利铂：结构和作用机制

(四)伊立替康

盐酸伊立替康,拓扑异构酶 1 抑制剂类的喜树碱衍生物(图 17-4),通过与拓扑异构酶 1-DNA 复合物的结合可以防止单链断裂时修复。复制时,酶作用于所形成的三元复合物,它的细胞毒性作用是造成双链 DNA 中的损害。不良反应包括腹泻,恶心,呕吐,骨髓抑制。

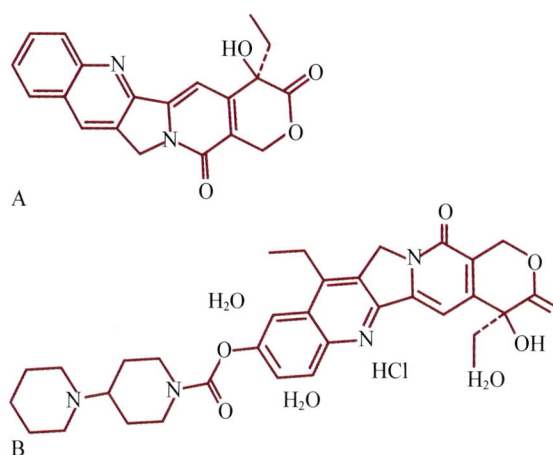

图 17-4　A. 喜树碱的化学结构;B. 它的衍生物和伊立替康

(五)卡培他滨

卡培他滨是一种口服给药的氟尿嘧啶氨基甲酸酯的前体药物,在肿瘤细胞中活化为细胞毒性的5-FU。卡培他滨通常服用超过 14d 每天服用 2 次,每天服用剂量为 $2000\sim2500mg/m^2$。这一剂量在 2h 后达到血浆峰值,这可以与每天 $300mg/m^2$ 的 5-FU 连续静脉滴注所达到的水平相媲美。同 5-FU

相比,其副作用是卡培他滨引起手足综合征的发生率较高。

(六)常见的组合治疗方案

常见的组合治疗方案包括:

1. FOLFOX:静滴 5-FU、LV、奥沙利铂。
2. FLOX:口服 5-FU、LV、奥沙利铂。
3. XELOX:卡培他滨、奥沙利铂。
4. FOLFIRI:静滴 5-FU、LV、伊立替康。

三、不同分期结肠癌治疗建议

(一)Ⅰ期

辅助治疗还没有被证明有利于本组患者。

(二)Ⅱ期

目前的数据并不支持对Ⅱ期结肠癌患者实施临床实验之外的辅助化疗。然而,目前的美国临床肿瘤学会(ASCO)的指南同意对"高危"Ⅱ期患者权衡利弊后选择 5-FU 为基础的辅助化疗。高危因素是:

1. 手术切除标本<13 个淋巴结(增加潜在的肿瘤分期不足)。
2. T4 病变或穿孔或阻塞。
3. 低分化(包括印戒和黏液)组织学检查(图 17-5)。
4. 肿瘤病理学上表现为淋巴管(图 17-6)或神经浸润。

美国临床肿瘤学会的指南,强调患者的选择意愿应纳入治疗决策过程。

是否选取奥沙利铂为基础的方案应用于Ⅱ期

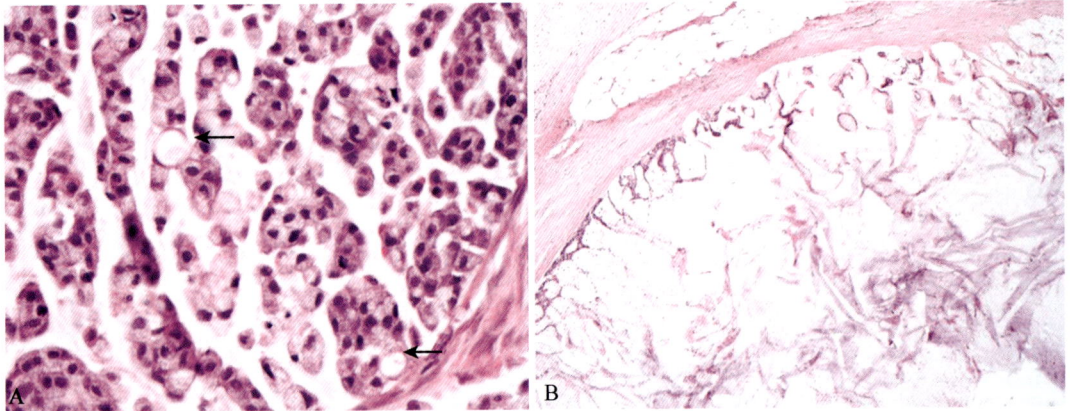

图 17-5   A. 结肠腺癌(印戒细胞癌)扩张的黏蛋白空泡将非典型的细胞核推向周边;B. 结肠腺癌(黏液癌)超过
50％的肿瘤部分为黏液湖称为黏液性腺癌

(承蒙 Dr. Danid Lewin 供图)

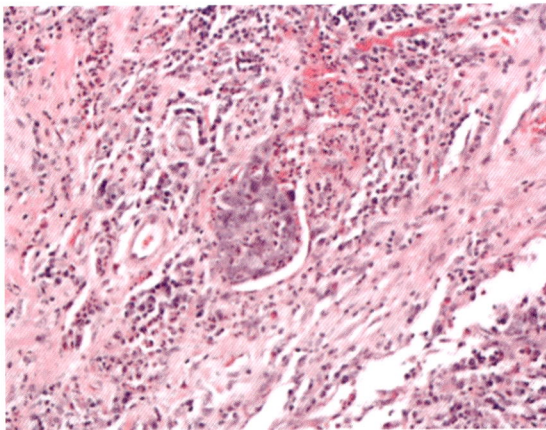

图 17-6   结肠腺癌伴淋巴管浸润
(承蒙 Dr. Danid Lewin 供图)

结肠癌的患者作为首选是有争议的。在美国和欧洲,奥沙利铂批准用于Ⅲ期疾病的辅助治疗。标准的建议支持使用 5-FU/LV 或单独使用卡培他滨,而奥沙利铂为基础的方案。一个基于网络的工具(www.adjuvantonline.com)可以帮助临床医生估计辅助化疗的临床病理特征和相对优势的基础上疾病的复发和死亡的危险。使用这个程序,并不能代替临床判断和仔细考虑所有影响相关的患者和肿瘤继续辅助治疗的相关因素。

(三)Ⅲ期

辅助全身化疗建议用于手术切除的淋巴结阳性的结肠癌患者。目前建议进行包括 6 个月的 FOLFOX 和短期静脉滴注 5-FU。对于有禁忌奥沙利铂的患者(如已经存在病变的患者),6～8 个月的 5-FU 或 LV6 是一个可以接受的选择。另一种方法是口服 6 个月的卡培他滨。均为 5-FU 为基础的方案,这些患者应毒性监测以适当调整剂量。

(四)放射治疗

RT 通常不被应用于完全切除结肠癌患者的术后治疗。这是与直肠癌患者的治疗相悖的,后者有效的辅助治疗透壁的和淋巴结阳性的疾病包括 RT。由于盆腔解剖的困难,获得足够的切缘困难直肠癌局部复发更频繁。然而,在结肠癌中 TNM 分期越高局部治疗失败可能性越大。

结肠癌后患者的辅助 RT 的作用仍然不好界定。目前的治疗建议提出,应给予有局部复发风险≥30％的患者辅助 RT。包括那些主要的升或降结肠与 T4 疾病、有穿孔的 T4 肿瘤、肿瘤相关瘘或者阳性切缘患者。

四、直肠癌的辅助治疗

与结肠癌相比,由于部分直肠邻近骨盆内的结构和器官,手术之后直肠癌局部复发更加显著。第 16 章说明了新辅助放化疗和合适的手术方法已被证明能够减少直肠癌的局部复发率。

Ⅰ期直肠癌手术切除后的不需要辅助化疗。目前从美国国家综合网络(NCCN)指南支持Ⅱ期或Ⅲ期直肠癌,术前已予新辅助放化疗的患者,不管病理分期如何术后应给予 5-FU 为基础的经疗。

可接受的方案包括 5-FU±LV、FOLFOX 或卡培他滨±奥沙利铂。推荐的辅助治疗期为 4～6 个月，虽然时间较短，可是能够满足较多患者进行新辅助放化疗。

临床Ⅰ期直肠癌不推荐术前进行新辅助放化疗。手术以后，应该根据病理分期对患者进行辅助治疗。如果切除的肿瘤大于病理分期Ⅱ/Ⅲ，术后应给与化疗和 RT。可接受的辅助治疗方法包括"三明治治疗"，用一周期的 5-FU，±LV，FOLFOX，或者卡培他滨±奥沙利铂，之后进行 5-FU 和同步放疗或卡培他滨和同步放疗最后再进行 5-FU±V，FOLFOX，或卡培他滨±奥沙利铂。如果近端直肠癌病人为 pT3N0M0 的，术后 RT 可以省略。因为放疗增加的意义是很小的。结直肠癌辅助化疗的决定应该向肿瘤学专家和肿瘤放疗学专家咨询。

五、结直肠癌监控

尽管外科手术和辅助治疗方法进步，但是仍有高达 40% 的大肠癌的患者治疗后出现疾病复发。目前在许多诊断方法用于直肠癌患者术后监视。在本节中，我们将讨论术后检测的基本原则，用于检测疾病复发的主要手段，当前医学和外科协会对监控的建议或推荐。

六、术后监测的基本原则

虽然大多数医生同意大肠癌监控的必要性，但是他们在监测时间和各种诊断方法的有效性上没有强烈的共识。60%～80% 的大肠癌复发发生在首次治疗后的 24 个月内，90% 发生在 5 年以内。复发早期即给予干预可以获得更好的临床疗效。因此，推荐术后应进行短时间间隔的密切随访。

七、诊断方法

（一）病史和体格检查

局部或远处复发的症状包括咳嗽、腹部或骨盆疼痛、大便习惯改变、直肠出血和疲劳。阴道出血、反复发作的尿路感染、下肢水肿是直肠癌术后盆腔复发的额外表现。术后应定期进行一次彻底的全身检查，包括直肠指检和触诊腹股沟淋巴结。很少能在病史和体检单的基础上进行复发性疾病的诊断。研究表明，有症状复发可根治性切除可能性更小。病史和体格检查的阳性结果应做进一步的诊断检查。

（二）实验室研究

实验室检查包括血红蛋白、肝酶和 CEA 水平，已经被作为大肠癌复发的标志检测。血清血红蛋白和肝功能检查都没有被证明是疾病复发的有效指标，因此不推荐用于常规检测。

CEA 是与结肠直肠癌和其他癌症相关的癌胚蛋白，缺乏敏感性和特异性，因此不是一个监测大肠癌患者平均风险的有用的筛选工具。然而，在大肠癌的病史中，异常 CEA 往往是疾病复发的第一个迹象。由于假阳性 CEA 升高（7%～16%），应确立一新的截断值水平避免对所有 CEA 升高患者都进行处理或误诊。

2008 年，Tan 等监测 CEA 作为监测大肠癌复发的尺度。这 20 个研究（$n = 4285$）的荟萃分析证明大肠癌复发患者 CEA 水平＞5ng/ml 的敏感性为 0.63，特异性为 0.88。使用 CEA 水平＞3ng/ml，敏感性和特异性分别为 0.73 和 0.68。回归分析显示，CEA 水平为 2.2ng/ml 是一个理想的敏感性和特异性之间的平衡的截止点。

（三）影像学检查

远处复发一般是肺和肝转移，可以用 CT 和胸部 X 线片检测。孤立的肺和肝转移可被切除，5 年生存率在 30% 和 40%。胸部 X 线片价格便宜，无创，可以检测到无症状的肺转移。

例行腹部 CT 检测可切除的肝转移是有争议的。一些研究表明常规 CT 监测无症状的肝复发的有效。然而，这些复发灶很少能够根治性切除。

正电子发射断层扫描（PET）（图 17-7），在常规监测的作用尚未得到广泛研究。这种方式可以有效地检测发现有持续性的 CEA 升高的患者疾病复发。

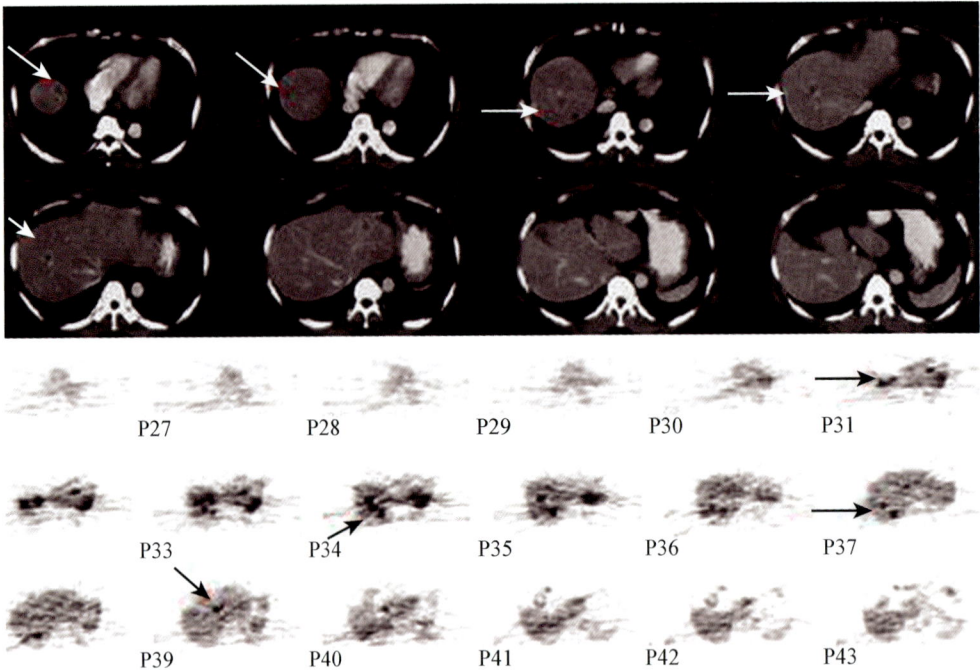

图 17-7　CT 和 PET 扫描显示结直肠癌肝转移,相对于 CT,PET 可检测转移增加的数量

(四)内镜检查

应在结肠手术之前进行完整的结肠镜检查同步性病变。如果由于肿瘤阻塞或穿孔而不可行,那么一个完整的结肠镜检查应该在手术后的 2～6 个月内进行。因为大肠癌患者有 1.5～3 倍异时性的肿瘤的风险,终身内镜检查是强制性的。柔性或刚性乙状结肠镜,需要较少的准备,但是是评估直肠吻合口有无复发很有效的方法。

(五)超声内镜

超声内镜是直肠癌术后有效的检测方法。特别是局部切除的患者。用这个技术,直肠壁和肠周组织被检测作为疾病复发的证据(图 17-8)。患者对 ERUS 可耐受,没有电离辐射,而且可在临床操作。但是,结果准确性有赖于操作者。

在 2006 年的研究中,Morken 等表明局部复发直肠癌的早期发现 ERUS 导向活检技术的潜在用途。在这个超过 12 年 2490 监视 ERUS 执行评论中,监测复发的定向活检的敏感性、特异性和准确性分别为 83%、100% 和 87%。虽然初步检测结果看好,但是 ERUS 在现在的监测方法中是不被推荐的。

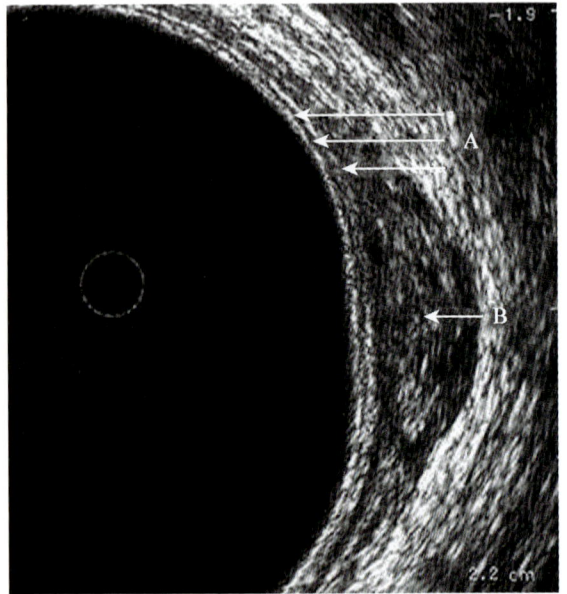

图 17-8　内镜超声显示复发的直肠癌

A. 黏膜和黏膜下层未出现受损;B. 肌层明显的不正常,表明肿瘤复发

八、监控附表:强化随访观察有益吗

几个随机的试验和 Meta 分析结直肠癌治愈性手术后强化随访的意义。Ohlsson 等在 1995 年的一个随机研究对比,这些人注册术后强化随访;对照组($n=54$),进行无规律的随访研究。在经腹联合会阴切除术后随访项目需要体格检查、硬式结直肠镜、血清 CEA 和肝功检测,大便隐血试验和每 3 个月查胸部 X 线片,全结肠镜检查在 3 个月、15 个月、30 个月和 60 个月,术后 3 个月、6 个月、12 个月、18 个月和 24 个月做盆腔 CT 检查。这两组试验说明到疾病复发率或者 5 年生存率无明显不同。

Makela 等的一个前瞻性的随机的试验,病人进行标准的随访,与强化随访作对照。强化随访检查包括:1 年 1 次盆腔和腹部 CT,6 个月一次肝脏超声,术后 3 个月复查结肠镜,以后 1 年 1 次。在标准组中,消化道造影代替结肠镜检查。发现第一次疾病复发的时间在强化随访组是减少的(10 个月 vs 15 个月),5 年生存率没有明显不同,1997 年 Kjeldsen 等的研究也报道了相似的结果,在对照组减少了术后随访。

仅有一个大型随机前瞻性的研究中表明在强化随访组生存期延长了,Pietra 等进行一般的随访($n=103$)与强化随访($n=104$)作对比。在强化随访组癌症的复发被早期检测(10.3 个月 vs 20.2 个月)。这些病人在术后前 2 年每 3 个月检测,术后 3 到 5 年每半年检测,以后每年检测。重点监测组 5 年生存率是 73.1%,标准组是 58.3% ($P<0.02$)。

最近的一个 Meta 分析,分析结直肠癌主要的 5 个强化随访组和标准组随机对照研究,表明强化随访所有原因的病死率均减少($P=0.007$),能早期检测肿瘤复发($P<0.001$)和局部癌症复发检测率升高($P<0.011$)。在强化随访组合并频繁的 CEA 评估和 CT 检查提高整体的生存率。表 17-2 列出了这些研究的概要。

表 17-2　重点随访监控与标准随访监控的对比:5 个前瞻、随机试验的结果

	病例数		第一次复发时间(月)		5 年生存率(%)	
	重点随访组	标准随访组	重点随访组	标准随访组	重点随访组	标准随访组
试验 1:Ohlsson et al	53	54	20.4	24	75	67
				(无显著差异)		(无显著差异)

重点随访方法
- 病史、体格检查、CBC,FOBT,CEA,胸部 X 线片前 2 年 3 个月/次,之后 6 个月/次
- 每年进行结肠镜检查和 CT 检查
- 肝脏超声 每 6 个月 1 次
- 直肠和乙状结肠肿瘤,每 3 个月进行乙状结肠镜检查

标准随访方法
- 病史、体格检查、CBC,FOBT,CEA,X 线胸片 前 2 年每 3 个月 1 次,之后每 6 个月 1 次
- 每年钡灌肠检查
- 直肠肿瘤,每 3 个月进行乙状结肠镜检查

试验 2:Makela et al	52	54	10	15	59	54
				($P=0.002$)		(无显著差异)

（续　表）

	病例数		第一次复发时间(月)		5年生存率(%)	
	重点随访组	标准随访组	重点随访组	标准随访组	重点随访组	标准随访组

重点随访方法

- 病史、体格检查、CBC,FOBT,CEA,胸片 前 2 年每 3 个月 1 次,之后每 6 个月 1 次
- 分别在第 3 个月,15 个月,30 个月和 60 个月行结肠镜检查
- 经腹部会阴联合切除后分别在第 3 个月,6 个月,12 个月,18 个月和 24 个月行 CT 检查

标准随访方法

- 无标准的随访计划
- 前两年每 3 个月将 FOBT 样本寄至诊所检查,之后每年 1 次

	病例数		第一次复发时间(月)		5年生存率(%)	
试验 3：Schoemaker et al	167	158	未提及		76	70
					(无显著差异)	

重点随访方法

- 病史、体格检查、CBC,FOBT,CEA,肝功,胸部 X 线片 前 2 年每 3 个月 1 次,之后每 6 个月 1 次
- 每年行结肠镜检查
- 每年行 CT 和胸片检查

标准随访方法

- 病史、体格检查、CBC,FOBT,CEA,肝功,胸部 X 线片 前 2 年每 3 个月 1 次,之后每 6 个月 1 次

	病例数		第一次复发时间(月)		5年生存率(%)	
试验 4：Pietra et al	104	103	10.3	20.2	73.1	58.3
			($P<0.0003$)		($P<0.02$)	

重点随访方法

- 病史、体格检查,CEA ,肝脏超声,前 2 年每 3 个月一次,之后每 6 个月一次
- 每年行结肠镜,CT,胸部 X 线片检查

标准随访方法

- 病史、体格检查,CEA ,肝脏超声,第一年每 6 个月一次,之后每年一次
- 每年结肠镜检查和胸 X 线片检查

	病例数		第一次复发时间(月)		5年生存率(%)	
试验 5：Kjeldsen et al	290	307	18	27	70	68
			($P<0.001$)		(无显著差异)	

重点随访方法

- 病史、体格检查,CBC,FOBT,ESR,肝功,结肠镜,胸片前 3 年每 6 个月一次,4~5 年每年一次,之后每 5 年一次

标准随访方法

- 病史、体格检查, CBC,FOBT,ESR,肝功
- 第 5 年和第 10 年结肠镜检查

CBC,全血细胞学计数(血常规);CEA,癌胚抗原;ESR,红细胞沉降率;FOBT,大便隐血试验

九、目前的监测指南

在 2004 年，美国结肠和直肠外科医师协会的标准实践专责小组根据目前的文献提出了术后随访监测实践的参考。根据这些准则，监测完全切除的大肠癌患者是合理的，并应包括：日常门诊就诊、CEA 评价、直肠癌患者定期吻合口的检查和结肠镜检查。血红蛋白、大便隐血试验、肝功能检查常规肝脏影像检查不建议列入标准随访计划表。

表 17-3 中总结列出了当前 ASCRS 指南及 NCCN 和 ASCO 建议。

表 17-3　推荐随访策略总结

检查方式	ASCRS	NCCN	ASCO
病史及体格检查	前 2 年至少每年检查 3 次	前 2 年每 3 个月检查 1 次；之后 3 年每 6 个月检查 1 次	前 3 年每 3~6 个月检查 1 次；第 4、5 年，每 6 个月 1 次；之后按照医嘱进行复查
大便隐血试验	未推荐	未明确	未推荐
血常规	未推荐	未明确	未推荐
肝功	未推荐	未明确	未推荐
CEA	前 2 年至少每年检查 3 次	前 2 年每 3 个月检查 1 次；之后 3 年每 6 个月检查 1 次	每 3 个月检查 1 次，检查 3 年或更长时间（Ⅱ期或Ⅲ期患者）
胸部 X 线片	未推荐	未推荐	未推荐
可屈乙状结肠镜检查	推荐定期进行吻合口检查评估（进行直肠癌局部切除或吻合的病例）	未明确	每 6 个月检查 1 次，持续 5 年（未接受盆腔放疗的患者）
结肠镜	初次治疗后每 3 年检查 1 次	初次治疗后第 1 年检查一次，然后每 3 年检查 1 次（若发现异常每年检查 1 次）	初次治疗后第 3 年检查一次，若正常，之后每 5 年检查 1 次
胸部、腹部、盆腔 CT	未推荐	未推荐	每年进行胸腹部 CT（高复发风险的病人）；直肠癌病人每年进行盆腔 CT
腹部超声	未推荐	未明确	未推荐

ASCO，美国临床医师协会；ASCRS，美国结直肠外科医师协会；CT，计算机断层扫描；NCCN，美国国家综合癌症网络

第 18 章

转移性或复发性结直肠癌的治疗

著　者　David K. Imagawa · Maki Yamamoto
译校者　李　涛(译)　彭　正(校)

要点

➢ 手术切除仍然是可切除结直肠癌肝转移治疗的金标准。

➢ 手术切除性依赖于未来残肝体积、能否保证肝功能的基本能力、能否获得显微镜下(R0)切缘。

➢ 采用辅助手段,如门静脉栓塞和两阶段肝切除,可增加患者的可切除率。

➢ 姑息性措施,如消融、化疗栓塞术、放疗栓塞,仍是可行的选择。

在美国,每年新发 150 万癌症患者中,其中约 15 万是大肠癌。它是男女中第三常见的恶性肿瘤。美国每年死亡人口的 1/2 以上死于癌症,其中约 10% 死于大肠癌。大肠癌约有 20% 的患者会出现同步转移,最多见于肝脏。虽然纵向人口研究是有限的,但一些研究表明,多达 50% 的患者有异时性转移。

肝脏转移性直肠癌最初被认为是致命的,直到 1990 年,舍勒等表明切除大肠癌可显著提高生存率,且被外科界广泛接受。他们研究了 1209 例大肠癌患者,不能切除和可手术切除但没有进行手术切除的患者的中位生存期分别是 6.9 个月和 14.2 个月,而手术切除的 5～10 年生存率分别为 40% 和 27%。这一显著生存获益促进了转移性与复发性结直肠癌治疗水平的提高、发展。

一、疾病的自然史

想要更好地理解转移性结直肠癌,必须明确原发肿瘤的淋巴引流(第 1 章,图 1-7)。大肠癌病变发生在黏膜层,向浆膜方向生长,故肿瘤浸润深度(T 分期)是一个重要的预测淋巴结受累指标。原发性结肠癌是转移到沿病变肠段回流静脉区域淋巴结。直肠癌转移途径是有变异的,与其上面或下面的直肠脉管的回流相关。直肠癌转移的淋巴群主要是直肠系膜及旁边区域。远端直肠的恶性肿瘤可能回流到髂内或腹股沟淋巴结,近端疾病可能回流到肠系膜下淋巴结。理解了原发肿瘤的淋巴回流,伴随静脉通道回流至门静脉,所以肝是最常见的转移器官。

二、评估切除术

传统的肿瘤治疗原则反对转移性疾病的切除,这种观点认为转移性疾病是全身扩散的,手术切除无价值。研究表明,切除可以获得长期生存,尽管它有着较高的失败率。手术治疗的生存状况显著强于传统治疗(表 18-1)。目前的研究主要集中在识别能够通过切除获益的患者的方法。该策略的目的是提高整体的结果,避免患者治疗失败的操作。多个评分系统用于确定能受益于外科治疗的患者。预后较差的因素有:高的癌胚抗原(CEA)水平、短的无病间隔、原发肿瘤分期、淋巴结阳性、同步转移性疾病、多个大转移病灶、镜下或肉眼切缘阳性和肝外扩散。

最近,Fong 等发现 7 个与转移性疾病的肝脏切除后预后不良相关因素,其中 5 个因素(局部淋巴结阳性、无病间隔小于 12 个月、单个肝脏肿瘤>5cm 或转移性超过 1 个、CEA 水平>200ng/ml)都是术前鉴定。符合上述标准的患者长期生存率极低。应用这些不同的标准困难在于个人的风险因素无法预测。我们应该认识到这些数据是在一些更有效的化疗药物(如贝伐单抗)出现之前得出的。

表 18-1　结直肠肝转移行肝切除手术的主要研究汇总

参考	年份	患者例数	中位生存时间	5 年生存率
Scheele 等	1990	173		40%
Scheele 等	1995	434		33%
Nordlinger 等	1996	1568		28%
Fong 等	1999	1001	42 个月	37%
Choti 等	2002	226	46 个月	40%
Fernandez	2004	100		59%
Pawlik 等	2005	557	74.3 个月	58%
Tomlinson 等	2007	612	44 个月	35%

切缘状态

显然,手术切缘阴性的患者接受肝切除手术仍然是长期生存的一个重要因素。舍勒等证明,显微镜下切缘阳性(R1)、宏观切缘阳性(R2)切除术的患者中位生存时间为 14 个月,而 R0 切除患者中位生存时间为 44 个月。在外科文献中切缘长度仍是存在争议的。卡迪等报告指出,手术切缘<1cm 与较短的无病生存期是相关的。因此,传统的教学中,除非是获得术前同意,否则切缘不能达到 1cm 是手术的禁忌。Pawlik 等证实,手术切缘阳性与增加复发的可能和较差的长期生存率是有关联的。然而,进一步的分析说明了切缘阴性程度(1~4mm、5~9mm、≥1cm)的程度丝毫不影响生存率和复发率。基于这项最新的研究,由美国在 2006 年发布的肝胰胆协会的共识声明得出的结论是"切除边缘应>1cm,当前的<1cm 的切除边缘不应该作为切除的排除标准"。

三、残余肝的功能(FLR)

切缘的情况只是决定病人能否手术切除其中一个因素。随着多层螺旋计算机断层扫描(CT)的进步,化疗药物的进步,生物治疗的引进,手术期护理和手术操作技巧的改善,传统的单叶病灶,病灶<5cm,<4cm,没有证据显示肝外病变的情况下,肝功能不全仍是肝脏发病和肝切除术死亡率的主要原因,肝脏剩余体积和残余肝的功能已成为关注重点。大部分专家认为肝脏切除术后肝脏功能>20% 是相对安全的(≥5 个段被切除),病人有正常的肝实质。基础性脂肪性肝炎(即化疗引起的肝炎)或肝硬化的患者都需要一个更高的 FLR 以防止肝功能不全。FLR 低于 20% 的病人应考虑如门静脉栓塞术(PVE)等其他方法。其他普遍被接受的标准包括合适的流入或流出血管,足够的胆管引流术,剩下的两个相邻的肝段切除术。

(一)同步病变

基于 CT 和磁共振成像(MRI)的术前影像学的进步,很少在手术中才发现同步性肝脏转移。随着外科医生术中超声(IOUS)实用性和舒适性的增加,发现多达 15% 的患者在术前影像学上没有看到病变。手术和药物治疗的同步作用机制仍不清楚。经过化疗,一些最初不能手术切除的肝脏占位性病变能够降低到能够切除。传统的治疗过程包括肿瘤切除,合并辅助化疗±生物制剂。无证据疾病进展,可以考虑肝切除或射频消融。这种方法的提倡者认为联合手术方法增加了并发症率。同时性转移的患者预后不好,肝脏切除前(化疗过程中)疾病进展说明肿瘤的生物学特性较差,这样的患者也不会从肝脏病灶切除中获益。建议联合手术治疗的支持者指出联合腹腔镜手术可能使手术治疗(剖腹手术)提前完成并及早恢复辅助化疗方案。腹腔镜手术治疗原发病灶和肝脏转移是一个合理的方法,避免做 2 次开腹手术,可以早期使用化疗。不管哪种方法,应该对同步性病变病人进行多学科的个体化治疗。

(二)门静脉栓塞(PVE)

为了提高手术可切除率,不同的方法用于使 FLR 过度增大。PVE 首先由 Makuuchi 等 1990 年提出,在肝脏切除前诱导非肿瘤生长的肝肥大。经皮肝穿刺方法通常用于接入门静脉的分支,栓塞即将要被切除的叶的通道,已被广泛使用。然而,腹腔镜的方法也已经被描述。重新评估前的 4~6 周为 FLR 肥大留出了足够的时间。Abdalla 等研究了 42 例大肠癌转移的患者,接受了肝脏广泛的切除。42 例病人中的 18 例接受 PVE,FLR 由 18% 增到 25%。不同组间的发病率和病死率没有明显不同。接受和不接受 PVE 的患者中位生存期分别为 40 个月和 52 个月,但这种差异并未达到统计学上的显著性。Pamecha 指出,对接受 PVE 的 36 例患者进行评估,22 例(61%)可以进行手术。PVE 后没有接受手术治疗的病人为疾病进展。理论上肿瘤增长的风险的增加归因于 PVE 以后生长因子的增加。生长因子加速肿瘤增长的作用的研究并不充分。

(三)分次肝切除术

双叶多病灶曾被一度认为是手术切除的禁忌。随着对两叶肝切除术引起的肥大的理解加深,目前的争议在于切除的顺序。通常情况下,大部分疾病主要在肝的右叶。因此,传统的分次肝切除术包括先切除不堪重负的肝叶并允许对面肝叶保持肥大(图18-1)。Adam 等对有计划两叶切除的16例患者进行了评估。16 例病人中的 13 例都能够进行第二次的切除。第一次目的是切除数量最多的转移

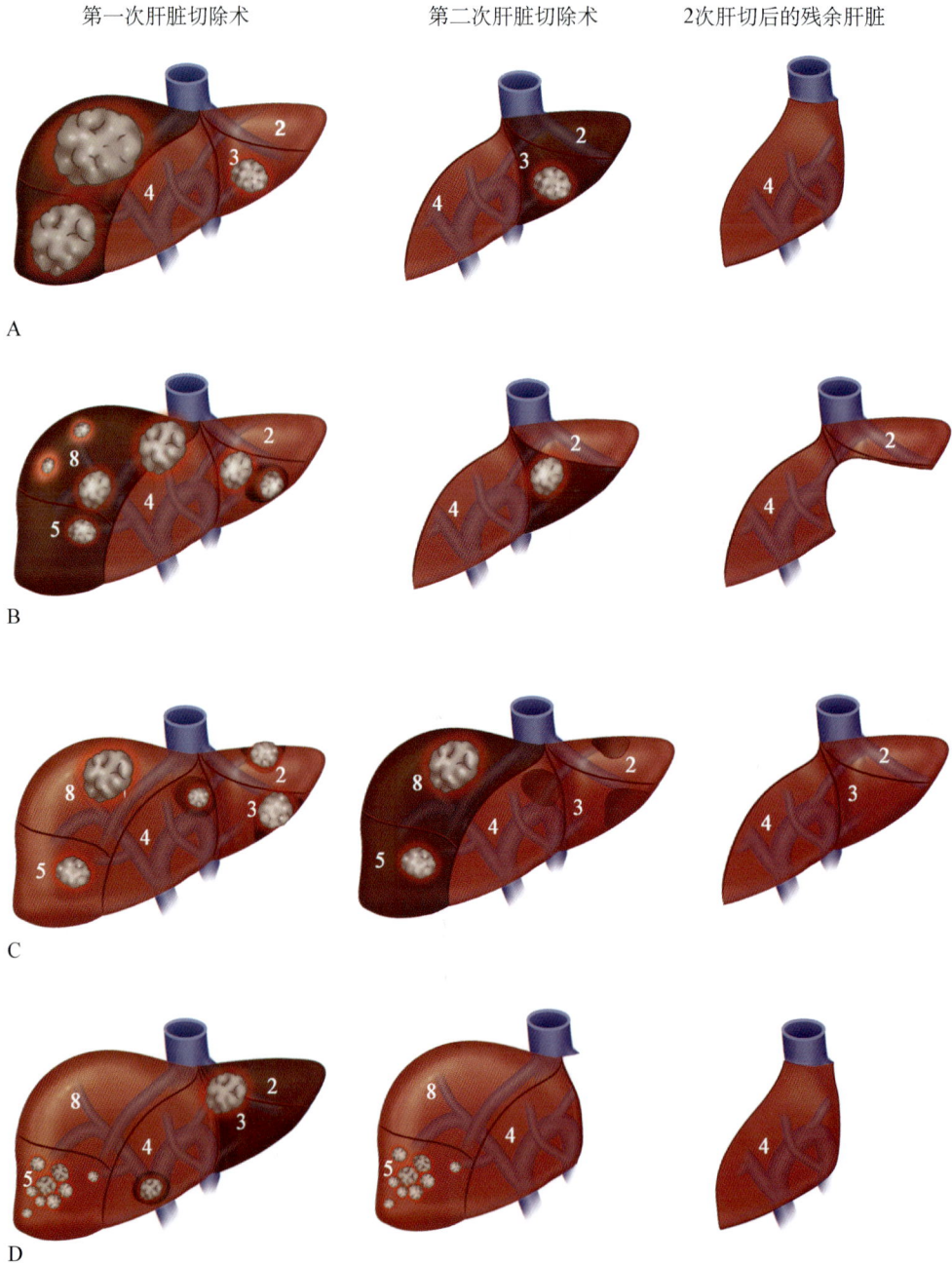

图 18-1　分次肝脏切除

A. 第一阶段:肝右叶切除。第二阶段左外侧段切除术;B. 第一阶段扩大右半肝切除,楔形切除外周 3 处病灶,第二阶段 3 段完全切除;C. 第一阶段 2、3、4 段切除,第二阶段肝右叶切除;D. 第一阶段左外侧段切除,楔形切除 4 处病灶,第二阶段肝右叶切除(引自 Adam R,Laurent A,Azoulay D,et al:Two stage hepatectomy:a planned strategy to treat irresectable liver tumors. Ann Surg 232:777, 2000.)

病灶,然后才允许在一段时间内的剩余肝脏增大,再进行第二次手术切除。从第二次手术开始中位生存期为 31 个月。

Jaech 等采取一个相反的方法,初步清除左半肝的肿瘤负荷(用手术或消融),然后用 PVE 增大 FLR。第二阶段在对面叶上切除残留的大肿块,发现存活率是 54%。决定分次手术处理肝转移灶时,必须考虑第二次手术困难,它增加了术后并发症和病死率。至于 PVE,理论上的风险增长归结于生长因子的增加。

四、局部射频治疗

虽然肝切除术是转移大肠癌的治疗金标准,许多肿瘤仍被认为是不可切除的,可选择局部消融疗法,如射频、微波、冷冻治疗、激光消融。射频消融(RFA)仍然是最广泛使用的方法,将是本节的重点(图 18-2)。RFA 采用一个针形电极和分散接地垫,高频交流电加热到 >100℃ ,以致肿瘤及周围正常的肝组织凝固性坏死。这种方法能保护患者正常肝组织,可以用于肝功能处于临界状态的患者。RFA 也可以安全地处理接近大血管的肿瘤,因血液可充当散热器预防血管内皮细胞凝固性坏死。靠近血管肿瘤不能完全消融也是因为这个散热器,同时也被认为是 RFA 治疗后局部复发率较高的因素之一。RFA 可以通过各种外科手术和经皮方法实现,均依赖于准确成像定位,如 CT、MRI 或者超声(图 18-3)。选择的方法应该根据患者和肿瘤的具体情况实行。经皮穿刺的方法是侵犯性最小的,并且可以在病灶小的情况下在局部麻醉环境中进行。对于较大的肿瘤,经皮方法较少考虑,采用腹腔镜或剖腹探查术。

表 18-2　结直肠癌肝转移行射频消融的研究汇总

文献	年份	患者例数	中位生存期	5 年生存率
Solbiati 等	2001	117	36 个月	
White 等	2004	30	22 个月	
Berber 等	2005	135	28.9 个月	
Amersi 等	2006	74	30 个月	30%
Siperstein 等	2007	235	24 个月	18.4%
Sorenson 等	2007	102	52 个月	44%
Veltri 等	2008	122	31 个月	22%

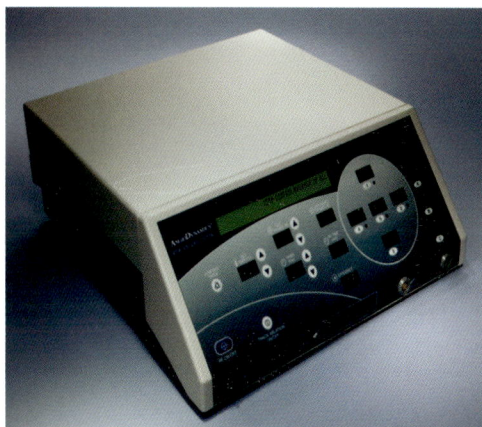

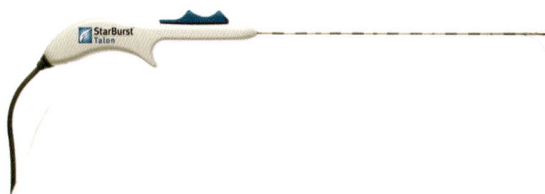

图 18-2　射频消融的设备和探针
(承蒙 Angio Dynemics 供图)

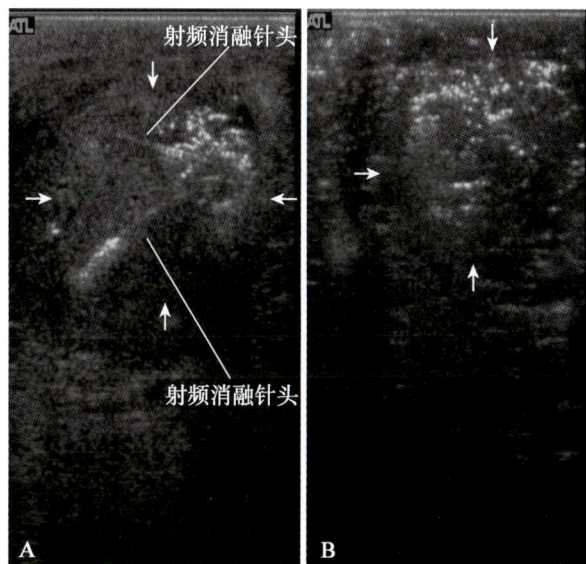

图 18-3　射频消融操作时超声图
A. RFA 探针;B. 完全的射频

(一)复发和生存

无论是局部还是全身,统计 RFA 预后结果说明复发率的差异很大。差异的具体原因不知,可能来自操作技巧、肿瘤的位置或操作者对操作的熟练程度。一个已知的增加复发率的因素是病变的大小和处理病变的方法。大的病灶,特别是＞3cm,RFA术后有较高的局部复发率,近期发展的较大电极(接近7cm的消融区)可能有助于降低局部复发率。

在Abdalla等的研究中,共418名准备接受根治性切除手术的患者,其中70例因术中发现更广泛的疾病而终止,190例患者中完整切除的肝转移灶,而其余患者采取切除＋RFA(101例)或单独RFA(57例)治疗。得出:RFA治疗组(84%)与手术切除组(52%)相比,RFA总的复发率高;更糟糕的是3年总生存率,RFA与切除术分别为37%和73%;最值得注意的是,作者描述的真正的复发指的是在治疗过的肝脏左外叶或切缘的复发,RFA为9%,切除组为2%。因为有相当大的回顾性分析相关的偏倚,所以读者应该谨慎解释这些数据。此外,受术者术中决策的影响不容忽视。不幸的是,目前在可切除的转移性大肠癌中,还没有前瞻性随机对照实验研究比较手术切除和消融的效果。

(二)并发症

消融治疗被认为是一种比较安全的,病死率较低的手术。在一项研究中,被测试的接受一次或多次RFA的312例患者中,不良反应发生率为11%,病死率为2%。死亡相关因素有肝功能不全、门静脉血栓形成、结肠穿孔。最常见的并发症是肝脓肿。

(三)微波消融治疗

微波凝固治疗肝肿瘤是一种较新的技术。震荡电荷,范围在900MHz和2.4GHz,使组织中水分子蒸发,最终产生细胞凝固性坏死。最初源自亚洲治疗原发性肝癌的研究。在美国Microsulis和Covidien公司制造的两台设备由FDA支持(图18-4)。目前,随机对照研究比较RFA与微波治疗数据不足,但是由于微波治疗获得更大消融区的能力以及不受血管的散热影响,具有理论优势。

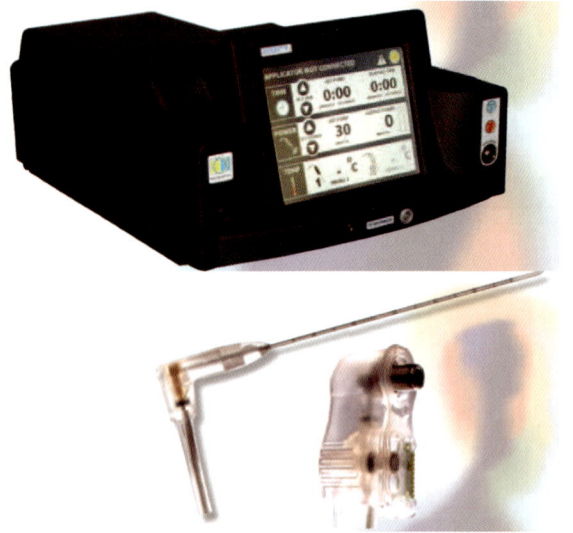

图18-4 微波消融设备和探针
(陈蒙 Acculis, Microsudis 供图)

(四)化疗栓塞术

另一种姑息性局部治疗是肝动脉栓塞化疗(TACE)。正如它的名字一样,它采用了组合的栓塞剂与细胞毒性化疗药物,使局部产生缺血性坏死。据介绍,通常是通过股动脉途径入肝动脉。一种新的药物洗脱珠(DEB)结合一种化学治疗剂(如伊立替康),与珠粒形成离子键可以靶向递送,从而降低全身给药的副作用(图18-5和图18-6)。最近

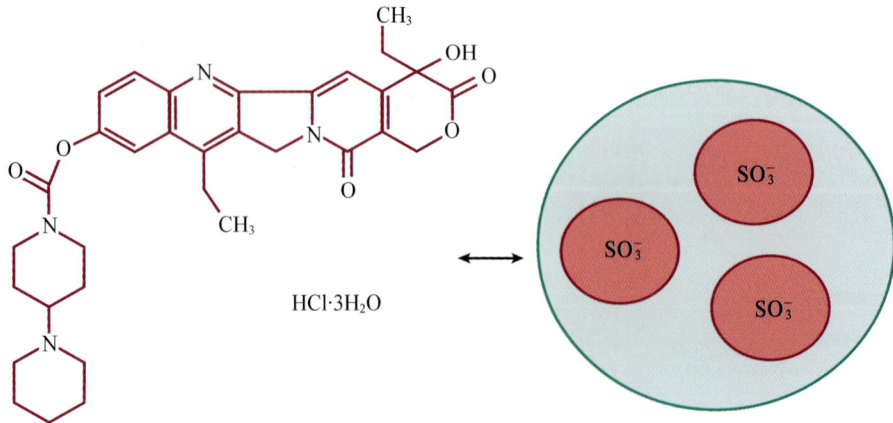

图18-5 伊替立康通过-可造的离子交换机制加载到DEB或从DEB洗脱
(承蒙 Diocompatibles 供图)

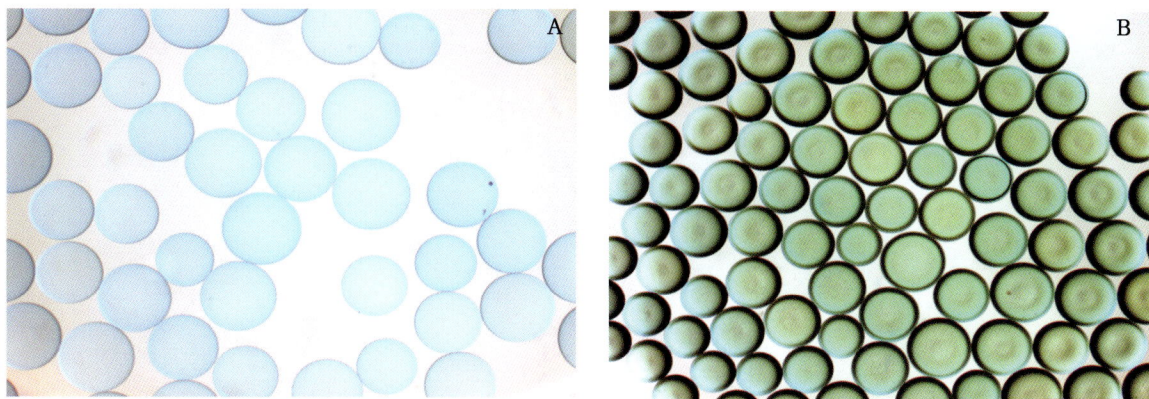

图 18-6　500～700μm 的 DEB 在加载前(A)和经 1h 伊替立康加载后(B)的图像,颜色由蓝变蓝绿色
(承蒙 Biocempatibles 供图)

一项多中心回顾性研究调查了 55 例接受 DEB TACE 的患者,统计发现并发症减少和总共生存期接近 1 年。最常见的并发症是"栓塞后"综合征,引起低热、右上腹疼痛、恶心和呕吐,较少见的并发症有脓肿和肝功能衰竭,死亡情况仍然罕见。准确的肠系膜血管造影排除异常的肝动脉的解剖变异是必不可少的,例如替换肝右动脉(图 18-7)。肝右叶大肠癌转移灶 24h DEB TACE 治疗前后 CT 扫描见图 18-8。

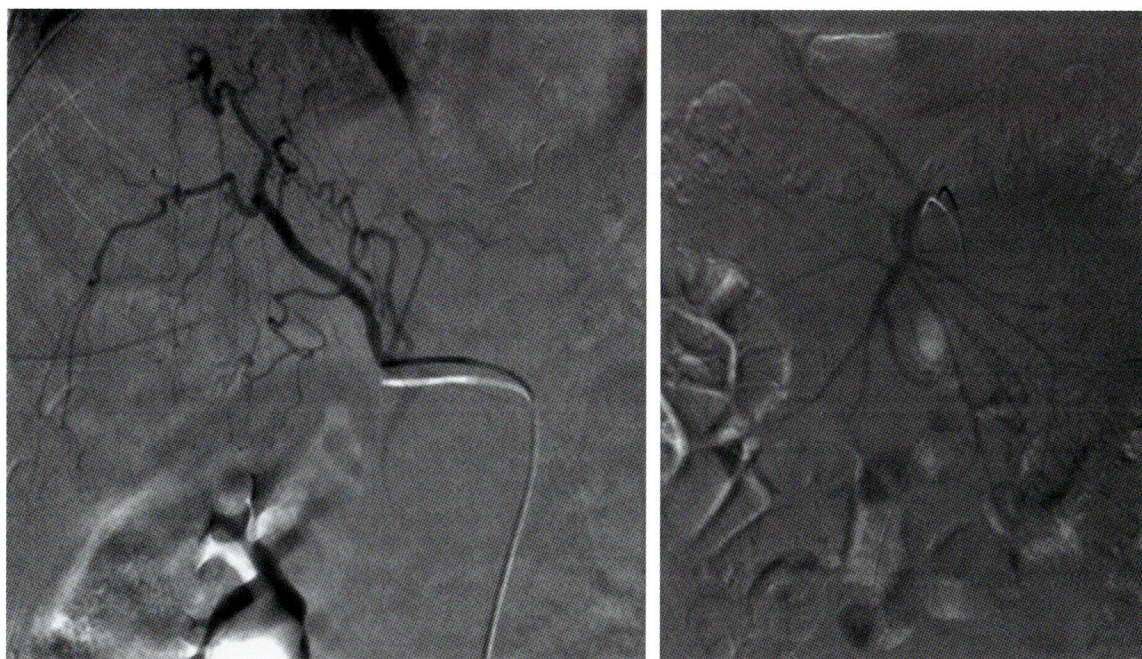

图 18-7　肝血管造影
左:正常解剖肝左、右动脉起自腹腔干系统;右:右肝动脉起自肠系膜上动脉

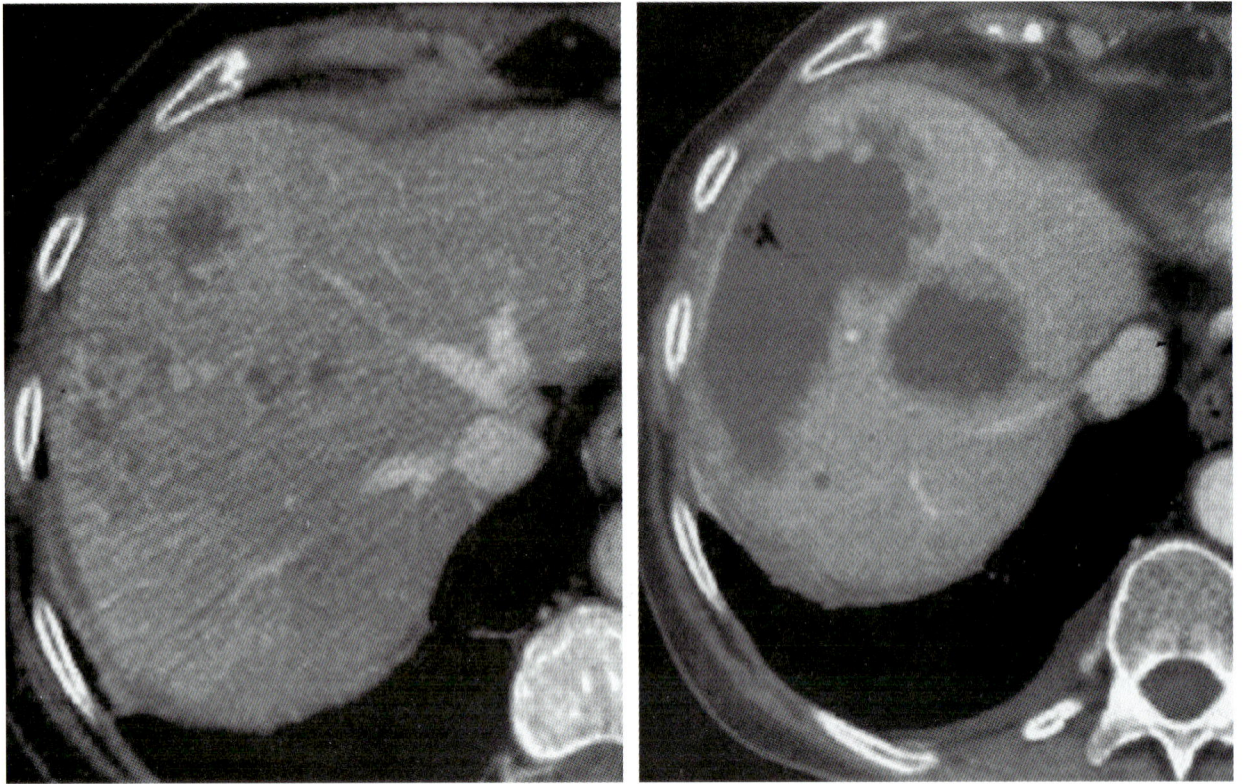

图 18-8   伊立替康＋DEB 治疗前(左)和治疗后 24h(右)CT 图像,明显坏死,增强减弱

(五)放疗栓塞

放疗栓塞,或选择性内照射疗法(SIRT)对肝脏外科医生来说是一个新选择。每个球体(由玻璃或树脂制成)直径为 $20\sim35\mu m$,并粘接到 β-发射极,钇-90,半衰期为 64h。这些微小球经股动脉传到肝动脉到达肿瘤。由于辐射只有 $2\sim3mm$,与 200Gy 肿瘤辐射相比,保护相对多的正常肝实质。在实际治疗前,患者需要进行肝动脉造影和白蛋白标记扫描(锝-99),评估肝动脉反流到胃十二指肠动脉与肺动脉分流是否>10%。图 18-9 显示的多灶性转移在 SIRT 的治疗前和治疗后。

(六)化疗

适当的化疗能够降低分期,使不可切除的肝转移癌转成可切除的。化疗方案有:FOLFOX、FOL-FIRI 或 FOLFIRINOX,反应率为 70%,而且化疗后 30%～50% 的患者可能有手术的机会。此外,生物制剂,如贝伐单抗(商品名 Avastin)或西妥昔单抗(爱必妥),可以增加这些方案的疗效(图 18-10)。接受手术的患者 5 年生存率为 33%～58%。然而,加大化疗必然导致不可逆转的肝毒性,例如奥沙利铂导致的严重的肝窦损伤。

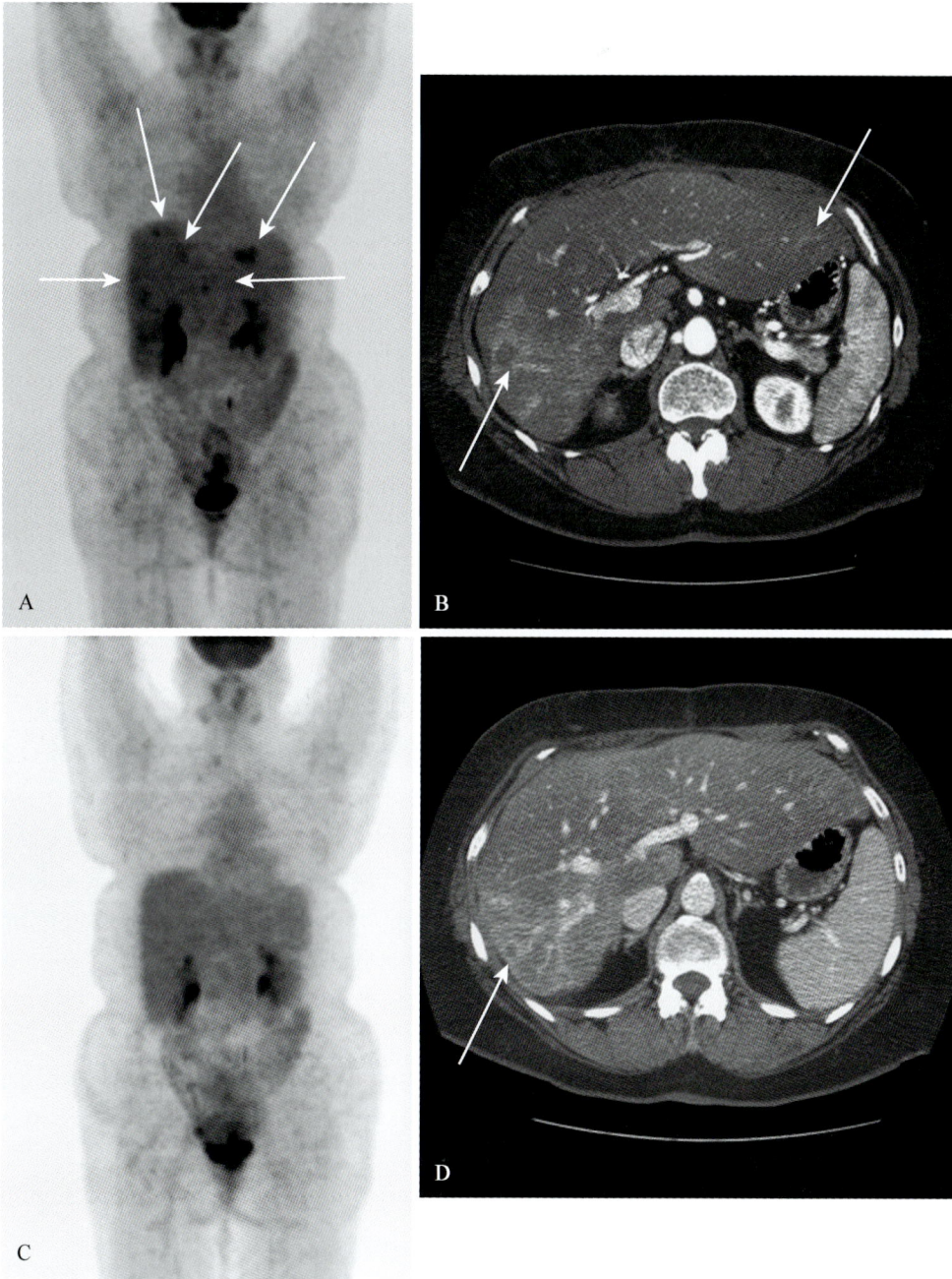

图 18-9　放疗栓塞在肝转移治疗中的作用

A. PET 扫描全肝；B. 有代表意义的 CT 图像；C. 治疗后，PET 扫描显示正常的生理活动，肾、输尿管和膀胱；D. 肝脏 CT 显示小的未治疗的疾病

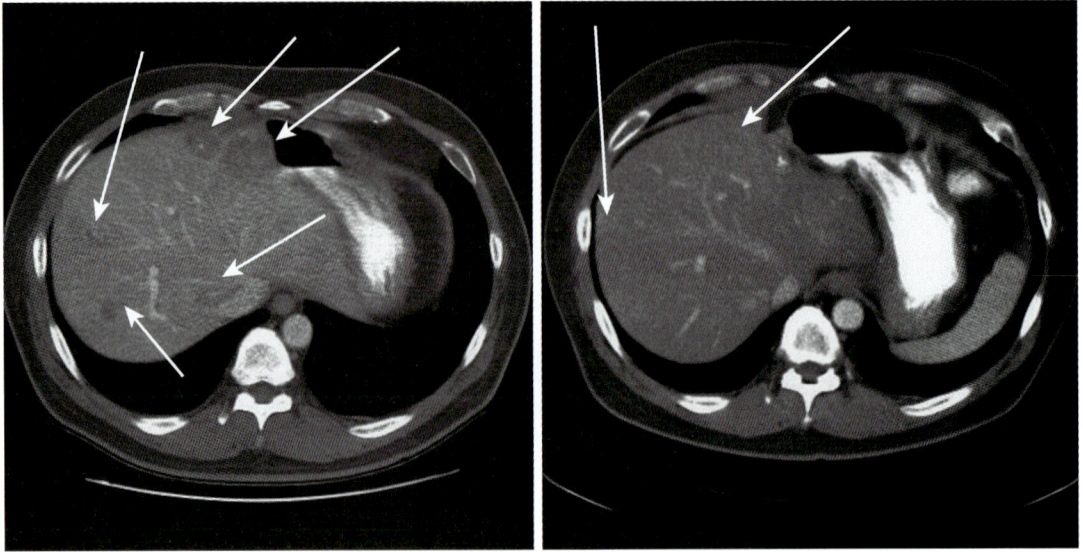

图 18-10 6 个周期的 FOLFOX＋阿瓦斯汀方案治疗前后肝脏 CT
箭头指示转移肿瘤

五、肝外疾病

结直肠癌的手术切除后,约有 20％的病人会有局部区域复发,大部分是直肠癌患者。常见结肠远处复发部位有:肝、肺、腹膜后腔或腹膜腔。尽管肝转移灶切除或消融治疗是行之有效的,肝外疾病的治疗不能强求。大约有 50％患有复发直肠癌的患者有严重的疾病。放疗和化疗可提供姑息治疗机会和延长生存期,但仍然没有希望治愈。手术治疗策略与复发率有关,R₀ 切除和一体化治疗结合,5 年生存率＞35％。

最近有一篇文章报道,分析了在 1971－2007 年的 3504 例肺转移中,约有 20％的患者合并肝转移,但这个数据从 1971－1978 年的 15％增加到 2000－2007 年的 22％;2/3 的患者有肺部孤立性病变,据报道 5 年生存率为 50％。多发或双侧肺部病变手术的数量也随时间而增多:开展一项新的随机试验是必要的,因为在他们看来,根据癌症登记资料的解释,增加的生存率不能归因于外科手术。这是我们进行肺转移手术谨慎选择的肺转移的患者(图 18-11)。

进行根治性的切除患者中,1％～2％出现腹膜后孤立淋巴结的复发。虽然美国癌症联合委员会认为,作为第二梯队区域的淋巴结,腹膜后淋巴结的转移是合乎情理的。然而与抢救治疗包括切除和重建主要血管结构也有一定关系。最近的文献回顾确定的 6 个队列中位生存期在 33 个月和 44 个月和无病生存期 17 个月与 18 个月。再一次证明可切除的患者手术干预(术后辅助化疗)是有利的(图 18-12)。

其他注意事项

Ⅳ期大肠癌,腹膜播散是一个特定的方面。受妇科肿瘤治疗启发,减瘤术后辅以腹腔热灌注化疗(HIPEC)已被使用。一项始于 2003 年比较全身化疗与肿瘤细胞减灭术(HIPEC)的随机前瞻性实验,对照组 51 名患者,HIPEC 组 54 名。中位无进展生存期分别为 7.7 个月与 12.6 个月($P＝0.020$),中位生存期分别为 12.6 个月与 22.2 个月。

最新的消融治疗技术是不可逆电穿孔消融技术。非热传递的电脉冲由一个针头阵列传递,导致细胞凋亡,底层结构如管道和血管保持不变。FDA 已批准 AngioDynamics 的生产的纳米刀在 510 K 可破坏软组织病灶 (图 18-13)。2008 年 11 月,第一位患者在澳大利亚接受此治疗。该装置的优势在于能治疗邻近或入侵的主要管道和血管的肿瘤(图 18-14)。目前,FDA 还没有任何前瞻性随机研究将纳米刀与其他消融技术进行比较。

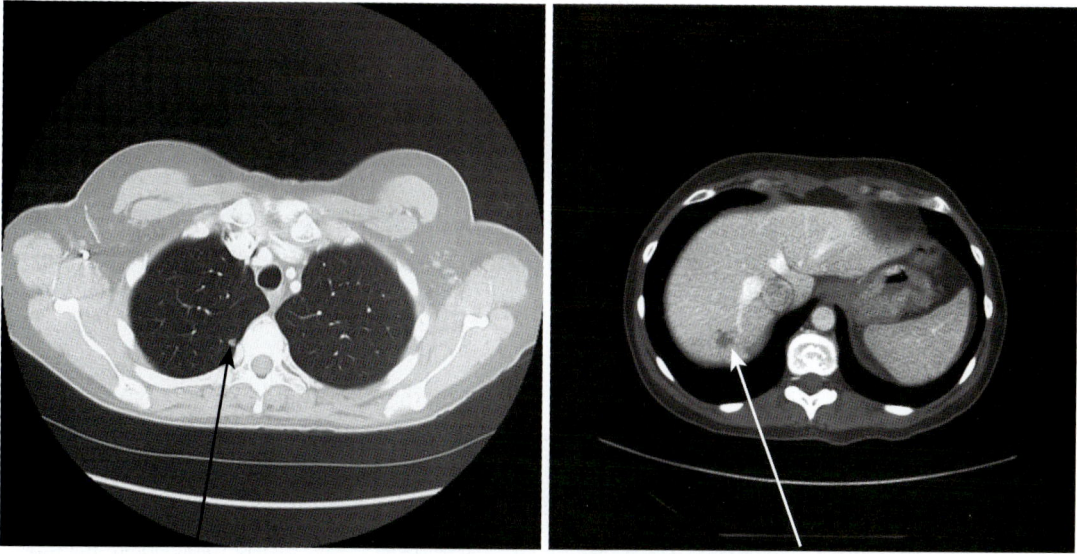

图 18-11　47 岁老年女性,直肠癌腹腔镜切除术后,2 个月的化、放疗,8 个周期的 FOLFOX6。治疗后 6 个月随访发现右上肺的结节和肝右叶 1.5cm 的病灶。病人进行了 VATs 肺病灶楔形切除,但未切除肝脏病灶

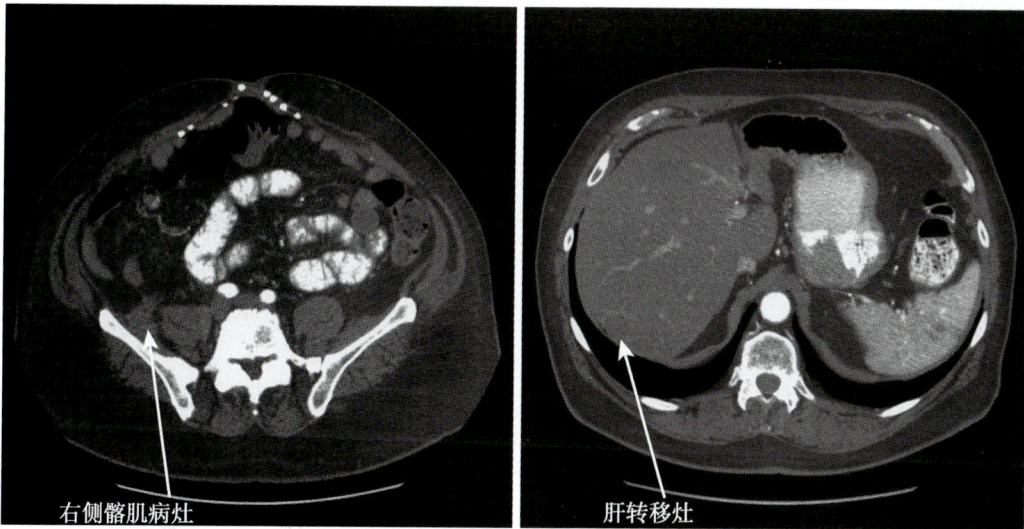

图 18-12　68 岁的老年男性,右半结肠切除术后切除了两个盆壁的种植转移。肝左外侧段转移,3 个月的 FOL-FOX,接着腹腔镜下肝左外侧段切除 2008 年 10 月,2010 年 11 月右髂肌肝右叶复发。接着又接受了 3 个月 FOLFOX + Avastin。2011 年 3 月这个病人又接受了腹膜后团块和肝转移灶的切除

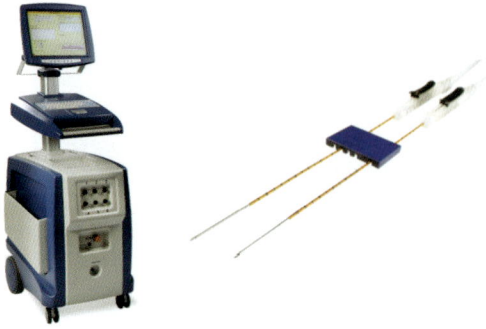

图 18-13　纳米刀机器和探针

六、结论

结直肠癌经常出现转移，手术切除对于延长患者的长期生存来说仍是最好的选择。外科辅助技术的提高，比如 PVE 和分次肝切除术，都为许多病人增加了可切除率。其他措施，如消融、化疗栓塞术和放射栓塞术，随着化疗药物和生物制剂的改善仍然是可行的治疗方案。

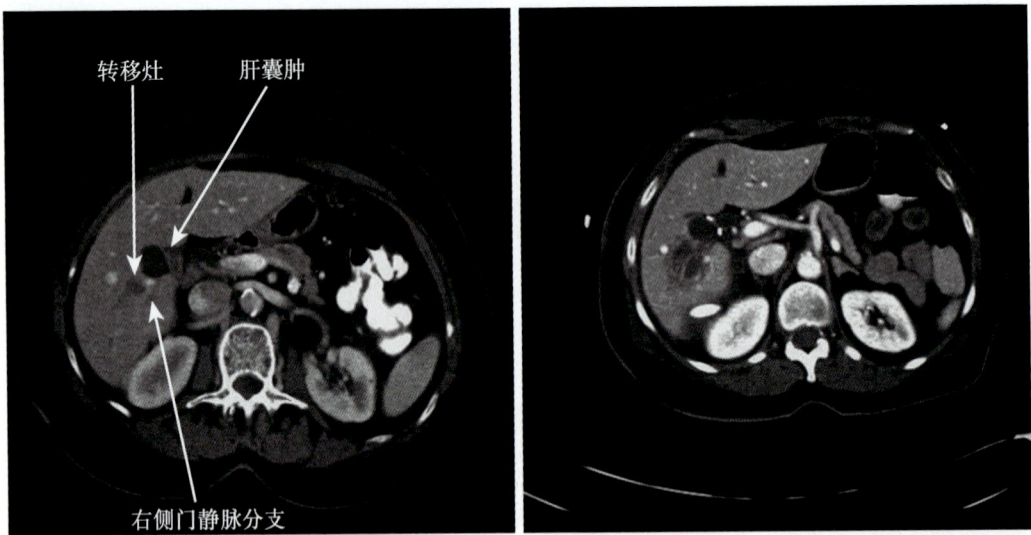

图 18-14　肝右叶转移毗邻门静脉的右支，不考虑手术切除；在纳米刀射频后 24h CT 扫描看到肿瘤完全破坏，并保存了门静脉右支

第 19 章

肛门与肛周恶性肿瘤

著　者　Cindy Kin・Andrew Shelton
译校者　李　涛(译)　彭　正(校)

要点

➤ 肛门肿瘤患者的共同症状包括肛门疼痛或瘙痒、出血、肿物感、痔块感、便秘、大便失禁,或肛溢,但高达 20% 的患者是无症状的。

➤ 肛管及肛缘的恶性肿瘤可表现为良性病灶,因此常导致诊断与治疗的延误,临床医生必须对病灶活检,保持对恶性肿瘤的高度警觉。

➤ 在 Paget 或高分化鳞状表皮内病变(HSILs)的广泛切除前,应行肛门直肠镜检查以确定病灶的累及范围。

➤ 肛缘鳞状细胞癌(SCC)应予局部切除;应行辅助放疗以减少局部复发的风险,肛管鳞状细胞癌的一线治疗是化疗和放疗;手术适用于不完全反应者。

➤ 对于像肛门直肠的黑色素瘤之类的侵袭性肿瘤,根治性手术必须以保护括约肌和生活质量为目的进行衡量。

➤ 肛门恶性肿瘤是罕有的,在所有胃肠恶性肿瘤中只占有 1%～3%,估计在美国发生率为 0.6/10 万。这些恶性肿瘤中大部分为肛管鳞状细胞癌,在 20 世纪 90 年代期间每年男性肿瘤的发生率大约为 2%,并持续增长。

这一章会详述肛门恶性肿瘤的解剖和组织基础;分类和实体周围的解剖;肛门癌的活检、病理生理学、流行病学和危险因素,其他肛管和肛缘恶性肿瘤的各种类型。

一、解剖和组织学

肛区恶性肿瘤的准确诊断和有效治疗需对其解剖边界有清晰的了解。解剖边界的辨别是十分重要的,因为肛管的恶性病灶较肛周区或肛缘表现有所不同,因此需要不同的治疗。肛门恶性肿瘤分类的传统解剖界标是肛外缘和齿状线。不过,美国癌症联合协会(AJCC)和国际抗肿瘤联会(UICC)定义肛管为从直肠黏膜延伸至与皮肤连接处,包括肛门移行区(ATZ)和齿状线。除此之外,于肛门移行区延伸近端 10cm 便是肛直肠的移行带,其特征是在结直肠柱状组织上的鳞状化生组织,鳞状细胞癌便可在此发展。肛门边缘是从肛缘延伸,在肛缘周围半径 5cm 的区域。5cm 半径外面是肛周皮肤(图 19-1)。

在肛管和肛周出现的肿物的组织类型多种多样。10% 是腺癌,余下的包括黑色素瘤、类癌 、神经内分泌瘤、卡波西肉瘤、淋巴瘤和平滑肌肉瘤等肛周肿物全是鳞状细胞癌。在肛管和肛周肿物组织学方面有多个分类系统,在框 19-1 的世界健康组织(WHO)分类系统是最为广用的。

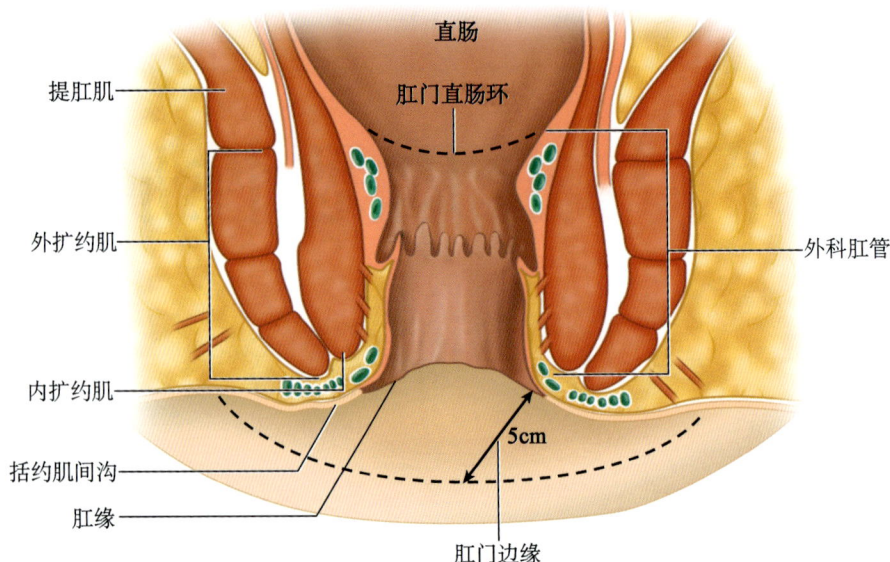

图 19-1 肛管起始于肛提肌水平,向远端延伸包括肛门横移区(anal transition zone,ATZ)和齿状线,直至肛外缘与皮肤黏膜的连接处。肛缘是从肛外缘延伸,在肛缘周围半径5cm的区域,超出5cm的区域为肛周皮肤(承蒙 VW Fazio,JW Milsom,and JM Balliet 供图)

框 19-1 国际卫生组织对肛管肿瘤的分类

肛管
 恶性上皮细胞肿瘤
  鳞状细胞肿瘤
  大细胞角质化
  大细胞无角化型(过渡期)
  基底细胞样
 恶性腺瘤
  直肠型
  肛腺型
  肛门直肠瘘管型
 小细胞肿瘤(组织学 3 级)
 无差别型(组织学 4 级)
肛周
 恶性上皮肿瘤
  鳞状细胞肿瘤
  巨大湿疣(类疣状肿瘤)*
  基底细胞癌
  其他
 鲍恩病(鳞状上皮内瘤样病变)*
 佩吉特病(腺-上皮内瘤样病变)*
组织学分级
 混合分级肿瘤中最低分化的肿瘤
  X 级 无法判断分级
  1 级 分化良好
  2 级 中分化
  3 级 低分化
  4 级 未分化

* 组织学分级并不常用

二、分期

AJCC/UICC 公布的肛管肿物的 TNM 分期详述于表 19-1,肛缘肿物分期系统和皮肤癌的分类是一致的。肛管和肛缘癌的区域淋巴包括肛周、直肠系膜、髂内(下腹部的),表浅的和深部腹股沟淋巴,齿状线是标志着肛管淋巴引流的边界,在齿状线以上的肛管部分是通过直肠上淋巴管引流至肠系膜下淋巴结,沿着直肠中下血管周围淋巴结引流至髂内淋巴结。在齿状线以下的肛管部分引流至腹股沟和股动脉淋巴结,如阻塞时,会沿着直肠上淋巴结或直肠下淋巴管引流。于 ATZ 出现的肿瘤可通过任一淋巴途径引流。

三、临床评估

(一)临床表现

肛门恶性肿瘤患者最常出现的症状包括直肠疼痛(61%)、直肠出血(59%)、直肠肿物感(30%)、痔块感(28%)、体重减轻(26%)、大便形状改变(17%)、便秘(17%)和便失禁(11%)。不过,20%的患者是无症状的,其他表现的症状和体征包括瘙痒、肛溢或大便习惯改变。里急后重或便失禁可能提示累及肛门括约肌;甚少患者腹股沟淋巴结肿大。许多非典型、低级别鳞状表皮内病变(LSILs)、HSILs 或甚至侵袭性癌症是通过对痔切除术的送检标本行常规病理检查时偶然发现的。

表 19-1　美国癌症联合委员会和国际抗癌协会对肛管及肛周肿瘤的 TNM 分期

肛管癌	肛周癌
T 原发肿瘤和局部蔓延	T 原发肿瘤
Tx 难以评估的原发肿瘤	Tx 难以评估的原发肿瘤 T_0 无原发肿瘤的证据
T0 无原发肿瘤的证据	Tis 原位癌
Tis 原位癌	T1 瘤最大直径<2cm
T1 肿瘤最大直径<2cm	T2 肿瘤最大直径>2cm 及<5cm
T2 肿瘤最大直径>2cm 及<5cm	T3 肿瘤最大直径>5cm
T3 肿瘤最大直径>5cm	T4 肿瘤侵犯深部组织结构(软骨、骨骼肌及骨骼)
T4 肿瘤无论大小,侵犯邻近组织, 如阴道、膀胱、尿道	
R 非外科手术后的残留病变,如放化疗,单独的放疗及化疗,或 者息肉切除术	
Rx 难以评估是否存在残留肿瘤	
R0 无残余肿瘤	
R1 显微镜可见的残余肿瘤	
R2 肉眼可见的残余肿瘤	
N 是否局部淋巴结转移	N 是否局部淋巴结转移
Nx 难以评估是否存在局部淋巴结转移	Nx 难以评估是否存在局部淋巴结转移
N0 无局部淋巴结转移	N0 无局部淋巴结转移
N1 直肠周淋巴结转移	N1 局部淋巴结转移
N2 单向髂内和(或)腹股沟淋巴结转移	
N3 直肠周及腹股沟淋巴结转移和(或)双向髂内和(或)腹股沟 淋巴结转移	
M 是否远处转移	M 是否远处转移
Mx 难以评估是否存在远处转移	Mx 难以评估是否存在远处转移
M0 无远处转移	M0 无远处转移
M1 远处转移	M1 远处转移
分期	分期
0 期 Tis N0 M0	0 期 Tis N0 M0
Ⅰ期 T1 N0 M0	Ⅰ期 T1 N0 M0
Ⅱ期 T 2-3 N0 M0	Ⅱ期 T 2-3 N0 M0
ⅢA 期 T 1-3 N1 M0 或 T4 N0 M0	Ⅲ期 T4 N0 M0 或任何 T N1 M0
ⅢB 期 T4 N1 M0 或任何 T N 2-3 M0	Ⅳ期 任何 T 任何 N M1
Ⅳ期 任何 T 任何 N M_1	

引自 American Joint Committee on Cancer. Cancer Staging Manual, ed 7, New York, Dordrecht, Heidelberg, London, 2009, Springer

(二)历史

对怀疑肛门肿物的患者问诊时,应包括肛门疼痛或不适、排便习惯改变、体重减轻、全身症状如全身乏力和性习惯。应指出肛门癌的潜在风险,如高危性行为或有其他性传播疾病的感染史,如人类乳头瘤病毒感染(HPV)、HIV 感染、吸烟和慢性免疫抑制。虽然慢性炎症状态不是肛门恶性肿瘤发展的必然因素,此类情况应妥善记入病史。如果患者肛门皮炎治疗失败,则必须考虑恶性肿瘤。

(三)体检

通过体检很难诊断肛管和肛缘肿物,因为它们少见且为非特异性特征,且与其他良性肛门病变情况相似。所以,由于最初误诊为痔、肛裂、肛瘘、溃疡、肛周囊肿和良性肿物,这些肿物的正确诊断常被耽误。

肛门恶性肿瘤的体检需保证完整的直肠肛门检查,包括肛缘和肛周皮肤视诊,直肠指检探查肛管肿物和可触及的肛周肿大淋巴结。实性肿物和出血或脆弱的病灶需要组织诊断,标本可于麻醉下行肛门镜检查或直肠乙状结肠镜检查中获取,扪及腹股沟淋巴结肿大和得到细胞或临床阳性淋巴结组织是十分重要的,对于女性患者应行盆腔检查以评估是否累及阴道。

(四)辅助检查

腹部和盆腔的计算机体层摄影(CT)或磁共振(MRI)检查以评估局部扩散及肝转移。胸部X线片是检测肺部病灶的标准,如胸片上有可疑发现,应行胸部CT。

进一步分期需通过肛内超声和结肠镜来实现。

HIV高危感染的患者在开始放化疗之前应行HIV检查,HIV阳性的患者应行CD$_4$细胞计数检查。

四、流行病学和危险因素

肛门的鳞状细胞癌与子宫颈鳞状细胞癌有相同的特征。肛门鳞状细胞癌的发展仿似宫颈癌,从LSIL到HSIL并进展到侵袭性SCC。除此之外,作为病灶发展的危险因素HPV亚型感染都有一样高的风险。与宫颈癌一样,HPV亚型16和18与侵袭性肛门SCC关系最为密切。HPV亚型16和18感染和子宫上皮细胞恶变的关系在文献中已被认可,同样地,HPV感染和肛门癌相同的关系也已被认可。因此,肛门癌定义上与性传播感染相关。

肛交是HPV感染和HSIL的危险因素,相比于一般人,HIV阴性的男性与男性性交提高了肛门HPV(61%)和肛门HSIL(21%)的感染率。HIV感染是HPV感染的危险因素,且HPV感染越严重,越容易发生HSIL。在HIV阳性的男人中,肛门HPV感染率>90%,虽然73%是多种亚型感染,但最常见的是HPV16。HIV阳性的男性比与HIV阴性的男性性交更易发生HSIL,相对危险度是3.7。HSIL在HIV和HPV都阳性的男性中发生率为60%,且更易发生于CD$_4$细胞计数较低,HIV病毒总量较高,永久HPV感染,多基因型HPV感染,肛交史,免疫低下和吸烟史的患者中。在HIV阳性的女性中,76%同时感染肛门HPV,而HIV阴性的女性42%受感染。HIV阳性的女性中,宫颈HPV感染和CD$_4$计数低与肛门HPV感染是密切相关的。在HIV阳性的女性,肛门HPV感染是HSIL发展的唯一重要危险因素,其中16%的HIV阳性女性主要人群。在艾滋病开始流行的10年间,HPV相关的原位癌如肛门HSIL的发生风险大大升高,但这并不反映侵袭性肛门癌的发生率。因此,虽然免疫抑制可能刺激肛门HSIL的发展,但它不一定促进侵袭性癌症的发展。

在HIV阳性的患者肛门癌的发生率是一般人群的42倍。高效抗逆转录病毒治疗(HAART)似乎并不影响肛门癌的发生;肛门癌(每年约100 000人)发生率增长了5倍,予抗逆转录病毒治疗前后的发生率分别为11%和55%,由2006-2008年增长至128%。因此,在HIV流行期间肛门癌的发生率升高,长期HIV感染者发生肛门癌的风险增高。

同时发现器官移植后的慢性免疫抑制者患肛门癌的风险增大,在肾移植患者中肛门HPV感染流行和HSIL的发生率更高,另一个发展肛门癌的独立危险因素是吸烟,随着烟龄的增加,风险会增加2~5倍。

筛查

由于HIV阳性的MSM者持续HPV感染和HPV联合肛门HSIL的风险增加,且患肛门癌的风险更高,因此对于高风险人口建议筛查肛门癌或HSIL,随着年龄的调节,估计每100 000人中有70~100人发生浸润性肛管SCC,对不管HIV感染状态如何的MSM者HSIL和肛门癌筛查的价值效益分析发现与其他预防性健康检查相比,每1~3年的筛查是有价值效益的和提供预期寿命利益。

高风险人口筛查应以肛门细胞学检查、3%醋酸高辨肛门镜(HRA)和肉眼病灶活检检查实行,相似于阴道镜检查。

五、肛周恶性肿瘤

(一)高分化鳞状表皮内病变或鲍恩病

肛缘 HSIL 即鲍恩病,原位鳞状癌,高分化肛门表皮内肿物,HSIL 通常是无症状的,虽然有时病人会有瘙痒、少量出血、疼痛、排气或硬结感。典型表现为肛周区常发现有红斑鳞状板状区。

肛缘 HSIL 的最佳治疗是具争议性的,对于不同群组患者的病史是无特征性的,虽然大多数患者不会发展浸润性肛门癌,但 11% 未经治疗的 HSIL 患者和 50% 病重和免疫抑制的患者可发展浸润性 SCC。相比起靶消融技术和非手术方法,治疗方法的选择从广泛局部切除(WLE)到腹腔腹膜切除(APR)。肛缘 HSIL 的传统治疗是 WLE,这比局部切除和激光治疗明显具有更低的复发率(23% vs 53% 和 80%)(图 19-2 和图 19-3)。应通过环绕肛管、肛环、和肛缘取样,以便于在术前和术中标志,从而决定病变的范围。

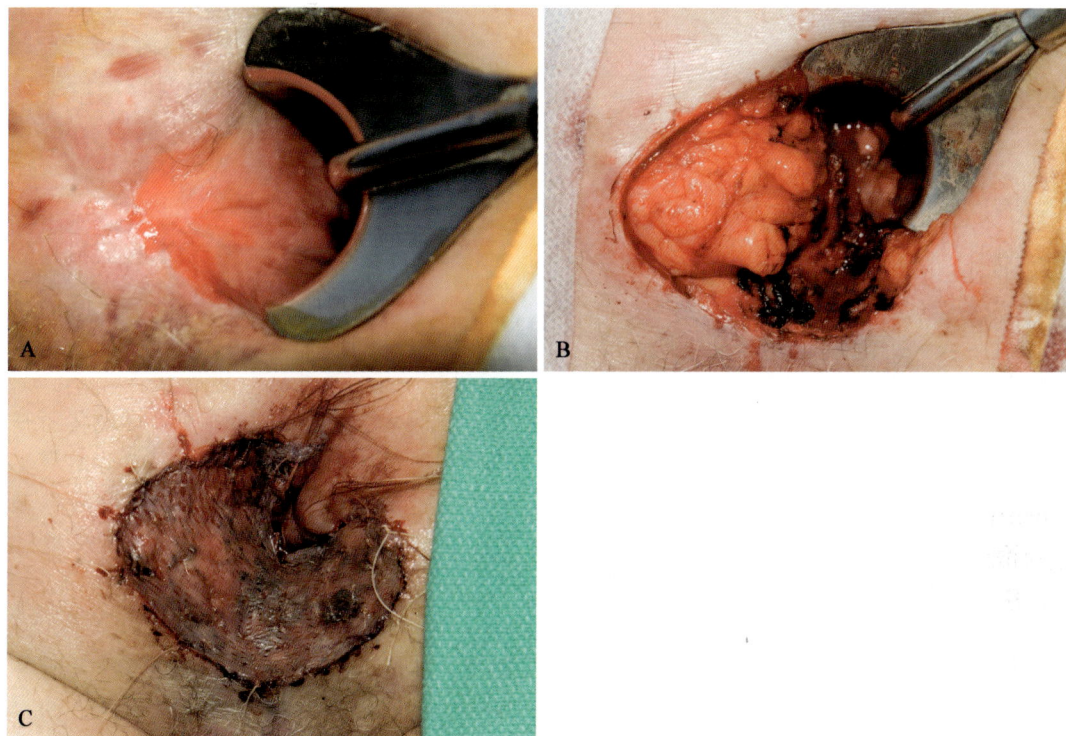

图 19-2　A. 此患者起始症状为瘙痒,并在复发前数年行肛周高度鳞状上皮内病灶切除术。肛门直肠的放射学检查提示距可见病变周围 2cm 范围未发现病灶。B. 可见的病变直径为 2cm,利用先前行映射活组织检查的瘢痕在可见病变至周围 2cm 处行广泛性局部切除,切缘行快速冷冻病理检查。由于近端黏膜边缘处于齿状线水平,因此保留的黏膜应向远端牵拉并与括约肌进行缝合,以减少组织缺损的范围。C. 从股臀取皮,在缺损区域行分层厚皮移植。最终的病理诊断为高级别鳞状上皮异常,未发现浸润性癌,切缘无病变。(承蒙 L. Stocchi 供图)

不过,最近肛缘 HSIL 侵袭性手术切除的必要性被质疑,需权衡利弊:一是其术后潜在并发症,如肛门狭窄与大便失禁;二是术后进展为侵袭性肛周癌的风险降低。对于 246 例患者采用 HRA 作为 HSIL 的靶向手术治疗方法具有极好的疗效。HRA 在内科中采用红外线电凝消融或于手术中采用烧灼消融。约 57% 患者平均每 19 个月出现 HSIL 复发,经过随访 78% 患者无复发的证据;只有 1.2% 患者发展侵袭性肛门癌。经早期干预后,3% 患者无需要进一步治疗,46% 患者已行内科治疗,9% 患者予二次手术,复发与初始病变范围有显著联系。并发症发生率为 4%。另一个评价红外线电凝消融 HRA 治疗 HSIL 的研究发现患者的复发率由原来的 53%,下降到 28,后来经重复治疗更下降到 0%。HIV 阳性患者具永久病灶的机会为 2 倍,发展 HSIL 复发的机会为 1.7 倍。所以作者提出了

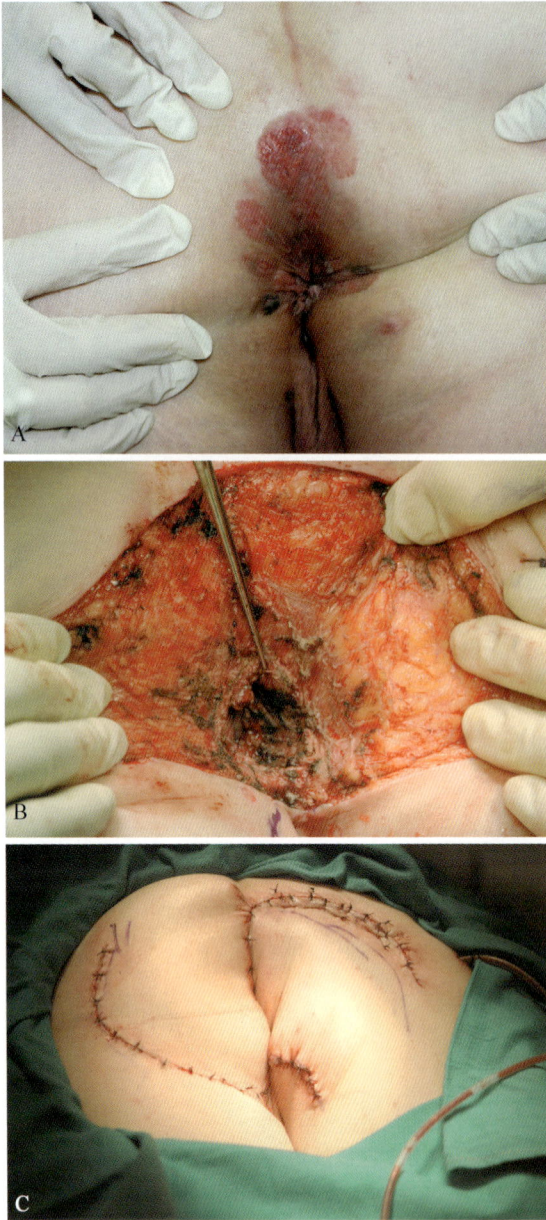

图 19-3 A. 此患者为多发性肛周病变,活检提示高度鳞状上皮内病损;B. 在对病变及周围组织行放射治疗后,再行广泛性的局部切除;C. 行双向回转皮瓣关闭缺损组织(S-整形术):S形回转皮瓣术可用于闭合较大范围的组织缺损,无需行植皮术(承蒙:VW Fazio,JW Milsom,and JM Balliet 供图)

HSIL。在随机实验上表明咪喹莫特膏药单药治疗相比于安慰剂非常有效,73%曾予咪喹莫特治疗的患者得到缓解,而在安慰剂组却没有。几个病例说明了对于具免疫能力和 HIV 感染的患者光动力治疗联 5-氨乙酰丙酸的局部应用是有效的。

在随访中,肛门的检查,直肠乙状结肠镜检查、新病灶的活检、随机活检至少需连续 5 年。

(二)肛缘的侵袭性鳞状细胞癌

肛缘 SCC 比肛管 SCC 更为少见,肛缘与肛管间的辨别是十分重要的,因为二者具有完全不同的治疗和预后。肛缘癌很少转移内脏部位,局部切除是主要的治疗;肛缘 SCC 出现较小、硬的结节,生长缓慢并长期可能成为溃疡。其表现是可变的,与尖锐湿疣或肛裂相似。所以任何可疑病灶都应取活检(图 19-4)。

患者常同时具有尖锐湿疣、瘘管慢性瘙痒或辐射区。典型的症状表现为肛周不适、肿物感或肛周溢物,但也可能包括出血、排便习惯改变、痔或体重下降。

一些研究发现近 50%的肛缘癌患者在开始出现症状时最少 2 年才被诊断,其他为出现症状 3~6 个月后才能被诊断。由于延诊和肛缘癌局部扩散的倾向,50%~70%的患者在诊断时就已发展至 T_3 或 T_4。

SCC 肛缘分期与皮肤癌分期类同,详见于表 19-1。淋巴结转移一般通过腹股沟及股淋巴结转移,且更倾向于肿瘤较大患者中出现。患者应行腹部、盆腔 CT 和胸部 X 线片以排除远处转移,阳性淋巴结强烈提示预后较差,细胞分化及肿瘤大小与生存率有关。

历史上,肛缘 SCC 的治疗主要是依靠肿瘤大小及浸润程度,根据报道局部切除后的局部复发率为 40%~67%。因此,肛缘 SCC 治疗已转变为辅助治疗以减少局部复发率,局部切除应只用于 T_1 肿瘤、距缘 1cm 可及且无损伤括约肌,对早期肿瘤的局部切除后切缘阳性需辅助放疗,放疗可以外线束辐射完成,有时需结合间质近程放疗,如腹股沟淋巴结组临床上为阳性则放射范围需扩展至将其包含在内,或肿瘤>2~4cm 者需预防性治疗。如果初始局部切除和化疗后发生复发,则放疗量>60Gy 会出现并发症。APR 用于挽救疗法。

更多更大的浸润性肿瘤应予化疗,并予 APR 作为挽救疗法。化疗方案应根据Nigro会议上提

HIV 阴性患者的发病率。因此,这是治疗 HSIL 的有效方法,尤其对于发展侵袭性肛门癌风险较低的具免疫能力的患者。

成功用于其他部位的局部 5-FU 膏药也可用于原位 SCC,且可联合咪喹莫特用于较严重的肛周

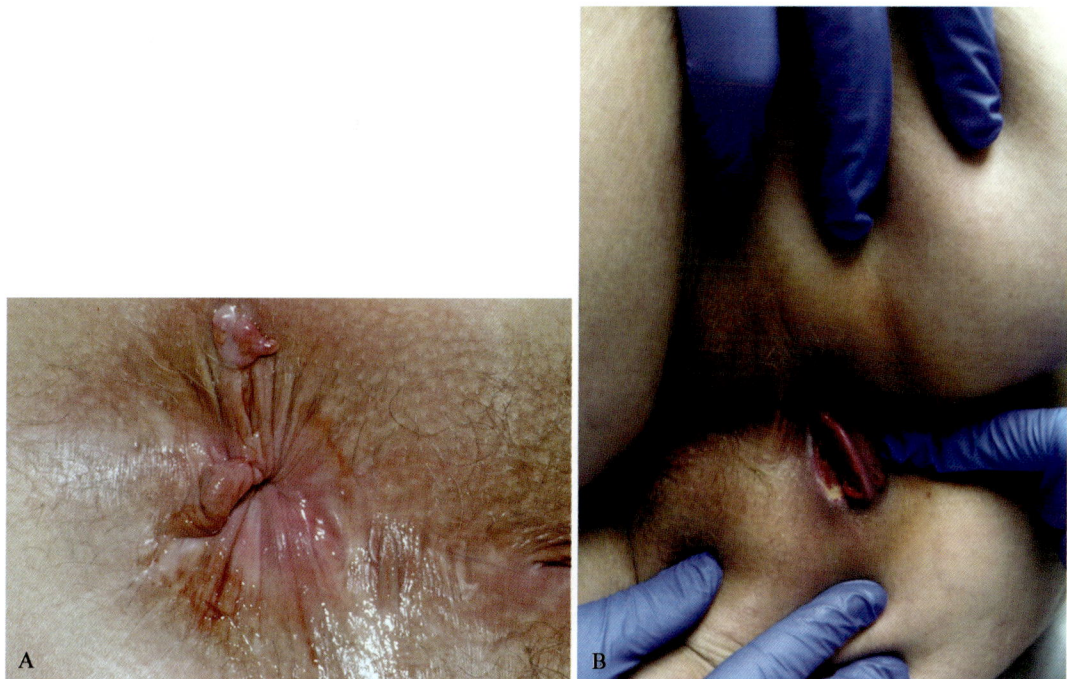

图 19-4　A. 肛周的鳞状细胞癌可以以多种形式存在：良性的皮肤软疣，溃疡性病变，未愈的瘘管及反复发作的肛周脓肿；B. 对怀疑病变组织行活检尤为重要（承蒙 VW Fazio，JW Milsom，and JM Balliet 提供 A；承蒙 JH Ashburn 提供 B）

出的肛管癌协议，5 年整体生存率为 55%～71%。单用放疗局部控制生存率为79%～89%。由于疾病本身并不活跃，需通过体检和直肠镜检查随访至少 10 年以监测局部复发或腹股沟转移。

（三）基底细胞癌

虽然基底细胞癌（BCC）是人类最常见的恶性肿瘤，于肛周区出现是非常罕见的，占全身 BCC 的 0.1%，占肛门直肠恶性肿瘤的 0.2%，男性多于女性，常见于 60－70 岁。肛周 BCC 的发病机制是不清楚的，但放疗、慢性炎症或感染、烧伤、着色性干皮病或基底细胞痣综合征在病情发展中起一定作用，与其他部位的 BCCs 表现相同，通常表现为珍珠样边缘的中央溃疡，但也可表现为红斑。它们一般生长缓慢且甚少转移，与同龄人群组相比其 5 年整体生存率为 73%，标准治疗是局部切除，复发时可能需要再切除，APR 应该用于广泛浸润肿瘤，在这种病例上应先尝试放疗。

（四）Paget 病

Paget 病是十分罕见的表皮内腺癌，肛周区发生率是 20%，最多发生于 70 岁左右。它可以是无症状的，但最常见为外阴瘙痒出血、可及的肿物或

腹股沟淋巴结病也可能出现。全身症状如体重下降更为罕见，诊断前症状持续时间与 HSIL 相同，故诊断比较困难。

病灶通常出现红斑，有时伴有溃疡（图 19-5A）。

组织学检查显示典型的胞核深染和过碘酸雪夫染色（PAS）、黏蛋白胆红、阿辛蓝和细胞角蛋白 7 阳性的 Paget 细胞（图 19-5B）。

超过 50% 的肛周 Paget 病患者通常于直肠和肛门，及结肠、前列腺、胃和眼睑伴发相关的恶性肿瘤。因此，诊断肛周 Paget 病的患者不应只行全面体检寻找于顶泌汗腺分布较多的部位如腋部的病灶，同时应全面检查相关的脏器恶性肿瘤。虽然非浸润性肛周 Paget 病的预后较好，但相比起预后较差的疾病其同样出现表皮浸润或相关的恶性率。所有的病人包括浸润性和非浸润性的，其整体和无病生存率 5 年为 59% 和 64%，10 年相对为 33% 和 39%。

尽管未行术中病灶的显微检查，且 30%～50% 患者出现局部复发，但 WLE 仍是治疗肛周 Paget 病的选择。因此应于距病灶边缘 1cm 随机活检，包

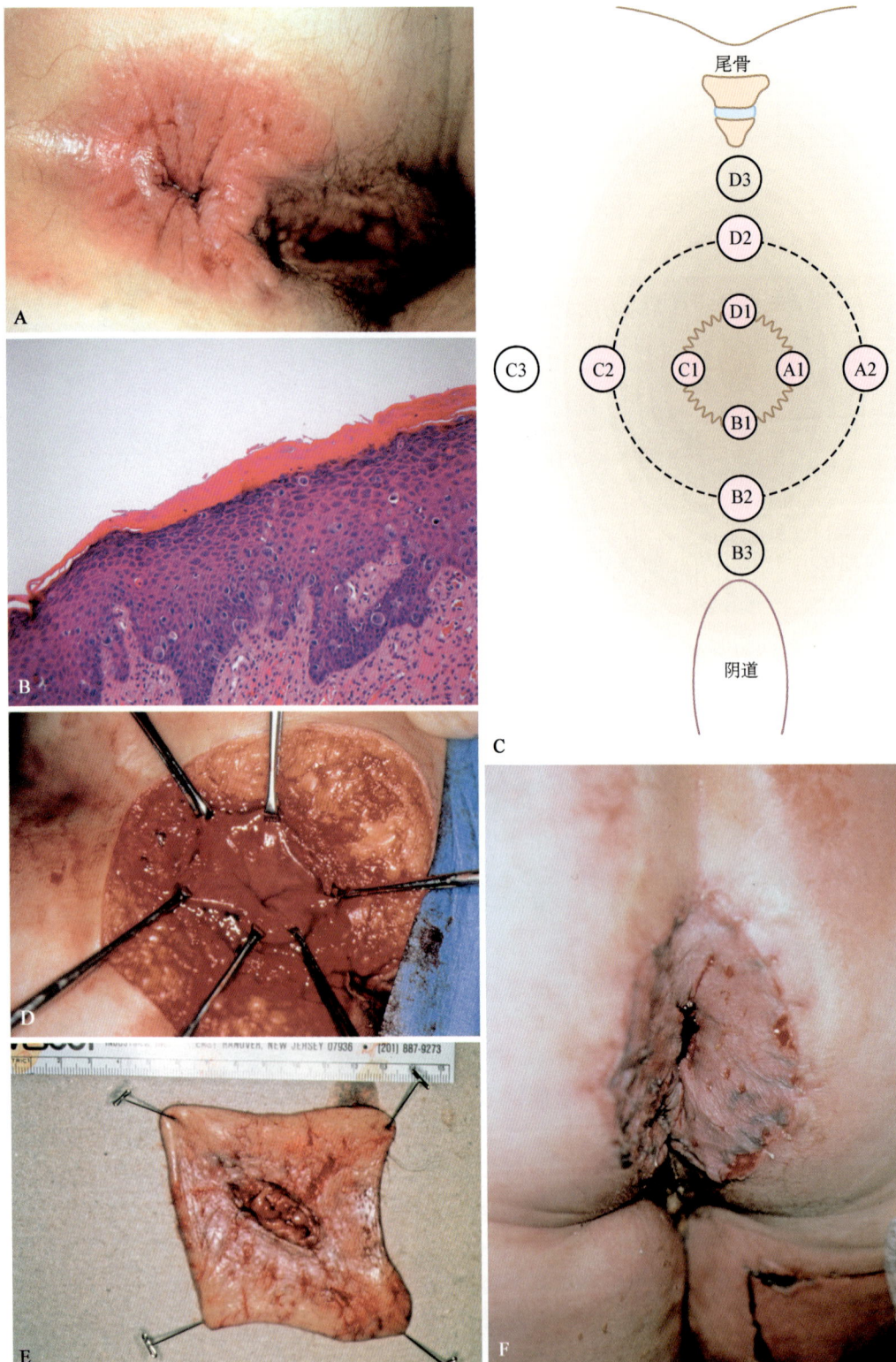

图 19-5 A. Paget 病经常表现为红斑,有时伴随溃疡;B. Paget 病的组织学特征包括表皮恶性细胞,这些细胞具有扩大的细胞核及苍白的细胞质;C. 局部切除之前行放疗尤为重要,可以降低局部复发的风险;D. 广泛性局部切除;E,最终的标本具有导向性作用,冷冻切片结果为阴性;F. 在缺损组织处行分层厚皮移植术(承蒙 VW Fazio, JW Milsom, JM Balliet. and courtesy W. Jiang 供图)

括齿状线和肛周皮肤,以确定镜下切缘阴性。甲苯胺蓝和醋酸用于更多切除标本中 Paget 细胞染色。

皮肤移植或皮瓣重建必须覆盖残留缺损(图19-5C~F)。在 27 例病例中,对于更多的浸润性疾病中发现 44% 和 22% 患者曾行辅助化疗。在相关的恶性肿瘤的病例中,治疗应直接切除肿物。

(五)疣状癌

巨大尖锐湿疣或布勒二瘤这种非常罕见的肛缘疣状癌,表现向外生长的巨大尖锐疣,但组织学上是高分化鳞状细胞癌(图 19-6),其倾于浸润周围组织,甚至浸润盆腔和造成瘘道形成、炎症、出血和感染,恶变率极高(56%),虽然这与复发或预后不一定相关,转移也很少见,总发病率估计是 20%,男性发病率是女性的 3 倍,平均年龄为 50 岁,最常见的症状表现肛周肿物、疼痛、囊肿或瘘及出血,腹部和盆腔 CT 平扫可显肿瘤的范围特点。

疣状癌的治疗包括 WLE 或 APR,且保留括约肌,治愈率为 61%,化疗结合或不结合局部切除的治愈率明显较差,为 25%,复发率高(66%)。复发和局部浸润是该病的难治方面,辅助治疗的使用仍未报道。

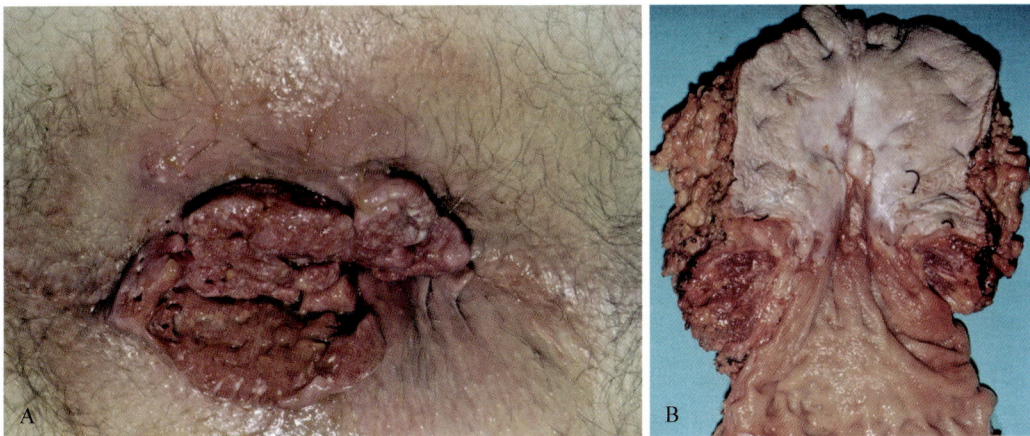

图 19-6　A. 此患者患有类疣型鳞状细胞癌,同时侵犯肛管及肛周,为 $T_3N_0M_0$。5-氟尿嘧啶和丝裂霉素为外线束放射治疗的一线药物。对治疗后仍存在的溃疡行活检提示:顽固性鳞状细胞癌;B. 行补救性腹腔腹膜切除术(承蒙 VW Fazio,JW Milsom,and JM Balliet 供图)

六、肛管恶性肿瘤

肛管的恶性肿瘤大都为鳞状细胞癌,也包括腺癌、黑色素瘤、胃肠间质瘤、神经内分泌瘤、卡波西瘤和淋巴瘤。所有肛管恶性肿瘤的总 5 年生存率大约是 53%,鳞状细胞癌的生存期最长,黑色素瘤生存期最短。

肛管鳞状细胞癌

在所有的肛管肿物中鳞状细胞癌占 80%,是肛缘鳞状细胞癌的 5 倍。一般地,肛管鳞状细胞癌表现为局部浸润性,20% 患者表现局灶性疾病,<20% 患者发展至远处转移(图 19-7)。

1. 临床评价　肛门出血是肛管鳞状细胞癌患者最常见的症状表现,影响近 1/2 的患者。其他症状包括肛门疼痛,可及肿物、瘙痒、肛溢、排便习惯改变、里急后重、便失禁,由于诊断的延误,很多患

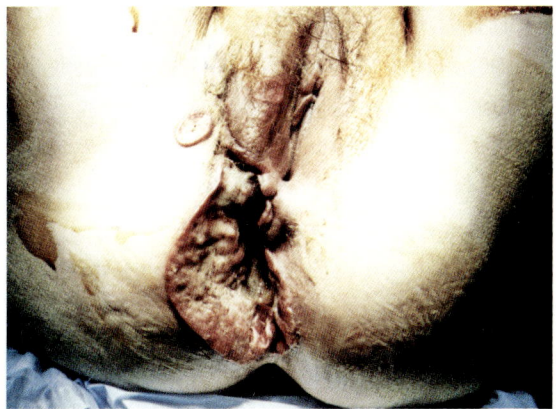

图 19-7　一例被漏诊的肛管鳞状细胞癌(承蒙 VW Fazio,JW Milsom,JM Balliet 供图)

者在确诊时已为进展期疾病。50% 为 T_2,30% 为 T_3,10% 为浸润邻近器官的肿瘤,只有 10% 为 T_1

肿瘤。

完整的病史应记录与肛门恶性肿瘤危险因素一致的症状。完整的体检应包括肛缘和肛周皮肤的视诊、直肠指检、肛门镜和直肠乙状结肠镜,腹股沟淋巴结触诊,而对于女性患者,盆腔应检查是否转移到阴道,任何实性肿物或可疑病灶的组织诊断,常需要麻醉后检查,肛门镜和直肠乙状结肠镜可检查记录疾病局部范围。

2. 分期 由于肛门癌的治疗方案是以分期为依据的,治疗前的精确分期是重要的,除了胸部 X 线片和腹部及盆腔 CT 以排除远处转移,肛门内超声(EAUS)的使用可决定肿瘤深度和大小,括约肌的累及,肛周淋巴结转移和邻近器官浸润。磁共振成像也可用于评估疾病的局部转移和淋巴结状态。虽然磁共振成像会更易遗漏小的表面肿瘤,而在肛门超声中却容易可见,但它能更容易看到腹股沟和髂区的病变淋巴结。如果检测到可疑淋巴结,必要时应行超声引导下穿刺检验,如果淋巴结的穿刺活检不确定,则应行淋巴结的切除活检。肛管肿物可转移到肛周或腹股沟淋巴结。标准的盆腔放射区应包括肛周淋巴结,腹股沟淋巴结的情况可决定腹股沟区是否包括在放射区内。很多专家认为放射区应包括腹股沟区。不过,最近对于临床上腹股沟淋巴结阴性的病人腹股沟区是否为放射区存在争议。

最近前哨淋巴结活检的发展用以评估腹股沟淋巴结的转移,几个小规模研究发现这个程序对于临床上腹股沟淋巴结阴性患者的直接治疗是有用的。研究发现腹股沟淋巴结转移的患者及腹股沟淋巴结放射区潜在发病的患者,均应予行腹股沟区放射治疗。由于假阳性的高发率,正电子发射计算机断层摄片(PET-CT)在阳性腹股沟淋巴结转移的检测准确率小于前哨淋巴结活检。

淋巴结转移的风险与原发肿瘤的大小有关,在 268 例患者中,发现 T_1 肿瘤的患者淋巴结转移的风险较低(0～5%),T_2 肿瘤的患者风险较高(8.5%),T_3 肿瘤风险为 18%～28%,T_4 肿瘤的风险为 27%～35%,N_1 只发生于 T_1 或 T_2 肿瘤,N_2 和 N_3 只发生于 T_2 到 T_4 的肿瘤病人。

远处转移倾向于 T 分期较高的肿瘤,且多转移到肝、肺和骨,较少转移到髂总和髂内淋巴结、主动脉淋巴结和锁骨上窝淋巴结,各种远处转移的发生率为 4%～19%。

结肠镜在诊断肛管恶性肿瘤病人中的角色是具受争议的,结肠镜对于结肠和肛门肿瘤的患者可检测到同步病灶率为 30%,但一般人群和肛门肿瘤患者息肉发生率是一样的。

3. 治疗 肛管鳞状细胞癌的治疗方案在过去 40 年发生戏剧性的改变,在 Nigro 方案于 1974 年提出前,肛管鳞状细胞癌的标准治疗是手术,该治疗预后较差,APR 后的局部复发率很高(40%～80%),在 WLE 后甚至更高(75%～100%)。这些治疗的生存率也低(5 年生存率 30%～70%)。对于 T 分期,T_1 和 T_2 肿瘤的患者有 65% 的 5 年生存率,T_3 和 T_4 肿瘤患者只有 33%。

由于改良的 Nigro 于 1874 年出版,丝裂霉素 C 和 5-氟尿嘧啶-化疗联合放疗作为肛管鳞状细胞癌的一线治疗是有效的,而常规的根治性手术不是必须的。

后来多个研究改变原始方案治疗肛管的鳞状细胞癌以确证这些原始界标的结果,故放化疗变成其标准治疗。在一随机对照试验中丝裂霉素 C 被认为是联合 5-氟尿嘧啶化疗方案的必要成分。顺铂被发现可替代丝裂霉素 C,其具明显升高的结肠切除率(顺铂 19%,丝裂霉素 C 为 10%)。表 19-2 总结了各种不同的方案。

后来标准的化疗方案为 5-氟尿嘧啶加上顺铂的诱导化疗,预计可改善巨大肿瘤和淋巴结浸润患者的结果。多项试验的结果并无显示诱导化疗具明确的优势。总治疗时间的增加归于诱导化疗,实际上可增加局部失败率和结肠造口术率。

在两个随机对照试验中发现对于局部病灶控制和无结肠切除术,无化疗的放疗比联合放化疗的效果差,在结合方式的治疗组中肛门癌相关的病死率下降,但在晚期发病率和总生存率是无变化的。持续的长期随访可见其优势;与那些只用放疗的患者相比,联合治疗后 12 年,每 100 名曾予化疗的患者有少于 25.3 名患者局部复发,少于 12.5 名患者由于肛门癌死亡。

对于 HIV 感染的患者尤其注意,必须监测 CD_4 计数,CD_4 计数>200 个细胞/ml 的患者应予标准的联合放化疗。而 CD_4 计数<200 个细胞/ml 的患者更容易出现化疗毒性,需要长的治疗间歇和减少剂量。与其整体肿瘤学结果符合。

4. 随访的评价和结果 指南中显示术后随访一般是第一年每 2 个月予以直肠指检和直肠乙状结

表 19-2　肛管鳞状细胞癌:初期行放化疗的结果

作者	样本数量	剂量(Gy)	化疗	完全恢复率(%)	随访(月)	5年生存率(%)
Nigro 1987	104	30	5FU MTC	93	24~132	83
Flam 等 1987	30	41~50	5FU MTC	87	9~76	—
Habr-Gama 等 1989	30	30—45	5FU MTC	73	12~60	—
Sischy 等 1989	79	41	5FU MTC	90	20~55	—
Doci 等 1992	56	36+18*	5FU MTC	87	2~45	81
Ferrigno 等 2005	43	45+55*	5FU MTC	93	4~116	68
Grabenbauer 等 2005	87	50	5FU MTC	90	12~192	75
Doci 等 1996	35	(36~38)+(18~24)*	5FU CDDP	94	37	
Martenson 等 1996	21	60	5FU CDDP	68	33	—
Gerard 等 1998	95	48+短距离放射治疗	5FU CDDP	89	64	84
Peiffert 等 2001	80	45+(15~20)*	5FU CDDP	94	36	—
Hung 等 2003	92	55	5FU CDDP	83	44	85
Deniaud-Alexandre 等 2006	60	45+20*	5FU CDDP	83	60	(75 无病生存)
Rabbani 等 2010	38	少许+短距离放射治疗*	5FU+MTC or CDDP	86	60	71

5-FU,5-氟尿嘧啶;CDDP,顺铂;MTC,丝裂霉素 C。

＊"+"前数值为到达整个骨盆的放射治疗剂量;"+"后数值为治疗原发肿瘤的追加放射治疗剂量

肠镜检查,在第二年每 3 个月 1 次,之后每 6 个月 1 次。CT、MRI 或 PET 扫描对于评估治疗后持续的或残留的病灶可能是有用的。在放化疗后也可用 EAUS 以随访和监测复发。只要肛管病灶临床上和影像学上消失,就没有必要对此区行活检,因为这会让病人有疼痛、伤口不愈的风险。

为了评价第一疗程放化疗后局部进展期肿瘤（T_3 和 T_4）的患者的疗效,应行紧密随访,原始肿瘤反应差可提示治疗失败,所以,在初始方案治疗后肿瘤缩小<50% 的患者应该考虑手术。

在初始放化疗后局限于盆腔的残留或复发病灶可予手术补救治疗,应行 CT、MRI 或 PET 检查以排除转移和计划手术。根据病灶的范围,除了标准 APR 外,还需整块切除周围组织,补救性 APR 是有治愈可能的,然而其他的放化疗方案更无效（图 19-8）。补救性 APR 后的整体生存率为 30%～40%。补救性 APR 的 5 年无病生存率为 30%～50%,病灶持续存在的患者予 APR 的疗效较差,与对于复发病人予 APR 的整体生存率比较为 30% 和 50%。补救手术的结果较多地受 APR 切除标

本的边缘影响,如切缘阴性,则总 5 年生存率可高至 75%,显微镜下切缘阳性的 5 年生存率为 40%,肉眼观遗留于盆腔的 5 年生存率为 0。

异时出现的腹股沟淋巴结转移不会比同时出现的淋巴结转移的预后差。腹股沟淋巴结转移的首选治疗包括化疗和放疗,化疗后的挽救性腹股沟淋巴结清扫也有治愈的优势。

于放射区行 APR78% 可引起并发症,高达 60% 患者会出现肛周切口并发症,用垂直腹直肌肌皮瓣（VRAM）以重建肛周切口有效减少肛周囊肿、切口裂开和肛周或盆腔引流液的发生率。尽管在后组出现更多进展期癌症,但予 APR 后予或未予 VRAM 的生存显示为相等的。VRAM 重建的选择可更大范围切除,并可带来更好的肿瘤学结果。

肛管癌患者的预后赖于几个因素,治疗前因素影响总体和无病生存率,包括老年人、肿瘤>5cm 的临床分期、阳性淋巴结和男性。治疗相关的因素包括放化疗的耐受能力,放化疗后的肿瘤反应。对于未行结肠切除术的生存率,肿瘤直径和原始肿瘤对放化疗的反应是其预期因素。

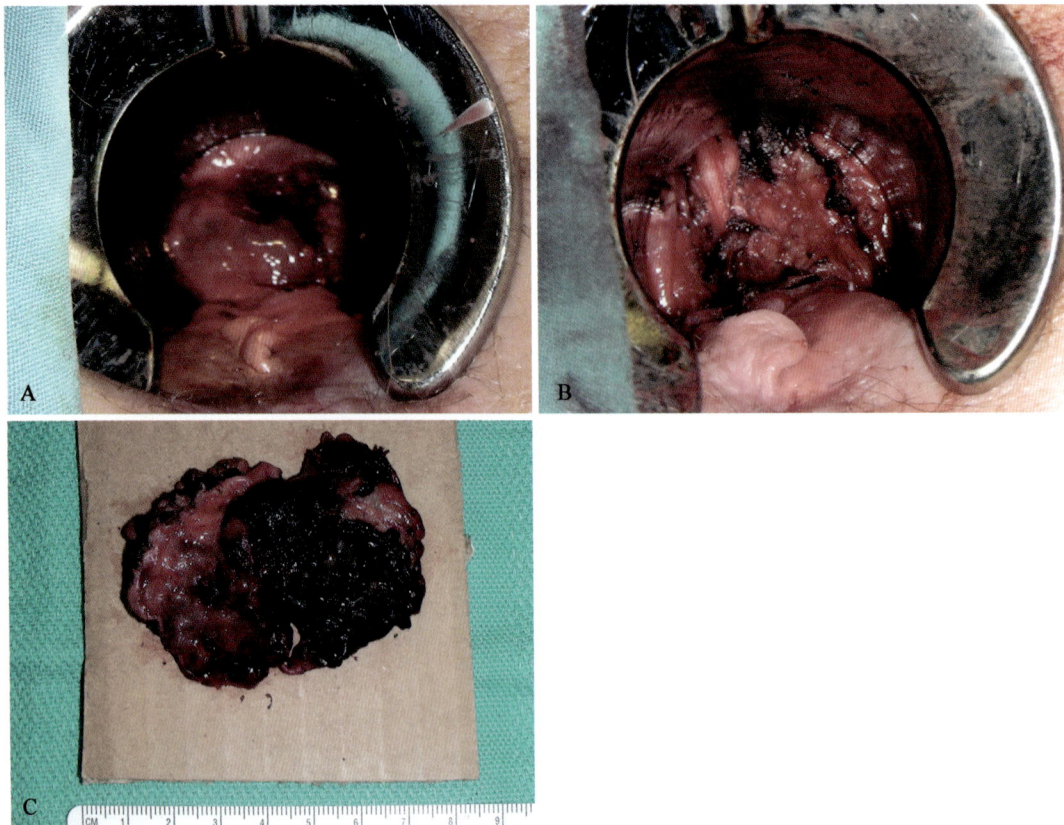

图 19-8　A. 此患者为 90 岁老年男性,下消化道出血。结肠镜下活检提示肛周恶性黑色素瘤。肿块远端边缘距肛外缘 4cm,肿块本身大小为 6cm×5cm,伴有中央溃疡。B. 暴露直肠周围脂肪层行全层切除术。考虑到缺损组织的范围较大,不可再闭合黏膜层。C. 根据最终病理提示,肿瘤位于较深部的肛周组织及肛周周边。鉴于患者高龄,优先考虑姑息性手术,术后未行后续治疗。1 年后患者肿物复发,但是考虑到患者其他并存疾病,再次手术并不能使患者获益(承蒙 L. Stocchi 供图)

七、罕见的肛管肿物

腺癌

所有肛管癌中腺癌占 5%～19%,根据 WHO 标准定义其有 3 个来源:直肠黏膜、肛门腺体和肛门直肠瘘。第一类型是来自于 ATZ 黏膜的低位直肠腺癌,其余两种都是黏蛋白腺癌,但一种是来自肛门腺体基部,另一种被认为是由于慢性炎症,文献报道肛门腺癌发生于炎性肠病回肠肛管吻合处或 FAP 患者结肠直肠切除后回肠肛管丁形储袋处及慢性肛管直肠瘘处。

肛门腺癌患者的一般表现为肛门疼痛、出血、可及肿物、持续的不可治愈性瘘,或复发的肛周囊肿。由于该病罕见,故诊断是困难的,而高水平的临床鉴别可预防诊断和治疗的延迟,腹部 CT 和胸部 X 线片检查以排除远处转移,并应行结肠镜、FAUS 或 MRI 图像对手术计划是必需的。

肛管腺癌的治疗与远端肛门癌的原则相同:APR 后的辅助放化疗。由于肛门癌的腹股沟淋巴结转移的可能,应考虑腹股沟区的放射。一般只用化放疗的预后是差的,局部复发率(5 年为 54%)和转移率(5 年为 66%)高,无病生存率和总体生存率是低的(5 年为 19% 和 64%)。

所以,术前放化疗后予 APR,术后再多辅助化疗的侵袭性治疗是备受支持的,在 26 个月中位生存率的 19 个月随访中腹腔腹膜的局部控制率是 63%,2 年生存率为 62%。

1. 黑色素瘤　肛管的黑色素瘤是另一种罕见的恶性肿瘤,预计每年 100 百万人中有 1～2 例患者,只占所有肛管肿瘤的 1%～3%,占所有胃肠黑色素瘤的 0.5%～1%,它的预后较差,整体 5 年生存率为 6%～33%,该病多发生于白种人,女性稍多于男性,最常见的表现为肛门直肠出血 67%,但也可出现肛门疼痛、排便习惯改变,可及性肿物或里急后重。全身症状如体重下降、乏力虽然少见,但也可提示系统性疾病的进展。

肛直肠的黑色素细胞瘤分类从小的息肉病灶到大的溃疡突出于直肠穹窿,大多为着色的(图 19-4),它们常被误诊为栓塞性痔,而且明确诊断的延迟会带来不良的效果和预后。它们常出现于黏膜皮肤结合处,也可被发现来源于黏膜。

肛门直肠黑色素瘤的分期跟从皮肤黑色素瘤浸润深度的相同原则,详见框 19-2。直肠内磁共振或 EAUS 可用术前评价以为切除手术检测肿瘤范围,淋巴结转移是常见的,见于腹股沟淋巴结、髂内淋巴结或直肠系膜淋巴结。远处转移通过淋巴和血行途径转移至肺、肝和骨。预后主要依赖于诊断时的分期,局部病灶、区域转移和远处转移病人的 5 年生存率分别相对为 32%、17% 和 0。神经周围浸润和肿瘤厚度也是重要的预后因素。

框 19-2　美国癌症联合委员会和国际抗癌协会对黑色素瘤的 TNM 分期

T　原发肿瘤

Tx　无法确定是否存在原发肿瘤

Tis　原位黑色素瘤

T1≤1.0mm(T1a 不伴有溃疡,T1b 伴有溃疡)

T2　1.01~2.0mm(T2a 不伴有溃疡,T2b 伴有溃疡)

T3　2.01~4.0 mm(T3a 不伴有溃疡,T3b 伴有溃疡)

T4>4.0 mm(T4a 不伴有溃疡,T4b 伴有溃疡)

N　是否存在淋巴结转移[*]

N1　1 个淋巴结转移

　　a 微小转移,临床上难以发现

　　b 肉眼可见转移,临床上比较明显

N2　2~3 个淋巴结转移

　　a 微小转移

　　b 肉眼可见转移

　　c 处在转移途中,卫星病灶未见转移淋巴结

N3　4 个或更多的淋巴结转移,或暗淡无光的淋巴结,或处在转移途中的淋巴结,或卫星病灶可见转移淋巴结

M　是否存在远处转移

M1a　远处皮肤皮下存在转移或淋巴结转移,乳酸脱氢酶(LDH)正常

M1b　肺转移,LDH 正常

M1c　其他所有的内脏转移,LDH 正常任意的远处转移,LDH 升高

分期:

0 期	Tis	N0	M0
ⅠA 期	T1a	N0	M0
ⅡA 期	T1b	N0	M0
	T2a	N0	M0
ⅡB 期	T2b	N0	M0
	T3a	N0	M0
ⅡC 期	T3b	N0	M0
	T4a	N0	M0
Ⅲ 期	任意 T	N 1-3	M0
Ⅳ 期	任意 T	任意 N	M1

引自 American Joint Committee on Cancer. Cancer Staging Manual, ed 7, New York, Dordrecht, Heidelberg, London, 2009, Springer

LDH,乳酸脱氢酶;

[*] 这些组织学类型通常不分级;

[*] 选择性淋巴结切除或前哨淋巴结切除后有微小转移;肉眼可见的转移被定义为临床上可检测到的淋巴结转移,并通过淋巴结切除术或当淋巴结被确定转移至囊外

黑色素瘤的传统治疗是侵袭性手术切除,一般认为 APR 可减少局部复发的风险,或者可改善总体生存率。不过,高概率发展的远处转移被证实可能与 APR 的手术并发症率有关,因此把肛门黑色素瘤的局部控制治疗改为 WLE,并以辅助系统治疗控制远处转移。几种研究显示总体生存期不受手术类型影响(APR 与局部切除比较),但受切缘状态影响较大。WLE 带来更高的局部复发率(与 APR 相比为 47% 及 23%),但这并不表示生存期的不同。WLE 应用于早期肛门直肠黑色素瘤的病人,而 APR 应用于复发或进展病例的病人。

对于转移的肛门黑色素瘤没有标准的系统性治疗方案,化疗方案依据进展期皮肤黑色素瘤的治疗而决定,一般包括顺铂和达卡巴嗪,如白介素-2和干扰素 α-2b 此类药物结合标准化疗的应用因其毒性不良反应受到限制。

2. 胃肠间质瘤　胃肠间质瘤一般发生于胃，其中只有 5% 发生于肛门直肠，特别是只有 2%～8% 出现于肛管。其被定义为非平滑肌及施万细胞来源的间质肿瘤，表达 c-kit(CD117) 和 (CD34) 抗原，在文献中分为平滑肌瘤或平滑肌肉瘤。

肛间直肠的间质瘤的男性比女性多，通常发生于 40-70 岁时，小瘤可在常规体检时被发现，然而较大的肿瘤可引起出血、疼痛、肿物感或便秘。因其位于黏膜下部位，黏膜活检一般是不可诊断的，EAUS 有助于判断大小和浸润程度，应予胸部、腹部和盆腔 CT 或 MRI 检查以检测局部传播和转移。

肿瘤大小和核分裂能力可预计生存期，>5cm 的肿瘤不管分裂象如何局部复发率为 75%，<5cm 且每 50 个高倍视野有 ≥5 个核分裂象的肿瘤局部复发率为 62%，胃肠间质瘤有局部复发的趋势和经血行传播至肝脏、肺和骨。应予局部切除决定于肿瘤特性，如大小、核分裂象和切缘状态。如果切缘是阳性的，应考虑如 APR 完整的手术切除并权衡生活质量和保护括约肌的目的。

3. 小细胞类癌/神经内分泌肿瘤　出现于肛管的神经内分泌肿瘤是极其罕见的，在文献中只报道过几个病例，这些肿瘤倾向于侵袭性发展且其预后较差，因为 65% 患者在诊断时已有转移灶，在开始任何治疗前应予行胸部、腹部和盆腔的影像学图像以排除远处转移。

对于肛管神经内分泌肿瘤并未建立治疗方案，但不管是否有辅助放化疗其局部病灶仍可从手术切除中得益，一般地，>2cm 的肿瘤淋巴结转移的风险较高，可能需要较大范围的切除，例如 APR，<2cm 的肿瘤的局部切除是可接受的，更多侵袭性组织可能需更多切除范围，转移的神经内分泌肿瘤的化疗方案包括顺铂和依托泊苷，与肺小细胞类癌的治疗方案相同。

4. 卡波西肉瘤　卡波西肉瘤的恶变是少见的，一般发生于 AIDS 患者，通常表现为头部、躯干、手臂的色素沉着过度病灶，且其少地发生于肛周皮肤，HIV 阳性的男性患卡波西肉瘤的相对危险度(RR)为 136%，放疗可用于局部卡波西肉瘤，化疗是卡波西肉瘤的主要治疗。

5. 淋巴瘤　原发性肛直肠淋巴瘤在一般人群所有恶性直肠病灶中只占 0.1%～1.3%。发生于肛直肠的原发性淋巴瘤只占胃肠道的 3%，在所有非霍奇金淋巴瘤中只占 9%，由于来自 AIDS 的淋巴瘤风险、损伤性病灶及 HIV 阳性 MSM 的肛区慢性感染，根据报道肛直肠的淋巴出现于黏膜淋巴组织，所以由于增加的感染和肛交引起的炎症，在男性同性恋中更常见，对于 HIV 阴性的患者，诊断的中位年龄是 65 岁，危险因素包括溃疡性结肠炎和其他免疫抑制状态，对于 HIV 阳性患者，诊断的中位年龄是 34 岁，主要危险因素是 CD_4 计数<100 细胞/ml。

肛直肠淋巴瘤可能出现局部症状，如疼痛肿物或慢性溃疡、瘙痒、引流或局部淋巴病，全身症状如发热、夜汗、体重下降。数个病例报道 HIV 阳性患者的肛周淋巴瘤的表现为复发非治愈性囊肿，再次强调看似良性病灶组织诊断的重要性，尤其是高危人群，HIV 感染个体感染霍奇金淋巴瘤相关的 EB 病毒风险较高，有时可出现于肛周区。没有证据提示影响肛直肠的慢性炎性状态患者发生肛直肠淋巴瘤的概率较高，不过，如果他们长期处于免疫抑制状态，对于 HIV 患者其风险会增高。

一旦患者组织学诊断为淋巴瘤，应予分期，包括胸部、腹部及盆腔 CT，骨髓涂片及腰穿，环磷酰胺、多柔比星、长春新碱及泼尼松化疗和放疗是对于非霍奇金淋巴瘤的标准治疗。不过，对于 AIDS 和肛直肠淋巴瘤的患者疗效甚微，特别是有系统性"B"症状的表现，包括发热、夜汗和体重下降。

在过去的 20 年间，卡波西肉瘤和非霍奇金淋巴瘤的总发生率有所下降，可见于对 HIV 治疗的 HAART 有所改善。

第 20 章

消化道其他肿瘤

著　者　Nalini Raju · Reetesh Pai · Mark Lane Welton
译校者　梁美霞(译)　徐文通(校)

要点

➢ 对于局限性类癌治疗是以手术切除为主,生长抑素类似物有效控制转移病人的症状。

➢ 手术切除是局限性胃肠间质瘤(GIST)的主要治疗,酪氨酸激酶抑制药伊马替尼是对于转移性 GIST 或对于不可治愈性手术患者的一线治疗药物。

➢ 胃肠淋巴瘤患者的治疗包括局部病灶的手术治疗、化疗和放疗。

➢ 肛直肠黑色素瘤患者的预后是较差的,腹会阴联合切除对局部病灶无生存获益。

➢ 肛直肠疼痛和发热的白血病患者应考虑手术引流。

在这一章,我们复习下消化道较少见的肿瘤的诊断和治疗,包括类癌、胃肠间质瘤、淋巴瘤和黑色素瘤,还提及到白血病的结直肠并发症。这章的范围将限于小肠、结肠、直肠和肛门。

一、类癌

类癌是罕见的神经内分泌肿瘤,常见于胃肠道,类癌综合征有关的症状由肿瘤所分泌的各种生物活性介质引起。

(一)历史

朗汉斯细胞是于 1987 年胃肠道类癌中首次被提及的,1888 年 Lubarsch 发表了一份通过对两名患者尸检中关于远端回肠的多发性肿瘤的详细报道。Oberndofer 在 1907 年将此类肿瘤称为癌样肿瘤,他相信尽管其组织学与小肠恶性腺癌相似,但这些肿瘤却是良性的。在 1914 年,Gosset 和 Masson 提出类癌是从肠道嗜铬细胞衍生的并提及了它的内分泌特性。在 1952 年,Erspamer 指出血清素成为肠嗜铬细胞主要的分泌物。第二年,Lembeck 成功地从回肠类癌肿瘤中分离出血清素,类癌综合征于 1954 年被 Waldenstrom 命名。

(二)流行病学

从流行病学对 13 715 例类癌肿瘤的分析观察,最终结果指出类癌最常见于胃肠道(67.5%),其次在肺支气管系统(25.3%),在胃肠道中最常见于小肠(41.8%)、直肠(27.4%)和胃(8.7%)。平均年龄大约为 60 岁,根据 1992－1999 年的资料,年龄调整后白种人男性和女性的年发病率分别为 2.47/10 万和 2.58/10 万。黑种人男性和女性的发病率更高(4.48/10 万和 3.98/10 万),在研究期间(1950－1999 年)类癌的发病率增加了;不过,这是否与检查技术的改善有关系还不明确,类癌可为偶发,或作为家族性综合征,如多发性内分泌恶性肿瘤Ⅰ或Ⅱ,神经纤维瘤病或希普尔综合征。

(三)肿瘤活检

类癌起源于李氏小肠隐窝中的肠嗜铬细胞,类癌细胞具有嗜铬性。类似地,类癌细胞也是嗜银的,且以前被分类为嗜银细胞瘤。在光学显微镜下,类癌肿瘤是由一群圆形细胞组成,它们的细胞核和细胞质均匀排列（图 20-1）。胞质内小颗粒可通过电子显微镜辨别，这些颗粒包括各种分泌物，包括生物源胺、肽、速激肽和前列腺素。这些物质中生物活性最强的是血清素，大多数类癌肿瘤表达生长抑素受体（图 20-2）。这是细胞染色技术、放射显像和靶向药物治疗的基础。

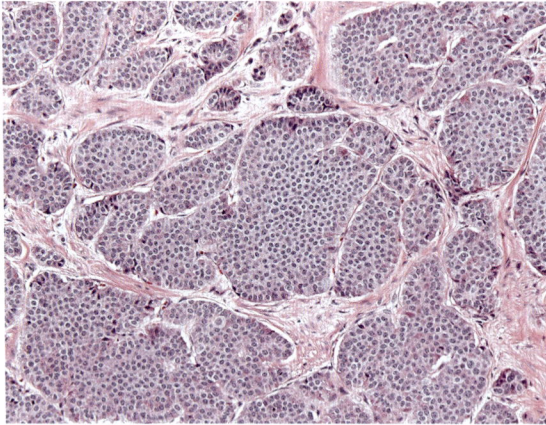

图 20-1　回肠良性肿瘤：回肠良性肿瘤（分化良好的神经内分泌瘤）的典型图像特征为圆形的肿瘤细胞巢，细胞核呈圆形，形态一致，有丰富的颗粒状嗜酸性细胞质。癌巢位于典型的纤维化基质中（苏木精染色和伊红染色，200×）

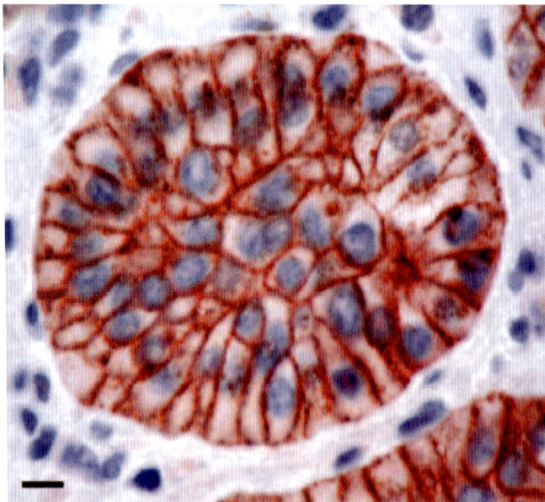

图 20-2　生长激素抑制素受体的类癌瘤细胞的着色
（承蒙 Dr. Jeffrey Norton. 供图）

血清素的合成由氨基酸的转化开始，首先被色氨酸羟化酶从色氨酸转化成羟色氨酸（5-HTP），5-HTP 被芳香族 L-氨基酸羧酶转化 5-羟色胺（5-HT,血清素），血清素可能由单胺氧化酶转化为 5-羟基吲哚醋酸（5-HIAA）且分泌尿素。这是 24h 尿 5-HIAA 测试的基础。

（四）分类

传统上,类癌肿瘤按胚胎的原始位置（前肠、中肠和后肠）、形态学形式和银染的亲和力分型,甚至在胚胎亚型的临床行为有大的变异性,世界卫生组织改良了分类系统,包括原发部位和组织学分类,这更能预期其生物学行为,肿瘤分成 5 个主要类型：①高分化内分泌肿瘤[增殖指数（PI）<2%]；②高分化内分泌癌（PI>2%,但<15%）；③低分化内分泌癌（PI>15%）；④混合外分泌和内分泌肿瘤；⑤肿瘤样病灶。

（五）临床表现和诊断

一般地,类癌生长缓慢,甚至已转移的病人也能生存数年,大多数类癌肿瘤是无症状和在手术、内镜或尸检中偶然发现,一些患者由其肿瘤的解剖位置或其分泌产物而出现相应的症状。小肠类癌的患者可能出现痉挛性腹痛、肠梗阻症状或胃肠道出血。此外,肠系膜纤维变和缩短可导致肠扭转或肠系膜血管阻塞导致的缺血或坏死。如类癌肿瘤位阑尾基底部阻塞管腔可导致阑尾炎的体征和症状。直肠类癌导致肛门出血和排便习惯改变。血管活性肽释放入循环系统,引起类癌综合征的相关症状,如潮红和发绀交替、腹泻、腹部痉挛、支气管收缩和由于右心室病变引起的充血性心力衰竭。诱发因素包括应激、食物和酒精中酪胺的摄入,肝能使大量肿瘤产物失活,因此类癌综合征只发生于肝转移的患者或肿瘤不引流至门静脉循环的患者。虽然中肠类癌常分泌高水平的血清素,但后肠类癌很少分泌 5-HTP 或血清素,因此即使伴有肝转移,直肠类癌很少引起类癌综合征。

类癌危象是威胁生命的状态,表现特征为严重潮红、支气管收缩、深低血压、腹泻、脱水和心律失常,麻醉可诱发,可能和血管活性肽于循环系统中过度释放有关。术前,预防性处理是重要的,包括应用生长抑素和组胺的阻断药。

当术前怀疑类癌时,应行实验室检查及定位检查以确诊,最常见的实验室检查是 24h 尿 5-HIAA 和血清嗜铬颗粒蛋白 A（CgA）的水平,CgA 位于细胞内内分泌颗粒内,虽然其特异性是低于 5-HIAA

（86％），但其敏感性高（68％）于 5HIHA（35％），CgA 也与肿瘤负荷相关。

　　CT 扫描常用于诊断类癌和其转移（图 20-3），增强 CT 发现的肠系膜肿物是小肠类癌累及肠系膜的特殊情况（图 20-4）。局灶类癌最常用的图像检测是生长抑素受体闪烁法（SRS）或用铟标志奥曲肽的奥曲肽扫描。SRS 的好处：①原发性或复发性类癌的诊断；②奥曲肽反应的预计；③类癌分期和与其他良性病灶的区别。SRS 的诊断精确性和阳性预估性分别是 83％和 100％。

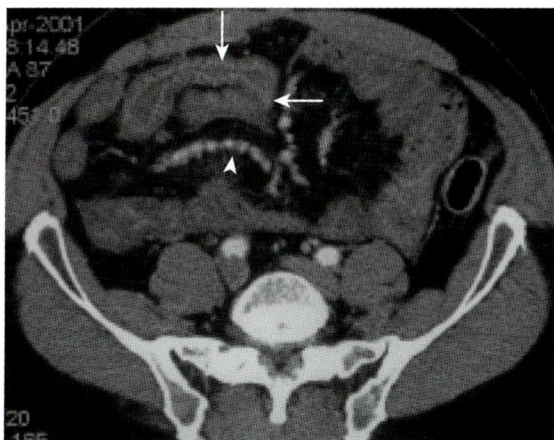

图 20-3　回肠良性肿瘤的 CT 表现
（承蒙 Dr. Jeffrey Norton 供图）

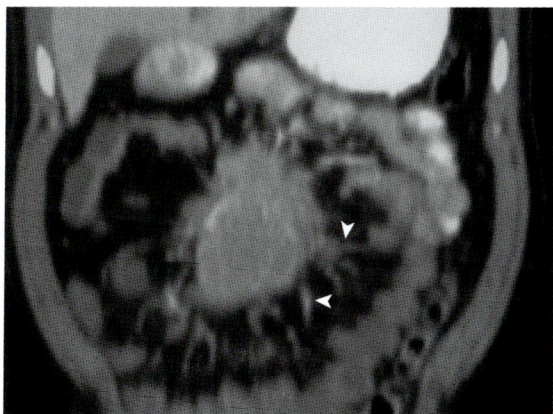

图 20-4　伴有肠系膜结节性转移的回肠良性肿瘤的 CT 表现，注意肠系膜肿块的放射性密度
（承蒙 Dr. Jeffrey Norton 供图）

　　小肠的原发性肿瘤可通过小肠钡剂造影发现，不过，小的原发性肿瘤常被遗漏，胶囊内镜录像可辨别小肠类癌肿瘤，且在未来可得到更广泛的使用。

内镜对于局灶肿瘤不是常规的检查，不过，食管胃肠内镜和结肠镜偶然发现类癌是越来越普遍的。

（六）治疗

　　小肠类癌的治疗多是手术切除，切除范围依赖于肿瘤的位置、大小和转移的程度。小肠类癌的发生常见于远端回肠，高达 30％病例是多中心的，常见淋巴结或远处转移（图 20-5）。对于＜1cm 的病灶，且证实无局灶淋巴结转移，肠段切除和术后复查足够。当原发病灶＞1cm 时，可有局部淋巴结转移或远处转移时可扩大手术切除范围。肠系膜淋巴结病的切除甚至对于肝转移患者也可明显改善生存。

　　阑尾类癌常于阑尾切除时被偶然发现，比小肠类癌的淋巴结转移的发生率低，肿瘤大小是显示预后的最佳预测因素。简单的阑尾切除对于＜1cm 的病灶是足够的，＞2cm 的病灶有 33％的可能发生淋巴结转移；应行右半结肠切除，肿瘤 1～2cm 的治疗是有争议的，如果累及阑尾基部、阑尾系膜，或证实有淋巴结转移，尤其对于年轻患者，应行右半结肠切除。

　　结肠类癌是罕见的，约 50％发生于右半结肠，约 55％原发性结肠类癌的患者存在肝或淋巴结转移。这些肿瘤应予规范的左（右）半结肠切除并肠系膜切除治疗。

　　对于直肠类癌，病灶大小是转移风险和整体预后的重要预测因素，肿瘤＜1cm 少见有转移，因此局部切除是足够的，病灶大小 1～2cm 的患者应进一步行超声内镜或磁共振成像以评估浸润深度局部肿大淋巴结的存在。对于无淋巴结转移的表面病灶可予经肛切除，如肿瘤浸润固有肌层或区域淋巴结肿大，应行低位前切（LAR）或 APR。病灶＞2cm 与淋巴结转移的风险相关且应行 LAR 或 APR（图 20-6）。

　　相当数量的类癌患者会出现同时或异时的转移灶，转移性类癌患者的治疗应集中通过减少激素分泌的水平以改善生活质量，如奥曲肽的生长抑素类似物与生长抑素受体结合并抑制激素分泌，几个研究显示其有降低肿瘤标志物、控制症状和稳定病情的效用。

二、胃肠道间质瘤

　　GISTs 是最常见的胃肠道间质性肿瘤，GISTs 早期误认为是平滑肌瘤和平滑肌肉瘤，于 1941 年

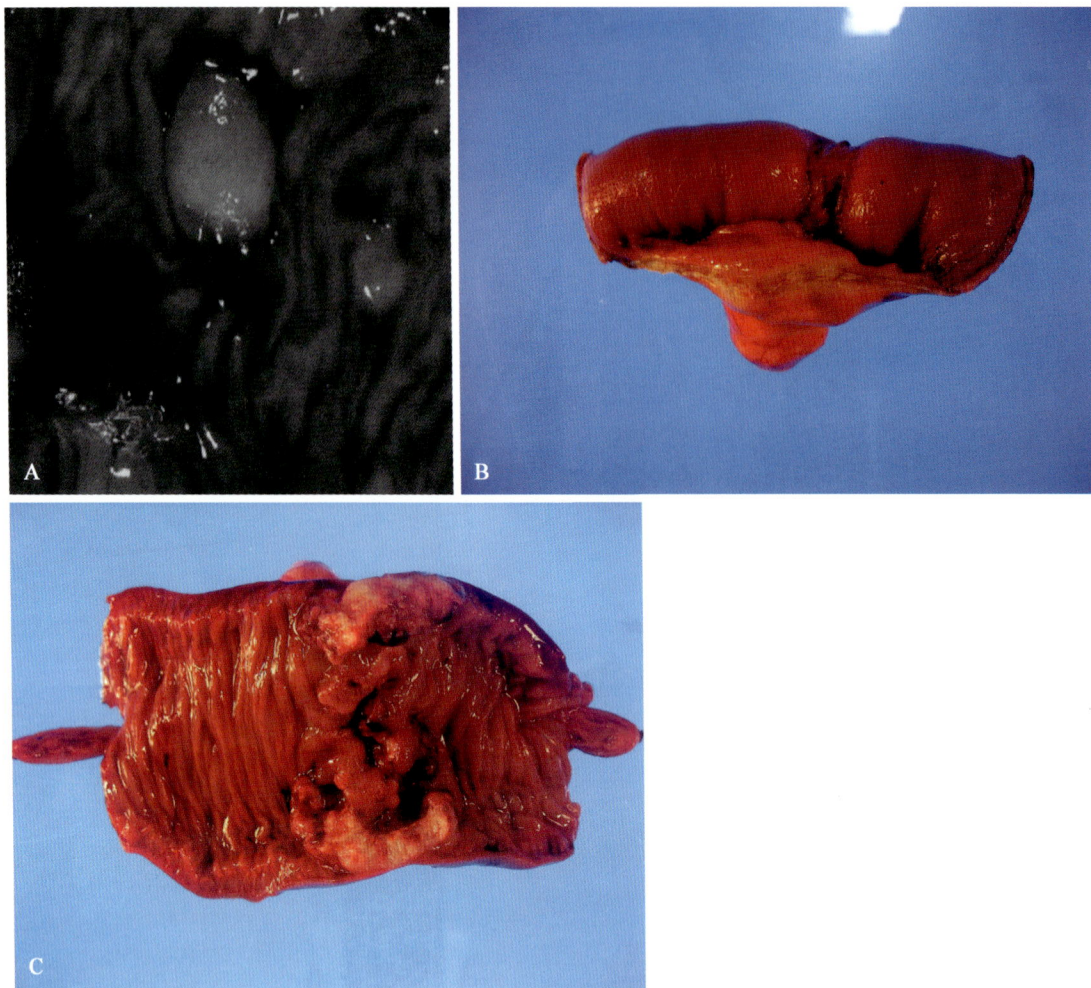

图 20-5   A. 多发性回肠类癌瘤;B. 这类神经内分泌肿瘤导致被切除的回肠肠腔狭窄,在浆膜表面很容易被识别;C. 这类神经内分泌肿瘤的切片显示其主要位于黏膜下层,并具有特征性的黄色(承蒙 Dr. Jeffrey Norton 供图)

被 Golden 和 Stout 首次描述了该病,发现部分平滑肌肿瘤病灶显示非平滑肌分化的问题,GIST 的概念于 1983 年被提出,当时缺乏客观标准而以间质肿瘤这一涵盖多类肿瘤的概念被人们接受。随着免疫组化技术的发展,发现 GIST 普遍表达一种跨膜的酪氨酸激酶活性的生长因子受体 CD117 或 KIT,和胃肠道起搏细胞(卡哈氏细胞,ICC)一样。在 1988 年 Hirota 等提出 GISTs 是从 KIT 基因激活突变的 ICC 表型细胞发展来的,对 5 例 GIST 编码 KIT 受体的互补 DNA 测序证实该基因的突变。突变后的 KIT 受体即使无配体结合也会持续活化。当此 DNA 被转染至鼠的淋巴结细胞时,会诱导肿瘤发生。后来的研究表明平滑肌肿瘤不能与抗 KIT 抗体反应,这个初始结果被视为今后靶向治疗发展的基础。KIT 突变在 GISTs 中已高达 92%,大约 35% 无 KIT 基因突变的 GISTs 有血小板生长因子受体-a(PDFER-a)的活化。

(一)临床特征

GISTs 主要来源于胃肠道,最常见于胃(60%),其次为空肠和回肠(30%)、十二指肠(4%~5%)、直肠(4%)、结肠和阑尾(1%~2%)和食管(<1%)。它们是胃肠道最常见的肉瘤,少数出现于网膜、肠系膜和腹膜。虽然 GISTs 于所有年龄组均可发生,而于 40-80 岁最为常见,高峰发生于 50-60 岁,男性稍多。要精确计算总人群 GISTs 的发生率是困难的,因为目前的发病率统计都是基于小样本群体计算的。不过,美国综合癌症网(NUN)估计每年美国有 3000 例 GISTs 被诊断。

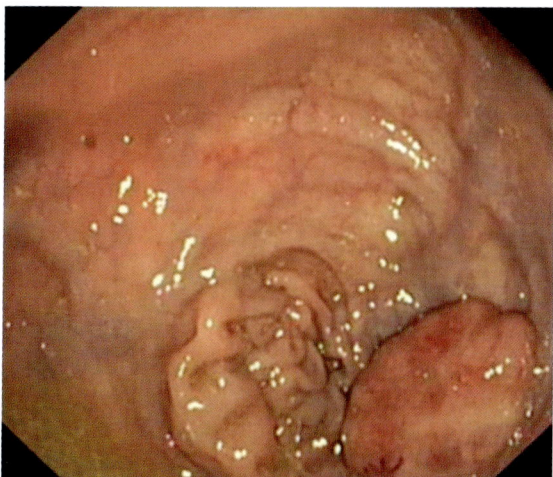

图 20-6　直肠良性肿瘤的内镜肉眼观

（承蒙 Dr. Jeffrey Norton 供图）

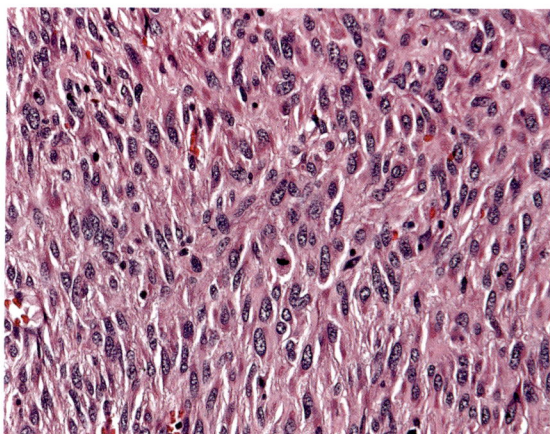

图 20-7　回肠间质瘤特征为梭形细胞增殖（苏木精染色和伊红染色，400×）。有丝分裂象增加（图像中心）提示更高的疾病复发的风险。胃肠间质肿瘤可以通过 c-kit(CD117) 的免疫组化检查得以确诊，这个检查具有广泛代表性及极强的阳性率

GISTs 患者无特异性症状，如腹部不适、恶心、呕吐、早饱或由于厌食导致的乏力。一些患者可表现急性肠梗阻、穿孔或腹腔内出血，一个 Sweden 的研究显示 69％ GISTs 由于临床症状被发现，21％于术中发现，余下的 10％是于尸检中发现的。肿瘤的中位大小与这些类别的相关性分别为 8.9cm，2.7cm 和 3.4cm。

GISTs 常于其他检查中被发现，在胃镜或结肠镜下 GISTs 可表现为黏膜下肿物，肿瘤于肠壁的位置可通过超声内镜确认，GISTs 也可通过 CT 或磁共振成像发现，尤其是增强对比 CT 对于转移灶的评估是有用的。

如果肿瘤可被容易地切除且无计划术前治疗，则活检是不需要的，但对于考虑不可切除的或考虑辅助治疗的病灶，组织病理诊断是必需的，且应行穿刺活检。因为 GIST 较软和脆，穿刺使肿瘤破裂和播散的风险增加，经直肠内镜超声引导下穿刺是最佳的方法。

（二）组织病理学

大多数 GISTs 呈现 3 种组织学类型中的一种：梭形细胞型（70％）、上皮样细胞（20％）或混合型。大多 GISTs 表现为单发，边界清，中位大小大约 5cm，两个或更多 GISTs 应警惕家族性 GIST。梭形细胞 GISTs 具有统一的细胞学特性：梭形细胞交织成梭形或涡轮形、不明显、嗜酸性细胞质核（图 20-7）。

上皮样 GISTs 典型表现为大量细胞核异型的圆形细胞巢。大约 95％GISTs 的 KIT 特异性免疫组化染色阳性，其他共同表达的标志物包括 CD34（70％）、平滑肌动蛋白（30％～40％），和 S-100 蛋白（约 5％），肿瘤行为和复发风险的 3 个特征指标是大小、有丝分裂率、肿瘤位置。＞10cm 和高有丝分裂数（每 5 个/HPF）与恶性有关，胃部肿瘤的预后更佳。不过，所有的 GISTs 有恶性潜能是重要的概念。

（三）治疗

手术是原发性 GIST 且无转移灶患者的主要治疗手段，切除的风险合理可控，手术应作为首选治疗。

当处理大的病灶时应谨慎，以防假包膜的撕裂发生出血或肿瘤破裂。保证阴性切缘，但广泛淋巴清扫是不需要的。因为淋巴结转移是少见的（图 20-8）。应小心探查腹腔以排除转移灶。当原发肿瘤与周围组织粘连而技术可行时，则应整块切除。必须的扩大手术是少见的，但对于特殊位置的 GIST 切除应执行。例如，对于低位直肠 GIST 的腹会阴联合的切除可能是必须的。

对比于腹腔内肉瘤，单独的手术切除将无转移灶患者的生存期显著延长，在 Memorial Sloan Kettering 癌症中心，80 个原发性 GIST 无转移灶的患者进行完全切除，5 年生存率是 54％，中位生存是 66 个月。

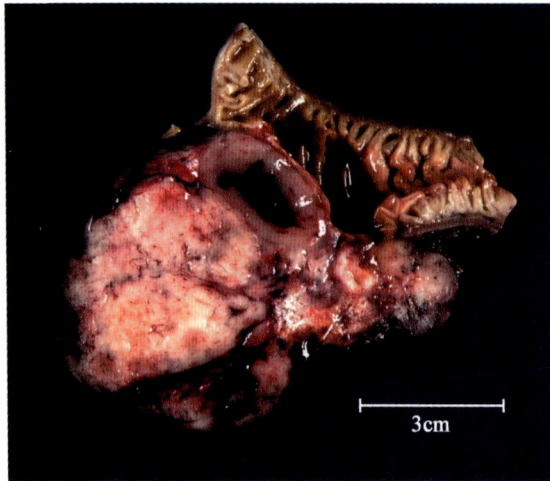

图 20-8　小肠间质肿瘤

在酪氨酸激酸抑制药甲磺伊马替尼引入之前，GISTs 的治疗限于手术切除，用于其他肉瘤的细胞毒性化疗和放疗的疗效不佳，伊马替尼是几种酪氨酸激酶的选择性抑制药，包括 KIT 和 PDGFR-a。在 2001 年，Joensuu 等发表了一个侵袭性转移 GISTs 患者的病例，经伊马替尼治疗，1 个月内 PET 呈现完全的代谢反应，MRI 上肿瘤大小缩小了 52%。后来一个多中心的临床研究评估伊马替尼对于转移性 GISTs 患者的效用。大约 80% 转移性 GISTs 患者予伊马替尼治疗后得到部分缓解或保持稳定。药物的耐受性良好，最常见的不良反应是水肿、腹泻和乏力。现在伊马替尼是复发转移灶或不可行手术切除患者的一线治疗药，大多数复发包括肝或腹膜，单独手术疗效有局限性。

在 2 个随机二期试验中证实了术前伊马替尼的安全性，因为所有患者在术后服用 2 年的伊马替尼生存获益未被证实。术前伊马替尼的使用提高了切除率，降低了手术并发症率和使器官得到保护。低位直肠 GISTs 的成功降期使肿瘤的低位前切除取代了 APR，最佳的术前治疗时间仍是未知的，因此应用影像评估来指导手术时机。

在完全手术切除后局部复发率大约为 50%，使用辅助性伊马替尼治疗以减少术后复发的效果被美国学院外科肿瘤会举行的二期群组试验所评价，这些研究的资料显示与历史资料对照，106 名原发性 GISTs 复发高风险患者，术后伊马替尼辅助治疗提高了无复发生存率和整体生存率，基于这些试验的结果，伊马替尼对 KIT 阳性 GISTs 手术切除

后的术后辅助治疗被 FDA 批准最佳的治疗时间仍未确定，不过，对于中(肿瘤 6~10cm)和高风险(肿瘤≥10cm)的患者建议治疗至少 12 个月，体检随访和 CT 扫描在起始 3~5 年应每 3~6 个月 1 次，然后每年 1 次。

三、胃肠道淋巴瘤

至少 1/4 淋巴瘤来源于淋巴系统以外，胃肠道是最常见的位置。在西方国家，常见的部位依次是胃(50%~60%)，小肠(约 30%)，大肠(约 10%)。胃肠道淋巴瘤来源于 4 个位置：器官淋巴组织(派伊尔淋巴结斑)、黏膜固有层、上皮内淋巴细胞和肠系膜淋巴结。

原发性胃肠道淋巴结的诊断必须有以下标准：①无浅表淋巴结肿大；②周围血涂片和骨髓活检正常；③通过胸部影像学检查显示无纵隔淋巴结肿大；④病变显著影响肠段，通过放射图像或内镜和剖腹术证实；⑤原始区域淋巴结肿大；⑥除原发肿瘤的范围外，未累及脾或肝。

(一)小肠淋巴瘤

淋巴瘤是第三常见的小肠恶性疾病，且占所有小肠恶性肿瘤的 15%~20%，它次于类癌(37.4%)和腺癌(36.9%)。Hatzaras 等在康涅狄格肿瘤登记部上看到 1060 例小肠癌症病例。类癌量占 33% 例，然后为腺癌(27%)和淋巴瘤(16.3%)，小肠淋巴瘤最常发生于回肠(26%)，接着是空肠(21%)和十二指肠(11%)，虽然该研究无报道小肠淋巴瘤患者的平均年龄，但一个在超过 24 年 Utah 癌症登记研究小肠肿瘤分析中报道为 63 岁且男女比例为 2:1。

原发性小肠淋巴瘤的症状为非特异性，例如腹痛、体重下降、出血或腹胀，近端病灶可通过内镜检测，远离屈氏韧带病灶的检测更为困难。此情况下，CT、小肠造影和胶囊内镜是有效的诊断工具。约 21% 小肠淋巴瘤患者会出现小肠梗阻或穿孔。一般地，很多患者都是在急诊手术后被诊断的。

大多数原发性小肠淋巴瘤是中或高级弥漫大 B 细胞型非霍奇金淋巴瘤(图 20-9)，这些肿瘤的组织学与胃淋巴组织相关黏膜(MALT)淋巴瘤相似，虽然胃 MALT 淋巴瘤与幽门螺杆菌感染有关，这与小肠并无相互关系。其他组织类型，如 Burkitt 淋巴瘤、套细胞淋巴瘤、滤泡淋巴瘤、淋巴母细胞性淋巴瘤和肠病相关 T 细胞淋巴瘤较少发生。

Musshoff 修订安阿伯分期系统是结外病最常用的分期系统（表 20-1）。

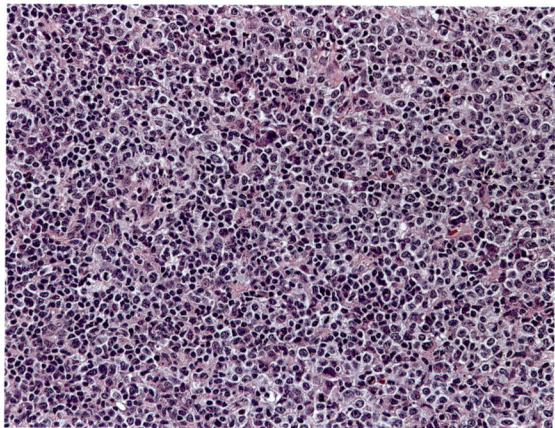

图 20-9　小肠的弥漫大 B 细胞淋巴瘤的特征为肿瘤的广泛淋巴细胞的片状生长，伴有明显的细胞核及不明显的细胞质（苏木精染色和伊红染色，200×）。可以通过免疫组化确诊弥漫 B 细胞淋巴瘤，B 细胞的标记物（CD20、CD79a、PAX5）可以表现典型的免疫反应性

表 20-1　Musshoff 胃肠淋巴瘤分期系统

分期	侵犯范围
Ⅰ或ⅠE	单独的胃肠肿瘤
ⅡE1	伴有局部结节的胃肠肿瘤
ⅡE2	伴有膈下结节的胃肠肿瘤
ⅢE	膈膜双面均有结节的胃肠肿瘤
ⅣE	伴有结节之外受累脏器（骨骼、肝脏）的胃肠肿瘤

E.结节之外

引自 Musshoff, K：Clinicals staging classification of non-Hodgkin's lymphomas(author's transl). Strahlentherapie 153：218,1977.

　　小肠淋巴瘤的治疗是多学科合作包括外科、医学肿瘤科和放射肿瘤科医生。局部小肠淋巴瘤患者（ⅠE 或ⅡE 期）受益于原发肿瘤的手术切除和相关肠系膜楔形切除。当不能行治愈性切除时，应行姑息性切除以避免梗阻、穿孔或出血的并发症。化疗也常被使用，尤其是复发风险高的患者，包括累及区域淋巴结或高级别肿瘤。对于ⅢE 或ⅣE 期的患者，治疗包括多药联合化疗和腹部放疗，生存期与分期紧密相关，小肠淋巴瘤的 5 年生存率对

于ⅠE 期为 45％，对于ⅡE 期为 19％，术后复发一般是 5～10 年，尤其对于累及淋巴结，浸润肠壁和高级别组织学的患者。

（二）结肠淋巴瘤

　　结肠淋巴瘤大约占胃肠淋巴瘤的 10％，大多发生在盲肠（约 70％），大多数患者为男性，60－70岁，有腹痛、厌食、或体重下降的主诉。在 Mayo Clinic 中 47％超过 19 年的原发性结肠淋巴瘤患者被报道可触及性肿物，经结肠镜或手术切除后可确诊，在 Mayo Clinic 中侵袭性结肠淋巴瘤中最常见的类型弥漫性大 B 细胞淋巴瘤和 Burkitt 淋巴瘤，分别是 40％和 60％。最近可见其他亚型的增加，包括周围 T 细胞淋巴瘤，MALT、套细胞淋巴瘤和霍奇金淋巴瘤。

　　手术切除仍是局部结肠淋巴瘤治疗的主要手段。它可提供有用的预后信息，指导是否需要辅助治疗，也可预防梗阻、出血和穿孔的并发症。Aviles 等报道对 53 例局部原发性结肠淋巴瘤且予根治性手术后 6 个周期联合环磷酰胺、阿霉素、表柔比星、长春新碱、泼尼松和博来霉素化疗的患者的回顾性分析，10 年无病生存率为 83％。

（三）肛直肠淋巴瘤

　　淋巴瘤出现于肛直肠是罕见的，只占所有恶性直肠病灶的 0.1％～1.3％。对于患有 AIDS 患者，非霍奇金淋巴瘤是第二常见的恶性病（在卡波西肉瘤后）。淋巴瘤最常生长于胃肠道和中枢神经系统。肛门直肠淋巴瘤中 26％为 AIDS 相关淋巴瘤，AIDS 患者诊断的平均年龄是 34 岁，而非 AIDS 患者 66.5 岁，AIDS 相关肛直肠淋巴瘤更具浸润性，更高的组织学级别，具转移倾向，对标准治疗更抵抗，B 细胞来源。HIV 携带者且 CD$_4$ 数＜100/mm^3 发生肛直肠淋巴瘤的风险最高。

　　共同的症状包括疼痛、可及性肿物、发热、夜汗和体重下降，手术切除对于提供组织学诊断是必需的；不过 AIDS 相关的肛直肠淋巴瘤治疗包括高活性抗逆转录病毒治疗、化疗和粒细胞集落刺激因子。

四、黑色素瘤

　　胃肠道的原发性黑色素瘤是罕见的，大多数胃肠黑色素瘤是从皮肤原发病灶转移，原发性胃肠黑色素瘤最常见的部位是食管和肛直肠，原发性结肠黑色素瘤非常罕见，肛管的原发性黑色素瘤在所有的肛管浸润性肿瘤中占 1％，频繁误诊而延迟治疗，

导致很多患者为进展期疾病,包括全身转移或浸润较深的肿瘤。

肛直肠黑色素瘤患者共同表现的症状与痔患者相似,包括出血或可及性肿物。大约8%病例通过痔切除标本被诊断。诊断的平均年龄约是60岁,女性比男性稍多,色素沉着的肛管病灶在体检时可触及或可见。不过,高达30%病灶是无黑色素的,大多数病例出现移行上皮或齿状线远端的鳞状黏膜,直肠病灶可能由直肠异位上皮而来或显微镜下肛管黏膜病灶转移而来,大约60%患者在出现症状时已有转移病灶。

肛直肠黑色素瘤的组织学表现与皮肤黑色素瘤相似,肿瘤厚度和大小对预后有重要意义,当肿瘤厚度<2mm和(或)直径<2cm,肿瘤直接通过黏膜下向头端浸润至直肠。

肛直肠黑色素瘤患者的预后差,手术切除后的5年生存率仍<10%,原发性肛直肠手术选择包括扩展局部切除和APR。手术的选择似乎不会影响长期生存率。虽然早期研究指出APR改善生存率,但最近研究并无显示其优势。在Memorial Sloan Kettering中46名经过局部切除的患者随访19年,显示与APR有相似的局部复发率和5年无病生存率(26% vs 21%或35% vs 34%)。APR相关的并发症和缺乏明确的生存获益,对于局部肛直肠黑色素瘤扩大的局部切除是合理的。APR用于整块切除或者肿块侵犯肛门括约肌。虽然放疗和不同的化疗或免疫治疗药物被检出可作为皮肤黑色素瘤的辅助治疗,这些方式对于肛直肠的疗效未被证实。

通过尸检转移至胃肠道的进展期黑色素瘤患者高达40%,小肠是黑色素瘤转移最常见的位置,主要因为其血供丰富(图20-10和图20-11),美军病理学院一项对103例小肠恶性黑色素瘤的回顾性研究提出,即使无已知的原发病灶,小肠黑色素瘤也可能是转移的。在皮肤黑色素瘤被切除治愈后,小肠转移灶可能数年都未能被检测到,任何出现胃肠道症状的黑色素瘤病人均应怀疑转移的小肠病灶,如恶心、呕吐、腹痛或黑便,息肉样病灶可导致肠套叠,CT扫描和小肠造影是有用的诊断检查,因常转移至小肠浆膜和肠系膜内镜的价值受到限制,整体预后较差;不过,小肠或结肠转移的手术切除可能对胃肠道症状起到姑息性治疗的作用。

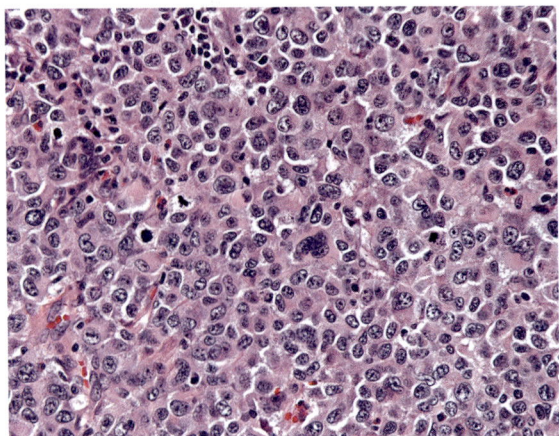

图 20-10 小肠的转移性恶性黑色素瘤的特征为簇拥的恶性肿瘤细胞,这类细胞表现为增大的细胞核,其中核仁突出,还可表现为多核的肿瘤细胞,核分裂能力增强及不定量的嗜酸性细胞质(苏木精染色和伊红染色,400×)。转移性恶性黑色素瘤可以通过免疫组化进行确诊,这种方法可以使黑色素细胞分化的标记物(S100、MelanA及HMB45)显现出免疫反应性

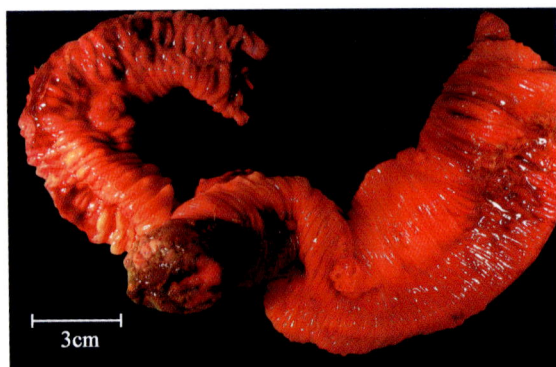

图 20-11 转移性黑色素瘤转移至小肠

五、白血病的结直肠和肛门并发症

白血病的结肠、直肠和肛门的并发症是由于白血病浸润肠道、白血病中性白细胞减少症或化疗毒性反应。

胃肠道白血病浸润是罕见的,大多发生在胃、回肠和结肠,影像学和内镜发现肠壁增厚,其次为白血病取代淋巴结、增加的结性病灶,白血病息肉病,溃疡和弥漫浸润,白血病的药物治疗被推广,并发症则需要手术干预(如肠梗阻、出血或穿孔)。

中性白细胞减少症患者的中性白细胞减少性

小肠结肠炎或盲肠炎会出现发热和腹痛,报道见于急性髓系白血病、急性淋巴母细胞白血病、骨髓瘤、低增生性白血病、骨髓增生异常综合征和移植后免疫抑制的患者。白血病相关胃肠道感染是最常见的,得到治疗的患有血液恶性病、实体瘤或再生障碍性疾病的成人的发生率大约是 5%。此状况的病因学不明确,但可能是多因素的,且与细胞毒性化疗有关,黏膜整体修复,中性粒细胞减少症,细菌易位,常累及盲肠;不过,小肠、阑尾和结肠也受影响,当怀疑中性粒细胞小肠结肠炎时,CT 扫描是诊断的选择。既往病例包括肠壁增厚、壁内水肿或出血、积气症或结肠周围液体或气体。无腹膜炎的患者开始治疗包括胃肠道休息、鼻胃管减压、抗生素、血管内水合作用、粒细胞集落刺激因子被证实在加速中性粒细胞恢复是有效的,且应考虑既往预后差的患者群。手术治疗是对于难治性出血、穿孔或腹膜炎的患者,包括节段性肠切除和回肠造口术。

在 MemorialSloan-Kettering 癌症中心对超过 2000 位中性粒细胞减少白血病患者的回顾研究发现约 6% 患者是有症状的肛直肠疾病。虽然发热和肛直肠疼痛是最常见的主诉,波动性肛周肿物或流脓少见。此状况与非手术治疗对比,手术治疗对发病率或病死率无不良影响。虽然肛直肠疾病的最佳治疗是不明的,但肛直肠疾病是败血症的潜在来源,应考虑手术引流。

六、总结

类癌最常出现于胃肠道,尤其于小肠,其次是直肠。大多数肿瘤已被证实,血管活性肽于循环系统的释放可导致类癌综合征的相关症状,对于小肠类癌的治疗一般会选择手术切除,>2cm 的阑尾病灶需右半结肠切除,生长抑素类似物可改善控制转移患者的症状。

GISTs 是胃肠道最常见的肉瘤,大多数肿瘤有 KIT 基因的突变,编码其酪氨酸激酶活的生长因子受体,GISTs 最常出现于胃,其次为空肠和回肠。手术切除是无转移病灶患者的主要治疗。不需行扩大淋巴结清扫,伊马替尼是 KIT 受体的酪氨酸激酶抑制药,是复发转移或不可切除病灶患者的主要治疗。术前使用伊马替尼可能改善切除率和减少手术发病率。

胃肠道淋巴瘤最常发生于胃,其次为小肠,大约 1/5 小肠淋巴瘤患者有小肠梗阻或穿孔,治疗需要 MDT,包括局部病灶手术切除和化疗,对于进展期疾病可使用化疗和放疗。

低位胃肠道黑色素瘤最常发生于肛直肠,因为患者常出现与痔相似的症状,所以诊断常是延迟的,患者的预后差,手术的选择包括 APR 和局部扩大切除,更多侵袭性手术方式无明确的生存获益。

内科治疗是中性粒细胞小肠结肠炎的主要治疗方法,有并发症(包括出血、穿孔或腹膜炎)时需行手术治疗。肛直肠疼痛和发热的白血病患者应行手术引流。

七、结论

在这章节我们描述了较罕见的胃肠道肿瘤的诊断和治疗,提高对这些肿瘤的熟悉程度更有利于早期诊断及干预。幸运的是,靶向治疗的进步增加了转移性类癌和 GISTs 患者的治疗方式。

第四部分

炎　症

第 21 章

炎性肠病

著　者　Nandini Nagaraj · Joseph Sellin
译校者　梁美霞(译)　徐文通(校)

要点

➤ 炎性肠病主要由两种不同病理学机制和临床紊乱组成:溃疡性结肠炎(UC),只影响结肠;Crohn 病(CD),从口腔到肛门累及胃肠道的任何部位。

➤ 疾病的发病机制仍然是不明的,易感患者可能与环境因素有关。基因决定因子可能与炎性肠病(IBD)有关,对于炎性肠病基因组相关的研究提示,超过 50 个不同的基因易感位点与 CD 和 UC 的独立或结合风险有关。

➤ 局部黏膜的肠道菌群或细菌产物的合理协调维持肠道正常动态平衡,大量不同的机制引起黏膜免疫应答的失调可导致慢性肠炎,在此疾病中的大部分表现是免疫介导的和主要由于抗特异上皮细胞抗原的自身免疫相关的过程。肠炎是由异常的先天免疫应答开始,结果为 T 细胞诱导过程。

➤ 局部病灶治疗的方法,其严重性和对治疗的反应备受推荐。药物治疗的开始有一个相当长的过程记录、安全简介,更具潜能的操作和毒性治疗,但有更多自上而下治疗的利益考虑。

➤ 合适的手术治疗是减轻症状、解决严重的并发症,改善生活质量和甚至可拯救生命治疗的重要部分。

IBD 由两个主要的疾病组成:CD 和 UC。CD 是以局灶、不对称、透壁为特征的慢性疾病,有时肉芽肿炎症可影响胃肠道的任何部位,UC 是限于结肠的弥漫性黏膜炎症。大约 10% IBD 患者同时具此两种疾病的特征,因而不能明确结肠类的性质。

不同形式的两种 IBD 一起陈述,详细并重点讨论其相同点和不同点。

一、炎性肠病的流行病学

由溃疡引发的 CD 病例在美国呈上升趋势,从 1999－2000 年每年 UC 和 CD 发生率分别是每 8.8/100 000 人年和 7.9/100 000 人年。在美国,CD 的发生大约是每 174/100 000 人,UC 是 214/100 000 人,从 20 世纪 50－80 年代 CD 发生增加,

UC 的发生维持稳定,CD 的发生率很高,现在在北美和欧洲 UC 大约是相等的。

CD 与 UC 的发生峰值是 30 岁,UC 发生于 50－60 岁男性达到双峰分布的第二峰,但 UC 的女性或 CD 的患者未观察到第二峰。UC 高发年龄患者在性别上的区别有诊断意义,在老年男性有更高的发生率。通过比较,诊断 CD 的男女性之间年龄是相似的,历史上,对比于非洲和美洲,IBD 在白种人被认为是更普遍的,Hispanice 和亚洲人群中 IBD 的发生率相对较低。相比起欧洲 Ancestry 其他族群 Ashkenazi Jews 有最高的 IBD 预防措施。近期的研究显示,非洲、美洲与欧洲始祖 IBD 的发生率相似。并且在人口与工业化程度较高的地区发现了预防 IBD 措施的证据。所以,迁到美国 Kingdom 的印度移民和

西班牙移民显著增加了 IBD 的发生,其他如韩国等国家的 IBD 的形式也不同。

(一)炎性肠病的发病机制

IBD 是基因易感性、黏膜免疫调控、细胞缺陷、屏障缺陷,环境因素易感性(包括腔内细菌和特异抗原结合)的结果。全面讨论 IBD 免疫学的机制是这章节的主要内容;从 Levine 等以及 Deodhar,Sartor 的 IBD 免疫学可得到更详尽的讨论,当共生细菌和食物抗原反应共生时小肠免疫系统要平衡对病原体应答的需要。当受到抗原荧光分析和共生微生物环境挑战时,小肠免疫系统是 IBD 病原基因学的关键。基因上易感个体,先天和适应性免疫调控的改变导致 IBD 的发生。上皮内屏障破坏可增加黏膜免疫系统抗原的增加。因此,对于基因易感个体正常小肠微生物群有利于 IBD 的发展。通过用 IBD 老鼠模型显示于无菌环境时疾病缺陷的研究支持这个观点。

简单地说,IBD 的肠道表现为:①对感染或抗原的不适当应答;②免疫耐受的失败(如良性或共生抗原免疫应答下调的缺失)。虽然在过去 10 年有对 IBD 进行感染病因学的研究(如分枝杆菌、副结核杆菌),但没有特异病原有力的鉴定。

比起研究一种特定的微生物抗原,学者们开始关注于在极其复杂的肠道微生物生态环境中有益菌和有害菌不平衡的可能性。失态平衡的概念仍然是初步的,但将出现更多该主题的研究。它是对于 IBD 有益菌群用处的理论基础,包含了深思熟虑和大量证据的措施。

对比起生态失调,有相当证据表明 IBD 有改变的或不适当的免疫应答。广泛的研究详述了 IBD 适当的免疫应答;不过,IBD 基因的发现包括先天性免疫应答,例如 NOD2,最近的研究转变了免疫应答的部分。

合适的免疫应答包括对特异抗原的抗体形成或 T 淋巴细特异人群活性的靶向应答。T 淋巴细胞生成了一系列前炎性或抗炎性细胞因子。细胞因子生成的失平衡(如过度的前炎症因子或抗炎细胞因子的缺陷)可导致小肠不适当的炎性反应。

特异性 T 细胞计划生成一系列细胞因子,诱导免疫应答的分型如 Th1(细胞诱导、迟发性高敏反应、白介素-2(IL-2)的介入、肿瘤坏死因子(TNF)、干扰素-r 和 Th2(体液免疫、IL-4、IL-5、IL-10 的抗体形成)。近期有学者,提出了第三种应答形式,Th17(IL-12,IL-17,IL-23)。Th1 应答见于 CD,Th2 应答见于 UC。

先天性免疫系统提供对预编程病原相关分子形式应答的早期警报和即时反应。先天性免疫系统包括由间质细胞(巨细胞、肥大细胞、树突细胞)、上皮细胞,包括潘氏细胞、肌成纤维细胞和内皮细胞支配的骨髓,例如适应性免疫系统、一系列促炎反应(例如 TNF)和抗炎细胞因子(例如 IL-10)如趋化因子和防御素般释放,炎性级联可被如核因子-kB(NF-kB)的关键分子调节制调控。

IBD 的新治疗尝试改变特异性细胞因子或炎性因子。其中一些努力是相当成功的(如抗 TNF 治疗),然而另一则无。这仍可归因于小肠免疫系统紊乱、重叠、冗余的本质。

(二)炎性肠病基因学

有与 UC 或 CD 或二者相关的新基因增殖,这些基因可指出与 IBD 相关的新病因机制或发病机制。不过,虽然这些相关性具统计学意义,但大部分疾病都不能解释。全基因组关联研究(GWAS)可为 IBD 免疫发病机制提供洞察,涉及了先天性和适应性免疫系统基因。

位于 16 染色体的 NOD2/CARD15 基因是最具研究价值的基因,在 IBD 中扮演重要角色。这与回肠类 CD、纤维性狭窄、更早期的 CD 和 CD 的家族史有关。这对于蛋白质的基因编码包括先天性免疫参与细菌性的细胞应答。NOD2 中的 CD 相关多态现象与 NOD2 蛋白对适当的细菌性多肽糖、激活的 NF-kB 和自身免疫系统对促细胞分裂活性的蛋白激酶通道的能力下降。

在适应性免疫系统基因中,通过在 GWAS 观察到关联最强的基因是编码 IL-23R 的基因,信号通路在 IBD 大鼠模型介导的终末器官炎症反应中起重要作用。一些 IL-23R 的单核甘酸磷酸化在 IBD 发展中具保护性,然而其他的增加风险。这通道也包含了多发基因(IL12B 和 JAK2)或同系基因(STAT3 和 CCR6),其最近被指出为通过几个 GWAS 的趋势分析真的易感基因。

最近的研究发现指出调控低级侵袭性细胞反应的细胞内应答的自噬和吞噬体功能的改变,自噬是细胞内自身稳定的必然机制,它处于所有限制不同的外源性和内源性应激的有害影响的细类型,当自噬能力被制服,细胞凋亡就可被触发。

在先天性和适应性免疫系统在与 CD 相关的

多基因不同的一连串机制仍未辨定。近来,CD 患者等位突变的检测保留了研究工具,其仍未证实对诊断、病人护理的指导或对特异性内科治疗反应的预计的临床获益。

二、临床病史和表现

(一)Crohn 病

由于病变程度和范围的变异,CD 的临床表现是异质的。长期腹泻、腹痛、体重下降、乏力、发热、肉眼出血的特有症状是 CD 的标志,其他 IBDs 共同特征的存在和(或)无 GI 症状(例如肠外症状)可增加 CD 诊断的难度。临床体征包括苍白、恶病质、腹部肿块或压痛,肛裂、瘘或囊肿。疾病的自然史是从主要的/优势的疾病进展至纤维狭窄或瘘。

回肠和盲肠是最常受累的位置,弥漫性空回肠炎是较少见的多发性狭窄、细菌过度生长和蛋白缺失肠病,上胃肠道 CD 是最罕见的,但在小儿年龄组中最为常见。

维也纳分类改进了描述 CD 的标准,它将年龄(A)、病灶位置(L)和疾病行为(B)作为主要的表型因素。虽然该分类仍然未被临床广泛实际应用,但研究者更多地研究它并指出它的适用性和实用性。维也纳分类的蒙特利尔修条没有改变诊断年龄、位置和行为这 3 个主要参数,但每一类都作出了修改(表 21-1)。

(二)溃疡性结肠炎

UC 基本都会累及直肠并扩展至近端结肠。患者通常表现的临床症状包括持续性血便、直肠压迫和(或)里急后重。1/3 患者初始的累及结肠限于直肠或远端结肠到左结肠 1/3,其余患者都是全结肠炎。症状严重性决定轻、中、重度分级(表 21-2),<10% 患者是暴发性发病的,在病重患者中,炎症过程扩展至黏膜甚至结肠肌层。此情况下,结肠蠕动被损伤,结肠膨胀、肠蠕动频率减少,接着发生中毒性巨结肠。如病灶扩展至浆膜致结肠穿孔则需急诊手术。

表 21-1　克罗恩病的蒙特利尔分类

诊断年龄,岁			
A1	≤16		
A2	17-40		
A3	>40		
部位			
L1	回肠末端	L1+L4	回肠末端+上胃肠道
L2	结肠	L2+L4	结肠+上胃肠道
L3	回结肠	L3+L4	回结肠+上胃肠道
L4	上胃肠道		
表现			
B1	无狭窄,无穿孔	B1p	无狭窄,无穿孔+肛周表现
B2	狭窄	B2p	狭窄+肛周表现
B3	穿孔	B3p	穿孔+肛周表现

表 21-2　严重溃疡性结肠炎的蒙特利尔分类

范围		解剖部位
E1	溃疡性直肠炎	局限在直肠(近端炎症不超过直肠乙状结肠交界处)
E2	左侧溃疡性结肠炎(远段溃疡性结肠炎)	局限在结直肠区域,不超过结肠脾曲
E3	广泛溃疡性结肠炎(全结肠炎)	累及结肠近端到结肠脾曲
严重性		定义
S0	临床缓解期	无症状的
S1	轻度溃疡性结肠炎	大便次数 ≤4/d(伴有或不伴有血便),无其他全身表现和炎症表现(血沉变化)
S2	中度溃疡性结肠炎	大便次数 >4/d,伴有少许全身中毒表现
S3	重度溃疡性结肠炎	血便次数至少 6/d,脉搏 ≥ 9/min,体温≥37.5℃,Hb<10.5g/100ml,血沉≥30 mm/h

三、诊断和检测

(一)Crohn 病(CD)

CD 的诊断是基于临床、内镜、放射和病理学的综

合检查,对于合适的病史和体检患者出现症状时大便检查更易查出感染性病原,内镜可帮助建立诊断(图 21-1)。内镜可见病变间出现正常的黏膜组织。还有一个共同的特点是直肠较少受累,可见黏膜的鹅卵石

样表现,内镜可检出 CD 的并发症,包括手术吻合口处狭窄和复发(图 21-2)。慢性、局灶性炎症伴或不伴非干酪样肉芽肿的病理学表现帮助建立 CD 的诊断,如果相关感染可以排除,30% 发现肉芽肿的病人可诊断为 CD。

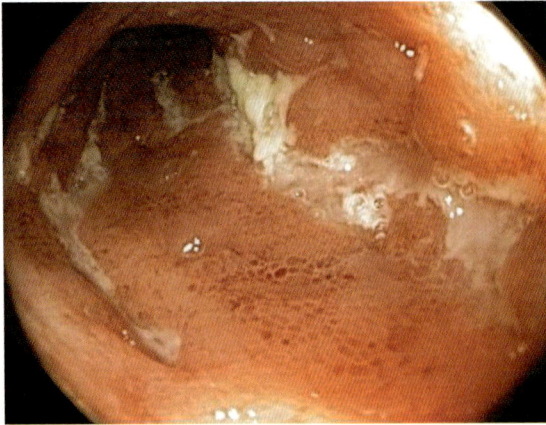

图 21-1　Crohn 病

CD 的镜下特点:炎性红斑黏膜的基础上伴发深裂隙样溃疡

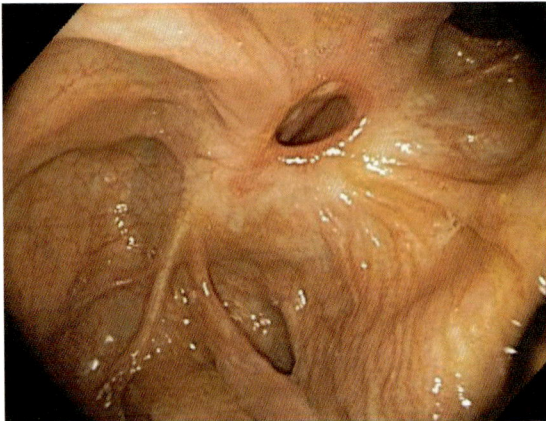

图 21-2　CD 造成的肠腔狭窄,回盲部肠腔狭窄伴有散
　　　　在的炎症性改变

　　腹部 CT 检查已取代了原有的传统的钡剂检查,作为首选的影像检查方式,不仅能提供胃肠的整体影像,又能发现识别胃肠道外的异常,如腹腔脓肿。

　　腹部 CT 是服用中性口服对比剂、静脉对比剂和薄层的技术,多维 CT 可为评价可能或已确诊 CD(图 21-3)优化小肠图像,这对检测临床瘘的发生和囊肿是十分有用的。不过,人们越来越关注 IBD 患者的 CT 离子化放射表现,10 年来多层 CT 扫描的放射

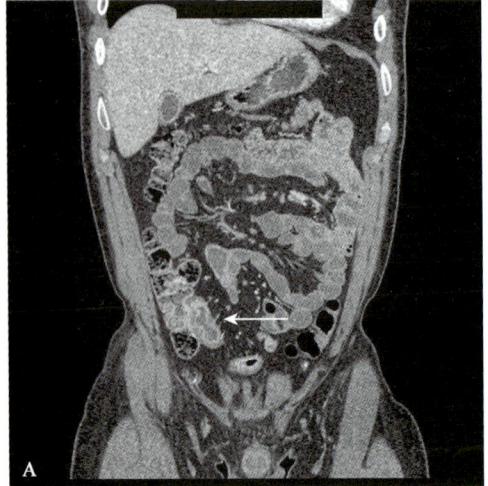

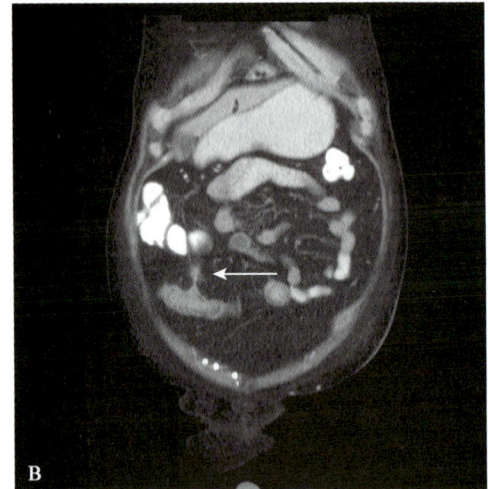

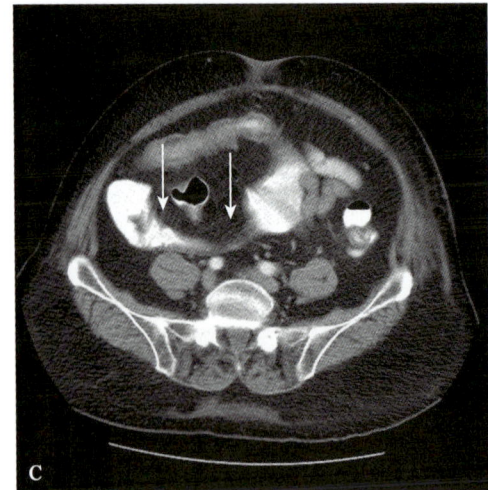

图 21-3　A. CT 肠动描记法(冠状位)显示 CD 远端回肠肠
腔狭窄、肠壁增厚(箭头);B. CT 肠动描记法显
示 CD 远端回肠肠壁间瘘管(箭头);CCT 肠动描
记法显示 CD 远端回肠长的狭窄(箭头)

(承蒙 Dr.Jett Brady 提供)

累积量可增加 IBD 患者的癌症风险。

　　磁共振肠成像检查作为新的技术,可不暴露于离子化放射以安全且无侵袭性地得到 CD 患者的图像(图 21-4),获得草案和解释方法的标准化正处于形成阶段。不过,由于技术的迅速进步和磁共振肠成像检查增加引入,使其应用的增加,成为 IBD 对于腹部图像的第一选择。

　　与小肠影像学检查和检测小肠 CD(图 21-5)的 CT 检查相比,录像胶囊内镜带来更高的诊断率。不过,胶囊内镜可能"太敏感",将黏膜破裂等无特殊临床意义的情况误诊为 CD。

　　应考虑肠道狭窄的患者发生胶囊残留的风险,这可能需要手术干预(图 21-6)。

　　血清学化验包括抗酒酵母菌抗体、抗中性白细胞质抗体,抗 CBirl 和 OmpC 抗体正在开展,但它们对于诊断 CD 的敏感性或特异性并不高。

(二)溃疡性结肠炎(UC)

　　UC 的诊断基于直肠乙状结肠镜或结肠镜,活检结果和对于感染原因行隐血试验阴性的临床背景。

　　在内镜上,缺乏典型血管形式、脆性、颗粒性和溃疡特征性 UC(图 21-7),假息肉可见于慢性炎症患者上(图 21-8),黏膜隐窝变形、萎缩、急性表现和黏膜固有层中慢性炎症细胞的组织学发现,和隐窝附近增加的浆细胞于 UC 中可见。相比之下,隐窝囊肿是非特异性的但具提示性的发现(图 21-9)。透壁的炎症和非干酪样肉芽肿是 CD 的特征(图 21-10)。

　　UC 的 Montreal 分级可见于表 21-2。

　　在病重患者,应行腹部 X 线片和腹部 CT 扫描以决定结肠膨胀的程度和找出穿孔(图 21-11)。急诊胃镜确诊和发现难辨梭菌或巨细胞病毒二重感染。可调节的乙状结肠镜胜于结肠镜,可满足需要和减少并发症风险。

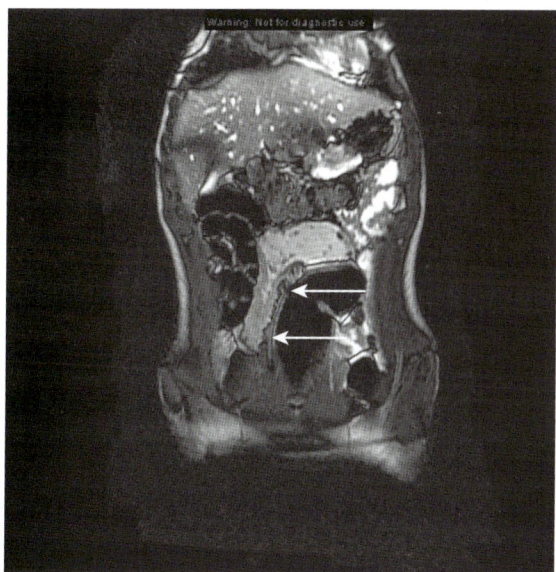

图 21-4　MRI 肠动描记法显 CD 中狭长的回肠狭窄(箭头)
(承蒙 Dr.Jett Brady 提供)

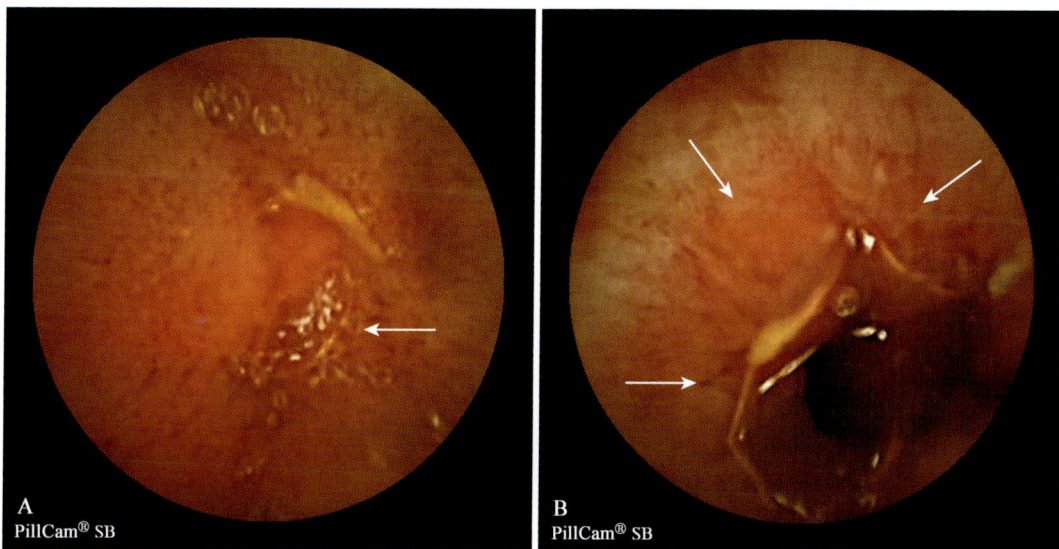

图 21-5　A. 胶囊内镜显示 CD 中回肠口疮样溃疡(箭头);B. 胶囊内镜显示 CD 回肠末溃疡形成(箭头)
(承蒙 Dr.Atilla Ertan 提供)

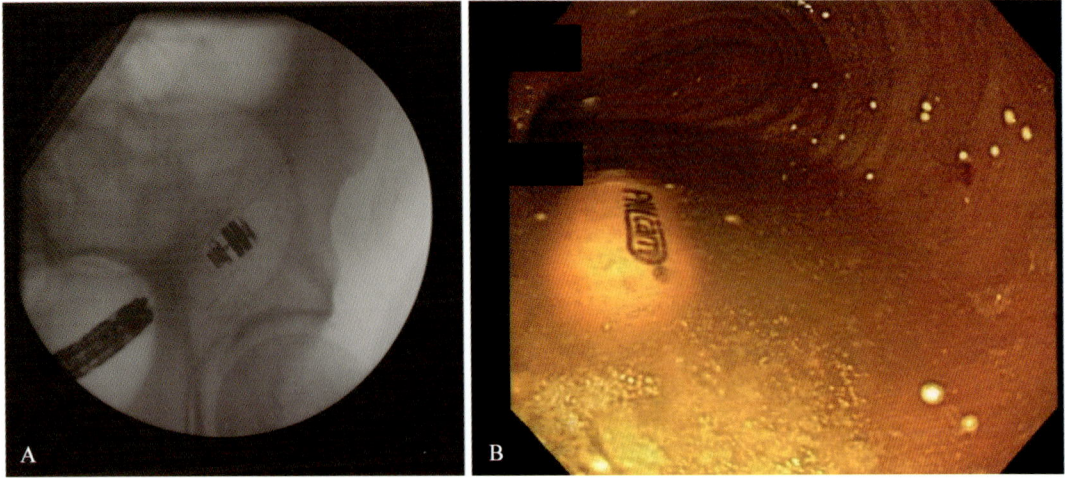

图 21-6　A. 肠腔内的胶囊内镜,腹部 X 线片显示胶囊内镜被阻挡在回盲部狭窄部位;B. 经球囊扩张后胶囊内镜继续前行

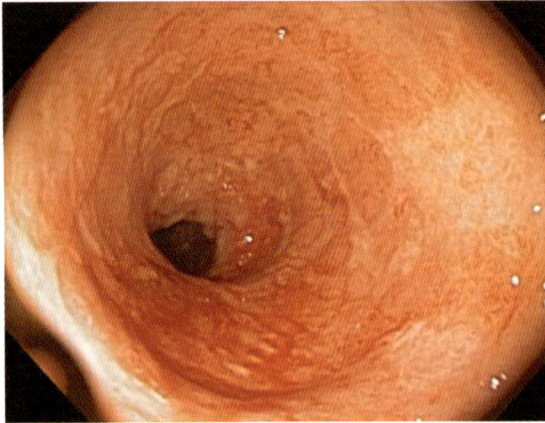

图 21-7　轻度 UC,正常黏膜绒毛结构破坏,伴有红斑、颗粒状、脆性改变

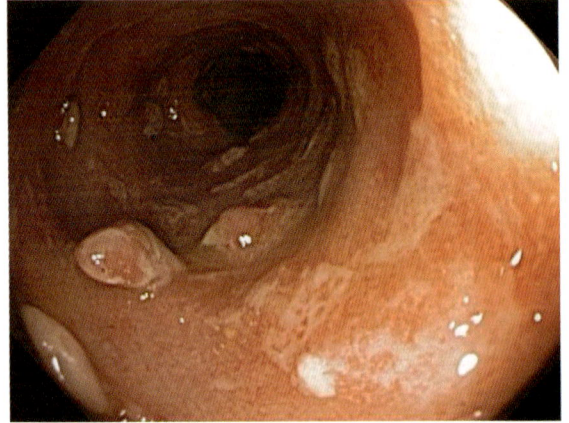

图 21-8　UC,假性息肉形成与慢性炎症有关。内镜下表现为顶端白色,表面光滑,粉红

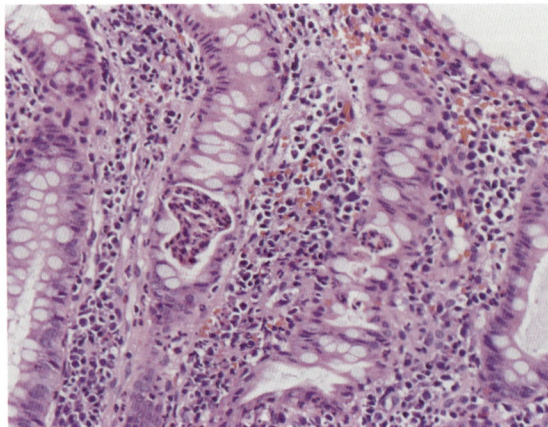

图 21-9　活动的 UC 显示固有层富集慢性炎细胞和中性粒细胞隐窝炎。中心左侧有一个腺窝脓肿,特点是管腔内富集中性粒细胞和管腔结构损害

（承蒙 Dr. Mary Schwartz 提供）

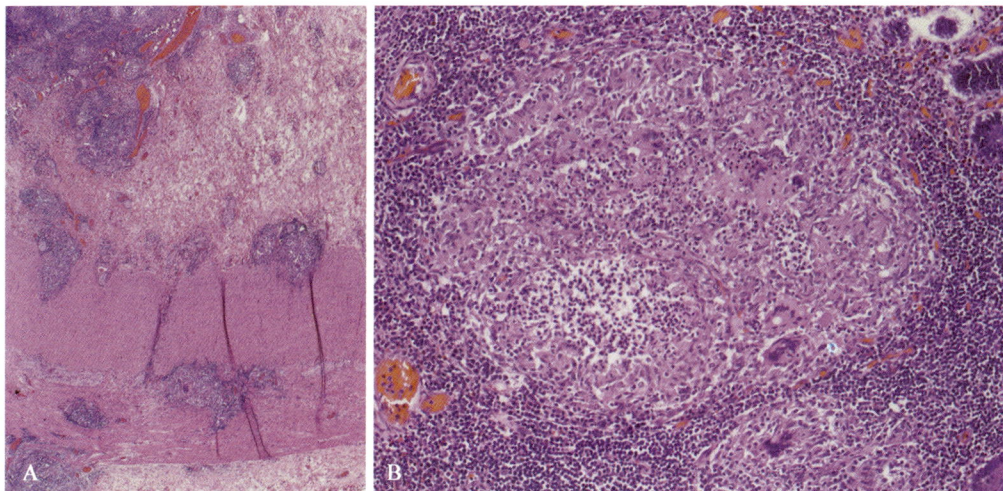

图 21-10　A. Crohn 病结肠炎,有透壁的炎症与慢性黏膜炎症(顶)黏膜下层、固有肌层和浆膜下结缔
组织淋巴结聚集(下左);B. Crohn 病非干酪样肉芽肿

(承蒙 Dr. Mary Schwartz 提供)

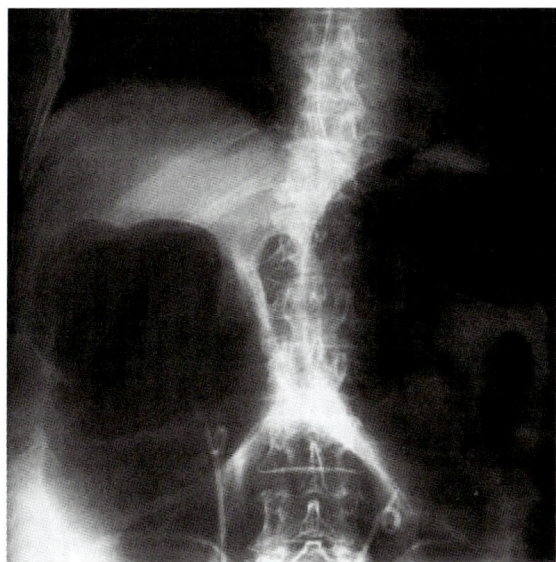

图 21-11　腹部 X 线片显示中毒性巨结肠

四、炎性肠病的内科治疗

UC 和 CD 的内科治疗包括两个阶段,诱导期应用单药或结合控制急性症状的药物治疗。维持期以保持患者病情缓解为目标。

在诱导期间,内科治疗的选择由疾病活性和病灶位置决定,结肠镜可看清病灶的范围和决定治疗的选择,如远端病灶的局部治疗。

治疗 IBD 有不同的方法以测量成功,临床试验一般会使用大量以体征、症状和实验室数据为基础的计分系统(如 CD 活性指数)。临床终点可能是指数数值的下降或临床缓解。最近更多研究应用更多对象和把内镜下缓解作为严格的终点。直观地,这是一个合乎逻辑的目标;如何去理解这常规临床措施是不明的,试验的"成功"可能依靠结果的终点。一般地,即使有最有力的生物学治疗,1 年后临床试验中只有 30% 患者达到缓解。

用于治疗 IBD 的药物可能适于诱导缓解或只有维持病情。最佳的治疗依靠不同药物的好处和风险(表 21-3 和表 21-4)。

(一)轻到中度溃疡性结肠炎

氨基水杨酸盐

自从 1940 年,柳氮磺胺吡啶用于慢性 IBD 的治疗。

柳氮磺胺吡啶有抗炎(5-ASA)和抗菌(磺胺吡啶)两种作用,母药在小肠不被吸收,在结肠,柳氮磺胺吡啶是被细菌偶氮还原酶还原成磺胺吡啶和 5-ASA,5-ASA 决定柳氮磺胺吡啶的效用,然而磺胺吡啶引起很多不良反应。所以,大量 5-ASA 复合物被发展成与柳氮磺胺吡啶相似的效用,但更少的不良反应。

只口服 5-ASA 可于空肠迅速吸收,所以对于结肠病患者应用最少,因此,两种类型的延迟释放成分可克服此不足:偶氮前药中的 5-ASA 连接于无效的载体(如巴柳氮)或另一个 5-ASA 分子(奥柳氮钠),由氨水杨酸延迟-控制-释放(包括安萨科、

表 21-3　诱导治疗用药

药　物	溃疡性结肠炎	Crohn 病
5-氨基水杨酸［口服和（或）局部用药］用于轻度至中度疾病	是	???
布地奈德（口服或局部用药）用于轻度至中度疾病	否	回肠或右侧结肠炎
糖皮质激素（局部用药，口服）用于轻度至中度疾病；（静脉注射）用于重度疾病	是	是
咪唑硫嘌呤或 6-巯嘌呤（口服）用于中度疾病	+/-	+/-
抗-肿瘤坏死因子药物（英利昔单抗,赛妥珠单抗和阿达木单抗）	仅用英利昔单抗	是
环孢素（静脉注射）用于重度疾病	是	否
抗生素	否	克罗恩结肠炎
那他珠单抗	否	是

表 21-4　维持治疗用药

药　物	溃疡性结肠炎	Crohn 病
5-氨基水杨酸（口服）用于轻度疾病	是	???
咪唑硫嘌呤或 6-巯嘌呤（口服）用于中度疾病	是	是
抗-肿瘤坏死因子药物	仅用英利昔单抗	是
甲氨蝶呤	否	是
那他珠单抗	否	是

颇德思安、Liala、Apriso、5-氨基水杨酸）。这些复合物抵抗低 pH 且在较 pH 高值下或以限时方式传送不同的比率 5-ASA 到肠道，更新复合物的效用与柳氮磺胺吡啶相似，但由于其较轻的副作用和剂量增加的好处使其更为常用，有证据可见 4.8g 柳氮磺胺吡啶的中度 UC 反应多于 2.4g，经典治疗（柳氮磺胺吡啶栓药和灌肠剂）在直肠炎和远端结肠炎，对于广泛疾病经典药物和口服药联合比口服单药疗效好。

柳氮磺胺吡啶经常会出现如全身乏力、恶心、腹部不适和头痛，且常与剂量相关。餐后服药或减少剂量可缓解症状。会发生高敏反应包括红疹、发热、粒细胞缺乏症、溶血性贫血、高敏性肺炎、胰腺炎、精子缺乏和肝炎，与剂量无相关性，腹泻是少见的但为较重的不良反应，且难以与潜在结肠炎辨别。

5-ASA 在 IBD 治疗的机制和分子目标仍不是完全清楚的，5-ASA 的抗炎作用多途径机制包括环加氧酶的抑制和脂氧合酶途径，所以可降低前列腺素和白三烯生成，NF-κB 的降解和作为过氧化物酶体增生物激活受体-γ 的配体，在 IBD 中受体被 5-ASA 刺激可能是结肠癌化学预防的作用机制。

对于轻至中度远端 UC 的患者，局部或口服氨基水杨酸盐作为一线药物同样是有效的，对于轻至中度的全结肠炎，单用局部治疗是不足够的。这些患者单独口服柳氮磺胺吡啶或联合灌肠剂。剂量的增加对于中度疾病的患者可能是提高治疗成功的有效策略。

UC 潮红的实质部分和 UC 的医学价值有利于 5-ASA 的不粘连。由于 5-ASA 药物的不粘连是普遍的，故改善粘连的成本-效用策略是需要的。较新的柳氮磺胺吡啶产品（Lialda，Apriso）和修订的老药（Asacol）剂量方案为 1/d 或 2/d。

（二）轻至中度结肠疾病

对于 CD 患者，口服柳氮磺胺吡啶广泛应用于临床实施，尽管对照试验显示与安慰剂比较并无利益，但它常是胃肠科医生的第一治疗选择。柳氮磺胺吡啶对慢性 CD 者最为有利，对于累及结肠的 CD 患者，使用抗生素包括甲硝唑（每天 10～20mg/kg）或环丙沙星（每天 2 次，每次 500mg）是有利的。不过，并没有 UC 使用抗生素的证据。

对于回肠和（或）右结肠疾病患者，可控地释放于回肠的布地奈德（9mg/d）是有效和安全的。

由于肝的首过消除作用，大大限制其在机体的生物可利用率，因此较安全的替代常规皮质类固醇。布地奈德的不良反应与安慰剂相似，不过，当长期使用时,肾上腺皮质轴抑制和其他不良反应可能会出现。随机对照试验也显示布地奈德对右结肠或回肠病患者维持病情十分重要,但在 6 个月后便失去此优势。

(三)中至重度溃疡性结肠炎和克罗恩病

皮质类固醇

皮质类固醇是典型的治疗中至重度暴发性 UC 和 CD 的一线药物,静脉注射皮质类固醇的反应迅速,常于输注的 5d 内发生。

对氨水杨酸耐药的患者的常规治疗是糖皮质激素,这些患者通常以 40~60mg/d 高剂量泼尼松治疗,更高剂量被证明效果不会更好,治疗 IBD 时不应使用巨大剂量类固醇(即>60mg 泼尼松)。有时,对口服类固醇耐药的患者将对静脉治疗反应较好。

当开始用类固醇时,终止治疗以避免长期使用皮质类固醇的明显不良反应是重要的。大约 80% 的 UC 或 CD 患者对皮质类固醇有反应,对于那些耐药的,迅速改变治疗是适当的。

虽然有不同意见,但在加其他药物之前尝试类固醇逐渐减量的策略是合理的。30%~50% 的患者可成功戒断类固醇。

由于症状复发对类固醇耐药或不能减量的患者应该给予其他方案,如免疫调节剂(见中至重度 CD:在诱导和维持期用抗肿瘤坏死因子)。

糖皮质激素的作用机制包括多个活化炎性基因的抑制导致 NF-kB 的降解,炎性细胞因子、黏性分子、白介素、前列腺素和一氧化氮合酶表达的减少,皮质类固醇也引致嗜中性吞噬作用的减少。

虽然历史上类固醇是治疗 IBD 的一线治疗,糖皮质激素的应用更为谨慎,糖皮质激素在 CD 或 UC 的缓解期维持上是无效的。一旦开始了,停用类固醇是困难的。此外,对于炎症使用皮质醇激素的优势抵消了长期使用时潜在的不良反应。这些包括向心性肥胖、满月脸、失眠、痤疮、类固醇诱导的糖耐量异常、精神病、骨质疏松、白内障和增加感染的风险。不良反应是剂量依赖性的并于剂量>40mg 泼尼松时明显出现。然而,即便是很低的剂量,也有严重不良反应发生的情况。肾上腺-垂体轴抑制可于只使用低量 10mg 泼尼松 3 周便出现。所以,确定症状是否由疾病活动引起是必要的,且仍需考虑是否有其他更为合理的治疗方案(框 21-1 和框 21-2)。

框 21-1　类固醇药物使用分歧

内科医师:类固醇药物对炎症性大肠疾病非常有用
- 它们有用!

胃肠病医师:避免使用类固醇药物!
- 并发症
- 熟知的毒性不良反应
  - 影响骨代谢、血糖、血压、易感染
  - 患者关心的问题
    - 满月脸
    - 粉刺
    - 心情
    - 体重和食欲

类固醇药物的停药策略
- 疾病过程的转折
  - 避免延长类固醇用药
  - 单纯与 ASA 保持一致?
  - 计划用免疫调节剂和生物制剂
  - 开始考虑外科手术

提早结束用药
- 容易复发
- 使用更多计量的可的松
- 但是,需澄清的是:
  - 精确描述症状
  - 持续时间
  - 附加因素

框 21-2　糖皮质醇类激素使用指南

1. **使用有效剂量的类固醇类药物**
   低剂量用药可能会使药物需求总量增加且延长达到治疗效果的时间。

2. **药物减量不能太快**
   类固醇减量应该在症状成功缓解并维持数周后开始,快速减量极容易可以导致复发。

3. **避免过度剂量类固醇或延长时间使用**

4. **制定停药计划**
   对于激素依赖性患者减药失败的,要选用节制激素药药如免疫调节制剂、抗肿瘤坏死因子治疗

(四)中至重度 CD:抗肿瘤坏死因子的诱导和维持

抗肿瘤坏死因子单克隆抗体、英夫利昔单抗(Remicade)、阿达木单抗(Humira)和矿泉(Cimzia)对于瘘的中至重度治疗和 CD 缓解的维持是有效的,英夫利昔单抗是单克隆老鼠/人类的嵌合体

免疫球蛋白 G 抗体,阿达木单抗是抗 TNF 重组人免疫球蛋白 G1 单克隆抗体。Certolizumab 是人类单克隆抗体连接聚乙二胺的 Fab 片段,增加了其血浆半衰期和减少给药次数的需要。

在过去 10 年,对于抗 TNF 治疗有一些改变,对于中至重度 CD 病,由于抗 TNF 抗体的发展原有的治疗策略已废弃:抗整联蛋白药物。然后持续生物学治疗伴免疫调节成为标准治疗。然后常规治疗返回持续的抗 TNF 单独治疗;持续的生物学治疗消除了抗体的发展。

最近的研究显示,联合英夫利昔单抗加上硫唑嘌呤治疗比英夫利昔单抗单药治疗更为有效,同时也比单独使用硫唑嘌呤更佳,包括对类固醇无缓解且对氨水杨酸和(或)皮质类固醇的一线治疗耐受的中至重度 CD 患者,一年后不同的优势仍然显著。更多主动性早期治疗(上至下策略)可预防 CD 病的长期并发症。

抗 TNF 治疗的失败是常见的,一些患者永无明显反应(原发性失败),其他的加时也无反应(二次失败),二次失败可能与抗英夫利昔单抗或其他生物产物抗体的发展有关,这些抗体的发展权证了更高剂量的生物制剂或对其他抗 TNF 治疗的改变。

抗 TNF 治疗带有相当的风险,最常见和严重的风险是感染的增加,肺结核和组织胞浆菌病时常被激活,所以,初始的监测和随访是治疗的必要部分,有癌症风险的增加,罕见的淋巴瘤、肝脾的 T 淋巴细胞最近被描述与 CD 的硫唑嘌呤单药治疗或与英夫利昔单抗联合治疗有关,这主要发生于年轻男性和预后较差,额外的不良反应包括输液反应、血清病、狼疮症状、肝功能检查异常、乙型肝炎再激活和心力衰竭。

相比于 CD,对于中至重度 CD 认为只有英夫利昔单抗为有效的治疗(诱导和维持期)。

(五)中至重度 CD:抗整合素药物

那他珠单抗(Tysabri),人类免疫球蛋白 G4 单克隆抗体与 a4 整合再结合,以阻止粘连和后来的白细胞迁移至肠道,可用于 CD 和多发性硬化。它是新型分子成员之一,如选择粘连分子抑制剂,在得到多发性硬化和 CD 药物治疗的患者发生进展性多灶脑白质病(PML)的致死病例报道后,那他珠单抗因安全评价于 2005 年 2 月被市场淘汰。后来在严格限制下那他珠单抗重新被引入,在欧洲该药是不允许的,对于那他珠单抗治疗的患者 PML 的风险大约是 1/1000,发病率或严重的神经后遗症的风险高。

(六)重度和暴发性溃疡性结肠炎

1. 皮质类固醇 高剂量皮质类固醇(40～60mg 泼尼松静脉注射)为暴发性发作患者治疗的选择,并显示降低发病率。如果患者有疗效,通常在 3～5d 转到口服高剂量类固醇并重新使用高剂量氨基水杨酸盐和免疫调节剂(表 21-5)。

表 21-5　类固醇换算表

	近似等效剂量(mg)*	相对抗炎活性	药物持续时间(h)
可的松	25	0.8	8～12
氢化可的松	20	1	8～12
泼尼松	5	4	12～36
氢化泼尼松	5	4	12～36
甲基泼尼松	4	5	12～36
布地奈德†	1.1	4	12～36
地塞米松	0.75	30	36～72

引自 Schimmer BP, Parker, KL: Adrenocotropic hormone; adrenocortical steroids and their synthetic analogs; inhibitors of the synthesis and actions of adrenocortical hormones. In Gilman A, Goodman LS, Lazo JS, Brunton LL, eds: Pharmacological basis of therapeutics, ed 11,2006 New York, 2006, McGraw Hill, Ch.59.

* 等效剂量是针对口服或静脉给药而言,动脉和肌注给药剂量变化较大
† 9mg 布地奈德在回盲部的抗炎活性相当于 40mg 泼尼松,而全身效应只等效于 4mg 泼尼松

2. 肠道休息　肠道休息不再被认为是有利的,有一些证据提议肠内营养为结肠提供丁酸和其他重要营养物质,指出了对于不能维持适当营养需要的患者,可通过元素喂饲或肠外高营养支持的营养支持5～7d,同时营养支持不用于原发性治疗,发热或白细胞增多的患者,应开始用广谱抗生素。

3. 环孢素　环孢素作用为 T 细胞通过钙氮素的抑制介导的选择性抑制免疫反应,被证实对皮质类固醇耐药的 UC 患者是有效的。对于 UC 环孢素的应用备受争议,虽然一些 IBD 治疗中心发现环孢素十分有效,但是人们不愿意用它,因为它有显著的风险和不良反应,长期接受该药治疗的患者不能预防结肠切除。环孢素一般被作为是短期应用过渡到其他治疗,很多患者都于6～12个月后结束而予以结肠切除。如果已经对免疫调节剂反应失败,可过渡至其他治疗。抗 TNF 可能是可选的治疗,有限信息显示这可能是有效的治疗,虽然这些患者可能比那些皮质类固醇研究的病情较轻。

他克莫司与顽固性重度结肠炎的儿童患者的抢救治疗的作用机制相似。

(七)溃疡性结肠炎和 Crohn 病缓解的维持

1. 硫代嘌呤　6-巯嘌呤与其前药硫唑嘌呤是用于缓解 IBD 维持的硫代磲呤抗代谢物质。治疗中起作用主的成分是药物的代谢物,6-硫鸟嘌呤核苷酸(6TG)(图 21-12)。作用机制是嘌呤核糖核酸的重近合成和细胞增生,另一个机制是 T 细胞凋亡依赖性 capsase 的诱导。

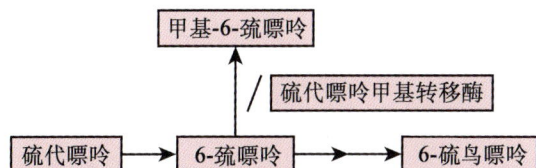

图 21-12　硫唑嘌呤和 6-巯基嘌呤代谢

药物基因组学对于这些药物安全性的选择是重要的,硫代嘌呤甲基转移酶(TPMT)是调节 6TG 代谢产物的关键酶,其决定这些药物的治疗作用和骨髓抑制作用。大约 1/300 的个体缺乏此酶,然而 10/300 是杂合子。所以,了解 TPMT 的酶活性对决定 6-巯嘌呤和(或)硫唑嘌呤的适当剂量是必需的。不过,正常的 TPMT 不能估计骨髓抑制的风险,且监测白细胞计数是必需的,测量 6-巯嘌呤的

药物水平和(或)硫唑嘌呤可能允许药物剂量的调节。

6-巯嘌呤和(或)硫唑嘌呤的不良反应包括骨髓抑制、消化不耐受、感染和胰腺炎,虽然感染的风险不高,但特别是其带状疱疹的风险较高,不良反应的早期出现被显示与 TMPT 的活性水平有关。

与嘌呤类似物相关的淋巴瘤的风险广受议论,但最近研究清楚显示,淋巴组织增生紊乱发展的风险增加,淋巴瘤一般发生于硫代嘌呤治疗 EB 病毒感染时出现。

最近对于 6-巯嘌呤和(或)硫唑嘌呤的应用包括预防硬化、维持治疗、穿孔和术后克罗恩病复发的预防;免疫调节剂防止抗生物物质的抗体,所以可增加其效用和保质期。由于其作用缓慢(8～12周)故不可用于急性病。

2. 甲氨蝶呤　甲氨蝶呤(MTX)是抑制嘌呤和嘧啶合成物的叶酸类似物,其有癌症治疗效用的同时也有其一些毒性,最近研究显示于肠外给予 CD 患者每周 20～25mg MTX 中腺苷诱导的抗炎作用,此剂量毒性作用是较少见的,但也可能发生。用药时应给予叶酸辅助药物,肝纤维化和肝硬化少见且一般见于累积剂量超过 1.5g 时。现时并没有在 UC 上应用的证据。

3. 抗肿瘤坏死因子治疗　抗-TNF 治疗可用于缓解 CD 的维持,生物物质的治疗剂量是具挑战性的,对于这三种可用的抗 TNFs,或许在治疗一年后 1/3 患者可得到缓解,间断治疗常导致失去疗效及增加副作用发生率。所以,决定开始使用生物物质时需明白这将会是长期治疗,虽然病人常会问"多久",但是否应停用生物物质则没有实质证据。如前所述,只有英夫利昔单抗可用于缓解 UC 的维持。

(八)治疗失败的诊断性考虑

发现结肠炎患者合并如艰难梭状芽胞杆菌感染很重要,IBD 病人中艰难梭状芽胞杆菌感染的重要性是逐渐被重视的,最近的研究表明,感染率、发病率、死亡率和健康费用有增加的趋向,因此,最新的指南推广对曾复发的 IBD 患者进行大便艰难梭菌含量测定。

巨细胞病毒是硬化耐受性和复杂性 IBD 的危险因素,作诊断时结肠镜、活检和特别的组织学染色一般是需要的,有时巨细胞病毒的治疗可改善 IBD,但并不常见。

其他腹泻性疾病与 IBD 共存导致症状加重应考虑或排除。

鉴别可能共存的肠易激综合征和 IBD 是重要的,肠易激综合征主要的腹泻症状可能与 IBD 类同,所以,对于治疗失败的,在加用更多侵袭性治疗前,通过直接的内镜,或间接的 C 反应蛋白升高或大便的钙网蛋白/乳铁蛋白升高以发现进行性肠炎。相似地,持续腹痛的炎症应考虑非 IBD 疾病的病因学。

止泻药对于轻度患者的症状缓解是有效的,不过,由于具有突发的中毒性巨结肠风险,故对于急性患者禁忌,尽管治疗直接作用于结肠炎,但这些药尤其利于持续性腹泻并无全身症状的患者。洛哌丁胺比类固醇或免疫调节药可能更简单、更安全。

五、炎性肠病手术:医学展望

手术是治疗 IBD 的重要部分,胃肠学医师、外科医师紧密的工作关系和病人的渴望对于手术治疗的决定十分重要。需要适当的治疗选择和对特殊治疗优点与限制的完全了解,以决定手术的需要和时间。

UC 通过手术治疗本质上是可治愈的,因此对于 UC 手术的决定是等份的,或者行结肠切除术,或者保守治疗。是否行回肠造口术或 J 囊回-肛吻合应由患者和术者一起决定。相比之下,由于手术不能治疗 CD,手术应更集中和目标定向。在大约 10% 病例中,决定结肠炎是 UC 还是 CD 比较困难;对于这些不确定结肠炎的病例手术方法尤其具有挑战性(框 21-3)。

大约 25% UC 患者最后需要结肠切除术,虽然仍有 UC 的急诊手术,但其发生已明显变少了。普遍地,手术的决定应考虑何时内科治疗结束及如何评估 IBD 相关癌症的风险。与手术相比,进一步内科治疗的风险和利益是个体化的,且有时是情绪的过程。不同个体相同的选择可以是十分不同的决定,内科治疗的其中一个误区是患者需延长休学或停止工作,有时它可助于引导患者下决定的时间限制。

长期的患有 IBD 结肠癌的风险增加,包括克罗恩结肠炎和 UC。进展为癌症最重要的危险因素是患病的持续时间、病灶范围和炎症程度。额外的危险因素包括共同存在的原发性硬化胆管炎和非 IBD 结肠癌的家族史。数据显示,长期使用氨水杨酸可作为化学预防,减少发病。

诊断结肠癌后明确需行手术。结肠镜监测后发育异常的发现可出现关于进一步治疗的严重问题。典型腺性息肉的发育异常如无周围发育异常,可适当地行单独息肉切除。一般高级发育异常需要结肠切除术,低级发育异常的问题更大。虽然使癌症风险最小化的保护方法是结肠切除术,其他人争议保守治疗可能是可接受的。

CD 的手术是一个特别的问题,从胃肠科医生的角度来看,必须明确可能的问题和计划解决方法。与 UC 相似,CD 的手术可能是紧急的(对于暴发性疾病、无穿孔和出血)或择期的(对于难治性疾病、发育异常/癌或生长滞后)(框 21-4)。

框 21-3   溃疡性结肠炎手术适应证

急诊手术
暴发性疾病
中毒性巨结肠
穿孔
出血
择期手术
药物治疗效果不佳
不典型增生/癌变
儿童发育迟缓

框 21-4   Crohn 病手术适应证

急诊手术
暴发性疾病
中毒性巨结肠
穿孔
出血
择期手术
肠瘘
狭窄/梗阻
脓肿
小肠或结肠癌变/不典型增生
药物治疗失败
儿童发育迟缓

狭窄和瘘性 CD 带来独特的挑战,临床意义上的狭窄可能是炎性的、纤维变性的、恶性的。狭窄病因学的解密将决定适当的治疗;不过,这可能不是简单的事。内镜或影像学图片可能有帮助,但常需把内科治疗重新分类(如类固醇),对内科治疗反应暗示着原发性炎症;不过,耐受不一定意味着没有炎症,但应把治疗策略转为手术。内镜可达到的浅狭窄,尤其是吻合性狭窄,可能应予气球样扩张。在排除恶性之前,导致高位肠梗阻的狭窄应考虑恶性。

当然,抗生素是对于小囊肿和冷凝液治疗必须的一部分,介入放射科常是腹腔内囊肿引流的首要选择,但这最后可能需要彻底解决的方法,当囊肿是大的、多腔的或与狭窄相关,这就尤其重要。相比之下,肛周囊肿需要手术引流。从医学角度看,在适当的引流建立前应予皮质醇或生物物质。

对瘘的治疗方法主要取决于瘘的类型。抗生素(如甲硝唑或环丙沙星)治疗是初始的策略。生物制剂或免疫调节剂治疗瘘成功后,可以提供患者手术的机会。在麻醉条件下检查或者通过超声内镜、MRI 检查以充分评估肛周疾病的严重程度是非常必要的。对于单纯的瘘管患者,不伴有狭窄和脓肿时,治疗更容易取得成功!

克罗恩病(CD)术后复发

克罗恩病(CD)经节段性切除后,术后的复发率较高,内镜下发现复发先于临床症状的复发。目前还没有明确的方法能防止疾病复发。治疗的方法应该根据病程和疾病严重程度进行个体化的选择。在治疗方法上,有 20 年病史仅需要局部切除纤维狭窄的克罗恩病患者,与需要大范围切除的有穿孔或瘘的克罗恩病患者,有很大不同的。最近的研究表明,英夫利昔单抗能非常有效预防克罗恩病的术后复发,确定性的随机对照试验正在进行。

六、结论

IBD 的内科治疗越来越复杂和困难,临床缓解和内镜下缓解的终极目标很难实现,因此,外科手术在 CD 和 UC 的治疗中还起着关键的作用。胃肠病学专家和外科医师的良好合作能使 IBD 患者获得良好的治愈效果。

第22章

溃疡性结肠炎的外科治疗

著　　者　Robert R. Cima
译校者　梁美霞(译)　王鑫鑫(校)

要点

➤ 急救外科对慢性溃疡性结肠炎(chronic ulcerative colitis,CUC)急性发作的治疗仅限于开腹结肠切除术及末端回肠造口术的哈特曼术式。

➤ 对于某些特殊的被视为顽固性疾病或者发育异常的患者来说,回肠囊袋-肛门吻合术(ileal pouch anal anastomosis,IPAA)是首选术式。

➤ 对于某些特定的患者(高龄、肥胖、基准线失真),治疗 CUC 的首选术式是全结肠及直肠切除、末端回肠造口术。

➤ IPAA 通常为分期手术,即全直结肠切除术、囊袋形成术和近端回肠襻造口术。

➤ IPAA 术后,盆腔败血症是囊袋远期失效最特异性的征兆。

➤ 予行手术的病人中,如果有体重明显减轻、长期服用类固醇类药物或目前正在接受多种免疫抑制药治疗,那么这类病人并不适合直接接受 IPAA 手术,而是应该行全结肠切除、回肠造口术。

➤ IPAA 术式的远期效果非常稳定,而且患者的总体满意度很高。

炎性肠病的总体特征是炎症沿着肠道反复发作,所包含疾病的发病过程通常被定义为 Crohn 病(Crohn disease,CD)和 CUC。虽然种群研究表明遗传和环境因素都与 CD 和 CUC 发病有关,但是这两种疾病的病原学因素还未被确定。CD 和 CUC 二者的发病情形、疾病分布和治疗选择都大不一样,然而,二者在某些病例中很难区分,另外,二者的详细比较已经超出了本章的讨论范围。CUC 是局限在直肠和结肠黏膜层的炎症,这种炎症的典型表现是开始于直肠并向结肠蔓延非固定的距离(图 22-1)。这种疾病的特征是疾病间断恶化导致的慢性黏膜炎症的恶化。少数 CUC 患者最初呈暴发性发病,必须在确诊之前进行紧急干预。

由于在 CUC 患者的治疗过程中,内、外科的干

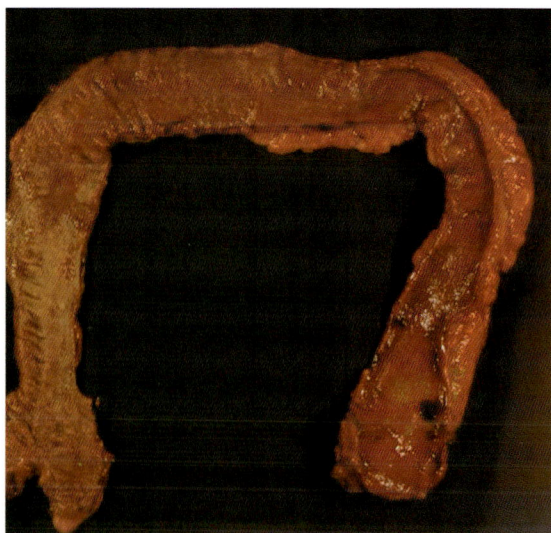

图 22-1　重度慢性溃疡性结肠炎侵及整个结肠

预都不可忽略,所以胃肠内科及胃肠外科医生之间建立密切而有效的工作关系对于患者的医护非常重要,同样的重要性也体现在内、外科医生对所提供的治疗方案的优点及局限性的理解。

一、手术适应证

药物治疗 CUC 的目的不是治愈,而是控制症状。药物治疗包括局部因子治疗,例如 5-乙酰水杨酸化合物;还包括局部及全身应用甾类药物、免疫抑制剂(6-巯嘌呤,aziothioprine);最近以因子为基础的抗体及生物治疗[英夫利昔单抗(IFX)]也加入到药物治疗中。外科手术干预包括通过切除结肠及直肠以治愈肠内病灶、消除或明显降低长期 CUC 患者病变恶化的风险。治疗 CUC 的手术可分为两种:急诊手术及择期手术(表 22-1)。急诊手术的目的是处理 CUC 危及生命的并发症,然而,对于 CUC 患者,直肠切除术或是以恢复健康为目的的手术不应该在紧急状态下进行。另一方面,择期手术是预期性及确定性的治疗。择期手术的适应证范围包括充分内科治疗后疾病仍持续性发作及 CUC 由静止期恶化。CUC 择期手术的适应证包括①药物治疗不能控制症状;②出现与药物不良反应

有关的并发症;③肠道狭窄或梗阻;④小儿生长迟缓;⑤黏膜发育异常及与发育异常有关的疾病、肿块或是恶性肿瘤(表 22-1)。

二、急诊手术

CUC 的急诊手术旨在处理疾病的急性并发症,如不证自明的大量出血、消化道穿孔或是主观可以判断的突发性结肠炎。对突发性 CUC 具体标准的描述在 Truelove 和 Witt(表 22-2)早期经验的基础上已经得以发展。突发性结肠炎的患者在院期间应该被密切监护,如果病情恶化或经过最大程度的药物治疗 2~5d 后仍未见好转,应考虑手术治疗。如果患者确诊或可疑 CUC,而且需急诊手术处理结肠炎的并发症,那么最合适的手术方式为全结肠切除、哈特曼直肠闭合术、布鲁克回肠造瘘术(TAC-BI)。有些患者自身组织质量较差,直肠闭合后,闭合钉之间可能存在漏隙,导致无法形成理想的哈特曼囊,最终可能形成黏液瘘。CUC 患者如果未来不考虑行 IPAA 术式,也应先行 TAC-BI 术式,因为 TAC-BI 术式是一种非常有效的手术方式,它移除了大部分病变组织,使排泄物改道,并保留了大多数患者今后行回肠造口关闭的机会。此种术式的另一个优势是使得患者摆脱药物治疗,不必再为了要经受更高危的治疗过程而去恢复健康。另外,此种术式时间较短,而且技术较简单,并且避免切开骨盆,大大减少手术时间,降低手术复杂度。最终,结肠的病理可以使大多数病例诊断得以明确。TAC-BI 术式的大多数并发症归因于对机体条件较差的患者进行急诊手术。手术风险包括出血、腹腔及切口感染、直肠残端漏及术后小肠梗阻。有些少见的病例由于直肠残端的存在而表现出持续性结肠炎的症状。而直肠便血可以通过栓剂或油剂保留灌肠进行治疗。

表 22-1　慢性溃疡性结肠炎的外科手术适应证

急诊手术	择期手术
大量药物治疗无效的暴发性疾病活动	药物治疗效果不佳的疾病活动
中毒性巨结肠	慢性药物治疗的不良反应引发的并发症
消化道穿孔	肠内发育异常或大范围损伤
消化道出血	肿瘤
	慢性疾病
	小儿患者病灶生长缓慢

表 22-2　慢性溃疡性结肠炎病重程度分级

轻型	重型	暴发型
<4 次排便/d	>6 次排便/d	>10 次排便/d
偶发直肠出血	频繁直肠出血	大量直肠出血
血红蛋白正常	<75% 血红蛋白	极重度贫血/可能需要输血
红细胞沉降率正常	>30 mm/h	>30 mm/h
体温正常	正常或是体温较高	高体温
心率正常	正常或是轻微的心率加快	心动过速

引自"Truelove SC,Witts LJ:Cortisone in ulcerative colitis:preliminary report on therapeutic trial. BMJ 2:375,1954"并做修改

为了提高 CUC 的手术成功率,需要急诊行 TAC-BI 术式时考虑很多技术性问题。在行 IPAA 手术时,最关键的是确保有足够长度且血供良好的回肠形成囊袋,而且最好以最小的张力将回肠置于盆底。回肠末端需被断开,两端分别为近端回肠和回盲瓣。为了保证回肠末端的大多数末梢血管的血供,在分离右半结肠肠系膜时,应紧贴结肠进行操作,这样可以保留由右结肠动脉发出的回结肠动脉。远离腹膜后的小肠系膜应避免过度活动,因为过度活动可能会形成瘢痕或粘连,并限制肠系膜的柔软度及长度。除非要做无张力的回肠造口术,否则应避免回肠的过度活动及牵拉。另外,在关腹之前,强烈建议大量使用防粘连材料,如含透明质酸的酸性物质或甲基纤维素(以透明质酸为主的生物可吸收膜),因为防粘连材料可以使后期的手术操作更容易。

影响患者生活质量及后期手术方式的重要因素是回肠造瘘口的放置及形成。为了避免腹壁上形成额外的瘘口,可在 IPAA 手术中将瘘口的位置用作回肠造口。在腹壁质量较差的位置造口,可能会使造瘘口难以护理,导致不得不关闭腹壁造口,再在腹壁其他地方行造口操作。最理想的是在急诊行 CUC 手术之前,资历较深的肠造口术的医生看过患者并在合适的位置标记回肠造口,而且应该在患者立位、坐位、仰卧位后进行评估,之后在对造口位置进行标记。要使瘘口的位置远离腹壁皱褶或瘢痕。另一个需要考虑的问题是患者穿什么款式的衣服及系腰带的位置。影响造口位置是否合适的因素很多:患者无论处于立位还是坐位,都应该能清楚地看到造口;造口应置于腹部较平坦的地方并远离正中线,在造口周围至少 2in 的地方不应该有腹壁皱褶或外科手术留下的瘢痕;造口不应置于脐水平,因为这个区域的腹壁经常会形成水平的皱褶。如果患者在立位或坐位时不能看到造口,就不能很好地护理造口或假肛袋。如果造口周围有皱褶或瘢痕,那么就可能使得假肛袋不能完全贴合,导致排泄物渗漏,迫使更换假肛袋的次数增加,还会出现假肛袋四周的皮肤破溃,进而导致假肛袋不能很好地附着在皮肤上。对于肥胖的患者,理想的造口的位置应该在上腹象限。在回肠造口术中,虽然造口的位置非常重要,但造口的再造也同等重要。造口应至少高出皮肤水平 2cm,如果造口与皮肤高度一致,则排泄物可能渗到假肛袋与皮肤之间。高出皮肤的假肛可以使得造口与假肛袋紧密贴合,液体的排泄物可以远离造口与假肛袋接口处,并直接流入假肛袋中。此外,造口不应有张力,因为张力可能导致造口回缩,使造口周围产生皱褶,假肛袋则不能很好地贴合皮肤。

三、择期手术

正如表 22-1 所述,择期手术的适应证多种多样。由于 CUC 可能复发,因此早期 CUC 或 CUC 平稳数年后急性加重都是手术的适应证。CUC 限期手术要求完全切除结肠、直肠,甚至在某些情况下要切除肛门。第二种术式是全部直肠及结肠切除、布鲁克回肠造口术(TPC-BI,total proctocolectomy with Brooke ileostomy)和 IPAA。第三种术式不常见:结肠切除术、回肠直肠吻合术,此种术式对患者自身条件要求较高,适合如下患者:患者疾病较平稳并且有造口禁忌(门静脉高压或者腹水);某些患者无法行回肠造口术;患者拒绝永久性造口。TPC-BI 术式包括结肠切除、直肠切除、肛门切除和永久性回肠造口术。这种术式主要应用于老年人,不能耐受多次手术及 IPAA 手术带来的并发症,或者既往有肛周手术史、术前肛门括约肌功能较差而不能行 IPAA 手术的患者。此外,晚期直肠癌是 IPAA 手术的相对禁忌证。术前骨盆区域放疗可能改变括约肌功能,术后放疗可能降低假肛的顺应性,二者都对假肛功能造成负面影响。

(一)回肠囊袋-肛门吻合术

TPC-BI 手术直到 1979-1980 年一直作为 CUC 择期手术的唯一方式。IPAA 手术由于没必要行永久性回肠造口术而被作为修复性手术引进。虽然行 IPAA 手术切除结肠及直肠后将回肠吻合在肛门上会使回肠变成一个储存器,但是这种术式保留了正常的排便路径。在择期手术方式的选择中,IPAA 手术成为直肠与结肠切除最普遍的分期手术方式,一期手术完成近端回肠造口术,8～12 周后行回肠瘘口关闭术(二期手术)。对于一些自身条件较好的患者,IPAA 可作为单期手术。对于某些既往行结肠切除术的患者,一些外科医生提倡改良的分期手术,即 IPAA 术后推迟行回肠造口术,因为这些患者没有活动性疾病,不会再用免疫抑制药物,而且他们营养状况良好。对于 IPAA 手术来说,单期手术与分期手术的相对优劣性及与之相关的风险今后仍会存在长期的争议。

外科医生一般都选择手术前 1 天晚上让患者做肠道准备。在手术室中，手术开始 1h 内静脉给予抗生素。麻醉完成后，使患者处于截石位，这种体位比较容易由腹部或会阴进行手术入路。

无论是开腹手术还是腹腔镜手术，手术过程都是相似的，有以下 4 个步骤：①切除腹腔内结肠；②分离并切除直肠，保留骨盆神经及肛门括约肌；③回肠代结肠；④回肠肛门吻合。传统的开刀手术做腹正中纵向切口，由耻骨联合向头端延伸，切口大小需足以移除结肠。手术开始后必须进行全面探查，以确保进行全结肠切除或 IPAA 手术时没有任何技术或病理方面的禁忌证。手术过程需从腹膜后结肠开始游离整个结肠。大网膜需全部从横结肠分离，如果大网膜条件良好，则需保留。使用直线切割闭合器在靠近回盲连接处的地方将末端回肠与右半结肠断开。紧靠右半结肠分离肠系膜，这样可以确保不损伤回结肠动脉，剩余的结肠系膜可进行常规分离。分离结肠系膜后，患者处于倾斜的特伦德伦伯卧位，这样可以更容易进行直肠分离。对直肠四周进行分离，直至骨盆底。分离直肠时，需注意必须确保小肠有足够的长度可以使回肠囊袋到达盆底并进行吻合。在分离直肠的过程中，操作应小心，避免损伤盆底神经，其次，如果患者为男性，注意保护直肠前方的精囊腺及前列腺，将直肠分离至骨盆底时，使用切割闭合器移除直肠（图 22-2）。

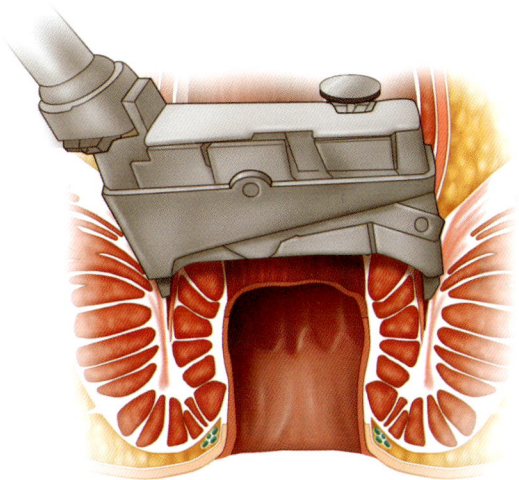

图 22-2　盆底的直肠解剖

移除结肠及直肠后，开始回肠囊袋形成术。需将由腹膜后至胰腺下缘的小肠系膜全部游离。完全分离系膜可以确保回肠囊袋有足够的长度到达盆底。最理想的状态是确保囊袋远端可以超过耻骨联合上缘 3～5cm。通过沿着提供远端小肠血供的血管间断分离脏腹膜可以使得回肠囊袋获得额外的长度。如果需要更长的长度，可以紧靠末端回肠断开回结肠动脉，但要保留近端的分支。从末端回肠远端的 30～35cm 开始再造"J"形储存器，储存器约 15cm 长，如果太长，则可能影响囊袋的排空。储存器的形成需在囊袋尖端激发 2 次 75mm 直线切割闭合器，在闭合器的两肢间形成共同的肠壁（图 22-3 和图 22-4），"J"形囊袋的输出襻就会松弛地连接在小肠的输入襻。

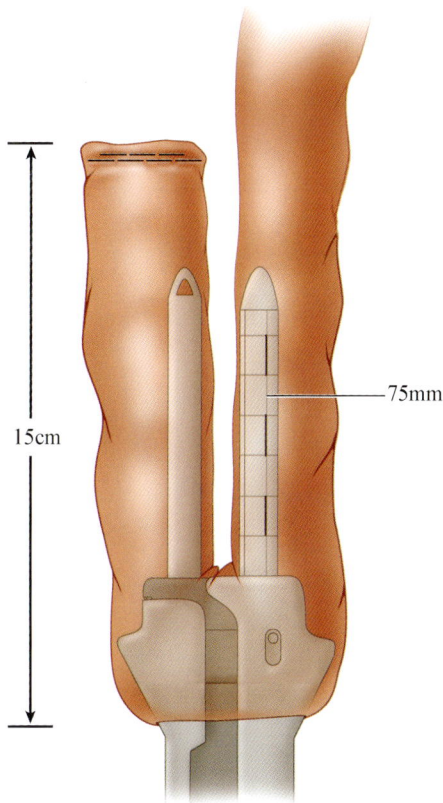

图 22-3　利用直线切割闭合器构造理想的"J"形囊袋

可以使用双重订合技术将囊袋与肛管吻合，在操作中，荷包缝合将环形吻合器的吻合器头固定在囊袋的尖端（图 22-5）。吻合器底座置于肛管中，枪头由闭合的直肠穿出，放置在骨盆底水平，与吻合器头连接并完成吻合，确保肠系膜及囊袋没有扭转（图 22-6）。另外，肛管黏膜切除术后可以对齿状线

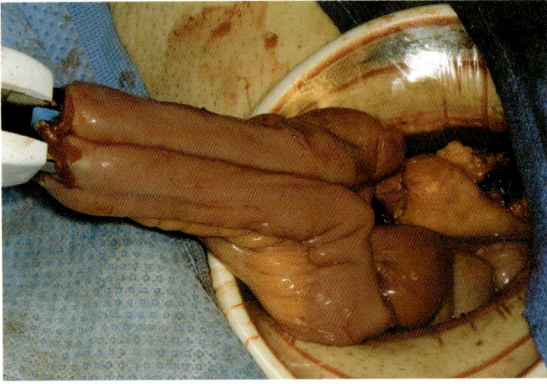

图 22-4　利用直线切割闭合器构造回肠储存器的术
　　　　　中图像(图 22-3)

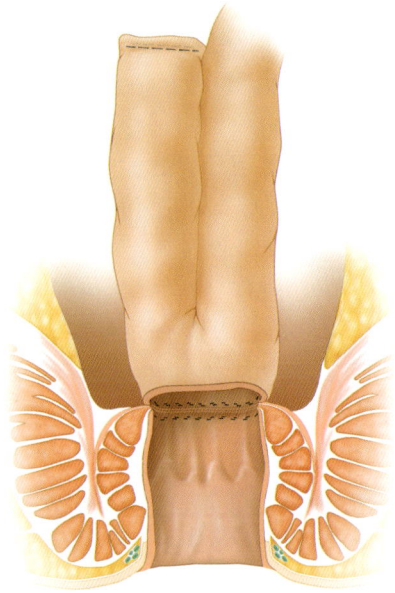

图 22-5　将"J"形囊袋缝合在盆底顶端

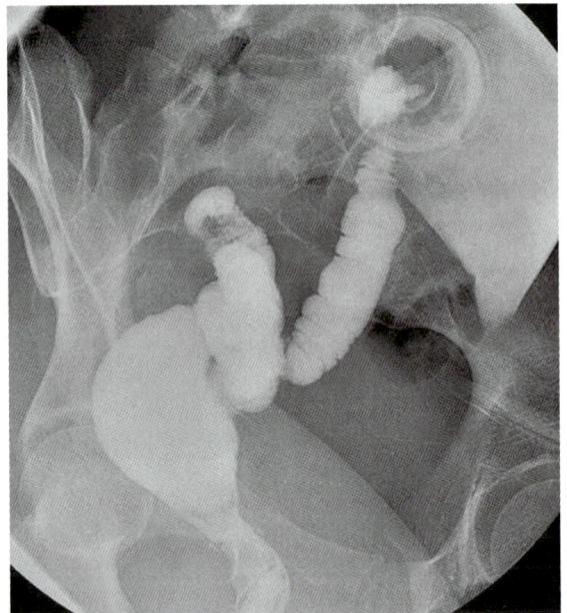

图 22-6　回肠囊袋与肛门完成吻合

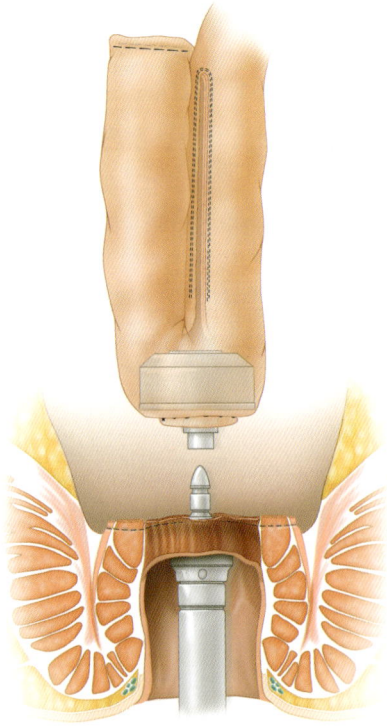

图 22-7　"J"形囊袋行泛影酸钠灌肠的正常显影

行手工缝合。之后,通常要在囊袋后方放置 1 根或 2 根引流管,并由腹壁穿出。对于绝大多数患者来说,近端回肠造口经常置于右下腹。

一期手术后 2~3 个月,患者需行经肛门的泛影酸钠灌肠(或经回肠造口)。如果储存器和吻合口愈合良好且没有渗漏,便可以关闭回肠造口(图 22-7)。如果肛管吻合口有渗漏,则要推迟 3 个月行造口关闭术。通常这些漏口如果较小,那么可以自行愈合,在瘘口关闭之后也不会有任何症状(图 22-8)。

目前,越来越多创伤性极低的方法被应用在开腹结肠切除术及 IPAA 术式中(图 22-9)。大量的研究报道了上述技术方法和结果,与传统手术方法相比,改进的技术具有很多优势:减轻术后疼痛,减少切口感染,减少住院时间。更重要的是,远期功能的恢复与传统手术方法相似。

IPAA 术式是技术性很复杂的手术。如下面口狭窄。在大样本 IPAA 中,报道囊袋渗漏伴发盆腔败血症的发生率在 5%～24%,这个概率不受近端回肠改道的影响。计算机断层摄影(CT,computed tomography)对于骨盆流体汇集和蜂窝织炎的诊断非常有用(图 22-10)。骨盆蜂窝织炎的患者对使用广谱抗生素的保守疗法反应良好,然而盆腔脓肿的患者最好应在 CT 引导下穿刺引流,如果技术允许,可行剖腹引流术。经证实,大多数盆腔败血症的危险因素是长时间、大剂量的应用类固醇药物和术中的生物学治疗。严重的盆腔败血症极少导致术后短时间行囊袋切除。术后囊袋渗漏最主要的后果是功能恢复较差,而且与没有盆腔败血症的患者相比,其囊袋摘除的概率更大。

IPAA 术后最常见的短期及长期并发症是小肠梗阻。Mayo Clinic 报道的一个大样本试验表明:术中小肠梗阻的发病率为 15%,其中 24% 的患者需手术干预,而小肠梗阻最常见的原因是盆腔粘连。在一项回顾性研究中,MacLean 等报道小肠梗阻在 1 年间发病率为 18%,5 年发病率为 27%,10年发病率为 31%。IPAA 的另一个术后常见并发症是囊袋和吻合口形成狭窄,但是狭窄的形成和吻合技术的类型没有很明确的关系。狭窄处可行间断扩张,在术后首次手术扩张后,患者便可自行完成之后的扩张。

IPAA 术后最常见的远期并发症是隐窝炎,但是可能由于其诊断标准不统一,所以被报道的隐窝炎发病率也不一样。这些患者可能存在与早期结肠炎相似的症状:发热,贫血及腹泻导致的脱水,大便失禁也是常见的主诉。目前,还没有非常可靠的术前及术后的危险因素表明最终可能发展为隐窝炎。大多数隐窝炎的患者有间歇性的症状并对治疗反应较快。如果腹泻是唯一的主诉,那么单独使用止泻药即可,更多的患者在行抗生素治疗(甲硝唑 500mg 3/d,环丙沙星 500mg 2/d)后 10～14d 即有反应。一些患者起初行抗生素治疗后病情加重,这种情况需进行后续治疗或长期治疗。极少数的患者存在严重的医学无法解释的隐窝炎,这些患者可能要摘除囊袋。根据 Mayo Clinic 的经验,接受 IPAA 手术 20 年的患者中,10 年内至少出现 1 次隐窝炎的概率为 48%,20 年内的概率升至 78%,在这些隐窝炎的患者中,<5% 的患者发展为慢性隐窝炎,仅有 2% 的患者行囊袋摘除或是永久性的回肠改道。

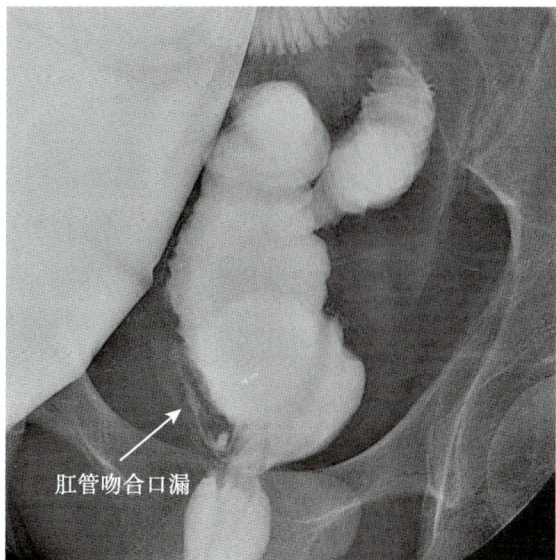

图 22-8　"J"形囊袋吻合口漏

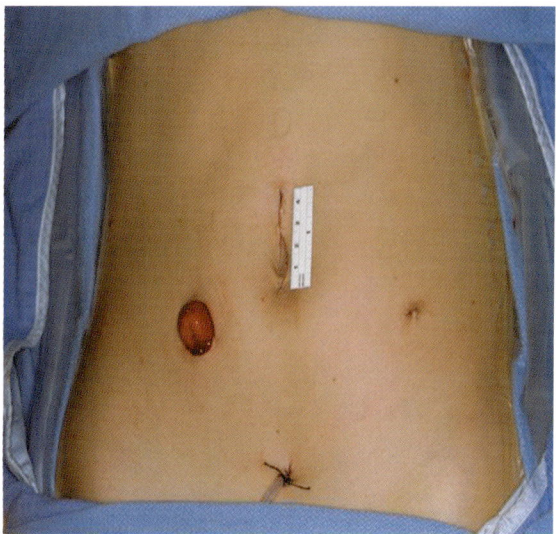

图 22-9　腹腔镜回肠囊袋－肛门吻合术后显像

所说的,术后并发症对囊袋的功能及持久性会产生明显的负面作用。做 IPAA 手术的外科医生在技术方面和围术期管理方面必须经过严格训练并且有丰富的经验。

(二)并发症

多个外科医生和多个中心分别报道了实施 IPAA 术式 30 年的经验,多个报道表明 IPAA 术后并发症发生率及功能恢复的结果基本相似。IPAA 术后并发症的总体发生率在 25%～30%,最普遍的并发症是感染,包括盆腔败血症,小肠梗阻及吻合

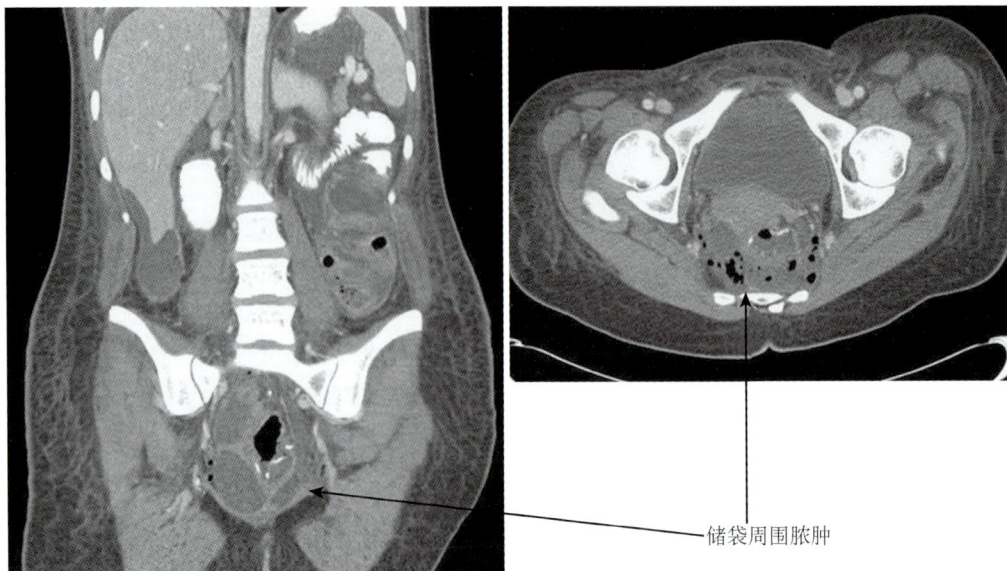

储袋周围脓肿

图 22-10　术后储袋周围的盆腔脓肿

四、功能展望

经报道，大多数接受 IPAA 手术的患者，其功能恢复的结果都比较良好，甚至是极好的。报道功能恢复最常见的结果有日间及夜间的排便频率、便失禁及药物控制肠道活动。大多数 IPAA 术后 1 年内关闭瘘口的患者，平均日间排便 6 次，夜间排便 1 次。Mayo Clinic 报道，79% 的患者在日间可完全控制便失禁，19% 患者间歇性失禁发作，2% 患者频繁发作失禁。在夜间，59% 患者未发生便失禁，然而 49% 的患者偶发失禁，主要是睡眠期间少量粪便流出。回肠造口关闭术后 6 年内，日间平均排便次数减少，但是夜间肠道活动仍未改变，这个模式随着时间的延长而渐渐稳定。

自从大规模开展 IPAA 手术到现在已经 20 多年，近来开始评估此术式的远期持久性。Hahnloser 等报道了接受 IPAA 手术 20 年的患者其储袋情况，幸运的是，即便某些患者在术后出现并发症，但是储袋失败的病例很少，总体的储袋形成的成功率为 92%。常见的储袋失败的原因有储袋功能较差，这可能与术后盆腔败血症、慢性隐窝炎及 CD 诊断不及时有关。

争议

无论 IPAA 手术取得多么丰富的经验，某些领域（技术方面及病人选择方面）仍然有待讨论。

目前，正在最小化外科手术和卫生保健费用的需求，这种情况下，如果同时行储袋形成术及回肠造口术，那么回肠造口术的作用仍旧存在争议。关于 IPAA 的绝大多数文献都涉及实施"保护性"的回肠造口术。关于 IPAA 术式，有些人倡导一次性手术，他们相信这样不会增加盆腔败血症的风险，还能避免回肠造口术之后的不便及二期手术的风险。尽管有限的一次性 IPAA 手术的数据建议某些符合条件的患者可以行这种术式，但是研究者认为一次性 IPAA 手术的并发症的严重程度要比接受"保护性"回肠造口术的患者更高。

另一个多次讨论的问题是怎样手工或是机械吻合储袋和肛管。理论上讲，肛管的黏膜切除术可以去除所有病变的黏膜层，然而，就算完整切除肛管黏膜，还是会在直肠黏膜层中找到小的岛状病灶，它们被埋在直肠肌层和被切断的回肠储袋之间的纤维组织里，这或许可以解释为什么 IPAA 术后肛管内的腺癌仍会发展。在盆底水平双重订合储袋-肛门吻合口，吻合处距肛管黏膜层近端到齿状线水平 1.0～1.5cm。有数据表明，进行双重订合的吻合可以改善患者功能的恢复，并已成为一种趋势，主要是保留小部分的肛管组织，这样可以保存肛管的感觉功能，进而提高肛管的功能。

起初，IPAA 手术只在年轻的 CUC 患者实施，忽视了起始的年龄疾病分布双模态。老年患者（> 50 岁）是新近被诊断 CUC 的增长最迅速的群体，他们也应该是最先被考虑进行手术干预的群体。IPAA 术后的早期结果表明年龄较大的患者（接受

IPAA 手术时已＞45 岁），其功能恢复的结果不是很理想。然而，近期有多中心研究表明，接受 IPAA 手术的患者，即使是 80 多岁的患者，其功能恢复的结果和手术对生活质量的影响之间没有差异。总体上说，高龄并不是 IPAA 手术的绝对禁忌证，如果有些老年人比较健康，且括约肌张力较好，那么这类患者在 IPAA 术后的功能恢复的结果可能较好。

由于大多数被确诊的 CUC 患者都处在青少年时期，因此需特别考虑到药物治疗和手术干预对生育能力的影响，特别是女性患者，近期的调查表明 IPAA 手术对生育力的负面影响很大，评估发现 IPAA 手术使得患者怀孕的概率几乎降低了 50%。由于这些因素的存在，处于生育年龄的女性患者在接受 IPAA 手术之前必须被告知上述风险。打算建立家庭的或是关系稳定欲在几年之内建立家庭的 CUC 的年轻女性，开腹行全结肠切除术和回肠造口术是比较理想的选择。这种术式移除了大部分病灶，而且无需接受药物治疗，还不会影响盆腔神经。在他们成家之后，IPAA 手术已全部完成。如果接受 IPAA 手术的患者怀孕了，其分娩的方式（经阴道或剖宫）取决于产科医生，而无需考虑储袋的存在。行 IPAA 手术的孕妇如有以下情况，建议其最好行剖宫产：臀位胎儿、巨大胎儿、有滞产史或早产及需用器械辅助才可经阴道分娩。由于不确定 IPAA 的孕妇产程持续的时间及中途发生的变化，因此即使是经阴道分娩较安全，许多产科医师仍然建议行剖宫产，目的是为了避免损伤阴道-储袋隔膜和肛门括约肌。

五、生物制品和回肠囊袋-肛门吻合

随着更多更新的治疗 CUC 的生物技术的出现，如 IFX，需要考虑的是这些治疗因子可能会增加术后并发症。Mayo Clinic 首先报道了生物治疗与 IPAA 术后的患者出现负面结果可能有关。一项研究中，47 例 CUC 患者在 IPAA 术前接受 IFX 治疗，254 例患者未接受 IFX 治疗，结果表明接受 IFX 治疗的患者，其术后更可能出现感染并发症及盆腔脓肿。在排除了疾病严重程度及其他药物的影响之后，发现 IFX 仍与回肠囊袋发生相关风险及感染并发症有独立的相关关系。另一项近期的研究使 85 例 CUC 患者术前接受 IFX 治疗，术后这组患者与对照组相比，发现其败血症及晚期并发症的风险都增加了。另外，有调查指出可能由于外科医生比较抵触对术前

行 IFX 治疗的患者实施手术，因此此类患者可能要经受三期的 IPAA 手术。由于回顾性研究的本质和可能存在患者选择偏倚，因此在探索关于 IFX 增加术后感染概率的精确作用的结论时，上述两个研究都限制了研究的力度。这些接受 IFX 治疗的 CUC 患者，很可能病情处于更严重的阶段或是手术时面临更高的风险。因为盆腔败血症导致术后功能恢复较差，而且是导致囊袋摘除的首要因素，所以需要做更多的前瞻性研究用于澄清 IFX 治疗与并发症的相关关系。由于生物治疗对于 IPAA 手术结果可能产生的负面影响还不确定，因此对于接受 IFX 治疗的患者行 TAC-BI 手术是比较合理的选择。

六、自制性回肠造口术

对于某些患者，IPAA 手术是不可行的，此时，大多数外科医生选择永久性布鲁克回肠造口术。然而，布鲁克回肠造口术最主要的缺点是不可自行控制造瘘口排便。Nils Kock 设计了一种腹内的带有乳头状活瓣的回肠囊袋，囊袋可以储存肠内容物，直到自发性通过乳头状活瓣经宽大柔软的导管排空，1d 内可排空数次（图 22-11）。可控性回肠囊

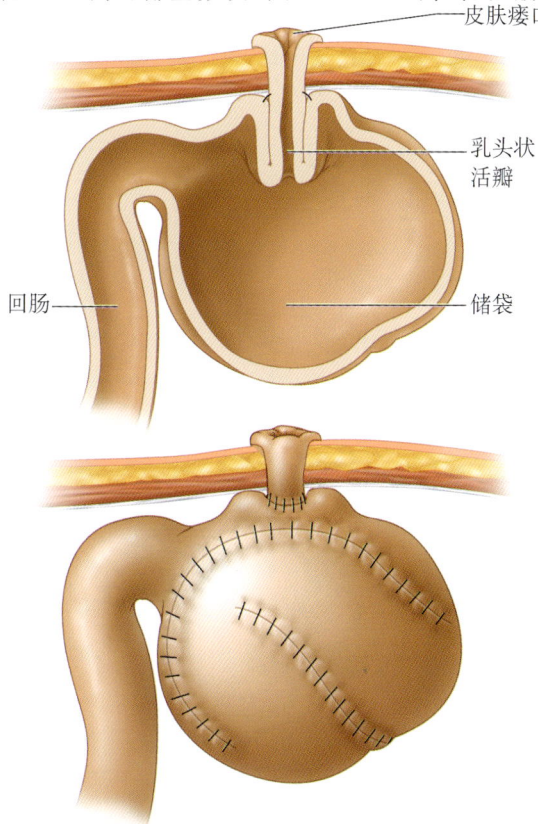

图 22-11　自制性回肠造口术（可控性回肠造口术）的外科形成术

袋早期的结果较好,然而,乳头状活瓣有时会失效,经常从囊袋中脱出,导致排出口梗阻或是失禁。目前在一定程度上对活瓣构造进行改造,并在特定医疗中心的有限的患者中显现出较好的长期疗效,这几个医疗中心正在继续实施自制性回肠造口术。但是这种术式依然带来很多长期的护理问题。Wasmuth 报道过行此种标准手术 14 年间再次手术的概率为 50%。虽然需要外科修补手术,但是接受自制性回肠造口术的大多数患者对囊袋的功能还是比较满意的。近期的一个研究对接受标准回肠造口术、回肠囊袋形成术及自制性回肠造口术患者的生活质量进行比较,发现接受自制性回肠造口术的患者,其生活质量比起常规回肠造口术和 IPAA 手术的患者,不算好也不算坏。由于 IPAA 手术已被广泛接受,因此已经很少做常规的回肠造口术,但是一些中心的某些对常规造口术经验丰富的医生会实施此种术式。特别需要指出,如果一个中心只做自制性回肠造口术,那么这种做法应该停止。

七、结论

对 CUC 患者实施外科手术可以治愈肠内病变。对于某些患者,IPAA 手术为首选术式。IPAA 手术不仅移除全部病变器官,而且无需行永久性回肠造口术,另外,其功能恢复的结果非常一致,具有持久性,患者满意度也极高。幸运的是囊袋移除率极低,92% 的囊袋在后来的 20 年里依然保持原位。基于 IPAA 手术的最小创伤性的方法使患者更加受益。当代医学基于生育力方面的考虑影响着 IPAA 的手术结果,同样也影响着 IPAA 手术,现在我们对这个观点有了更深的理解,证明我们对疾病和外科治疗的理解继续进步着。

第 23 章

克罗恩病的外科治疗

著　者　Scott A. Strong

译校者　夏启俊(译)　王鑫鑫(校)

要点

➤ 克罗恩病(Crohn 病)由众多遗传及环境因素所致,患者体内的异常免疫应答引起特定部位的特征性病变。

➤ 克罗恩病的诊断标准包括临床表现、血清学改变、影像学改变、内镜检查、组织病理学以及手术所见等。

➤ 需手术治疗的患者包括急性并发症(如出血、穿孔、重型结肠炎等)、慢性并发症(如肠外表现、生长发育延迟、肿瘤形成等)以及内科治疗无效者。

➤ 手术方式无论是单纯的旁路手术、病变部位切除术、狭窄区成形术,还是上述术式的综合运用,应取决于疾病的发病时间、解剖结构的改变、克罗恩病特征性的病变行为,并必须根据术中所见进行调整。

➤ 克罗恩病具有容易复发的特征,术中应尽量节约肠道;术后如具有任何适当的时机,则需行药物预防性治疗。

克罗恩病是一个可潜在影响整个肠道的慢性炎症性疾病。遗传性克罗恩病易感者暴露于触发或始动因素后,可引起以肠道免疫系统调节异常为特征的一系列级联性事件。尽管加深了对疾病症候的认识,改进了诊断方法,提高了药物治疗的效果,手术仍是克罗恩病患者的最后选择。手术方案的制订应基于多种因素,包括患者年龄、病变部位、疾病表现、各种混杂因素以及术中所见。外科医生的手术方式以及内科医生的术后药物预防性治疗都应考虑到克罗恩病易复发这一特点。

一、流行病学

克罗恩病发病率及患病率在世界范围内均呈上升趋势,在欧洲则呈现明显的大范围的由北向南的梯度变化。发病率最高的地区特征性地位于加拿大、法国、荷兰、新西兰、斯堪的纳维亚半岛以及苏格兰,富裕和工业化同病区有明显的相关性,但当前的证据并不能解释其原因。

在美国,<20 岁和>20 岁的人群中克罗恩病患病率根据最近的报道分别为 43/10 万及 201/10 万。儿科患者中以男性常见,而成年患者中则以女性为常见。美国南方的患病率明显降低,但这种地理性差异比加拿大和欧洲所报道的要小。

尽管大部分克罗恩病患者在 30 岁之前出现症状,但本病仍呈现年龄双峰分布,第一峰在 15—30 岁,第二峰在 60—80 岁。较之非洲裔美国人、亚裔人、西班牙裔人,本病在白种人中更为常见。在欧洲、南非和美国的犹太人种群中,克罗恩病患病率比其他的人种群要高出 2~4 倍。

二、病因学

克罗恩病的发展可能源于以下因素的综合,包括患者自身遗传因素、环境触发因素以及异常的免疫应答。

(一)遗传因素

最近出版了一项针对 Crohn 病患者的 8 个全基因组相关研究的评估,在该项评估中确认了几个可以影响 Crohn 病易感性的基因。此外,采用 Meta 分析的方法也鉴定出另外 20～30 个基因。而这些可能涉及 Crohn 病的基因,大部分可以从某些特殊的生物通道或生物功能中分离出来。其中,两个特殊的通道引起了较多的关注:其一为细胞自噬通道,该通道参入细胞内细胞器及长寿命蛋白质的循环回收利用,还在组织自稳态的维持及胞内细菌处理的过程中起重要作用;其二为白介素-23(IL-23)/辅助性 T17 细胞(Th-17)通道,IL-23 刺激 Th17 细胞产生 IL-17 和其他参加肠道炎症反应的前炎症性细胞因子。

(二)环境触发因素

对 Crohn 病的环境触发因素的研究是基于临床、流行病学和实验研究的基础之上而形成的,Crohn 病病因学中关于环境因素有三个假说,即卫生保健因素假说、感染假说和冷链假说。卫生保健因素假说认为人体是一个生态系统,而微生物可直接栖息于人体中或与人体直接接触的环境中,这些微生物数量和种类的减少破坏了这个生态系统,而人体则不能从基因及遗传方面适应这种急速的环境改变,其结果为免疫系统紊乱和自身免疫系统疾病的增多。感染假说认为,特定的微生物和生物群落将人体的免疫系统转变成自我破坏状态,或者持续的感染状态将人体的免疫系统保持在自我破坏状态。冷链假说认为,克罗恩病是因为婴幼儿期接触嗜冷细菌所引起,这些嗜冷菌属如耶尔森菌属、李斯特菌属等均可在冰箱温度下生存。

吸烟也理所当然地被认为是一个潜在的 Crohn 病触发因素,但其他的许多环境因素如饮食、药物、感染性病原体、毒品、社会状态及压力等在 Crohn 病的发病机制中的作用仍然不清楚。在这些因素中,抗生素、避孕药和特定的微生物或许有潜在的触发 Crohn 病作用。

(三)免疫反应异常

正常的肠道具有对肠腔中非致病菌免疫抑制或免疫耐受的免疫学特征,这些非病原菌包括共生菌群和饮食中细菌抗原。相反的是,克罗恩病患者的这种免疫状态呈损害和缺失状态,因为介导免疫

耐受或控制免疫反应的调节细胞被无效激活并维持在无效激活状态;这些细胞可引起炎症反应,但这些细胞本身和其产物对其他局部细胞群的效应导致了克罗恩病临床表现;这种异常调节的免疫反应所涉及的特定途径决定了克罗恩病的特殊表现。愈来愈多的证据表明,在克罗恩病的药物治疗过程中或其自然病程中,炎症介导因子是随时间而转变的。

总之,遗传易感者可能患 Crohn 病,是因其暴露于环境触发因素中,这些触发因素对正常人无害,却可导致易感者异常的免疫反应,随后引发了持续性、侵袭性及终身渐进性药物抵抗的炎症反应。

三、分类

对 Crohn 病最早的分类见于 1975 年,但由于其不准确性,随后世界胃肠病学大会工作组制定了维也纳分类及其修订版蒙特利尔分类。维也纳方案设计了一个简单的前瞻性表型分类系统,该系统基于客观的和可重复的临床变量,包括确诊年龄、病变的解剖位置和临床表现。不幸的是,临床学家们却只勉强同意采用维也纳分类标准中的表型来进行临床对照试验。因此,蒙特利尔分类对每个变量均进行了修订,但上述的三个变量范畴却没有改变(表 23-1)。

表 23-1　蒙特利尔 Crohn 病分类方案

变量	蒙特利尔分类
确诊年龄	A1:≤16 岁
	A2:17－40 岁
	A3:>40 岁
部位	L1:回肠
	L2:结肠
	L3:回结肠
	L4:独立的上消化道*
行为	B1:无狭窄,无穿孔
	B2:有狭窄
	B3:有穿孔
	P:肛周病变†

*当有并存的上消化道病变时,L4 可以作为修饰诊断加于 L1、L2、或 L3 之上

†P 当有并存的肛周病变时,P 可以作为修饰诊断加于 B1、B2、或 B3 之上

新的分类标准专门为早期发作的病人建立了子分类,因为多个研究证实早期克罗恩病患者具有

独特的基因型和血清型。

关于 Crohn 病病变部位的描述,上消化道病变的描述现在可以被单独采用,或作为回肠病变、结肠病变和回结肠病变这 3 个亚型的补充描述,因为上消化道病变常并存于多种远端肠道的病变。回肠病变限于包含远端 1/3 的小肠,包括或不包括盲肠。结肠病变同其他疾病的描述一致,指位于盲肠和直肠之间的肠道病变,但不包括回肠病变。回结肠病变指病变位于末端回肠和结肠,尤指位于盲肠和直肠之间的病变。上消化道病变指邻近末端回肠的任何病变。

对 Crohn 病的行为,这个变量的描述已发生改变,因为一些研究者认为肛周病变并非专门的同肠道病变联系在一起,因此肛周病变应单独建立一个亚型。

维也纳分类初期应用于临床实践显示,某些病人的表现型是随着时间而进展的。特殊的是 80% 炎症性病变的病人最终均表现出狭窄和穿孔,但只有 15% 的病人发生了病变解剖位置的改变。尽管蒙特利尔方案在某些方面有希望提高其预测性,但由于疾病的异质性和方案的缺陷性,其他分类系统能否成功仍然是一个不确定的问题。随着对克罗恩病基因图谱了解的加深,一个结合基因型和表现型特性的分类系统必将出现。

四、症状

Crohn 病患者症状的变化取决于众多的影响因素,如解剖位置和疾病行为。最常表现出的症状是慢性腹泻,其与自限性感染性腹泻的区别是大便性状一致性的改变持续 6 周以上。腹痛及体重减轻分别见于大约 70% 的确诊病人及 60% 未确诊的病人。40%~50% 的回结肠及结肠病变型的患者大便中会出现血液和黏液,但对于回肠和单独的上消化道病变者,血便和黏液便的症状并不常见。最常见的肠外表现常伴随着结肠病变而出现,这些肠外表现包括肌肉骨骼系统的轴向和周边关节的炎症,其他的肠外表现包括眼、肝脏及皮肤的病变亦较常见,并且这些肠外表现的进程不一定与其肠道病变相一致。

五、诊断

Crohn 病的初始诊断应基于对临床表现、实验室检查、影像学检查、内镜检查和病理学检查的综合,而不是基于某项单独的诊断性试验。因此,当前的观点是 Crohn 病的诊断应该建立在对于上述

手段的微观和宏观标准的有机结合之上。

随着治疗手段的改进,当前的内科医师和外科医师已能有效医治几乎所有种类的 Crohn 病,但这取决于临床医师对 Crohn 病的本质及范畴认识的能力。因此,对 Crohn 病的调查研究不仅是要对其做出正确的诊断,并且要准确地评估其病变范围、疾病行为以及病变的严重程度。在某些特殊的情况之下,此点尤其重要,比如结肠型 Crohn 病及溃疡性结肠炎的区分,炎症性狭窄及纤维化性缩窄的区分,腹腔脓肿及蜂窝织炎的区分,复杂瘘管和单纯瘘管的区分。

详细的病史及完善的体格检查可以确诊 Crohn 病,但实验室检查可以明确病人有无其他并发症(如贫血、炎症、营养不良等),或监测对治疗的反应。在全血计数中,贫血和血小板增多症最为常见,C 反应蛋白和红细胞沉降率是急性期炎症反应的实验室指标。CRP 被广泛地作为疾病严重程度评估的标准指标,同时因 C 反应蛋白的血浆半衰期为 19h,因此 CRP 水平被用来评测炎症反应的一系列改变。ESR 在评测肠道炎症方面其准确性稍差,因为其同时反映血浆蛋白浓度及血细胞比容的变化。尽管 ESR 水平同克罗恩病的活动相一致,但却能更好地反映回肠型克罗恩病,而不是结肠型克罗恩病。

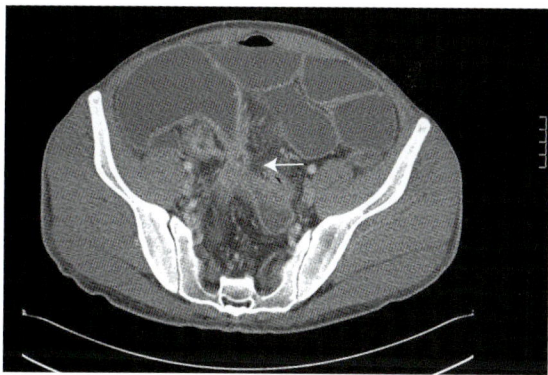

图 23-1　CT 肠造影显示回肠狭窄及回结肠瘘(箭头所示),并导致上游小肠扩张

随着 CT 小肠造影及肠动描记法的出现,影像学在应用研究方面取得了巨大进展。CT 小肠造影及肠动描记法不同于标准的腹部和盆腔 CT 影像,它是通过将膨胀肠腔与正常状态的肠腔作对比,应用更小扫描层距及重建间隔的多排螺旋 CT,采用注射静脉造影剂后延迟期扫描等方法及手段来优化肠壁增强图像(图 23-1 和图 23-2)。CT 小肠造

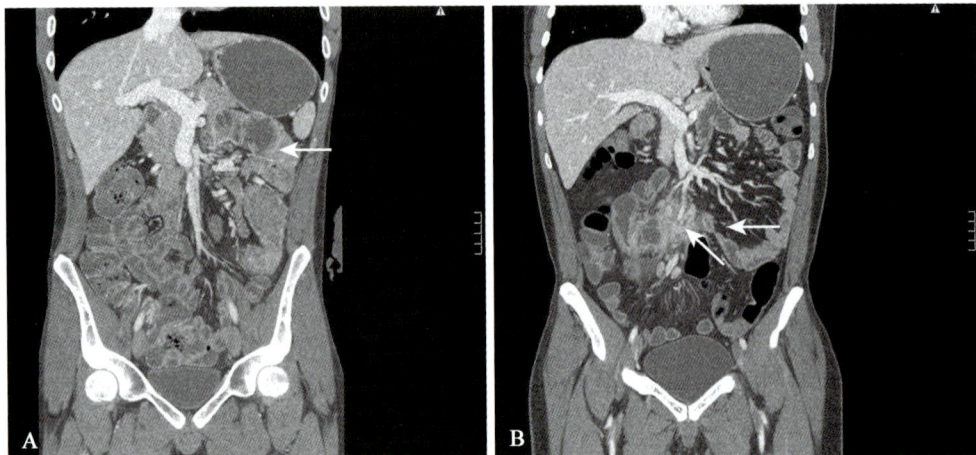

图 23-2　A. CT 肠造影显示脾曲及近端降结肠肠壁增厚及强化增强(箭头所示);B. CT 肠造影显示近端回肠狭窄性病变及中心肠系膜蜂窝织炎

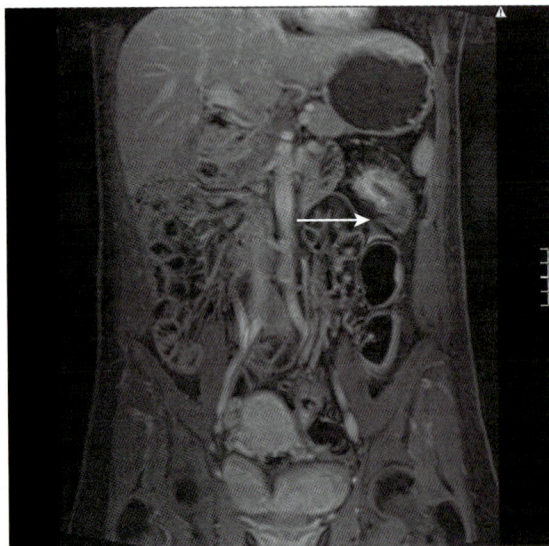

图 23-3　MRI 肠造影显示左上象限回结肠解剖区的小肠壁增厚及异常强化(箭头所示)

影及肠动描记法将会在很大的程度上取代钡灌肠造影,因其具有更敏感,对盆腔内肠管有更佳的视觉效果等特点。对比增强磁共振成像,小肠造影及肠动描记法同样能准确显示早期克罗恩病小肠壁的变化,并且可以提供与 CT 小肠造影及肠动描记法一样的图像,但却避免了 CT 电离辐射的弊端(图 23-3)。在影像学取得巨大进步的同时,内镜技术也从上消化道及回结肠内镜进步到胶囊内镜及双气囊小肠镜,这些技术可以取得更佳的小肠显像。

小肠黏膜活检可以部分地取得微观特征,但如需完整的评测,还是需要手术标本。克罗恩病的诊断依赖于典型的非连续性小肠肉芽肿性炎症表现。欧洲克罗恩病和结肠炎协会最近提出了一份共识,其详细地列举了基于内镜活检及手术标本之上的克罗恩病组织学诊断的微观特征。

六、自然病史

克罗恩病患者在最初的病史陈述中并无肠道狭窄及穿孔的表现,此特性在回肠型、结肠型及回结肠型均同样呈现。随着病程的进展,尽管其病变部位相对稳定,但其疾病行为却表现出可进展成狭窄和穿孔的特性。

当前对克罗恩病的药物治疗是以广泛的应用免疫调节剂及生物制剂为特点,药物治疗后只有1%的病人有持续的活动性病变,10%的病人可以获得长期的缓解,3年内确诊者有50%获得1年的缓解,而在此之前,只有实施手术治疗才能达到缓解。将近有1/2的患者在其疾病进程中的某段时间曾给予激素治疗;在实施激素治疗的患者中,对激素无应答者、对激素持续应答者及激素依赖性应答者各占20%、33%和33%,并且有33%的患者尽管给予了激素治疗仍需手术处理。确诊10年以上者其累积手术风险为40%~55%;确诊5年、10年及15年的患者在第一次手术后再次手术的风险为16%、28%和35%。这些手术风险由基因因素、病变因素(如病变部位及行为等)及环境影响因素(如吸烟)决定。随着新的诊断方法和药物治疗的应用,尽管其长期效应尚不明确,但在转入慢性状态之前,病人有希望获得确诊和病情控制,而慢性状态可导致疗效下降和早期复发。

在随机的克罗恩病患者人群中,其总体病死率较低,但较正常人群仍然是相当高的,尤其是克罗恩病患者的癌症死亡风险显著上升,特别是肺癌。此外,在克罗恩病患者中慢性阻塞性肺病、上消化道疾病及泌尿系疾病更是死亡的常见原因。

七、手术指征

Crohn 病的手术指征可分 3 大类:急性并发症、慢性并发症及内科治疗失败者(框 23-1)。

框 23-1　Crohn 病手术指征

急性并发症
出血
穿孔
重型结肠炎
慢性并发症
肠外表现
生长发育延迟
肿瘤形成
内科治疗失败
药物无反应
药物反应不全
药物相关并发症
药物治疗无依从性

(一)出血

Crohn 病患者发生出血的并发症相对较少,但却潜在地威胁生命安全。与 Crohn 病病变侵袭无关的,如消化性溃疡和胃炎等疾病,常导致胃及十二指肠出血,而这也是导致消化道出血的常见原因。因此,当消化道出血时常留置鼻胃管以观察有无胆汁反流及血性抽出液,但即使有上述表现,也需行食管胃十二指肠镜检查,以排除与克罗恩病无关的诱发上消化道出血的原因。

对于 Crohn 病并发出血的处理原则是评估出血的严重程度、明确有无活动性出血以及再次出血的风险。在为出血病人制订治疗方案时必须先给予液体复苏、纠正贫血、纠正异常的凝血状况、准确定位出血部位等措施。

对于稳定的回结肠型和结肠型 Crohn 病并发

出血者,最合适的办法是行内镜检查,既可确定出血部位,亦可给予即时治疗措施。但在不明情况的结肠型克罗恩病合并出血者,盲目地行结肠镜检查是应当阻止的行为,因为在这种情况下,出血意味着严重的活动性结肠炎,而无论内镜检查结果如何,结肠切除术加回肠造口术是首选的方法。

出血患者应给予持续的液体复苏以维持血流动力学的稳定,高度怀疑有小肠活动性出血者应给予肠系膜血管造影术以准确定位出血位置,给予超选择血管栓塞术以控制出血;如果能够定位出血部位但不能控制出血,则将导管留置,行术中血管造影以指导精确的小肠切除术。

下列情况存在手术指征:血流动力学不能稳定者;输入 6U 压缩红细胞后出血继续者;出血复发者;合并其他手术指征者。持续的活动性出血常给予肠管切除术加或不加肠吻合术,行术中小肠镜或内镜可使术中出现较少的突发状况,使手术治疗更平稳地进行。

(二)穿孔

非局限性小肠穿孔并不常见,常发生在邻近狭窄的部位,应尽量避免行单纯的穿孔修补术或局部肠管切除加无改道的肠吻合术等术式,尤其是在合并治疗延误、营养不良、严重的败血症以及伴随其他严重疾病的情况下。肠切除加近端肠道襻式造口术或改道吻合术较适合上述情况,单纯穿孔修补术的死亡率为 41%,而肠切除加造口术的死亡率只有 4%。结肠穿孔的发生更为少见,因为结肠穿孔常合并严重的结肠炎及大剂量应用激素,全结肠切除或结肠大部切除术才是更佳的术式。

(三)重型结肠炎

结肠型 Crohn 病患者重型或暴发型结肠炎发病率分别为 4% 和 6%,为致死性并发症,尤其是伴巨结肠症者。重型结肠炎的定义为每日 6 次或 6 次以上的大便次数,外加下列全身性毒性症状之一:贫血(<10.5 g/dl);ESR 上升(>30 mm/h);发热(>37.5℃);心动过速(90/min)。中毒性巨结肠症为重型结肠炎的极端表现形式,其正式定义为:全部或节段性非梗阻性结肠扩张(>5.5 cm),伴随全身性中毒表现(图 23-4 和图 23-5)。因应用大剂量皮质醇、免疫调节剂和生物制剂常导致患者结肠炎严重程度评估的延误,而采用这种标准有助于这类患者的诊断及治疗。

重型结肠炎首要的处理为纠正患者生理状态

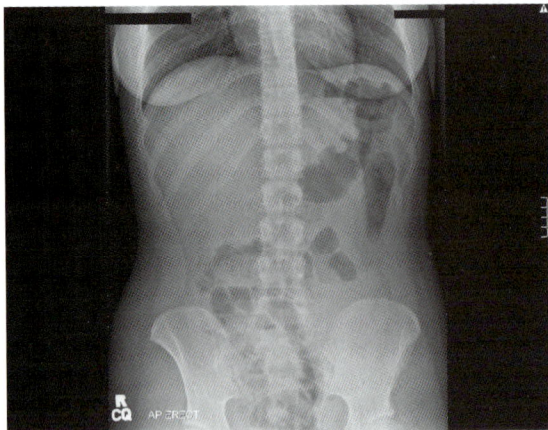

图 23-4 中毒性结肠炎并脾曲指压征及降结肠失去袋状特征

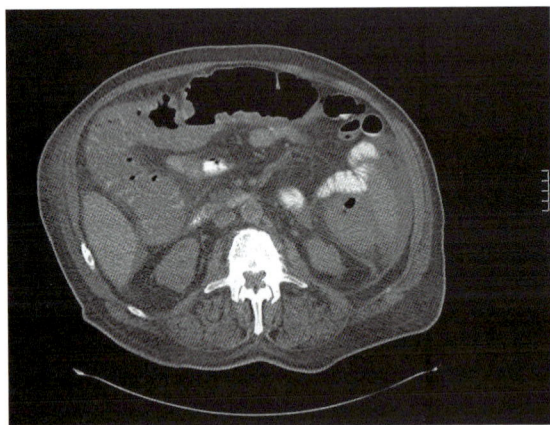

图 23-5 CT 图像:中毒性结肠炎并标记性肠壁增厚及周边炎症性改变

的紊乱,措施包括静脉输液、纠正电解质失衡、输注必要的血液制品等。急诊手术指征有:开放性穿孔、持续加重的结肠扩张、大出血、腹膜炎、脓毒性休克。如缺乏上述表现,必须行粪便检查以排除常规病原体及梭状芽胞杆菌感染,此两者亦是暴发的诱因。应用少量灌气轻柔的肠镜检查可以确定病变的严重程度,并有可能预测对治疗的反应。谨慎的内镜活检术及血液学检查可以排除结肠炎的常见原因——巨细胞病毒感染。

无急诊手术指征的患者,其内科治疗首先给予静脉内注射大剂量皮质醇、免疫调节剂和(或)生物制剂;给予直接作用于结肠普通菌群的广谱抗生素,可以最大限度地减少并发于微穿孔及透壁性炎症所致的败血症的风险;避免使用抗胆碱能药物、

止泻药及麻醉镇静药,因这些药物可进一步减慢结肠运动并掩盖症状。其次应给予这些患者一系列的检查及腹部 X 线片。在治疗 24～72h 后有任何病程恶化的征象,应给予手术干预。穿孔出现之前的早期手术通常可以避免多器官功能障碍综合征的发生,可降低手术死亡率 2%～8%,而穿孔后手术的死亡率为 40%。

如常规治疗 3～5d 后患者病情改善不明显,可以考虑改变内科治疗的方式,或建议手术。临床医生应坦白告知患者内科治疗及手术治疗的风险及利益,内科治疗有治疗失败及严重机会性感染的风险,而外科治疗有手术并发症及终身回肠造口的风险,这两者之间应仔细权衡,特别是在缺乏应用环孢素、他克莫司、英利昔单抗及阿达木单抗的临床对照实验数据的情况之下。如选择内科治疗,患者在 5～7d 无反应的应考虑予以手术,对治疗有反应者应密切监测以防复发及感染。

克罗恩病合并重型结肠炎患者的首选手术方式包括:腹部结肠全或次全切除术加末端回肠造口术;全直肠结肠切除术加末端回肠造口术;回肠襻造口术及减压性襻式结肠造口术。在这些术式中,腹部结肠全或次全切除术加末端回肠造口术得到广泛的应用。

开放性腹部结肠全或次全切除加末端回肠造口术(图 23-6A)选择腹正中切口,保证足够的切口长度以安全松解易碎的全部结肠,通常情况下并不解剖分离主要的肠系膜血管,近回盲瓣处离断小肠;保留网膜具有相当的术后小肠梗阻的风险,但却降低术后腹腔内败血症的发生率;无论如何,黏附于结肠之上的网膜应完整保留,否则隐匿性微小穿孔及脓肿将会显露出来;尽管在离断肠系膜、末端回肠及远端小肠之前应完全游离结肠及远端小肠,但在结肠特别松脆,游离结肠将冒穿孔及粪便溢出的风险的情况下,尤其是在游离病变的结肠脾曲时,逆行上述程序或许是更好的选择。结肠切除之后即行经右侧腹直肌的回肠造口术,造口处肠管外翻的方式较为成形,其直径<2.5 cm,凸起>2cm;如有任何可能同病情相关,需要进一步切除肠管的情况存在,那么在关腹之前,造口应完全设计成形。小肠系膜应固定于前腹壁之上以避免内疝发生,尤其是需要永久造口者。

依照临床情况,远端肠管的处理可采用下列方式之一:肠管切除后在结肠带汇入直肠处下方行

Hartmann's 术式关闭肠管(图 23-6A),但有争论认为此方式可造成盆腔再手术困难度增大,并且有盆腔脓肿的风险;远端乙状结肠可以切除或关闭,或将其置于切口下部,并固定于盆筋膜水平之上;如此,该部位处肠管闭合口裂开后将会形成黏液瘘而不是盆腔脓肿;选用上述任一术式,在术后早期恢复肛管使用将减少闭合口破裂的发生。在某些

情况下结肠太脆而无法关闭,此时最好选用初期或延迟黏液造口;将肠管置入切口下方,如此,距离回肠造口处将有足够的距离,以避免两个粪袋在吸盘处重叠(图 23-6B)。延迟黏膜造口是将远端结肠拖出腹外,高于皮肤水平 5cm,并包裹纱布;此突出部在 1 周后于平齐皮肤处切除,此时肠管会稳固地黏附于腹壁之上,如此则形成初期及二期黏膜口。

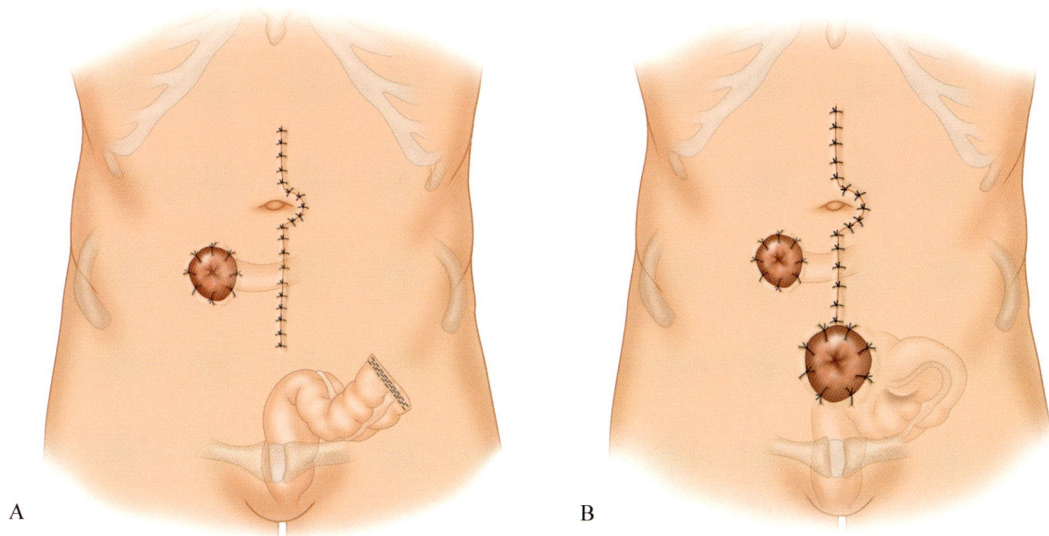

图 23-6 A. 结肠全/次全切除加末端回肠造口及关闭的直肠乙状结肠残端(左);B. 黏液瘘构建(右)

对于重型结肠炎者,腹腔镜切除是较为理想的术式,因为此类患者通常较为年轻并更关注体形。有多种腔镜技术可以选择,包括:全腹腔镜技术、腹腔镜辅助技术、手助腹腔镜技术,此三种技术基本相似,均需在腹腔镜下游离肠道,其不同点是离断血管的方式。完全腹腔镜技术的特点是在腔镜下游离肠道,并开一个很小的切口以移除标本。腹腔镜辅助技术及手助腹腔镜技术均采用脐下正中切口以便于对肠系膜的控制并移除切除的肠管,两者的不同点是后者需外科医生将手伸入腹腔内以更有利于手术的进行。

典型的病人在术后早期即可得到改善,一般在术后 1 周就可以出院。如行回直肠吻合术者术后有直肠黏膜炎症较轻、直肠顺应性较好、无显著肛周疾病及括约肌张力良好等情况,这类病人大约在术后 6 个月可以进入恢复期。如病变直肠未做处理的病人则不能顺利进入恢复期,因此类病人肿瘤形成的风险增加,故推荐行直肠镜监测。如患者有病变相关的症候群导致病人严重衰弱、因狭窄导致

直肠镜监测受限、或因其他原因行腹部手术的情况存在,一般建议行直肠切除术。病变相关症候群比较有可能发生在之前有肛周疾病的病人身上,这类病人在结肠切除后的几年之内一般需再次行直肠切除术。

因为有极高的发病率及病死率,重型结肠炎患者很少行结肠直肠切除术加末端回肠造口术,直肠切除术增加了手术困难、增高了术后出血的发生率、提高了自主神经损伤的风险。对于有严重的大肠出血、直肠穿孔、或病情不重但预计不能进入康复计划的病人,结肠直肠切除术或许是一个可行的选择。

因为对重型结肠炎认识的进步及治疗的完善,回肠襻式造口及结肠襻式造口术(图 23-7)现已较少应用,但在某些极端状况下的病人以及行结肠切除有高度危险者(如穿孔合并腹腔污染、高位脾曲、妊娠),此两术式偶尔会得到应用;其禁忌证包括:结直肠出血、腹腔内脓肿及开放性穿孔;此两术式为暂时性措施,约在 6 个月内需行限期手术。

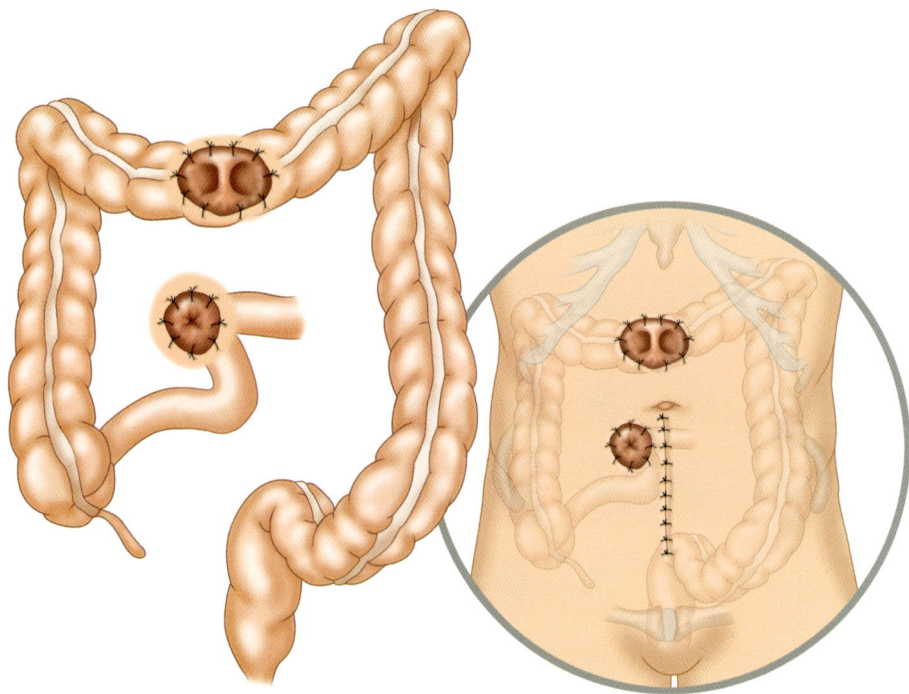

图 23-7　回肠造口环及襻式结肠造口

(四)肠外表现

大约有 30％的克罗恩病患者会出现肠外表现,并且已发生一个肠外表现者有继续发生其他肠外表现的趋势。一些肠外表现和活动性肠道病变具有时间相关性,另外一些肠外表现具有独立的病程,巩膜炎、结节性红斑、口腔溃疡、血管炎以及某些类型的外周关节炎属于前者,原发性硬化性胆管炎、坏疽性脓皮病、血清阴性脊柱关节病以及葡萄膜炎属于后者(图 23-8 至图 23-10)。其他的一些情况,如胆道结石、代谢性骨病以及肾结石等是 Crohn 病的并发症,可能是因为变异的肠道功能或是药物作用所导致。

(五)生长阻滞

Crohn 病的儿童及青少年常发生骨骼成熟延迟并继发生长曲线异常,尤其是上消化道病变者。近 50％的儿童体重增长速率低于正常,约 25％出现身材矮小。在骨骼生长板闭合之前行手术治疗,随后可以得到良好的生长及青春期发育。

(六)肿瘤形成

同正常人群相比,Crohn 病患者在总体上发生癌症的风险是增加的。在近期的一项 Meta 分析中

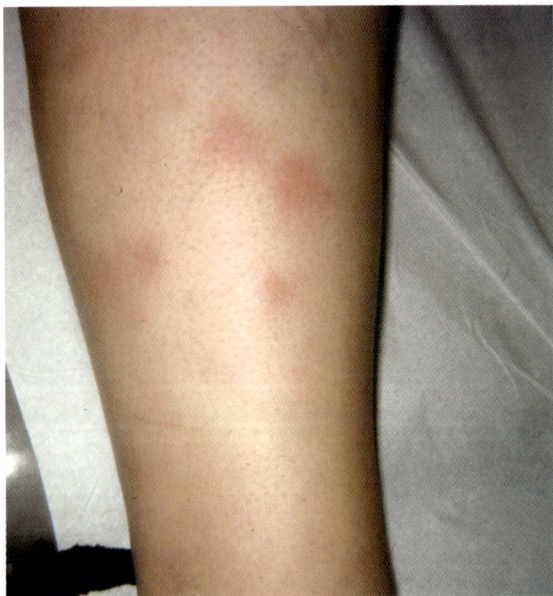

图 23-8　Crohn 病患者结节性红斑

统计了 Crohn 病患者癌症发生率及相对危险度,并同未患 Crohn 病病人的基线作对比,其小肠、结直肠、肠外的癌症以及淋巴瘤的相对危险度分别为 28.4(95％可信区间 CI:1.16～1.73)、2.4(95％

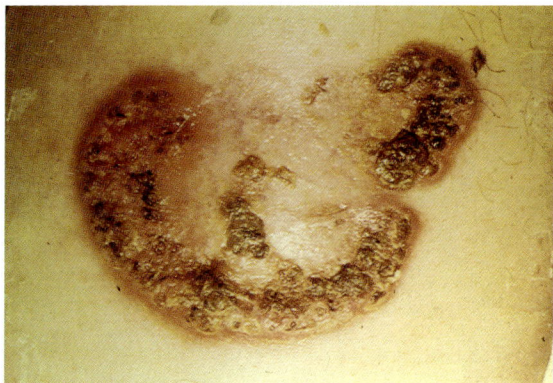

图 23-9　Crohn 病患者坏疽性脓皮病

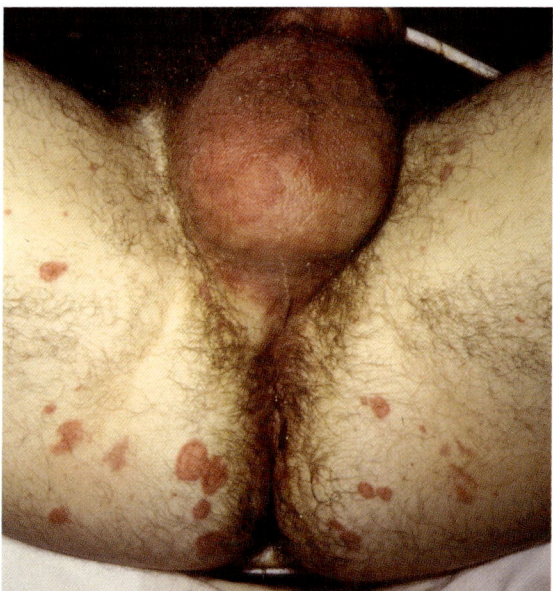

图 23-10　克罗恩病患者血管炎

CI:1.56～4.36)、1.27(95% CI:1.1～1.47)和1.42(95% CI:1.16～1.73)。并且,作进一步的亚群分析揭示:克罗恩病患者的结肠癌风险增加,而不是直肠癌,并且病变肠道的解剖位置同该节段肠道发生癌症的风险具有显著的相关性。

第一种须要行内镜监测性检查的 Crohn 病患者为病变涉及肠道的 1/3 或有更多的肠道病变患者。16% 的患者在监测中检查出非典型增生及癌,包括 3.8% 的不确定性非典型增生、8.9% 的轻度非典型增生、1.5% 的重度非典型增生,以及 1.9% 的癌症;随后,对此项研究的随访报告显示:在结肠镜阴性筛查之后有 1/10 的病例接受了监测性结肠镜检查,其检测出任一阳性的非典型增生及癌的累积

风险度为 25%。因此,建议至少有 8 年以上的症状性结肠炎以及受累肠道达 1/3 或更多的 Crohn 病患者应该参入内镜监测计划。某些内镜监测检查的执行指南提议,肠镜监测性检查的间隔时间取决于病变分布的范围及持续时间,以及个人有无肿瘤形成的病史和结直肠肿瘤形成的家族史。如发现多发性轻度非典型增生、重度不典型增生及侵袭性癌,通常需要更有经验的上级病理医师进行复核阅片以确认手术依据。

原发性硬化性胆管炎患者不受上述需具有 8 年及以上病史才行肠镜监测的限制,因为这类病人患结直肠癌的风险显著增高;因此,在原发性硬化性胆管炎的诊断确立之后,建议每年做 1 次监测性结肠镜检查而不论其病程长短。

(七)内科治疗失败

依患者的临床表现,微生态制药、抗生素、5-氨基水杨酸复合物、皮质醇、免疫调节药及生物制药等药物均可用于克罗恩病的治疗;这些药物治疗中每个药物应用的特点,由其剂量、短期及长期不良反应以及治疗期间出现预期反应的时间间隔而定;在应用上述任一药物之前,应详细地向患者告知这些特点;此外,还应向病人描述药物治疗有效反应的客观标准,并在接受合理的治疗时间之后,要求病人留意这些征象;如果预期反应未能出现,或出现不能接受的不良反应,或出现依从性极差,即宣告药物治疗失败并需试用另外药物;当所有合适的药物治疗均失败后,即应考虑手术干预,继续实施无效的药物治疗将导致更多的并发症出现,而这些并发症对手术结果可能会带来负面影响。因寄希望于其他可选的药物,某些病人在尝试着使用完所有的可用药物之前将不会考虑要求手术;有意思的是,在最近的一项关于院外 Crohn 病病人、消化内科医师及结直肠外科医师是怎样看待这种行为的调查之中,参与者通过前瞻性倾向性评测的调查方式,来定量其在 6 个情境中的倾向性,病人和消化内科医师之间在 6 个情境中的 3 个方面具有显著性差异;尽管 76% 的消化内科医师为避免回结肠切除术而宁愿付诸一赌,但只有 37% 结直肠外科医师和 39% 的病人有同样的选择。

八、手术注意事项

Crohn 病手术时必须兼顾一些基本原则(框23-2)。

框 23-2　Crohn 病手术原则

Crohn 病不可治愈
肠道并发症是手术的常见指征
术式选择受多种因素影响
无症状病变通常可以搁置
无病变肠管可受继发影响
切缘应更保守(2cm)
肠系膜游离切除有风险
脓肿应以经皮引流的方式处理

克罗恩病为一慢性炎症性疾病,不能因药物及手术干预而治愈。因而,内、外科医师均聚焦于怎样安全地使病变相关证候最小化,保持最佳的有正常生存质量的生活,并合理地保全完整的消化道。当手术必须进行时,通常意味着药物治疗禁忌或无效的病人出现了同炎症、瘘管、脓肿或梗阻相关的症状及体征;手术方式的选择取决于众多因素,包括(但不仅限于)下列因素:患者年龄、并存疾病、免疫功能、营养状况、括约肌功能状况、临床症状、手术史、治疗依从性、病变部位及表现以及有无局部及全身性脓毒血症等。

病人的主诉特别重要,因为在随后的病情评价中,主诉将会由病情来验证;如果病情不能解释症状,则应寻找其他的症状来源;记住,手术过程中所见常常不同于术前病情评估时所下的结论。相反的是,如果病情似乎同症状无关,如偶发的邻近病变小肠部位的轻度炎症、肠内瘘或已消散的脓肿等并不是必须需要手术处理,除非是因其他的原因而手术,并要牢记须尽可能多地保留肠道。此外,循环通道之外的肠道和短的简单的肠道狭窄在手术当中亦可见于多数病人。

在病变过程当中,无病变肠道可因炎症性黏附及内瘘而受感染;当遇到炎症性粘附时,应尽一切可能以保护无病变肠道,当在处理体腔壁间脓肿及肠间脓肿时此点尤为困难(图 23-11)。通过对内瘘区行楔形切除及一期缝合,大部分内瘘均可得到良好的处理;对于继发于乙状结肠及直肠区病变的内瘘,可能需行短的节段性切除及一期吻合,因为这些内瘘通常同病变的大肠联结在一起,并常常可通过系膜缘侵袭无病变的结肠,单纯的楔形切除无论怎样都可增加缝线崩裂的危险。

不管病变区所侵袭的范围如何,病变区小肠的切除缘均应位于正常肠道的 2cm 之内,因为大的切除缘并不能显著地降低疾病复发的风险。尽管大

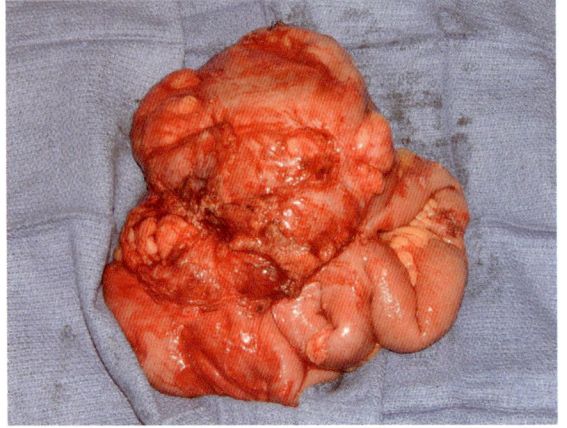

图 23-11　末端回肠病变并炎症性粘连及肠间脓肿

肠病变的侵袭范围可以很好地通过内镜检查来确认,但小肠的病变却只能通过肠系膜触诊以鉴定;特别的是,病变肠腔早期的特征为:对应于小肠边缘新生血管区的系膜缘溃疡,溃疡还可混淆肠壁系膜缘的正常触诊感觉(图 23-12)。

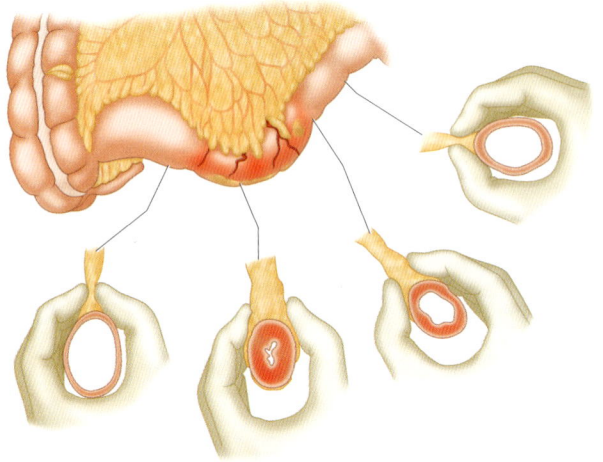

图 23-12　肠管边缘肠系膜触诊以确定无病变切缘

因为脂肪沉积、淋巴结增大、组织水肿等因素,在克罗恩病的病程中会导致典型的肠系膜松脆及异常增厚;邻近血管起端处增厚的系膜将导致回结肠、中结肠或肠系膜下血管的识别、分离及切除等具有相当的挑战性;建议双重缝扎系膜血管(图 23-13)。空肠及邻近回肠之空肠的脉管系统的处理不应在其血管发出处结扎,这可能会潜在地导致无病变肠管的切除。

克罗恩病患者<5cm 的炎性包块或脓肿在初始一般给予广谱抗生素治疗,除非其症状体征要求

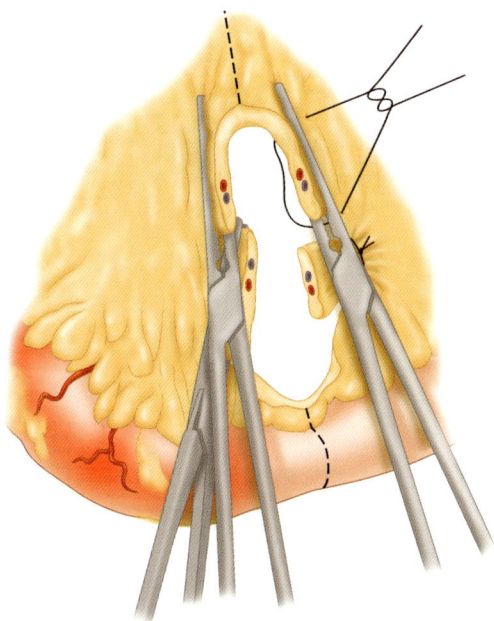

图 23-13　钳夹及双重缝扎分离增厚的小肠系膜

剖腹手术；如果可能的话，大脓肿可以在超声及 CT 引导下行经皮引流术，因为有证据显示：当有脓肿存在的情况下实施手术，手术并发症的发生率升高。如决定手术，切除病变肠管、不扰动无病变肠管、建立近端粪便改道及引流任何残留脓肿等措施可以最小化手术附加风险。更激进的方法，如切除受到继发影响的非病变肠管会导致短肠综合征，感染环境下肠管吻合重建将导致术后败血症。

一些研究评测了经皮脓肿引流术的效率，近 2/3 的病例成功得到引流，同失败显著相关的因素包括：结肠病变的类型、多发性或多室性脓肿以及皮质醇的应用。较之于早期手术，经皮脓肿引流可提供更高的生存质量、更长的调整后生存时间以及更好的经济效益。但行脓肿引流术后，仍不清楚在早期或更晚的随访期间有无手术干预的必要。在一项对 36 例 Crohn 病合并脓肿患者的研究中，56% 的病人对脓肿引流具有良好的反应，并在 30d 的随访期间无需手术干预；其他 11 例自发性脓肿患者计划将经皮脓肿引流作为长期的确定性的治疗手段，无病例发生引流术相关的并发症，只有 3 例（27%）在未限定时间的随访期间因已存在的肠瘘而行后续手术。但已明知约 1/3 接受经皮脓肿引流的患者在 1 年的引流期间，为彻底治疗而实施手术。

九、手术选择

Crohn 病的手术方式依是否切除肠段而分类。非切除性手术方式包括：内分流、外分流、狭窄成形等，而切除性手术方式包括：肠切除加或不加肠吻合术。病人在单次手术中一般都会行多种术式，并且是肠切除和非肠切除的手术方式的结合。

（一）内分流

在早些年的 Crohn 病手术中，因为缺乏适合的麻醉药、抗菌药物、营养支持及输血技术，肠切除的死亡率相当高，因此常选择内分流手术。随着上述技术的引进，以及对诸如恶性肿瘤、黏液囊肿及改道肠段病变复发等并发症的认识，内分流手术大体上不再采用。在某些特殊的情况下，选择内分流手术仍然是具有合理性的，如紧密粘连在髂血管上或腹膜后的复杂的回盲部蜂窝织炎、或难治性上消化道克罗恩病。在第一种情况下可以采用排出性分流手术，其条件为：起排出作用的回肠末端将作为黏膜瘘而外置，并在随后的几个月内计划行限期手术；在第二种情况下，如果肠道切除后需要广泛的上消化道或胰胆管重建，连续的分流是更适合的手术。

（二）外分流

不能行手术切除的病变肠道常需实施持久性的旁路分流手术，该术式需行肠道造口，而多数造口并不能控制搁置肠道所引发的症状，因此，肠切除仍是最终的解决手段。尽管粪便已经转流，深度溃疡和高度复杂的瘘管仍然是肛门直肠的特征性病变，控制这些症状可能仍须行直肠切除及永久性造口术。为治愈远端肠道病变及相关的后遗症而实行的暂时性的分流手术通常并不能解决问题，除非结合实施其他术式，如直肠黏膜瓣或白线皮瓣推进术，该术式可直接解决潜在的问题。

（三）狭窄成形术

狭窄成形术可扩宽狭窄的小肠节段，如此，各种不同狭窄长度的小肠将最大限度地得到保存。这项技术因成功的治愈结核性小肠狭窄而被描述，随后被成功地应用到因 Crohn 病而狭窄的小肠上。该术式可安全地停止或减少皮质醇的应用，可使体重增加，改善对食物的耐受度，还可减轻梗阻症状。小肠病变的 Crohn 病患者单独行狭窄成形术，相较于行狭窄成形加小肠切除术者，有较少的术后并发症，但其外科复发率相对较高。狭窄成形术再次手术发生率为：第一次手术后平均 40 个月内再手术率为 52%，第二次手术后 26 个月内再手术率为 56%，第三次手术后 27 个月内再手术率为 86%，第四次狭窄成形术后 26 个月内再手术率为 63%。

狭窄成形术手术指征及禁忌证见框 23-3。

框 23-3　狭窄成形术的指征及禁忌证

狭窄成形术的指征

小肠弥散性病变及多发狭窄

非蜂窝织炎性纤维化性狭窄

梗阻性快速克罗恩病复发

狭窄伴短肠综合征

已行 100cm 以上的小肠切除术且再狭窄者

狭窄成形术禁忌证

小肠开放性污染性穿孔

低蛋白血症（<2.0g/dl）

短节段的多发性狭窄

病变区蜂窝织炎、内瘘、外瘘

拟行切除区附近之病变

患者高龄及多发肠道狭窄、血浆白蛋白＜2.5g/dl、术前低体重等，被认为是狭窄成形术的相对禁忌证，因可能会导致败血症；在这种情况下，一个简单的折中方案是在邻近手术肠管处做转流性造口。皮质醇的使用剂量、狭窄区的长度、须做成形术的数量、远离手术区的穿孔和蜂窝织炎和同步肠切除术等因素通常并不影响手术风险。

狭窄节段的长度决定狭窄成形术中的各种技巧的应用。<10cm 的短狭窄采用 Heineke-Mickulicz 术式（图 23-14）。10～20cm 中等长度的狭窄采用 Finney 术式（图 23-15）。许多中心亦采用 Finney 术式以预防影响回结肠吻合的新末端回肠处的病变复发。>20cm 长度的狭窄最好行边对边同向蠕动的狭窄成形术（Michelassi 术式）（图 23-16）。

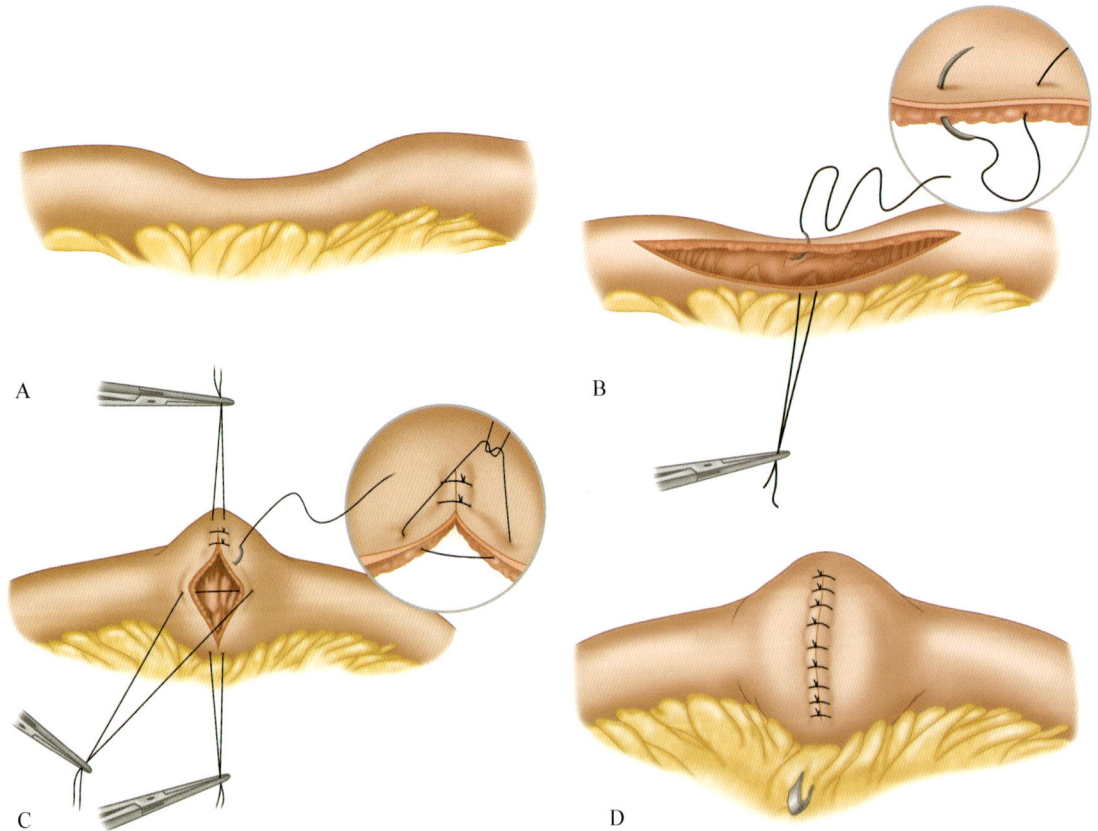

图 23-14　<10cm 的短狭窄采用 Heineke-Mickulicz 术式

A. 通过直观的肠系膜蔓延脂肪和（或）狭窄区外部触诊来鉴定狭窄肠管；B. 小肠壁对系膜缘纵行切开并延伸至正常肠管 1～2cm，于切口中部两侧行浆肌层固定支撑缝合；C. 牵引固定线，横向关闭纵向切口，单层或双层叠瓦状缝合切口；D. 单个或多个金属夹之于狭窄成形区之肠系膜处，以利将来识别定位

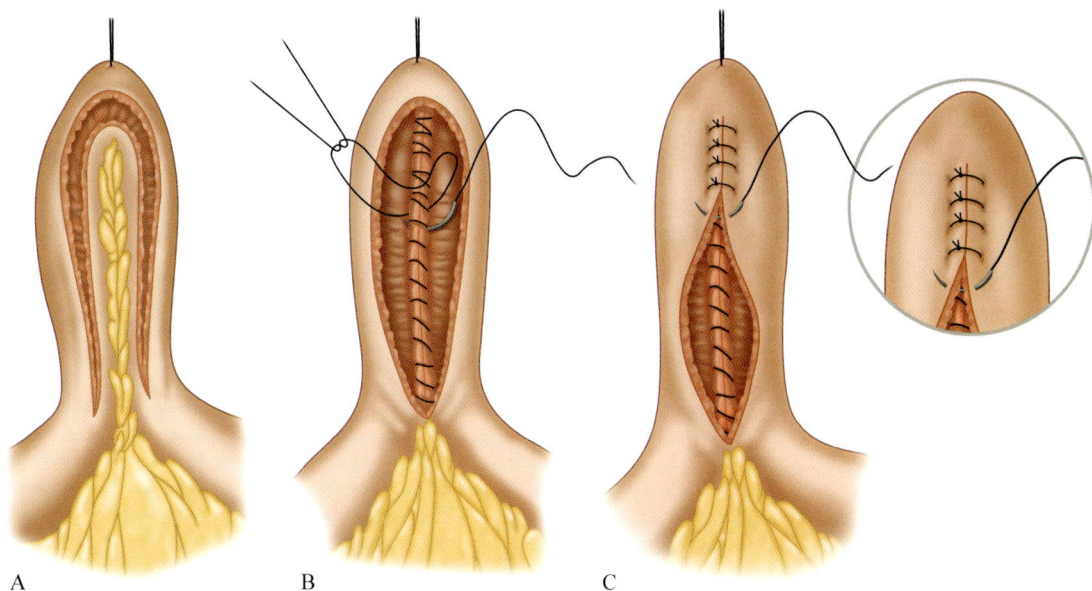

图 23-15　Finney 型狭窄成形术适用于中等长度的狭窄(10cm、20cm)
A. 将小肠如轮胎内胎样弯曲,肠壁对系膜缘纵行切开并延伸至正常肠管 1～2cm;B. 单层或双层叠瓦状缝合肠后壁;C. 同法关闭前壁

不管采用何种技术,肠管均是沿系膜对侧缘切开,超出病变肠管边缘 1～2cm,病变肠管可由肠系膜上的溃疡来界定;如有任何可疑的黏膜,均应行活检以排除恶变;用可吸收缝线以单层或双层的方式来关闭肠管。每处行狭窄成形的手术区的肠系膜可以用金属夹来标记其位置,如发生术后出血,金属夹将有助于定位多个手术部位中出血的部位。选择性肠系膜血管造影术可以控制大多数出血,但在再次手术必须进行的时候,不透射线的金属夹可以避免为定位出血位置而将每个手术部位都打开。

(四)肠切除术

无论是剖腹还是腔镜手术,必须遵守肠切除的基本原则。应该松解病变区和非病变区的肠管以利于随后进行的无张力吻合和造口的重建;粘连融合的肠曲、蜂窝织炎性包块同粘连的肠曲、网膜以及腹膜后结构相互交结,这些改变导致病变复杂化,处理这些病变需广泛的松解游离肠管;将病变涉及的肠管移出切口或前腹壁之外,可使粘连肠曲得到游离而易于进行,并有助于鉴别需切除的肠管节段。

在分离增厚的肠系膜时,中肠血管的处理将是一项艰巨的任务。血管断端极易缩入脂肪组织之中,导致血肿形成,并快速蔓延至肠系膜上血管的根部,出血控制住之后,出血蔓延范围之内的无病变小肠或许亦须切除;为避免此意外,应采用双重血管夹和双重缝扎的血管处理方式(图 23-13)。继发于肠道炎症的细菌常隐藏于增大的淋巴结之内,这种淋巴结应该作为标本被切除,除非切除淋巴结后有影响无病变小肠血供的风险。然后将切除的标本移出手术区并打开检查,以确认其切缘无病变。

肠管切除之后,必须行肠吻合、转流性吻合、或末端造口。如良好地遵循手术基本原则,大多数情况下,肠吻合术将很安全。如患者有未完全引流的脓肿、长时间的手术导致失血过多及严重的低蛋白血症(<2.5 g/dl)等情况存在,为保护吻合口,可以考虑行暂时性转流性造口。病情严重者、凝血机制障碍者、粪性腹膜炎的病人常行末端造口术。

十、病变区定位及特殊手术管理

为克罗恩病患者制订手术计划及方式时,必须将其病变部位(如回肠、结肠、回结肠、上消化道、肛周等)及部位相关的特征性病变考虑在内。

(一)回肠病变

末端回肠病变的界定为病变限于下 1/3 小肠,有或无盲肠病变。回肠病变的患者常表现出预示

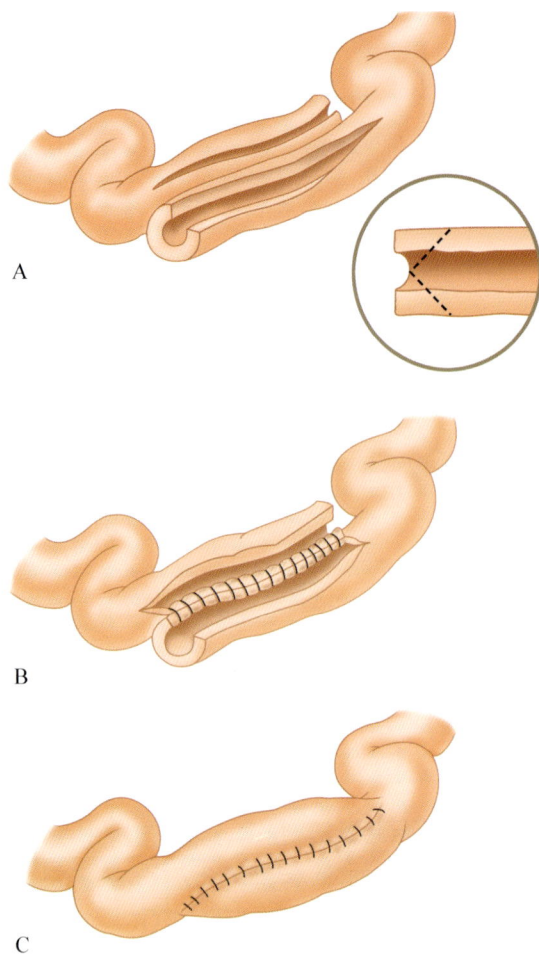

图 23-16 Michelassi 型狭窄成形术适用于大长度的狭窄（＞20cm）

A. 狭窄肠管中点处切断，肠壁对系膜缘纵行切开并延伸至正常肠管 1～2cm，同向蠕动的方式对合装配切断之两侧肠臂，横断面末端修饰成锥形；B. 单层或双层叠瓦状缝合肠后壁；C. 同法关闭前壁

着炎症或梗阻的症状；大多数病例可以选择病变区切除加回肠升结肠吻合的术式。采用这种术式可以保全大部分升结肠，并最大限度地保留提供水分吸收的表面积的区域。此外，吻合重建之后的末端回肠不应位于十二指肠之上，应为该节段的病变复发可以导致复杂的十二指肠及胰腺瘘管形成。

许多外科医师认为吻合口的构建及成形的方式可以影响并发症的发生率及疾病的复发率。一项 Meta 分析评估了克罗恩病患肠切除后行端端吻合及其他吻合构建方式的结果；侧侧吻合较之于端端吻合，其吻合口漏发生率下降；与端端吻合组群相比较，侧侧吻合组群在总体术后并发症、吻合口漏之外的并发症及术后住院时间方面均有显著的下降，但吻合口周边病变复发率及再手术率无显著下降，因为两组之间复发率相似。将侧侧钉式吻合和手缝式回结肠吻合之间的异同作独立评估，其结论是钉式吻合更少发生吻合口漏，但入组的克罗恩病患者例数太少以至于不能进行亚群分析。一项更近的多机构的只包含克罗恩病患者的随机实验报告：侧侧钉式吻合和手缝式回结肠吻合相关的吻合口漏的发生率是无差异的。总之，侧侧钉式吻合术式可能是回结肠切除后重建更佳的方式，但在肠壁异常增厚时应采用手工缝合技术，因为吻合钉并不是为这种情况而设计的。

末端回肠病变但无回盲瓣病变时，盲肠无需切除。在克利夫兰临床中心，这种情况常常行盲肠切除及肠吻合术。如果回肠切除后保留 5～7cm 的正常远端回肠，保留回盲瓣使术后腹泻的风险降到最低。但是，远端肠段也许会太短而不能行侧侧钉式吻合，此时手工式肠肠吻合将更有利。

一些中心提倡一种处理末端回肠病变时更节约肠管的术式，该术式主要是创建一个包括整个病变肠管在内的大 Finney 式回结肠吻合，术后肠镜及影像学研究已经揭示了该术式有病变黏膜的退化及结构的改变。

克罗恩病患者实施回结肠手术时，与传统的剖腹手术相比，腹腔镜切除术可提供改进的和可比的结果，长期随访显示腔镜手术在疾病复发风险方面没有受到影响。一项 Meta 分析评估了克罗恩病患者实施腔镜回结肠切除术及剖腹回结肠切除术，入组 783 例，其中 338 例行腔镜切除术。虽然总体中转率为 6.8%，但是许多研究系列是将合并复杂瘘管、粘连固定的包块、多位置病变及复发性病变的病人排除在外的；更重要的是，在两组之间术后早期并发症是无差异的，这些早期并发症包括：肠梗阻、胸腔感染、腹腔内脓肿、术后吻合口漏及切口感染；但腔镜手术组在首次进流食及固食时间、首次排气及排便时间以及住院时间方面显著的缩短；很多医疗中心同样也报道了复杂病变下行腔镜手术亦有可接受的结果，并建议在有经验的腔镜外科医师实施手术的情况下，腹腔镜手术是可行且安全的。

（二）结肠病变

克罗恩病的结肠病变是指位于盲肠及直肠之间不包括末端回肠的病变，有此区病变的病人常诉炎症性症状,如腹部绞痛、血性腹泻及里急后重。

　　患者有肠管节段性病变时最好予以病变节段肠管切除术以减少发生水电解质平衡紊乱的风险。一项 Meta 分析比较了结肠节段性切除和结肠次全或全切除的区别,结果显示在术后并发症的发生率、病变复发或需永久造口方面组间无显著性差异。但是,结肠次全或全切除组复发时间较长,达4.4 年;并且,在最少存在两处结肠节段性病变的患者中实施结肠次全或全切除更易于管理。

　　病变仅限于升结肠的患者,其切除范围最好达到横结肠中部,如此其吻合口将不会压于十二指肠及胰腺之上,理由见前述。或者,可以将网膜或残留肠系膜置于吻合口及腹膜后间隙之间,以免病变复发后形成复杂瘘管。横结肠病变伴或不伴有升结肠病变常给予扩大的右半结肠切除术,此术式产生的肠系膜缺损可以通过逆时针旋转中肠来弥补,如此则整个小肠居于右侧腹腔。降结肠及乙状结肠病变通常行结肠直肠吻合术,如其远端病变侵袭横结肠,这种情况下重建一个无张力的结肠直肠吻合口比较困难,此时可将待吻合的结肠臂在回结肠动脉和肠系膜上动脉之间的肠系膜穿过(图 23-17);或者将升结肠逆时针旋转送至直肠处(图 23-18),或者将无病变的近端结肠切除并行回肠直肠吻合,行此术式要求病人较年轻且无小肠病变史。

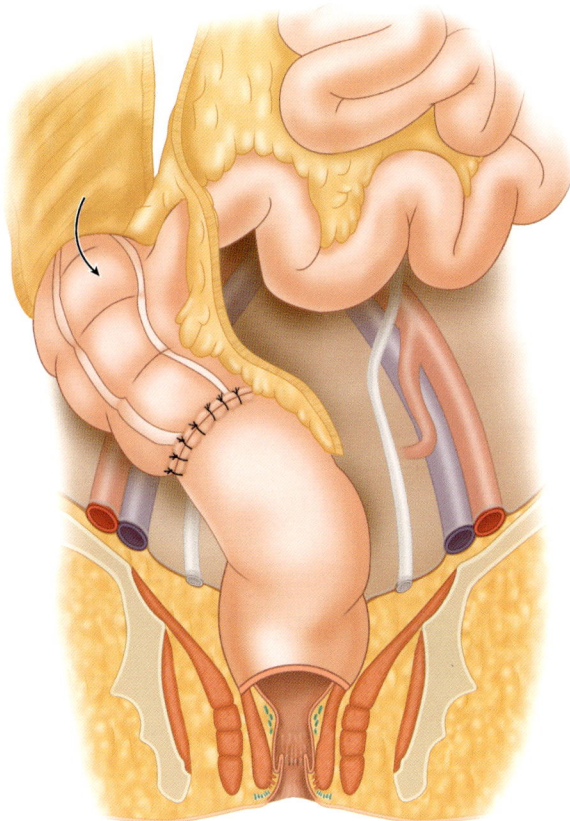

图 23-17　横结肠从回肠后位穿过行结肠直肠吻合

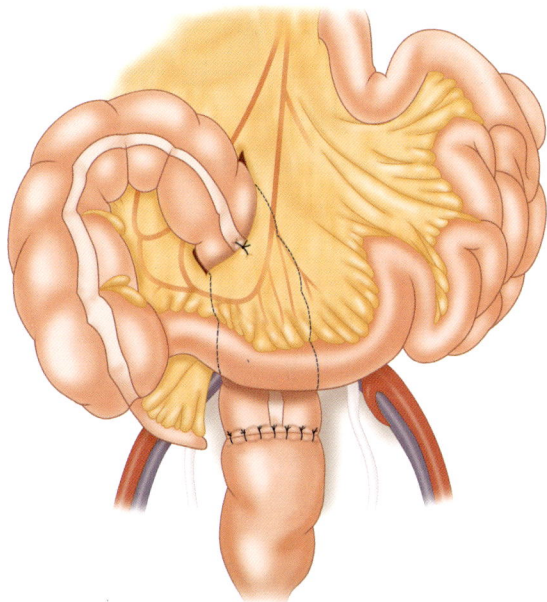

图 23-18　逆时针方向旋转升结肠以行结肠直肠吻合

　　克罗恩病结肠病变的患者行腹腔镜结肠切除术是安全的,da Luz Moreira 等将腹腔镜结肠切除术及剖腹结肠切除术作一比较,其匹配组中转开腹率为 26%,两组间术后并发症的发生率类似,但腹腔镜结肠切除术组首次肠蠕动时间较短,且减少了住院时间。

　　如果患者有广泛的结肠病变但无直肠病变,能良好地控制排便、直肠顺应性良好及无明显的肛周病变,应适合行结肠切除及回肠直肠吻合。直肠顺应性可依据直肠镜检查时扩张直肠的情况来判断,或依肛门直肠功能测试来评估。如患者最大直肠容纳容积<150ml,回肠直肠吻合后肛门功能则较差。

　　如结肠直肠炎患者须手术治疗,则一般行全结肠直肠切除术及末端回肠造口,尤其是患者有括约肌功能紊乱和肛周病变时。当行直肠切除术时,拟切除的直肠应一次性切除,因为异常功能的直肠残端有显著的癌肿发生的风险,尽管可以行监测性直肠镜检查。虽然要求尽可能多地保留外括约肌和盆底,通常还是推荐切除内肛管及内括约肌(图23-19)。在仔细止血以免形成会阴切口不愈合的同时,肌层结构亦须仔细地按层次结构关闭。任何直肠切除后的会阴切口不愈合时间超过6～12个月时,应评估病情以排除伴随的内括约肌瘘、恶性病变、会阴窦道及坏疽性脓皮病等。重复的创口清创和仔细的创口护理通常可以使单纯的浅层切口愈合,负压敷料和中厚皮片移植可促进切口愈合,由内括约肌瘘和会阴窦道所致的复杂的切口不愈合需更复杂的手术,如网膜瓣、肌肉瓣或肌皮瓣移植手术。

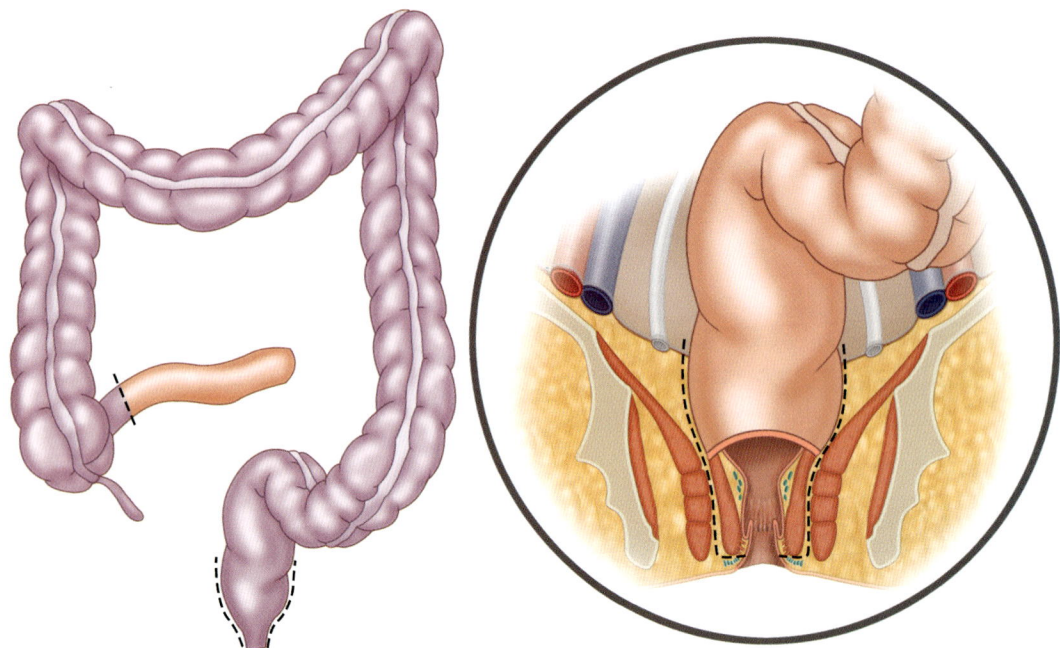

图 23-19　全结肠直肠切除术加末端回肠造口术;肛管内或括约肌间的方式切除直肠

两家著名的医疗中心被委任为高度选定的病人行全直肠结肠切除术并回肠袋肛管吻合术(IPAA),这些结肠型克罗恩病患者均是从结直肠疾病患者群中所挑选出的,其报道为10年之内克罗恩病相关的小袋切除率为$10\%\sim15\%$;其他的系列研究提出有$45\%\sim52\%$的病人在恢复性结肠直肠切除术后10年后需行回肠袋切除,但他们亦报道有相当数量的患者表现出有增高回肠袋切除风险的IPAA术后症状。

结肠狭窄成形术被认为适用于短的狭窄,并同术后并发症的发病率、需要手术处理的复发的风险相关,但在术后生活质量方面和结肠节段切除术相当。但是,在狭窄成形术无更多收益的情况下,选择节段切除术应该更有利,但同时要承受残留狭窄段有7%恶性变的风险。

(三)回结肠病变

回结肠病变累及末端回肠以及盲肠远侧的结肠,其手术方式等同于末端回肠及结肠病变的患者。但是,在应用小肠狭窄成形术时应强调肠管保全及无病变大肠的保存,达到此目的或需更多的吻合口,但并不显著增加手术并发症。

(四)上消化道病变

上消化道病变的定义为任何位于末端回肠病变近端的消化道病变,可单独发生或伴随其他位置病变。这种类型非常难以处理,其范围非常广泛,并常常表现出狭窄及穿孔的行为。对于有空肠回肠炎症状的患者,其手术方式一般选择狭窄成形及切除术,更多选用的是多部位狭窄成形术,因肠切除有直接或随时间推移而形成短肠综合征的风险;在某些极罕见的情况下病变肠管可搁置不处理,如病变肠管只有轻度的红肿或炎症。空肠回肠炎选择切除吻合或狭窄成形的处理时,其大部分复发部位(59%)限于缝线处,此点不同于回肠结肠吻合,其多数(83%)复发病变位于吻合口近端臂;此外,空肠病变5年和10年再手术率为50%和61%,而末端回肠分别为30%和51%。

胃及十二指肠克罗恩病相对较少,常表现为上腹痛及梗阻症状,并与隐匿的恶性变相关。对于炎症性和穿透性病变更常选用药物治疗,当存在内镜扩张不能解决的狭窄性病变时,建议手术治疗;当病变肠管柔软度良好且无败血症表现时,十二指肠狭窄成形术已大部取代了胃空肠吻合术。

十一、复发性病变的预防

Crohn 病手术后内镜下及症状性复发见于大部分患者,在多数情况下需要恢复药物治疗。为避免此现象,做了大量的尝试性工作,并取得某种程度上的成功。一项最近的文献综述将 23 项适合调查这种情况的研究作了鉴定,其总体结果已经报道(可参考第 21 章)。在任何已测定的结果方面,微生态制剂均等同于安慰剂,甲硝唑等硝基咪唑类抗生素较之于安慰剂可减少内镜下或临床复发的风险,但应用此类抗生素有发生严重不良反应的风险;与安慰剂相比,氨基水杨酸类药物可以显著减少严重的内镜下和临床复发的可能;咪唑硫嘌呤和 6-巯基嘌呤与安慰剂相比,也同样可以显著地减少内镜下和临床复发,并且这两种药物并无发生严重不良反应的风险;氨基水杨酸类药物和咪唑硫嘌呤及 6-巯基嘌呤相比,有更高的内镜下复发的风险,但其发生严重不良反应的风险较低。这篇综述没有包括最近的一项研究,此项研究将肠切除后立即开始应用英利昔单抗预防和安慰剂相比较,英利昔单抗可以显著地预防组织学上及内镜下复发,且无不良反应的发生。总之,硝基咪唑类抗生素、氨基水杨酸类药物、咪唑硫嘌呤、6-巯基嘌呤及英利昔单抗在预防术后克罗恩病复发方面优于安慰剂。

十二、总结

Crohn 病的手术依据为急性并发症、慢性功能障碍及内科治疗失败者。分流术、切除术、狭窄成形术等术式的单独或结合运用,这些预计手术程序受诸多病变特异性因素的影响,如病变持续时间、病变解剖学分布及病变的行为表现。无论何种选择,外科医师均应准备按照术中所见随时改变其手术计划,因术中所见常常不同于术前所估计到的异常情况。由此,外科医师必须熟知各种不同的术式及其细微区别,如此可将复杂的情况简单化。最后,克罗恩病易复发的本质特征迫使外科医师采用节约肠管的手术技巧,并在任何适当的情况下行术后预防性药物治疗。

第 24 章

憩 室 炎

著　者　Daniel Herzig

译校者　夏启俊（译）　卢灿荣（校）

要点

- ➢ 憩室炎的诊断通常依赖于腹部或盆腔的 CT 扫描，临床医生可以通过 CT 确认单纯憩室炎或由脓肿、瘘管及开放性穿孔所致的复杂性憩室炎。
- ➢ 反复发作的单纯性憩室炎最少应行一次 CT 扫描以明确诊断；进一步决定行选择性乙状结肠切除术应遵循个体化原则，需考虑的因素包括：发作的次数、发作的频率、医疗水平和病人耐受情况，也包括病人的免疫反应。
- ➢ 患者出现开放性穿孔或腹膜炎时须立即给予处理，且常常需手术干预；肠切除及结肠造口的二期手术，已经被一期肠切除肠吻合术和（或）在特定患者中行腹腔镜手术的术式所取代；新兴技术，包括腹腔灌洗仍存在争议。
- ➢ 憩室炎合并脓肿的处理：小脓肿给予单纯抗生素治疗；大的可行 X 线引导下经皮脓肿穿刺引流术及抗生素治疗；不能行 X 线引导穿刺的脓肿或弥漫性腹膜炎者应给予手术处理。
- ➢ 脓肿、瘘管等憩室炎并发症已得到控制，并获得缓解的患者，经过包括结肠镜检查等充分的术前准备，可给予选择性乙状结肠切除术。输尿管支架有助于手术进行；修补结肠膀胱瘘和结肠阴道瘘时，大网膜瓣翻转置于膀胱修补处和结直肠吻合口处可预防瘘管复发。

结肠憩室是一种常见的获得性疾病，可以发生包括憩室出血和憩室炎等在内的多种病理改变，其临床表现程度不一，可以从无症状到致死性的腹腔感染。本章首先描述本病的流行病学及自然病史，随后讨论 4 种类型结肠憩室炎的评估及处理，包括：急性单纯性憩室炎、慢性复发单纯性憩室炎、急性复杂性憩室炎及慢性复杂性憩室炎。对这种常见病处理过程中的争论本章将详细地加以讨论，包括：反复发作者的手术时机及指征、病情复杂者分期手术类型及时机，以及年幼患者的处理；憩室出血将在第 25 章做进一步讨论。

一、背景

对于生活在工业文明的人群中，憩室是一个愈来愈常见的疾病。其病理学特征为结肠肠壁上生长的多发外生性小袋或憩室；肠壁上直小血管穿入点形成自然薄弱区，黏膜或黏膜下层沿着此薄弱区穿过肌层向外突出形成小疝，从而构成错位的、不断演进的憩室（图 24-1 和图 24-2）。尽管在整个结肠上任何位点均可出现憩室，但乙状结肠却是高发区。95% 的病例可累及乙状结肠。仅有 35% 的病例表现为近段结肠受累。结肠憩室在男性和女性中发病率相符。

右侧结肠膨出形成的憩室较罕见，多见于亚洲人群，可能为一个先天进程。急性右侧结肠憩室炎常常和阑尾炎相混淆，对该类型憩室的诸多治疗策略尚存在争议。

重要的,尤其是直肠癌治疗之后,因其可鉴别是否有新生的或复发性的恶性肿瘤。

一旦确诊为放射性直肠炎所致的出血,可以采用多种不同的方法来治疗(表 26-2)。一般来说可分为口服药物治疗、患者自行给药的局部治疗、由医生给药的局部治疗、内镜途径的治疗及高压氧治疗,这些治疗方法还可有效地控制其他症状,如里急后重和腹泻。

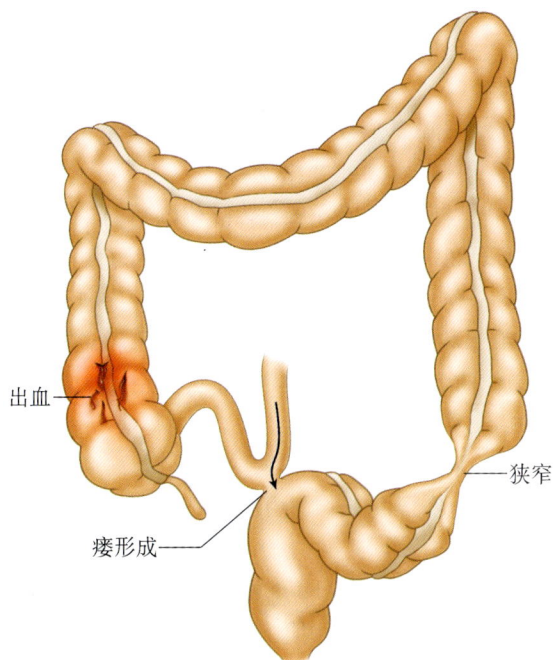

图 26-3　放射性直肠损伤 3 个最常见的病变为出血、狭窄、瘘

常见。小于 2.5% 的病人在近距离放疗后会形成瘘管。当 EBRT 和其他治疗方法结合使用时则瘘管形成更常见,包括前列腺切除术或联合实施体内近距离放射治疗。其他情况,如直肠狭窄或肛管狭窄都有可能发生,但相对较罕见。

(3)疼痛:放疗之后直肠疼痛也是最常见的症状,据估计,有 30% 以上的病人会有疼痛症状,但只有 10% 的病人会因疼痛而影响生活质量。

(4)大便失禁:放疗同样可能妨碍大便控制,这涉及许多不同的机制。首先是病人的肛管静止张力和挤压力下降,可能由于括约肌或阴部神经的损伤。患者亦可出现继发于纤维化的直肠顺应性下降,导致直肠容积减少和增加排便的急迫性,这种情况可因频繁出现的腹泻而加重,盆腔放疗后 50% 以上的病人会出现此种情况。

(三)放射性直肠炎的治疗

出血的治疗　出血是最常见的表现,并常常需进行外科评估。内镜是评估直肠出血的主要方法之一,可以为放射性直肠炎提供证据,还可为其他来源的出血,如肿瘤、血管发育不良及憩室等进行评估。活检可以从病变区域中获取并确认诊断,但活检必须小心进行,因可增加瘘形成的风险。在放射性直肠炎的情况下,活检任何可见的肿块是非常

表 26-2　结肠放射性损伤的治疗类型

治疗类型	注释
口服药物治疗	
5-氨基水杨酸药物	二线治疗
硫糖铝	二线治疗
甲硝唑	辅助治疗
维生素 A、维生素 C 和维生素 E	缓解症状
患者自行给药的局部治疗	
硫糖铝灌肠	证据充分
皮质醇灌肠	二线治疗
短链脂肪酸灌肠	二线治疗
医生给药的局部治疗	
甲醛(浓度 4%～10%)	证据充分
内镜治疗	
加热探针	证据充分
激光治疗	证据充分
高压氧治疗	证据充分,小规模研究
手术治疗	
Hartmann 术式	
切除及重建	
经腹会阴直肠切除术	
带血管转移瓣瘘修复术	

出血的治疗方法取决于症状的严重程度及其临床转归。因毛细血管扩张或黏膜松脆而产生的微小出血,一般不会引起血流动力学改变或贫血,对于这种病人,只需确认出血不是其他严重问题的征兆就已足够。

更多有症状的患者常常需其他治疗方法,但并没有足够的证据以确定性的支持某种治疗形式,因大部分相关的研究样本量过少,或缺乏对照,或为非盲性的观察性研究。此外,慢性放射性直肠炎还没有建立起内镜分级量表或生活质量评估方法,因此在可选治疗方法的取舍中遇到很大的混淆。

(1)口服药物治疗:在慢性放射性直肠炎的治

疗药物中,关于疗效方面具有最多证据的药物是5-氨基水杨酸、硫糖铝、甲硝唑和抗氧化性维生素。一般来说,轻到中度症状的患者可以采用上述药物进行治疗。

5-氨基水杨酸通过调节前列腺素和白三烯的生成,清除氧自由基及调节结肠菌群的方式产生抗炎作用。但是,直肠镜检查发现,口服5-氨基水杨酸并没有显著改变黏膜炎症的严重程度。

硫糖铝有很多潜在的益处,包括刺激前列腺素合成,改进局部血流,增加局部表皮生长因子。一项只有3个患者参与的小型研究显示,使用硫糖铝的患者得到临床和内镜下的改善,并且效果维持3年以上。但随后进行了大样本随机对照实验,口服硫糖铝的患者并没有显著地改善症状。因为具有局限性及阴性数据,口服硫糖铝应在某些特定的病人中使用。

在一项独立研究中,甲硝唑也被作为一种辅助疗法进行评价,据其结果,对某些患者,在其他治疗基础之上加用甲硝唑可进一步减少直肠的出血及腹泻。内镜检查也显示,甲硝唑可以减少黏膜红斑的形成和溃疡的产生。

基于维生素A、维生素C、维生素E所具有的抗氧化作用,一些小型研究评价了它们在放射性肠炎中的使用效果。这些队列研究采用8000U维生素A,每天2次,500mg维生素C每天3次及400U维生素E每天3次的方法,出血、腹泻、便急在统计学上有显著的改进,但在这些研究中疼痛的症状并无改进。因为这些研究的结果及预期的低发病率,对于轻到中度的症状这些药物或许是有益的。

(2)病人自行给药的局部治疗:在慢性放射性直肠炎的治疗过程中评价了很多外用制剂的作用,包括硫糖铝、皮质类固醇及短链脂肪酸灌肠剂。这些药物通常以灌肠的形式给药以便在病变直肠中形成足够的暴露。在Oliveira的一项7例患者的个案报道中,病人给予每天2次硫糖铝灌肠并持续30d,所有的病人在6个月时均在临床和内镜检查中发现症状有所好转。随后,更大样本的研究表明,77%的病人在放疗结束4周后症状好转,85%的病人在放疗结束8周后症状好转,92%的病人在放疗结束24周后症状好转。在放疗完成45个月之后有75%的患者没有再出血,而且其中22%的病人在恢复治疗之后可改善复发情况。没有患者出现与治疗有关的并发症。基于这些研究发现,对于仅有轻到中度症状的患者而言,硫糖铝灌肠可以被认为是一个简单、安全、相当有效的治疗方法。但放射性直肠炎治疗中,以5-氨基水杨酸为基础的局部治疗只有有限的证据支持。

皮质类固醇具有抗炎作用,其机制是通过阻断前列腺素和白三烯的产生、阻断细胞因子的产生及释放以及膜稳定作用来实现的。在一项研究中对30例给予泼尼松龙或硫糖铝治疗的患者进行了评价,发现两者均有疗效;但硫糖铝使用组表现出更好的疗效及更好的耐受性。因为这些研究结果,皮质类固醇可以考虑作为二线治疗药物。

SCFA灌肠对转流性结肠炎的患者有治疗效果。可能是因为SCFA为结肠黏膜提供了重要的氧化能量来源。一项19例慢性放射性结肠炎患者参与的前瞻性双盲研究比较了疗程为5周的SCFA灌肠法与安慰剂组的差异,这些患者主要的特征性症状均为出血,SCFA组显示直肠出血的时间减少和内镜检查的改进,但疗效持续6个月后即消失。根据这项研究以及有限的数据,SCFA灌肠可以考虑作为二线治疗方法。

(3)医生给药的局部治疗:甲醛(福尔马林)是外科医生治疗放射性直肠炎的主要方法,其作用方式是作为血管的化学性硬化剂从而破坏扩张的毛细血管。Rubenstein于1986年首次描述了它的使用方法。Haas等评估了100例继发于前列腺癌、宫颈癌、膀胱癌、肛管癌放疗后的慢性放射性直肠炎,其中31例患者症状为间歇性出血和毛细血管扩张,54例患者症状为持续性出血和接触性出血合并有/无溃疡,15例患者症状为大出血伴血红蛋白的下降。所有的患者都在处置室里进行治疗,在Ritter台上采用头低足高位,通过硬直肠镜将16in浸泡过10%甲醛的棉签与病变区域作用超过60s;经平均2次治疗后第18个月时的成功率为93%,3例患者出现了自限性的肛门疼痛和痉挛。同样,Tsujinaka等直接用海绵棒蘸4%甲醛作用2.5min或者是用50ml 4%甲醛作用30s,然后用生理盐水冲洗,其单项治疗的成功率为60%~88%,全程使用的成功率为81%~100%。Saclarides等在手术室中以滴注50ml甲醛并作用30s的方法治疗了16例难治性出血性放射性直肠炎,单次治疗之后75%的出血被控制,有4例病人出现肛门溃疡和肛裂,其中有1人发展成为慢性顽固性症状。也有报道使用该疗法可致严重急性甲醛性结肠炎。

根据这些发现,甲醛在治疗放射性直肠炎方面或许是非常有效的。因其具有潜在的并发症,治疗时使用屏障来隔离保护会阴和肛管是很重要的(如凡士林)。因为如疼痛、大便失禁、严重腹泻、发热、严重的甲醛性结肠炎、狭窄、直肠穿孔和溃疡等这些并发症很少见,在实施该疗法之前获得患者同意是很重要的。此外,使用大棉签或者海绵棒在直接可视下对病变严重区域进行操作,以避免不小心波及健康组织,还可以采用分期治疗的方式以避免甲醛潜在的毒性和并发症。

(4)内镜治疗:内镜在放射性直肠炎的治疗中具有很重要的作用,其目的为破坏全部扩张的毛细血管,进而减少或停止出血。有多种不同的方法可以采用,包括接触式和非接触式,前者包括加热探针和双极电灼,后者有激光治疗。

接触式凝固的优点包括在使用内镜治疗其他黏膜病变和息肉时拓展了其设备使用范围及使用经验,但有证据表明此方式在治疗中会发生出血,进而导致延长内镜的治疗时间以确保疗效。尽管存在缺陷,但一些小的临床观察研究表明其有很高的成功率治疗且并发症较少。

目前,内镜治疗继发于毛细血管扩张的出血多采用非接触的方式,常用的有 Nd:YAG 型激光、氩激光和 KTP 激光。Nd:YAG 激光穿刺深度多达5mm,因为可能超出肠壁的厚度,此方法发生并发症的概率为 5%～15%,包括透壁性坏死、纤维化、穿孔、瘘及狭窄形成。

氩激光和 KTP 激光是治疗慢性放射性直肠炎出血的最好方法,其穿刺深度接近 2mm,由此降低透壁性坏死及穿孔的可能性;其治疗成功率一般都较高,而并发症发生率相对较低。激光治疗的局限性:需要特殊的、昂贵的设备,需特殊的训练和激光治疗资格。对于大多数普通外科医师来说不可能有大规模的这样的病人,因此,这种治疗通常主要是由胃肠科医生或者是在专门的治疗中心才可以进行。资深医师认为激光治疗放射性直肠炎可能会有相当的危险,且可导致极难处理的直肠尿道瘘形成。

(5)高压氧治疗:此种方式已被用来治疗与慢性放射性直肠炎相关的很多症状,包括疼痛、出血和腹泻。在一项10位病例的个案报道中,9例中的4例直肠出血问题得到完全缓解,另外 3 例症状得到改进,3/5 的病例疼痛有所好转,并发症发生率较低且时间短暂。但高压氧治疗所需的次数仍不清楚,治疗方案中的次数为 12～90 次。与甲醛局部治疗或内镜消融切除相比,高压氧治疗的费用低廉。治疗后乙状结肠镜检查显示病变有改进,但对于许多患者来说这种改进是短暂的。

(6)其他慢性放射性并发症的治疗:偶有患者在放疗之后会形成狭窄,这是放疗的直接结果,但也可能是医源性结果,继发于过度使用激光或者甲醛滴注。如狭窄的长度很短,可采用内镜技术来治疗,最常见的治疗方法是直视下球囊扩张术,将狭窄逐步扩张至球囊直径的 20mm,将有效的解决梗阻症状,治疗后可能会出现温和的自限性出血,但总的来说,并发症的发生率很低。对于继发于广泛纤维化的较长的直肠狭窄,内镜治疗的成功率很低。通常来说,这些病人的直肠可能会丧失扩张功能而产生里急后重感;这些病人常常需要行粪便转流手术或切除病变肠段以解决问题。

某些具有严重并发症的慢性放射性直肠炎患者可选择手术治疗,手术指征包括:各种形式的持续性的不能控制的直肠出血、较长的狭窄、梗阻、穿孔和瘘;此外,部分便失禁的病人可能更适合于选择手术治疗。继发于放疗的纤维瘢痕及脆弱的血供可导致技术上的直肠切除困难。

有许多手术方式可供选择,最直接的方法是末端结肠造口加远端直肠封闭术(如 Hartmann 术式)。该术式的优点为:避免手术操作进入放射性骨盆并减少随后并发症的发生率;如想避免远端梗阻,可行远端肠道的黏膜造口。具有便失禁、瘘管、出血及梗阻的患者选择此术式较为适合,但并不能有效缓解患者严重的疼痛和出血。

第二个术式选择是直肠切除加排便控制复原术,此术式适用于有梗阻症状、出血及瘘的患者,但对于大便失禁者成功率不高,吻合口漏和瘘形成较常见。但一些研究组报道直肠切除加结直肠吻合术或结肠 J 形袋成形术的结果是可以接受的;为减少继发于吻合口漏的盆腔脓肿的风险,强烈推荐暂时性的近端粪便改道;并且,此类病人应由具有复杂直肠切除经验的外科医师来处理。在行恢复排便控制的直肠切除术之前对患者的括约肌功能进行评估是十分必要的,因为多数这样的病人都有肌肉及神经功能减弱,最终会引发术后排便失禁,继而导致术后生活质量降低。

最后一个选择是直肠肛门切除加末端结肠造口术（经腹会阴直肠切除术），而且此术式应由富有低位直肠切除经验的外科医生来进行。该术式并发症发生率为13%～79%，死亡率为8%～45%；由于放疗的作用，伤口愈合是一个重要问题，故此，应采用包括整形外科在内的多学科联合模式来建立血供丰富的组织瓣以增加切口愈合率。

对于瘘的处理可采用更专业的治疗方法以减少直肠切除的需要，诸如股薄肌瓣或其他类型的位于两个成瘘器官之间组织瓣的带血供组织转位术，在有经验医师实施的情况下可以取得很高的成功率。此外，请第三方有处理此种复杂组织瓣经验的中心对病人作出评估，患者可能会因此而获益。

（四）放射性直肠炎的总结

放射性直肠炎是骨盆放疗后相当常见的疾病。因为疾病的严重程度各不相同，所以对特殊问题予以特殊的处理方法是相当有必要的。因为对有组织纤维化、切口愈合不良及术区情况复杂等因素，以及合并狭窄和瘘管形成等严重并发症患者的处理常常是一项巨大的挑战性任务，因此，手术应由富有处理复杂情况经验的医师来执刀。

二、缺血性结肠炎

缺血性结肠炎由Boley在1963年首次报道并描述了其临床、放射影像及病理学特征，缺血性结肠炎通常被认为是由于可逆性血供障碍所致。缺血性结肠炎是当前最常见的老年人肠道血管疾病；随着老龄人群的增加，缺血性结肠炎变得更加普遍。因此，了解其临床表现和处理尤为重要。

（一）流行病学

缺血性结肠炎（CI）是最常见的肠道血管性疾病。因为在CI的发作中有50%～60%表现为出血，是继憩室病之后第二位的下消化道出血的原因。估计其发生率为4.5～44/100 000（人·年），将近为住院病人的1/2000。其发病率随着年龄的增长而增加，发病的平均年龄是70岁。Zou等报道83.5%的病人年龄>50岁，其中72%为女性病人。Cole等也发现女性的发病率比男性高1.5～29倍。

（二）结肠的血管解剖

虽然结肠的血供相对变异较少，但某些人群中的特殊变异使其具有高危性。近端2/3结肠的血供来源于肠系膜上动脉（SMA），特别是中结肠、右半结肠和回结肠（图26-4），远端1/3结肠的血供来源于肠系膜下动脉（IMA），IMA分为左结肠动脉、乙状结肠动脉、直肠上动脉。直肠有双重的血液供应，它也接受由髂内动脉分支的直肠中动脉和直肠下动脉的血液供应，正是由于这个原因，直肠很少会发生缺血。

有两个部位是缺血性结肠炎的好发部位（图26-4），在这些"分水岭"区域，侧支动脉变得很细很窄。Griffith点位于脾曲，在此处，形成Drummond结肠边缘动脉的SMA的终末分支变得很细；约5%的患者缺少结肠边缘动脉，导致1.2～2.8cm的结肠区域缺乏直小血管。第二个好发的部位是Sudek点，位于乙状结肠直肠交界处。在某些病人中，IMA血管和直肠血管丛的边缘动脉连接处的近端和末端有一个相对低灌注区。

（三）病因学

当大肠的某一区域得不到足够的血供时即发生缺血性结肠炎，CI由缺血再灌注损伤导致肠壁炎症的发生所致。当肠道的血压下降到40mmHg时，就会发生缺血性结肠炎。通常来说，这是一个节段性的病理过程，发生于结肠脾曲与降结肠的分水岭处和直肠乙状结肠交界区域。但是，如果CI是由于非闭塞性肠系膜缺血所引起，则会导致大肠较长节段受累；与之相反，如果缺血是由于血栓闭塞引起，则表现为短节段受累。动脉粥样硬化患者常常会有灌注不足。

低血压和低血容量是引起缺血性结肠炎的最常见的原因，尤其是低血压，可能会导致败血症或损伤左心室功能；低血容量可能由脱水或出血引起，从而导致了内脏血供的减少。一旦再灌注发生，损伤的区域可能会发生溃疡和出血。心源性血栓栓塞可能是另外一个导致缺血性结肠炎的常见原因。Hourmand-Ollivier等报道，1/3的缺血性结肠炎病人可发现心源性血栓。其他导致CI的原因有心肌梗死，有14%的病人会因心肌梗死引发的缺血性结肠炎而发生便血。

其他见诸报道的病因包括大血管手术，慢性便秘而引发的肠腔内压力增高而导致的血流减少，长跑、脱水导致低血压引起的血管痉挛，以及心力衰竭。有一些药物与缺血性结肠炎的形成相关，包括

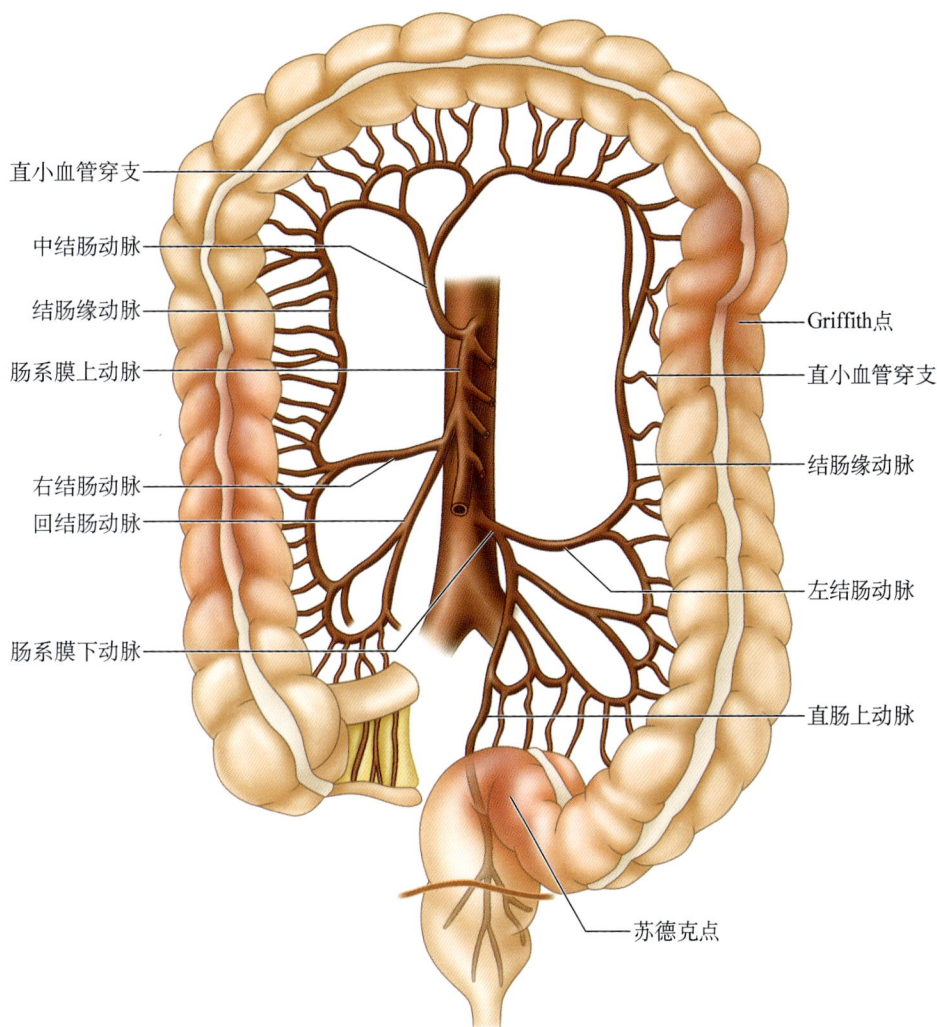

直小血管穿支

中结肠动脉

结肠缘动脉

肠系膜上动脉

右结肠动脉

回结肠动脉

肠系膜下动脉

Griffith点

直小血管穿支

结肠缘动脉

左结肠动脉

直肠上动脉

苏德克点

图 26-4　结肠的血管解剖

Griffith 点指结肠脾曲处边缘动脉变细或消失。Sudek 点指直肠乙状结肠交界处侧支血管减少。特殊位置可能提示如可卡因之类的血管活性药物为缺血的诱因

抗高血压药、地高辛、雌激素、垂体后叶素、去氧肾上腺素、伪麻黄碱、免疫抑制药、阿洛司琼、达那唑、非甾体类抗炎药物、舒马曲坦、辛伐他汀和抗精神病类药物。超过 10％ 的患者有潜在的梗阻性病变，例如肿瘤、狭窄或憩室。年轻患者表现出 CI 时应怀疑使用可卡因或脱氧麻黄碱。一项研究报道，嗜可卡因者发生缺血性结肠炎的平均年龄为 42 岁，其中近 3/4 的患者吸食强效可卡因；这类病人发生 CI 的区域包括小肠（17％）、近端结肠（59％）、横结肠（12％）和左半结肠（30％），1/4 以上的患者有多区域的病变；值得注意的是其病变区域分布不同于普通病因所致的缺血性结肠炎。

其他很多不常见的病因也已明确。高凝血状态，包括凝血因子 V 点突变，凝血素 G20210A 突变，蛋白 C 或 S 缺乏，抗凝血酶 III 缺乏，抗磷脂抗体综合征和狼疮抗凝物均同 CI 相关。此外，血管炎和炎症环境（如系统性红斑狼疮）、结节性多动脉炎、Wegener 肉芽肿、风湿性关节炎和淀粉样变性都可能导致缺血性结肠炎的发生。

1. 疾病谱　缺血性结肠炎患者的疾病严重程度表现多样。一般来说，缺血性结肠炎是一种可逆性疾病，支持性的治疗可以解决病变损害并且无长期并发症；或者，CI 是一种不可逆疾病，并导致急性或慢性并发症发生。正如 Brandt 和 Boley 所描述，缺血性结肠炎可分为 6 个主要的种类（框 26-1）。

框 26-1　缺血性结肠炎疾病谱

- 可逆性缺血性结肠病变(黏膜下或壁内出血)
- 可逆性或短时缺血性结肠炎
- 慢性溃疡性缺血性结肠炎
- 缺血结肠狭窄
- 结肠坏疽
- 暴发型广泛性缺血性结肠炎

　　引自 Brandt L, Boley S: AGA technical review on intestinal ischemia. Gastroenterology 118:954,2000

　　对于可发展成缺血性结肠炎的患者,近45%有可逆的或短暂的结肠炎,19%的患者会发生慢性结肠炎,13%的病人会发生狭窄,19%的病人会发生坏疽,一小部分病人还会发生暴发性广泛性结肠炎。解剖学分布也可能给疾病的进展提供线索,虽然仅有1/4的病人会发生右侧缺血性结肠炎,但是60%需要手术处理,是左侧缺血性结肠炎的5倍;而且在某些研究中,其死亡率也是左侧缺血性结肠炎的2倍,接近23%。

　　2. 评价　诊断缺血性结肠炎时对任何可疑征兆均需高度怀疑。缺血性结肠炎病人的典型临床表现是突发的程度较轻的左下腹痉挛性疼痛,尤其是在患者有可能影响结肠的后肠部分(起始于横结肠远端的1/3)疾病的情况下。疼痛总是伴发或继发于无血流动力学改变的血性腹泻或鲜血便;大出血较少见,因此,如患者出现大出血,应考虑其他病因。但是,当有不可逆性或透壁性坏死时,可能会表现出严重的腹痛或腹膜炎(图 26-5)。

　　在体格检查中,腹部触诊会检出受累结肠段区域轻度到重度的压痛,通常位于左侧腹部。由血栓导致的缺血性结肠炎其病变肠段较局限,而非闭塞性肠系膜缺血常致结肠脾曲和直肠乙状结肠的分水岭处受累,且其受累肠道节段较长。其他临床表现包括发热、腹泻、坏死、穿孔、腹膜炎和感染性休克。尽管可逆性缺血可表现出腹膜炎体征,但如持续的腹膜炎体征超过了数小时,则应考虑透壁性坏死,此时需行剖腹探查术。图 26-6 为评估和处理怀疑缺血性结肠炎者提供了一个框架。

　　评价缺血性结肠炎的一个重要方面是同急性肠系膜缺血(AMI)相鉴别。AMI 同缺血性结肠炎表现相似,但在治疗方面却有重要区别;此两者在发病年龄组上显著重叠,大多数 AMI 患者的发病年龄>50 岁。AMI 患者通常都有一个诱发因素,

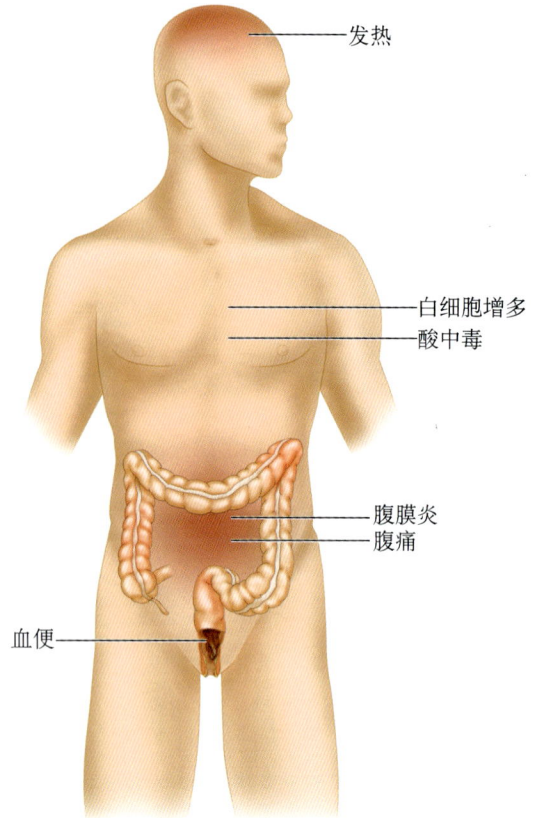

图 26-5　缺血性结肠炎的典型表现,包括腹痛、血便、发热、白细胞增多、酸中毒和腹膜炎

如心肌梗死、充血性心力衰竭、心律失常或低血压,而动脉粥样硬化却较少见;在表现上,病人看起来或许有更严重的疾病,尤其是他们主诉有更为严重的疼痛,常描述为同体格检查结果不相平行的疼痛;便血在 AMI 病人中不是很常见;血栓性缺血常常导致 SMA 血流阻断,好发部位为中结肠动脉起点处或更远端的血管;血栓形成性疾病一般影响 SMA 的起源处,可导致全部小肠和近侧 2/3 结肠的全体缺血。治疗方法包括血栓切除术,血管内介入血管再通术或手术血管再通术,对 AMI 作出及时的鉴别可避免显著的发病率和病死率。

　　3. 诊断评价

　　(1)实验室检查:对于缺血性结肠炎患者来说实验室检查对治疗是有益的,但实验室检查往往缺乏重要的异常指标。血清乳酸水平、乳酸脱氢酶、肌酸磷酸激酶或淀粉酶可出现增高,但这些检查的特异性不是很高且不能用于准确的诊断缺血性结肠炎;代谢性酸中毒合并血清乳酸水平增加可提高临床上显著的局部缺血的可疑度。此外,还可能会

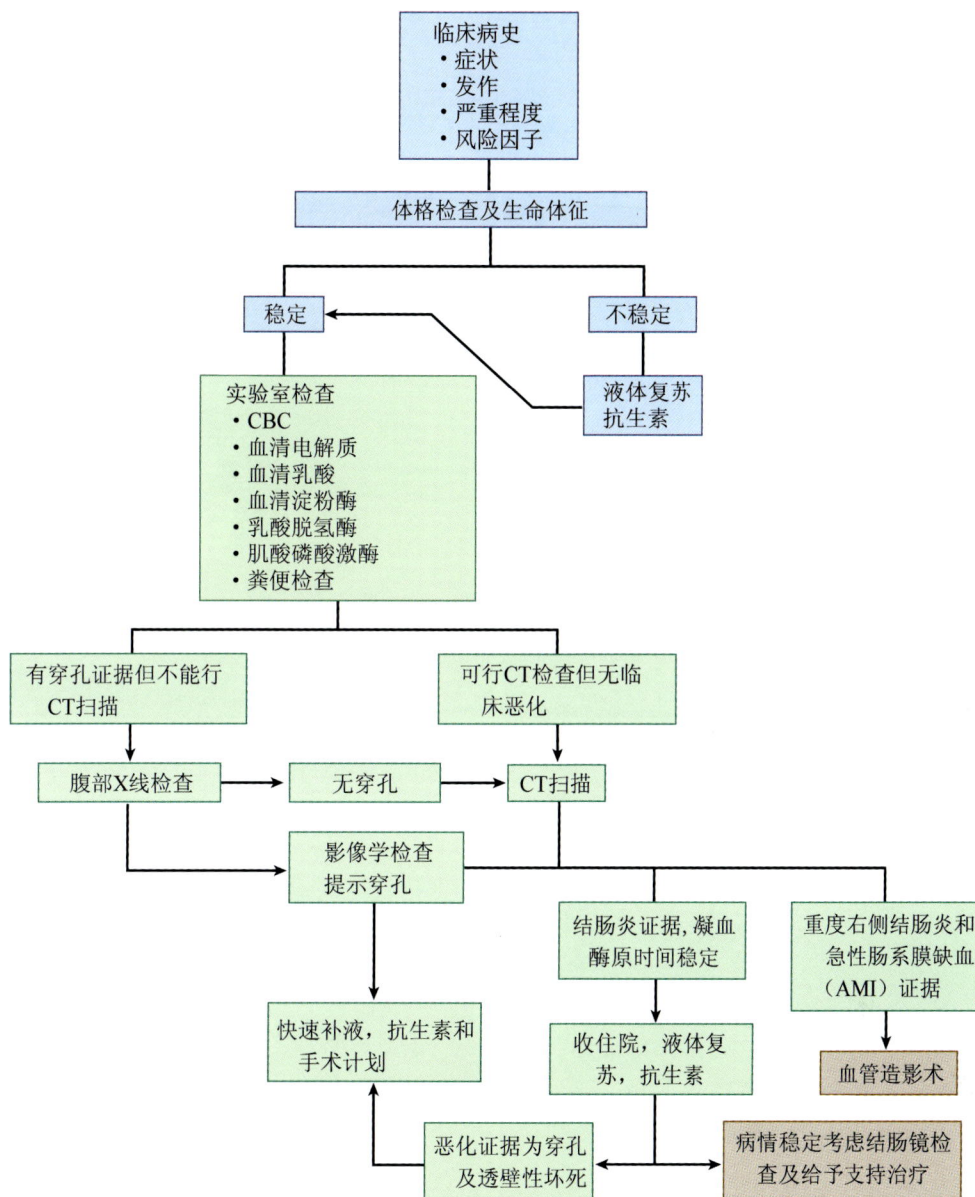

图 26-6　疑似缺血性结肠炎患者评价和处理流程图

通过病史及体格检查,可明确患者病情的稳定性、实验室检查和影像学检查可指导治疗。

CBC.全血细胞计数;CT.计算机断层扫描

发现白细胞的增加,但是也没有特异性。尽管如此,腹痛的临床表现、白细胞计数＞20 000/μl、代谢性酸中毒则提示小肠缺血及梗死的可能。虽然贫血也可能会出现上述表现,但患者的临床表现常常不能由失血来解释。

当患者出现稀便和腹痛时,还应考虑其他原因引起的腹泻。感染性因素包括沙门菌、志贺菌、空肠弯曲菌及肠埃希菌(E. coli)O157：H7;此外,在某些临床情况下还应考虑阿米巴菌属、管圆线虫、

梭状芽胞杆菌及病毒等原因。

(2)放射线检查:放射线检查对于诊断缺血性结肠炎或许没有什么价值,因其同样缺少灵敏性和特异性。存在黏膜下出血和血肿时腹部 X 线片可表现出结肠壁指压征;但除可以排除穿孔之外,此征象对于诊断来说是相当不灵敏的。其他的表现包括非特异肠梗阻、肠系膜增厚、肠腔积气和门静脉积气;上述许多征象在疾病发作超过 18h 之后可能不会表现出来。还可行对比灌肠 X 线检查,

但此检查方式已由 CT 所取代,对比灌肠 X 线检查可以确定肠壁有无节段性增厚,但通常都是非特异性的,且需结合临床背景分析。其他有意义的检查结果包括结肠周围条纹征和肠周游离液体,这些征象都可以在腹部 X 线片上表现出来(图 26-7)。放射学上和 CI 相似的情况包括感染性结肠炎和克罗恩病。

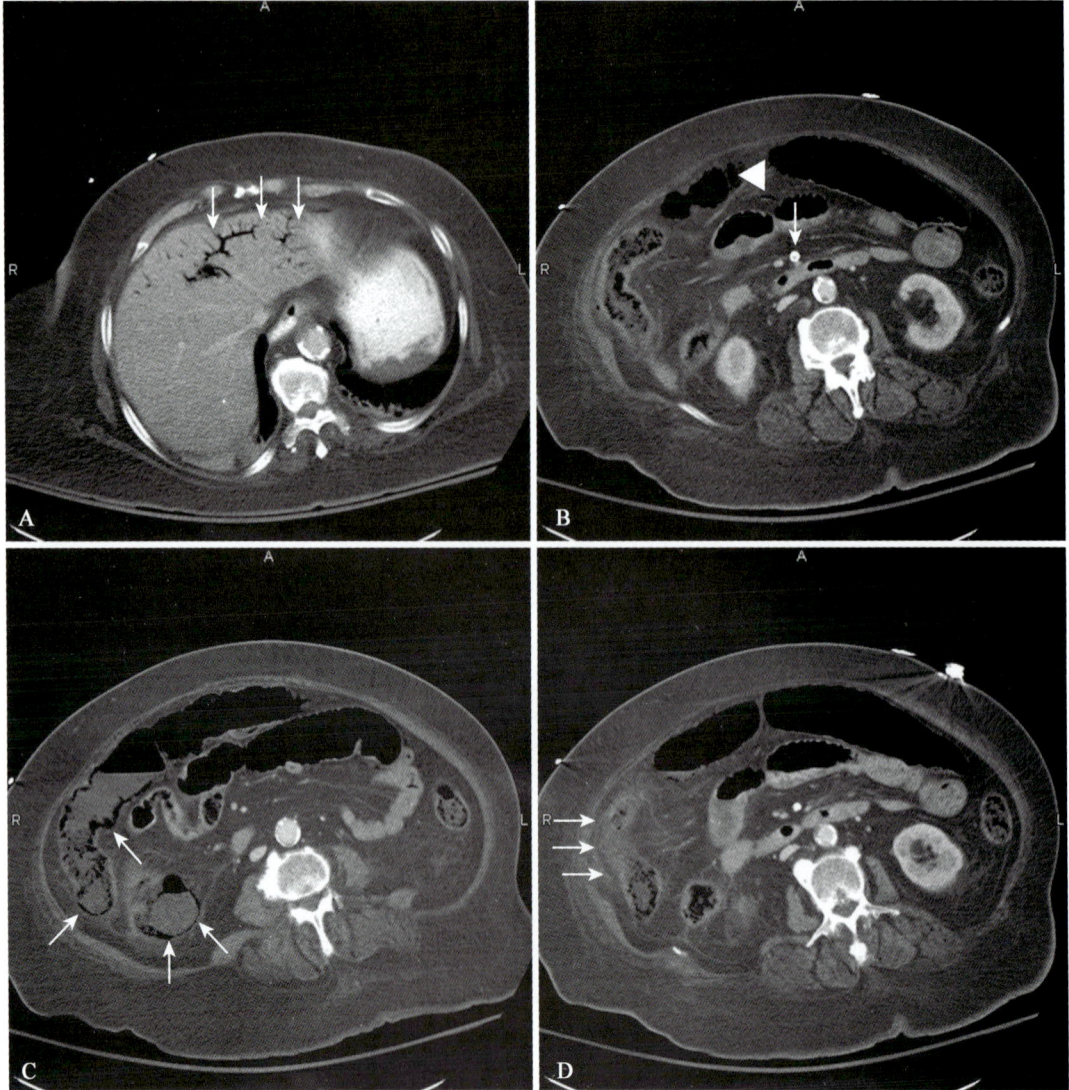

图 26-7　缺血性结肠炎 CT 扫描示右结肠及横结肠受累

　　A. 肝左叶门静脉积气(箭头);B. 肠系膜上动脉严重钙化(箭头)及中结肠静脉积气;C. 盲肠积气(箭头)及右结肠,注意结肠壁下垂部分积气;D. 结肠周围条带征考虑炎症(箭头)。此病人的影像学检查结果说明术前影像学检查对于指导手术具有重要的意义,因此病人的盲肠及右侧结肠的浆膜术中无异常发现,尽管影像学正常但在术中发现横结肠具有透壁坏死的证据

　　部分特定病人可以考虑血管造影。对大多数 CI 病人来说,因为其病变表现短暂且轻微,这种情况下血管造影无太大意义。但在更严重的病例中,其右半结肠可能存在病变或缺血且不能确定并需要排除的情况下,血管造影可能会有价值。尽管在 AMI 时血管造影可以明确血管病灶,但在 CI 的情况中却常常不能做到此点。

　　(3)内镜:当有临床征象时,内镜检查已成为诊断缺血性结肠炎最佳选择,并且还可以排除其他病因引起的结肠炎。一般情况下,在不行肠道准备的情况下进行结肠镜检查是很有必要的,因机械性肠道准备可能会因脱水而加重低灌注时。如进行内镜检查,一些医生推荐充气时选择二氧化碳气体,因二氧化碳气体具有扩张血管作用并且可以快速的溶解于全身,从而减少压力相关低灌注的发生。无论使用何种类型的充入气体,在内镜检查中都应该使用最少量的气体($>30mmHg$),并且进镜距离应以确定诊断为宜。一般来说,由于直肠有双重血供所以很少会受到伤害,当患者有短暂的缺血时可能会表现出水肿、黏膜松脆、节段性红斑、散在糜烂、纵行溃疡、瘀斑状出血与苍白区交杂及紫色出血性结节(图 26-8);严重的缺血性结肠炎区域会表现出明显的青紫或变黑的黏膜、假膜、假性息肉及假性肿瘤;蓝黑色的黏膜结节则提示有坏疽的存在。此外,更晚一些的表现包括全层黏膜损伤后导致的狭窄、结肠袋减少、颗粒状黏膜和结肠壁的环形缩窄(框 26-2)。

框 26-2　缺血性结肠炎内镜检查关键点

- 一般不需肠道准备
- 如可行,考虑二氧化碳结肠充气
- 尽可能限制充气量
- 单纯推进式肠镜足以确立诊断

---

4. **临床进程**　缺血性结肠炎是一个变化的过程。幸运的是,很大部分的病例病变消退后并不会发生临床后遗症,这些患者通常只有轻微的病变,症状在 24~48h 消退,临床和影像学表现也在 1~2 周消退。虽然患者表面正常,但也可能会有 6 个月以上黏膜异常。但临床上不能缓解的患者在数量上可分为相等的 3 组:坏疽、穿孔及形成慢性缺血性结肠炎,并在随后进展为结肠狭窄(图 26-9)。一般来说,早期手术干预适用于将发展成广泛的代谢、临床及影像学改变者。

5. **治疗**　近 1/2 的患者将发展为可逆的临床局限性疾病。这些患者受益于他们的血流动力学稳定,良好的心脏功能和预防菌群移位所致的败血症而使用的广谱抗生素。全身使用糖皮质激素已证明并无价值,且增加穿孔发生的可能性。处理缺乏清晰的临床征象的患者时,密切的临床监测是一个关键点。手术干预指征如框 26-3 所列。如果病人出现检查结果恶化、发热或白细胞增加,

则应考虑行急诊或亚急诊手术探查。而且,如果病人发展成进行性腹泻或出血时间超过 2 周,则可能存在不可逆的结肠损伤,此时需行结肠切除术。其他手术干预的指征包括大出血、慢性蛋白丢失性结肠病、慢性节段性结肠炎合并溃疡、症状性缺血性狭窄。

框 26-3　缺血性结肠炎主要手术指征

- 穿孔
- 进展性缺血致临床恶化
- 进展性腹泻或血便持续 2 周以上
- 大出血
- 慢性蛋白质丢失性肠病
- 慢性结肠炎合并溃疡
- 有症状的狭窄形成

急性 CI 的手术过程中,合适的术式是切除全部缺血的节段。手术切除的范围应该由术前的检查结果来确定,如 CT 或者是内镜。在手术过程之中发生透壁性坏死的坏死节段是显而易见的。但如果不存在肠壁全层的损伤,那么单纯的检查浆膜表面将不能反映肠缺血的程度和范围。术中的评估包括肠系膜血管搏动触诊和使用手持式超声探头检查肠管对系膜缘的信号。使用 Wood 灯和荧光染料浸泡 2~3min 可以帮助显示出缺血的范围。

这类患者常常可能会因虚弱和血流动力学不稳定而不能行一期吻合术。因此,所有急性 CI 的患者都应考虑行造口术。对于非常不稳定的病人,合适的做法是切除病变节段及闭合末端,病情缓解后行再观察性的计划手术以确认肠切除范围是否符合之前的判断并给予造口术。

6. **发病率和病死率**　缺血性结肠炎患者的预后一般取决于缺血的严重程度和病人潜在的并发症。大约 80% 的患者会在非手术治疗 1~2 周后缓解,这些患者的死亡率很低。但仍有近 1/5 的患者将会发展成为腹膜炎,或发生临床恶化而需要手术干预,这种情况可能是产生于急性缺血性结肠炎的并发症或者是起源于慢性缺血性结肠炎。如前所述,右半缺血性结肠炎的患者病死率达 23% 以上。

(四)特殊情况:血管外科患者

大血管手术后对于缺血性结肠炎患者是一个

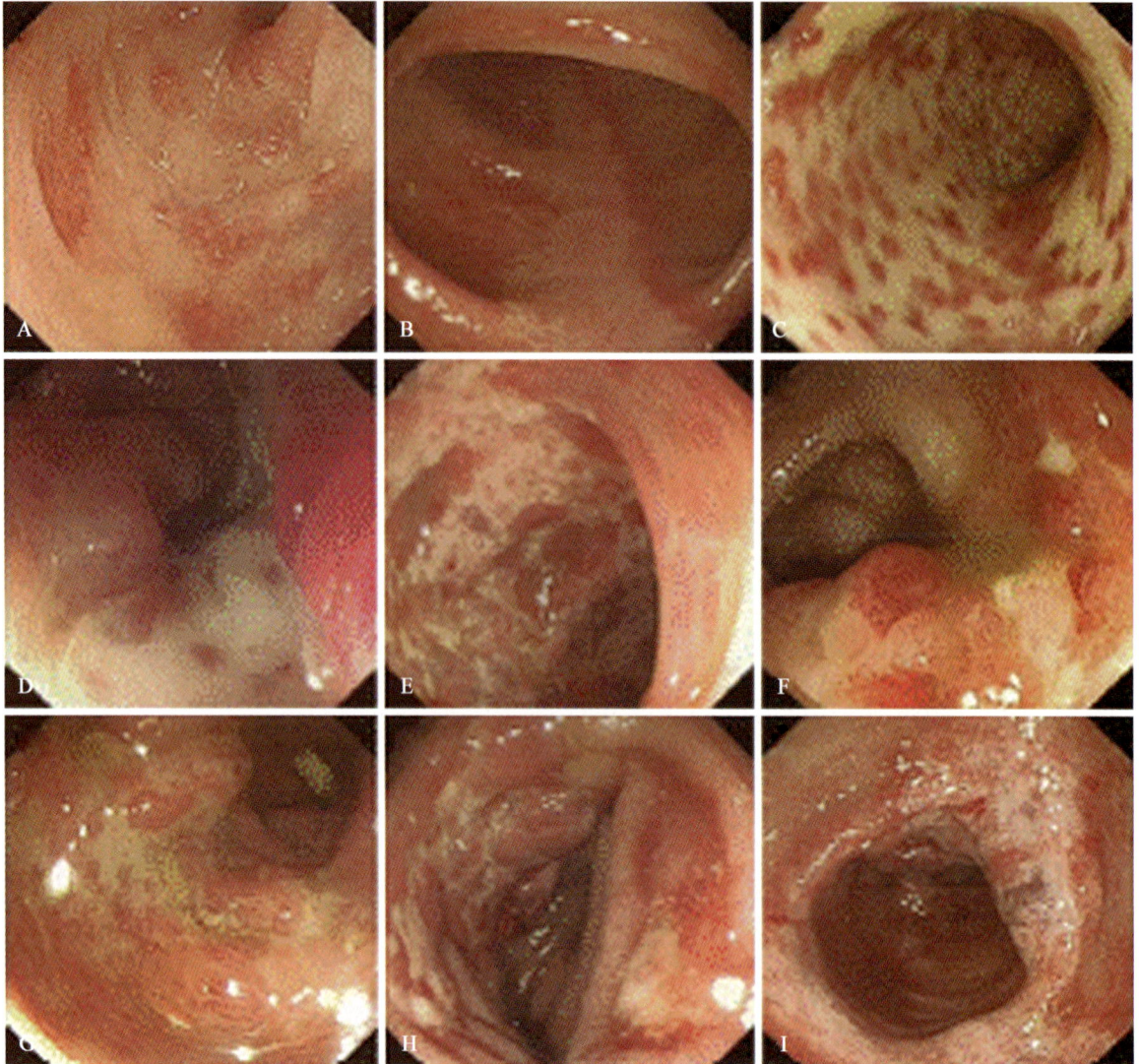

图 26-8　缺血性结肠炎内镜表现

A. 片状红斑及黏膜充血；B. 结肠纵轴单个线形溃疡；C. 黏膜点状出血及白斑混杂；D. 发绀及黏膜水肿伴散在溃疡；E. 假膜合并紫色出血性结节；F. 黏膜充血及假性息肉；G. 黏膜水肿，渗出及假肿瘤；H. 蓝黑色黏膜结节合并黏膜充血及出血；I. 管腔狭窄及黏膜颗粒(引自 Zou X,Cao J,Yao Y,et al.Endoscopic findings and clinico-pathologic characteristics of ischemic colitis:a report of 85 cases. Dig Dis Sci 54:2009,2009)

值得特别关注的特殊之处。据统计，有 3% 以上开放性主动脉重建的患者会发生 CI，腹主动脉瘤破裂修补术患者中 CI 发生率高达 60% 以上。在开放性主动脉手术中，围术期大量体液转移，主动脉交叉阻断，腹膜后血肿压迫血管和持续性低血压被认为是导致缺血的原因；血管内介入修复后发生的缺血病因尚不清楚，可能源于主动脉壁上血小板血栓。血管内介入修复术后 CI 发生率与开放性主动脉手术术后 CI 发生率相近或略低。

一项研究评价了此种情况并将缺血性结肠炎分为轻度、中度（无多器官衰竭）和重度（有多器官衰竭）。在对第一种情况的描述中，其相关的病死率极低；但在重度的类型中，发病率和病死率为 60%~100%；对于重症患者，普遍需要手术干预。但对于有中度临床表现的患者是否给予外科处理仍存在争议。

主动脉手术后 CI 的诊断时间一般是在术后 1~5d。Menegaux 等的研究表明，2.7% 主动脉重建手术者术后会发展成缺血性结肠炎；在此人群中，直肠受累的缺血性结肠炎者需手术治疗的占

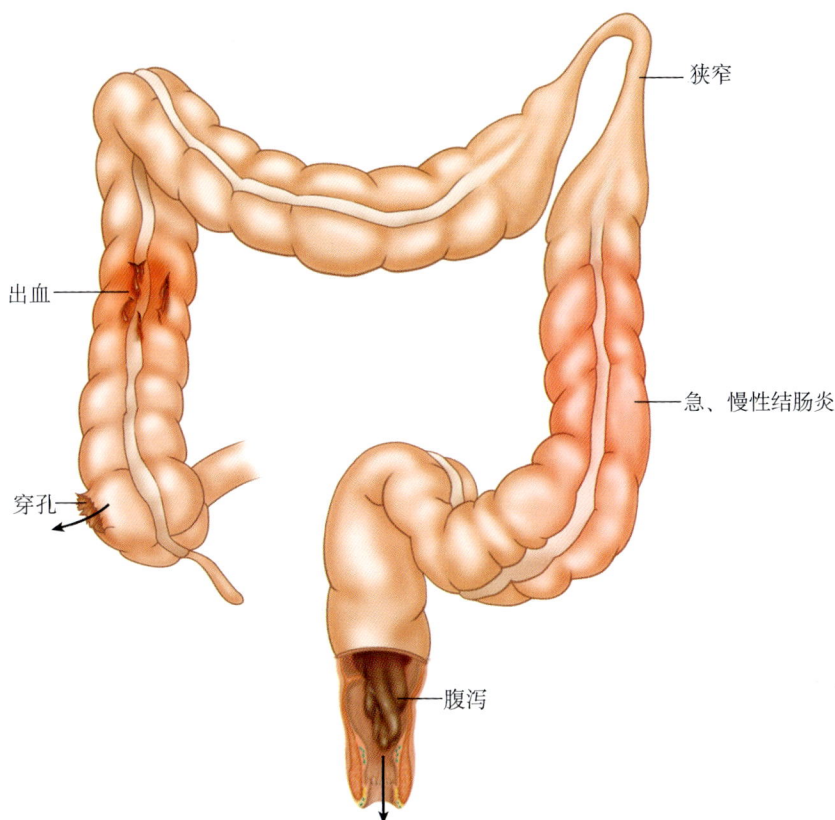

图 26-9　缺血性结肠炎急性及慢性表现,包括出血、穿孔、狭窄、腹泻及结肠炎

53%,左侧结肠受累者占 98%,横结肠受累者占 61%,右侧结肠受累者占 51%。手术方式包括乙状结肠切除术(2.3%),左半结肠切除术(47%),右半结肠切除术(2.3%)和全结肠切除术(49%)。并发症的发病率为 61%,病死率为 47%。正如预期的那样,术前有进展性缺血性结肠炎的病人有更高的病死率。

(五)缺血性结肠炎的总结

　　缺血性结肠炎在老年人群中较常见。快速鉴别其疾病进程是提供有效治疗的关键。由于重症急性患者病死率相当高,故需及时的外科处理。而且,对表现有 CI 慢性并发症者进行鉴别和治疗以提供妥善的处理亦为要点。如患者表现不典型,如手术医生无足够的急诊结肠切除经验,如合并慢性结肠炎相关的并发症,此时向专科医师推荐是妥善的处理方式。

三、感染性结肠炎

(一)急性腹泻

　　在世界范围内,腹泻性疾病是导致死亡的主要原因之一,每年有近 250 万人死于腹泻。在美国,急性腹泻是一个重大的健康和经济问题,每年有接近 300 万人发病,90 万人住院,6000 人死亡。

　　急性感染性胃肠炎多是由病毒引起的,因为急性腹泻患者的粪便培养的阳性率只有 1.5%～5.6%。相反,细菌是造成严重腹泻的重要原因。一项 173 例健康成年人的急性重症社区获得性腹泻研究表明,87% 的病例可分离出细菌病原体;在此项研究中,严重腹泻的定义为每天＞4 次的水样便和持续时间＞3d。

　　1. 病史　详细的病史对于严重腹泻病人来说非常重要。具体问题有:大便的次数、便急、大便失禁和便血是必须要明确的问题。感染性结肠炎的其他重要的问题包括腹泻的时间和相关的全身症状,如发热、腹痛、恶心、呕吐。此外还应对患者做出完整的系统回顾。

　　应详细询问患者最近有无国内国际或野外旅行史;饮食史应关注所有食物的种类(熟的、少见的、生的)和准备食物的位置(家、饭店、街头小贩);其朋友和家庭成员有无类似的症状;高危暴露包括最近的入院史和社区情况(例如日托中心、疗养院、或大学宿舍);药物,尤其是抗生素的使用情况,甚至是一个单一的术前剂量;性史,包括肛交和肛口接触;免疫情况(HIV 或者是免疫抑制)。

2. **体格检查**　体格检查的主要目的是将重症患者与轻症患者隔离开来。对病人的整体状况进行评估,包括精神状态、生命体征、皮肤饱满度、直立性低血压表现、黏膜状况、腹部检查及直肠检查。有高热、脱水、严重腹痛的患者需住院行补液治疗和进一步的评估。

3. **实验室检查**　50% 的感染性腹泻无需特殊治疗就可以在 3d 内恢复。大多数急性腹泻患者病程为自限性,因此不需行进一步的常规检查。下列患者应行诊断性检查:

- 严重血便;
- 发热>38.5℃;
- 每日 6 次以上的稀便;
- 疾病持续时间>48h;
- 严重腹痛;
- 已知的免疫功能低下;
- 年龄>65 岁。

(1)粪便白细胞:亚甲蓝染色是一项评价粪便中有无白细胞存在的非特异性试验。如果粪便含有血液或黏液,那么粪便中一般就会检出白细胞;但阳性结果并不能说明特异性病因;如为水样便则结果通常是阴性的。美国胃肠病学学院的应用参考提倡在中度到重度的患者中行粪便白细胞检查,阳性结果需行进一步检查如粪便培养,并需行经验性治疗。一项关于诊断试验准确度分析的 Meta 分析数据为粪便白细胞检查的特异性只有 50%,峰值灵敏度为 70%。

(2)粪便乳铁蛋白:乳铁蛋白是白细胞的一种副产品。它比粪便白细胞染色要更加敏感也更加昂贵。此检查方法评价急性腹泻的特异性尚不清楚,但它在炎症肠病患者中使用越来越频繁,因其结果增高见于很高比例的活动性病变患者。

(3)粪便培养:在患者有急性腹泻表现的情况下,为鉴定肠道病原体而行细菌培养是很常见的。常见的目标病原体为沙门菌、志贺菌和弯肠杆菌。如果临床医生考虑可能是由其他的病原体引起的,如耶尔森菌、肠出血性大肠埃希菌,则需要在送细菌培养时作出明确的要求。在一篇粪便培养样本量>3000、涉及 10 所美国医院、时间从 1990—1992

年的研究中,能鉴定出细菌性病原体的仅占 5.6%。常见的病原体包括空肠弯曲菌 2.3%(占阳性分离的 42%)、沙门菌 1.8%(占阳性分离的 32%)、志贺菌 1.1%(占阳性分离的 19%)和大肠埃希菌 O157:H7 0.4%(占阳性分离的 7%)。阳性培养报告应上报给当地疾控中心以跟踪食源性疾病的暴发情况。

粪便培养的价值在当今受到质疑。据统计仅有 2% 的送检粪便培养是阳性的,但每份阳性培养却花费了 1000 美元。粪便培养适用于下列情况:免疫低下者,合并其他疾病可增加并发症的发病率者,严重感染性腹泻者,炎症性腹泻者(包括出血性腹泻),潜在的炎症性肠病者(其关键点为区分病情突发和叠加感染),手工食品工人(培养阴性才可重新工作)。

(4)寄生虫和虫卵检测:急性感染期寄生虫和虫卵检测是无用的。如果症状持续 2 周或患者去过高危地区则其结果可以为阳性;此项检查需要在不同的时间收集 3 份不同的粪便标本;对大部分急性腹泻患者检测粪便寄生虫和虫卵是不划算的。

但有一些情况是需要行粪便寄生虫和虫卵检测:持续性腹泻,俄罗斯、尼泊尔及高山地区旅游后发生持续性腹泻,托儿所婴儿持续性腹泻,男性同性恋者腹泻,AIDS 患者腹泻,粪便中有少量或无白细胞的血性腹泻。

(5)梭状芽胞杆菌毒素:显著腹泻患者在过去的 3 个月中使用过抗生素,则有检测梭状芽胞杆菌指征。

(6)内镜检查和活检:如果腹泻、血便及里急后重症状持续时间超过 3d 则结肠镜检查是有益的。炎症性肠病和感染因素的黏膜改变肉眼常常较难区分。活检行永久石蜡切片和活检行革兰染色及培养有助于决定其病因和直接指导治疗;但肠镜下收集肠液的培养结果似乎对粪便培养的结果帮助较小;因为穿孔风险很高,所以为急性结肠炎患者行硬或软的直肠乙状结肠镜检查时应特别小心。

内镜不应作为腹泻的常规检查。然而,对于下列几种情况来说是非常有用的:区分炎症性肠病腹泻及感染病因腹泻;病人发生毒性反应且组织培养结果不明确;当临床和放射检查后仍诊断不清时,鉴别感染性结肠炎和缺血性结肠炎。

4. **影像学检查**　影像学检查不应作为常规检查。但如果患者出现无论是扩散性的还是全腹性的腹痛加剧,为排除穿孔,此时有指征行腹部 X 线片或立位片检查。如症状恶继续恶化,口服造影或静脉造影腹部或盆腔 CT 扫描将有助于诊断。

(二)干预和治疗

1. 补液　腹泻性疾病最严重的风险为脱水,初期治疗的主要措施为增加液体摄入。腹泻严重的患者需给予口服补液溶液,世界卫生组织推荐的口服补液溶液每升液体中应含有以下成分:

- 3.5g 氯化钠;
- 2.9g 枸橼酸钠或者 2.5g 碳酸氢钠;
- 1.5g 氯化钾;
- 20g 糖和 40g 蔗糖。

有多种非处方配方可以采用,包括 Pedialyte液。也可用下列配方自行配制溶液,半勺小苏打粉,半勺盐,4 勺糖加入 1 升水中。

2. 止泻药和对症治疗　抗动力药物,包括地芬诺酯(止泻宁)和洛哌丁胺(盐酸洛哌丁胺),可用于降低排便的次数,但发热或血便时必须避免使用这些药物。洛哌丁胺的首次剂量为 4mg,然后每次未成形粪便后给予 2mg,24h 内不得超过 16mg,使用时间不得超过 2d。地芬诺酯的剂量是 4mg(2片)每日 4 次,使用不超过 48h。

3. 经验性抗生素治疗　经验性抗生素治疗很少用于急性感染性腹泻的治疗,这种治疗可以延长粪便中肠道病原体的廓清时间。此外还会发生药物相关的不良反应,包括艰难梭菌结肠炎和耐药菌株的形成。血便、腹痛、低热或无发热者应避免使用抗生素直至出血性大肠埃希菌被排除,因为对此组群使用抗生素是有害的。2001 年美国感染性疾病学会实践指南指出,任何使用抗生素治疗的考虑都应仔细权衡其无意义或潜在的有害后果。

以下情况需要经验性抗生素治疗:

- 严重的旅行腹泻患者(每天>4 次的不成形大便、发热、出血、脓便及黏液便);
- 每天排便次数>8 次者;
- 症状持续 1 周以上者;
- 病人需要住院治疗者;
- 免疫功能低下的患者。

经验性抗生素治疗推荐用药选择为口服氟喹诺酮类药物(环丙沙星 500mg 每日 2 次,诺氟沙星400mg 每日 2 次,或者左氧氟沙星 500mg 每日 1次)3~5d,并需排除出血性大肠埃希菌感染。

(三)特殊的病原体

表 26-3 列出了一些特殊病原体的流行病学特征及抗生素治疗方法。

表 26-3　流行病学及抗生素治疗

病原体	感染源	潜伏期	临床特征	抗生素*	剂量
弯曲杆菌	家禽、受污染的食物/水、荒野水	2~5d	血性腹泻;类似急性阑尾炎或炎症性肠病;常复发	1. 红霉素 2. 阿奇霉素	500mg 口服,2/d,5d 500mg 口服,1/d,3d
沙门菌	带壳鸡蛋、家禽、用未经高温消毒的牛奶、家庭宠物	8~24h	家庭和餐厅共同发生的食物中毒;免疫功能不全发病率升高	1. 氧氟沙星 2. 阿奇霉素	500mg 口服,2/d,7d。1g,口服,第 1 天;500mg 口服,1/d,接下来 6d
志贺痢疾杆菌	人-人传播、特定人群;卫生状况差	24~48h	中毒性水样便,随后出现侵袭样表现;可出现严重痢疾	1. 环丙沙星 2. 复方磺胺甲噁唑	500mg,口服,3/d,3d;160mg/800mg,口服,2/d,3d
耶尔森菌	食品、水、牛奶、人与人、狗、猫、猪	12~48h	阑尾炎/末端回肠炎样综合征病后多发性关节炎长时间排菌	1. 复方磺胺甲噁唑 2. 环丙沙星	160mg/800mg,口服,2/d,3d;500mg,口服,2/d,3d
大肠埃希菌 O157:H7(EHEC)	生牛肉、牛奶、人与人、水传播、旅行	3~8d	血性腹泻、出血性结肠炎;HUS 或 TTP	无需抗生素仅支持治疗	

EHEC,肠出血性大肠埃希菌;HUS,溶血性尿毒症综合征;TTP,血栓性血小板减少性紫癜

表中所列药物可供选择:1,首选药;2,备选药

引自 Walls RM,Marx JA,Hockberger RS,et al.Rosen's emergency medicine.Philadelphia,2010,Mosby,p 1200.

1. 弯曲杆菌 弯曲杆菌属,意味着"弯曲的细菌",至少包含了一个与人类疾病有关的种类。空肠弯曲杆菌是发展中国家细菌性肠炎最常见的病因。弯曲杆菌性肠炎是旅行者腹泻的最常见原因,多是由于饮用荒野水源而引起的。大多数感染是由接触或吃生的及未煮熟的家禽及肉所致。空肠弯曲杆菌属形成疾病主要是由于细菌直接侵袭结肠上皮细胞并引起炎性改变,并且与炎症性肠病在内镜下没有区别。

空肠弯曲杆菌性肠炎的潜伏期是 2～5d,起病通常很急,典型的症状和体征是发热、腹部绞痛和腹泻。全身性症状有厌食、乏力、肌肉疼痛,头痛较常见,部分患者会发生呕吐。

因其临床征象同阑尾炎相似而就诊于外科,术中可见末端回肠和结肠增厚并出现肠系膜淋巴结肿大,阑尾外观相对正常;病理学检查见弯曲杆菌相关性阑尾炎病变只局限于阑尾黏膜层,可与急性化脓性阑尾炎形成对比。腹泻常在发热和腹痛发生 24～48h 后出现;大便常松散且有胆汁颜色,随后演变成水样便,60%～90%空肠弯曲杆菌性肠炎的患者可表现出全血便或便隐血。

无其他合并症的患者不推荐使用经验性抗生素治疗。对于症状无改善者,抗生素治疗可能会缩短 1d 的症状持续时间。一线治疗包括红霉素 500mg 每天 2 次持续 5d,或者是阿奇霉素 500mg 每天 1 次,持续 5d。

2. 沙门菌 根据 2005 年 36 184 例患者(发生率为 12.2/100 000 人)的报道,沙门菌是美国记录在案的细菌性肠炎第二位的病因。儿童、老年人、血红蛋白病患者(如镰状红细胞性贫血)、恶性肿瘤或艾滋病患者发生侵袭性感染的比率和疾病的严重程度均在增加。沙门菌感染是由食用污染的禽肉、牛肉、未经巴氏消毒的牛奶、鸡蛋、鱼、水果及蔬菜所致,常见的生鸡蛋来源的感染源包括荷兰辣酱、蛋酒、凯撒沙拉酱、冰淇淋、蛋黄酱、提拉米苏及未烤熟的曲奇饼;家庭宠物也是细菌携带者并可传染给人类。

典型的症状是在 8～48h 的潜伏期后出现发热、腹部绞痛和松散的水样便,偶尔会混杂黏液和血液;恶心和呕吐很常见,但不严重或迁延。大多数患者可检出轻度到中度的弥漫性腹部压痛,但偶尔也有重度压痛或者反跳痛。症状通常在 2～5d 消退并顺利康复。

沙门菌病的诊断需要粪便培养。粪便的白细胞亚甲蓝染色可能会有所帮助,但非诊断性的。沙门菌胃肠炎的抗生素治疗推荐环丙沙星 500mg 每天 2 次持续 7d,或阿奇霉素 1g 口服 1d 之后 500mg/d,持续用药 6d。

3. 志贺菌 志贺菌在缺乏有效的环境卫生保护的国家十分常见。志贺菌感染在特定的人群中较常见,如宿舍、养老院及托儿所。

典型的潜伏期是 24～48h,其临床表现多变。相当比例的感染者表现为轻度的水样腹泻,全身表现即使有也很轻的,或者隐性感染。据统计,58%～100%的患者会发生发热,75%～100%的患者会有腹痛,55%～96%的患者会有里急后重感,46%～73%的患者会出现血便,63%～100%的患者会有恶心或呕吐。

当真正的痢疾发生时,前驱症状通常是持续数小时到数天的水样腹泻。痢疾的特点为全血便、里急后重和显著全身症状和体征,如发热、恶心、呕吐、头痛、肌肉疼痛;如病情严重,会出现重度脱水和循环衰竭。白细胞增高很常见,且有显著的核左移。无论粪便的肉眼观如何,通常有大量的,85%～95%的病例表现出粪便中含有白细胞;乙状结肠镜检查可以发现弥漫性黏膜炎症,往往会有多发溃疡;确定沙门菌病的诊断需要粪便培养。

志贺菌病一般为自限性疾病。患者的体温可以在 3～4d 恢复正常,腹部绞痛和腹泻也会在 1 周内平息。如症状无改善或免疫功能低下者则需治疗。抗生素可以缩短病程及清除粪便中的病原体,且常常是在 48h 之内。当分离出志贺菌后,无论何时患者都应给予治疗,以防痢疾暴发,当实验室培养结果回报后即使病人没有症状也应予以治疗。迄今为止尚没有发现喹诺酮类药物环丙沙星和诺氟沙星有显著的耐药。免疫功能正常者环丙沙星只需给药 3d,但免疫功能低下者用药时间需延长至 7～10d。肠动力抑制剂可能会延长发热及腹泻,还可延长粪便排菌时间,因此属于用药禁忌。

4. 小肠结肠炎耶尔森菌 在美国,小肠结肠炎耶尔森菌是肠炎的罕见病因。耶尔森鼠疫杆菌肠道病在欧洲、儿童及冬季很流行。有历史意义的是鼠疫杆菌是黑死病的原因。

细菌入侵至肠上皮并停留于小肠黏膜的淋巴组织,尤其是皮氏结处,然后侵入局部肠系膜淋巴结。约有 2/3 的患者临床表现为侵袭性肠炎,其余的表现为假性阑尾炎和肠系膜腺炎。感染源多为污染的牛奶或生猪肉。

小肠结肠炎耶尔森菌病的临床表现包括发热（68%）、腹部绞痛（65%）、水状、绿色的腹泻或有时血性腹泻（26%）；全身症状为厌食、呕吐（39%）及乏力。大量耶尔森鼠疫杆菌感染者，尤其是青少年和青年人，会出现回盲肠炎；这种情况下，下腹痛及少量腹泻或无腹泻为主要的症状，临床表现与急性阑尾炎相似。耶尔森鼠疫杆菌病的诊断不能仅依靠临床表现，还需要阳性粪便培养结果。免疫功能正常的成年人氟喹诺酮治疗 3d 即足够，免疫功能低下者疗程需延长至 7~10d。

5. 肠出血性大肠埃希菌　肠出血性大肠埃希菌（EHEC）可以产生志贺毒素，在美国每年可以引起 110 000 人感染，2100 人住院。大肠埃希菌 O157:H7 是肠出血性大肠埃希菌的亚型。

其暴发多由于食用野味、意大利腊肠、意大利辣香肠、干酪凝块、苹果汁、生牛奶、水果、蔬菜和自来水。亦有报道肠出血性大肠埃希菌源于在动物园接触动物以及在托儿所中人-人接触中传播。未熟透的汉堡包夹肉可导致许多大型暴发；因此农业食品安全部门规定汉堡必须熟透以及切中要点的是果汁不得为粉色，以有效杀灭大肠埃希菌。

在 3~4d 的潜伏期之后，患者开始出现水样腹泻，几小时或者几天后出现血性腹泻；血性腹泻通常会伴有严重的腹部绞痛，腹痛，并常常会伴有呕吐。内镜、病理、影像学检查表明与炎症性出血性结肠炎一致的只有非特异性的改变，并且肠出血性大肠埃希菌感染和其他的结肠炎病因不能准确地鉴别。

单纯性的感染将会在 7~10d 自行恢复，但带菌状态可能会持续 1~2 周，但之后也会自行缓解。慢性腹泻罕见。

大肠埃希菌 O157:H7 出血性结肠炎与两个严重的并发症相关：溶血性尿毒症综合征（HUS）与血栓性血小板减少性紫癜（TTP）。这些临床上相似的疾病都具有以下的特征：微血管病性溶血性贫血、血小板减少并发症、发热、神经功能障碍及肾功能不全。在 TTP 中，以神经系统表现为主，肾功能不全并不常见。HUS 表现却恰恰相反，且在儿童中较为常见，尤其是 4 岁以下的儿童，发生于近 8% 的病例。

HUS 和 TTP 通常出现在感染发作后的 5~

20d，当确诊时腹泻已经完全恢复并遗忘此病史。死于单独的大肠埃希菌 O157:H7 出血性结肠炎或其并发症之一主要见于老年人；22%~40% 的养老院老人爆发大肠埃希菌 O157:H7 出血性结肠炎之后发生 HUS，并与 50%~80% 的死亡率相关。

疾病控制和预防中心建议，所有表现有血性腹泻的患者均行 EHEC 试验，标准大便培养中包括大肠埃希菌 O157:H7，并要求所有的临床实验室按此处理。EHEC 的诊断需要明确的粪便培养结果。

抗生素治疗并不能缩短病程或消除病原体；并且对耐药性病原体使用抗生素有增加 HUS 的风险，因其可消灭大肠的正常竞争性菌群；但使用抗生素治疗对于增加 HUS 风险的程度始终有争议。因为抗生素治疗不能带来一点儿临床收益并可增加 HUS 的风险，因此，已知大肠埃希菌 O157:H7 感染的患者不推荐使用抗生素治疗。

对血性腹泻者给予经验性抗生素治疗应更加谨慎。不推荐在儿童中使用是因为会增加溶血综合征的发病率。在成年人中，经验性治疗只推荐给那些体温 >38.5°的患者，因为明显的发热可以表明有其他的病原体感染而不是大肠埃希菌 O157:H7感染。

6. 产肠毒素大肠埃希菌　产肠毒素大肠埃希菌（ETEC）是有欠发达地区旅游史者腹泻的主要原因，在旅行研究中其发生率为 17%~70%。现已逐渐认识到产肠毒素大肠埃希菌在发达国家是引起食源性疾病暴发的主要原因，其中包括美国。

感染源为污染的食物和饮水，未去皮水果、叶子蔬菜、不洁饮用水及不洁水源所制的冰是最常见的感染来源。虽然大多数旅行者对于食物和水源都很小心，但是，似乎个人饮食习惯和旅行者腹泻的发病率之间无明显关联。

在 24~72h 的潜伏期后，会突然暴发水样腹泻。疾病的严重程度表现多变，从暴发的霍乱样表现到普通的轻度水样腹泻和腹部绞痛，其表现之变化多端看起来比生命危险更加难以处理。发热并不常见，不到 1/2 的成年病人会发生呕吐，并且很少会引起体液的丢失。即使在重症的病例中，腹泻也很少会超过 48~72h，且口服药物和输液的效果都很好。

简单快速诊断 ETEC 感染的实验室检查并不存在。依赖于特定大肠埃希菌血清型鉴定的实验室方法并不可靠,因为大肠埃希菌是正常结肠菌群的一部分,可产生肠毒素的血清型并不限定于某个特定的血清型。现已开发出基于以实时 PCR 方式检测热稳定及不耐热毒素的技术,但未应用于临床;粪便常规检查无红细胞或白细胞。

由于 ETEC 的感染几乎都是自限性疾病,不需补液之外的其他治疗。但是,如症状持续时检测出病原体,或者是患者曾在疫区旅行,抗生素可以缓解临床症状。对于轻症患者,环丙沙星 750mg 口服加上洛哌丁胺应该是有效的。对症状严重者,复方新诺明 160mg/800mg 或 3d 量的标准剂量氟喹诺酮即可以消灭病原菌。

7. 梭状芽胞杆菌-抗生素相关性小肠结肠炎此病于 1935 年由 Elizabeth O'Toole 和 Ivan Hall 首次描述,他们将其命名为艰难芽胞梭菌,因其难于分离及生长。1978 年,Bartlett 在抗生素相关假膜性结肠炎患者中鉴定出梭状芽胞杆菌毒素并为之命名。2010 年,梭状芽胞杆菌被认为是抗生素使用者腹泻和结肠炎的主要原因。

梭状芽胞杆菌以希腊语的"修道院"、或纺锤、或拉丁语的"难辨"、或困难为命名。它是一种革兰阳性产芽胞杆菌,可产生两种毒素,肠毒素 A(Tc-dA)和细胞毒素 B(TcdB)。有很多个菌株,其中 BI/NAP1/027 菌株为高毒性菌株。

梭状芽胞杆菌可以在 50% 的健康儿童、近 3% 的健康成年人、超过 25% 的成年住院患者中发现。它同一系列疾病相关,从无症状携菌者到重度腹泻、假膜性结肠炎、中毒性巨结肠、小肠穿孔及死亡。目前,在美国每年估计有 100 万病例,花费超过 10 亿美元。

梭状芽胞杆菌结肠炎可于抗生素使用 48h 后出现,或于抗生素停用 6 个月之后出现。有报告,社区获得性梭状芽胞杆菌性结肠炎在之前并无抗生素史。梭状芽胞杆菌的芽胞能在无生命物体中生存长达 6 个月。在一项 ICU 小型研究中,24 个血压袖带随机以棉拭子方式抽检,24 个中的 8 个检出梭状芽胞杆菌(33%)。梭状芽胞杆菌的芽胞不会因在多数医院中使用的以乙醇为基础的洗手消毒液而消灭,因此,在处理怀疑梭状芽胞杆菌感染的患者或处理可能有梭状芽胞杆菌存在的区域时,应以肥皂水仔细彻底的洗手。

此病的独特性是因为梭状芽胞杆菌为一种可在结肠中正常发现的微生物,其致病主要见于抗生

素使用中或使用后,结肠炎甚至可以发生在围术期抗生素单一剂量的使用。

梭状芽胞杆菌性结肠炎的危险因素如下:
- 在过去的 3 个月中使用过抗生素;
- 年龄>65 岁;
- 严重的基础疾病;
- 鼻饲管;
- 抗溃疡药物的使用;
- 持久的住院时间。

其临床表现高度多变。最常见的情况为患者表现出轻到中度的非血性腹泻及下腹部绞痛及一些全身性症状。由于毒素的作用使黏膜改变,疾病的表现更像是一种侵袭性的腹泻,表现出发热、恶心、脱水、严重的腹部绞痛、腹胀和大量水样便;可能会发生大便隐血阳性,但便血非常少见;粪便中常有白细胞。很少的患者会发展为爆发性结肠炎。当出现假膜性结肠炎时,梭状芽胞杆菌性结肠炎相关的病死率为 6%～30%。

有多种诊断检查可用于检测梭状芽胞杆菌。历史上的金标准是细胞的细胞毒性检测,将粪便在合适的培养基中进行培养,并观察细胞毒素 B 的毒性效应,此检查的灵敏度为 94%～100%,但需要 48～72h 才可以完成。但阳性的粪便培养结果不足以诊断梭状芽胞杆菌感染,因为梭状芽胞杆菌可在正常受试者(尤其是婴幼儿)或正在接受抗生素治疗而无肠炎者的粪便中检出,粪便培养很少用于临床但为流行病学研究的一部分。

粪便毒性检测是目前最常用的诊断梭状芽胞杆菌感染的方法。早期的酶联免疫吸附实验(ELISA)方法检测毒素 A 和毒素 B 的敏感性较低,但试验技术现已大大的改进,只需 2h 即可回报结果。目前大多数医院将 ELISA 实验作为首选诊断方法。虽然不被广泛接受,但聚合酶链反应的出现被认为是新的金标准,1h 可以出结果,且敏感性和特异性都>90%。

有典型病史及体格检查结果的病人可以通过内镜检查以确立初步诊断。组织学检查可发现黏膜充血、水肿,突起的淡黄白色斑块松散地附着于黏膜,呈斑片状出现,主要位于直肠乙状结肠区域,但也可见于结肠的任意部位。因其假膜样斑块,这种疾病最初被命名为"假膜性肠炎"(图 26-10)。

在早期研究中,15%～23% 的梭状芽胞杆菌性结肠炎患者在停用致病抗生素后 48～72h 出现症

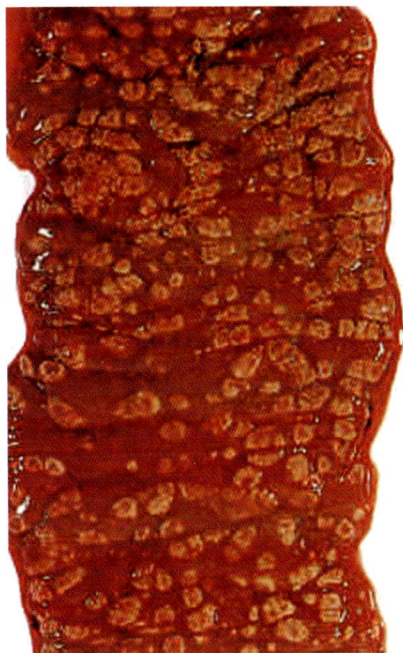

图 26-10　假膜性结肠炎，黏膜表面有脓性渗出的多发散在的白斑，患者曾使用氨苄西林

（引自 Dr. RA Cooke, Brisbane, Australia. From Cooke RA, Stewart B: Colour atlas of anatomical pathology. Edinburgh, 2004, Churchill Livingstone. Source: Rosai J: Rosai and Acekerman's surgical pathology, ed 7. St. Louis, 2004, Mosby, p 792)

状自发性消退。如果停用抗生素并不能解决腹泻，或腹泻严重，则应立即开始抗生素治疗。无论是口服甲硝唑或口服万古霉素都可以；甲硝唑的用量为 $250\sim500mg$ 口服，每日 4 次，14d，甲硝唑静脉给药同样有效；万古霉素的剂量为 $125mg\sim500mg$，每日 4 次，口服也同样有效，但费用比口服甲硝唑昂贵得多；静脉注射万古霉素一般无效，因其不能达到足够的肠腔内药物浓度。

梭状芽胞杆菌结肠炎治疗的关键为支持治疗及补充丢失的体液和电解质。注意避免使用抗肠蠕动药物，因其可加重腹泻或诱发中毒性巨结肠。中毒性巨结肠、暴发性梭状芽胞杆菌感染、急腹症、临床恶化及穿孔者可行手术治疗。

虽无手术必要，但是外科干预却可挽救生命，尤其是并发中毒性巨结肠或结肠穿孔时；已报道梭状芽胞杆菌病手术率为 $0.39\%\sim3.6\%$。治疗中毒性巨结肠的各种术式前面已经描述，包括粪流改道

术（回肠造口、盲肠造口、减压式结肠造口术）或全腹部结肠切除术。重症疾病的术式选择推荐经腹部全结肠切除术，包括假膜性结肠炎相关的暴发性中毒性巨结肠。Lipsett 等报道全结肠切除术加回肠造口术病死率为 38%，而在暴发性结肠炎的情况下行部分结肠切除术的死亡率为 100%。

Neal 等最近报道了一种重症复杂梭状芽胞杆菌性结肠炎患者的新术式，他们在 42 例连续的患者中施用该术式，术式为襻式回肠造口术，术中通过造口远端臂行结肠灌洗，灌洗液为温热聚乙二醇 3350 电解质液，术后经回肠造口给予序贯性万古霉素溶液滴注；一根 24Fr 马利科特开花头导尿管置于回肠造口的输出端中，通过导管注入 500ml，含 500mg 万古霉素的乳酸钠林格液，每天 8h，持续 10d。将该组患者的死亡率与对照组连续的 42 例患者相比较，其预期病死率为 90%；对照组患者均为在行此术式的研究之前因暴发性梭状芽胞杆菌性结肠炎而行次全结肠切除术，组间在患者统计参数、急性生理和慢性健康评分（APACHE-2）等指标上取得良好配对；实施此治疗策略组与历史对照组相比可以显著降低病死率（19% vs 50%，比值为 0.24，$P=0.006$）。79% 的幸存患者可行造口回复术，少数病人发展为复发性梭状芽胞杆菌性结肠炎。

不幸的是，梭状芽胞杆菌性结肠炎的复发十分常见，发生率 $8\%\sim50\%$，平均是 25%。无论如何选择抗生素，如何选择其剂量，或者是选择其治疗时间均可产生复发，且其复发率为持续增加。病情复发的危险因素包括：新抗生素的使用、年龄>65 岁、严重的潜在性疾病、血清白蛋白$<3g/L$，需进入 ICU 治疗的病人、住院时间为 $16\sim30d$。对于复发的治疗包括额外 14d 的口服甲硝唑，并应该考虑增加 14d 的口服万古霉素，$125mg/$次，每日 4 次。

（四）急性病毒性肠炎

病毒性肠炎是少见的外科病，除非是免疫功能低下者和艾滋病患者，此人群可感染巨细胞病毒并导致结肠穿孔。然而，病毒性胃肠炎是美国的第二大疾病。Norwalk 病毒主要是发生在成年人和大龄儿童，而轮状病毒可导致婴儿及低龄儿童多数的腹泻。在世界范围内，轮状病毒每年可导致 $600\,000\sim875\,000$ 人死亡，且为 6% 的 5 岁以下儿童的死亡原因。在美国，轮状病毒感染是因胃肠炎住院的主要病因，每年促成 600 000 例患者就诊内

科,50 000例住院,约20人死亡。

轮状病毒感染剂量很低,发病率可达50%,潜伏期很短(24~72h)所以暴发性感染较常见。

成年人病毒性胃肠炎的诊断为排除性诊断。以下表现的患者有病毒性胃肠炎诊断的可能:轻度的肠道症状但无明显的病态,进一步询问病史及体格检查发现无怀疑为细菌性病原体、炎症性疾病或其他任何原因所致疾病的理由。一般无需体格检查之外的检查。有些病人可能会有实际上轻度的细菌感染,但通常也为自限性,其治疗并无不同。病毒胃肠炎时粪便中一般无白细胞和红细胞。急性病毒性胃肠炎治疗中最重要的措施是补液。

巨细胞病毒(CMV)是疱疹病毒家族中的一员,是人类常见的病毒感染,发生于40%~100%的成年人身上。CMV是大多数粪便培养阴性的病毒性腹泻患者的最常见的病因。CMV通过体液排泄,因密切身体接触而传播。

免疫功能正常者发生CMV性结肠炎时,症状有腹泻、便血、里急后重、腹痛、发热、乏力、食欲减退和体重下降。免疫功能低下者可能会发生结肠黏膜溃疡(图26-11)、肠系膜腺炎、肠壁或阑尾水肿、中毒性巨结肠等症,甚至发生穿孔(图26-12)。在多数免疫功能低下的患者中,CMV性结肠炎的症状类似于急性阑尾炎,在鉴别诊断必须考虑到此种情况。

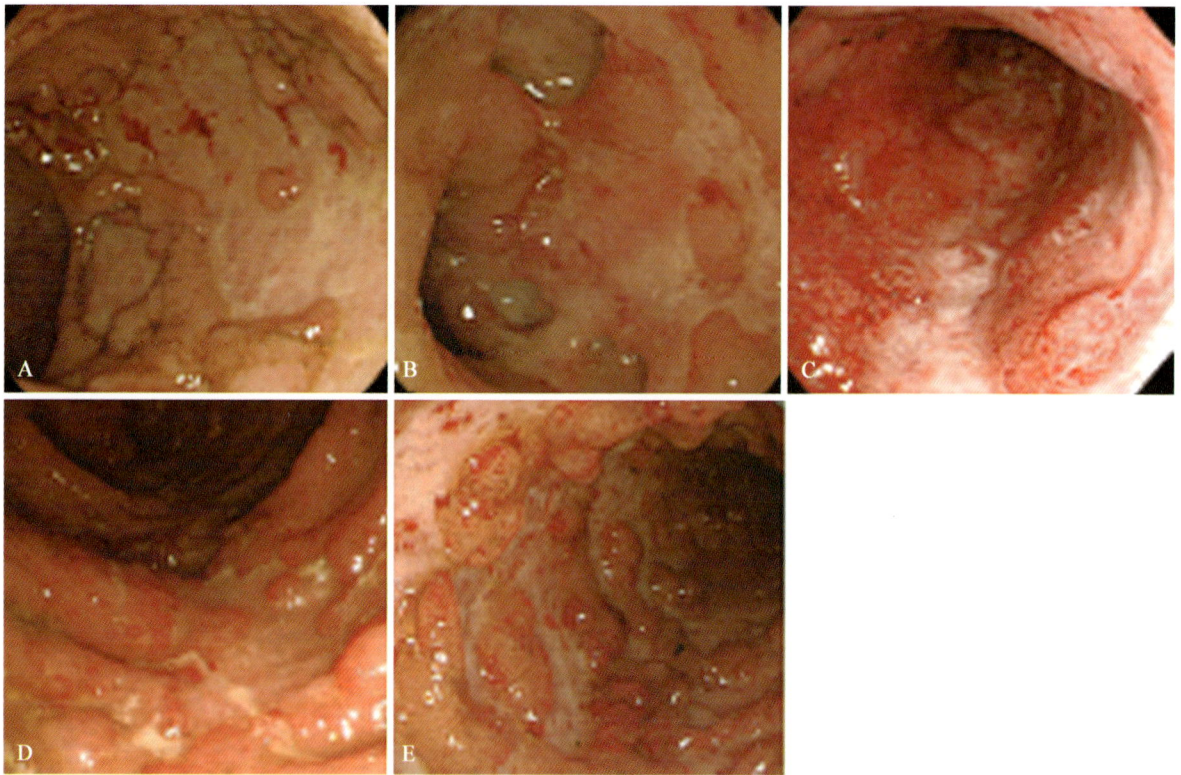

图 26-11 内镜图像示巨细胞病毒性结肠炎

A. 大片黏膜缺损;B. 凿孔状溃疡;C. 纵轴溃疡;D. 不规则溃疡;E. 鹅卵石样外观;(引自 Suzuki H,Kato J,Kuriyama M,et al. Specific endoscopic features of ulcerative colitis complicated by cytomegalovirus infection. World J Gastroenterol 16:1245,2010.)

不管患者的免疫状态如何,诊断会非常困难,往往需要组织学、血清学、培养结果或免疫组织化学等手段。组织学诊断通常被认为是诊断末端器官病变的"金标准",常规HE染色可见巨大细胞(图26-13)。在30%以上的病例中,CMV性结肠炎可专一的发生于右半结肠,故在这种情况下行可弯曲乙状结肠镜检查及活检的检出率较低。当内镜检查发现黏膜异常(尤其是溃疡中心处)而行活检及培养时,此时内镜检查的诊断率可以提高(图26-11)。

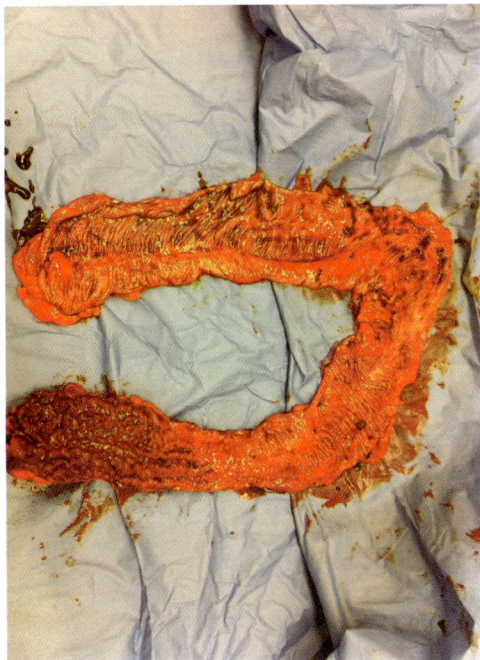

图 26-12 严重巨细胞病毒性结肠炎穿孔之结肠全图

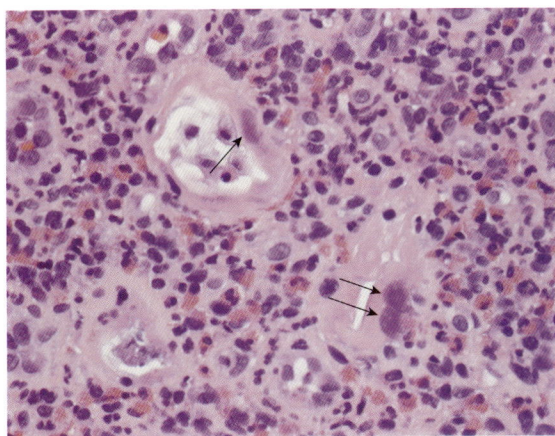

图 26-13 巨细胞病毒性结肠炎（CMV）

上部血管中心内皮细胞之中的巨细胞病毒核包涵体（箭头）。右下血管两个相邻内皮细胞之中的巨细胞病毒核包涵体（双箭头）。注意增大的核及污秽紫色的核包涵体（承蒙 Dr. Mary Schwartz 提供）

当诊断明确后，CMV 性结肠炎的治疗可选用 5mg/kg 的更昔洛韦静脉注射 2～3 周，但具体的治疗需要根据初始的治疗反应和机体的免疫情况来调整。当更昔洛韦耐药或者不耐受时，膦甲酸钠可以作为备用选择。

（五）感染性结肠炎总结

大多数急性腹泻都是自限性的，无需抗生素治疗，口服补液反应良好，并且无需特殊实验室检查。但如患者出现肉眼血便、发热超过 38.5℃、有已知的免疫功能低下、年龄＞65 岁、严重的腹痛、发病时间＞48h，或每天 6 次以上的不成形大便，则需进一步检查，需针对具体的病因来进行治疗。在面对急性腹泻的病人时应高度怀疑梭状芽胞杆菌性结肠炎，尤其是过去 3 个月使用过抗生素者、年龄＞65 岁者、有严重的基础疾病者、使用鼻胃管者、使用抗溃疡药物者或长时间住院者。一旦确诊，快速制订合适的抗生素治疗方案，及在病情允许时撤除致病抗生素是控制梭状芽胞杆菌性结肠炎的关键；高致病性梭状芽胞杆菌的出现可能会迅速进展为爆发性结肠炎。在这种情况下，支持治疗是最主要的治疗方法，但可能会要求外科干预以评价行急诊结肠全切除术的需要。

四、总结

本章概括了相对不常见的各种不同类型的结肠炎，多个理由说明在适合的临床情况下识别这些结肠炎是相当重要的。首先，聚焦于严重急性并发症的处理或许是拯救生命之措施。其次，在鉴别诊断时没有包含本章的各种情况，或会导致治疗不充分，或会潜在的延误手术需要，或会导致不必要的手术。最后，因为这些疾病的后遗症可能会导致复杂的病理学和解剖学异常，识别出需要更合理的治疗措施的病人尤为重要，而这些合理措施往往需要富有丰富的可主刀复杂大肠手术经验的外科专家才可制订出来。

第 27 章

大肠和小肠梗阻

著　者　Clifford L. Simmang・James McCormick
译校者　秦洪真(译)　黄晓辉(校)

要点

➤ 大肠和小肠梗阻是外科医生常常遇到的问题,应选择适当的控制措施来应对潜在问题。

➤ 对于伴有腹膜炎或者其他肠道疾病的患者而言,有一句格言的形容是十分恰当的,那便是:永远不要让肠梗阻过夜。

➤ 大部分小肠梗阻的患者可以自行缓解或者通过非手术的保守治疗得到缓解。

➤ 术后早期出现的小肠梗阻往往保守治疗即可有效。部分患者经过胃肠减压治疗和 6～12 周的静脉营养支持治疗无效,可能出现急性炎性改变,这部分患者需要再次手术。

➤ 因为腔镜手术不同于开放手术,其具有潜在的机械危险因素,所以接受腔镜手术的患者通常考虑早期再手术处理(处理方法通常使用腔镜)。

➤ 因恶性肿瘤导致的大肠梗阻可以使用自扩性支架进行扩张,或者行部分肠段切除术,达到缓解症状、改善生活质量的目的。

本章节回顾了肠梗阻的病因、临床表现、诊断手段和大肠梗阻及小肠梗阻的治疗方法。对非复杂性粘连性小肠梗阻的治疗方法进行统计。总结了临床变异性大肠梗阻的表现和治疗选择。

小肠梗阻临床上比较常见,主要病因是术后粘连、疝形成和手术创伤。大肠梗阻却是另一种截然不同的情况,一般与恶性肿瘤、憩室病或者肠扭转有关(表 27-1)。本章节阐述小肠和大肠梗阻的病因、临床表现、诊断和预防、治疗措施。

肠梗阻的诊断需要精确的临床评价,包括完整的病史和体格检查、实验室数据的收集、放射影像的评价甚至应用一些侵入性方法,比如内镜或诊断性腔镜检查。治疗措施因临床情况的不同而有很大的变化。如果没有腹膜炎,经过一段时间的保守治疗是很有帮助的。根据病因的不同,控制方法包括非手术治疗、注射盐水造影剂、手术和内镜支架等方法。

表 27-1　肠梗阻病因

小肠梗阻	大肠梗阻
粘连	癌
疝	憩室疾病
肿瘤	扭转
肠套叠	粪便嵌塞
扭转/旋转不良	缺血
Crohn 病	肠套叠
放射损伤	Crohn 病
异物/胆结石	异物
回盲部梗阻*	假性梗阻(奥格尔维综合征)*

* 非机械性梗阻,但必须归入鉴别诊断

一、表现、诊断和初始治疗

根据病史、体格检查和 X 线片的情况可以做出肠梗阻的诊断。典型的症候群包括腹痛、恶心、腹胀和呕吐。体格检查可以发现腹胀、鼓音和可能的病灶或弥漫性腹部压痛。如果存在腹腔内游离气体或腹膜炎建议行剖腹探查。同样,仔细周全的检查嵌顿性疝也是同等重要,因为这种病人需要立即干预处理避免肠坏死的发生。病情评价的一个关键方面就是症状持续的时间,尤其是要关注体征和脱水的症状。近端梗阻的病人的症状一般持续时间比较短,主诉也更早。更多的远端小肠或大肠的梗阻往往趋向于几天或几周的慢性过程,在这期间会有便秘、进行性胀痛和呕吐。在病程后期才表现症状的病人往往会出现脱水、肾衰竭和严重的电解质紊乱。

一旦肠梗阻的诊断确定,就应立即考虑补液并纠正电解质紊乱。补液常选用等渗液体如生理盐水或乳酸林格液。病人稳定以后,按需要对病情进行更加详细的评估。如果病人的 X 线片检查不能确定是否为肠梗阻,那应该推荐病人进行腹部和盆腔的 CT 检查。这样有助于在补液后进行安全静脉输注的对照。同时也可进行药物口服治疗,水溶制剂也会有助于病人的治疗。在小肠梗阻中,CT 扫描能达到 80%～90% 的敏感性和 70%～90% 的特异性。在小肠肠梗阻中可以发现:不连续的移行区伴近端肠膨胀、远端肠减压、肠内的对比并不超过移行区和结肠部位含有少量的气体或液体。

应该持续观察和监测病人恶化的征象。手术干预的适应证包括:有肠坏死的可能和非手术方法处理失败。仅凭临床症状体征很难达到对肠绞窄的早期准确诊断。但是如果有发热、血象升高、补液后持续性酸中毒、疼痛和(或)减压后仍有压痛等症状的出现提示可使用腹腔镜或剖腹的方式进行探查。当 CT 影像有确定征象提示绞窄、肠扭转或肠坏死可能应同样采取如上的处理方式(腹腔镜或剖腹探查)(框 27-1)。经术中检查确认,CT 对于肠缺血和肠绞窄有 85%～100% 的敏感性。CT 确认缺血的征象包括:锯状嘴、非常规的肠系膜血管走行、肠系膜浑浊模糊、肠壁增强减弱、肠壁增厚、肠系膜不固定、肠系膜静脉充血和(或)腹水(图 27-1)。CT 也可以提示肠疝的发生。一种或多种这些征象的出现可以决定早期手术处理以降低肠坏死的危险率。

框 27-1 肠坏死可能时 CT 扫描特征层扫描发现

- 齿状鹰嘴
- 减少壁增强
- 腹水
- 肠系膜脉管不寻常走行
- 肠系膜静脉充血
- 壁增厚(>5mm)
- 肠系膜浑浊或脂肪堆积
- 门静脉积气
- 内疝

非手术治疗:粘连性小肠梗阻

小肠梗阻最常见的病因是粘连性疾病。粘连来源包括作为术后恢复过程的一部分或者是对于创伤、感染或者其他损伤的反应,如外伤、脓肿、盆腔炎性疾病、炎性肠疾病、放射或特发性情况。粘连的范围可能是单肠带、孤立区域也可蔓延腹腔。

粘连可导致内疝、闭襻梗阻或需手术处理的肠扭转。另一方面,粘连可通过压缩肠段导致直接性闭塞,引起完全或部分阻塞。这种狭窄是静止的,但可能因为食团或者食物残渣通过狭窄肠段加重损伤使病情恶化。由此引起的水肿会导致彻底的梗阻。

对于在影像上没有证据表明小肠处于危险状态或腹膜炎的患者可以进行鼻胃管减压和观察处理。在24～48h 密切观察肠功能的恢复或恶化。在小肠梗阻的部位可能出现细菌的移位,根据这一原理可以间断性的使用广谱抗生素;然而,现在却没有可靠的临床证据来支持或反驳这种方法。在没有临床相关感染出现的情况下,我们不主张常规使用抗生素。

经过 1～2d 非手术处理的观察后,可使用水溶性小肠造影来进一步评估梗阻的程度和位置。这对治疗有一定的积极效果。有观点认为服用高渗对比剂会导致肠液渗入肠腔,从而增加梗阻部位的压力梯度。这种效应可能会加速肠功能的恢复,并减少小肠部分梗阻患者接受非手术处理的住院时间。采用口服溶水性对比剂的非手术治疗没有达到临床缓解是进行手术治疗的指征。

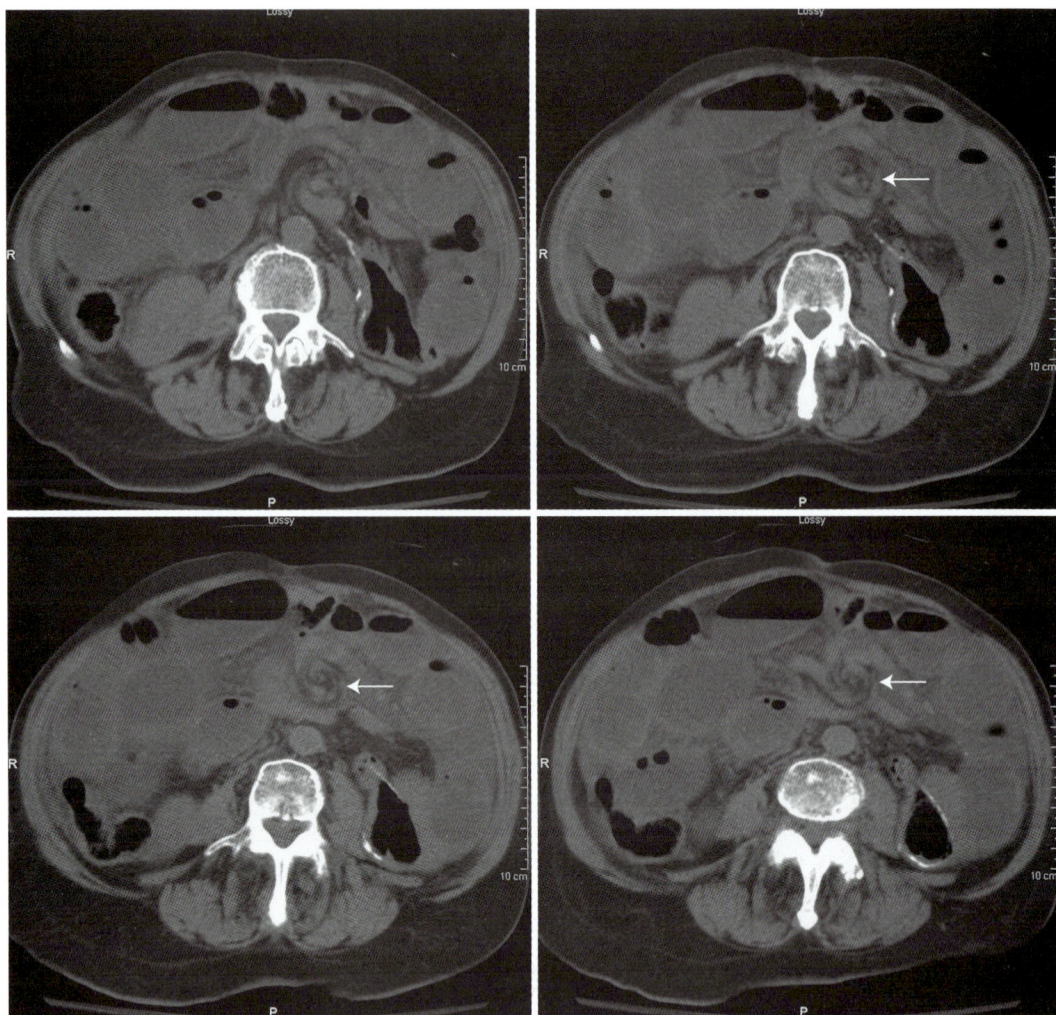

图 27-1　CT 示肠系膜旋转(箭头)、肠系膜浑浊、肠壁增厚和腹水,预示着肠道疾病存在

小肠粘连性梗阻推荐治疗方法可见于图 27-2。

二、腔镜术后肠梗阻

最初为了消除粘连的影响引入了先进的腔镜手术,这种意识渐渐被取代了,人们逐渐认识到腔镜手术后在主要手术区会形成和重组粘连,但是相对于开腹手术而言,粘连的程度还是比较轻的。

尽管有其优势,在进行腔镜手术的患者中,肠梗阻还是会频繁地发生。但是其机制、严重性和梗阻的危险性已经发生转变。在法国手术调查协会的一份报告中,Duron 等发现只有 33% 的不同的腔镜术后肠梗阻归因于多发粘连,然而还有额外的 17% 归因于单发窄带。他们发现粘连和窄带的罪魁祸首最初大多起始于手术区。肠内箝闭(在腹壁缺损或端口处)(图 27-3)占梗阻病因的 46%。总

的来说,25% 的病人需要手术切除病变肠段。这种高风险的肠坏死率在我们的实际经验中也得到了验证。

一份来自宾夕法尼亚西部医院的报告描述了肠梗阻的独特机制,以内疝为例,其在肥胖患者腔镜术后十分常见。对于这种现象的原因解释为在新添的腹膜表面的瘢痕形成减退系与腔镜手术有关,导致了缺口处于开放状态。人们可以想象在腔镜结肠切除后同样的现象。归因于内疝的梗阻有很高的严重的局部缺血的发生率,因此,需对其保持高度怀疑并立即手术处理。对肥胖病人早期诊断和腔镜治疗是处理肥胖病人梗阻和其他并发症的极佳方法。当对腔镜术后疑似粘连肠梗阻的病人进行非手术处理的时候,这些关键点一定要加以考虑。

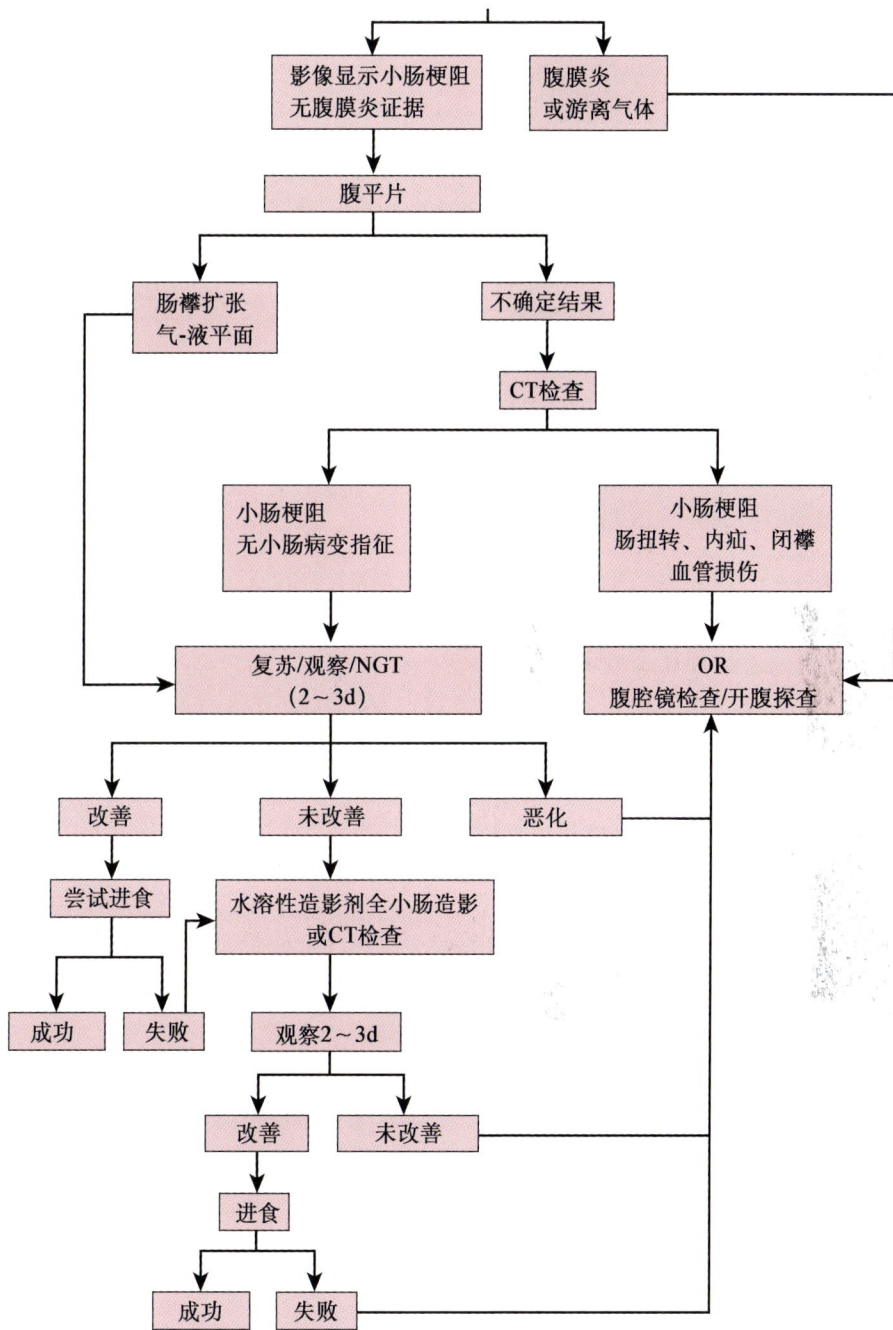

```
                    │
         ┌──────────┴──────────┐
         ▼                     ▼
  ┌─────────────┐       ┌─────────────┐
  │影像显示小肠梗阻│       │  腹膜炎      │
  │无腹膜炎证据   │       │或游离气体    │
  └──────┬──────┘       └──────┬──────┘
         ▼                     │
    ┌─────────┐               │
    │ 腹平片   │               │
    └────┬────┘               │
   ┌─────┴─────┐              │
   ▼           ▼              │
┌────────┐ ┌─────────┐        │
│肠襻扩张 │ │不确定结果 │        │
│气-液平面│ └────┬────┘        │
└───┬────┘      ▼             │
    │      ┌─────────┐         │
    │      │ CT检查   │         │
    │      └────┬────┘         │
    │     ┌─────┴──────┐       │
    │     ▼            ▼       │
    │ ┌────────┐  ┌──────────────┐
    │ │小肠梗阻 │  │  小肠梗阻      │
    │ │无小肠病变│  │肠扭转、内疝、闭襻│
    │ │指征     │  │血管损伤        │
    │ └───┬────┘  └──────┬───────┘
    │     ▼              ▼
    │ ┌──────────────┐ ┌──────────────┐
    └▶│复苏/观察/NGT  │ │     OR        │
      │  (2~3d)      │ │腹腔镜检查/开腹探查│
      └──────┬───────┘ └──────────────┘
    ┌────────┼────────┐
    ▼        ▼        ▼
 ┌──────┐┌──────┐┌──────┐
 │ 改善 ││未改善 ││ 恶化 │
 └──┬───┘└──┬───┘└──────┘
    ▼       ▼
┌────────┐┌────────────────┐
│尝试进食 ││水溶性造影剂全小肠造影│
└──┬─────┘│或CT检查         │
 ┌─┴──┐   └───────┬────────┘
 ▼    ▼           ▼
┌───┐┌───┐   ┌────────┐
│成功││失败│   │观察2~3d │
└───┘└───┘   └───┬────┘
            ┌────┴────┐
            ▼         ▼
         ┌──────┐┌──────┐
         │ 改善 ││未改善 │
         └──┬───┘└──────┘
            ▼
         ┌──────┐
         │ 进食 │
         └──┬───┘
         ┌──┴──┐
         ▼     ▼
      ┌───┐┌───┐
      │成功││失败│
      └───┘└───┘
```

图 27-2　粘连性肠梗阻的推荐诊断方法

CT，计算机断层扫描

三、其他治疗注意事项

对于病情稳定的患者，通过病史询问和体格检查以及影像学可以做出准确有效的诊断。克罗恩病经常使用类固醇和抗生素进行治疗；手术是保守治疗失败后考虑的方法。放射性损伤的常规治疗手段是支持治疗和观察。慢性放射性损伤可能需要切除狭窄肠段、造口术或局部短路手术。相反的，包块和疝导致的小肠梗阻几乎普遍需要手术。

四、手术技巧要点

当对粘连性疾病进行手术的时候，首要目标之一就是在进入腹腔的时候不造成肠损伤。由于对粘连的高度关注，所以需要更加谨慎，如果可能，可

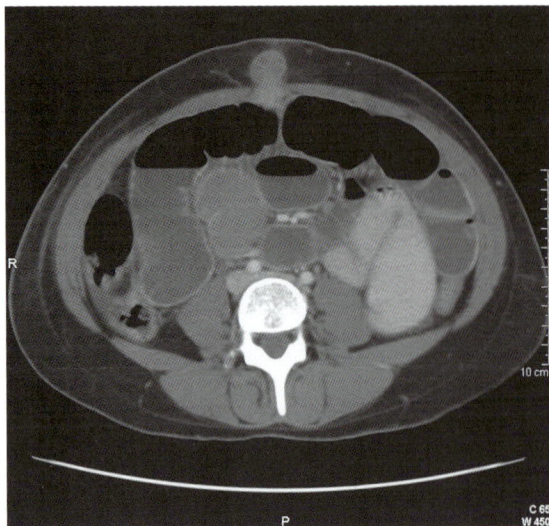

图 27-3　CT 显示疝环口及绞窄的肠管

以通过阴道进入腹腔。对于肠皮肤瘘和(或)有在腹膜内放置网丝史的病人应对严重粘连给予特别的关注。

(一)腹腔镜

高达 60% 的粘连肠梗阻能够使用腔镜治疗。在经验丰富的外科医生的掌控下,报道的中转率为 20%～52%,并发症(肠损伤)发生率为 7%～18%。多达 88% 的病例应为单箍或局部粘连(图 27-4)。中转开腹手术的指征有粘连严重、不能解除梗阻、梗阻原因非腔镜手术引起、肠坏死和肠穿孔。在高度选择的病人组中,腔镜治疗方法更为有效,可以获得更少的住院时间并且可以降低疝和小肠切除复发的发生率。

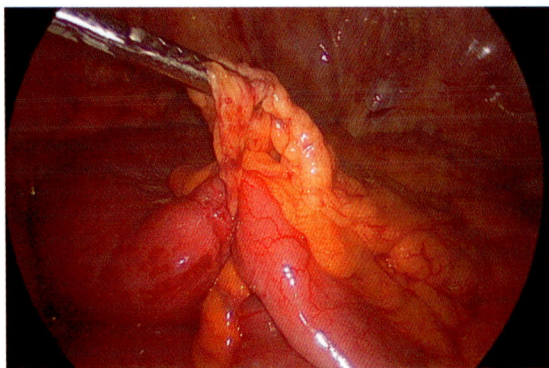

图 27-4　术中的所见肠梗阻引起的单带图像

刀口较长腹壁僵硬的患者和(或)多发性肠皮肤瘘的患者并不适合腔镜手术。小肠梗阻适于腔镜处理的多种适应证包括:少于 2 次手术史、症状持续时间短、轻度腹胀便于提供充分视野、存在近端或部分梗阻、可预期单箍疾病和有过腔镜手术史(框 27-2)。对于梗阻非单箍或局部粘连疾病的患者,我们常规腔镜探查,必要时早期转入开腹手术。

框 27-2　肠梗阻成功腔镜治疗的有利因素

- 先前腔镜手术
- 先前少于 2 次手术
- 症状持续时间短
- 轻微腹胀
- 近端梗阻
- 部分梗阻
- 可预期单带
- 腹壁柔软
- 没有网
- 没有肠皮肤瘘

在计划使用腔镜方法时,尽量只打开一定数量的腔镜工具直至做出最终决定。可以使用汉森技术进入腹膜腔。或者在远离原手术位点的位置放置气腹针使腹腔积气并使用 Visiport(奥维德诗)或清晰镜片近端端口(爱惜康)向腹膜腔吹气。笔者更倾向于在左上象限使用后者的方法。也有人提议在对腹部评估后做大约 7cm 的切口使用窥视端口。如果腹部情况不合适,就延长切口使用开腹手术。如果合适,可以运用腔镜手术。

尽量避开更高的风险区域,可视下操作可以减少肠损伤的风险。进入腹腔以后,对腹腔进行探查。如果有梗阻部位,有必要进行润肠,从回肠末端开始较为安全容易,润滑正常肠道以解压远端肠道的梗阻。如果是单箍或腹内疝导致梗阻、在这个过程中肠压可能会降低,梗阻解除。应该将箍切除或关闭潜在的空间(疝)。

为了避免病变肠段切开术和污染,应避免过度扩张或破坏肠道的操作,禁忌使用有创肠抓取器。如果不能快速、有效控制污染应该立即剖腹手术。使用体内缝合技术(如果已经掌握了这些外科技能)可以达到腹腔镜修复轻微肠损伤的目的。另外,可以通过小切口将肠取出进行切除和直接处理。如果已经出现肠坏死,在大多数情况下剖腹手术是明智的选择。尽管腹腔镜肠切除术可以完成，但是腹腔镜手术的微创优势却不易体现。

(二)总论

再一次强调，对于开放的情况下，通过阴道进入腹腔有利的。暴露和可视化操作是避免肠道损伤的重要条件。不同的操作技巧可以来分离粘连，但大多数会使用剪刀或手术刀锐性分离。为减少进一步的瘢痕和减少失血，人们一直倡导锐性分离的方法。对于电凝的使用应该谨慎小心，因为直到病人术后生病才会发现其对邻近肠的间接伤害。在肠与腹壁粘连非常紧密的情况下，手术刀是特别有用的。重度粘连情况下，可以从不同的角度进行操作，有助于找到正确的间隙、路径。通常，简单的粘连可以从两边取下甚至在致密粘连后以助于描绘分离的正确路径。把一个人的手指置于粘连的两边之间使用触诊可帮助感受平面的位置，有时也可容易将粘连分开。适当的牵引和拔伸是必需的。如果牵引太过用力，将可能发生肠撕裂。避免肠切开术是至关重要的一点。如果真的进行了肠切开术，应该马上使用可吸收性缝线修复来减少污染。如果情况困难或者能预测更多的损伤，可以使用临时闭合，直到完成粘连松解术。最好将广泛损伤肠段切除。明确所有的损伤然后制定计划可以节省大量时间。有时解剖可以在腹膜外平面进行，以避免肠道损伤，这样就使腹膜或大网膜附着于肠壁。有时候一小块肠壁可能会留在后面，附着到一个更关键的结构，如输尿管或髂血管，以避免这些重要位置的损伤。可以切除浆膜、肌层外露。然而，应该使用电烙术使所有黏膜干燥以防止形成黏液囊肿或恶性肿瘤。

在完成粘连松解术后，必须检查和评估全肠。坦率地说，坏死的肠段必须切除。是否使用吻合术取决于病人的一般情况，相邻肠的情况和腹膜腔的污染程度。血流动力学不稳定患者，特别是那些需要收缩血管升压处理的患者，可能不适合进行基本的吻合术。如果位点在远端，造瘘口的功能同回肠造口术，这将是一个合理的选择。近端空肠造口术的主要并发症往往是就水和电解质的维持与营养的问题，但仍要避免吻合的失败和(或)对控制肠皮肤瘘的发生。在这种情况下，我们往往会考虑"损害控制"(切除不吻合；留置吻合钉，稳定 2～3d 恢复肠道连续性后再还纳)。

(三)更困难的病例

术中评估肠活力证明具有挑战性。首先，必须在病人复苏后和梗阻解除后特定的时间内明确其潜在的活力。如果部分重要肠道的活力仍让人怀疑，可以进一步在伍德灯下的荧光素评估和多普勒超声。如果不能明确肠道活力，患者病情仍不稳定，腹膜环境不确定，使用一些变化的方式控制剖腹手术是合理的选择。适应证包括代谢紊乱控制不佳和酸中毒，严重的低体温症，临床证据表明有凝血障碍的患者，也可以考虑暂时闭合，框 27-3 显示了暂时腹腔关闭的适应证。

暂时性闭合的目标是将内脏内含，控制腹部分泌物、维护填塞，以利于将来闭合。如果筋膜可以安全地关闭，这是理想的情况。另外，单纯皮肤可以使用连续缝合。偶然有些情况下，大范围的肠道水肿可能会妨碍筋膜或皮肤的关闭，这个问题可能加重肺功能的损伤或腹部筋膜室综合征的发生。当进行肠梗阻手术和因败血症并发症加剧肠梗阻进一步恶化的手术时，可以发现这种情况。即使梗阻得到了解除，肠道仍然会因梗阻和补液而水肿。当突然肠扩张导致纵向撕裂时，浆膜的损伤并不少见。肠道的完整性成问题，要扩大切除范围，吻合也会很脆弱。为避免再次手术，重新评估腹部闭合情况全身炎症反应和利尿，应保护肠道并应用吸入敷料(这种技术将会在下文中更详细地描述)。

将一个聚乙烯片(或一个大的闭塞性敷料对折)放置在腹膜脏器和腹壁腹膜之间。将无菌手术巾放在防护片和皮肤皱褶、筋膜和腹膜之间。杰克逊普拉特或类似引流管置于敷料和皮肤通道下，远离伤口边缘。使用安息香酊进行皮肤准备和碘载体浸渍胶的塑料褶皱覆盖。保持引流管与闭式引流器连续通畅。另外，真空辅助闭合装置，如 V. A. C. (KCI)可能被应用在聚乙烯片，并与较高的基本延迟筋膜闭合率有关。开放的腹部负压治疗系统(ABThera)有所发展并被证明是有效的。

框 27-3　暂时腹腔关闭的适应证

- 凝血障碍
- 难处理的静脉损伤
- 内脏水肿难以关闭筋膜
- 腹壁间隔综合征恶化
- 24～72h 剖腹再评估(肠活力受质疑的患者)

筋膜室综合征可因增加的腹膜后体积、腹腔内容积和(或)限制腹壁扩张等引起。当腹内压力增加迅速,可能出现生理紊乱。可以使用腹腔内导管直接测量或间接通过胃、尿道,或下腔静脉插入导管测量这种压力,但膀胱压力已被证明与腹内压力相关性最好。腹部筋膜室综合征通常伴随膀胱压力>20mmHg。

腹部筋膜室综合征的生理紊乱可见于多个系统。肺的变化通常是最突出的,膈膜上升而导致肺活量,剩余容量和肺容量的减少。心血管变化包括由于血液灌注减少低于静脉压导致的心排血量的减少,心室舒张末容量减少,后负荷增加和收缩性降低。肾前氮血症对血流量反应迟钝是一个特征性的发现,由于肾灌注减少导致少尿无尿,肾小球滤过率的减少和肾素产量增加导致水钠潴留。内脏血管收缩导致局部缺血和细菌易位。还可导致肝衰竭。脑灌注的减少和功能性梗阻增加胸膜和胸内的压力通过颈静脉系统对脑静脉流出的影响导致颅内压升高。如果发现上述任何迹象之一都需对高膀胱压力患者进行减压。当试图关腹时,如果压力变得高得令人无法接受,同时有损害呼吸力学的证据和气道压力峰值的增加,应考虑腹部筋膜室综合征的诊断,避免常规关腹。

重返手术室最佳的时机没有定论,但有人觉得病人术后>72h重返手术室会发生更大的发病率和病死率。

(四)早期术后肠梗阻

在缺乏肠危险迹象情况下,早期术后肠梗阻剖腹手术2周后出现,通常需要4~12周减压治疗和营养支持。之所以采取这种方法是因为在术后早期致密粘连可能增加再次手术危险,人们认为粘连梗阻同急性炎症会随着时间"软化"解决。

这种理论并不适用于腹腔镜术后肠梗阻。首先,腹腔镜手术后抑制性致密粘连弥散形成尚未有报道。其次,也是最重要的,由于腹腔镜后肠梗阻的病理生理学不同于剖腹手术后肠梗阻,非手术方法更有可能导致肠坏死。为了避免这种情况,必须高度怀疑以便于及时诊断和早期再手术。

腹腔镜手术后,术后早期肠梗阻最常见的原因是套管针点位的相互牵连。这些可能因为粘连或箝闭的肠或网膜。在大多数情况下,致病端口点≥10mm。腔镜手术后早期出现的因套管针点并发症梗阻可以通过在包含的端口点或腔镜下局部切口

解决。远距离的梗阻最好通过腔镜方法解决。必须仔细检查相关肠道以寻找壁疝发生的肠管非环周坏死(图27-5)。

(五)疝

疝是肠梗阻的常见原因。然而,与粘连性肠梗阻不同的是,疝所致肠梗阻不能迅速消除且伴随有很高的肠坏死率和发病率。疝可能会很明确,包括前腹壁。然而难以诊断的是腹内疝和更少见的实体疝,如闭孔疝。如果出现的是箝闭腹壁疝导致的肠梗阻,必须迅速还纳或手术处理。给予充足的镇痛,甚至中度镇静可以使疝内容物轻柔地还原腹腔。这可以使修复具有选择性,甚至可能更加轻松随意。手法复位禁忌证包括有提示肠坏死或穿孔迹象或症状。迟发表现、败血症、发热、蜂窝织炎或覆盖的皮肤发绀应该引起重视并及时手术干预。如果手法还纳成功,要继续监控病人以防恶化,因为整体还纳可能导致持续的梗阻和腹腔内的疝囊本身所致的绞窄,认识到这一点是很重要的。

老年人,偏瘦的女性可能最容易患闭孔疝。由于它的位置,在体格检查的时候这种疝不会产生凸突或膨胀。疝的压力作用于闭孔神经导致内侧大腿疼痛和通过弯曲大腿可以缓解。疼痛可因伸展和外旋臀部加重。推荐使用腹腔镜手术进行干预。

五、预防粘连形成

每个病例都应考虑防止粘连,降低肠梗阻的风险,使未来的任何手术更加容易。局部粘连形成是腹膜和腹膜化结构对缺血、干燥或创伤的局部反应,也有可能是主要疾病过程或由于接触手术器械,手术刀、缝合线、手套、海绵和手术时其他刺激物的结果。有观点认为腹腔镜通过限制对肠的操作和限制暴露对腹膜表面潜在刺激可以将这些刺激最小化。这方面的证据可见于,腹腔镜回肠切除手术与开放手术相比,肠梗阻发生率下降。前腹壁粘连的可能极小或没有。此外,CO_2气腹被认为是对特定损伤的保护因素,其原因是减少局部炎症反应。

不管使用什么方法,减少粘连的一般原则包括对组织轻柔操作,仔细止血,避免感染和局部缺血。避免肠切开术是至关重要的。提倡使用手术刀解剖避免钝性剥离来减少组织创伤和失血。应该避免使用腹腔内永久性的缝合材料,因为它们可以导致粘连。生物膜、玻璃酸钠生物吸收膜和羧甲基纤维素钠、或纤维素、可吸收氧化再生纤维素可在手

术的同时放置使用,以减少粘连的发生率。生物膜是唯一经过验证的可用于肠道手术的产品。应该指出的是,这些产品不应该放置到新鲜的吻合处相邻的位置。

前腹壁形成的粘连;这可能与穿透性创伤和筋膜闭合有关。无数的研究证明,在临床实践中大范围关闭要优于分层闭合。这是因为合并大块组织减少单位面积的缝线所引起的压力并减少缝合穿过的风险。与筋膜不同,腹膜是通过再生层覆盖整个创面而愈合,而不是从伤口边缘增厚。此外,随机研究显示,在中线和靠近中央的切口无论使用腹膜关闭还是没有使用腹膜关闭没有区别。腹膜闭关腹中不是至关重要的,但可能导致粘连形成。因此,腹壁的大范围关闭不包括腹膜,是值得赞成的,因为它是安全的、有效的和快速的。

六、预防疝形成

关于切口疝的形成,从已知的实验研究我们可以得知,腹部筋膜力量只会在手术后 3 个月继续增加。尼龙(Ethilon)每年失去大约有 20% 的力量,而聚丙烯(Surgilene,Ethibond,Tevdek),聚丁酯(Novafil)似乎无限期保留它们的力量。肠线,敌克松,薇乔的抗拉强度半衰期为 1~4 周,并不适合筋膜关闭。它们与不可吸收线如聚丙烯缝线相比,它们有增加伤口和切口疝的发生率。对比更缓慢的可吸收材料,如聚二恶烷酮(PDS),似乎没有增加切口疝的发生率。多个随机试验未能证明缓慢可吸收与不可吸收缝线之间开裂率的区别。此外,

使用可吸收缝合线几乎可以消除持续性窦道形成和慢性伤口感染。

多个临床研究表明创伤脓毒症是切口感染最重要的相关因素。复丝缝合线为细菌提供更好的成长环境,且与单丝缝合线相比有更高伤口感染发生率,每个伤口边缘 0.75cm 范围内都有一个胶原溶解的区域和退化基质。进一步讲,在第一次手术后 48h 中,接近切缘筋膜强度下降了 50%。实验模型表明,对于连续闭合,同时保持 1cm 针间隔和 1cm 组织咬合相比较小组织咬合能够减少开裂率,因为前者将缝线切割组织的风险降到了最低。

总之,通过使用缓慢可吸收单丝缝合线且 1cm 的组织咬合和 1cm 间隔咬合连续、大范围闭合可能是基本腹壁闭合的最佳技术。人们认为,最小化腹壁创伤,腹腔镜的方法可以使伤口相关的发病率最小化。

七、大肠梗阻

在美国,最常见的大肠梗阻的原因是恶性肿瘤,其次是大肠憩室症和肠扭转。不太常见的病因包括炎性肠病、缺血、术后(吻合口)狭窄、肠套叠。这些机械性梗阻必须与功能性结肠假性梗阻(奥格尔维综合征)相鉴别。

与小肠梗阻相比,尽管应该先改善全身症状,但是腹膜炎体征和临床症状恶化的迹象都提示及时进行手术探查。类似于小肠梗阻,大肠梗阻病人将受益于临床情况允许的一段观察期。这些患者往往会脱水特别是当出现疼痛更轻型的梗阻时。

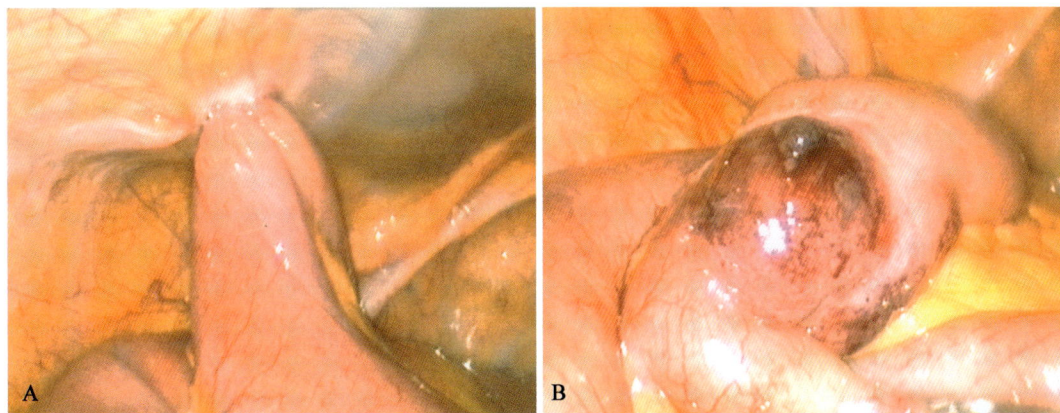

图 27-5　A. 术中见 Richter 疝;B. Richter 复原后小肠外观

最初的处理包括静脉补液和纠正电解质紊乱。对于更常见的原因——恶性肿瘤,治疗前确定其性质(良性或恶性)是有帮助的。恶性肿瘤发病往往表现为开始时无痛,数周或数月腹围增加并最终腹胀、恶心和呕吐。如果不需立即外科干预,那应当试图确定其确切的病因。肠扭转有典型的 X 线片表现。恶性大肠阻塞和憩室的疾病很难区分。CT 扫描成像可以帮助识别团块占位和潜在的转移(图 27-6)。对于左侧占位,水溶性对比灌肠剂可以帮助识别梗阻的解剖情况,有时会显示与恶性肿瘤有关的特征性的苹果核病变。

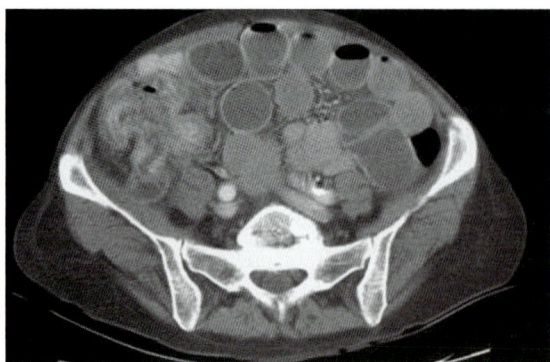

图 27-6　CT 显示大量盲肠团块引起的肠梗阻

如果影像学检查提示强烈的炎症反应,结肠旁脂肪间隔消失、蜂窝织炎、脓肿或脓肿样,那么可能出现非恶性肿瘤或憩室炎的大肠穿孔。同时有梗阻和独立穿孔的患者并不少见。对于存在这种情况的稳定的患者可能会受益于最初使用广谱抗生素,观察和营养支持的非手术治疗。而且,图像引导脓肿引流也能提供帮助。炎症和水肿消退可能会使梗阻完全消失。不要满足于良性病变的诊断,这点是至关重要的。如果发病前 12 个月没有进行结肠镜检查,在急性过程处理后应当考虑以排除恶性肿瘤。

如果病人的临床情况可以行内镜检查,应该谨慎操作。应该用最小的吹气以防加剧近端肠扩张和增加近端穿孔。视野应该提到病变的部位,在保证安全的情况下,可以进行组织活检。如果病变可能是恶性的,那么可以考虑置入结肠支架。良性梗阻结肠支架置入没有很好的经验。首选的处理是内镜反扭转和乙状结肠肠扭转减压。

(一)结肠支架置入

汇集分析 54 项研究和 1198 例病例发现结肠支架置入成功率为 89%,随后的单期手术成功率在 72%,穿孔率为 4%,梗阻支架移位发生率为 12%,再次梗阻发生率为 8%。当用于缓解继发于无法治愈的癌症的大肠阻塞时,置入支架与剖腹手术相比证明具有更短的住院时间,降低了死亡率,减少并发症,降低造瘘口形成率,没有不良生存影响。支架已经被用做进行放化疗治疗直肠癌或选择性开放或使用腹腔镜结肠切除术治疗结肠癌的一个桥梁。

我们的首选是在荧光镜的指导下进行腔内支架置入技术。在病变远端线路前放置一个分辨率夹,这样荧光成像中夹子可以成为部署支架时远端标记。线穿过并超过病变部位,导管插入线中,对比用于确认线在管腔内的位置。一旦这一步完成了,可以在荧光镜引导下将内镜下具有自我扩张支架进行放置(图 27-7 至图 27-10)。这个支架(图 27-11)将在几天内慢慢扩张,提供减压。如果支架放置成功,然后持续医疗优化和复苏术可以继续,可以计划进行选择性外科手术的干预。经验表明,近端结肠恢复正常至少需要一个星期。成功的内镜支架置入优点包括对患者更好的医疗优化,增加了基本吻合术,微创或腹腔镜方法和肠道准备机会的可能性。

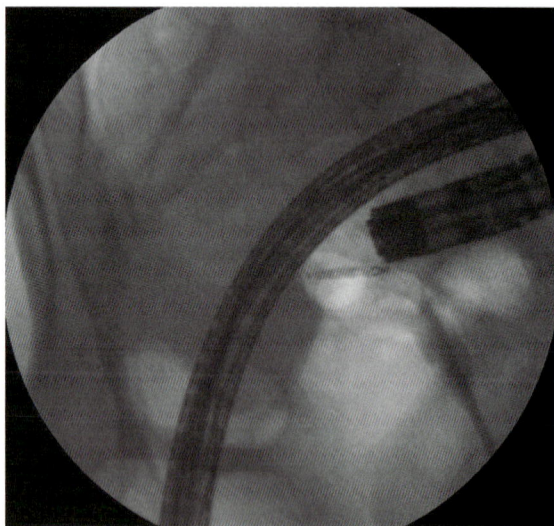

图 27-7　结肠架置入时捕捉的荧光图像。注意视野尖端夹子的分辨率

如果无法做到减压或支架置入,病人的临床状态恶化,或腹膜炎症状明显,建议进行紧急的外科手术干预。

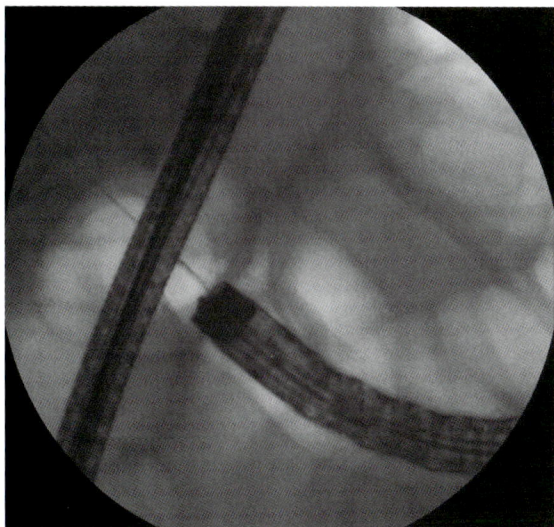

图 27-8　结肠架置入时捕捉的荧光图像。线已经越过病变

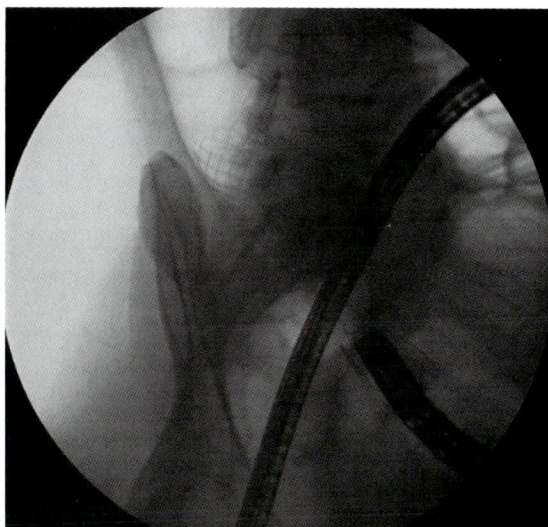

图 27-10　结肠架置入时捕捉的荧光图像。置入架的位置已经调整。其腰部位于病变点以利于定位

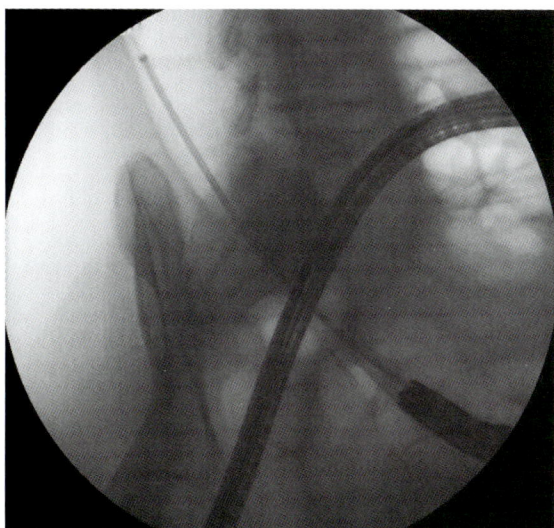

图 27-9　结肠架置入时捕捉的荧光图像。置入架的位置已经调整。注意架鞘上标记

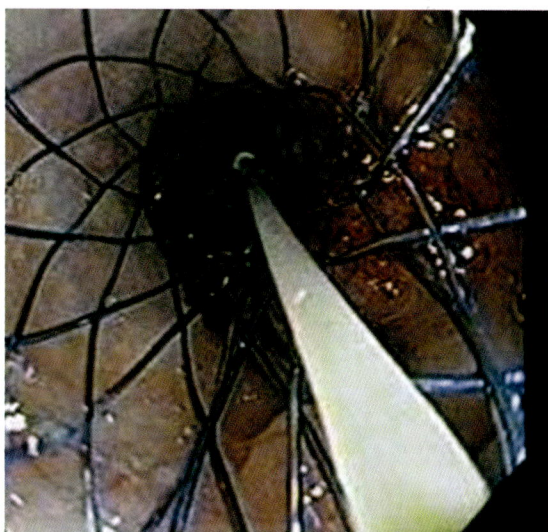

图 27-11　部署支架最后阶段的内镜视图。通常病变放置后几天不会被越过

穿孔可以发生于原发病过程，闭环梗阻和缺血，或极度膨胀。由于其直径的原因，盲肠是最容易极端膨胀然后穿孔。直径约 12cm 的盲肠的穿孔风险会增加。只要有可能，在穿孔发生前都应治疗，减压，或手术。

（二）手术技巧

在这种情况下，腹腔镜的方法虽然不是禁忌，但由于近端结肠扩张很难进行。不同于小肠梗阻，大肠对上消化道减压引流管反应并不好，而且结肠会占据腹腔内的任何潜在的空间。因此，急性左半结肠梗阻无法在内镜下减压，而是更倾向于剖腹手术。

如果在手术中没有证明其为良性病变，必须假设恶性病程的可能性，准备进行根治性为目的的手术。因此，建议充分的肠系膜切除和淋巴结清扫。此外，可以将整块涉及结构切除。

在左侧大肠梗阻中，无论是恶性或良性的，我们经常面对近端肠扩张薄壁，不适合吻合术的情况。然后面临决定是施行使用回直肠吻合的全结肠切除术还是钉封直肠残端进行结肠造口术。如果近端肠不正常施行吻合术是不明智的,也是不安全的。另外,结肠灌洗、吻合术和短路手术、回肠造口术也是可以考虑的。如果梗阻在脾曲近端,使用吻合术加右侧结肠切除术可能是恰当的。

(三)肠扭转的处理

乙状结肠和盲肠的肠扭转是不同的,乙状结肠肠扭转更为常见。乙状结肠肠扭转一般表现为急性腹胀和便秘。这个过程似乎更常见于老年人和慢性病患者,常伴有慢性便秘。病人可以表现为腹部良性胀大或表现为继发于穿孔的腹膜炎和(或)扭节的坏疽。腹部 X 线片右上象限乙状结肠的咖啡豆症具有诊断意义(图 27-12)。此外,治疗方案的选择依病人的临床情况而定。没有腹膜炎征象可以考虑非手术方法处理。水溶性对比灌肠可有助于确定诊断并可将肠顺直(图 27-13)。刚性的直肠镜检查或可弯曲乙状结肠镜检查可以同样地确定典型外观并迅速缓解膨胀和肠扭转。通常,成功进行两种逆行减压技术后留置一直肠管。

如果内镜下治疗成功,根据病人的身体状况,关心生活质量,考虑可以给予选择性切除。然而,这不是强制性的。如果肠扭转无法解决,病人的临床状况恶化或内镜下肠缺血明显,提示进行手术干预。近端肠的质量可能妨碍基本吻合术的安全操作。

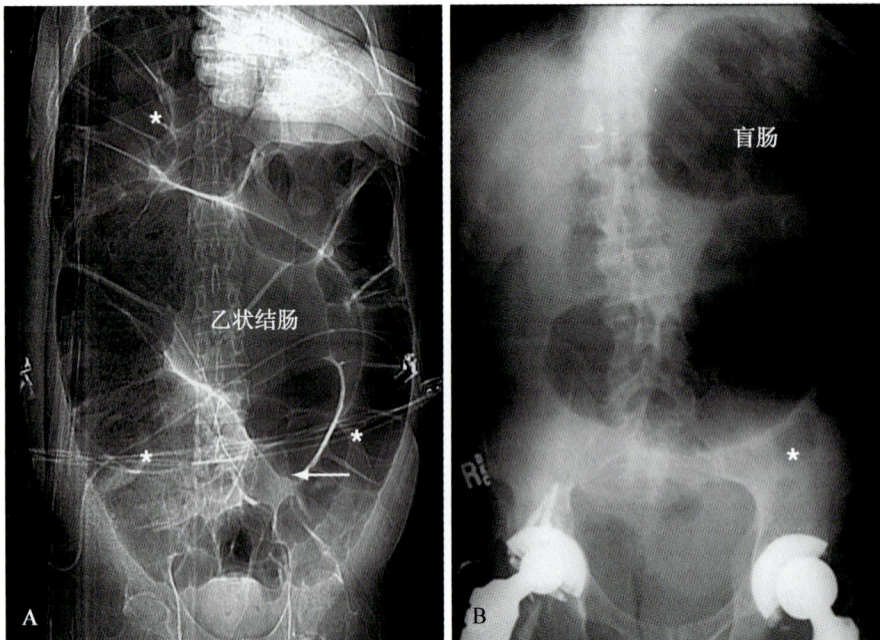

图 27-12　腹部 X 线片中乙状结肠(A)和(B)盲肠的肠扭结
A. 在乙状结肠肠扭结,右侧结肠、横结肠、左侧结肠的膨胀(＊)是乙状结肠梗阻上游的点(箭头所指);B. 在盲肠的肠扭结,注意豆形和左上象限盲肠膨胀的位置和倒塌的远端结肠(＊)

(四)手术技巧

存在肠坏死时提示进行手术切除。在这种情况下,我们行剖腹手术,避免反扭转肠直到肠系膜与包含有毒的代谢物的标本分开,将系统败血症与休克风险降到最小。

乙状结肠肠扭转肠坏死时,如果能够安全地进入腹膜腔,往往使用腹腔镜方法。将乙状结肠顺直,确认直肠乙状结肠的分界处然后使用直线切割闭合器将其分开。通常冗余和典型的松软的肠系膜和乙状结肠可以很容易地通过气孔带到左下象限然后行结肠造口术。结肠固定术有 40% 的复发率。

盲肠的肠扭转与乙状结肠扭转临床表现相似。

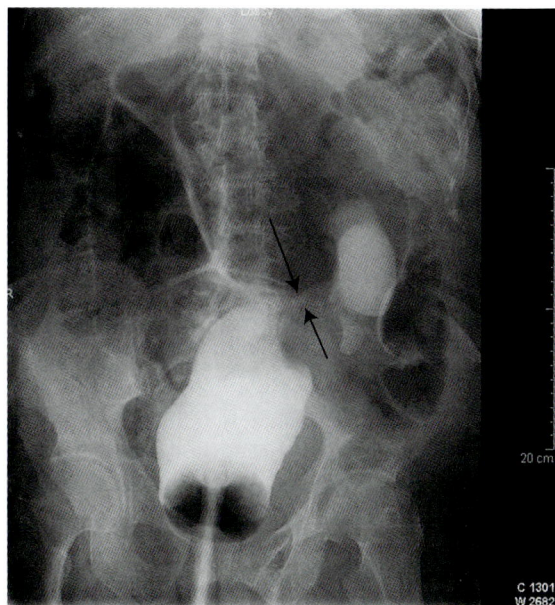

图 27-13　水溶性对比剂灌肠显示乙状结肠肠扭转的鸟喙的形状（箭头）

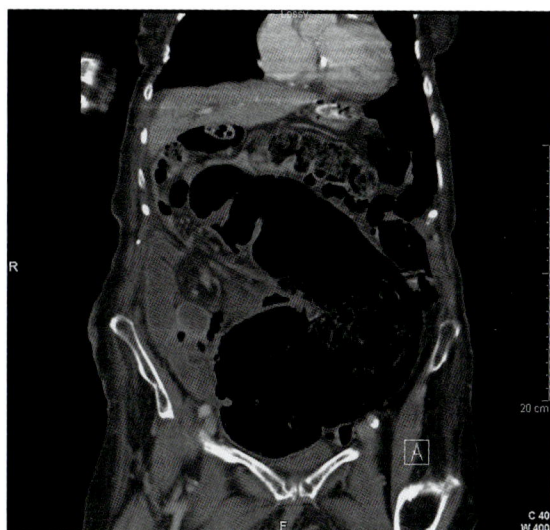

图 27-14　计算机断层扫描盲肠的肠扭转冠状图像。注意小肠侧右结肠和取向和右结肠肠系膜向中线偏移

X 线片表现很具有特征性，与乙状结肠扭转不同的是扩张的肠管位于左上象限。CT 扫描成像可以帮助确诊这种不太常见的扭转（图 27-14）。虽然结肠镜检查减压是可能的，但是其意义不大，所以通常不使用。盲肠或右侧结肠肠扭转一般需要手术干预。根据结肠膨胀和肠壁稀薄程度来决定是剖腹手术还是腹腔镜手术。一般来说，在这些情况下，特别是回盲瓣正常的情况下，行吻合术是安全的。因为末端回肠将是正常的，正如超出了肠扭转引起远端肠道梗阻。其他治疗方法包括盲肠固定术，其伴有 17% 的复发率。将并发症对生活质量的影响轻微化。并发症包括瘘管形成，发生于多达 45% 的病人。作为治疗结肠血管损伤的主要方法，不应单独考虑盲肠造口术。

（五）其他扭转

对于有适当缺血性结肠炎临床病史的患者，狭窄可以发生在远端。这将不适宜非手术治疗，通常这些纤维狭窄是固定的和几乎是全层的。如果只是部分梗阻且近端肠正常，切除吻合术是安全的。使用腹腔镜的方法是可行的。

在克罗恩病中，炎症性肠病和狭窄并不少见。

通常，使用 5-乙酰水杨酸和免疫抑制药物治疗可以避免急诊手术治疗。要注意的是，溃疡性结肠炎通常并不导致结肠狭窄。溃疡性结肠炎引起梗阻或结肠狭窄应该考虑到是恶性肿瘤。在这种情况下应手术干预行全结肠切除术。

（六）结肠假性梗阻（奥格尔维综合征）

假性梗阻是一种非机械性疾病过程，本身不是手术适应证。应当重视该病的鉴别诊断，以便采取适当的非手术处理。盲肠可以发生穿孔，尤其是当其直径＞12cm。

通常，假性梗阻与代谢异常或电解质紊乱或药物性原因的并发病相关（表 27-2）。治疗其根本原因或移除诱导药物是治疗的首选。假性梗阻的诊断通常需要排除机械性梗阻。这可以通过水溶性对比剂灌肠或内镜完成。

在过去，对假性梗阻的患者热衷注射乙酸半胱氨酸。现在，这个治疗选择具有争议性。因为口腔和呼吸道分泌物过多会引发呼吸道并发症。排除机械梗阻，可以允许结肠镜检查对扩张结肠降压。这些程序应该最小量吹气谨慎进行。脱敏检查经常由于残存粪块和随之视野不佳而受影响。

表 27-2 结肠假性梗阻有关因素（奥格尔维综合征）

电解质紊乱	急性病	创伤	Crohn 病	药物
低钾	EB 病毒	髋膝关节置换	系统性红斑狼疮	巴氯芬
低钠	巨细胞病毒	腹膜后损伤	重症肌无力	吗啡
低磷酸	肾衰竭	不动症	平滑肌炎	抗抑郁药
低钙	呼吸衰竭	麻醉药	淀粉样变性	长春新碱
低镁	甲状腺功能减退和甲状旁腺 功能减退		多发硬化	阿糖胞苷
	癌旁综合征		线粒体疾病	钙通道阻滞药

八、结论

肠梗阻是常见的。有腹膜炎或腹腔内有游离气体的患者需要立即手术干预。稳定的患者将受益于复苏术和观察。理解梗阻的病理生理学和病因学将有助于指导适当的处理并获得较好的疗效。

第 28 章

胃肠造口及其并发症

著　者　Dan Geisler · Ed Glennon
译校者　陈志达（译）　赵允杉（校）

> **要点**
> ➢ 对于造口来说，术前标记造口点（最好向经验丰富的肠造口医生咨询）是至关重要的，这样可以保证其功能良好，并能方便地使用。
> ➢ 手术造口通常是漫长过程的最后一步，而这时手术团队往往筋疲力尽。术者应当把握好这关键操作。
> ➢ 手术造口需要密切注意手术技巧以确保其功能良好。
> ➢ 通常使用粘连屏障如 SepraFilm 将便于临时造口的关闭。
> ➢ 在肠造口医生的协助下可使用非手术方法处理并发症。

造口术最常见的是通过外科方法开放皮肤与末端回肠（回肠造口术）或大肠（结肠造口术）。最常见的部位是回肠末端、横结肠、乙状结肠。这是许多肠道手术过程中一个经过慎重考虑的必要组成部分，可以是暂时性的或永久性的。造口术有环形造口和末端造口两种。建立一个适当的造口是至关重要的。虽然造口并发症相当常见，但如果造口是必须的，在选择造口时，就要考虑患者因佩戴造口袋装置引起如功能后遗症和社会心理阴影等不良后果。

一、适应证

许多情况下需要做造口，往往是由疾病本身所决定。一般来说，造口的适应证包括：无法进行吻合，需要通过改道来保护的高风险吻合术；缓解梗阻；治疗吻合口漏；控制大便失禁；将会因败血症或梗阻的不良后果最小化。腹腔镜造口是最佳的方案，因为其过程常常能通过最少的解剖和非小肠系膜操作完成，而同时也可允许术者对腹腔做一个非

常彻底的检查。但无论使用何种途径（腹腔镜或开腹），造口的适应证和技术都是相同的。

二、术前咨询和造口设置

经验丰富的造口医生和造口术护士非常重要。理想情况下，术前医生和护士都应查看病人的情况。这有助于给病人找到最合适的造口位置。此外，术前是确定造口位置的最理想时间。

应在患者坐、站、躺姿势下，术前评估腹壁并选择适宜的造口点然后标记（图 28-1A）。如果对于病人来说，造口点设置位置糟糕，主刀医生和整个手术团队都将像遭遇噩梦。应该特别小心避开脐、皮肤皱褶和瘢痕，将造口置于腹直肌鞘通道内。

通过选择理想的造口位置，可以将许多造口并发症减至最少。造口的最佳位置取决于造口的类型和病人的类型。假肛设备和造口必须是病人可见的，并且方便触及，同时需要考虑相关的因素，包括病人身体体质、皮肤褶皱、周围瘢痕、关节炎和患

者视力等。造口周围皮肤应该平坦(避免皮肤皱褶、腹股沟、腰和脐)。造口应尽可能经过腹直肌肌肉(图 28-1B)。最好在病人穿上衣服躺下,坐起,身体前倾时选择造口最优位置。

大部分左半结肠造口选择在腹壁左下象限,而大多数回肠造口术创建在右下象限(图 28-1C),应根据每个病人的身体体质(如肥胖病人)或瘢痕而创建。一个横向结肠造口,应选择较高的位点。充分松解所选择的肠系膜允许其能提出腹壁并在皮肤上面适当突出没有任何张力,切除直径 3~4cm 椭圆形皮肤(图 28-2),垂直打开筋膜允许肠管通过,顺肌纤维方向分开腹直肌肌肉(图 28-3)。为了更好地确保腹壁不同层之间造口通道,将 Kocher

夹放置在真皮和筋膜层。在腹部切口内放置一圈海绵,这样在切开腹膜时既可以保护肠又可以保护外科医师的手(图 28-4)。当有肠道炎症或系膜增厚时,最好更广泛打开皮肤和筋膜,这样更容易减少潜在疝所引起的肠坏死或回缩。将肠提出腹壁,回肠应该突出皮肤以上 3~5cm(图 28-5A),而结肠应该突出 1~2cm。使用 3-0 铬缝线按照 Brooke 在 1952 年描述的技术将回肠黏膜 4~6 针间断外翻缝合。开始时使用全层缝合肠道末端,然后是浆膜肌层挂到皮肤上,注意是真皮要避免表皮(非插图所示)(图 28-5B 和图 28-5C)。一些中心不将浆膜肌层挂到皮肤上以避免过深缝合后侵蚀产生瘘。缝合线打结前,肠壁可以进一步外凸(图 28-6A)。

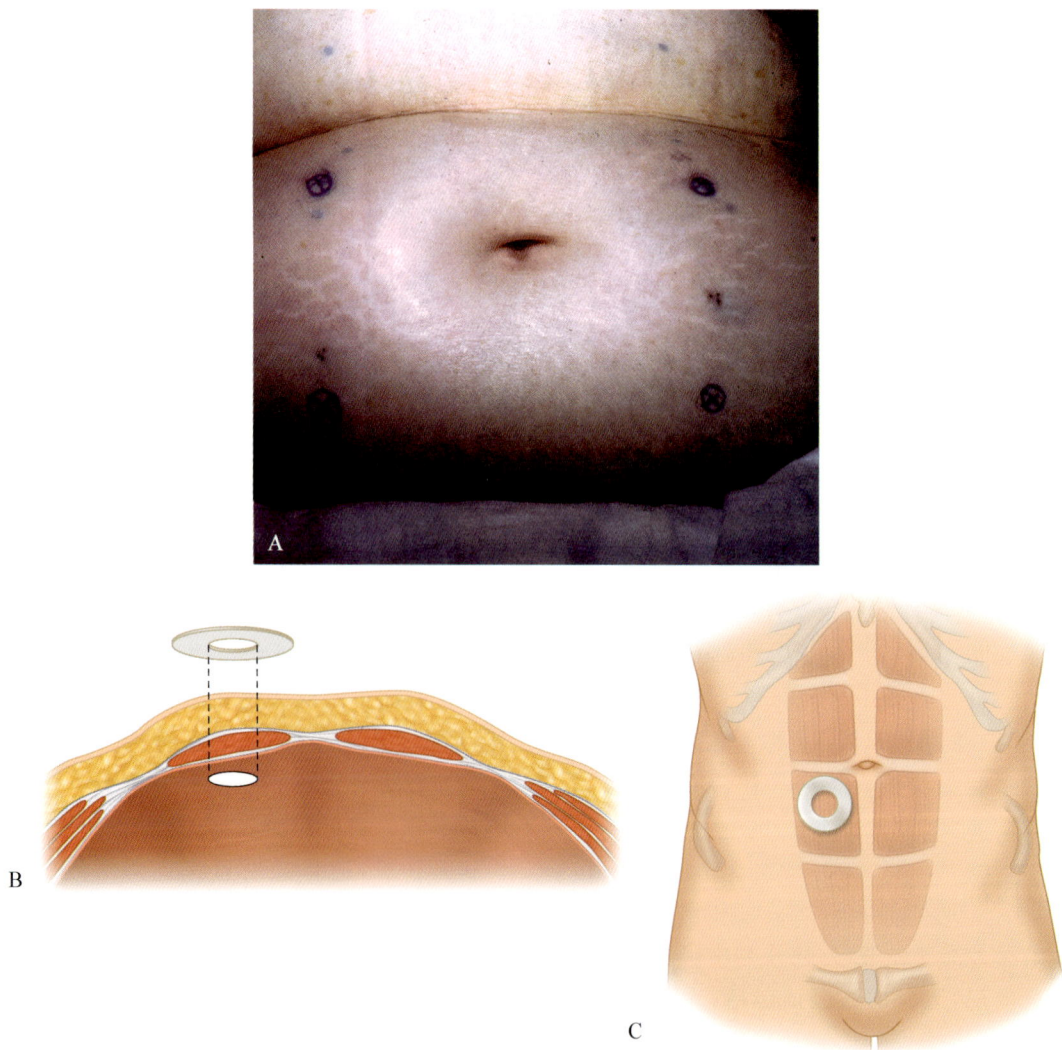

图 28-1   A. 肥胖病人可选的造口部位,需要在卧位、坐位、立位综合评估后进行标记;B. 造口应该跨过腹直肌;C. 理想的造口皮肤应该是平整无瘢痕的

成熟的回肠造口术应该在外翻后突出 2～3cm 以避免造口缘皮肤并发症(图 28-6B)。尽管一个成熟的结肠造口术可以与皮肤等高,但最好是有少量的突出这样可以更好地适应造口的设备。

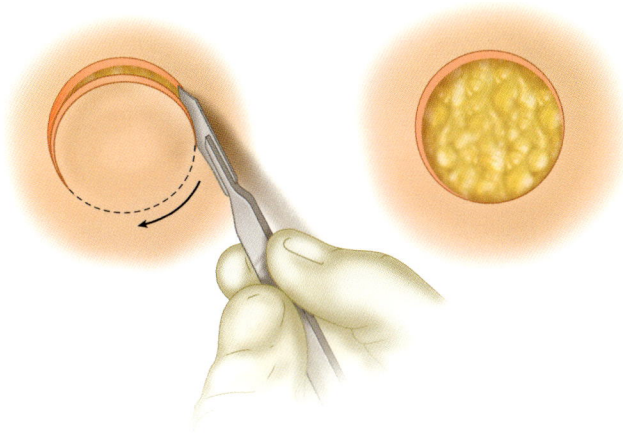

图 28-2　移除环形皮肤创建造口

三、末端回肠造口术

末端回肠造口术是通过将回肠末端从腹腔中取出,同时切除远端肠道或简单地关闭远端肠道然后将其旷置在腹部。任何类型的造口的形成和成熟,都是外科手术应考虑的一个重要组成部分,因为造口经常是一个长时间操作过程的最后步骤,不恰当的放置位置会产生许多并发症,所以成熟造口应严格遵守适当的手术技术规程。创建回肠造口术具体步骤先前已经描述,这种类型的造口是单腔,允许完全的粪便改道。回肠造口术常常为临时的,是治疗溃疡性结肠炎的三级恢复性直肠结肠切除术的一部分(全结肠切除术与末端回肠造口术,然后完成直肠切除术伴 J 袋环形回肠造口术,最后关闭环形回肠造口术)。其他末端回肠造口术的适应证,包括治疗缺血性或梭状芽胞杆菌(梭状芽胞杆菌)结肠炎时、急症全结肠切除术、或克罗恩病伴严重症状难以药物治疗病人的永久性造口。虽然永久性末端回肠造口术对家族性腺瘤息肉病和溃疡性结肠炎的患者有一定局限性,但对于这些患者手术的选择常常是恢复性直肠结肠切除术伴回肠袋肛管吻合术,末端回肠造口术是其手术步骤的一部分。尽管造口潜在的并发症早有报道,但与创建一个 J 袋相比其带来的长期不良后果的(如营养不

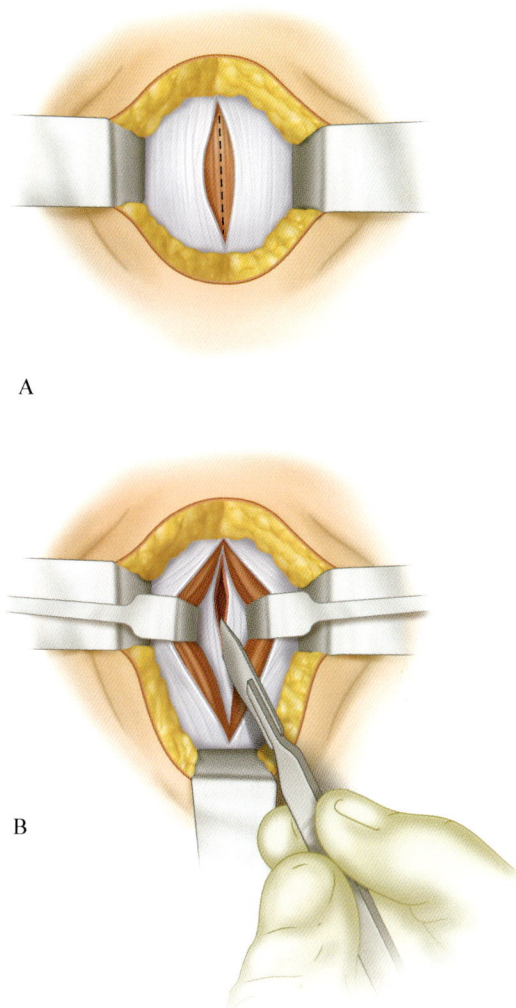

图 28-3　A. 切开前直肌筋膜创建造口;B. 分离直肌纤维后切开后直肌筋膜和腹膜

良、慢性和急性贫血,或使用高剂量类固醇和免疫调节药),三级操作安全更可取。此外,梭状芽胞杆菌结肠炎或缺血病人行紧急结肠切除术,一期吻合不是适应证,末端回肠造口是选择之一。

四、襻式回肠造口术

襻式回肠造口术是降低吻合口风险的一个选择,在受辐照或受污染的肠管手术、许多低位盆腔吻合、许多高危吻合口瘘风险的吻合术中常常采用,同时它也用于吻合失败后或大便失禁病人粪流改道。此外,在无保护的吻合口瘘,治疗中需要采取彻底地腹腔冲洗和简单的襻式回肠造口术。选择末端回肠最远端到达腹壁造口或吻合没有张力的分支然后创建襻式回肠造口术(图28-7)。这通

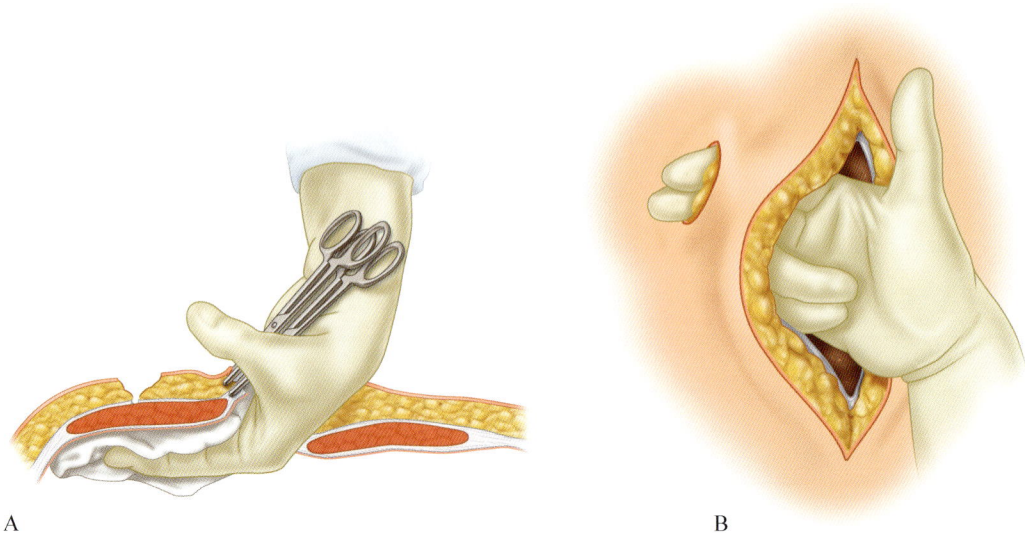

图 28-4　A. 在筋膜上放置 Kocher 夹,在腹膜表面放置圈垫以利于造口创建;B. 确保开放腹壁足够造口

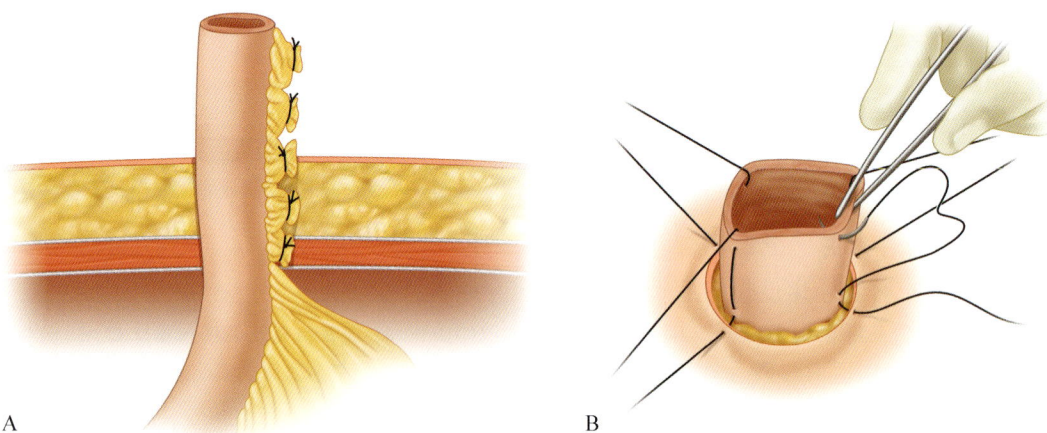

图 28-5　A. 回肠及肠系膜分离后突出皮肤 3～5cm;B. 外翻缝合回肠也应挂上真皮(不是表皮)

常离回盲瓣 10～15cm 或离回肠 J 袋传入支的近端 20～25cm。

　　相比襻式结肠造口术,襻式回肠造口术通常更可取,因为它能降低并发症的发生率。它通常容易构造,患者一般耐受性更好。创建一个襻式回肠造口术的技术步骤是至关重要的,尽量避免造口并发症(图 28-8)。将一铬缝合线(棕色)置于远侧,将一Vicryl缝合线放置近侧保证造口顺应肠道走行,使用脐带轻轻穿过腹壁(图 28-9)。通常会使用造口棒,然后锐性切开远端小肠保证极佳的血液供应(图 28-10)。然后将 3 条缝合线放入到肠中造口棒

每一边,然后固定在真皮(不是表皮)(图 28-11A)。另一种方法是将缝合线紧紧挂在远端分支缩小远端肠道的开口(图 28-11B)。

　　襻式回肠造口术很少形成粪水,而环形结肠造口术很少产生粪气。回肠造口术高钠血症发病率更高需要特别的注意。此外,襻式回肠造口术通常更容易、更安全关闭。两个常用关闭襻式回肠造口术的方法是手缝端端吻合术(图 28-12)或吻合器吻合术(图 28-13)。两个方法都需要使用锐性分离将造口的筋膜层面充分松解(图 28-14)。如果最初的腹腔镜手术和(或)开放手术将防粘连可吸收生物

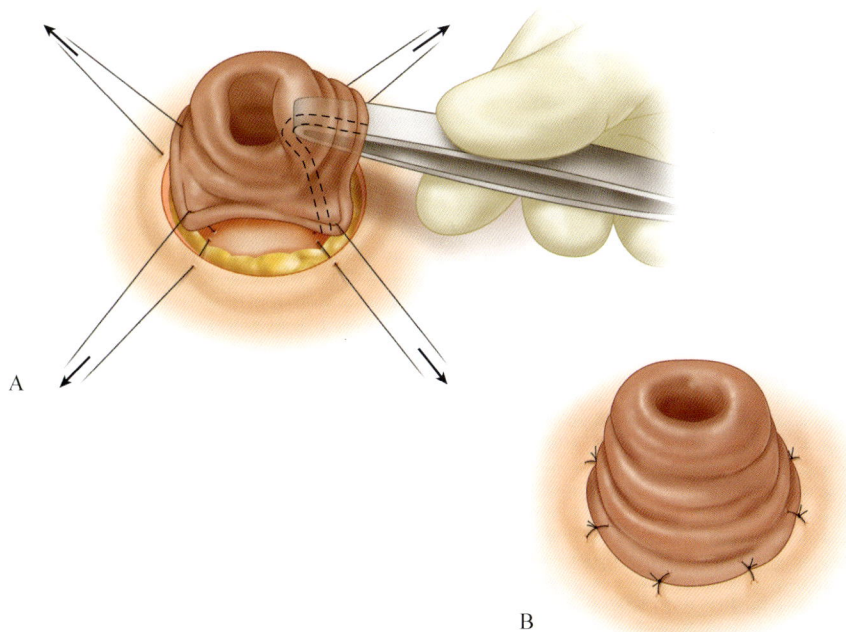

图 28-6　A. 使用器械利于外翻并增加回肠长度；B. 完成回肠端

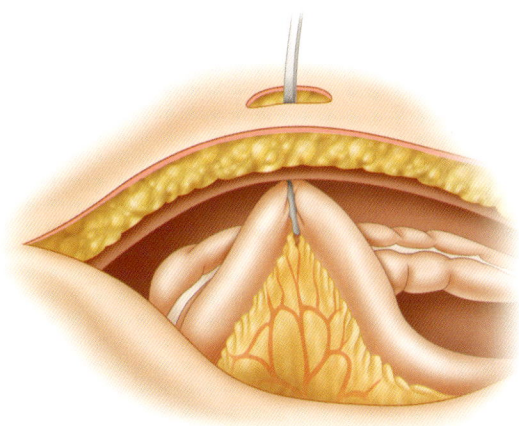

图 28-7　远端回肠送回腹壁内创建襻式回肠造口术

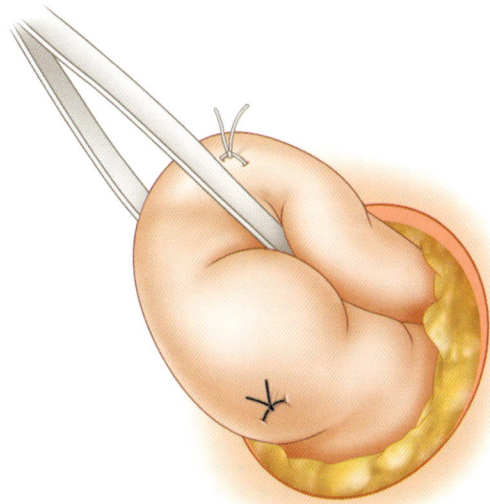

图 28-8　拽出无张力襻式回肠造口

膜(SepraFilm)放置在腹腔内围绕造口两端,通常可以较容易使之解离。

　　末端襻式回肠造口术　如果腹壁不适合做末端回肠造口术,末端襻式回肠造口术是一个选择。这是在处理肥胖病人或当肠口径或肠系膜限制安全提出肠管,末端造口化脓时最常使用的方法。末端襻式造口的一个优势是可以提供彻底的改道。这种类型的造瘘术与常规襻式回肠造口术使用方法相同(图 28-15 和图 28-16)。

五、末端结肠造口术

　　对于处理复杂的憩室性疾病或直肠乙状结肠包块性梗阻,末端结肠造口术(图 28-17)可能是一个临时性造口措施。而作为肛管癌抗拒 Nigro 方案,行经腹会阴直肠切除术后或不适合切除和吻合的低位直肠癌时,应做永久性造口。如果患克罗恩病或肛管直肠脓毒症时,末端结肠造口术也可以被

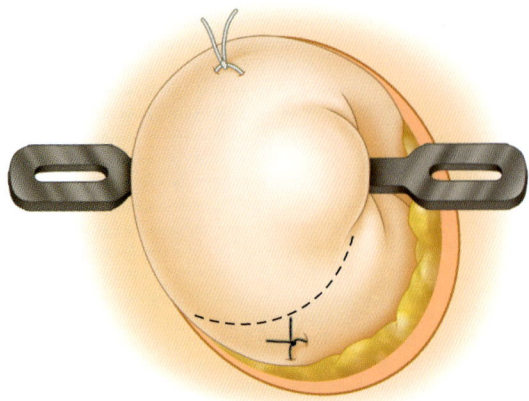

图 28-9　回肠环和造口在襻式回肠造口术的位置
使用文中提到的铬（棕色向下）和 Vicryl 缝合线

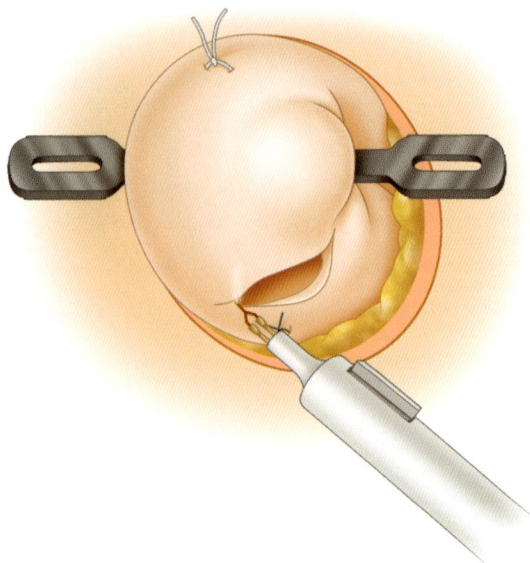

图 28-10　切除回肠末端边缘利于外翻

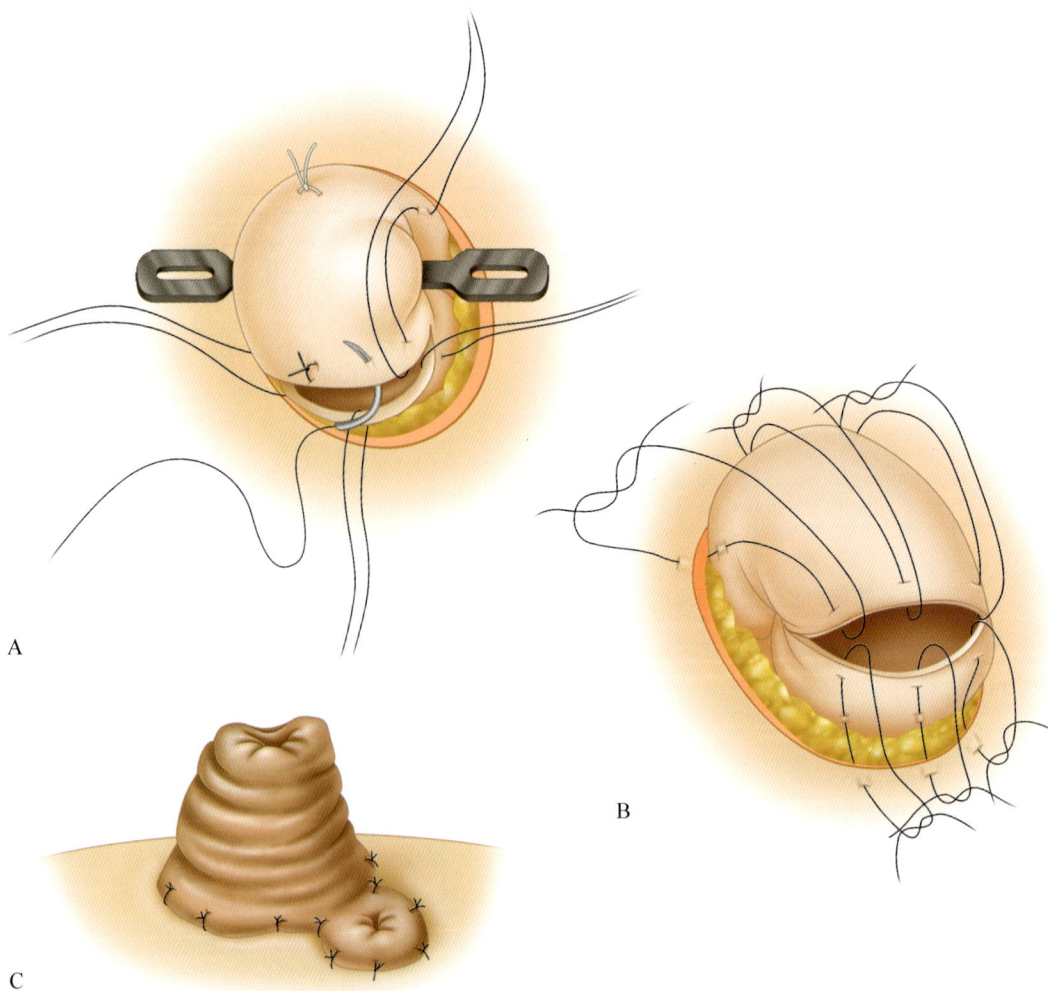

A

B

C

图 28-11　A 和 B. 结束和外翻襻式回肠造口术缝线位置（不包括表皮）；C. 结束襻式回肠造口术的另一
种方法是使用小口在远端边缘部分闭合开口，将远端分支的溢出降到最少

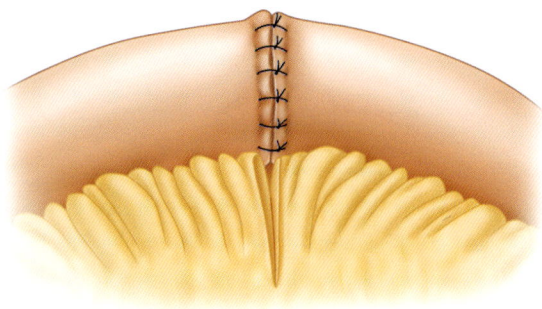

图 28-12　使用手缝端端吻合关闭襻式回肠造口术

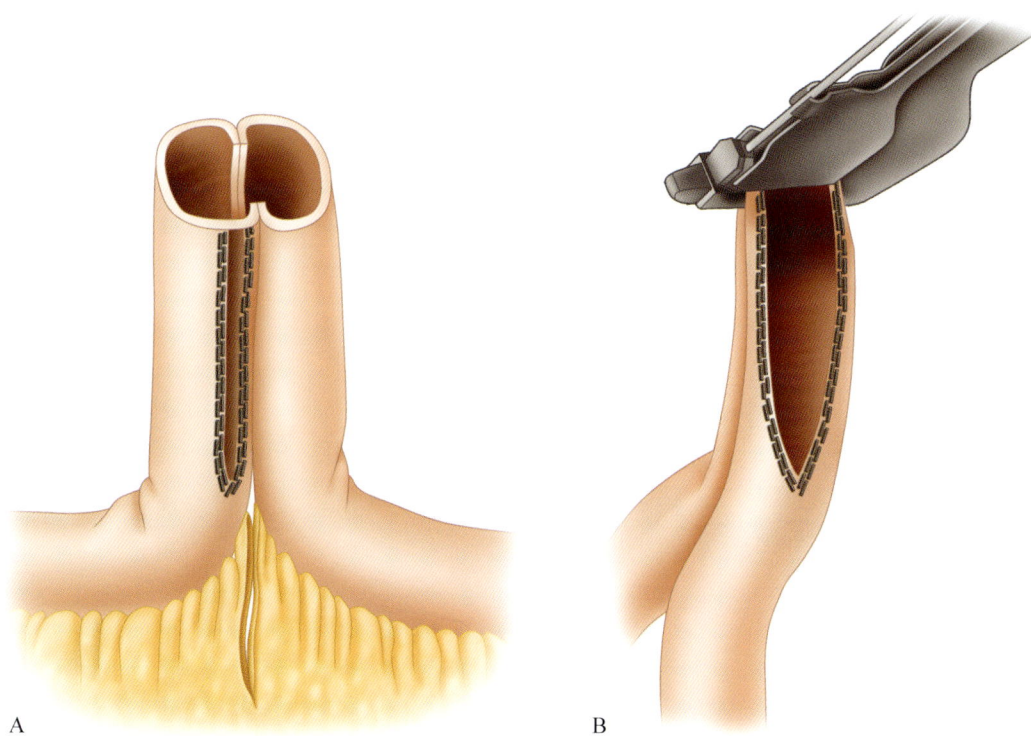

A   B

图 28-13　A. 使用吻合器功能性端端吻合关闭襻式回肠造口术;B. 通过钉合开口端闭合襻式回肠造口术

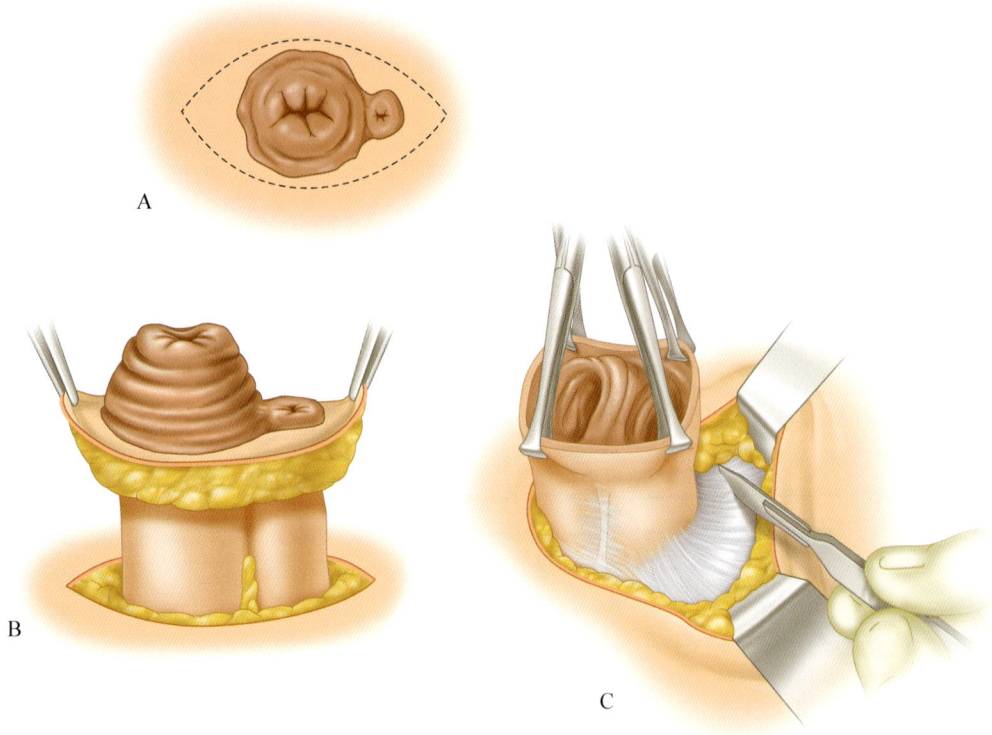

A

B

C

图 28-14　A. 关闭前松解襻式回肠造口术；B. 从皮下组织和筋膜分离；C. 使用手术刀或 metzenbaum 剪刀锐性分离深部组织

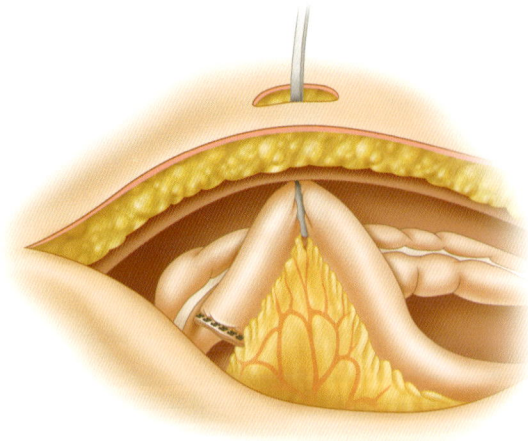

图 28-15　通过肠壁拽出末端襻式回肠造口

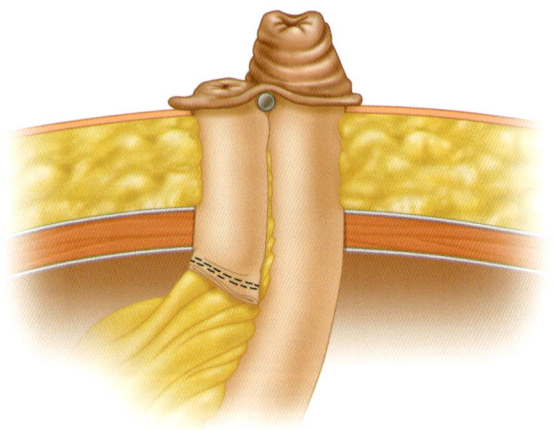

图 28-16　结束末端襻式回肠造口

用来提供完全的粪便改道。在行末端襻式回肠造口术条件下，即一个较肥胖的腹壁或增厚的肠系膜，末端襻式乙状结肠造口术（图 28-18）也可以使用。条件是末端环形配置允许肠到达皮肤且有完好无损的血液供给。

末端结肠造口术可以等高皮肤或轻微的凸起，但后者可能会让套造口袋更容易。

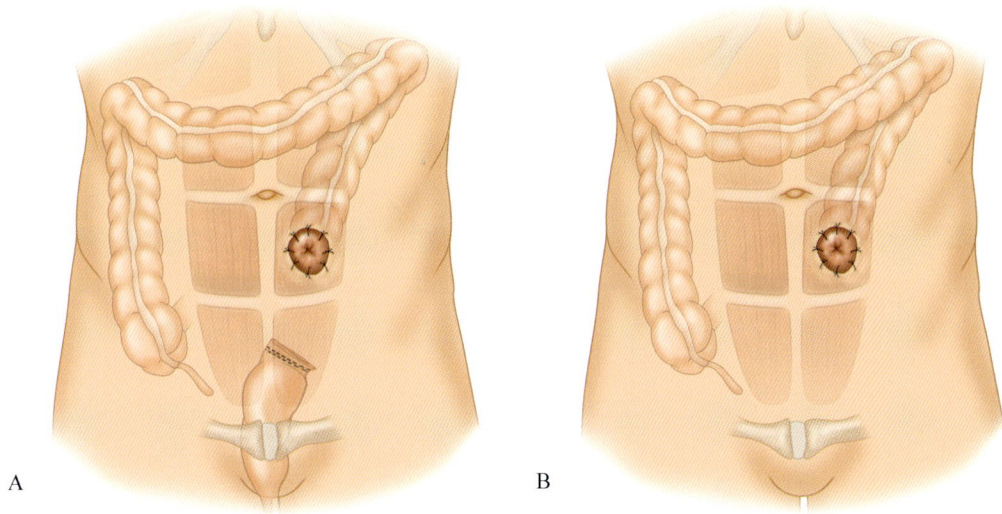

图 28-17　末端结肠造口
A. Hartmann 过程；B. 结束腹会阴切除后

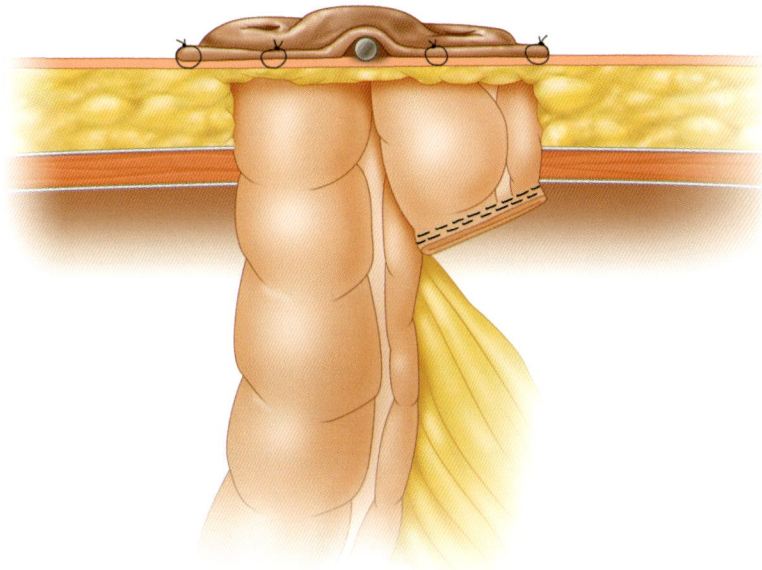

图 28-18　结束末端环形结肠造口

　　襻式结肠造口术　襻式结肠造口术最常见的部位是乙状结肠(图 28-19)和近端、远端横结肠(图 28-20)。重要的考虑因素包括预定造口对未来重建的影响。虽然乙状结肠造口术可能会令未来的低位盆腔吻合非常困难，但远端横结肠襻式结肠造口术可能影响未来肠吻合的远端肠管血供。尽管近端横结肠襻式结肠造口术并发症(回缩,远端分支的下垂)可能高于其他类型的襻式结肠造口术，

但血液供应通常是不受造口影响,对未来的重建过程也没有显著影响。襻式结肠造口术的主要适应证是缓解远端肿瘤或放射性肠炎引起的梗阻。

　　环性结肠造口术及其操作的技术如图 28-21 所示。襻式结肠造口术相比襻式回肠造口术的主要优势是治疗远端梗阻时可从肠两端排气,防止喷出。然而,襻式结肠造口术并发症明显高于襻式回肠造口术。虽然许多人将襻式结肠造口术归结为只有历

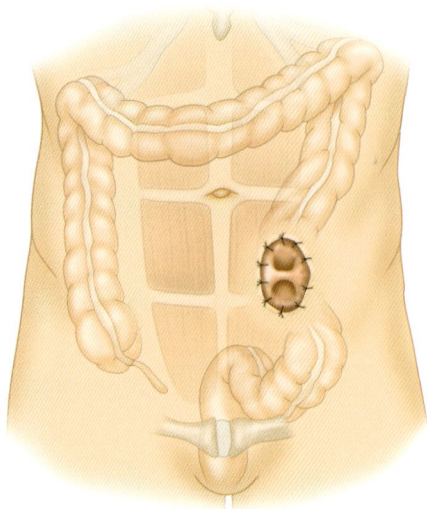

图 28-19   乙状结肠襻式结肠造口术

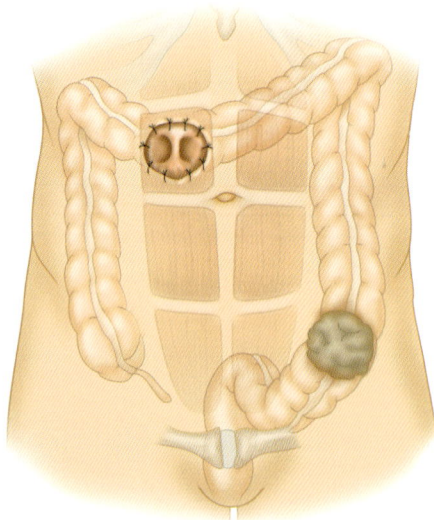

图 28-20   近端横结肠襻式造口治疗远端梗阻

史重要性,但是它还是会继续作为一种选择在治疗结直肠疾病时发挥作用。此外,横结肠襻式结肠造口术通常可以用于缓解远端梗阻患者的症状,可以在局麻和(或)监测麻醉护理(MAC)下进行。

六、黏液瘘

黏液瘘的作用是保证缓解远端、无功能肠道的压力。特别是用于在炎症条件(溃疡性结肠炎、克罗恩病、心肌缺血或梭状芽胞杆菌结肠炎引起的暴发性结肠炎)或涉及远端梗阻时(梗阻性癌症或恶

化的肛管直肠狭窄)。既可以像普通的造口术,也可以关闭后,简单的缝合到伤口中线的筋膜层下部结束瘘的创建。除了减压,黏液瘘也提供一个评估远端肠道的方法,同时灌洗冲刷或局部治疗。未成熟的黏液瘘可从直肠残端喷出,从而避免引起腹膜炎。虽然黏液瘘带来了很多好处,常常是"安全的事情",但在肥胖病人或需要远端切到直乙交界的病人却很难创建。

七、造口关闭

创建造口有几个目的,许多造口的创建是临时性的,不闭合可能出于多种原因。这些因素可导致15%~25%的临时造口不被关闭。造口闭合的发病率和病死率并不是无关紧要。通常报道患病率为17%和病死率为0.4%,关闭造口的最终决定取决于病人的多个因素。首先病人应该足够健康以承受一个腹部手术,其中10%的病人需要一个较大的剖腹手术,而有腹膜炎病史的患者更有可能,相反,在造口内或周围已应用抗粘连剂屏障,概率会下降。关闭之前,应该检查远端肠道以确保没有肠漏、梗阻或恶性肿瘤。在憩室炎穿孔的末端结肠造口术的患者,应该游离到直肠上段以保证足够的吻合。

传统上,创建造口和考虑关闭通常间隔12周。然而,在最佳条件下关闭襻式回肠造口术可提前几周。如果早期造口关闭,应极度小心,选择适当的病人,严格注意操作细节是至关重要的。如病人潜在不健康和(或)造口原发病严重,关闭造口可能需要较长的时间间隔(3~6个月,偶尔1年)。应该预先考虑到持续的盆腔脓毒症以及严重的腹腔内粘连。在接受术后化疗或放射治疗的病人造口关闭应该推迟到辅助治疗完成。一般说,所有的受过放疗的病人吻合时应该考虑切除近端肠管。

先环周松解黏膜与皮肤的边界,使用手术刀或Metzenbaum剪刀进一步锐性分离到筋膜层(图28-22A)。应在腹腔内进行锐性有限分离,以使肠两端充分松解。要额外小心谨慎,避免任何伤害及妨碍肠修复完整性的区域。一个襻式造口通常可以手缝、端对端吻合术(图28-22B)或端端钉合如图28-13显示。吻合完成后,将肠返回腹腔,使用间断缝合关闭筋膜。

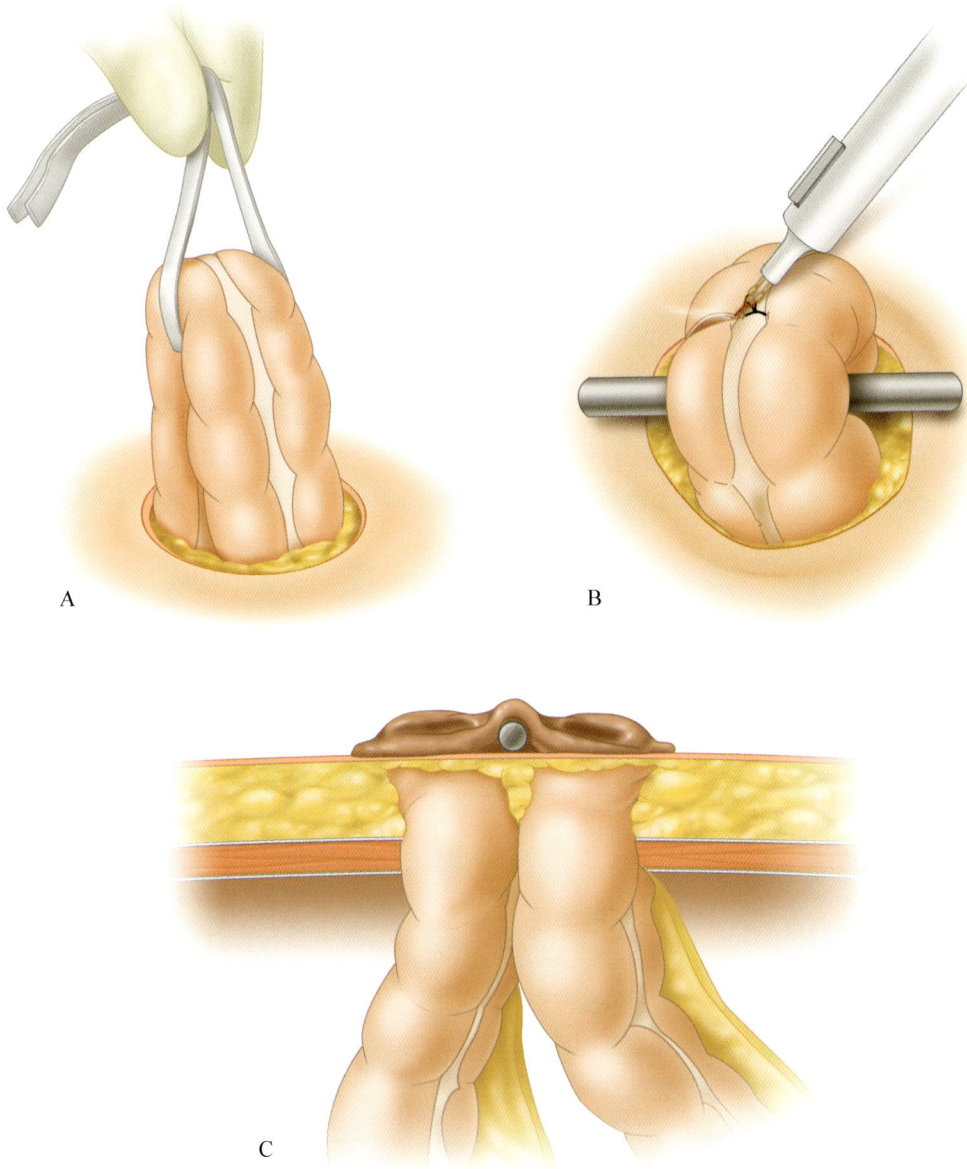

图 28-21　A. 创建襻式结肠造口。将环形肠拉出皮肤平面。B. 环形结肠造口初步完成。C. 结束襻式结肠造口术

关闭末端造口通常需要腹内探查来定位远端肠，以允许充分松解肠两端。当关闭因憩室炎末端结肠造口，应当将重点放在切除和保留的远端乙状结肠，因为结直肠吻合术比结肠肛管吻合更适宜。利用环形钉来进行结肠直肠和回肠直肠的吻合。主张使用泄漏测试以确保吻合的完整性。灌洗盆腔，轻轻压迫近端肠、通过球形注射器经肛注入空气，直肠镜或软性内镜。如有气泡证明有泄漏，当处理一个吻合低于腹膜反折或有盆腔放射病史的病人，最好通过拆除原吻合重建，或近端环形切除。

结肠造口关闭后切口疝的发生率高于回肠造口。这可能是结肠造口术需要较大的筋膜孔径。吸烟、老年病人、男性、有术后伤口并发症的患者疝发生率高。可使用疝补片关闭腹壁，或逐层关闭腹壁。局部网片修复是解决切口疝的首选方式。

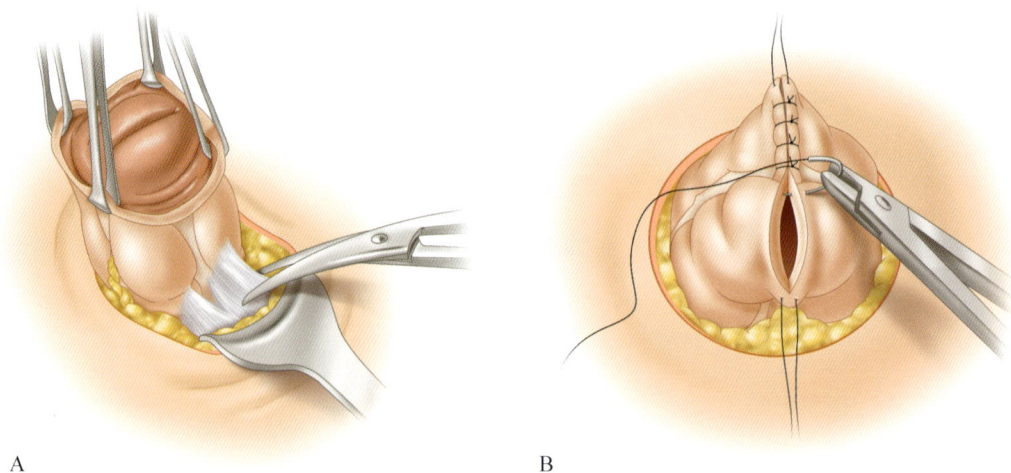

A   B

图 28-22　A. 关闭前松解襻式结肠造口术;B. 缝合关闭

八、并发症

据估计,每年在美国新创建 75 000 例造口,接近 750 000 美国人带有造口生活。即使每年进行大量的造口手术,肠造口术的技术水平也在进步、但其并发症发生率依然为 10%～70%。这些并发症发生率差异很大,其程度取决于造口术的类型。尽管许多造口是暂时的,但是有 40%～60% 是永久性的。这些数字突显了术前准备的重要性以及用于创建和完善造口术技术的重要性。创建正确和有功能的造口,将有助于防止造口对病人情感和心理影响。造口不良放置还与经济成本有重要关系。任何造口并发症都可能会增加设备的更换频率(通常 4～7d)。进行术前标记,患者造口早期并发症的发生率显著降低,肥胖、高龄、急症造口可增加并发症的发生率。

当病人出现造口并发症,应该考虑回纳造口。如果当时不适宜关闭造口,应该追求非手术治疗。评估和治疗复杂造口病人是为了协助造口护士充分利用非手术方法管理治疗病人。对适合手术方案管理的病人,尽管非手术管理是最佳方式,但如果发生持续并发症,应对保留造口进行修正或移位。

造口术的并发症包括肠液大量消耗,造口孔回缩、脱垂、阻塞、疝、坏死或狭窄,改道不充分。

相比远端结肠造口术,回肠造口术粪水通常形成较少,但对周围皮肤腐蚀较多。对于一个高输出造口(>1200ml/d),最初的治疗包括添加高纤维饮食使用,抑制剂包括洛哌丁胺(易蒙停)、地芬诺酯(止泻宁)、鸦片酊;添加运动饮料(G2),补充液体。对于切除大量小肠或当造口比预期更偏向近端,定期静脉输液是必要的。根据营养需求静脉输入营养液。腐蚀性肠液的性质也易诱发回肠造口术患者的造口周围皮肤问题,包括皮炎(图 28-23)。可以通过造口突出 2～3cm 降低其发生率。这样,结合适当的造口装置,将协助保持流出物远离造口周围皮肤。这也可以降低装置的更换频率,从而有助于防止周围皮肤脱屑。

造口术皮肤并发症包括化学和机械性脱皮,免疫炎症性肠病后遗症、过敏反应和感染。造口外观皮肤并发症从轻微皮肤改变到极为痛苦的深溃疡。但即使是最令人担忧的造口皮肤疾病,局部治疗也

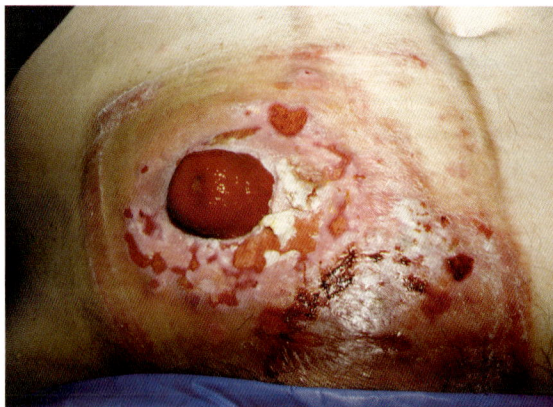

图 28-23　粘合不佳的造口装置导致的严重造口周围皮肤剥脱

有效。造成造口周围皮肤的主要诱发因素是造口突出不够,(突出至少 1～2cm),否则,造口很难充分适应造口袋。

坏疽性脓皮病(图 28-24A),是炎症性肠病肠道外症状的一种表现,通常表现为脓疱爆发和汇聚成一个较大溃疡。只要有可能,明确的处理是关闭造口。非手术治疗包括曲安奈德注入溃疡基底。

添加利多卡因到曲安奈德注射液能立即控制严重的溃疡疼痛。溃疡基底的清创术和切除皮肤桥梁(图 28-24B)促进创口愈合。造口袋的保护是至关重要的,可以使粪水远离皮肤。修正或重新造口有非常高的溃疡复发率,为 40%～100%,因此,如果可能的话,应极力避免。

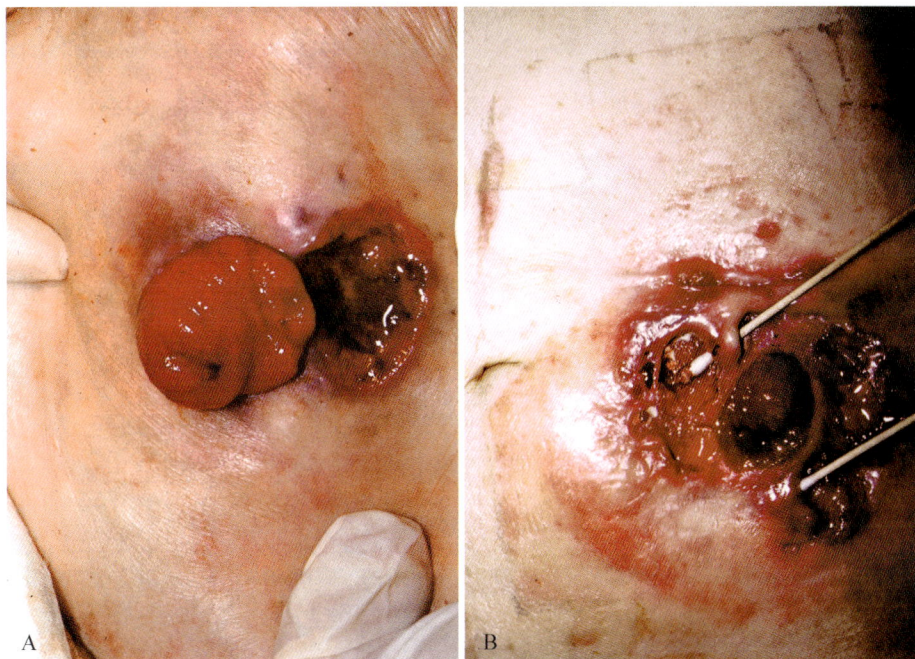

图 28-24　A. 造口周围皮肤的坏疽性脓皮病伴深溃疡;B. 需清除的坏疽性脓皮病的皮桥

念珠菌皮肤感染(图 28-25)表现为造口部位明亮的皮肤红疹,局部对抗真菌粉反应良好。造口周围皮肤感染的危险因素包括糖尿病、整体的健康状况较差和免疫抑制剂治疗(类固醇、化疗)。皮疹呈造口袋干胶片的形状时应该考虑造口周围皮肤对造口装置的过敏反应(图 28-26)。回肠造口术皮肤过敏比结肠造口术更常见。通过咨询肠造口术护士可以处理大多数皮肤并发症,可以改造一个凸造口装置,使用一个障碍黏胶和使用局部粘贴抗菌粉或溶液。

造口回缩(图 28-27)多发生于肥胖病人或位置不当的造口。这也可能与造口孔的坏死或狭窄相关。因为不恰当的装置贴合造口,可能发生严重的造口周围表皮脱落,当造口与皮肤面齐高时会加重,这通常是因为屏障黏贴是从一个凹到凸装置的改变。虽然大多数的这些并发症对保守治疗反应良好,但如果有深筋膜层的坏死则可能需要再次手

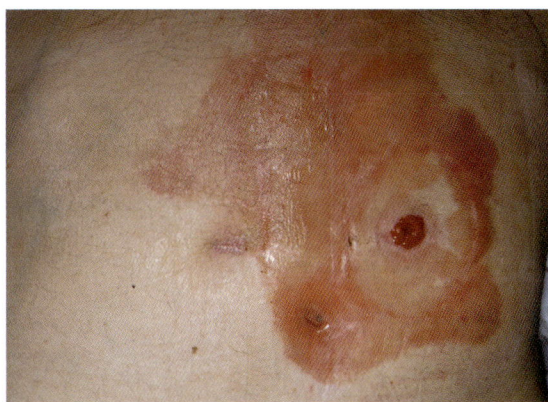

图 28-25　造口周围念珠菌病的红疹

术。最好使用测试管和光源(手电或耳镜)进行评估。如果没有因收缩引起的肠坏死,使造口突出 2～3cm 的局部修正通常是可能的。筋膜下面坏死只能通过正中切口再次手术。如在手术室出现造

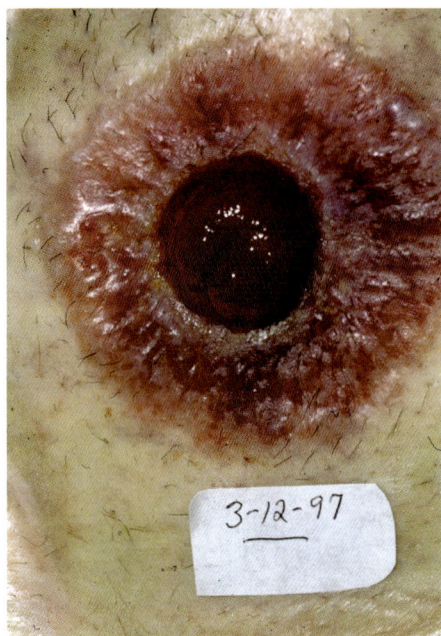

图 28-26　装置胶片引起过敏反应所致的红斑

口缺血,一般病人醒来后无法获得更好的恢复,反而恶化。造口狭窄所致的晚期梗阻通常可以通过简单的扩张治疗而无需手术处理,可使用也可不使用注射类固醇和局部修正。

比起回肠造口术(0～28%),造口旁疝在结肠造口术后更为常见(>50%)。造口旁疝诱发因素为肥胖、造口错位(腹直肌外)和任何慢性腹压增加

的因素(如慢性阻塞性肺病)。治疗无症状造口旁疝主要是非手术治疗,强调并教育病人使之安心。有症状的病人需修复造口旁疝,这些指征包括病人的痛苦、恐惧和梗阻,或绞窄和显著隆起而不适合造口装置。当造口旁疝需要手术治疗,必须在局部修正与重新造口之间做出决定。通过正中切口或造口外弧形切口和造口侧面使用生物网进行局部修复。偶尔需要重新造口,它的风险是在正中切口、新造口点、旧造口点都有新的疝形成风险。已有报道使用不可吸收网进行造口旁疝修复,然而,使用不可吸收生物网修补的临床应用还不常见。

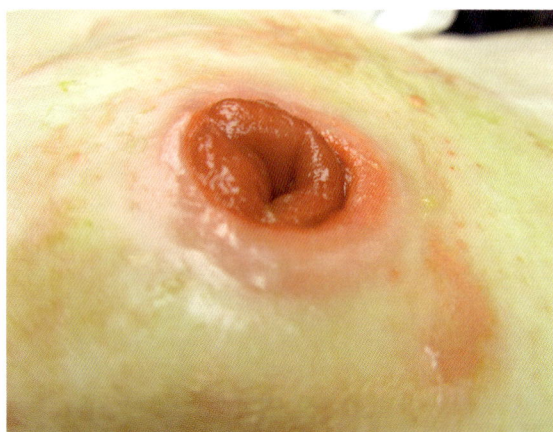

图 28-27　回缩的末端回肠造口与皮肤高等,造口袋难以完全贴合

第五部分

功能性疾病

第29章

肛门失禁和直肠前膨出

著　者　David A. Etzioni · Jacques Heppell
译校者　陈志达(译)　王　宁(校)

要点

➤ 肛门(大便)失禁是一种多因素引起的常见疾病。

➤ 目前推荐使用括约肌成形术修复缺陷括约肌作为括约肌明显缺陷患者的首选治疗。

➤ 对于那些括约肌重建失败或有神经性原因失禁的患者,骶神经刺激是一个较好的选择。

➤ 直肠前膨出主要由于直肠阴道隔结构松弛而变薄弱。

➤ 直肠前膨出最好经阴修复。

肛门(大便)失禁和直肠前膨出源于广泛的潜在的病因,因此需要同样广泛的治疗方法。在这一章,我们将以临床问题为中心、从手术视角讨论疾病治疗。这样做,我们希望提醒读者临床上的重点,优化对这些病人的护理并避免潜在的陷阱。有关盆底疾病全面的论述可能需要自己专科的教材。在这一章,我们将重点关注外科医生面临的最常见的两种情况,大便失禁和直肠前膨出。

一、肛门失禁

(一)流行病学

肛门(大便)失禁是一种常见的情况,影响2%~18%的成年人。对这种疾病的患病率作一个准确的估计是很困难的,因为其定义十分广泛。然而,有一些被广泛接受的风险因素,最重要的是年龄增长、女性和多产。

(二)控制排便的机制

正常排便生理取决于几个重叠的机制。

肛门内括约肌(IAS)是直肠环形平滑肌向下的延续。估计所生成肛管压力的比例为52%~85%。

IAS 是由平滑肌组成,接受来自 L_5 神经根和 $S_{2\sim4}$ 神经根的交感神经和副交感神经的支配。它的主要职能是维持肛管静息压力,但也有一个动态的作用,允许通过("取样")少量的肠内容物到较低的肛管来区分排气和粪便。IAS 在直肠扩张时可以本能地放松,这一现象称为直肠肛门抑制反射。肛门外括约肌是肛提肌肌肉组织向下的扩展。它由骨骼肌肉组成,因此受随意控制,支配神经为阴部内神经($S_{2\sim4}$ 神经根)。肛门外括约肌协助肛门内括约肌产生肛门压力,但更重要的是闭合肛管允许适时排便。

IAS 和 EAS 所产生压力从黏膜和直肠静脉丛传送到肛管。虽然习惯上只在有症状和病理学背景下考虑痔,但这些静脉垫可以协助形成一个肛垫,因此是肛门节制的一个重要附加元素,其他机制也作用于肛门节制。由上部肛管的耻骨直肠肌悬带向前牵引形成肛管直肠角,是肛门节制的另一个重要元素。耻骨直肠肌不能有效放松和拉紧肛管直肠角与便秘或排便梗阻密切相关(图 29-1),分割此悬带会导致排便的改变。

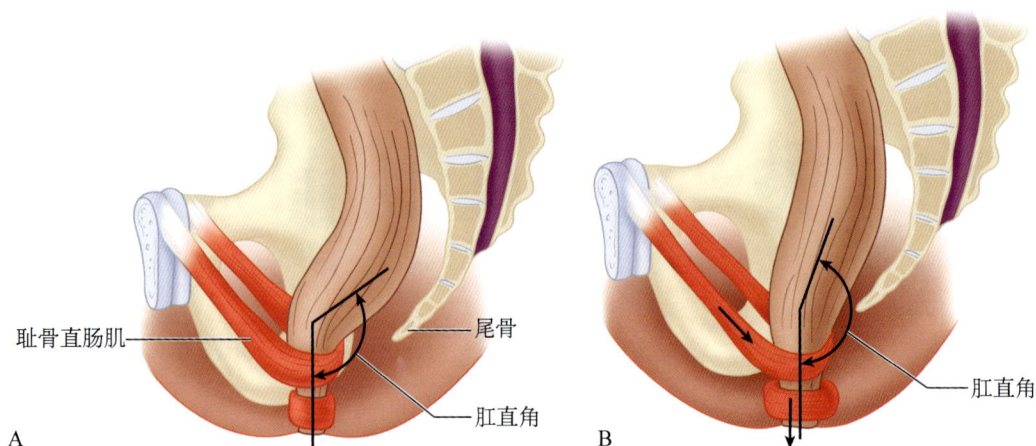

图 29-1　耻骨直肠肌收缩(A)放松(B)形成的肛门直肠角

(三)失禁的病因

失禁有许多潜在原因。这些原因可以分为 3 个类别：机械性、神经性和特发性。机械原因主要是 IAS 和(或)EAS 损伤，导致的结果是肛管内产生环周压力出现问题。可能导致这些伤害事件的原因包括产科创伤、肛瘘治疗、放疗和外伤。直肠脱垂也与大便失禁有关，这部分将在第 30 章进一步讨论。直肠脱垂过度牵拉 IAS，往往导致其静息压显著的下降，也可导致阴部神经拉伸损伤。虽然会阴的修复会减少直肠的存储量加重失禁，但这种会阴修复允许相伴的括约肌呈鳞状重叠和(或)进行提肌成形术，这样可延长肛管并创建一个高压力区。系统性疾病，如系统性硬化症、肌肉萎缩症、重症肌无力也可能导致括约肌肌肉的衰减并最终失禁。

神经损伤可以导致一个具有完整结构的肛管出现功能障碍。最常见的损伤机制是神经拉伸或分娩时阿德科克管压迫，尤其是器械助产或第二产程延长。其他原因包括脊髓损伤和(或)肿瘤、先天性异常，如脊柱裂或系统性神经性的疾病如糖尿病、多发性硬化症。失禁也可以在没有任何清晰可识别的原因的情况下出现或恶化。特发性失禁随年龄衰老而多发，尤其是有产科创伤史的病人。

(四)诊断和病情的检查

失禁诊断一般并不困难。然而，评估病人失禁的外科医生，需要精通必要的检查以确定一个适当的治疗计划。

最初的评估应着眼于确定疾病发生、诱发因素、性质和病人失禁的严重性。前期的改善失禁的工作也很重要，应该特别列出产科病史和一个完整

的相关泌尿症状的评估目录。一些标准化和经验证的评估目录可供失禁分级，包括大便失禁严重性指数，大便失禁生活质量量表和克利夫兰诊所的计分系统。克利夫兰诊所计分系统显示在表 29-1 中。除失禁严重性分级外，很重要的一点是要注意失禁的紧迫性、遗粪、屁和(或)粪直接减少("事故")。应该注意病人控制液体与固体粪的相对能力，因为在使用止泻药和补充纤维后可能会大便形状正常(表 29-2)。

表 29-1　克利夫兰诊所分级量表

	从不	很少	有时	经常	往往
实性	0	1	2	3	4
液体	0	1	2	3	4
气体	0	1	2	3	4
带垫	0	1	2	3	4
生活习惯改变	0	1	2	3	4

将各列评分累加；评分范围为 0～20 分

表 29-2　增强肛门节制的药物

	剂量	原理
饮食纤维	30～40g/d	保持液体
洛哌丁胺	2 ～ 4mg/d，滴 定 到 32mg/d	止泻药，增加肛门压力
地芬诺酯(苯乙哌啶)	5mg，滴定到 20mg/d	止泻药
阿米替林	20mg/d 口服	减少肠蠕动和直肠运动复合液
考来烯胺(消胆胺)	2g 滴定到 6mg	止泻药，增加肛门压力
阿片类	可变	止泻药

在初始评估时患者的排便习惯也应该准确地描述。要特别关注腹泻,因为这可能是一个可治疗的病因(如微小结肠炎,脂肪痢)。向经验丰富的胃肠病学家咨询可能有助于病情的检查和这些问题的处理。评价也应该列出产科病史,特别要注意外阴切开术(如果已知,三四度裂伤)或复杂的分娩。

评价的下一个主要目标是理解外科干预的潜在作用。一般来说,下面三项检测用于评估控制排液的机制。

1. 肛门内超声　肛门内超声(EAUS)是最常进行的用于评估 EAS 和 IAS 的结构完整性的检查。这个检查可以准确描述括约肌是否存在缺陷,而这可能是手术治疗的目标。EAUS 可以在门诊环境下没有镇静或肠道准备的患者中进行,但需要一个有经验的人员来施行并解释。施行时将硬探针轻轻地置于耻骨直肠肌的上方(图 29-2)。后方"V"形的耻骨直肠肌很容易识别,这有助于更精确地定位前部和后部(图 29-3)。然后可以获得括约肌机制的连续图像(图 29-4)。外括约肌是一个高回声(白色斑点状)带状组织。肌肉缺陷和厚度改变可以评估(图 29-5)。内括约肌是呈低回声(黑暗)带状组织紧位于外括约肌的内侧。内部括约肌缺陷往往导致残余内括约肌肥厚(图 29-6),它很可能代表了原始损伤后发生收缩的程度。

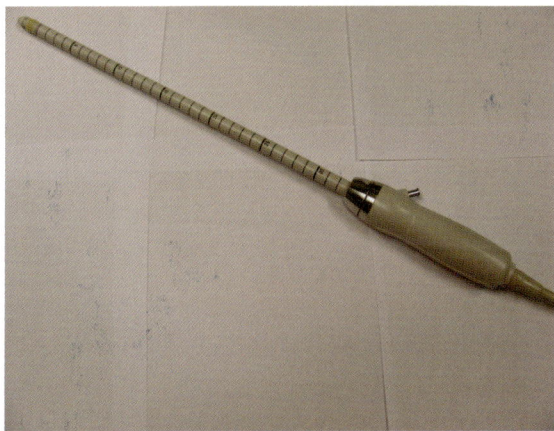

图 29-3　肛门内超声显示完整的耻骨直肠肌和肛门内括约肌

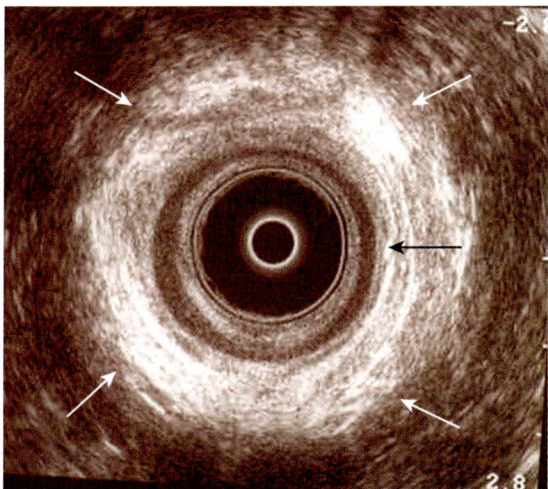

图 29-2　日立固态超声探针用于肛门超声

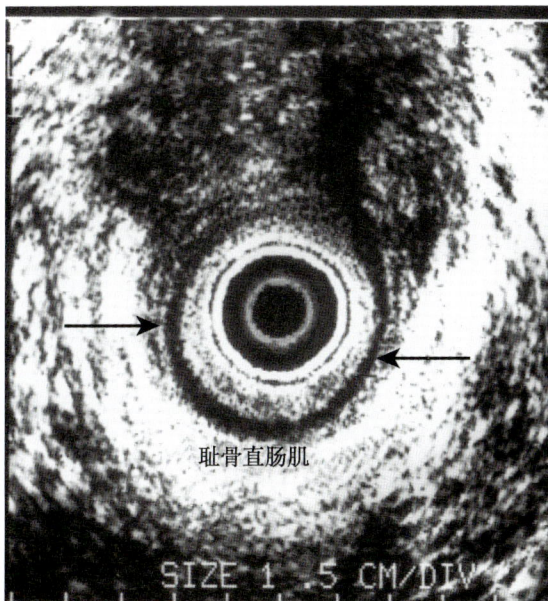

图 29-4　肛门内超声显示的内外括约肌的正常超声显像。注意 2cm 厚的同心圆不均匀强回声,(白箭头)外括约肌和更厚的低回声,(黑色箭头)内括约肌

2. 肛门测压法　肛门测压可以客观地评估肛管静止压力(IAS 功能)和挤压压力(EAS 功能)。这样的测试还包括肛门直肠的感觉评估和测定直肠顺从性以评估肌肉力量和存储功能。有证据显示直肠过敏或排出乳胶气球困难,可以使用生物反馈进行盆底训练。这项检查是在病人左侧卧位的姿势下进行的。较旧的探针用水柱来测量压力,过程有些混乱。新的探测器利用压力传感器可以非常敏感的记录微小变化(图 29-7)。将传感器插入肛门边缘 6cm 以上。嘱病人挤压,放松,咳嗽,然后

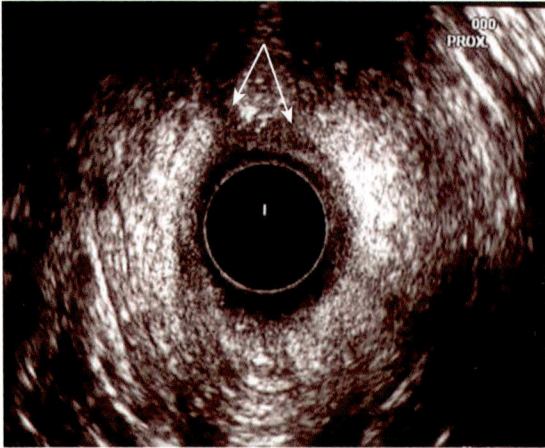

图 29-5 肛门内超声显示的外括约肌的前部缺损。缺损是暗痕（箭头）

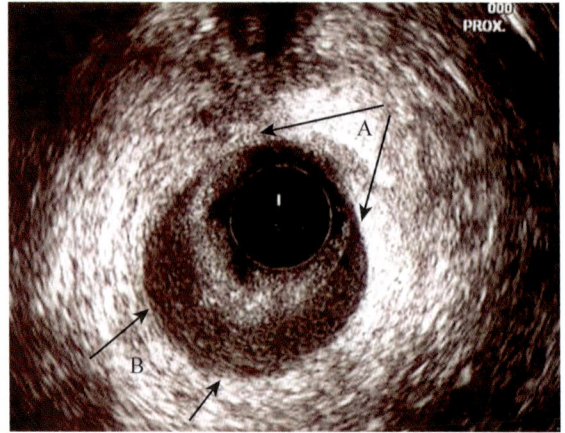

图 29-6 肛门内超声显示的内括约肌的前部缺损。注意回缩的程度和剩余内括约肌较正常情况下的显著增厚

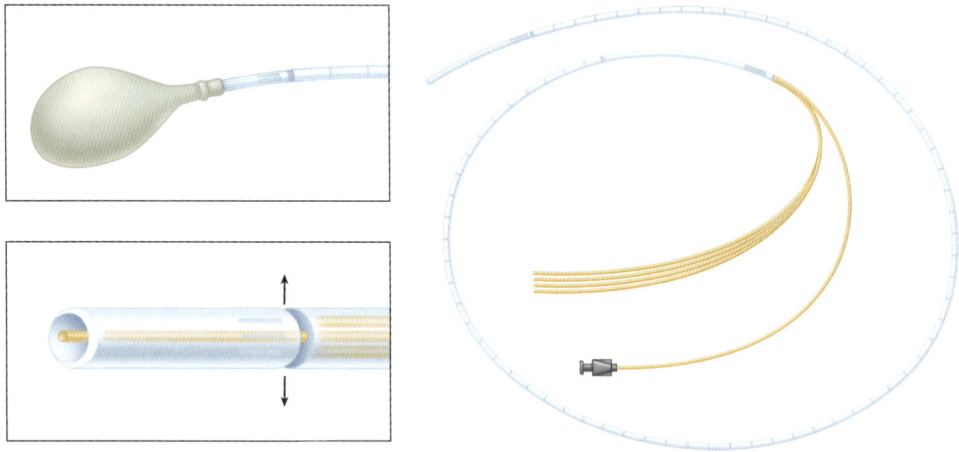

图 29-7 用于测压的压力导管。注意尖端的放射状压力传感器和气球

向内推（用力）1cm 间隔的同时撤回导管，记录压力（图 29-8）。这样可以测量静息（IAS），挤压（EAS）和反射反应（神经性协调）。肛门直肠抑制反射对有出口型便秘的患者有帮助，可通过用空气迅速填充气球然后测量 IAS 松弛反射。感觉的变化取决于慢慢填充系于探针尖端气球，直到病人感觉气球膨胀。如果病人在气球几乎充满时仍没有感觉到，那就应该考虑神经源性病因造成了失禁。

3. 神经功能　应检查支配肛门直肠的感觉和运动神经的完整性。神经完整性评估通常是用一次性电极（圣马克）系于手套，刺激阴部神经，它在阴部管出口处接近坐骨棘，测量括约肌收缩潜伏时间（延迟）（图 29-9）。正常延迟是（2.2±0.2）ms，

传导延迟超出 2.4 ms 意味着严重的神经损伤。这些测量具有预后意义——在无阴部神经病变的情况下，外科括约肌修复可能不太有效。肌电图绘制括约肌电势。虽然病人有时候感觉到不舒服，但肌电图在确认超声结果和评估剩余括约肌神经活性方面是有用的。在那些超声显示有严重瘢痕的患者中，这种方法评估是否存在神经支配（功能性）肌肉是最有用的。

其他测试在检查失禁病人过程中也能起到一定作用。如果没有最近内镜检查推荐病人进行。原发性、非感染性的腹泻的病人可以诊断为微小结肠炎。在检测解剖异常时排便造影可能有用，如直肠前膨出或肠套叠。这些检查可以通过使用透视

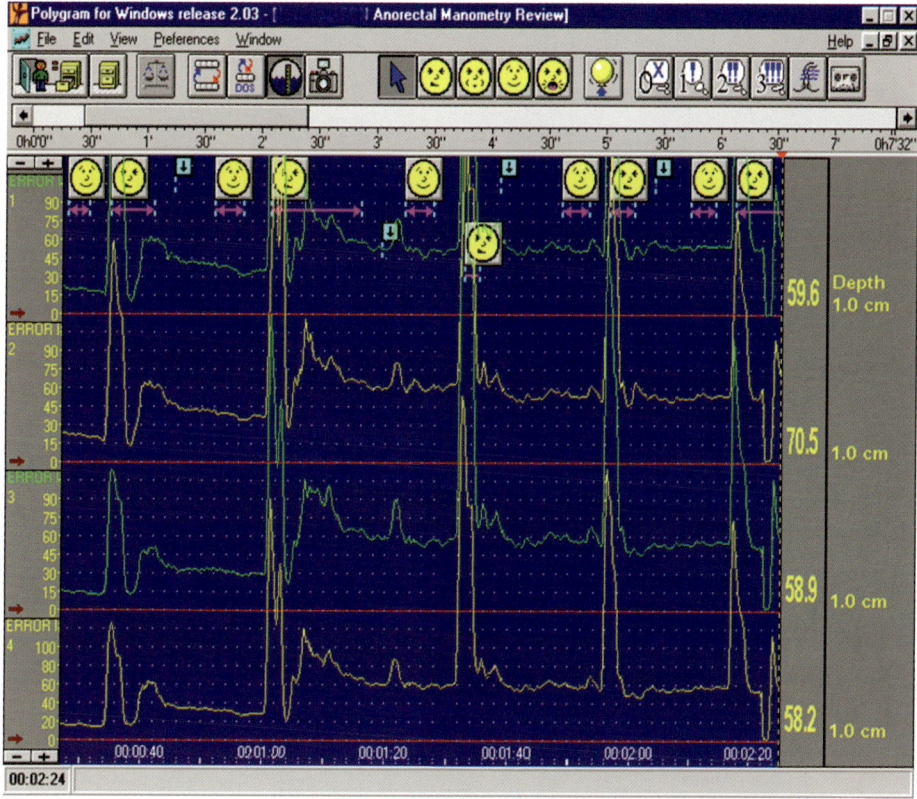

图 29-8　正常肛压追踪。追踪到的高峰值系因外括约肌的收缩

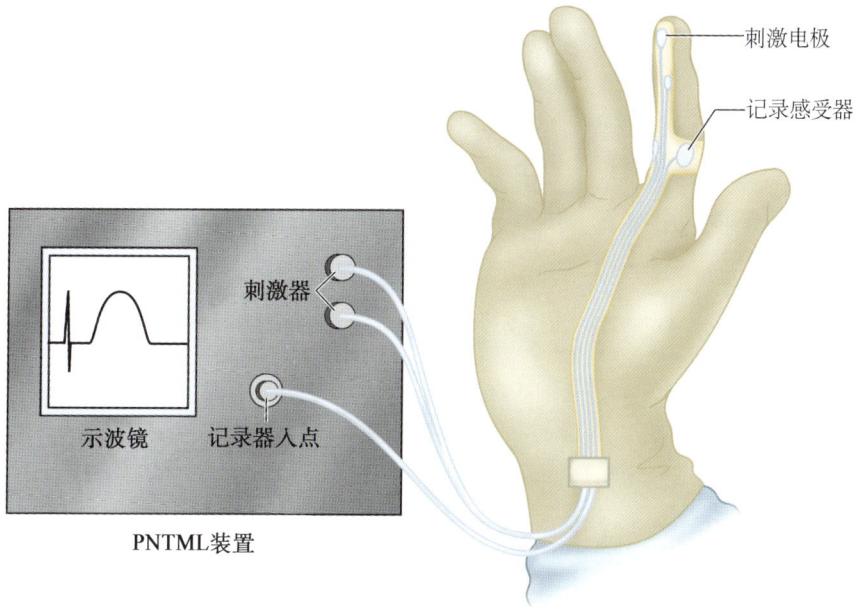

图 29-9　电极手套（St. Mark's 电极）用于测量阴部神经末端动作延迟（PNTML）

时直肠滴注对比剂或动态磁共振成像实行（图 29-9 至图 29-11）。

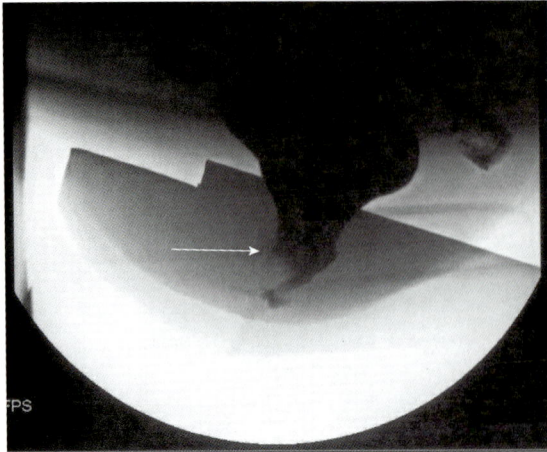

图 29-10　排便造影显示严重的前部脱肛（箭头）

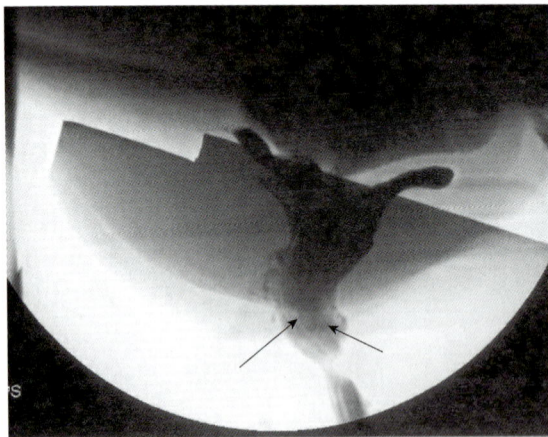

图 29-11　排便造影显示的内部肠套叠。注意中部直肠套叠的茶杯样外观

（五）治疗

失禁患者在很多方面都会受到影响，常常存在与他们的疾病过程显著相关的社会和情感问题。一般来说，治疗失禁合理的原则应该采取一个分段的方法，从内科治疗入手，如果保守治疗不成功再进行手术。

1. 内科　虽然不同的病人有不同的具体症状（泄漏、渗液、里急后重等），有一种情况是经常出现的，那就是液化粪是最难保持和（或）管理的。因此改善肛门节制首先的干预应避免腹泻，可以通过基本的策略完成这个目标。应该强烈建议补充膳食纤维（如 Benefiber，Metamucil，Konsyl，Citrucel 等）以至实现每天摄入 30～40g 的纤维。只有这样，纤维才能用于固定粪便中的水分，从而改善粪便的黏稠性然后达到自制。护肤脂（如 Calmoseptine）可能有助于保护肛周皮肤免受刺激并改善伴随的瘙痒和不适的症状。

止泻的药物也可以通过提高肛管压力帮助达到节制（表 29-2）。两项研究证明了洛哌丁胺增加大便失禁患者静息肛门压力的能力。另一种止泻药考来烯胺，同样可以对肛管压力产生积极的影响。其他的药剂也可以改善肛门直肠的功能达到自制。阿米替林，20mg/d，可以减少每日排便次数，降低直肠复合运动的频率从而改进自制评分。

生物反馈疗法是另一种常用的非手术方法处理大便失禁。生物反馈疗法的目标是帮助患者提高其肛门直肠对刺激的灵敏度并优化他们在应对肛门直肠的膨胀时反应性收缩 EAS 控制的能力。关于生物反馈有效性的证据存在争议。在最近的一次 Cochrane 关于生物反馈和（或）对于大便失禁患者括约肌锻炼的综述中，发现假手术训练的益处很微小。研究的整体质量很一般，然而，有必要重点研究最适合生物反馈训练病人和问题的类型。由于缺乏更好的证据，这种疗法应被视为无害但具有潜在的边缘效益。

对其他非手术治疗没有反应的失禁的病人灌肠可能有益。每天使用大量液体（自来水）灌注完全清空大肠并避免粪便泄漏。对于失禁的病人保留灌肠通常是困难的，所以使用锥形结肠造口灌洗装置可以保住水分、保证密封，直到充满结肠。

2. 外科　完整地讨论所有的外科方法治疗大便失禁已经超出了本章的范围。然而，为了阐明选择范围，我们将介绍最重要的术式。

（1）前重叠括约肌成形术：治疗大便失禁最广泛应用的手术是前重叠括约肌成形术。在合适病人中，该手术方法具有极佳的短期和中期的效果且复发率最低。最理想病人是存在前括约肌缺陷同时神经正常。尽管存在神经病变也可行该手术，但术后效果不佳。

括约肌成形术可以选择截石位（图 29-12），侧卧位或折刀位施行。在外括约肌外边界取一个弧形切口，沿着大约圆周肛门边缘 1/2 位置翻起内胚层皮瓣（图 29-13 和图 29-14）。向括约肌复合体头侧游离直到肛管直肠环顶部（图 29-15）。在游离过程中，必须注意避免损伤阴部神经，应偏向后外侧。

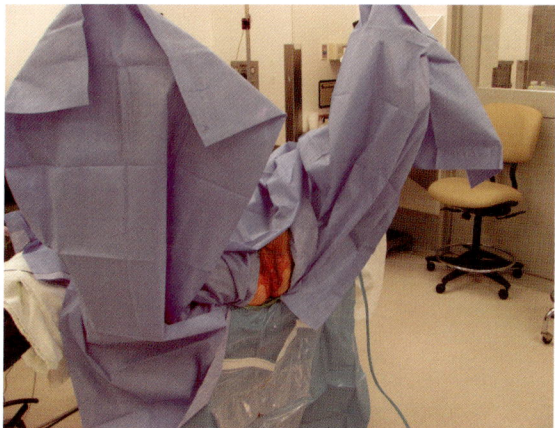

图 29-12　病人准备截石位

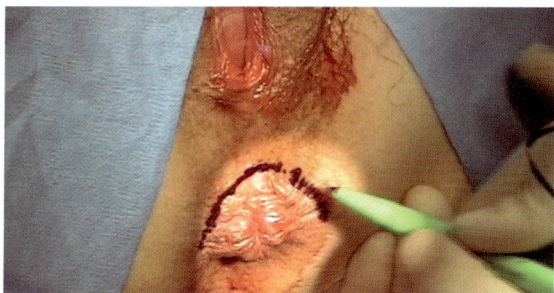

图 29-13　括约肌成形术切口

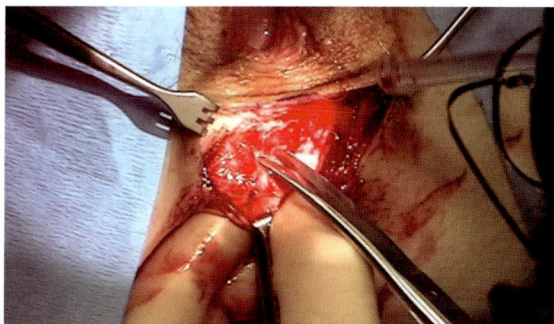

图 29-14　分离直肠阴道间隔。一般情况下,只有阴道黏膜,肛门黏膜和致密瘢痕组织。分离间隔而不损伤直肠壁或进入阴道是个极大的挑战

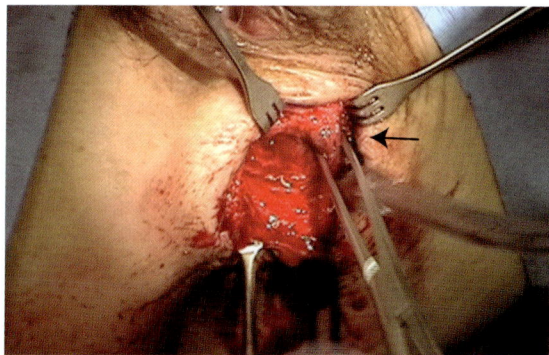

图 29-15　在直肠和阴道之间分离已经显示肛提肌的下部,肛提肌与深部的外括约肌交叉。上面的爱丽丝钳(箭头)位于左侧耻骨直肠肌的上面与右侧耻骨直肠肌呈叠瓦状,这样可以延长肛管并定位修复

紧)围绕示指的效果(图 29-22)。然后使用叠瓦状修复前方瘢痕组织到阴道入口后加强会阴体。最后,纵向关闭前部分的皮肤切口,从而增厚会阴体(图 29-23)。手术后护理应包括坐浴和至少 3 周避免通过过大的成形粪便。可以通过手术后 1 个月使用软乳胶导管每日 250 ~ 500ml 温水灌肠(14French)达到这种效果。

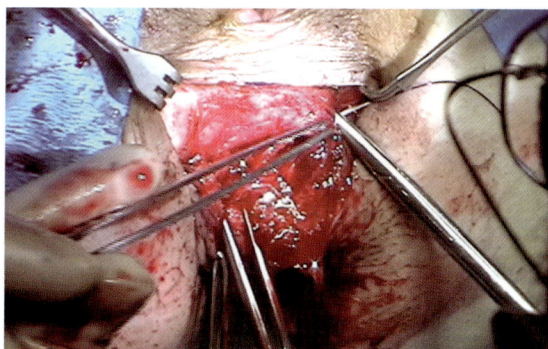

图 29-16　在左侧耻骨直肠肌缝合

完成括约肌复合体的游离和松解后,通常使用肛提肌成形术延长肛管然后锚定修复点(图 29-16和图 29-17)。再向前分离肌肉或瘢痕然后重叠修复缝合在一起(图 29-16、图 29-18、图 29-19、图 29-20、图 29-21)。使用可吸收缝合线(笔者选择 2-0单丝吸收性缝线)(修复直肠环),达到舒服(但不

重叠的肛门括约肌成形术的效果一般被视为良好但可能是暂时的。长期成功率(修复后 5 ~ 10年)为 0 ~ 46%,但很难完全区分结果为成功与失败。许多患者改善他们的失禁评分但不能认为已经达到自制。括约肌成形术治疗肛门失禁效果明显,但随时间发展效果会逐渐减弱。手术矫正括约肌缺陷后的一个重要的辅助治疗是物理治疗。许多病人在刺激事件后 10 ~ 20 年才接受修复,通常的刺激事件是阴道分娩。大多数病人的括约肌

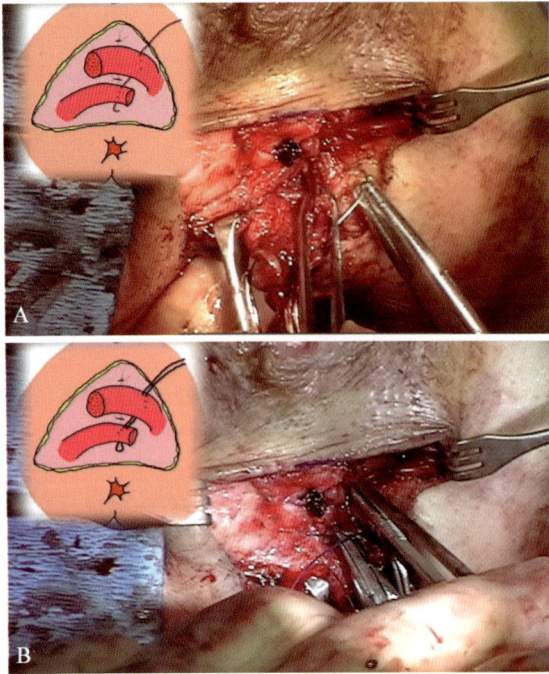

图 29-17　A 和 B. 括约肌形成术使用 U 形缝合将力量最大化,并降低任何肌肉组织的缺血。末端的瘢痕组织可助于定位缝合。一般来说,一个好的重叠修复需要两列完全 6 次缝合。插图显示如何排列缝合

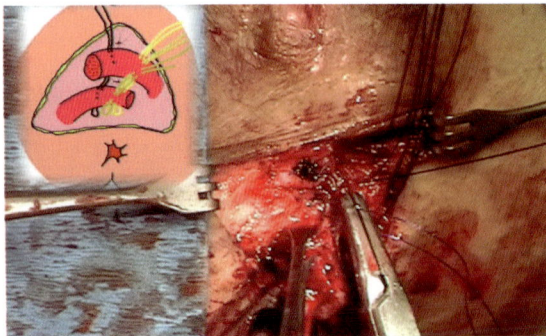

图 29-18　括约肌成形术中第二列的缝合。插图帮助显示什么已经排出和如何按计划缝合

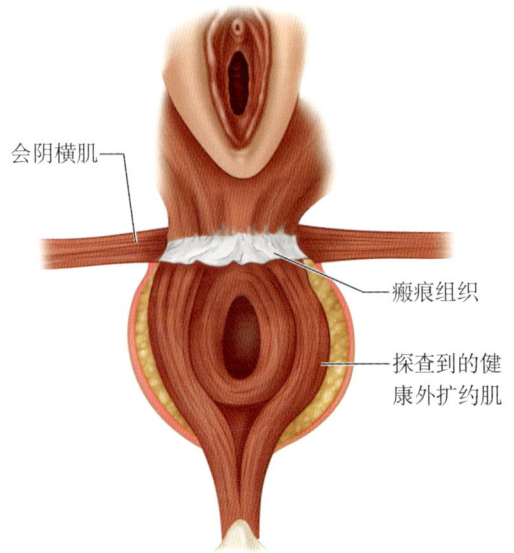

会阴横肌

瘢痕组织

探查到的健康外扩约肌

图 29-19　外括约肌缺损可见瘢痕组织

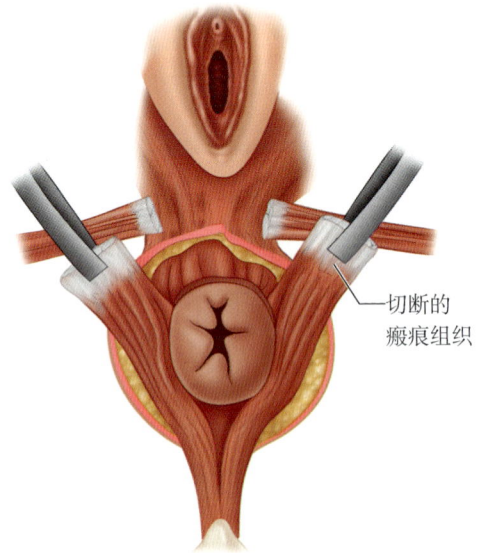

切断的瘢痕组织

图 29-20　将瘢痕分离,松解肌肉两段以允许重叠修复

在某种程度上已经萎缩。相信仅仅把肌肉本身折叠会达到完全控制,这种观点是过度乐观的。日常凯格尔运动计划或标准的生物反馈对于获得初步控制固体粪便和长期保持自制都是至关重要的。

(2)骶神经刺激:骶神经刺激是一种新兴的治疗大便失禁的方法,通过手术放置电极到骶小孔(通常 S_3)。通过这些电极,可以进行间断(15 Hz)电刺激(图 29-24 和图 29-25)。尽管这种刺激改善自制的机制仍不清楚,但结果令人鼓舞。

目前最大宗的系列研究分析了在北美和澳大利亚 16 个治疗中心的 133 名患者的结果。12 个月后,可发现 83% 的成功率(定义为 ≥50% 每周的失禁次数减少)和 40% 的完美自制率。其他的研究记录了无论括约肌完整性或有无阴部的神经病变的患者的骶神经调节效果。最近,美国食品和药物管

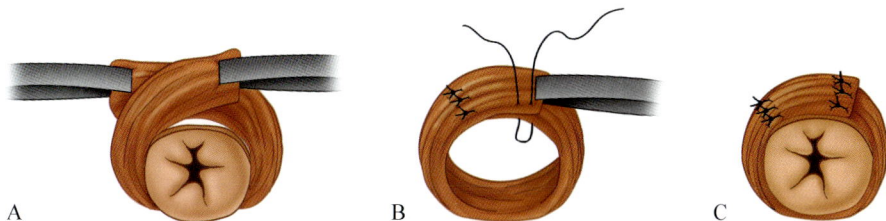

图 29-21　通过重叠括约肌的两端(A)使用 U 形缝合(B)来修复括约肌

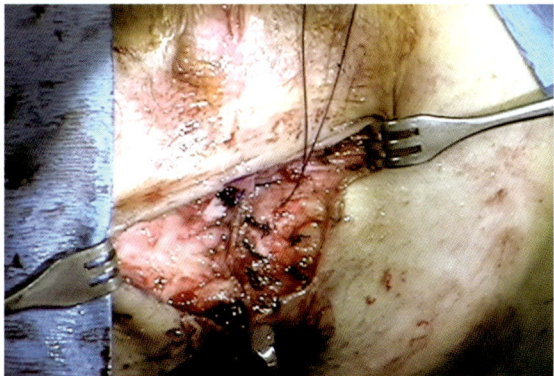

图 29-22　使用两列缝合完成修复,最后一次缝合将要打结

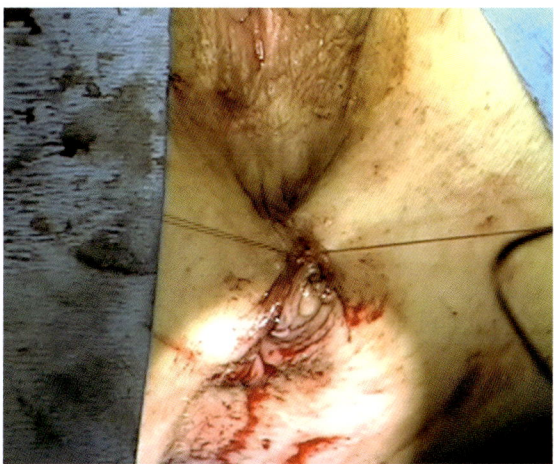

图 29-23　当肌肉缺损修复后,将皮肤和软组织松弛的连在一起,会引体自然会延长

理局批准了骶神经刺激(InterStim)治疗大便失禁。

(3)注射剂:注射不可吸收的物质在升高静息肛门压力有一定效用。这些材料通过黏膜下注入内括约肌平面以缩小肛口或者提供更有效的“垫或垫圈”。已经过尝试几个不同的物质,包括胶原蛋白、自体脂肪和聚四氟乙烯。在小系列研究中,结果还是很有前景的,并发症发生率控制在可容忍的范围。

(4)人造肠括约肌:置入式人工肠括约肌(Acticon)是另一个选择,比注射膨胀剂有更广泛的研究。一个充满液体的储层放置筋膜下略高于耻骨的腹膜前的位置(图 29-26 和图 29-27)。控制泵定位在阴囊或阴唇。将袖口小心地放置在肛周深部但不侵透皮肤或肛门,应重新创建外括约肌。必须注意不要进入女性阴道或男性的尿道或前列腺。袖口是长期膨胀,当患者想排便时可通过手动激活挤压泵控制泵将袖口液体流回储层。病人可以排便,几分钟后,袖口自发再膨胀。

最近一项综述分析了 1996－2003 年的 14 项研究,成功的人工括约肌可显著改善自制,但被迫移出问题(通常是感染或侵蚀)发生在多达 41% 的病人。本文指出,关于这些设备的安全性和有效性的证据质量很一般,有这种可能性,对许多患者可能更多的是有害而无利。有着丰富经验的本书高级编辑已经广泛研究了该设备,并发现在经仔细筛选的病人中使用是非常有效的。感染和侵蚀的风险是非常真实的,但在 70% 的病人中是移植成功的,效果极佳。

(5)股薄肌成形术:如暗含的意义,一个股薄肌成形术包括从平常的位置松解股薄肌肌肉环肛门位置。这种易位可以在有或没有电刺激情况下进行。除了 Corman 报道,非刺激股薄肌成形术通常并不能产生良好的效果。可以达到更多可接受的结果刺激性股薄肌成形术在美国是不可行的。曾有文献报道其成功率为 42%～85%。并发症发生率也较高,感染成为最重要的问题。

(6)改道:但凡失禁手术选择讨论都会提及结肠造口术。尽管对于许多患者来说这意味着处理的失败,但是它作为一种外科手术的方法最后可能提供最好的生活质量改善。

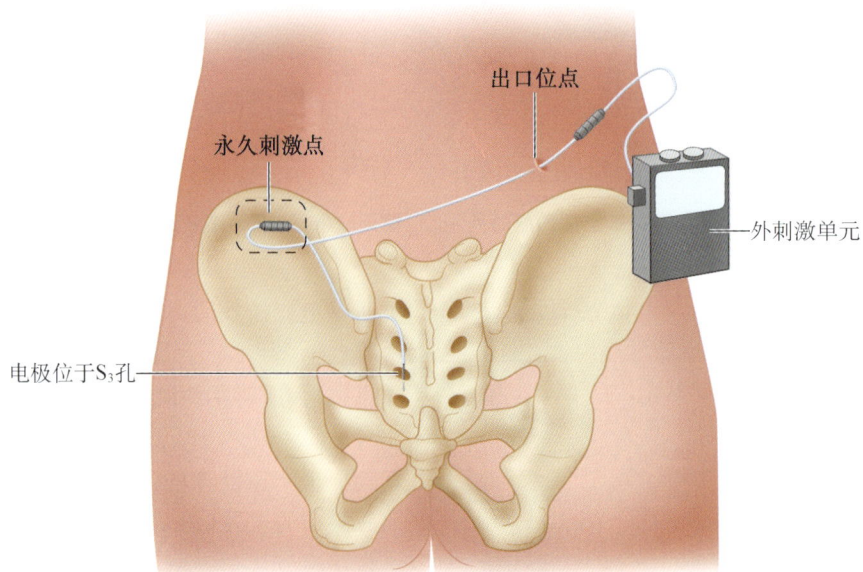

图 29-24 图像说明将电极置于 S_3 孔刺激骶神经,外部刺激单元和(更迟)永久刺激移植点

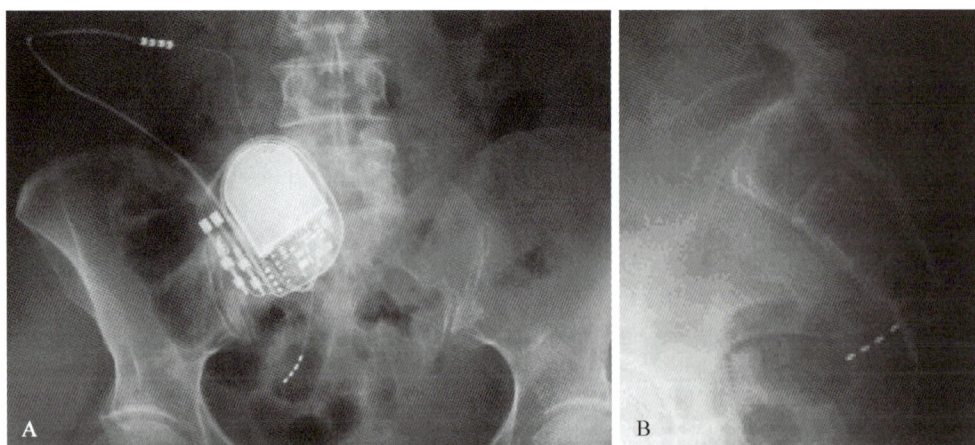

图 29-25 A. 盆腔前后视骶神经刺激。可见发电器位于臀部皮下;B. 从骶骨后面看骶神经刺激。其头部很好的置于 S_3 孔中平行于神经根

(六)决定原则

Madoff 在 2004 年的文献中提出了一个非常有用的原则来评价和治疗失禁(图 29-28)。

(七)注意事项

1. 产科括约肌损伤 阴道分娩三度和四度括约肌损伤发生率为 $0.5\%\sim19\%$。如此大的数字变化可能是对于产科会阴外伤分类混乱的结果。广泛接受的方案显示在表 29-3。

一般来说,在阴道分娩时导致的肛门括约肌损伤发生应立即或损伤后不久就修复。端端括约肌缝合与重叠修复相比较并不能证明哪一种技术有明显的优越性。修复的成功显然是与外科医生的操作经验相关的。一些复杂修复最好在最佳条件下进行,这通常意味着在手术室有良好的照明、充分的显露和完美的配合。

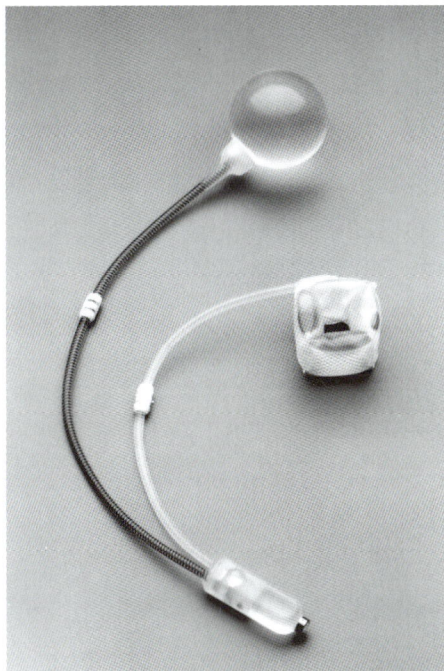

图 29-26　人造肛门括约肌装置

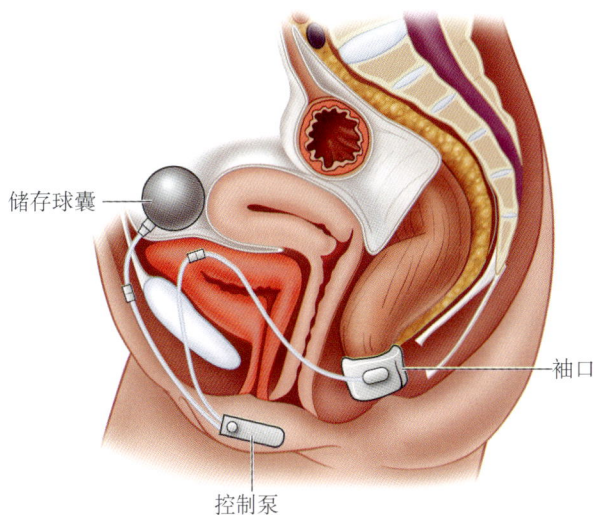

图 29-27　人造女性肛门括约肌。储存池位于耻骨弓筋膜下，袖口围绕肛门，控制泵位于大阴唇中的黏膜下口袋

储存球囊

袖口

控制泵

2. 男性大便失禁　相比女性，男性大便失禁是不太常见的，也不是非常明显。一些研究发现，频率和疾病的严重程度在老年男性和女性大约相当。被动遗粪（"渗漏"）是一个常见的主诉，可能会通过旨在膨化粪便等保守的努力得到解决。Frank 遗粪可能是由于脱垂或既往括约肌损伤。在有记

录的括约肌中断或功能性 EAS 的条件下，手术修复是有用的；屁失禁主要由 IAS 控制，很少由于括约肌修复得到改善。对于没有明显括约肌缺陷病人，骶神经刺激是一种很有前途的技术。

表 29-3　产科损伤分类

会阴撕裂分级	损伤范围
一度	只损伤皮肤
二度	损伤会阴包括会阴肌肉但不包括肛门括约肌
三度	损伤到会阴包括肛门括约肌复合体
3a	<50% EAS 厚度撕裂
3b	>50% EAS 厚度撕裂
3c	IAS 撕裂
四度	损伤到会阴包括肛门括约肌复合体（EAS 和 IAS）和肛门直肠上皮

EAS,外括约肌；IAS,内括约肌

二、直肠前膨出

直肠前膨出可以定义为由于缺乏直肠阴道韧带的支持而导致凸出的直肠进入阴道后壁。直肠前膨出患者主诉感到阴道充实感、不能轻易完全排空直肠、盆腔附胀感或疼痛、性交困难，站立或举重物时症状加重。然而，大多数的直肠膨出，是轻微的和无症状的。在排便造影中，轻微的直肠膨出在高达 81% 的<35 岁未生育过的女性中得到了证实（图 29-10）。这强调了针对症状治疗的重要性而不是影像学异常。

直肠前膨出的发病机制还不是很清楚，与多种因素有关，包括阴道分娩软组织损伤和咳嗽、便秘导致的慢性直肠压力增加。在未生育过的女性由于神经病变或结缔组织疾病导致盆底肌肉组织松弛，进而导致直肠前膨出的形成。年龄、绝经状态、经产、肥胖、吸烟和慢性肺疾病，有盆底器官脱垂风险相关因素，通常都是导致直肠前膨出的因素。研究盆腔后解剖结构，已确定三个相关独立的支持水平：①阴道旁组织（主要的组织和子宫骶骨韧带）；②盆腔内筋膜和直肠阴道隔；③致密结缔组织的会阴体。这些解剖水平可以作为一种更复杂的下垂综合征一部分，包括膀胱突出、肠套叠、肠疝、直肠阴道穹窿脱垂。

```
┌──────────┐    ┌──────────┐    ┌──────┐
│ 大便失禁 │───▶│ 病史与查体│───▶│ 腹泻 │
└──────────┘    └──────────┘    └──────┘
                              是│      │否
```

图表内容：

- 大便失禁 → 病史与查体 → 腹泻
  - 是：
    - 评估/治疗腹泻病因：结肠炎，高分泌肿瘤，辐射病，分泌过多
    - 治疗：富纤维饮食，护肚剂，止泻药物，肠养生疗法
      - 改善
      - 未改善 →
  - 否 →
    - 肛门直肠检查：
      - 肛管直肠测压
      - 会阴部神经测试
      - 肛门内超声
      - 排粪造影（可选择）
      - → 括约肌损伤或缺陷
        - 是 → 大部分损伤或缺陷
          - 是 → 重叠括约肌成形术
            - 改善
            - 失败 → 肛管内超声检查：持续括约肌缺损
              - 是 → 重新行括约肌成形术 ±生物反馈治疗
                - 改善
                - 失败 →
              - 否 →
          - 否 → 生物反馈治疗
        - 否 → 生物反馈治疗
          - 改善
          - 失败 → 评估适应证，年龄，伴随疾病及技术因素
            - 股薄肌成形术 人造扩约肌 骶神经刺激
            - 人造肛门

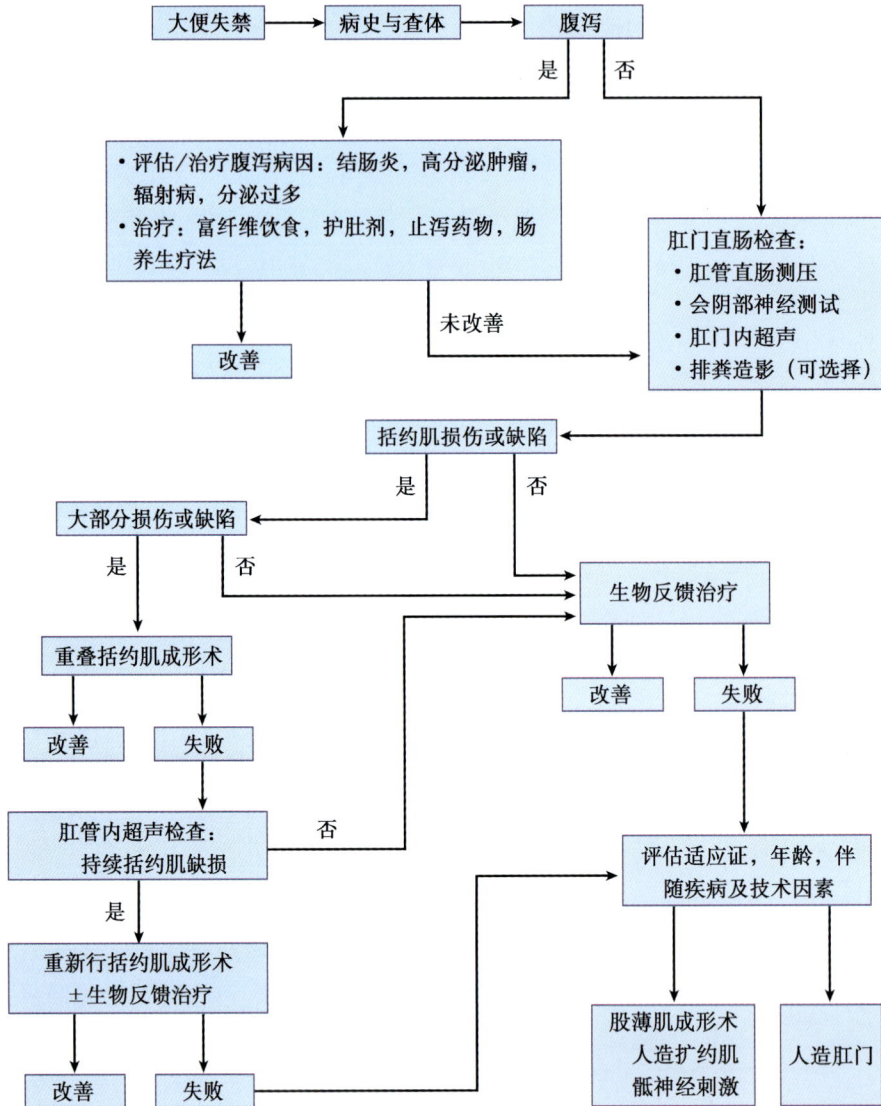

图 29-28　评价和处理大便失禁的原则

(一)诊断和检查

直肠前膨出的诊断应结合临床,根据病史及体格检查,这些体格检查包括直肠和阴道检查以检出直肠膨出和其他相关的疾病。将一个手指置于直肠并向前面推进通过"挂钩"高于肛门括约肌,并向前取代阴道黏膜直到会阴部,可发现脱垂。同时将一个手指放在阴道一个手指放直肠,嘱病人摒便可发现直肠膨出。当它填满道格拉斯腔的深部时,直肠膨出会轻轻围绕手指散开。直肠膨出严重程度评分是根据处女膜环下降的程度而定。如果症状的严重程度与截石位的发现不一致,那就有必要取站立姿势行瓦尔萨尔瓦操作检查。如果患者有大便失禁,应进行神经系统检查以评估 S_{2-4} 神经和肛门测压法。排便造影可以用于排除解剖或功能相关的缺陷,如内部肛门脱垂、非松弛会阴下降综合征。

(二)治疗

保守治疗包括生物反馈训练,增加膳食纤维和水分,可以有效地帮助排便轻微受损的患者。中度到较大脱肛以及在阴道的开口处有较大压力的患者应推荐手术治疗。方法的选择取决于缺陷的位点、症状、手术方式的材料需求、外科医生的经验和(或)技能。有几个可接受的外科治疗的策略和方式。

1. 经阴道修复　这种技术是妇科医生首选方法,由后方直肠阴道的筋膜皱褶加强直肠阴道隔。在阴道黏膜做一个切口,明确缺陷的位置。然后估计肌肉和(或)筋膜的边缘,切除多余阴道黏膜(图

29-29）。经阴道的方法对肛门括约肌压力没有负面影响，但大约 20% 的患者有性交困难，这取决于阴道口径，瘢痕和肛提肌的痉挛。

2. 经肛门修复　这种技术将直肠前壁皱褶和黏膜切除（图 29-30）。尽管肛门收缩最小，但可以减少肛门括约肌的静息和挤压压力。在几项研究中表明，经肛门方法后阴道壁脱垂复发率高。因此除非阴道病变禁忌，经阴道的方法是编者的首选。

3. 生物材料和补片修补　使用人工材料加强直肠阴道隔直观上很有吸引力，尤其是在盆底组织质量差的患者。相关的并发症，如直肠阴道瘘、侵

蚀，限制了在直肠膨出修复中使用。生物材料可能有作用，因为它们能够提供一些结构支撑，抵抗感染，侵蚀和抑制。当手术后直肠膨出复发时一些研究者推荐使用生物材料。尽管相对缺乏数据，但在重建盆腔手术使用修补材料的趋势是扩大的，进一步研究力学性能和生物相容性是有必要的。

当直肠膨出伴随阴道脱垂可以添加顶端悬挂过程。这种方法包括腹腔镜腹部骶骨阴道固定术，使用网悬挂的阴道顶到骶岬。当涉及直肠肠套叠，通过腹部和会阴用网固定方法固定会阴体到骶岬，完全解离直肠阴道隔已经阐明。

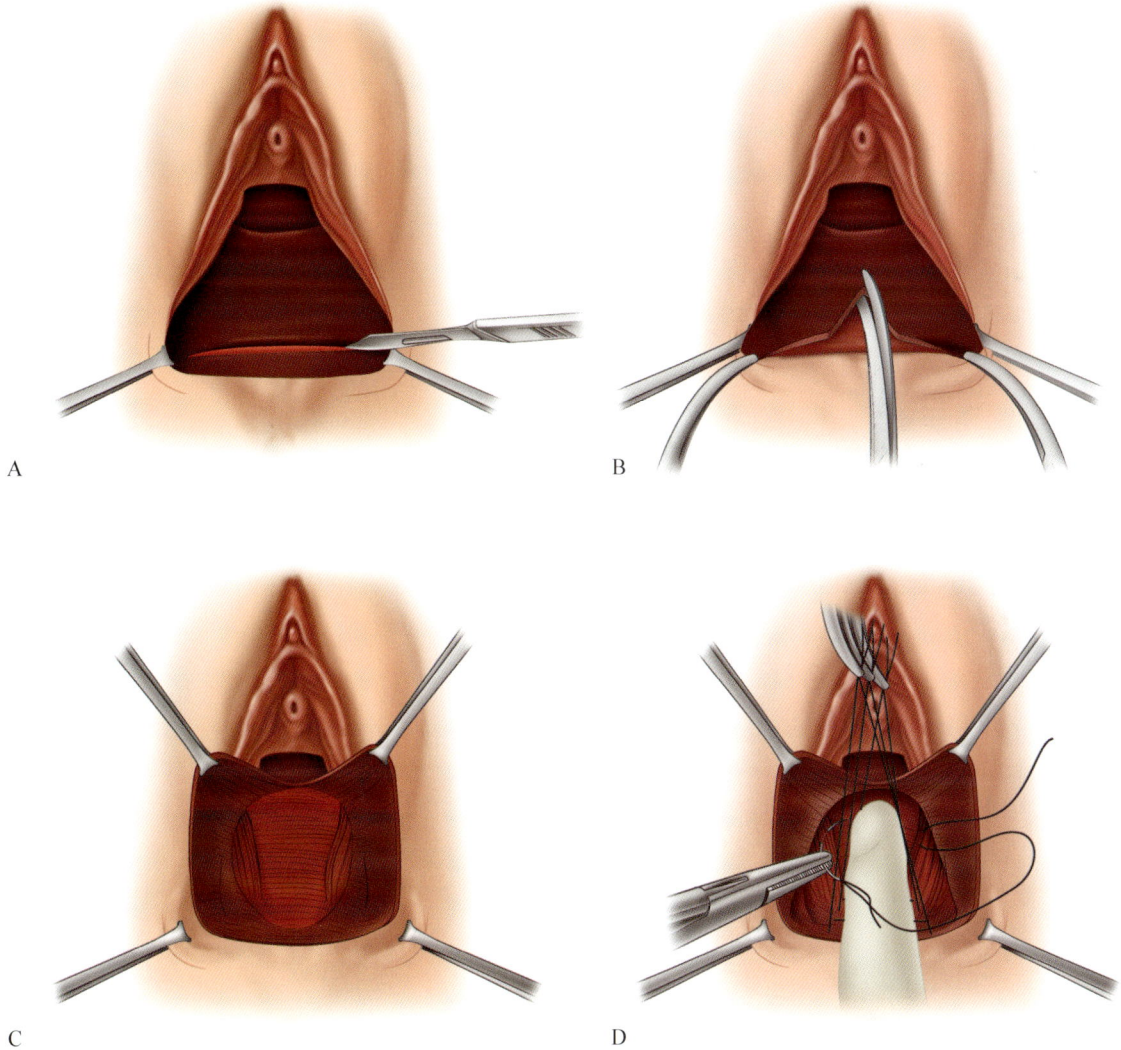

图 29-29　经阴道修复直肠前膨出

A. 当外科医生作阴道壁横向切割时，这些夹子是用来保持阴道后部有张力。凯利夹放置在上边缘，当外科医生向上前进剪刀尖端与技巧，接近阴道壁正中线时向下拉。B. 边缘还在牵引，外科医生把在正中线升高阴道壁切开。C. 使用爱丽丝钳钳住阴道皮瓣上部边缘。在低夹维护拉力直到整个过程到最后的步骤。D. 将两边肛门提肌与膨胀直肠分离以允许小心放置的缝合线。当外科医生在肛门提肌束两边置垫针时，上部和下部夹均保持张力。当每次缝合结束，使用左示指将直肠推回避免伤害它

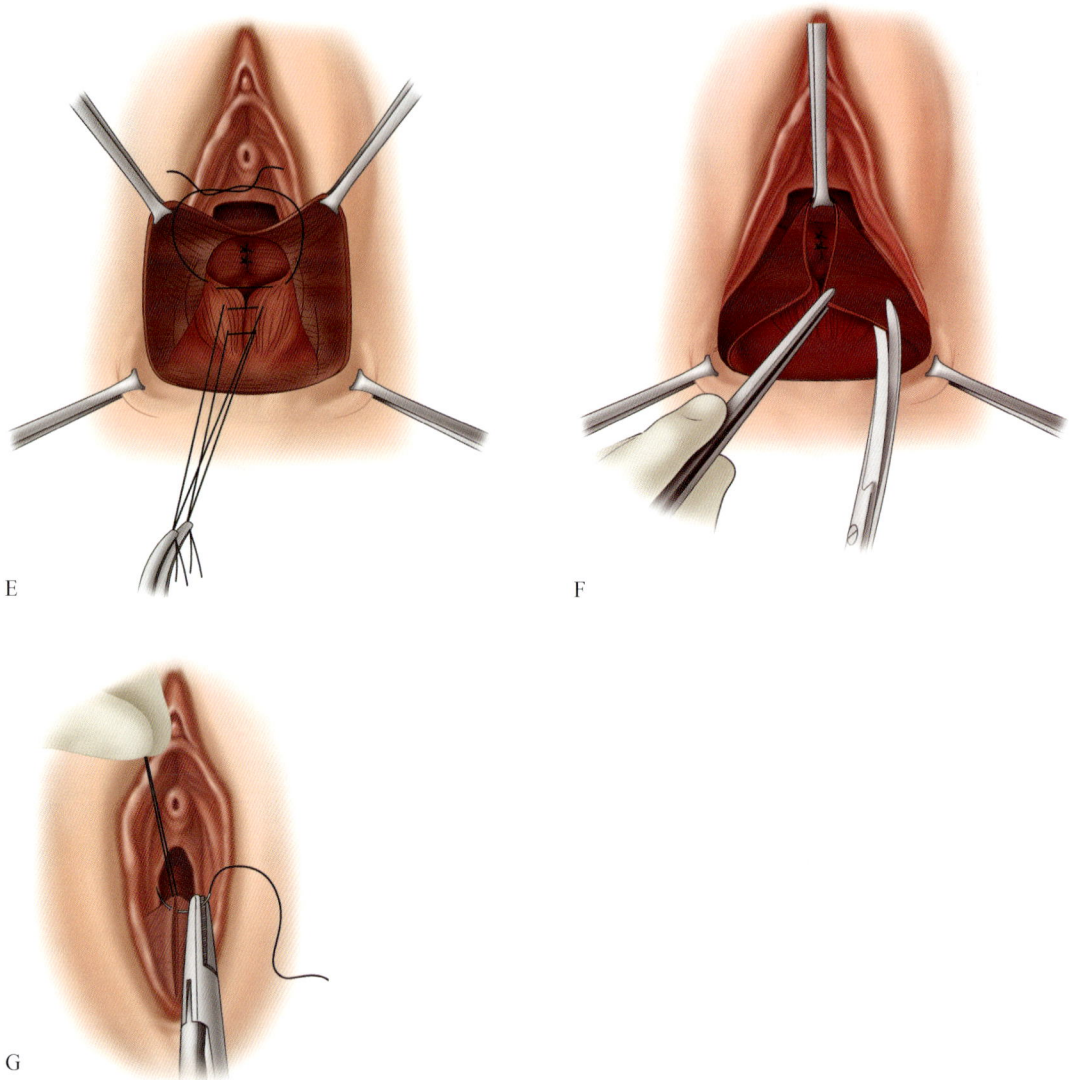

E

F

G

图 29-29(续)

　　E. 然后缝线夹暴露薄提肌分叉点上面的筋膜边缘。通过筋膜缝线来降低中线上直肠的膨胀。然后提高提肌缝合线从上面舒适地打结。F. 修剪掉两边多余的阴道壁。G. 阴道黏膜下降到近似阴唇系带的水平,汇集会阴部边缘的皮肤

(三)决定原则

　　虽然直肠前膨出会作为单一疾病出现,但它往往是一个更复杂的骨盆器官下垂综合征的一部分。外科治疗直肠前膨出确实减少了与粪便排泄困难相关的症状并需要用夹板固定阴道。直肠前膨出修复后便秘症状不太可能改善,并且潜在疾病会恶化或直肠前膨出复发。对于一个特定的病人选择

哪种类型的修复是最适合的取决于各种因素,最重要的是外科医生的经验和偏好。然而,经阴道的方法确实有一定的优势。在最近的系统综述中,Maher 等发现,较经肛门的方法,经阴道的方法降低了复发率。经阴道的方法更少感染并发症。生物材料被证明是一个有用的辅助工具,但需要积累更好的数据和经验。

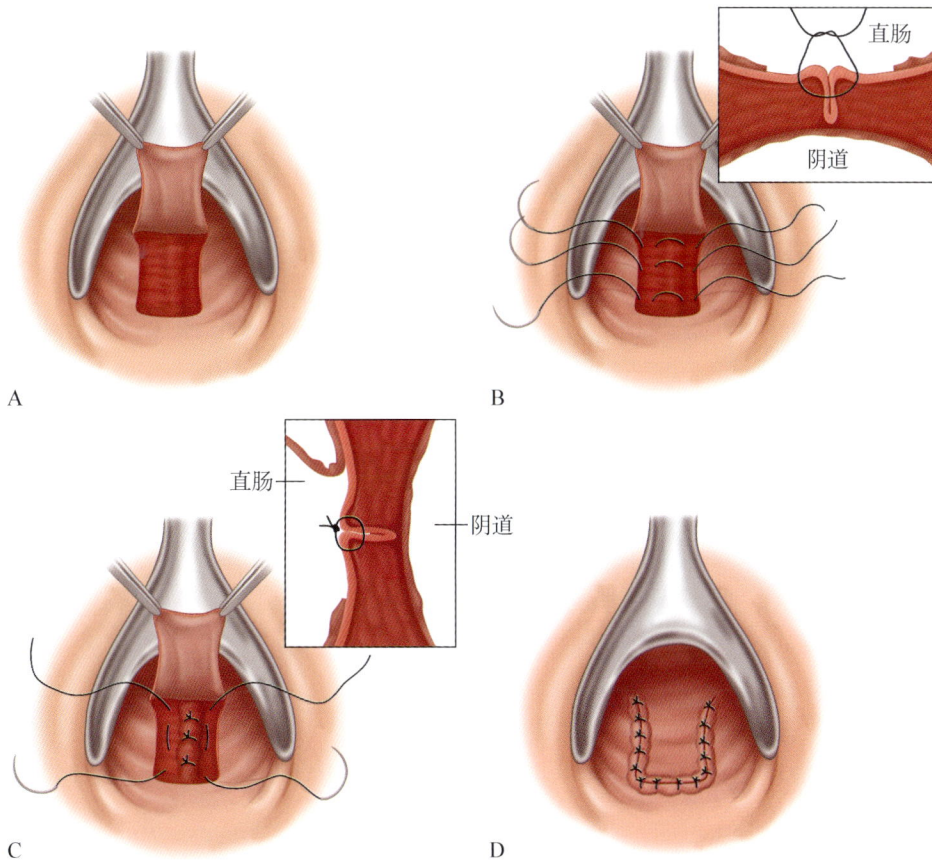

图 29-30　经肛门修复直肠前膨出

A. 提高黏膜瓣；B. 使用类似 Lembert 间断缝合内括约肌横向皱褶，小心扬起避免阴道黏膜（在插图中显示细节）；C. 如果有必要，这个缺陷可以进一步使用两排横向皱褶缝合线或纵向缝合阻塞（在插图中显示细节）；D. 随后关闭黏膜

第 **30** 章

直肠脱垂

著　者　Mark J. Pidala

译校者　李佶阳（译）　王　宁（校）

要点

➤ 直肠脱垂的诊断和治疗是难点。

➤ 确定个体化的正确手术方法不总是显而易见。

➤ 开腹手术是缓解病人生理上压力的最好方式。

➤ 年老体弱的患者可选择经会阴的手术方式。

➤ 功能性肠病（如便秘和大便失禁）可能会在术后迁延不愈，并需要进一步的治疗以减小脱垂复发、改善排便功能。

➤ 术前或术后进行生物反馈治疗都是有利的。

直肠脱垂是直肠通过肛门括约肌向外形成的突出。它是一种直肠经肛管的肠套叠，并且这种肠套叠的起点经常位于肛外缘以内 5～10cm 的中段直肠部分（图 30-1）。病情的严重程度可以从相对无症状（仅在用力向下屏气时可在肛门见到少许脱垂的直肠）到突出于肛门的不可复性、局部缺血的结直肠肿块。

直肠脱垂的病理生理学方面的机制尚不是很清楚。1912 年，直肠脱垂最初被描述为直肠前壁包括道格拉斯陷凹在内的滑动性疝。随后的一项利用放射性摄影术的研究认为，直肠脱垂的原发病变是直肠的环形套叠。两种理论描述的相似因素也许是造成最后完全性直肠脱垂表现的诱因。

直肠脱垂常与几种解剖学异常相关。这些异常是否为脱垂的原因或是影响因素还是未知的。典型的直肠脱垂病人常常有很深的道格拉斯陷凹、松弛的肛门和直肠骶骨间天然的连接缺如。这些变化也许是由长期的牵拉变形和（或）脱垂本身的反复发作引起。另一发现是习惯性便秘患者的直

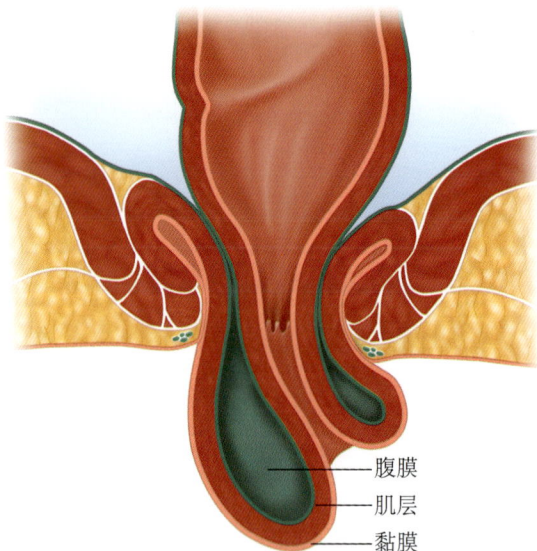

图 30-1　**完全直肠脱垂：肠壁全层脱出腹膜、肌层、黏膜**

（标注：腹膜、肌层、黏膜）

肠脱垂与乙状结肠冗长相关，这些解剖学上异常形成了外科治疗的基础。

一、临床特征

直肠脱垂常见于女性，男女比例接近 1∶6。女性的发病率随着年龄递增，而男性 40 岁以后发病率是下降的。患者受其影响经常出现肠道功能异常。便秘和由其引起的变形见于 30%～67% 的患者。有上述问题的患者每天花费大量时间在卫生间。腹泻是较不常见的表现，直肠脱垂伴腹泻的病人也经常提及他们的如厕时间延长。

超过 50% 的直肠脱垂病人都有大便失禁。病理学对此的解释也很少。理论包括物理牵拉对肛门括约肌和(或)阴部神经的损伤、直肠和(或)肛门感觉异常以及对直肠肛门抑制反射的慢性刺激。这种反射正常情况下由直肠扩张后肛门内括约肌的放松引起。虽然直肠肛门抑制反射常常由粪块刺激引起，并保证其顺利排便，但直肠脱垂已被证明能刺激这一反射。

二、症状

直肠脱垂的症状可从功能减弱到功能缺失。大多数情况下，病人的主诉集中在他们的肠功能异常和外凸的肿块(框 30-1)。便秘和大便失禁是患者主诉最多的功能性障碍，腹泻主诉较少见。由于病人经常在如厕时摸到"肿块组织"，病人常常自行将"肿块"回纳，因此起初的就诊原因常为"痔疮"。随着时间的推移，由于简单的日常活动增加了腹压，导致直肠开始脱垂。反复的脱垂就会造成不可复性脱垂。绞窄坏疽的直肠脱垂并不常见，但却需要紧急切除。脱垂的肠段经常产生血性黏液流出物沾染病人的内裤。另外，紧迫感、里急后重，疼痛和压迫感也是常见的症状。

框 30-1　直肠脱垂现有症状

- 外部肿块(经常被认为是痔)
- 黏液状血性流出物
- 失禁
- 便秘
- 疼痛/压迫感
- 里急后重

三、体格检查

对疑似直肠脱垂的患者进行体格检查首先要仔细检查肛门。可以很容易地发现显性的脱垂。在鉴别直肠脱垂和痔脱垂时必须谨慎。几种特征可以用于鉴别脱垂的组织是哪种组织。视诊时直肠脱垂可见同心圆环，相反，放射状的裂痕将脱垂的痔分离成痔块(图 30-2 和图 30-3)。

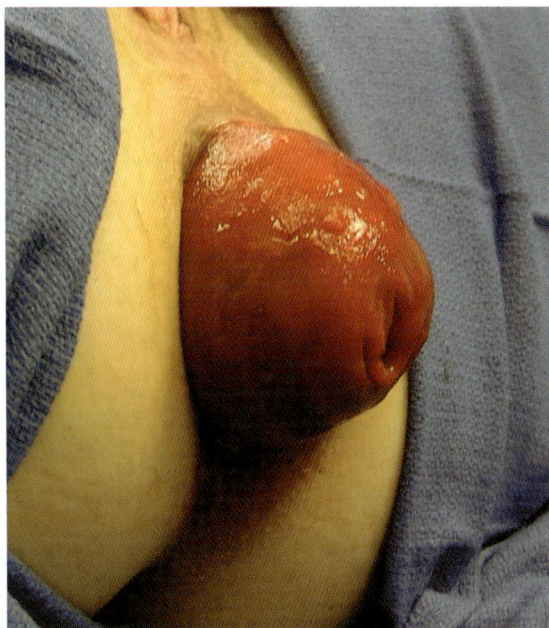

图 30-2　完全直肠脱垂病人。同心圆环容易识别。齿状线在正常的解剖位置，但在此图中看不到

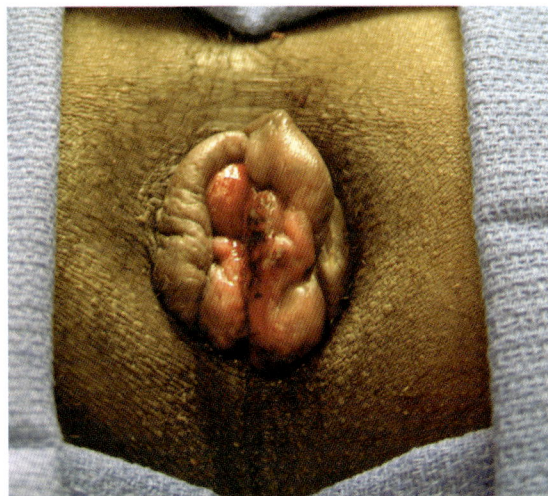

图 30-3　急性痔脱垂。注意覆盖皮肤的外痔损伤和中心的内痔的内衬黏膜。径向放射状裂痕能帮助鉴别痔脱垂和直肠脱垂。外部可以看见齿状线

另外,在痔脱垂的病人中常常可以看到齿状线,然而在直肠脱垂的病患中却比较少见。

当脱垂情况在直视下不易辨别时,医生会通过分开两臀瓣并扩肛观察来获得诊断线索。括约肌松弛可以通过简单的直肠指诊来诊断。直肠镜检可以确认直肠中段水肿发炎的黏膜环,此处即为脱垂部位的起点,其以上的直肠黏膜大多是正常的。起始处的黏膜溃疡可能是由直肠通过肛管反复滑落所引起的创伤造成的。病人试图减轻脱垂采取的各种方法会加重黏膜损伤。直肠镜检时要求病人做瓦尔萨尔瓦动作,能够证明脱垂是向着内镜方向而来的。如果对脱垂的确诊或是脱垂的程度仍有疑问,将以2倍的灌肠剂给患者并要求患者用力将其排出。然后病人保持在座便上不动,医生进入卫生间查看。随着病人轻轻地前倾,将长柄的镜子放置适当的角度以观察脱垂情况。这种镜子很容易买到,对于经常处理肛门直肠疾病的医生来说是一种很有价值的工具。

这种技术也常用于检查常伴有直肠脱垂的阴道和(或)子宫脱垂。总之,官方制订的直肠脱垂常规诊断方法都推荐使用简单、快捷又廉价的试验。

目前,完整的结肠检查无论用结肠镜还是钡灌肠都是有适应证的。总的来说,对于既往有开腹修补手术史的病人一定要实施这套检查,以便排除任何同时发生的结肠病理性改变。年老体弱需要行经会阴手术的病人,术前结肠检查是没有必要的。

研究结肠传输功能是用来评估那些严重便秘患者结肠的无力程度的。肛门测压法、排便造影、阴部神经研究、肛门直肠肌电图和肛门超声可用于选择观察病例和实验研究,但是对于日常所见的直肠脱垂病人用处不大。阴部神经研究也许能对修复术后自制力的恢复进行一定的预测评估。

四、手术操作

修补直肠脱垂有多种术式。迄今为止,哪种术式对所有病人都能达到最好效果仍无定论。这是因为对直肠脱垂的病理生理机制没有完全的了解。手术的方法旨在纠正有关直肠脱垂的解剖学生理缺陷。可惜的是,纠正脱垂组织本身的同时,病人的肠功能不一定会被纠正。因此,有关直肠脱垂的当代研究不仅要解决其解剖结构问题,更要解决其功能问题。

总体来说,直肠脱垂的外科修补术式分为两种

入路:经腹膜和经会阴。经腹手术主要专注于将直肠固定在骶骨上,切除或是不切除乙状结肠。结肠冗余伴便秘的病人应考虑实施乙状结肠切除术,但腹泻的病人则要避免该术式。直肠固定,或者说是直肠固定术,是使用缝合、固定装置和各种各样的补片修复技术。

经会阴修补法包括:脱垂直肠全层切除(包括或不包括肛提肌大部),或是脱垂段和肌壁层褶皱的肠黏膜袖状切除。

(一)适当参考

由于病人个体差异和治疗过程很复杂,处理直肠脱垂的外科医生应该接受专业的训练和对低位骨盆和直肠手术有一定的经验。同样的,外科医生需要有直肠脱垂经会阴手术的经验,以便提供每个病人最大的治愈机会。治疗方式还是有多种选择的,外科医生必须对每个病人的治疗方案进行恰当的个体化设计。

(二)腹部手术

1. 乙状结肠切除术和直肠固定术 早在1955年,Frykman对乙状结肠切除术和直肠固定术就有所描述。直到今日,虽然这两术式在这些年的演变中有所调整但是原则仍然没有变。乙状结肠切除术用于切除冗余的结肠,治疗相关便秘。切除冗余的乙状结肠后左半结肠和结肠脾曲的固定处可以更好地固定直肠。直肠固定术可以重建直肠和骶骨间的连接。

病人的便秘史和乙状结肠的冗余程度决定了是否要接受乙状结肠切除术。虽然结肠切除的最适长度没有统一标准,但是仅仅切除几厘米的结肠不大可能改善病人的肠道功能而且会增加结直肠吻合术的固有风险。在乙状结肠切除术中,术者要尽量不去破坏脾曲。直肠要松解到肛提肌后侧水平。完全松解的直肠可通过直肠固定术再次悬浮。使用侧切还是前方切除是有争议的。分离直肠侧韧带会增加术后便秘的概率,反之也能减小复发的风险。这些韧带组织没有被透彻的了解。只有一部分医生认为这些组织夹带着控制正常直肠排空的重要的自主神经。

直肠固定术需要2~4根不可吸收缝合线。缝线要单独缝制在骶岬和直肠系膜下的骶前筋膜上。缝合包括直肠系膜的切缘,这有助于固定。直肠固定术要在结直肠吻合处的远端固定。经典的做法是在完成吻合术之前放置好缝线,吻合后打结(图30-4)。

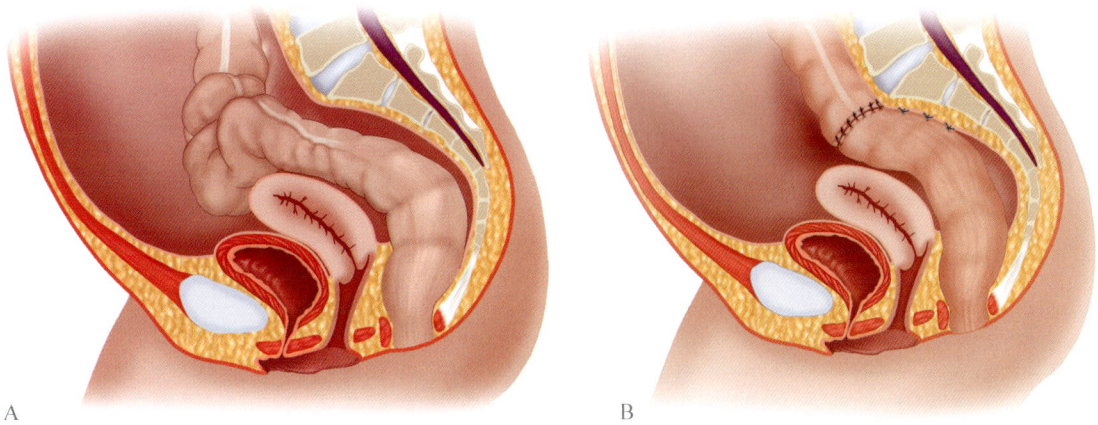

图 30-4　乙状结肠切除术和直肠固定术

A. 直肠固定缺失伴乙状结肠冗余；B. 乙状结肠切除、结直肠吻合、直肠固定术缝合后的效果。注意：直肠固定术缝合时要尽量在吻合口之下或者说是吻合口的远端

一般情况下，与单纯的直肠固定术相比，乙状结肠切除术联合直肠固定术复发率较低但发生严重功能不全的风险较高。来自 Minnesota 大学的早期报道显示，103 名接受结肠切除术联合直肠固定术的病人没有出现彻底的复发。加上几种需要再次手术的严重并发症，患病率约为 12%。1985 年刊登的对此进行的一项随访研究表明：在为期 6~30 年的随访中，复发率为 1.9%。一篇文献综述提到，Madiba 等报道了直肠缝合固定术联合乙状结肠切除术的更新的疗效统计，复发率为 0~9%。这些研究报道的功能恢复情况为：大便失禁改善 11%~90%，术后便秘减少了 18%~80%。

2. **直肠缝合固定术**　直肠脱垂的另一种治疗方法是只使用直肠缝合固定术而不切除肠段。如前所述，松动直肠并将直肠拖拽至骨盆底。乙状结肠不松动也不切除，主要的肠系膜血管也无需分离。松动后用不可吸收线将直肠固定在骶岬下的骶前筋膜上。在切下的直肠系膜上多缝合几针会增加直肠固定的强度。

单纯直肠固定术的疗效一直以来较受认可。一份近期的报道，46 名接受开腹直肠固定术的病人中复发率为 2.4%。1989 年，Blatchford 报道的 42 名病人中复发率为 2%。术后病人的排便控制力也有所提高。Khanna 等报道 65 名接受缝合固定术后复发的病人，他们的大便失禁和便秘的改善情况分别为 75% 和 83%。

3. **直肠补片固定术**　1963 年，Ripstein 报道了使用阔肌膜的移植片来支持直肠的技术。1959 年，欧洲人 Wells 描述了聚乙烯醇多孔塑料这种材料。稍后，其他的补片修复术被应用于此项固定技术。现在美国最流行的补片材料是聚乙烯纤维/聚丙烯缝线或戈尔特赐。虽然妇产科的文献中有使用生物补片治疗尿道和（或）阴道脱垂的报道，但尚未报道这些材料广泛使用于直肠脱垂的治疗中。由于有潜在的感染性，补片直肠固定术不应与乙状结肠切除术联合使用。

在补片直肠固定术中直肠要被彻底地游离至骨盆底后部。是否分离侧韧带存在争议。Ripstein 最初的描述是首先用不可吸收缝线将一条 3cm×10cm 的补片间断缝合于骶岬下的骶筋膜一侧。然后将补片绕过松动的直肠前方固定在骶骨的另一侧。注意不能将补片系得太紧（图 30-5）。如果有必要，医生要缝合腹膜覆盖补片。Ripstein 报道了最大规模的单纯补片直肠固定术的一系列病例。289 名病人无复发并且病死率只有 0.3%。共征询了 1978 所美国外科医师学院，1111 病人中复发率为 2.3%，相对于悬吊术患病率为 16.5%。4% 的病人需要再次手术。悬吊修补术中与肠管狭窄相关的便秘和肠管腐蚀一直很成问题。因为补片直肠固定术是环绕直肠的，有些医生认为这会加重术后的便秘和肠管腐蚀。为避免这个问题，现今对原始方法进行了改良，可以将补片固定在骶骨后侧并且部分包绕直肠，使直肠前壁可以自由伸缩。补片

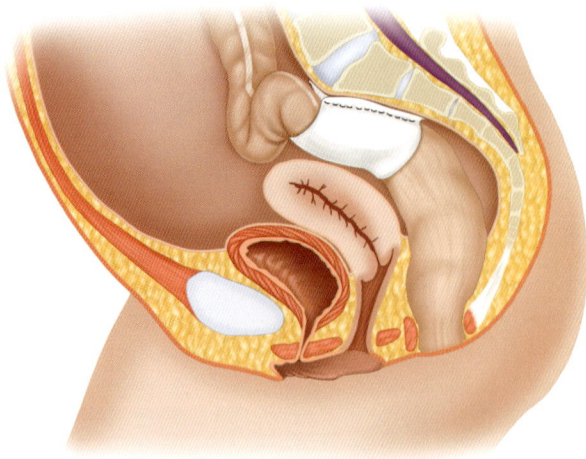

图 30-5 原始的 Ripstein 补片直肠固定术完全包绕直肠。这会导致直肠狭窄和术后便秘

固定于骶岬下几厘米的骶前筋膜中线上。然后将自由端环绕直肠缝合于前外侧缘。这些缝合都不超过直肠壁的浆膜肌膜层。注意不可让补片完全包绕直肠前壁,以防直肠腔受限和随后出现的梗阻(图 30-6)。

近期一份对 69 名接受补片直肠固定术的病人的研究报道了一个较低的复发率 1.6%。然而,却出现了几种严重的早期和晚期并发症。早期并发症包括大肠梗阻和输尿管狭窄。晚期并发症包括两处直肠阴道瘘管和一处乙状结肠粪便梗阻,这都是会导致病人死亡的严重并发症。病人在排便自控力上有所改善但是便秘症状仍无改变。

(三)经腹腔镜修复

腹腔镜技术在外科各个领域广泛流行使其在直肠脱垂修补中的应用也不足为奇。在过去的 10~15 年里,文献中常有经腹腔镜修复直肠脱垂的报道。腹腔镜可用于以上描述过的所有术式:乙状结肠切除术和(或)直肠固定术、单纯直肠固定术和补片直肠固定术。其手术原则与手法和开放手术是完全相同的。近期在有关腹腔镜补片直肠固定术与开放直肠固定术比较的报道中,腹腔镜术后病人的复发率为 4%,开放式术后病人复发率为 2.4%。功能恢复上尚无报道二者有不同。另一份回顾性研究将 14 例腹腔镜直肠后补片固定术与 34 例腹腔镜缝合固定术,联合乙状结肠切除术(n=18)、单纯腹腔镜缝合固定术(n=16)相比较。每组都只有 1 例复发。三组中都有 75% 的病人在大便失禁方面有改善。接受直肠固定术联合乙状结肠切除术的病人术后便秘改善明显。其他有关腹腔镜与开放手术的对比报道也得出了相似的结果。

(四)经会阴手术

1. 经会阴直肠乙状结肠切除术(Altemeier 手术) 尽管经会阴直肠乙状结肠切除术最初是由 Mikulic 于 1889 年描述,但使其广为流行的是美国的 Altemeier。因此该术式通常以 Altemeier 命名。

手术体位要求俯卧位或截石位。某些形式的牵引对很好暴露肛管也是很有帮助的。Lone Star 牵引器就是很好的选择,它对括约肌的拉伤和损伤通常是最小的。手术开始时于齿状线上 1cm 注射肾上腺素溶液有助止血。手术开始时直肠应处于脱垂状态。用电刀切开距齿状线约 1cm 处黏膜,继续切割直至切开肠壁全层。切开直肠壁会看到脱垂肠段的外壁。牵拉直肠的分离段末端将其拉出肛管,与此同时紧贴直肠壁连续结扎直肠血管。展开脱垂的肠段,继续环绕切除可在前壁找见腹膜陷窝。具有典型的疝囊外观。切开陷凹就可以进入腹膜腔。一个手指伸进盆腔探查乙状结肠的冗余情况。继续环绕切除直至不能从肛门拉出冗余的直肠和(或)乙状结肠。血管结扎必须紧贴肠壁并且在肛管水平,以便邻近非冗余脱垂肠段的局部缺血最小化。当邻近肠段的张力提示冗余肠管已被完全拉出时,在肛管水平截断拉出的肠管部分。用可吸收缝线在切开的起始部位,间断吻合结肠和直肠远端(图 30-7 和图 30-8)。环形吻合器也可用于吻合肠管。

对于大便失禁和肛提肌裂孔较宽的病人还应联合肛提肌成形术。报道显示 41 名接受经会阴直肠乙状结肠切除术和后肛提肌成形术的患者,复发率为 4.8%,并且 78% 的病人在排便控制力上有很大改善。肛提肌成形术应在截断脱垂肠管前,用 2 根或 3 根可吸收缝线缓慢地在前方和(或)后方完成。联合此术式的目的是通过左右肛提肌的聚拢来缩短肛门直肠环直径。注意不要造成狭窄。靠近肛提肌以后,截断脱垂肠管,完成吻合。

治疗直肠脱垂时,Altemeier 式手术的复发率较开腹手术高。2001 年的一份报道显示,63 名患者中患病率仅有 10%,复发率却高达 6.4%。没有数据显示手术前后患者肠功能的改善情况。一份更为近期的有关 93 名接受经会阴直肠乙状结肠切

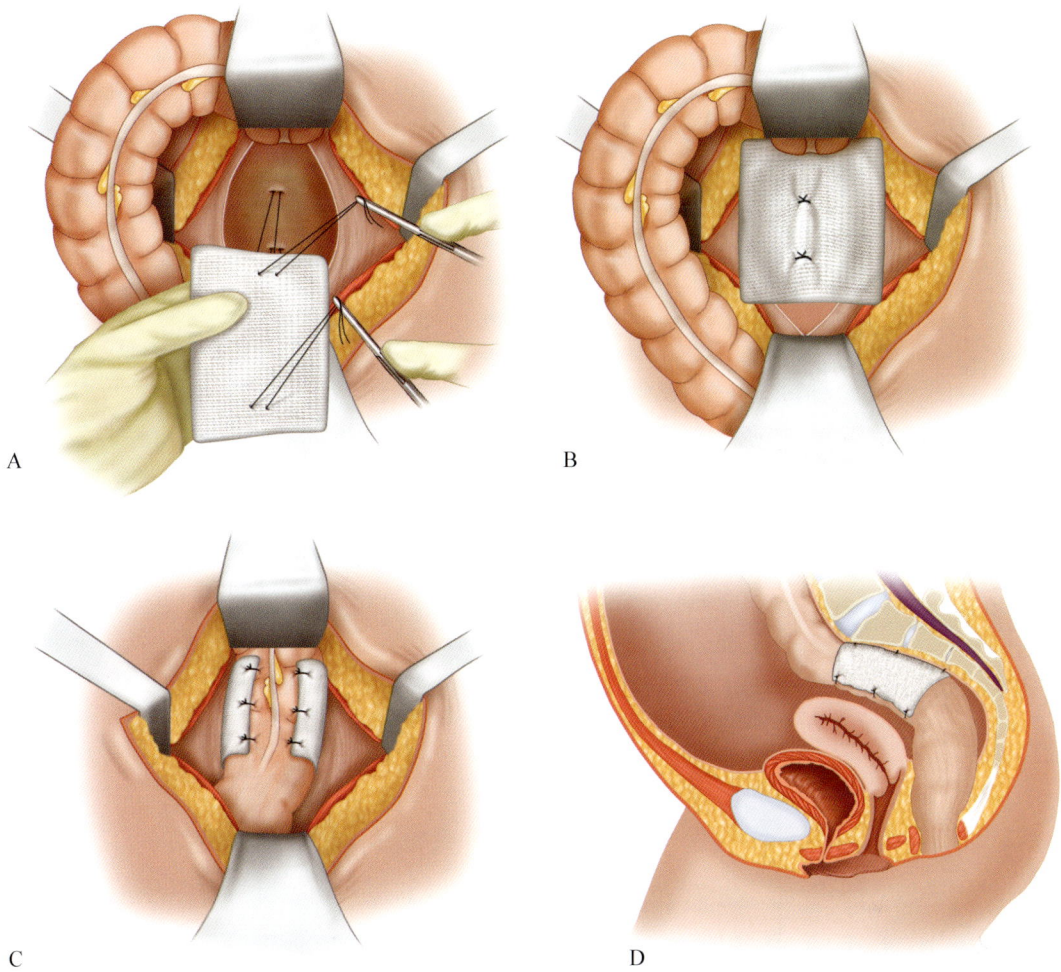

图 30-6　补片直肠固定术

　　A 和 B. 用不可吸收线将补片缝合到骶前筋膜上;C. 使补片部分包绕直肠并缝合浆膜肌膜固定;D. 注意补片不可完全包绕直肠前壁

除术的患者的研究中,作者报道复发率为 18%。另外,这些病人中大多数都接受了肛提肌成形术,术后排便控制力提高了 28%。Altemeier 术式的一个潜在缺点是切除了可形成脱垂的柔软的直肠,以弹力更小的乙状结肠代替。会阴直肠乙状结肠切除术对于不能承受开腹手术潜在风险的年老体弱病人来说是一种很好的选择。

　　2. 经会阴直肠黏膜切除及肠壁肌层折叠缝合术(Delorme 手术)　直肠乙状结肠黏膜切除术是 1900 年首先由 Delorme 提出,现在已是一种以他的名字为代称的术式。此术式包括切除脱垂肠管的黏膜和折叠潜在肠壁肌层。这种方法可以让直肠回到盆腔的底部。

　　该手术可在全身麻醉、区域麻醉或局部麻醉下

取截石位或俯卧折刀位。因为该手术常适用于年老体弱病人,因此在局部麻醉下,使用或不使用镇静药,就可轻松完成。手术开始时要再造脱垂模型,在距离齿状线约 1cm 处注射肾上腺素溶液于黏膜下层,使黏膜层与其下肌层分开。这种操作有助于切割黏膜时止血,并且可以帮助医生更加顺利地进入正确的组织平面。自动牵引器如 Lone-Star 牵引器可以使暴露更充分。一旦环形切开后,切割就在该组织平面上进行,将黏膜从直肠壁肌层上剥离。此部分操作最难的就是开始时的切开。建立正确的切割线以后,操作就变得相对简单,持续切割直到出现一些张力提示黏膜管不再脱垂。注意避免切到齿状线以下损伤肛管。这样可以保证吻合口处的黏膜不会缺血。当不能再拉出黏膜时,用

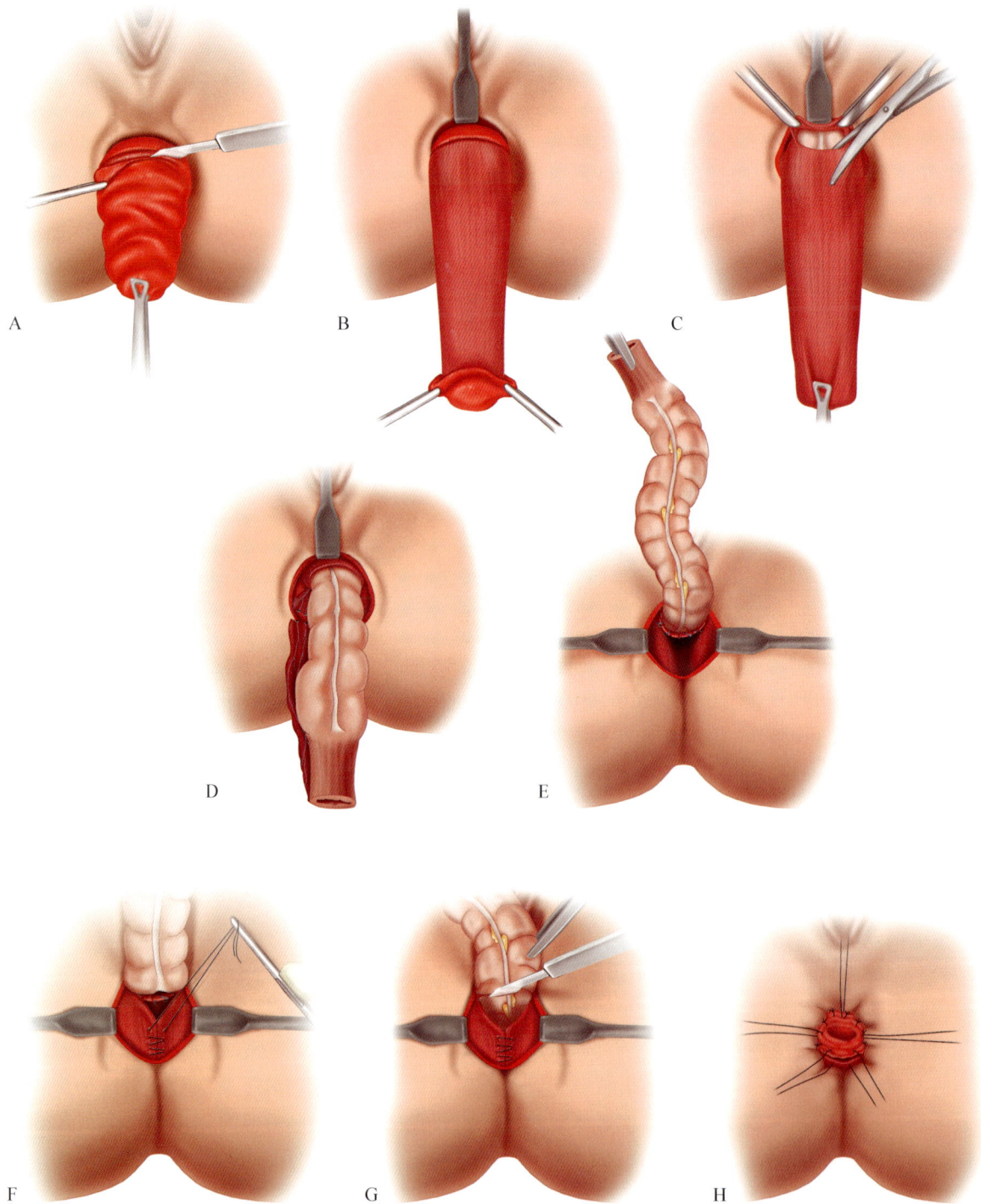

图 30-7 Altemeier 术式

　　A 和 B. 距齿状线 1～2cm 处切开黏膜层和直肠壁全层，然后将直肠外翻。C 和 D. 从前方进入腹膜囊，将冗余的肠管导出；E. 与直肠齐平地连续结扎脉管系统；F. 肛提肌成形术，无论前后，都可在肠切除和造瘘口之前进行；G. 将拉出腹腔的直肠切除；H. 用间断缝合完成造瘘口

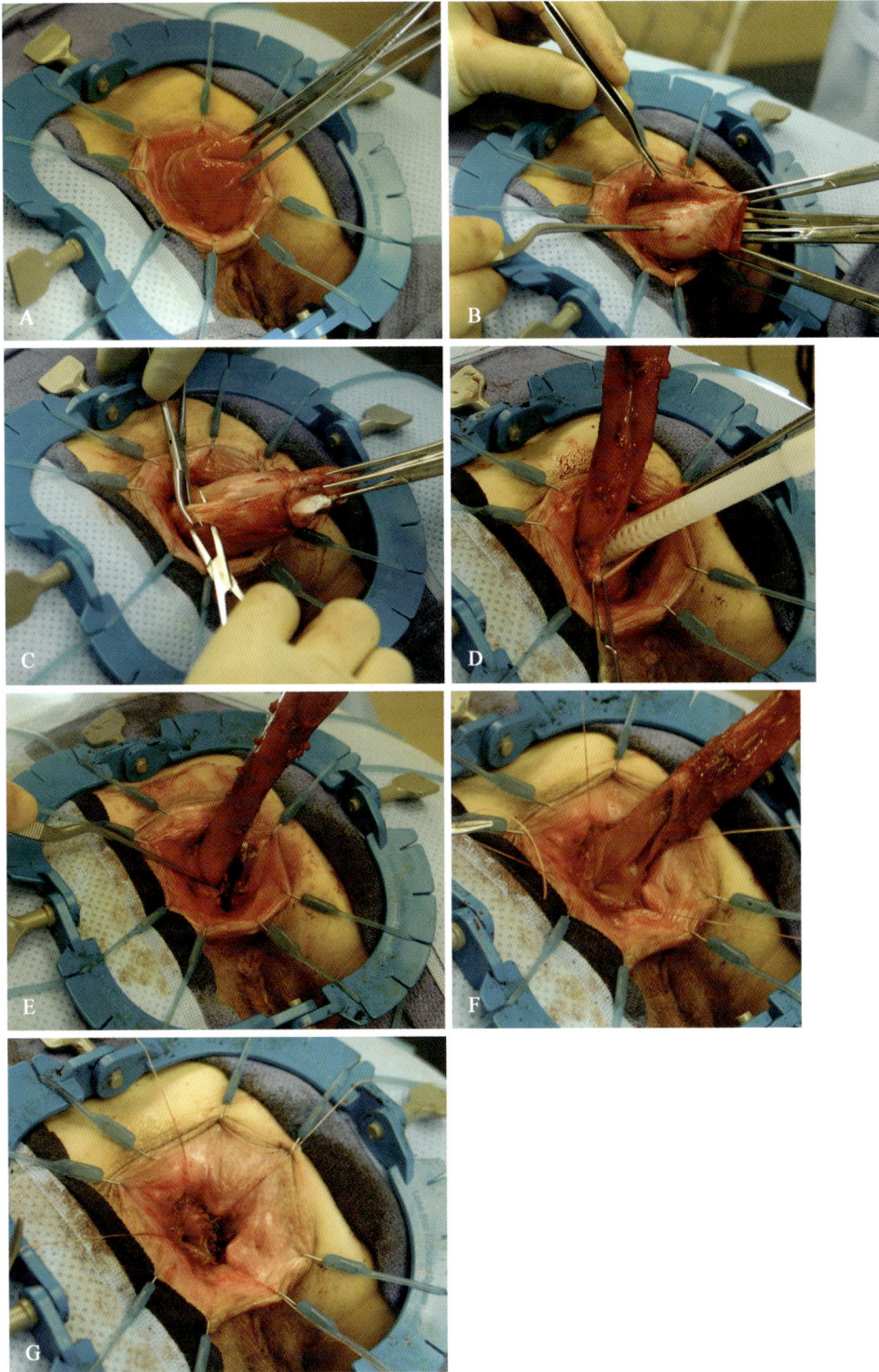

图 30-8　俯卧折刀位的 Altemeier 手术图片
A. 手术开始时再造直肠全层脱垂；B. 近齿状线 1cm 处切开直肠壁外层全层,展开脱垂的肠管外壁,清理肛管；C. 齐平直肠壁连续分离直肠系膜；D. 从盲端前进入腹膜腔(吸引头显示进入腹膜腔)；E. 前肛提肌成形术已完成,用钳子检查缩窄的肛提肌裂孔；F. 一旦切割完成,截去脱垂的直肠,造瘘口形成；G. 手术完成

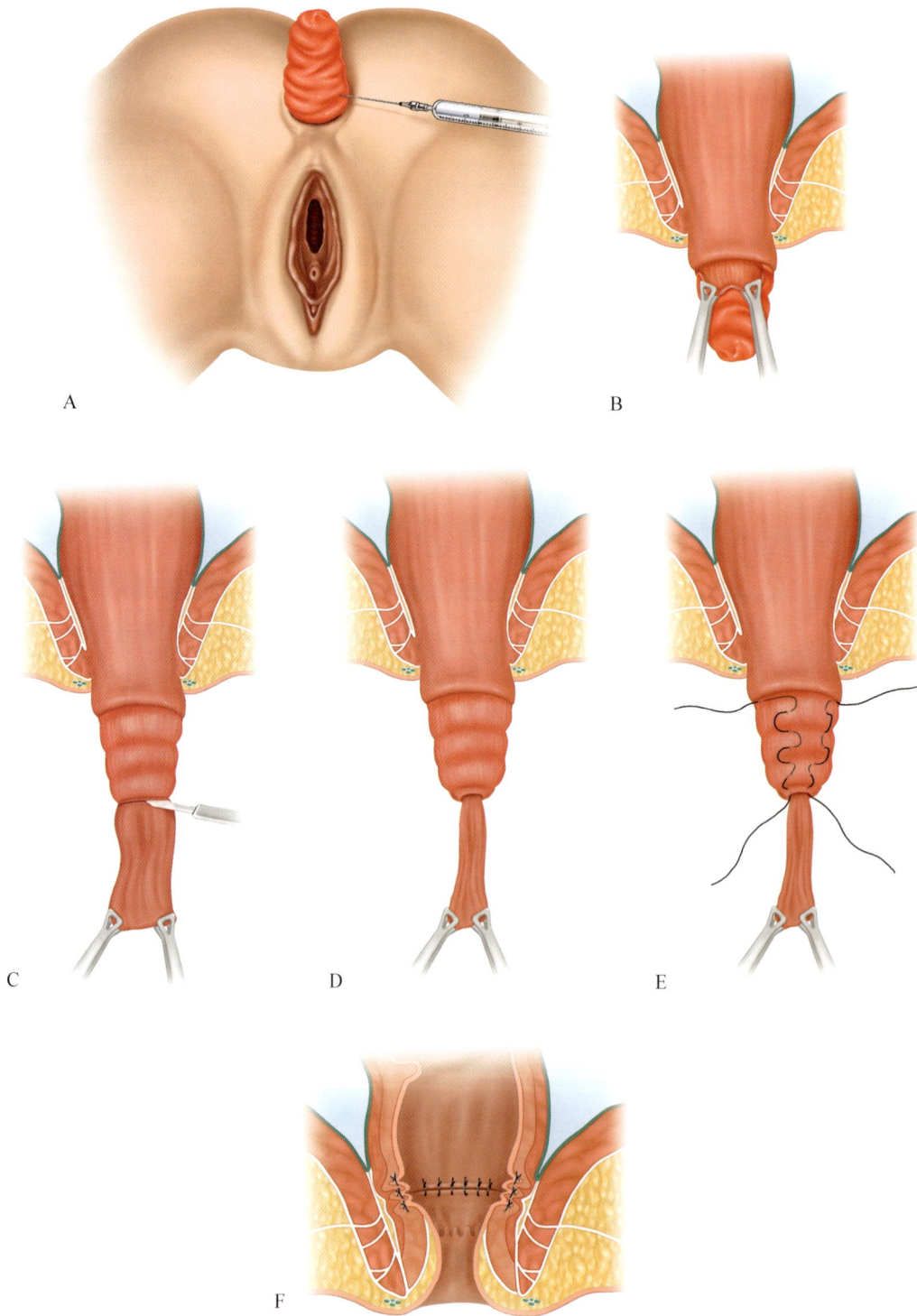

图 30-9   Delorme 术式

A. 再造脱垂,并在齿状线附近或其上注射肾上腺溶液;B 至 D. 切开黏膜,将黏膜管从肌壁上剥离;E. 纵向缝合肌壁;F. 截去黏膜管,缩小直肠肌壁,缝线打结可吸收缝线将直肠肌壁的各层面多重纵向缝合。用这种方式将肠壁肌层折叠。然后在每个象限之间做 1 或 2 道相似的缝合。肌层缩小后,缝线打结。这种术式在肛门直肠环以上产生了一个肌肉圆环。在齿状线水平截断黏膜管并且缝合黏膜切割缘,手术即完成(图 30-9 和图 30-10)。

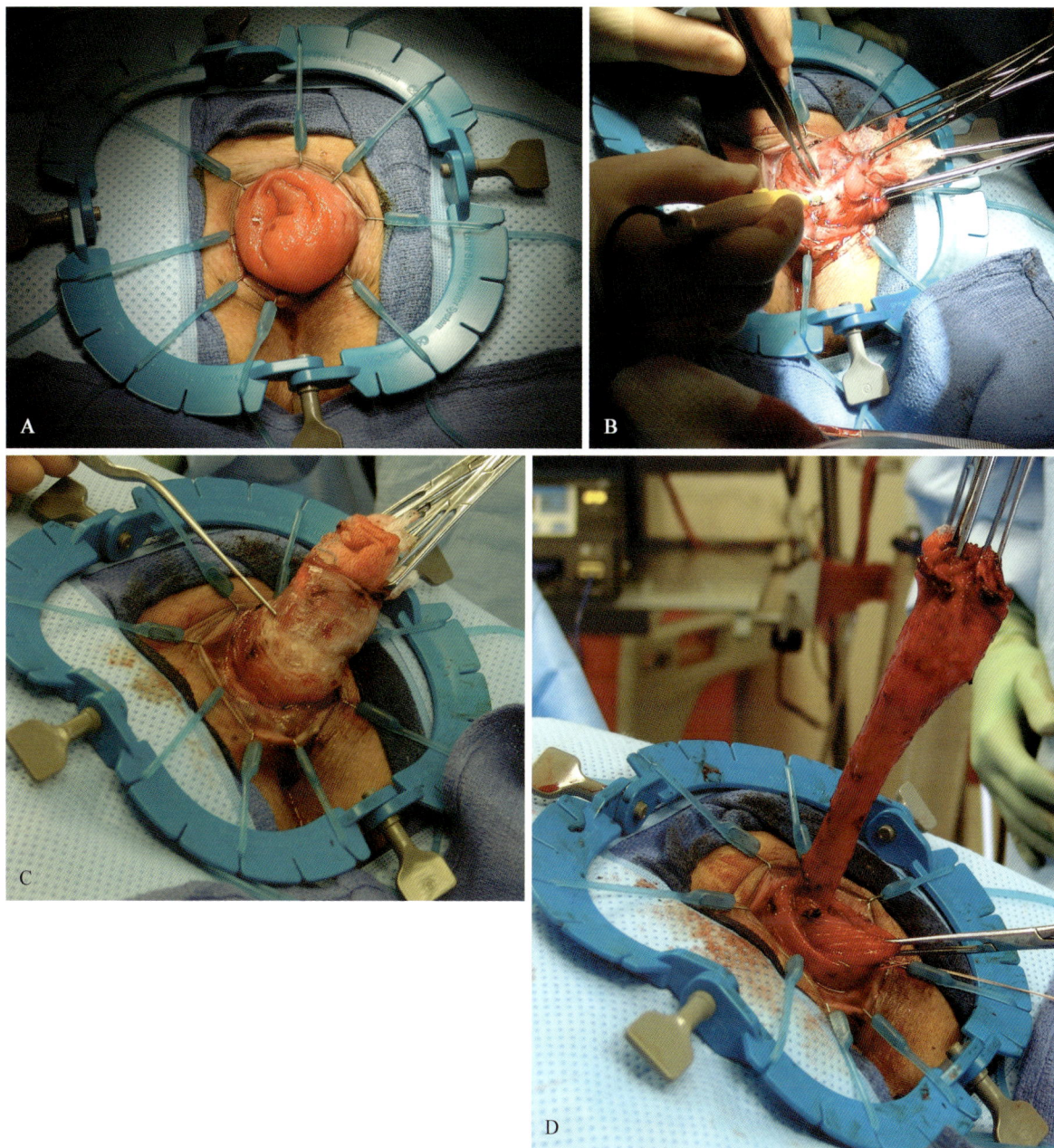

图 30-10　Delorme 手术过程的图片

A. 手术开始时要将脱垂具体化并固定拉钩;B. 切割开始时将黏膜与其下肌层分离;C. 一旦切割开始白色环形肌壁将很容易与黏膜层分离(枪刺样牙钳标记肌层与黏膜层的分界);D. 长黏膜管已被切开,Allis 钳夹住肌壁

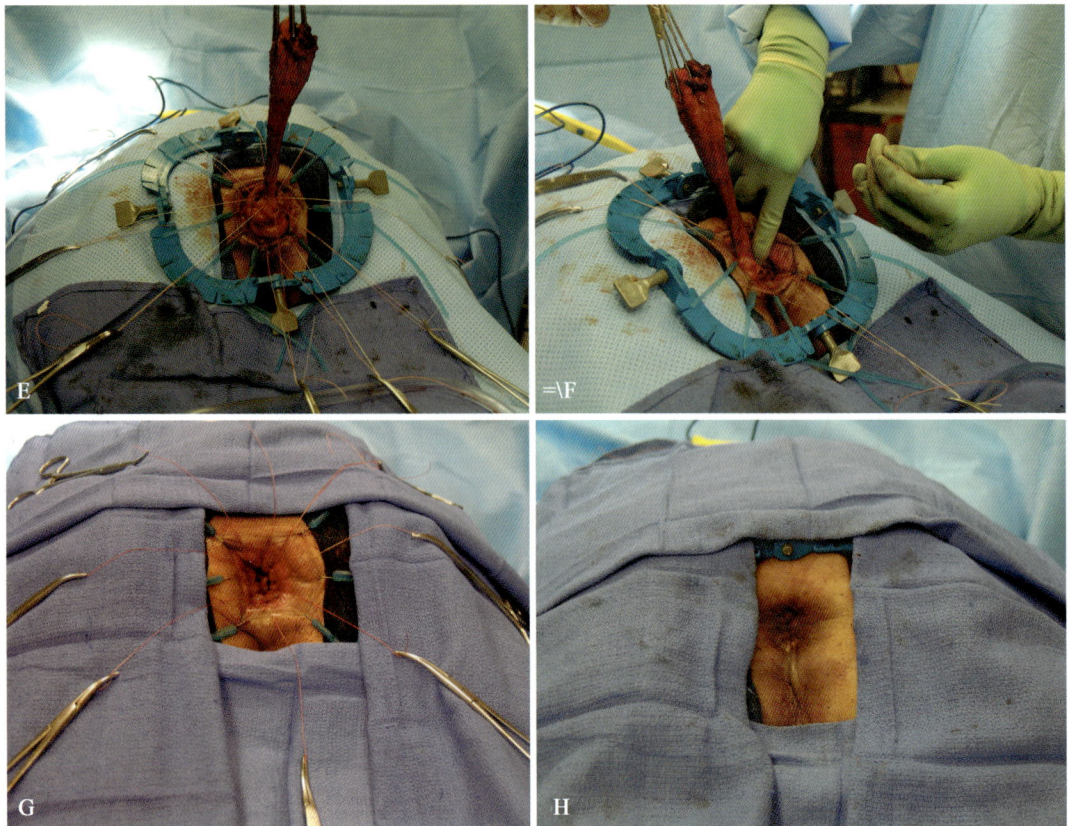

图 30-10(续)

E. 纵向褶皱缝合肌壁；F. 缩小直肠肌壁,缝线打结；G. 拉近黏膜；H. 手术完成

Delorme 术式是所有纠正直肠脱垂的手术方式中复发率最高的。因为没有切除全层肠壁,同时又没有进入腹腔,并发症的发病率和严重程度较 Altemeier 术式和开腹手术小。2003 年的一份研究报道了连续 31 位全层肠壁脱垂的病人接受了 Delorme 手术。复发率为 13%,4 位病人出现轻微并发症。有趣的是,病人的排便控制力和便秘症状在术后都有改善。几份其他的研究报道的复发率在 7%~26%。最近一份比较补片直肠固定术和 Delorme 手术的研究表明其并发症的发病率分别为 33% 和 15%,复发率分别为 4% 和 23%。Delorme 术式组的便秘和排便控制力有所改善,但是 30d 病死率为 5%,而补片直肠固定术为 0。但是,Delorme 组死亡率之所以高还有一个原因就是接受 Delorme 术式的病人多为年老体弱,并且有着更为严重的合并症。

五、手术的选择

虽然有关直肠脱垂手术方法选择的文献很多,但是阐明这些数据是困难的。大多数的研究都是回顾性的,即比较了不同术式的挑战性,其他的研究仅仅局限病例研究对照中。由于多种试验之间的评估存在差异,因此,近期的 Cochrane 评价也未能总结出开腹手术和经会阴手术哪个具有更好的效果。作者总结:为总结出哪一种术式在治疗直肠脱垂方面最优,需要做更多的试验。

尽管如此,这些年出现的某些特定的趋势也有助于医生评估不同的病人个体(表 30-1)。开腹手术与经会阴手术相比,造成功能不健全的潜在可能较大,但经典的开腹手术复发率较低。这些原则可以帮助外科医生确定大多数病例使用的术式。例如,对于年老体弱的病人,选择经会阴手术意味着高复发率和低致残率。对于生存期有限的虚弱病人,直肠脱垂较少时,Delorme 术式是不错的选择。

另外,Altemeier 术式是一种更为稳定的经会阴手术。联合肛提肌成形术可以提高术后病人的大便自控力。对于较年轻体健可以耐受开腹手术,并接受其潜在风险的病人,联合或不联合乙状结肠切除术的直肠固定术较为合适。另外,由于开腹手术时直肠保持其原位,而经会阴手术中直肠是被切除的,因此在功能恢复方面开腹手术是有优越性的。

表 30-1　选择病例的结果:直肠脱垂外科手术

来源	N	复发	自控力(%)	便秘(%)
补片直肠固定术				
Keighley 和 Shouler,1984	100	0	64(＋)	NS
Winde 等,1993	47	0	17(＋)	NS
Aitola 等,1999	96	6%	26(＋)	24(＋)
Tjandra 等,1993	142	7%	18(＋)	NC
切除术和直肠固定术				
Watts 等,1985	138	2%	78(＋)	NS
Huber 等,1995	42	0	44(＋)	18(＋)
Kim 等,1999	176	5%	55(＋)	43(＋)
仅做直肠固定术				
Khanna 等,1996	65	0	75(＋)	83(＋)
Graf 等,1996	53	9%	36(＋),12(－)	30(＋),27(－)
Bruch 等,1999	32	0	64(＋)	76(＋)
Altemeier 术式				
Altemeier 等,1971	106	3%	NS	NS
Ramanujam 等,1994	72	6%	67(＋)	NS
Kim 等,1999	183	16%	53(＋)	61(＋)
Delorme 术式				
Watts and Thompson,2000	101	27%	25(＋)	13(＋)
Oliver 等,1994	41	22%	58(＋)	NS
Tobin and Scott,1994	43	26%	50(＋)	NA

NA.不适用;NS.未阐明的;(＋).improvement 改善;(－).worsening 恶化

引自 Madiba TE,Baig MK,Wexner SD:Surgical management of rectal prolapse. Arch Surg 140:63,2005

当考虑为一个病人行腹部手术时,医生术前需要询问病人的肠功能情况,便秘的病人要考虑联合乙状结肠切除术。尽管有些医生质疑这个观点,但是保留直肠侧韧带是可以降低术后便秘发生率的。反之,术前即出现腹泻的患者在手术时就要避免切除乙状结肠。单纯的直肠固定术,无论是缝合还是补片,都适用于这类病例。在松动和固定直肠时一定要注意不要损伤下腹下神经和盆腔神经丛。损伤了这些神经纤维会造成勃起功能障碍和逆行性射精。膀胱功能失调引起的排空障碍也是难以处理的结果。对青年患者,尤其是有生育要求的青年男患者,讨论手术风险时,神经损伤的风险问题一定要特别考虑。

腔镜手术与开腹手术有着较好的对比。接受腔镜手术的病人复发率与开腹手术相似或更小,住院时间更短,失血更少,致残率更低。正如上述微创手术所具有的优势,腹腔镜现已代替开腹手术成为优先考虑的治疗方法。

直肠脱垂病人最终的术式方法选择仍需个体化(图 30-11)。医生应该熟悉这些手术方式,并且当患者提出的一些手术方式上的要求医生觉得不妥当时,要积极咨询相应的专家。直肠脱垂手术的最终目标就是以在可接受的风险内纠正外部的脱垂,尽量在最小复发率的基础上改善病人的生理功能。

六、复发性直肠脱垂

治疗复发性直肠脱垂的最佳方法仍然存在争

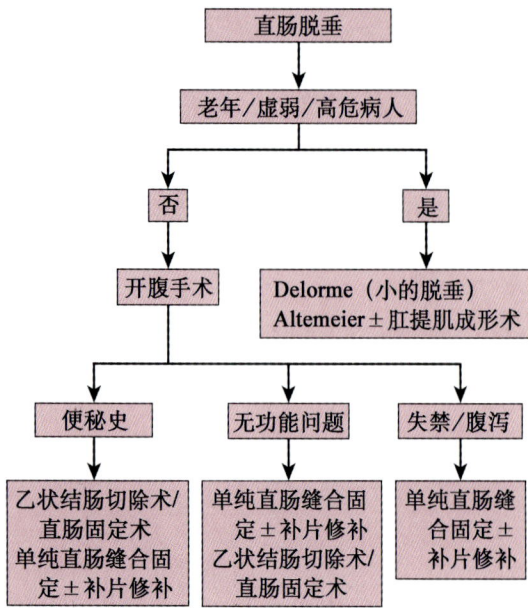

图 30-11   判断直肠脱垂病人是否需要手术的流程图

议。外科医生的当务之急是要知道首先应采用什么手术方式来修复原发脱垂,因为这将对脱垂复发后的治疗有指导作用。最初因有开腹手术禁忌证

而接受经会阴手术的病人,在复发时健康状况也少有改善,因此这些病人通常都需要重复会阴修复。虽然二次修补的风险性会更高,但 Altemeier 和 Delorme 术式都可以重复操作。

如果病人的医疗条件允许,开腹手术是最佳选择。无论是否联合乙状结肠切除,重复的开腹直肠固定术原则都和首次修补时相同。

对复发性直肠脱垂一项特殊的处理是在首次脱垂手术之后,保护剩余肠管的血液供应。外科医生要避免同时有腹部和会阴部两道吻合线,因为很可能会导致介于之间的肠管缺血。发生这种情况的患者通常是最初做了开腹切除术伴结直肠吻合术,之后又在脱垂复发时做了 Altemeier 手术。为了预防这类病例中肠管缺血的潜在可能,首次手术中直肠乙状结肠的吻合线要在随后的经会阴手术过程中拆除。反之,如果患者首次治疗直肠脱垂采用的是 Altemeier 术式,在复发治疗时医生要避免使用乙状结肠切除术。这种情况下,如果首选开腹手术,就应该采取直肠固定术不联合乙状结肠切除术。

第 **31** 章

肛门瘙痒及其他肛周皮肤病

著　者　Darren Pollock · Michael J.Snyder
译校者　李佶阳(译)　乔　治(校)

要点

➢ 对于有明确病因的肛周皮肤病病人,治疗目的是去除病因并防止复发。

➢ 对所有通过治疗不能迅速改善的皮损应进行活检。

➢ 肛门瘙痒病人常无明确病因。

➢ 对于肛门瘙痒的病人去除环境和食物等因素的刺激是至关重要的。

➢ 针对可能会加重肛门瘙痒的肛周疾病进行治疗常是必要的。

➢ 在治疗肛门瘙痒的过程中,改变清洗习惯和使用防护药膏对于改善严重瘙痒通常有效。

➢ 短疗程的局部类固醇治疗对肛门瘙痒有一定的缓解作用。

　　肛周的皮肤特性与身体其他部位的皮肤相同。对于常见的皮肤病、炎症和感染,肛周皮肤有着相同的易感性,不同种类肛周皮肤病的诊断见表 31-1。建立一套专有的诊断标准能够准确有效地治疗这些疾病。详细的病史采集和体格检查以及系统的诊疗方案对于处理这些复杂情况都是至关重要的。本章节的目的是提出一种能够诊断、治疗和管理常见肛周皮肤疾病的方法。

一、定义

　　肛门瘙痒是一种慢性非特异性疾病,以几乎无法耐受的肛周持续性瘙痒感为主要症状。肛门瘙痒可以是主要诊断,也可以是其他疾病的一个症状。肛门瘙痒发病率为 1%～5%,男性发病率是女性的 4 倍,高发年龄段为 40－60 岁(图 31-1 至图 31-6)。

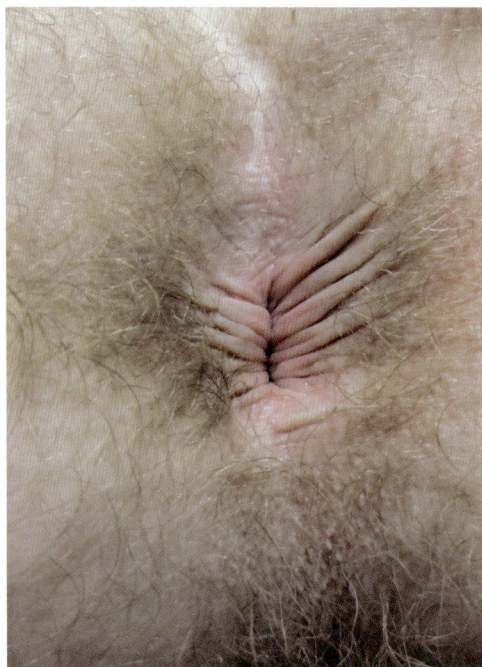

图 31-1　慢性肛门瘙痒:变厚增生的皮肤

表 31-1　肛周皮肤病的鉴别诊断

炎性疾病	非性病传染病
肛门瘙痒	藏毛病
银屑病	化脓性汗腺炎
扁平苔藓	肛瘘
萎缩硬化性苔癣	
皮肤萎缩	结核病
接触性皮炎	放线菌病
脂溢性皮炎	带状疱疹
过敏性皮肤炎	牛痘病
辐射性皮炎	坏疽
贝赫切特综合征	股癣
红斑狼疮	念珠菌病
皮肌炎	皮肤阿米巴病
多形性红斑	阴道滴虫病
寻常型天疱疮	疥疮
Crohn 病	
性传播疾病	癌前病变/癌变
淋病	棘皮症
梅毒	黏膜白斑病
软性下疳	蕈状真菌病
腹股沟肉芽肿	皮肤白血病
性病淋巴肉芽肿	基底细胞癌
接触传染性软疣	鳞状细胞癌
单纯性疱疹	黑素瘤
尖锐湿疣	鲍温病（AIN）
	肛门柏哲德病

AIN，肛管上皮内瘤变

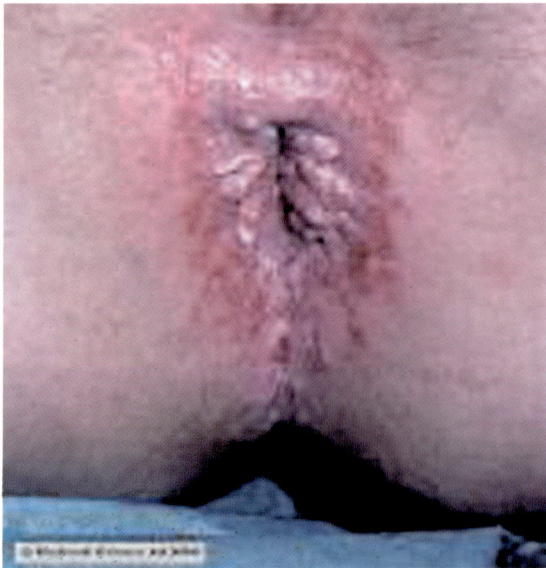

图 31-3　肛门瘙痒:过度增生的肛周褶皱和肛周皮肤脱落,后者有时与窦道的皮肤开口相似

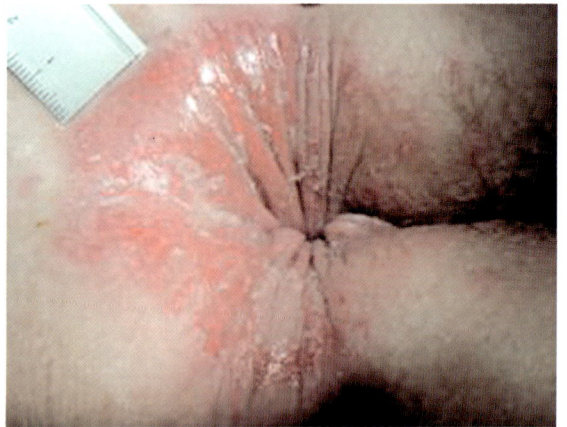

图 31-4　肛门瘙痒:夜间搔抓引起的严重瘙痒伴急性炎症

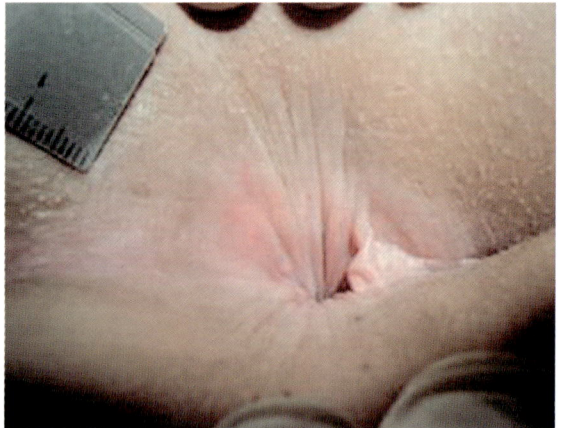

图 31-2　肛门瘙痒:因肛门瘙痒夜间抓挠肛周皮肤的病人继发使用香皂后的急性瘙痒,该瘙痒常伴红肿

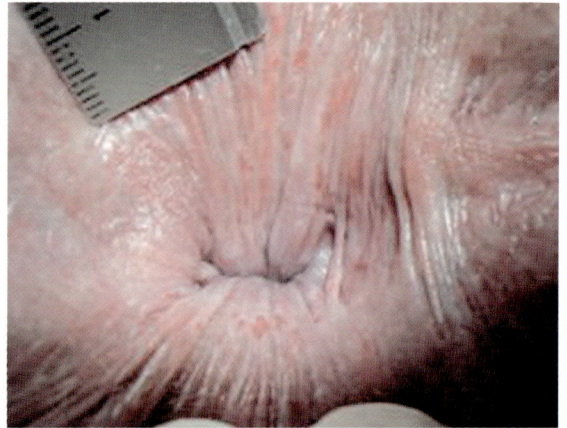

图 31-5　肛门瘙痒:正常臀褶的减少伴慢性疾病纤维化的表现

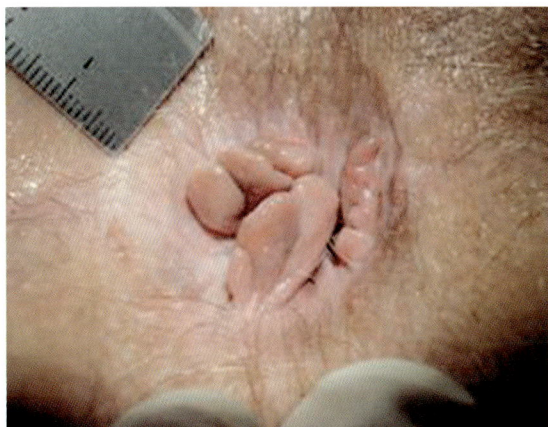

图 31-6　肛周瘙痒:伴外痔皮赘的皮肤慢性改变

二、临床表现

患者因肛门瘙痒就诊,但瘙痒的起始时间、持续时间和严重程度各不相同。肛门瘙痒通常在温暖潮湿的环境下发病,夜间加重,难以忍受的瘙痒呈进行性加重常迫使病人为缓解症状而搔抓皮肤,从而继发细菌感染。多数患者有尝试使用多种非处方药或处方药的病史。值得注意的是,这种无法忍受的肛门瘙痒所带来的困窘和社会羞辱感常常使患者延误就医,严重者甚至出现抑郁和自杀倾向。

三、病因

肛门瘙痒可以分为特发性或继发性。特发性肛门瘙痒表现为无明显诱因的单纯性肛门瘙痒,占肛门瘙痒的 50％～90％。继发性肛门瘙痒的病因有 100 种以上,主要的继发性病因见框 31-1。在生理学上,肛门瘙痒是由于肛周皮肤上的痛觉 C 纤维受到刺激引起的。肛周皮肤上的多种化学递质(框31-2)可以刺激这种浅表的痛觉纤维,从而被大脑感知为持续性瘙痒。

虽然多数患者为特发性肛门瘙痒,但仍有一些共同的继发特征。如多数患者通常会存在肛周不洁或肛门粪便泄漏(通常不是固体的大便失禁)。既往有过肛门手术的病人无论是否损伤括约肌复合体,均可由于瘢痕组织形成的无感觉通道而导致少量粪便漏出并沉积在肛周皮肤上。某些食物(框31-3)(几乎所有的植物性食物都不能被哺乳动物肠道完全消化)出现在黏液性排泄物中会引起局部炎症反应,从而释放多种化学介质使病人感到瘙

框 31-1　肛门瘙痒的继发因素

- 解剖因素(如肥胖),紧身内衣,多毛症
- 肛门直肠疾病(如痔),肛裂或肛瘘
- 抗生素
- 接触性皮炎
- 如表 31-1 所列的皮肤病
- 饮食
- 腹泻
- 药物,如奎尼丁、秋水仙碱、静脉注射的固醇类药物
- 妇产科疾病
- 感染
- 肿瘤形成
- 个人卫生(卫生不良或清洁过度)
- 心理/精神因素
- 辐射
- 系统疾病,如黄疸、糖尿病、慢性肾衰竭

框 31-2　肛门瘙痒的化学媒介物

- 组胺
- 激肽释放酶
- 缓激肽
- 木瓜蛋白酶
- 血清素
- 胰蛋白酶
- 前列腺素
- 阿片类药物
- 神经肽,如 P 物质

框 31-3　与肛门瘙痒相关的饮食因素

- 咖啡(含或不含咖啡因)
- 茶
- 含可可提取物的碳酸饮料
- 巧克力
- 柑橘类水果
- 番茄
- 乳制品
- 辛辣的食物
- 啤酒

痒。搔抓肛周皮肤仅能提供短暂的缓解,但会进一步增强炎症反应。持久的搔抓会导致皮肤变厚,并且随着痛觉受体的敏感性上调和数量的增多,皮肤更容易感觉瘙痒。恶性循环随之产生,当症状变得

无法忍受时,患者才会不顾尴尬地考虑就诊。

四、诊断

(一)评估

第一步是完善含有相关特定问题的病史:①日常饮食中是否含有已知能够引起肛周炎症的物质(框31-3)(除了直接引起皮肤炎症,咖啡和巧克力也可降低肛管静息压);②既往治疗(软膏、乳膏、洗剂、肥皂、擦拭巾);③肛周卫生和清洁情况;④内衣的款式(宽松、透气或贴身、合成纤维);⑤是否多汗;⑥既往肛门手术史。

第二步是进行详细地肛门直肠检查。医生必须警惕:①寻找明显的继发诱因,如痔疮脱垂、裂伤、肛瘘等;②注意肛管的紧张度和括约肌张力,这可能导致污染物渗漏的原因之一;③检查皮肤的完整性;④寻找色素沉着或色素减退的依据;⑤寻找皮疹并注意它们的分布情况;⑥寻找溃疡和肿块;⑦使用肛门镜检来评估溃疡、排出物或炎症的情况;⑧使用直肠乙状结肠镜检查来确定直肠的病理改变(炎症、肿块、溃疡);⑨检查腹股沟以确定是否有炎性淋巴结肿大;⑩检查生殖器区域的类似损伤;⑪检查颈部、背部、腹部和四肢以明确是否有全身性病变表现。

初诊时必须将所有的排泄物拭子取样并送检培养。拭子取样应取溃疡或炎症部位表面的黏液,特别是对有性传播疾病病史的患者进行检查更为重要。所有包块、高度怀疑恶变的溃疡、色素沉着或色素减退的病变部位都需要穿刺病理活检。

(二)治疗方案

如果在首诊时没有发现继发诱因,就应依照特发性肛门瘙痒制定治疗方案。修正行为习惯是首选治疗。首先,病人要回顾既往饮食,停止一切如前所述的食物和饮品。其次,养成保持肛周清洁的习惯,以利于皮肤的愈合。禁止使用肥皂,如果病人坚持使用肥皂,可使用温和无香型。大便后擦拭的摩擦可能会引起皮肤不必要的损伤,应采用轻拍晾干或者吸干水分的方法来清洗肛门。皮肤应该保持干燥,洗澡后可以用吹风机将肛周组织吹干。停用所有药物、香水和除臭类粉剂,使用温和的油性清洁剂(Balneol)于便后清洁肛门区。最后,必须避免肛周区域的潮湿。建议患者在肛周放置纱布、棉花或者玉米淀粉以保持皮肤干燥。初诊的时候,可以使用甲紫(0.75%溶于15%水甘油)擦洗瘙痒的区域,以减轻症状并获得足够的时间让受损的皮肤开始愈合。然后要求病人4~6周后复诊。

如果改变行为习惯无法改善症状,第二步就要采取药物治疗。首先建议使用防潮的药膏。这些药膏的作用是保护肛周皮肤免受日常的创伤,从而促进皮肤的愈合。这些活性成分主要为氧化锌的非处方药物大多可以在药店买到。例如Calmoseptine、Desitin和其他尿布疹软膏。每一次就诊都要局部使用甲紫。二线治疗方案是局部类固醇治疗。不同浓度的氢化可的松软膏(1%~3%)最常应用于治疗。应当注意尽管这些软膏可以减轻炎症,但同时也留下了一层厚厚的残渣使得水分残留,从而加剧病情。0.1%氧羟泼尼松龙乳液是一种非常有效的药物,使用后可以使液体蒸发从而保持皮肤干燥。由于长期使用会产生毒性作用,导致皮肤萎缩和干燥,这可能会加重症状,故局部类固醇需要谨慎使用。

如果局部类固醇治疗无效,病情就比较棘手了。通常需要做肛周皮肤活检以除外可能存在的慢性皮肤病。一个治疗顽固性瘙痒的方法就是皮内注射1%亚甲蓝。如果症状不缓解,可1个月后再次注射。80%的患者注射1次即可缓解症状,注射2次93.3%的患者有效。不良反应包括永久性并逐渐恶化的皮肤感觉迟钝。因此,注射亚甲蓝适用于症状严重的患者。另一种治疗方法是局部辣椒素(0.006%)软膏治疗,3/d,共4周。辣椒素是一种P物质抑制药,可以抑制炎性反应,有效率70%。

(三)肛周皮肤疾病

扁平苔藓是一种可以侵袭皮肤、口腔和生殖器的炎症性疾病。通常被划分为自身免疫性疾病,往往表现出严重的瘙痒。临床表现为扁平、紫罗兰色的丘疹,组织学上可见基底膜的变形和真皮淋巴细胞浸润。对生殖器的影响,女性高于男性,常见发病部位为阴部和肛周皮肤。开放性皮损需要局部应用抑制炎症药或激素治疗(图31-7和图31-8)。

硬化性苔藓主要影响生殖器和肛门。病变非常罕见,女性居多,病因不明。它的特点是闪亮光滑的白斑,可以相互融合成更大的斑块,皮肤变薄变脆。

根据临床特征和穿刺活检予以诊断。可使用局部类固醇乳霜治疗,如 0.05％ 的丙酸氯倍他索。也可以使用他克莫司软膏以避免典型的类固醇的皮肤变化(图 31-9 至图 31-12)。硬化性苔藓患者需要长期随访以监测发病率日益上升的鳞状细胞癌。

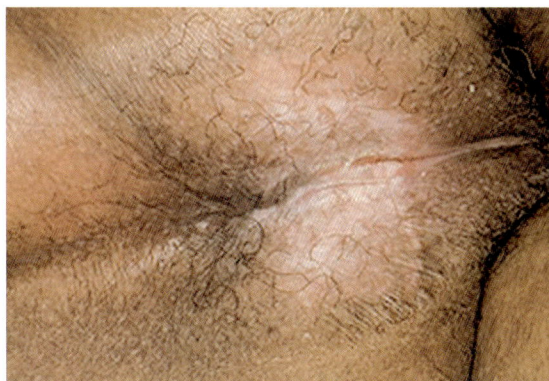

图 31-9 硬化性苔藓:注意融合的白色斑块

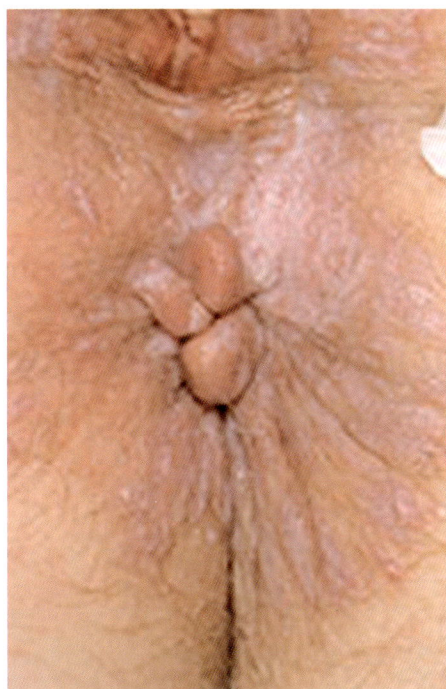

图 31-7 扁平苔藓:注意由扁平苔藓伴随剧烈瘙痒所导致的抓痕

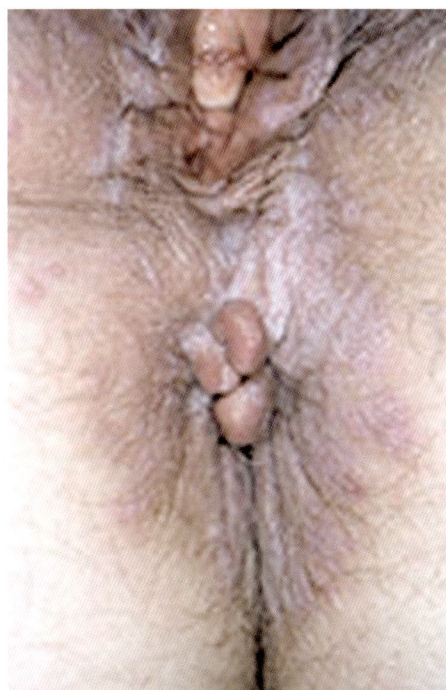

图 31-10 硬化性苔藓:注意肛周多个白色斑块

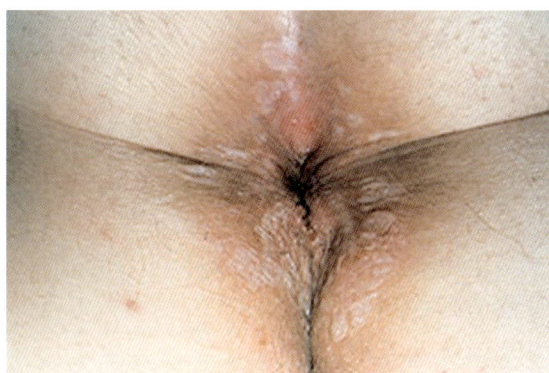

图 31-8 扁平苔藓:注意青紫色的皮肤改变

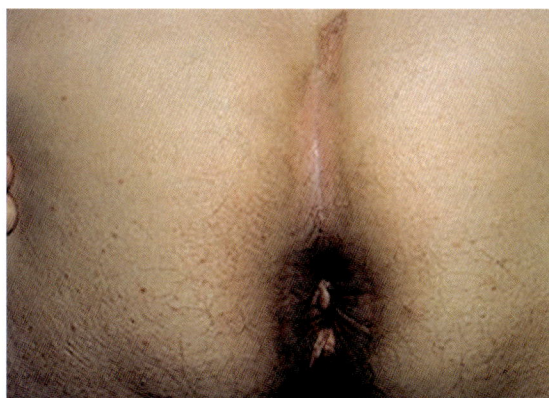

图 31-11 硬化性苔藓:注意上部的臀褶融合的白色斑块

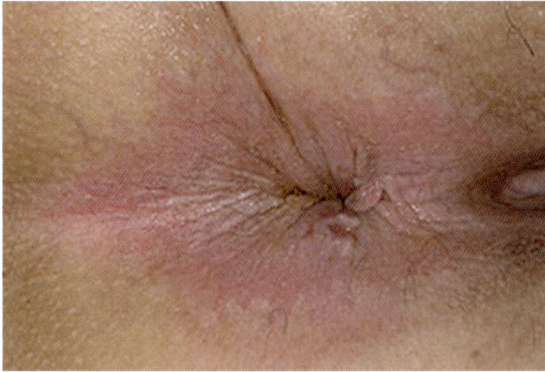

图 31-12   硬化性苔藓:注意变薄变脆的皮肤

单纯性苔藓是一种可以导致慢性瘙痒和抓伤的皮肤疾病。各部位皮肤均可受累,包括肛周皮肤。病变特点是斑块边界明显、皮状肌理、色素过度沉着、红肿发炎和划痕。再根据临床特征和活检诊断。尽管局部类固醇有效,但主要治疗方法是停止搔抓。

(四)肛周感染

肛周的感染源可以是病毒、寄生虫、细菌和真菌。细菌感染并不常见,但可见于肛周创伤皮肤的二重感染。腹股沟淋巴肉芽肿是一种特殊情况,其。致病微生物是三种品系的沙眼衣原体中的一种。传播途径是性接触。感染的临床症状包括外生殖器短小、直肠溃疡或丘疹,直肠疼痛、出血和流脓。该疾病的典型症状是腹股沟淋巴结疼痛。主要依据临床表现确诊,治疗使用多西环素,2/d,共21d。

病毒感染通常是通过性传播:最常见的有巨细胞病毒、单纯疱疹病毒(HSV)和人类乳头状瘤病毒(HPV)。HSV通过皮肤接触传播。潜伏期过后,生殖器和肛门附近出现痛性疱疹和溃疡,可发生腹股沟腺病。溃疡可在2～4周自愈。偶见愈合后再次暴发病例。治疗以抗病毒治疗为主,注意防止或缩短暴发发病时间。HSV感染(图31-13至图31-16)详见第11章。

HPV通过皮肤接触传播,HPV感染详见第11章。发病早期通常没有任何症状,但随着病灶的发展,会出现流血和瘙痒。HPV可以引起生殖器疣、肛门癌和阴茎癌。生殖器疣可见于阴茎、睾丸、阴道、肛周皮肤及肛管,可表现为扁平状或者菜花状。疣状凸起的治疗可以采用局部用药(咪喹莫特、足叶草、三氯乙酸),冷冻或手术消融(图31-17至图

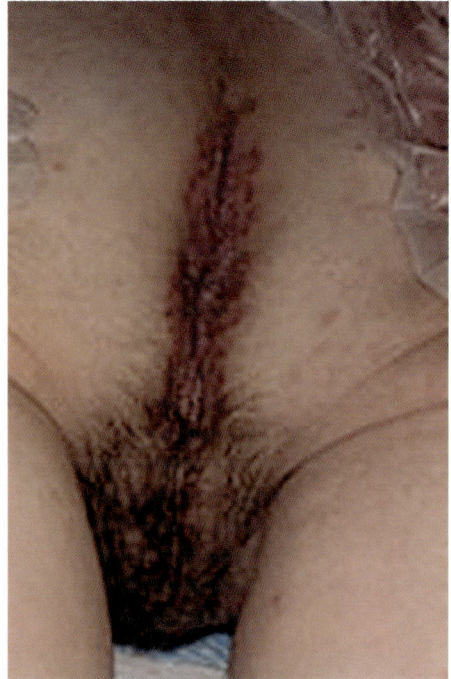

图 31-13   单纯疱疹病毒:HIV 病毒携带者肛周组织的严重感染形成隆起性皮损

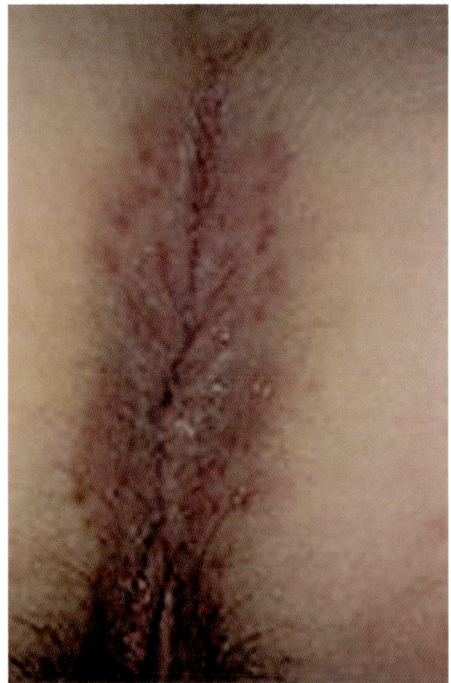

图 31-14   单纯疱疹病毒:伴随极度痛性的严重感染

31-20)。咪喹莫特是一种局部免疫调节剂,对免疫能力正常病人的肛周皮肤小病灶极为有效。

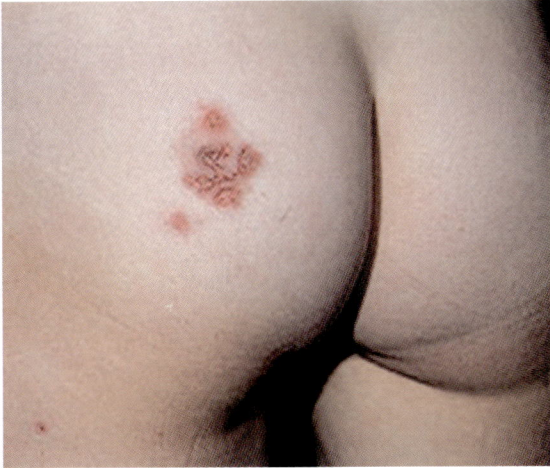

图 31-15　单纯疱疹病毒:正常免疫力病人的轻度,局限感染

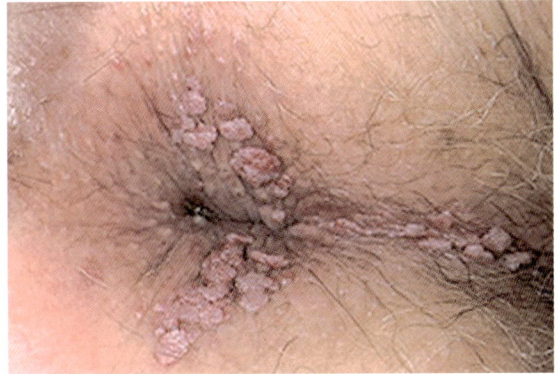

图 31-18　尖锐湿疣:人类乳头状病毒的早期感染。注意:镜像的外观说明尖锐湿疣是通过发生微小创伤后皮肤接触皮肤的"接吻"效应传播

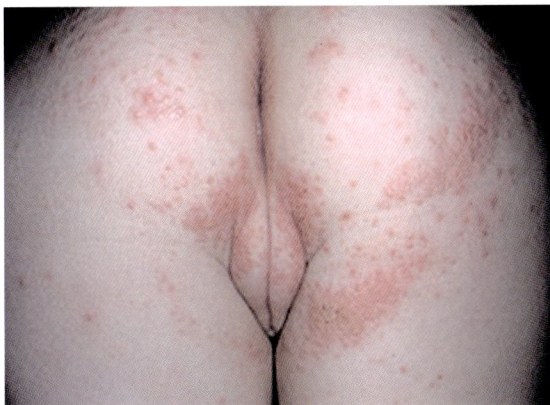

图 31-16　单纯疱疹病毒:正常免疫力病人的广泛感染

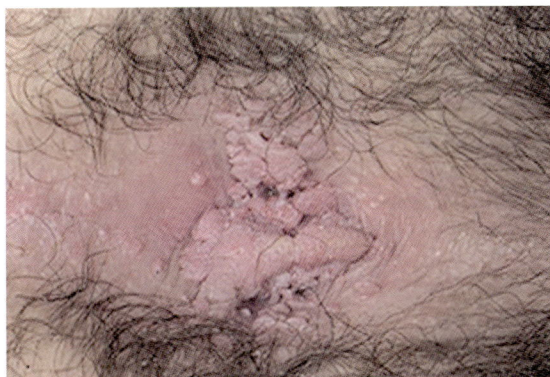

图 31-17　尖锐湿疣:大小不等的肛周皮肤湿疣

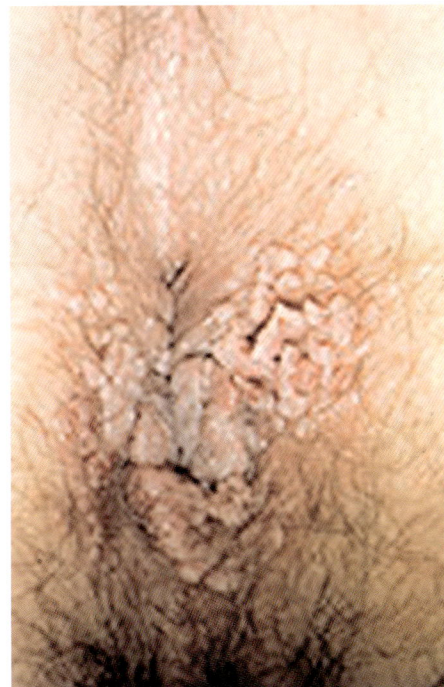

图 31-19　尖锐湿疣:大小不等的肛周皮肤湿疣

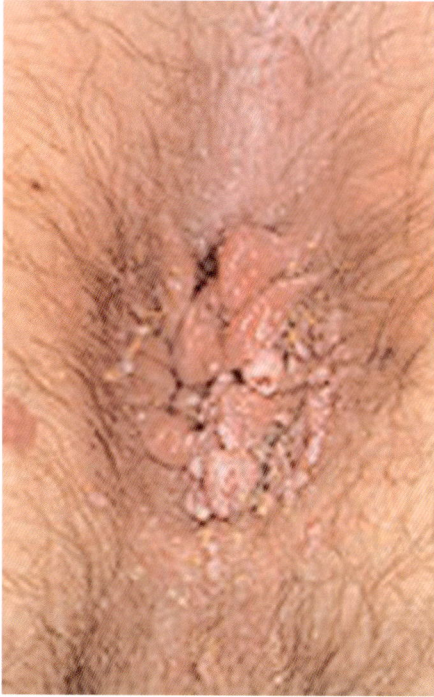

图 31-20　尖锐湿疣:大小不等的肛周皮肤湿疣

治疗时给予每位家庭成员单次口服 100mg 甲苯咪唑。此外,清洁家中所有角落以消除虫卵。

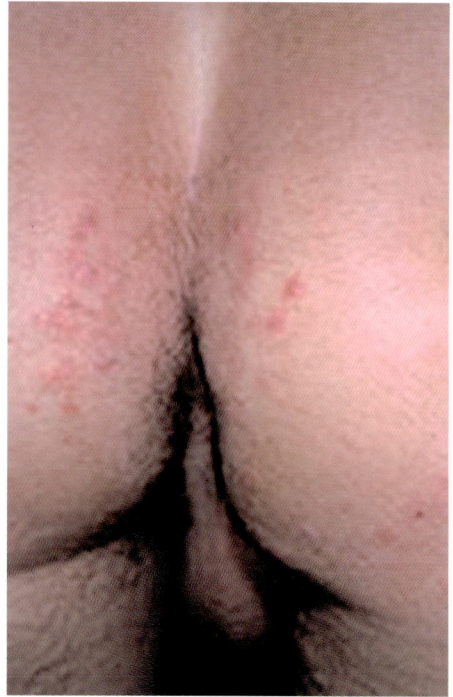

图 31-22　疥疮:肛门周围双侧臀部的多重咬伤

　　常见的肛门寄生虫感染是疥疮和蛲虫。疥疮的特点是强烈的瘙痒和丘疹样皮疹。可发病在四肢、生殖器和指间。治疗可用 1% 的林丹乳霜或者乳液从颈部涂到足趾,8～12h 后洗掉。所有衣物和床上用品必须用热水消毒杀菌(图 31-21 至图 31-24))。蛲虫(蠕形住肠线虫)感染在儿童中最常见,但在家庭中传播时也可以感染成年人(图 31-25)。瘙痒在午夜和清晨加重,这是因为蛲虫从肛门爬出所致。诊断根据是在显微镜下进行虫卵识别,通常于症状高发期使用干净透明的胶带在肛周皮肤取虫卵标本。在常规显微镜下即可观察诊断。

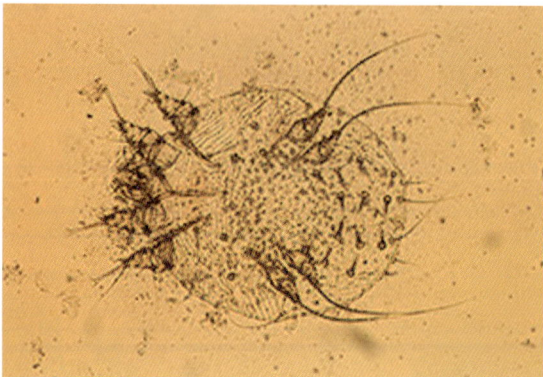

图 31-23　疥疮:咬伤区的皮肤脱落引起的多区域感染

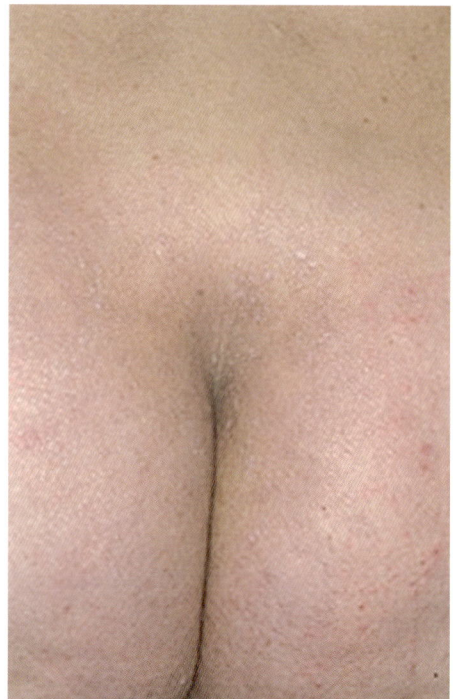

图 31-21　疥疮的病原体:蚧螨(蚧螨属)

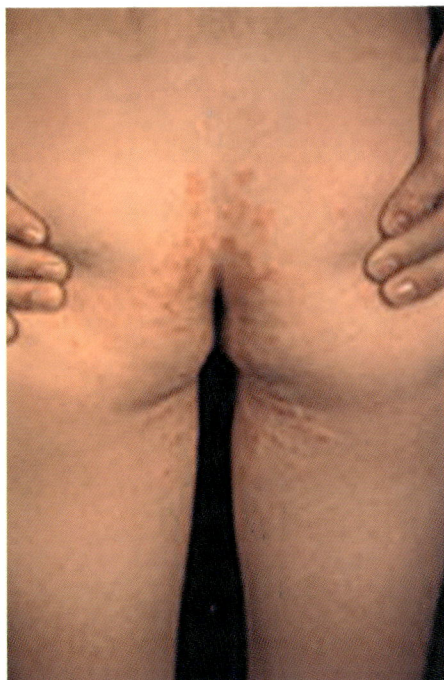

图 31-24　疖疮：多个小咬伤口，部分继发感染

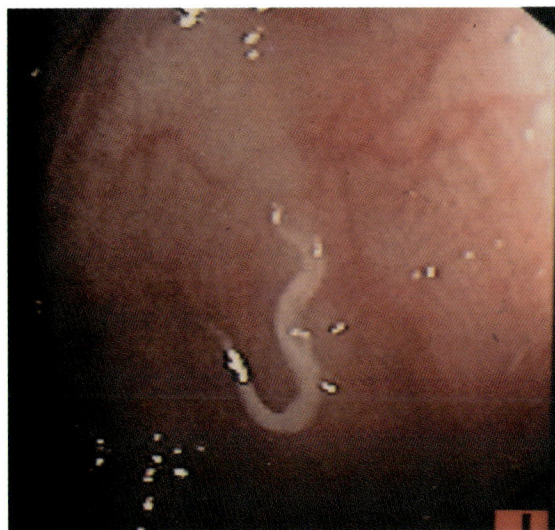

图 31-25　结肠镜检下的蛲虫

（五）化脓性大汗腺炎

化脓性大汗腺炎是一种慢性的反复发作的顶泌汗腺的炎症和感染，常累及腹股沟、乳晕、生殖器和肛周皮肤。症状包括痛性脓肿及恶臭脓液。女性较男性更易患病。脓肿引流后的初始治疗包括口服抗生素治疗急性感染和非甾体类抗炎药物减

轻疼痛及肿胀。对于顽固难愈型的病例，需要采取手术治疗。手术方式的选择从简单的切开排脓、感染的窦道去顶，到受累部位的全切和随后的植皮手术（图 31-26 和图 31-27）。彻底地窦道去顶是减少复发的关键。亚甲蓝可以注射到窦道中帮助识别和控制其所有侧分支。该疾病极易复发，但处理方式都相同。全切后植皮是最后的治疗手段。汗腺炎详见第 10 章。

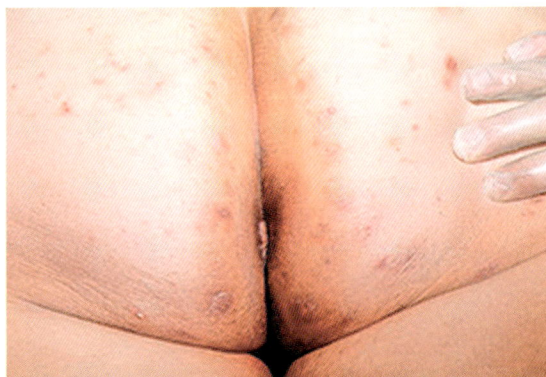

图 31-26　化脓性汗腺炎：具有小脓肿的顶泌腺的早期双侧炎症

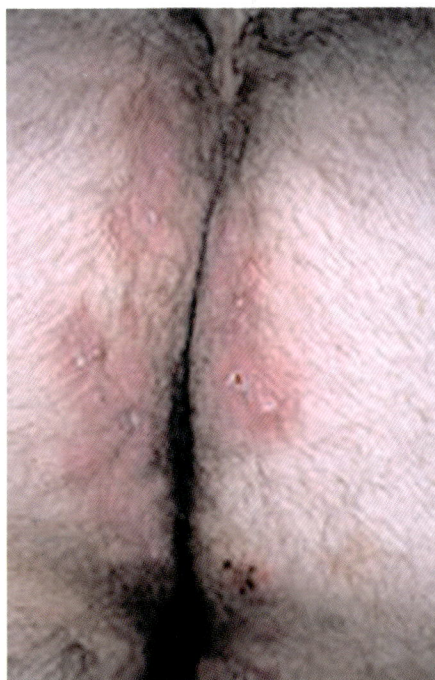

图 31-27　化脓性汗腺炎：伴皮下脓肿的早期炎症分布于双侧肛周

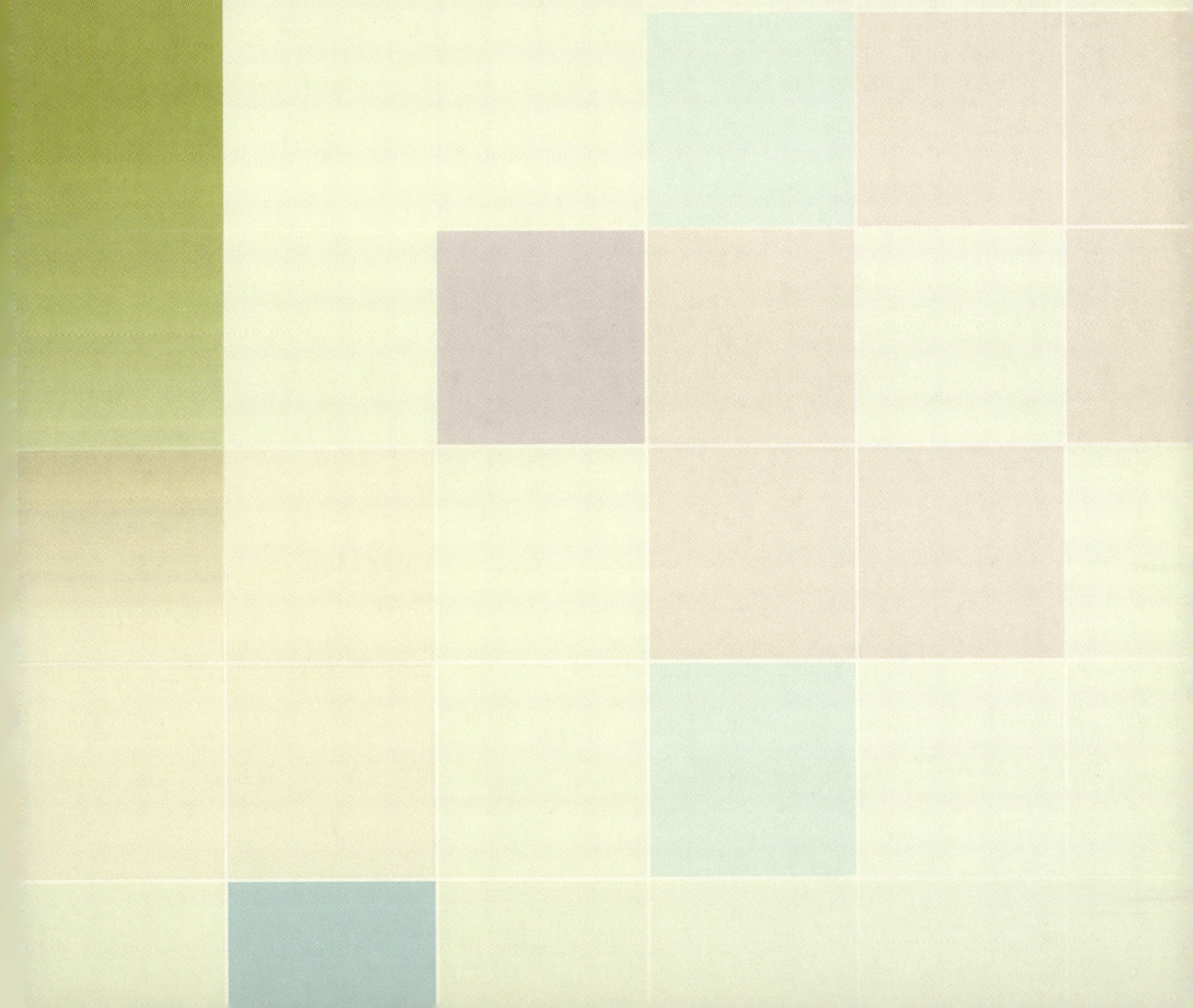

第六部分

其他疾病

第32章

结肠和直肠的损伤

著　者　Phillip A. Letourneau · John B. Holcomb
译校者　申伟松(译)　乔　治(校)

要点

➢ 结肠损伤大多可以通过一期修复或一期切除吻合进行安全有效的处理。

➢ 增强 CT 是评估大肠损伤的一项重要辅助诊断方法。

➢ 腹膜反折上直肠损伤可行一期修复,腹膜外直肠损伤宜行改道手术。不再推荐直肠灌洗和骶前引流治疗。

➢ 开始 24h 的持续治疗,应该使用合适抗菌谱的抗生素,并尽量减少抗生素用量。可通过使用适当的广谱抗生素覆盖伤后初始 24h,从而使抗生素的用量达最少。

➢ 直肠异物一般可经肛门取出。

历史上结肠损伤的外科治疗经历了一个"循环"。现在外科早期结肠损伤治疗优先推荐一期修复和吻合。在缺乏抗感染药物的第一次世界大战期间,由军医主导的研究均提倡采用这种方法治疗大肠损伤。然而在第二次世界大战中,结肠造口术成为了结肠战伤的标准治疗方法。1943 年,军医署更是公布规范强制性应用结肠造口术治疗大肠损伤。随后结肠造口术开始被地方医疗机构广泛采纳。这种情况持续了数十年。然而,在 20 世纪 50—60 年代新奥尔良市的两项研究中显示,应用一期修复治疗大肠损伤更有优势。近年来,随着包括军医作者在内的多篇文章的发表,结肠损伤首选治疗方法正由肠造口术再次变为一期修复。

一、损伤机制

(一)穿透性损伤

腹部穿透性损伤后,小肠是最容易受损的器官,其次是结肠(图 32-1)。除了直接性的穿透伤,冲击波效应也可以引起结肠和直肠的损伤,并导致肠道挫伤和迟发性穿孔(图 32-2)。

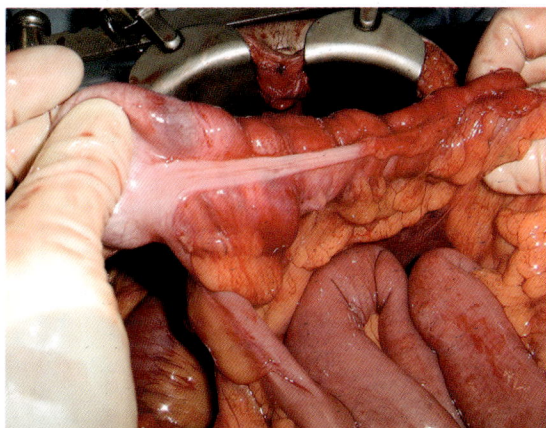

图 32-1　腹部枪伤继发的升结肠损伤和腹膜后血肿

(二)钝器伤

闭合肠襻管腔内压力的突然增加是造成结肠钝器伤的主要原因。剪切力亦可造成相对固着点损伤,如肠系膜撕脱伤引发的继发缺血性肠坏死和穿孔。肠壁部分挫伤亦可导致早期或延迟性肠管全层穿孔。

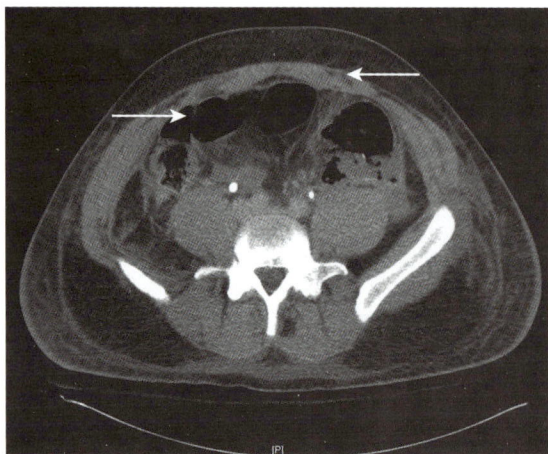

图 32-2　CT 扫描下乙状结肠和腹膜、腹壁的延迟穿孔

(三)其他损伤

医务人员和病人自己也可以成为结肠和直肠损伤的原因。如内镜检查、性行为或吞食异物均可导致结直肠损伤(图 32-3)。

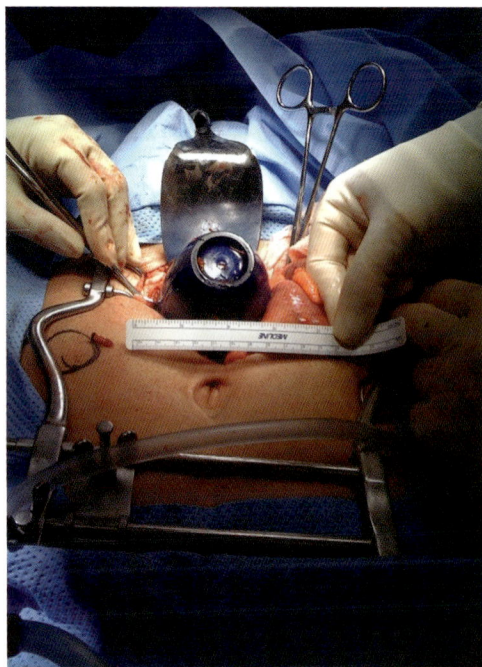

图 32-3　直肠异物引起的乙状结肠穿孔。在开腹手术下,图片中异物通过低位腹部手术移除

二、诊断

(一)病史

仔细询问病史可以揭示损伤机制,应该成为诊断结肠和直肠损伤的第一步。而且,特别要关注医源性和自身原因造成的结肠损伤。

(二)体格检查

创伤高级生命支持指南建议对创伤病人按 ABC 优先顺序进行检查:通气、呼吸、循环。之后进行下一步检查,如腹部和会阴部检查及直肠指诊。若直肠检查发现出血常提示部分或全层肠壁损伤。在创伤中心,超声检查已经成为腹部损伤中一种常规检查(图 32-4)。但由于大肠损伤引起的少量腹腔游离液体和结肠内外的气体可使肠壁模糊,腹部超声检查对于结肠损伤的有效性和可靠性是非常有限的。

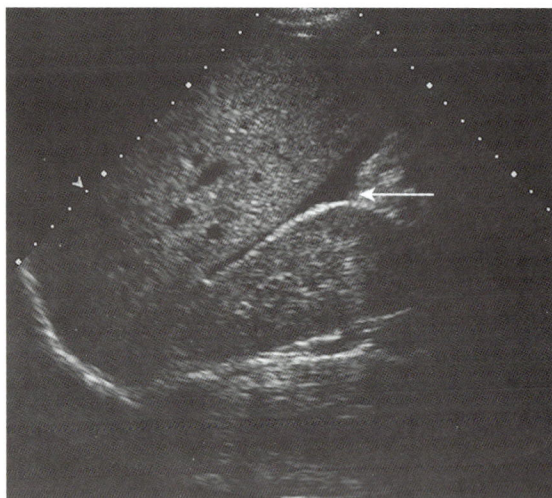

图 32-4　腹部创伤的超声检查:一位 37 岁的男性病人,车祸后血压偏低,超声下只有腹部上部少量出血。最终病人因肝脏撕裂伤和结肠浆膜损伤行急诊剖腹术

(引自 Lee,BC. The utility of sonography for the triage of blunt abdominal trauma patients to exploratory laparotomy. Am J Roentgenol 188:415,2007.)

对于刺戳伤或者低速正切的枪弹伤,除 CT 扫描外,局部筋膜探查能够为创伤的保守治疗提供诊断依据。随后应通过系列腹部检查,密切监测病人腹膜炎的发展状况。体格检查或 CT 检查证实未穿透腹膜的刺戳伤病人可回家休养。侧后腹部的穿透性创伤可能会引起腹膜后大肠损伤。这些病人的腹部疼痛和腹膜炎表现会延迟出现,应该密切观察病人临床表现。这种病人的诊断延迟通常并不增加感染性并发症和结肠造瘘的风险。

（三）影像学检查

多排CT已经成为检查创伤病人一种不可或缺的工具。腹腔内的游离气体、增厚的肠壁、结肠周围脂肪束状改变、直肠外渗出物都提示肠损伤。目前,大部分创伤诊治中心依靠静脉内注射造影剂进行初步的影像学评估。口服和经直肠注入造影剂的应用在诊断空腔脏器的损伤上很少甚至没有作用,而两重或三重的增强扫描可能会引起明显延迟,所以我们建议对创伤病人只静脉注射造影剂。对于腹部枪弹伤,将不透射线的物体置于创伤的出入口,可有助于应用CT查明弹道(图 32-5)。CT扫描也可以显示出金属碎片和冲击波效应(图 32-6)。

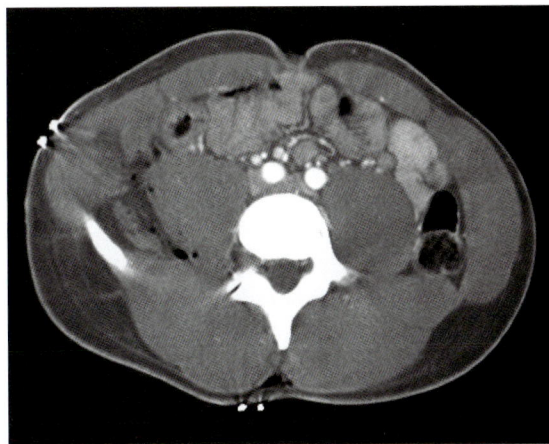

图 32-6　右侧枪伤病人的 CT 扫描。皮肤表面的金属物指示出了枪伤的入口和出口。右腹部有冲击伤(承蒙 Dr.Scott steele 供图)

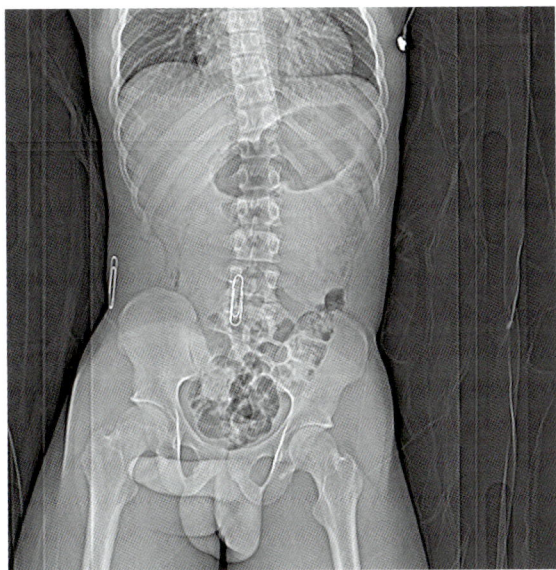

图 32-5　CT 扫描图像,利用不透射线的标志预测子弹轨迹

没有内脏损伤影像学证据的病人可行保守治疗,但伴有持续疼痛及体征不能明确的病人需行进一步评估。如CT扫描可明确排除腹膜内损伤,出于尽可能节约医疗资源的角度考虑,病人可早期出院观察。CT在评估腹部锐性战伤是否可行非手术治疗方面亦是非常有效的。

（四）诊断性腹腔灌洗

如果灌洗液白细胞计数≥500/mm³,红细胞计数≥100 000/mm³,含有肉眼可见的肠内容物、血液,则诊断性腹腔灌洗(DPL)被认为是阳性。在很多创伤中心,诊断性腹腔灌洗已经被超声检查和CT扫描代替。但是一些诊断性腹腔灌洗的结果仍很有说服力,所以腹腔灌洗术仍然是腹部创伤一项重要的检查手段。多个空腔脏器损伤研究显示,诊断性腹腔

灌洗术在诊断大肠或是小肠损伤上的灵敏度是97%。阳性预测值是 54.7%,阴性预测值是 80%。

最近,Cha 等回顾性研究了 627 名行腹腔灌洗术的病人。结果表明 DPL 灵敏度 77%,特异度93%。而住院病人血压不稳定的时候,DPL 的有效性被提高,灵敏度 80%,特异度 100%。

（五）腹腔镜检查

腹腔镜检查在腹部创伤中的应用有一定的局限性。目前其主要应用于无法通过临床症状和影像学做出明确诊断的膈损伤。由于在腹腔镜下进行肠管探查及修复操作较为困难,腹腔镜检查一直不能成为处理大肠或是小肠损伤的有效方法。当前,我们不推荐将腹腔镜检查应用于大肠损伤评估,除非例外情况,比如结肠息肉切除术后的穿孔(图 32-7)。

三、创伤分级

目前有两种创伤程度分级方法用于指导外科医生选择合理的手术方式。Flint 分级法将结肠解剖学损伤和伴随的其他腹部损伤结合在一起做评估。Ⅰ级:最低程度的粪便污染,没有延迟手术时间,无其他伴随损伤,血流动力学稳定。Ⅱ级:结肠穿透性损伤或是结肠撕裂伤,并且伴有其他的创伤性损伤。Ⅲ级:严重的组织缺失和粪便污染,伴有休克。

目前被创伤外科医生广泛应用的分级系统是由美国创伤外科协会(AAST)于 1990 年发布的损伤分级系统中的结肠损伤分级部分提出。Ⅰ级:只

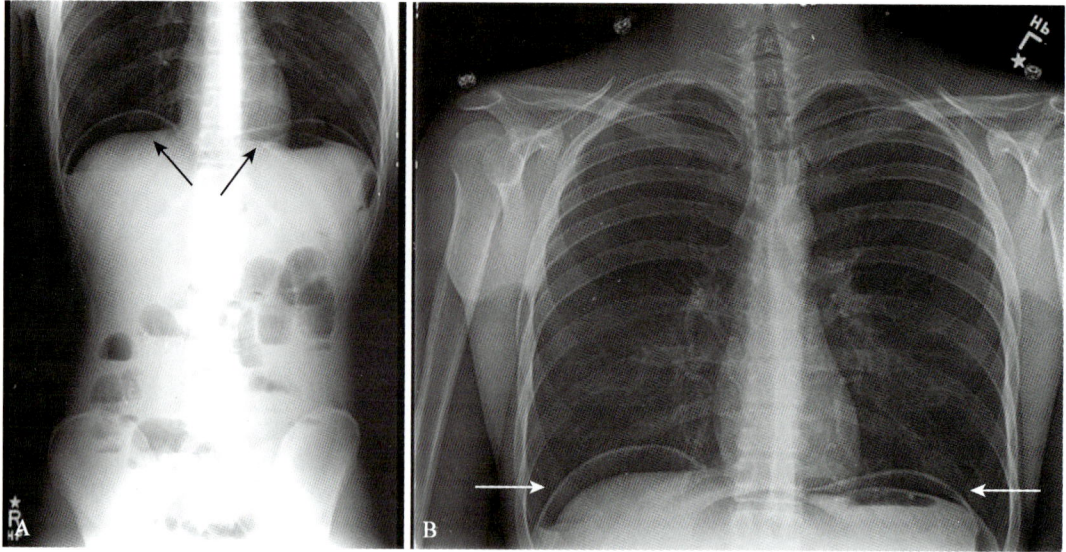

图 32-7   A 和 B. 结肠镜检查致结肠穿孔引起的腹腔游离气体

有浆膜受损(图 32-8);Ⅱ级:损伤涉及肠壁;Ⅲ级:损伤程度小于整个肠壁 25%;Ⅳ级:损伤程度大于整个肠壁 25%;Ⅴ级:损伤周围组织,有或无血管损伤(图 32-9)。

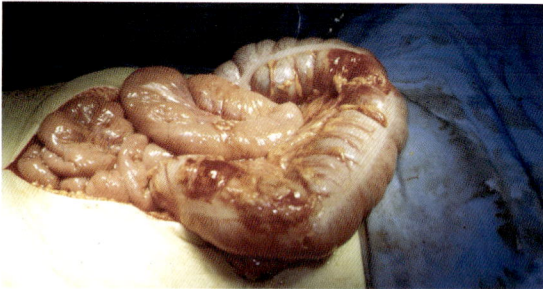

图 32-8   横结肠的 3 个部位的Ⅰ级损伤

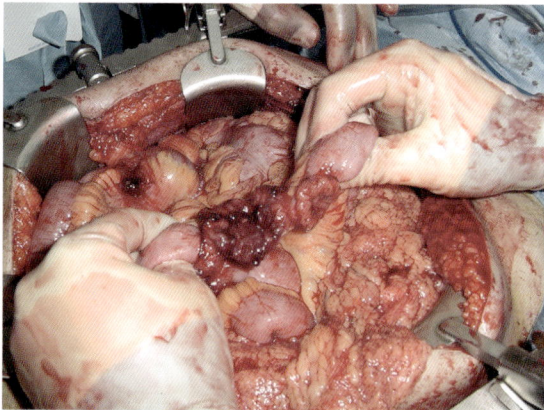

图 32-9   Ⅴ级损伤和小肠的全切除

(承蒙 Dr.Scott Steele 供图)

四、手术方法

(一)一期修复和肠造口术

在过去,一期修复的禁忌证有:休克、严重感染合并其他的相关损伤、大量出血并需要大量输血、手术时间延误、左半结肠损伤。目前创伤外科医生进行了系统的病例对照研究,并一致认同大部分结肠损伤都可以行一期修复治疗。

美国创伤外科协会的结肠损伤分级中的Ⅰ~Ⅲ级,都应该尝试行一期修复手术。大量回顾性和前瞻性的随机对照研究已经证明了一期修复的安全性。在 1979 年,Stone 和 Fabian 第一次用结肠穿透性损伤前瞻性随机研究证明,一期修复手术可以降低感染率。他们随机选取了 139 例病人,67 例行一期修复治疗,另外 72 例行结肠造口术。结肠造口术和一期修复伤口感染率分别为 57%、48%($P>0.05$),腹膜内感染率分别为 29%、15%($P<0.05$)。但是,作者排除了许多同期被认为必须行结肠造口术的病人。

在 1991 年,为了对比结肠造口术和一期修复,Chappuis 等做了第二次前瞻性随机研究。该研究包括 56 例结肠穿透性损伤的病人,这些病例被随机均分为一期修复组和肠造口术组。在这次研究中试验者没有排除任何病人,结论是两组在术后感染和并发症没有统计学差异。实验者同时报道了一期修复组需要的住院治疗时间更短(18.8d vs

12.8d)。

2002 年,Kamwendo 等发布了最大规模的前瞻性病例对照研究。240 例病人被随机分为一期修复组和结肠造口术组(每组 120 例)。结论是一期修复组和结肠造口术组的并发症没有统计学差别。一期修复需要的手术时间更短(127.1min vs 142.3min;$P=0.009$)。研究者还评估了延误手术时间是否为一期修复的禁忌证,结论是立即手术和延误手术的并发症没有统计学差异,并再次得出一期修复组住院治疗时间更短的结论。

由于没有对严重损伤病人进行分层分析,这些研究受到诟病。在一项包括 140 例必须行结肠切除病人的回顾性分析中,肠吻合术病人和肠造口术病人的术后腹部感染性并发症没有统计学差异。为进一步研究一期修复手术在严重结肠损伤并需要肠切除术病人中的应用,Demetriades 等在一次多中心的前瞻性对照研究中研究了 297 例病人。这次队列研究表明,一期修复手术和结肠造口术的术后结肠损伤相关并发症没有统计学差异(24% vs 27%;$P=0.373$)。多中心的分析表明在手术方式的选择上没有明显增加手术并发症。

以上证据表明在创伤性结肠损伤中,结肠造口术同一期修复手术相比没有什么优点,同时,结肠造口对年轻病人的生活质量具有明显的影响。同时很多以前的研究没有考虑结肠造口还纳术的发病率和死亡率。因此建议外科医生在所有结肠损伤的病例中均应首选一期修复治疗。值得注意的是,结肠造口术仍然是一种有潜力的手术方法,对于结肠损伤合并显著性的血管损伤或是因肠壁水肿无法行吻合术的病人应当行结肠造口术。

战伤与平时伤不同,这一点非常重要(图 32-10)。对待战伤需要不同的治疗方案。在伊拉克战争中收集的数据表明:行结肠造口并二期修复的病人(图 32-11)同一期修复术的病人相比,吻合口瘘的发病率降低(比值比,0.06;$P=0.04$)。

(二)损伤控制的剖腹手术

毁损性的结肠损伤应该行肠切除并早期吻合(美国创伤外科学会结肠损伤Ⅳ级和Ⅴ级)。先前讨论认为,如果病人没有出现出血性休克,应当行早期吻合术,不需行损伤控制手术。最近几项研究着眼于损伤控制性手术中结肠损伤的处理(图 32-12)。第一项研究,Miller 等研究了 22 例在损伤控

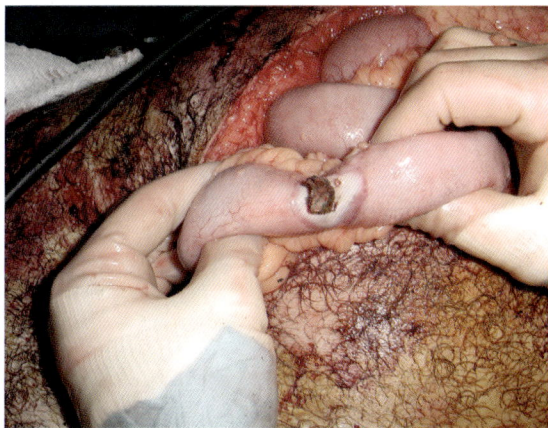

图 32-10　因爆炸损伤引起的小肠穿孔(高速爆炸物引起周围组织的损伤)

(承蒙 Dr.Scott Steele 供图)

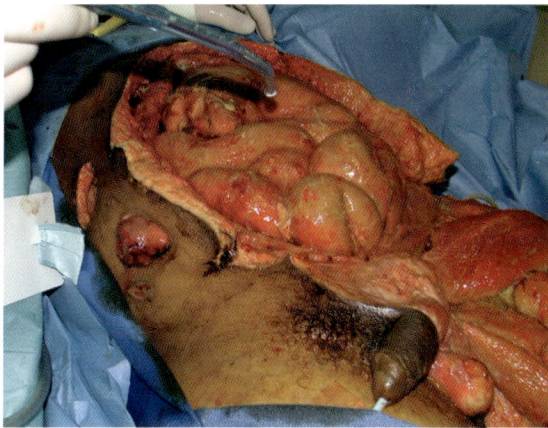

图 32-11　严重穿透性损伤导致坏死性筋膜炎和右下腹的结肠造口术

(承蒙 Dr.Scott Steele 供图)

制剖腹术中切除结肠的病人。在这些病人中,6 例行肠造口术,11 例行延迟吻合术,2 例在首次手术中就进行了吻合术,3 例病人在出手术室之前死亡。研究者发现,11 例行延迟吻合的病人与 2 例行切除后立即消化道重建的病人相比,在穿孔率、腹腔脓肿和结肠相关死亡率上没有差异。

第二项研究中,Kashuk 等回顾性研究了 29 例行损伤控制剖腹术合并慢性损伤的病人。25(86%)例病人行切除术和延迟吻合术,4 例病人在初次手术中行一期吻合修复。同样结肠相关死亡率没有差异,并发症的发病率也相同。尽管这些研究规模较小,但是这些证据都支持在损伤控制手术

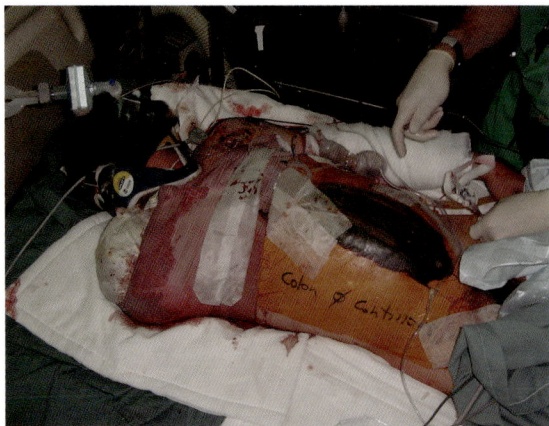

图 32-12　战伤(爆炸装置引起)结肠的腹部损伤控制术后。在伤口位置的负压辅助关闭装置

(承蒙 Dr.Scott Steele 供图)

中亦可行肠切除并一期吻合术。

(三)吻合器与人工缝合

一些外科文献表明这两种吻合方法在并发症发生率上是相同的。然而,很明显,择期病人不同于血流动力学不稳定、低血容量、低温和大规模复苏的创伤病人,这些不同引发了一系列的研究。一项有关 84 例行胃肠吻合的创伤病人的试点研究表明使用吻合器后发生吻合口瘘的比率更高,这些病例包括大肠损伤的病人。在一项包括 199 例大肠和小肠吻合病人的多中心回顾性研究中,共行 175 例次吻合器吻合,114 例次人工缝合。使用吻合器吻合的吻合口瘘发病率为 4%,人工缝合没有发生吻合口瘘($P=0.04$)。吻合器吻合也增加了感染性并发症,11% 的吻合器吻合病人发生脓肿,3.5% 的人工缝合病人发生脓肿($P=0.04$)。

Demetriades 等进行了一个多中心的补充调查,包括 207 例结肠穿透性损伤的病人。128 例行人工缝合,79 例行吻合器吻合。这项研究结果显示与结肠相关的死亡率没有差别,腹腔脓肿、筋膜裂开和吻合口瘘的发生率也相似。考虑到缺乏 I 类证据,吻合方式的选择主要依赖于训练程度、经济性和便利性。需要注意的是,对于肠水肿的病人,吻合器吻合可能不安全,因为水肿肠壁的厚度可能要比市面上所有的吻合钉都要厚。而且水肿一旦消除,吻合钉就可能松弛,从而不能使肠壁紧密吻合。

五、直肠损伤

直肠损伤在钝性损伤中非常少见,发生直肠损伤常常伴随着骨盆骨折和骨碎片的刺入。骨盆的穿透性损伤是一种非常有挑战性的临床病症,应得到高度重视。臀部的枪击和刺戳伤、刺穿伤(图 32-13)也可以引起直肠损伤。同结肠损伤相似,医源性损伤和病人的性交行为也可以引起直肠损伤。

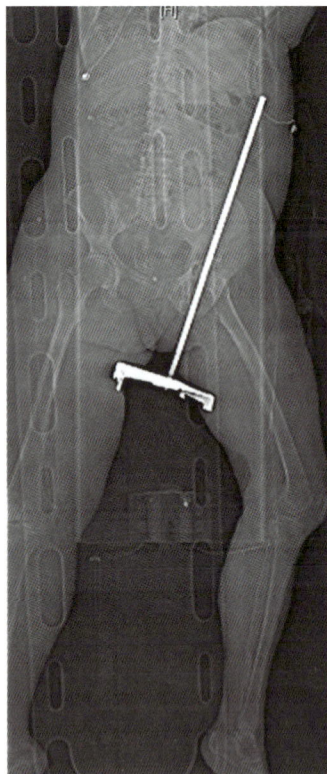

图 32-13　穿过肠壁的穿透伤

六、诊断

直肠损伤的诊断是一项非常困难的临床工作。尽管直肠指诊缺乏高灵敏度,但仍然是诊断直肠损伤的重要诊断方法。不幸的是,肛周的损伤可以引起直肠区域出血,使得检查结果更难以解释(图 32-14)。最近的一项研究表明,所有直肠指诊中有肉眼可见出血的病人都有直肠损伤,但其灵敏度只有 51%。相比而言,硬式乙状结肠镜检查灵敏度有 78%。这些检查在腹膜内或腹膜外损伤时的灵敏度是有差别的。硬式乙状结肠镜检查灵敏度分别为:腹膜内损伤 58%(95% 可信区间,30% ～ 86%)、腹膜外损伤 88%(95% 可信区间,75% ～

100%）。将这些诊断方法和增强 CT 扫描结合，就更容易做出诊断。

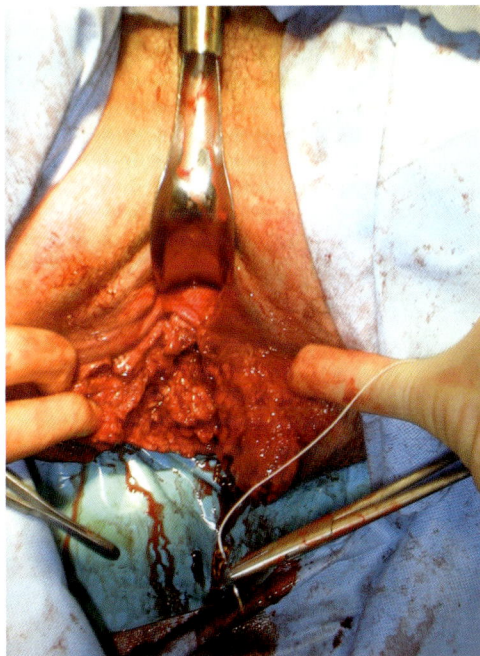

图 32-14 钝伤引起的会阴部括约肌的损伤
（承蒙 Dr.Michael J. Stamos 供图）

任何有可疑直肠损伤的病人，在准备手术前都应该行硬式乙状结肠镜检查。需要注意的是，乙状结肠镜检查只应用于血流动力学稳定的病人。其他能通过乙状结肠镜检查受益的是 CT 扫描和直肠指诊不能确诊的病人。这种检查方法能够明确直肠损伤的位置，提供最好的外科手术方式选择的依据。可是，黏膜损伤不是很明显的病人，在乙状结肠镜下也许只能发现粪便和血液。正如以前提到的，直肠指诊或乙状结肠镜检查发现出血预示着肠壁的损伤和手术治疗的必要性。对于异物引起的损伤，乙状结肠镜检查亦可协助取出异物。

七、治疗

直肠损伤的主要治疗方法是肠造口术、直肠灌洗和骶前引流术。自从第二次世界大战以后这些治疗方法已经成为治疗直肠损伤的固定方法。但是，直肠灌洗已经被证明没有意义，并且实际上可能会因为迫使粪便通过伤口而引起并发症。同样，骶前引流术治疗直肠损伤在很大程度上也不被考虑。一个小的随机研究，将 25 例没有行引流术的病人同 23 例行骶前引流术的病人进行对比。行引流术的病人有 2 例感染性并发症，没有行引流术病人仅有 1 例。研究者推断骶前引流术对直肠损伤引起的感染性并发症没有影响。后来的研究同样支持这个观点，骶前引流术便从直肠创伤治疗中被移除。

通过直肠的解剖学分类，一些研究者简化了直肠损伤的治疗。最符合逻辑的解剖分类是腹膜内直肠和腹膜外直肠损伤。腹膜内损伤的处理可以同近段结肠相似。一期修复是处理这种损伤的主要方法。腹膜外直肠损伤在治疗方法的选择上更具有挑战性和争论性（图 32-15）。大部分这方面的研究是回顾性研究，包含的病人数量相对比较少。2001 年 Navsaria 等的回顾性研究数据表明只有肠造口术治疗腹膜外直肠损伤比较安全。在从 118 例直肠损伤病人选出的 92 例患者中，7 例是腹膜内直肠损伤，59 例是腹膜外直肠损伤，26 例为腹膜内外联合直肠损伤。只有 2 例腹膜内外联合直肠损伤的病人行一期修复术，其余腹膜外损伤病人均仅行襻式乙状结肠造口，没有行引流术。所有的病人中，有 11 例发生并发症（11.9%），其中包括 9 例感染性并发症（9.9%）。该研究团队亦采用腹腔镜开展襻式乙状结肠造口术，他们也报告了腹腔镜在评估、鉴定直肠损伤程度和其他腹膜内损伤中的应用。但当前，不推荐这种做法。

也有研究者采用一期切除和修复治疗腹膜外直肠损伤。这种做法符合大多数结肠损伤修复的趋势。Weinberg 等发表了一个关于 54 例直肠损伤病人的报道。腹膜外直肠近端 1/3 的损伤或者是腹部探查可以触及的损伤应通过一期修复来处理。在这些研究者的治疗方案中也包括了由医生选择的结肠造口术和目前不推荐的骶前引流术，并报道感染性并发症从治疗方案实施前的 31% 下降到实施后的 13%。

对于腹膜外直肠损伤，部分学者质疑肠造口术的必要性。与历史对照组相比，Gonzalez 等研究了 14 例腹膜外损伤。他们对 5 例内镜诊断为直肠损伤的病人予以保守治疗，结果没有发生直肠损伤相关的并发症。尽管如此，考虑到这项研究包含的数量小并缺少其他支持数据，对于腹膜外直肠损伤，当前仍然推荐肠造口术，不进行远端冲洗和留置骶前引流管。

直肠损伤常常伴随着其他盆腔脏器损伤，特别

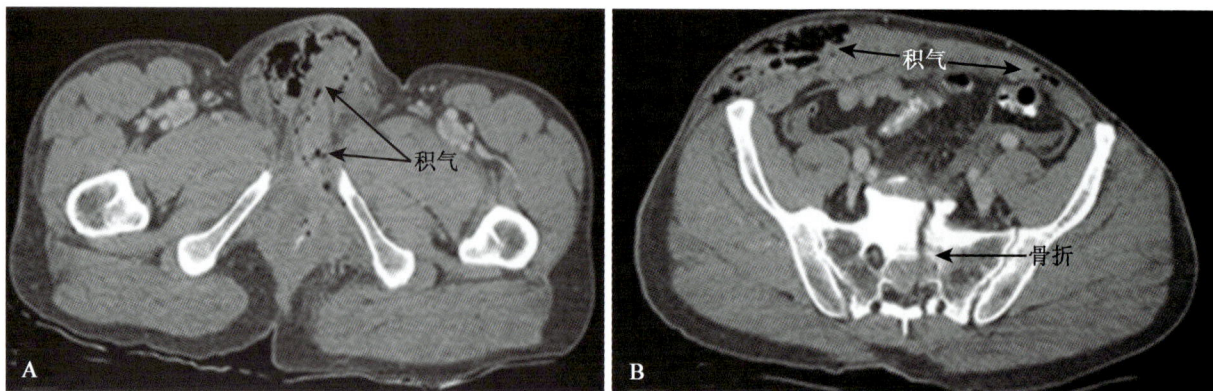

图 32-15　A 和 B. 骑马跌落引起骨盆骨折和腹膜外直肠损伤,伴皮下气肿、阴囊和直肠周间隙的积气
（引自 http://www.swiss-trauma.ch/Case-reports-eg.html）

是膀胱损伤。来自费城的报告描述直肠膀胱联合损伤的患者其结肠膀胱瘘和尿性囊肿的发生率增加。对于这些损伤,利用大网膜瓣缝合修复膀胱和直肠之间的损伤可以降低这种并发症的发生率。

八、抗生素的应用

感染仍然是结肠和直肠损伤病人发生并发症和死亡的最常见原因。根据损伤的程度发病率在 10%～70%。最常见的感染发病率为 10%～30%。在治疗这些损伤的过程中,抗生素的选择和抗生素治疗的持续时间一直存在争议。然而,没有确切的研究提供最佳的治疗方法。抗生素的抗菌谱应该包括革兰阴性细菌在内的厌氧菌和需氧菌。在创伤医学中,单一药物已经被证明有效,其中包括头孢西丁和其他二代头孢菌素。另外,可选择 β-内酰胺类或是氨基糖苷类联合应用抗厌氧菌的抗生素,比如克林霉素和甲硝唑联合使用。

许多研究者也研究了治疗持续时间。Rowlands 等的研究认为长期抗生素治疗效果更佳。但随后的前瞻性随机对照研究表明 12h 和 5d 的抗生素治疗后感染性并发症的发生率是相同的。这个观点也被另一项随机对照研究所支持,这项研究将 24h 的抗生素治疗同 5d 的治疗进行比较。鉴于这些数据,结肠或直肠损伤后,为充分预防感染推荐选择第二代头孢菌素进行 24h 的抗生素治疗。这种用药方法对于病人的抗感染是有效的,同时避免了长期使用抗生素的风险。

九、结肠造口闭合术

创伤病人的结肠造口闭合术一直存在争议,而且没有明确的建议可用。然而事实上,创伤病人行结肠造口术后常需二期胃肠道重建。通常在第一次手术 3～6 个月以后实施结肠造口的关闭。一些研究者建议在结肠造口术后 1 周到 2 个月等稍短的间隔后实施造口关闭。一些中心甚至已经证明在行结肠造口术的当次住院期间即行造口关闭的安全性。采用短期内关闭结肠造口的手术方式应当慎重选择病人,但其将有助于减少闭合手术及整个住院时间。

闭合手术的选择取决于造口术的类型。襻式和双腔结肠造口术可以通过在造口处建立切口进行吻合,然而末端造口术和 Hartmann 手术常常需要正中线剖腹手术。也可根据外科医生的经验行腹腔镜辅助结肠造口闭合术。

十、直肠异物

直肠异物有各种形状和大小。病人可完全无临床症状,或有肛门直肠疼痛、直肠出血或排便困难。异物的形状和在直肠中存在的时间决定直肠壁损伤的程度和随后的发病程度。对于这种病人,不仅需要进行彻底的直肠肛管检查,也需要仔细地进行腹部触诊检查腹膜刺激征。直肠指诊通常可以触及异物。

如果必要的话,腹部 X 线片可以显示出异物的轮廓,为取出异物提供参考（图 32-16 和图 32-17）。大多数病人不会有腹膜刺激征,所以可以通过肛门将异物取出。在急诊科即可很好完成这个手术。给予病人适量镇静后,通过在肛周局部注射麻醉药如布比卡因来阻滞肛周神经。温和地扩张括约肌使异物的基底周围允许放入2～3个手指,这样异

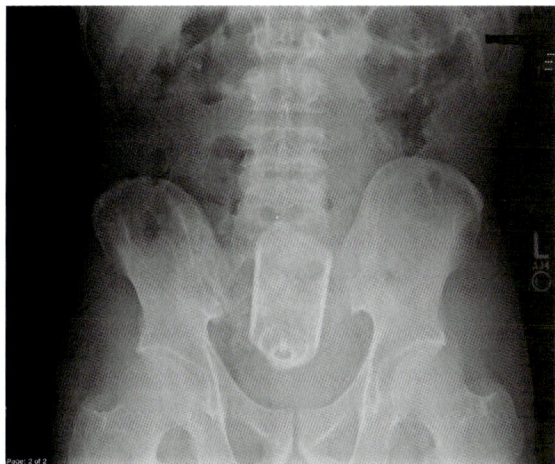

图 32-16　腹部 X 线片下直肠内的异物(瓶子)

物容易被取出。如果失败,可利用充分润滑后的
Foley 导管穿过异物与肠壁之间的间隙,这样异物
上方的"密封区"即会因为空气进入而被破坏,随之
异物就可以被取出。在急诊科若不能安全取出异
物则需要将病人送入手术室。然后再按照上面的
方法进行手术。如有必要,需实施一个经腹正中线
的剖腹手术,将异物从肛门挤出。对于剖腹手术的
病人,应严格控制抗生素的应用。异物取出术后的
病人,必须要进行硬式乙状结肠镜检查,目的是评
估黏膜层的损伤程度。应该观察黏膜层是否有撕
裂伤,或是缓慢灌注泛影葡胺,通过造影剂的外渗

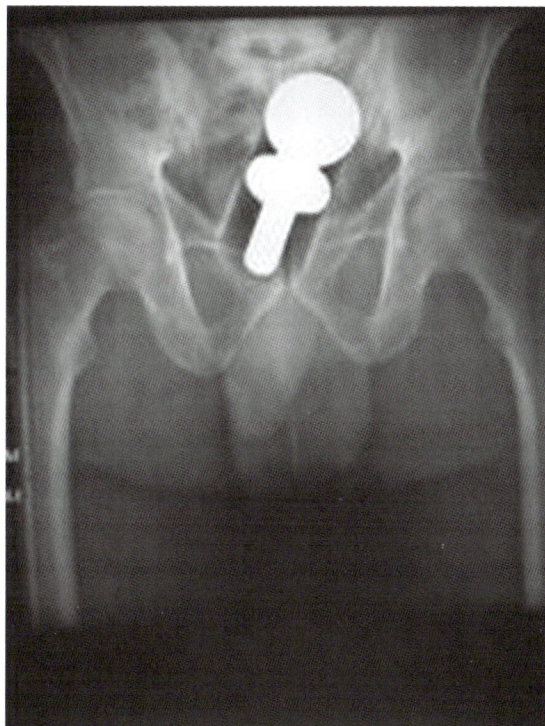

图 32-17　腹部 X 线片下直肠内异物(拖车栓钩)
(承蒙 Dr.Scott Steele 供图)

排除穿孔。任何直肠壁全层穿孔都可能需要行结
肠造口术。

第33章

其 他

著 者　Joseph R. Cali, Jr. · Michael J. Snyder
译校者　申伟松（译）　卢灿荣（校）

要点

➢ 子宫内膜异位症是盆腔疼痛和不孕不育的常见原因之一。

➢ 子宫内膜异位切除术涉及直肠阴道隔和子宫骶骨韧带，在技术上有一定的挑战性，需要对治疗骨盆子宫内膜异位症有经验的妇科医生的辅助。

➢ 骶前肿瘤不常见，诊断经常会被延误。

➢ 囊性骶前病变通常经后入路手术治疗。

➢ 实体性和复杂的囊性骶前肿瘤应术前活检，通过组织束活检最终切除完整标本。

➢ 放线菌病是引起腹部疼痛和肛瘘的少见原因。对于初步诊断的化脓性汗腺炎或是克罗恩病的患者，应进行活组织检查排除放线菌病是非常重要的。

一、子宫内膜异位症

子宫内膜异位症是一种子宫内膜腺体和间质出现在子宫外的特征性疾病。它的症状严重性和许多因素有关，不仅仅是与异位的子宫内膜的大小和范围有关。子宫内膜异位症是未绝经妇女不育和慢性盆腔疼痛的常见原因，在以激素类药物维持或是内源性雌激素分泌增加的大龄妇女中也应该注意子宫内膜异位症的发生。由普通外科或结直肠外科医生联合妇科医生治疗子宫内膜异位症是最合适的。妇科医生需在治疗卵巢子宫内膜异位症和保留妇女生育需求能力方面有经验。

（一）病因学

尽管子宫内膜异位的确切病因不清楚，但是大部分的病例继发于经血逆流。大部分女性在生殖期间都有不同程度的经血逆流，但只有约6%的人发展为子宫内膜异位。子宫内膜异位症与高龄生育和月经淋漓不断有关，这些女性患子宫内膜异位的风险比普通女性要大。

子宫内膜异位也与遗传因素有关，在有病史的家族中更常见。一项研究表明，当第一代家族成员有子宫内膜异位时，家族中的女性发生子宫内膜异位相对风险为7%。在研究灵长类和人类子宫内膜异位症中发现了细胞和体液免疫缺陷。据推测，发生子宫内膜异位症与患者的遗传和免疫的变化是有联系的，免疫抑制不明显时可使子宫内膜细胞植入，否则将被免疫系统清除。这一假说解释了盆腔和腹腔子宫内膜的种植，但是不能解释绝经后妇女和偶尔的男性腹腔外发现的子宫内膜结节。幸运的是，对于普通外科医生而言，除了由于植入胸腔产生的罕见的月经性气胸，这些结节通常不会产生临床症状，不需要特殊处理。

（二）临床表现

子宫内膜异位症的临床表现取决于病变的位置。框33-1列出了最常见的病变部位。大部分在盆腔,包括输卵管、卵巢和毗邻的腹膜。子宫内膜异位的病例中有 12%～37% 涉及肠道,常常联合卵巢的内异症。直肠乙状结肠内的子宫内膜异位占到 70%(图 33-1),随后是小肠和阑尾。肠道子宫内膜异位表现为进展期的子宫内膜异位症时,需普通外科医生参与治疗。

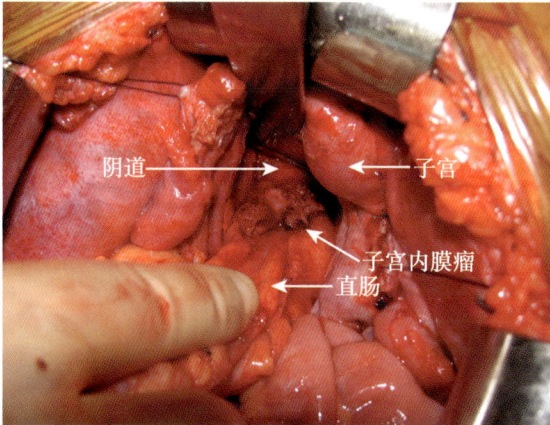

图 33-1　子宫内膜异位症的大结节,从阴道游离后暴露直肠前壁和直肠子宫陷凹

子宫内膜异位症最常见的症状是盆腔疼痛和不孕不育。

直肠和乙状结肠的子宫内膜异位症常常伴有随月经周期而引发的排便习惯改变。结肠子宫内膜异位症很少表现为肠梗阻症状,这就很难同结肠肿瘤或是 Crohn 病区分开。小肠病变常常涉及回肠远端 20cm (图 33-2)。很多子宫内膜异位症是无症状的,但是有的会出现腹痛和腹胀,不易和肠易激综合征区分开来。切除异位的子宫内膜常常

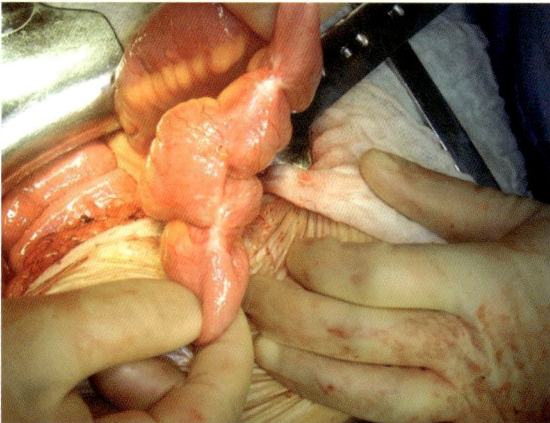

图 33-2　小肠子宫内膜异位症,3 个月亮丙瑞林(利普安)治疗后

可以缓解腹部疼痛。阑尾部的子宫内膜异位症可引起急性阑尾炎和梗阻。30% 的病人发生阑尾部的子宫内膜异位症,而且当其他肠道子宫内膜异位症伴随发生时,常需联合切除(图 33-3)。肠道子宫内膜异位很少恶化,一旦恶化发生在直肠和乙状结肠,恶性肿瘤切除后的 5 年生存率为 60%。

框 33-1　子宫内膜异位症常见部位

卵巢:70%

子宫底韧带:45%

直肠子宫陷凹:25%

直肠乙状结肠:10%

阑尾:2%

输尿管:2%

回肠:1%

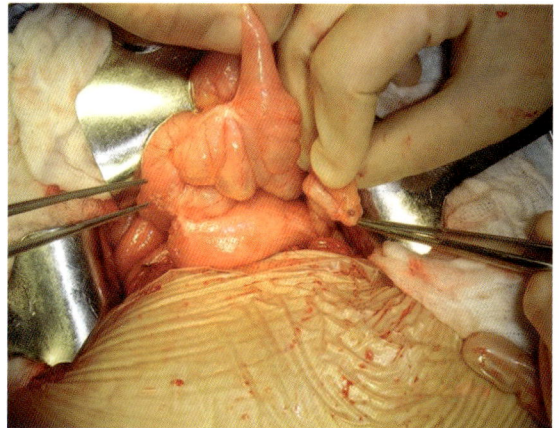

图 33-3　阑尾部的子宫内膜异位症

在发病初期,子宫内膜异位症的疼痛主要与雌激素控制下的子宫内膜组织的生长和出血有关。累及直肠阴道隔和直肠子宫陷凹的进展期子宫内膜异位症,可形成的侵袭性肿瘤的表现,而且其生长很少依赖于雌激素的波动。这些女性病人的疼痛由周期性转为慢性。另外随着肿瘤的增大,出现性交困难。但即使是进展期疾病,直肠出血也很少见。

早期子宫内膜异位症病人的体格检查往往是正常的。累及直肠阴道隔或是直肠子宫陷凹进展期的疾病常常可以通过直肠检查或是双合诊检查触摸到柔软的结节。偶然情况下有的病人在腹股沟管处可触摸到柔软的结节,这些结节是因为腹股沟疝导致子宫内膜植入腹股沟管所引起的。硬式

直肠镜检查在评价直肠壁病变范围上非常有用,它通过空气注入法观察肠壁的束带来评价侵入范围。当内膜异位引起的损伤和肠壁浆膜面粘合在一起时就出现束带,束带让直肠壁出现褶皱。这项检查很精细,所以关键是使直肠壁清洁无便。一般来说,常常要进行 2 次磷酸钠灌肠剂灌肠做直肠准备。直肠镜检查也可用于排除其他引起腹部疼痛和排便习惯改变的原因。实验室检查和影像检查不是诊断子宫内膜异位症的金标准,而常常用于排除其他的病症。

(三)诊断

子宫内膜异位症需要根据肉眼可见的表现和病理上子宫内膜异位灶组织的检查结果予以诊断。当前腹腔镜检查常常用于子宫内膜异位症的诊断和分级。最典型的病变是随着病变时间不同出现不同程度的纤维化和色素沉着的结节(图 33-4 和图 33-5)。由于疾病的这种变化规律,推荐活检来确认诊断和评估疾病早期治疗的反应。

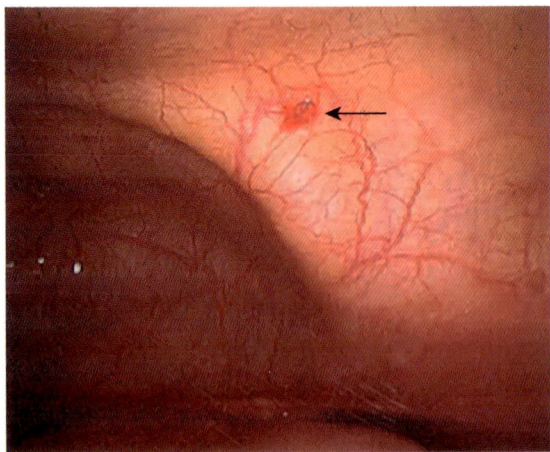

图 33-4　排卵后和月经前子宫内膜异位症腹膜(箭头指示)

(四)内科治疗

子宫内膜异位症的治疗取决于症状的严重程度和解剖部位。在局限性疾病中,就缓解疼痛和增加怀孕概率而言,内科治疗同外科治疗同等重要。内科治疗通过抑制卵巢激素的分泌周期来改变雌激素分泌环境。随之异位的子宫内膜萎缩,异位组织退化。然而,进展期的病变,特别是累及盆腔深处和直肠阴道隔的病变,异位组织只能部分退化,当停止内科治疗后很可能会复发。

口服避孕药最初用于 1958 年,其目的是控制

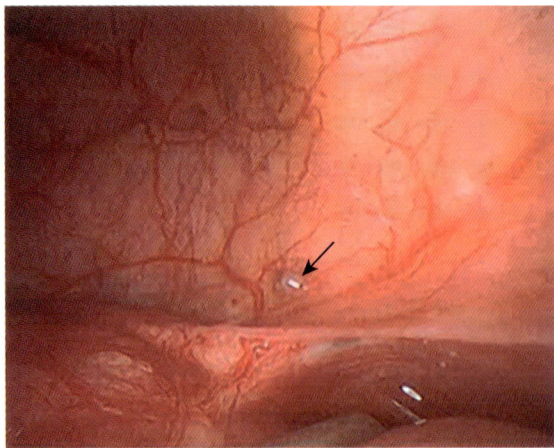

图 33-5　月经期子宫内膜异位症的腹膜移植

子宫内膜异位症引起的盆腔疼痛。每天摄入常用剂量持续 6～9 个月,不良反应很少。但是,现在最常用的药物是促性腺激素释放激素。这些药物可完全抑制由垂体分泌的促卵泡生成素和促黄体生成素。这些药物常按月注射,3～6 个月为一个周期。50％的病人疼痛可完全缓解,90％病人有一定程度的缓解。6 个月治疗后,腹腔镜检查表明大部分病人异物组织退化。对于涉及直肠阴道隔的进展期病变,内科治疗用于使病变萎缩,从而使异物组织更容易被切除。

(五)外科治疗

手术是治疗肠道子宫内膜异位症一种选择。最有效的方法是通过外科切除的方式去除异位的子宫内膜。对于需要怀孕的妇女,保留卵巢的作用非常关键。因此,外科治疗子宫内膜异位症的主要目的是完全或消融异位的子宫内膜,其次是使骨盆粘连最小化,保护受孕功能包括体外受精。

外科切除或消融时,累及肠壁的结节必须全部切除,否则,极易复发。许多此类病人需要后续的内科治疗,病变范围常常变小,颜色变浅(图 33-6)。确定肠壁病变的深度非常困难,使得腹腔镜检查的结果偶尔令人怀疑。许多病变,特别较大较深的结节,常常引起炎症反应,束缚局部肠壁。当相对较小的结节被切除,周围的肠壁摆脱纤维化和粘连的结节。由此产生的凹陷往往显著大于预期。如果可以通过腹腔镜检查到,这病变应使用腹腔镜缝合伤口和修复缺陷。

用 CO_2 激光或电灼术切除或气化小病灶是最好的方法。最初通过电灼周围正常组织来标明病

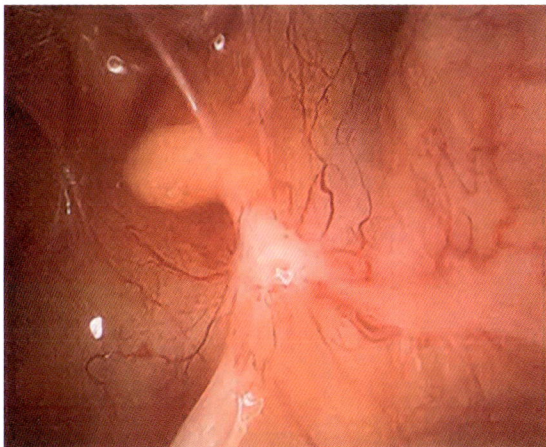

图 33-6　腹膜子宫内膜异位症亮丙瑞林疗法 3 个月后。伤口呈星状,有特征性白色。切除需要谨慎地将腹膜周围与伤口分离。在切除后引发相应的不良反应也是很大的

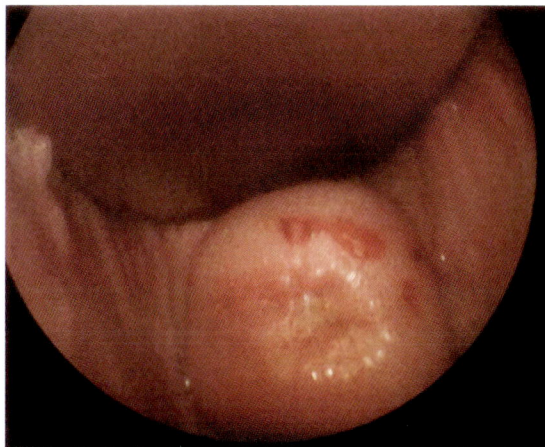

图 33-7　经图可看到骨盆内腹腔镜检查术分离伤口和左侧卵巢后的子宫内膜异位症直肠乙状结肠大结节

变的轮廓,当病变轮廓清晰后,从肠壁的深部小心分离结节,直到结节完全被切除。利用电烙器联合频繁的灌洗切除病变时,常常不进入黏膜层就可将较小的病变切除。

较大的病变不但要求常规的切除和吻合术,而且需要全层切除。腹腔镜检查或开腹探查进展期子宫内膜异位症时,术前必须行机械性肠道准备并预防性应用抗生素。病人低位截石位,对于骨盆严重闭塞疾病或是做过骨盆手术的病人非常有必要留置导尿管。

最常见累及肠壁并需要肠切除的子宫内膜异位症是直肠子宫陷凹的结节侵入直肠(图 33-7)。这些结节浸润生长并纤维化,常常侵及一侧或是双侧的子宫骶骨韧带。通常前壁或侧壁都有累及或粘连。骨盆深部的损害和其他部位的子宫内膜异位症最好由一个团队来完成手术,其中包括在做这方面有相当经验的妇科医生和外科医生。这种手术在技术上非常困难,因为子宫内膜结节常常涉及输尿管,随之是阴道和直肠壁。对于将来要生育的年轻病人,应使手术损害最小化。

手术行低位正中切口或是 P 式(Pfannenstiel)切口。切除骨盆侧面的腹膜,将输尿管小心移到旁边。若不行子宫切除术,要进入骶前间隙,分离直肠后部直至结节的下方。然后分离直肠周围脂肪软组织,暴露结节两侧,目的是进入子宫内膜异位下部的直肠子宫陷凹。这确保了子宫内膜异位症

被局限在直肠阴道隔的前面,并且能分离远端以完全隔离病变组织。在这一点上,结节位于阴道后和直肠前。仔细检查阴道黏膜确认病变是否通过阴道壁扩散。除阴道全层受累的病变外,利用切割设备电烙器从阴道后将病变切除。这就减少了损伤和周围组织随后的纤维化。若阴道被侵及,需要修复阴道。直肠壁上孤立的结节可以通过间盘切除术或节段性肠切除吻合术予以切除。间盘切除术为包括子宫内膜结节内最小边距的全层切除(图 33-8)。

当行肠切除术时,将子宫内膜异位的小肠切除是非常必要的。高位血管结扎可引起吻合口缺血。吻合可以是手工缝合或是吻合器吻合,吻合口应无张力,并且要进行直肠镜注气法测试。尽管手术分离和直肠吻合具有挑战性,结肠或是回肠造口术却很少实施,如果必要也可以行肠造口术。

(六)预后

外科治疗子宫内膜异位症引起的盆腔疼痛和不孕不育,其疗效是令人满意的。在一开腹子宫内膜异位肠切除术病例系列研究中,妊娠率和盆腔疼痛缓解率分别达到 50% 和 86%,且无显著的复发率。即使有较高的复发率,同开放手术相比,损伤较小的腹腔镜手术达到了相似的妊娠率。

二、骶前肿瘤

骶前或是直肠后可存在多种罕见的肿瘤。这些肿瘤可有多种不同的细胞类型,而且可具有全身和局部的侵袭性。由于这些肿瘤的位置相同,它们

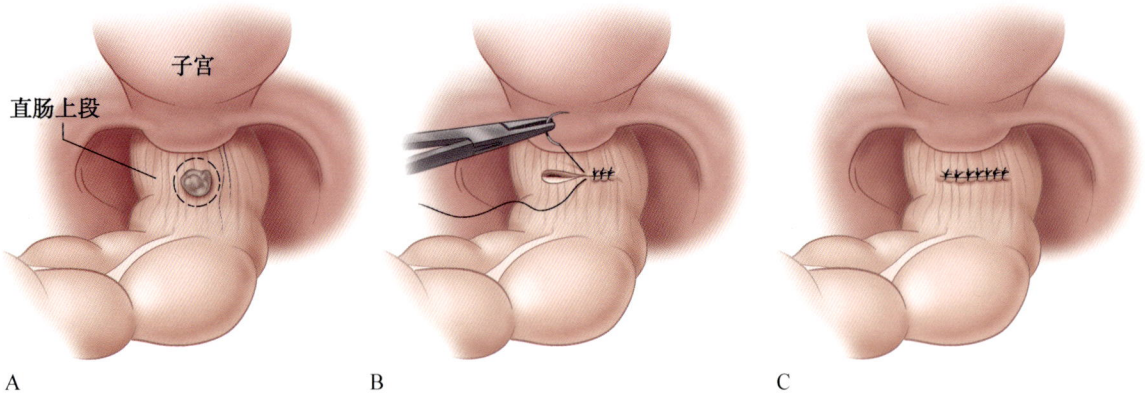

图 33-8　图示从直肠前壁切除子宫内膜瘤大结节

A. 直肠子宫陷凹有 0.5cm 宽的标记；B. 这个裂缝被封闭后充分切除病灶的厚度；C. 间断缝合使裂缝横向闭合

有共同的特点：生长相对缓慢和无疼痛感。它们生长缓慢，因此经常会延误肿瘤的诊断和治疗。外科手术治疗具有一定的挑战性。另外，由于肿瘤靠近脊柱和神经根，当肿瘤侵入这些组织，最好由多学科医师组成的综合小组进行肿瘤剥离和切除更为安全。

(一)解剖学

骶前间隙前、后、上、下分别被直肠后壁、骶骨、腹膜、骶骨筋膜所包围。两侧组织包括骶神经根、髂血管和输尿管。解剖学的知识对于肿瘤的能否切除和软组织重建可能性的判定，非常必要(图 33-9)。

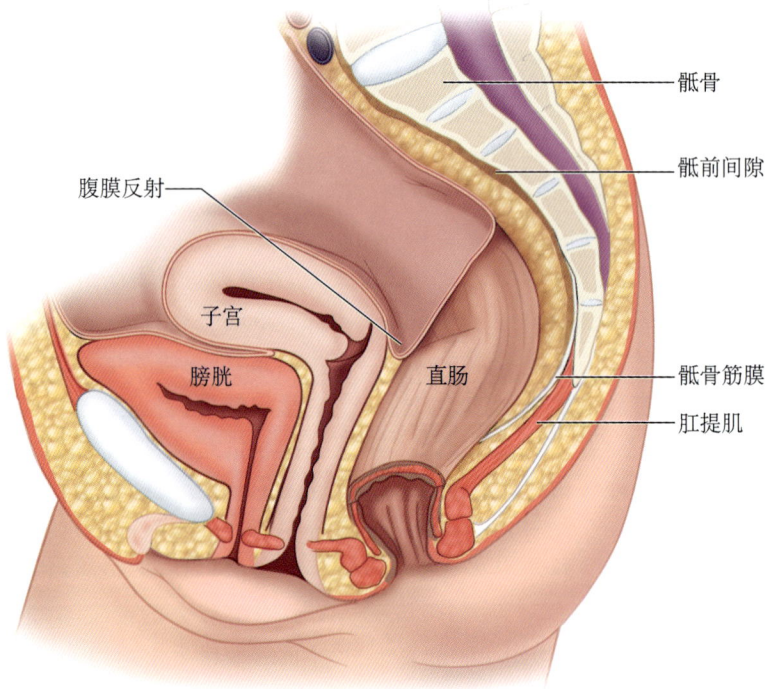

图 33-9　骶前间隙的边界

(二)流行病学

骶前的肿瘤非常罕见,在一项研究中只有0.014%发病率。自1975年以来,Uhlig和Johnson建立了分类系统将肿瘤分为5个种类:先天性肿瘤、炎症性肿瘤、神经性肿瘤、骨性肿瘤和混合性肿瘤(框33-2)。约有1/4为恶性肿瘤或含有大块恶性肿瘤病灶。先天性肿瘤占骶前肿瘤的2/3,其中1/3先天性肿瘤是良性的。骶前肿瘤的发病,女性多于男性,主要是由于良性囊肿的发病率上升引起,这些囊肿经常在常规的妇科检查中被发现。最常见的实体瘤——脊索瘤,常常发生在男性中。

框33-2 骶骨前肿块的鉴别诊断

先天性疾病
发育性囊肿(表皮样瘤,皮样瘤,畸胎瘤)
直肠重复
脊索瘤
畸胎癌
前脊膜膨出
肾上腺残余瘤
炎性疾病
会阴脓肿
内瘘
异物肉芽肿
慢性传染性肉芽肿
神经性疾病
神经纤维瘤和肉瘤
神经鞘瘤
室管膜瘤
神经节瘤
神经母细胞瘤
骨性疾病
成骨细胞瘤
成骨性肉瘤
尤文肉瘤
单纯性或动脉瘤性骨囊肿
软骨黏液肉瘤
骨髓瘤
其他类型疾病
转移癌
脂肪瘤或脂肪肉瘤
纤维瘤或纤维肉瘤
平滑肌瘤或平滑肌肉瘤
血管瘤或血管外皮细胞瘤
硬纤维瘤
内皮瘤

(三)症状和体征

骶前肿瘤,特别是良性病变,在发病早期常常是无症状的。直到这些肿瘤长到非常大或囊变继发感染时,才会出现症状。恶性病变在早期就有可能出现症状。

骶前肿瘤最常见的症状是疼痛。疼痛常常由囊肿感染和恶性病变引起。疼痛无局限性、呈持续性,集中在腰部或会阴部。如果肿瘤侵及骶丛,病人会有臀部或大腿后部的牵涉痛。疼痛常常与体位有关,坐位加重,站立时减轻。有趣的是,疼痛常由小创伤引发,比如说跌落。

任何囊肿病变都可以发生感染,很难同隐匿性脓肿和复杂性瘘区分开来。成功治疗直肠后瘘再次复发,应该警惕直肠后囊肿,特别是女性病人。对于那些尾骨前区饱满累及肠壁而齿状线无可疑性隐窝脓肿的情况,特别警惕直肠后脓肿的存在。

一旦肿瘤达到一定的大小,阻塞肠道,就可以引起便秘和肛门痉挛。括约肌或是神经根被侵犯引起的梗阻后腹泻,可以发展为肛门失禁。肿瘤造成的神经根的破坏也可以引起性功能障碍或尿失禁。

(四)体格检查

体检应从仔细检查肛门周围并寻找骶尾部小凹处可能的发育性囊肿开始。行直肠指诊评估括约肌的功能,大部分病人,直肠指诊很容易发现直肠后的肿物。原来完整的直肠黏膜通常被肿瘤所取代。有时,非感染性囊肿很难评定。用手指在病变上轻轻推挤进囊内液体,集中在较小区域,这样可提高病变的诊断率。如果手指可以触到肿瘤上部,肿瘤就能通过后路手术(Kraske)成功切除。内镜直肠黏膜的检查可以排除其他的病理变化,可评估炎症或是肿瘤侵及直肠壁程度。应常规行骶神经根检查。

(五)诊断评价

骨盆正位和侧位X线检查可以发现一些典型的改变,比如大的脊髓脊膜膨出后形成的半月形骶骨。现在很少实施X线片检查,甚至不作为初步检查使用。CT和MRI成为评估骶前肿瘤的诊断工具。它们具有互补性,CT可以判定肿瘤为实体性还是囊性,是否侵及直肠、输尿管或骨皮质(图33-

10 和图 33-11)。MRI 通过描绘出未损伤的组织来指导外科切除手术。MRI 在诊断神经根损伤和神经异常上十分敏感,从而对治疗效果非常关键。恶性肿瘤需要辅助治疗的病人,利用 MRI 配合钆反应测定治疗的反应。

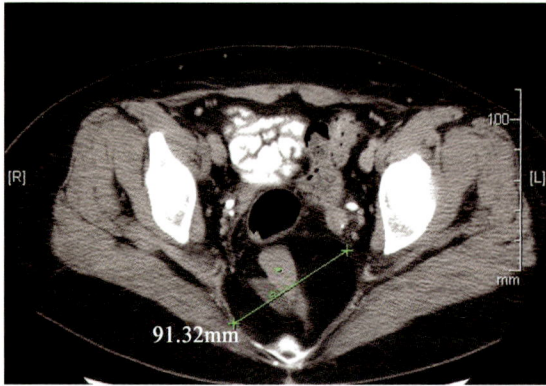

图 33-10　盆腔 CT 显示巨大骶前肿物直肠前右移位

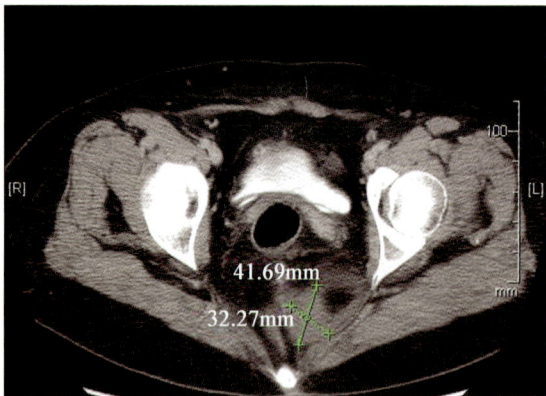

图 33-11　盆腔 CT 显示巨骶前肿物注意其与尾骨的连接。许多作者都论述了在预防先天性肿瘤和囊肿中切除尾骨的重要性

(六)术前活组织检查的重要性

过去由于考虑到实体瘤活检可能引起的感染或恶性肿瘤细胞的播散,术前穿刺活检常常受到指责。肿瘤辅助疗法提高了许多骨性和神经性的肿瘤可治愈率、可推测性和长期生存的可能性。可切除肿瘤不需要活检的观点被抛弃。结论,实体肿瘤和异常的囊肿都应该接受术前活检。

制定活检计划非常重要。尽管在技术上非常容易,但是活检针不能穿过直肠和阴道。活检增加

了囊肿病变感染的风险,引起感染使囊肿病变复发率提高了 30%,并且让以后肿瘤的切除变得更困难,肿瘤更严重。当处理罕见的脊膜膨出时,穿刺感染引发的脑膜炎是致命的。另外,如果是恶性病变,穿刺针应该把样本和总体分开。这就需要切除直肠或是阴道的一部分,使外科手术变得复杂。

骶骨旁路径是最好的实体肿瘤的活检路径。有盆腔深部活检经验的介入放射科医师可在 CT 引导下进行活检操作。沟通是必不可少的,细针插入位点可为随后切除肿瘤做标记。特殊情况下,即使肿瘤切除前需要等待一段较长时间,标记也是必要的。

(七)肿瘤辅助疗法

恶性骶前肿瘤的辅助疗法在许多的情况下可以使用。由于缺少随机对照研究,病人数量少,肿瘤辅助治疗存在争议。通过腹膜后肉瘤的相似疗法,改进后续手术切除和局部控制来调节治疗。但是,最常见的实体骶前肿瘤脊索瘤,对放疗和化疗均不敏感。对于敏感的病变放疗剂量常常是 50Gy,化疗药物包括多柔比星和异环磷酰胺。

(八)外科治疗

由于多种原因,强烈推荐外科手术切除骶骨前肿瘤。尽管没有随机对照试验说明囊肿病变的发病过程,但是感染的囊肿更难被切除,而且复发率为 30%。良性实体肿瘤,特别是畸胎瘤,有恶变的倾向,最好在发现之初就切除。最后,没有病变的囊肿和实体病变都有可能生长而且变得难以切除。

尽管一个熟练的外科医生可以独立进行许多的囊性和良性实体瘤的手术,但是对于大的或是恶性的肿瘤,为了取得更好的疗效和最小限度的伤害,多学科协作的方法非常必要。如需行偏侧骨盆切除术或是骶骨的切除术来成功的切除肿瘤,就需要矫形外科医生、神经外科医生、整形外科医生、血管外科医生共同进行手术。对于涉及脑脊膜突出和肿瘤侵入神经根的手术,神经外科医生应该参与。

根据病人的状况和肿瘤情况,要做一些术前的准备。由于手术过程中,存在直肠损伤的可能性或是需要肠切除,所以术前要进行常规肠道准备。除非有效地抗菌药物已经使用,否则手术时应该预防性的使用抗生素。对于那些恶性肿瘤和营养不良的病人,术前肠外营养支持对损伤的愈合至关重要。最后,对于庞大的肿瘤,栓塞其营养血管并早期进行手术可以使外科分离变得容易,同时减少术

中出血。

1. 后路手术 病人的手术方式取决于肿瘤的大小。上部可以被示指尖触摸到的肿瘤,最适合行后路手术。病人俯卧位,取从低位骶骨到外括约肌的骶尾中线切口(图33-12)。分离肛尾韧带,暴露肛提肌,分离肛提肌,暴露病变(图33-13)。离断骶尾关节和移除尾骨扩大手术暴露的区域有利于肿瘤的剥离(图33-14)。特别是对于囊肿壁黏附在尾骨上的肿瘤,将所有的残留物从直肠壁上移除后,

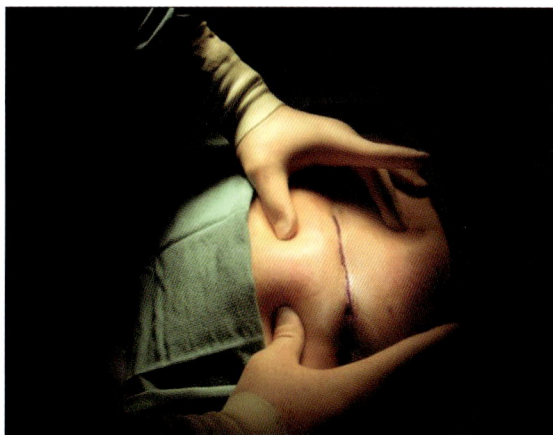

图33-12 克拉斯克后路手术切口标记

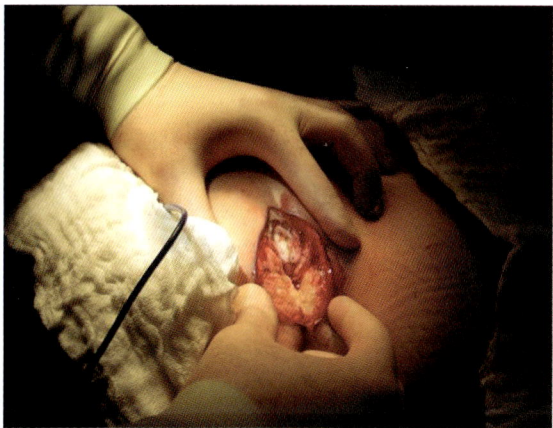

图33-13 克拉斯克手术分离皮肤和皮下组织后。在分离中点上方可以看见尾骨,在下方可以看见括约肌。在此处进行关节离断和尾骨切除能够充分地扩大手术视野

再仔细剥离肿瘤周围的组织。良性肿瘤,畸胎瘤和非感染性囊肿,在瘤体和直肠壁之间常常会有一层薄薄的脂肪。小心地切除肿瘤,不要损伤直肠壁。

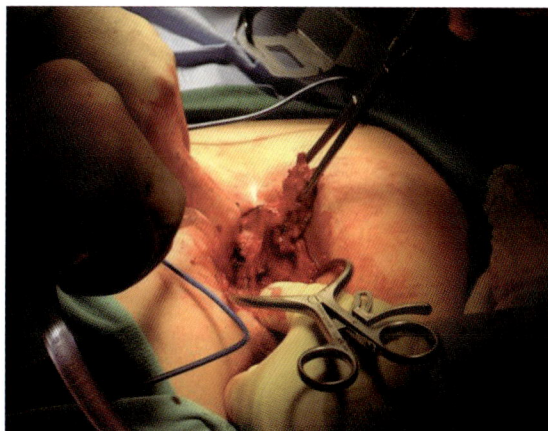

图33-14 尾骨关节离断,并牵开。整修尖锐的骨碎片和有效地止血是重要的。肿块附着在尾骨上,然后小心的分离和切除其他连接结构

有时候,经直肠用手指辅助非常有用,可以使病变部位抬高从而获得更多的手术视野,让术者更好的更深的将直肠壁剥离(图33-15)。如果损伤直肠壁,用可吸收缝线横向缝合修复肠壁,并留置闭合引流管,引流管在外科医生指导下拔除(图33-16)。

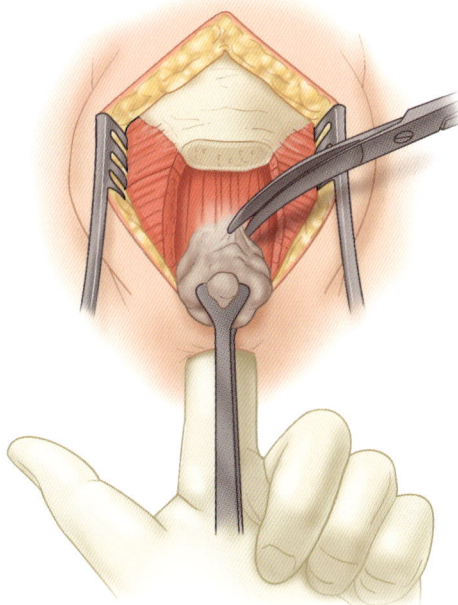

图33-15 囊肿从直肠壁切除。助手用手指在直肠内标记,方便主刀操作并可以及时发现疏忽造成的直肠损伤

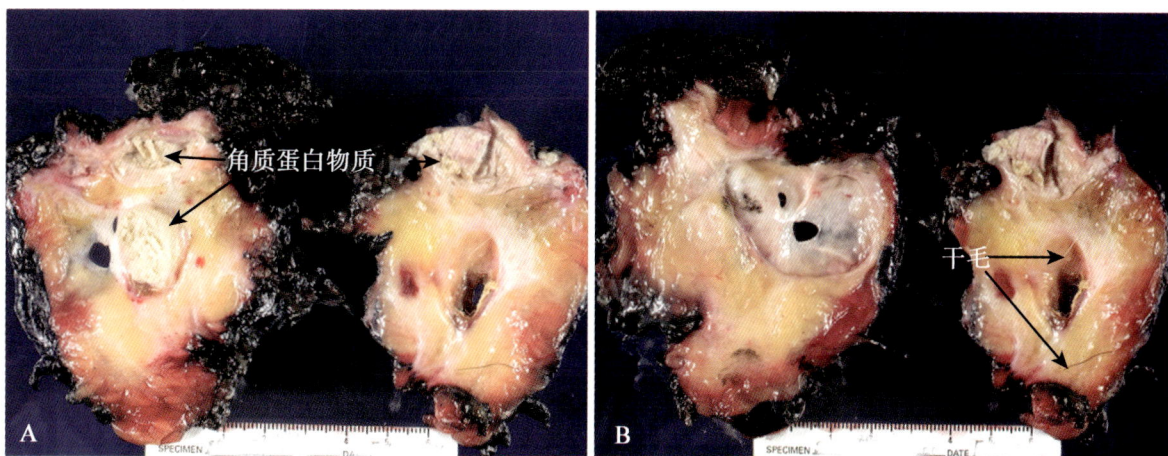

图 33-19 良性囊肿性畸胎瘤的切除部分表明了畸胎瘤组织的异质性(图 33-18 所示)

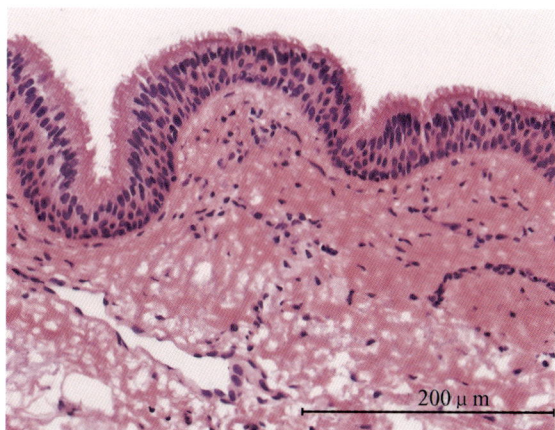

图 33-20 囊性畸胎瘤。囊性空间排列着非典型假复层纤毛上皮细胞

(承蒙 Mary Schwartz,MD 供图)

脊索瘤的治疗仍然存在问题,术后局部复发率为 44%。防止局部复发最重要的因素就是广泛的切除肿瘤周围的正常组织。其他发病例数较少的肿瘤,其治疗仍在研究中。许多患者将从注册随访计划指导今后的治疗中获益。

三、放线菌病

放线菌病是由衣氏放线菌引起的。衣氏放线菌是革兰阳性厌氧菌,是胃肠道菌群的一部分。其发病机制还不是很清楚,但黏膜保护机制的破坏和坏死组织的出现似乎诱导了感染。感染引起强烈的纤维化反应并形成窦道、瘘管和脓腔。

有几个好发部位,包括腹部、胸部、颈部、颜面部和皮肤。胃肠外科医生最常看到的是腹部和皮肤的病变。腹腔大部分的病变涉及阑尾或盲肠。右下腹部常常有生长缓慢的肿块伴随着梗阻症状和局限性腹膜炎症。结肠镜检查可发现增厚的黏膜、大肠炎、溃疡形成和像水螅状倒转的阑尾。全身症状包括发热、畏寒、盗汗和体重减轻。窦道常常延伸到腹壁,流出含有黄色颗粒的脓液,这些颗粒在显微镜下成网状丝伴有放射状条纹。要注意与克罗恩病、肿瘤形成、肺结核和其他非感染性结肠炎症的鉴别。

肛门周围表现为多样的窦道、瘘管和很多小脓

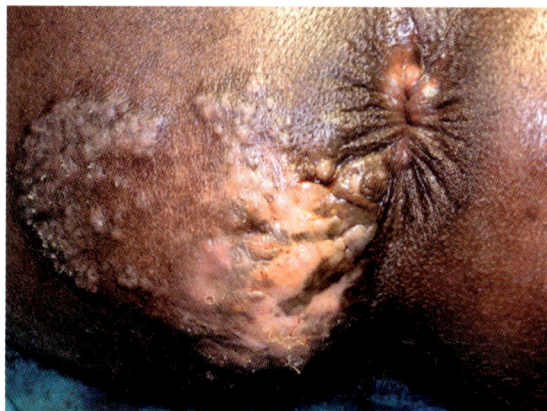

图 33-21 肛周皮肤的放线菌病

(引自 Gupta PJ：Perianal actinomycosis mimicking as multiple fistulae in ano N Z Med J 121：99,2008)

腔并伴随强烈的纤维化反应（图 33-21 和图 33-22）。瘘管出现原因不明，常常起源于阴囊的基底部。要将放线菌病同克罗恩病和汗腺炎区分开来仅仅依靠临床表现非常困难。

通过培养衣氏放线菌或显微镜检查黄色颗粒来确诊放线菌病。通过静脉注射青霉素 4～6 周来治疗疾病。为了防止复发，推荐口服青霉素6～12 个月。青霉素过敏的病人可以选择四环素。外科手术用于治疗疾病的并发症，常常在疾病确诊之前进行。肠内梗阻的解除和脓肿引流是最常见的治疗方法。疾病的预后取决于早期的诊断和化脓炎症的控制。

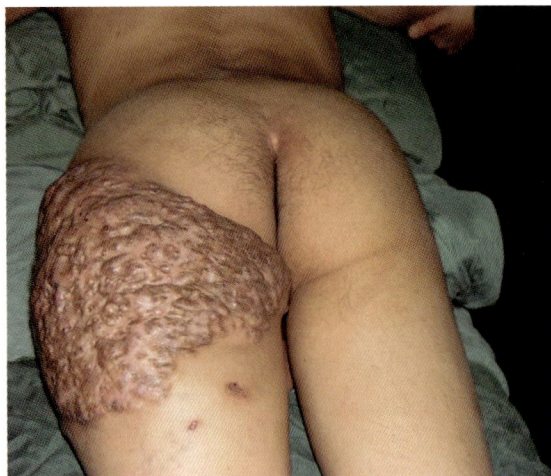

图 33-22　广泛的放线菌病累及左臀和大腿

（引自 Fazeli MD，Bateni H：Actinomycosis：a rare soft tissue infection. Dermatol online J 11：18，2005）

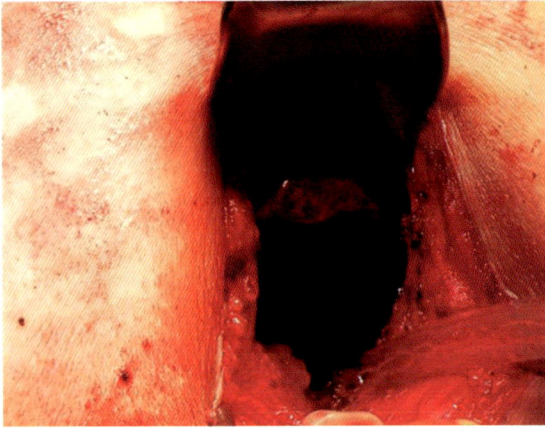

图 33-16   肿瘤移除后的会阴部。骶前间隙放置 10mm 的引流管，附近软组织用可吸收缝线缝合

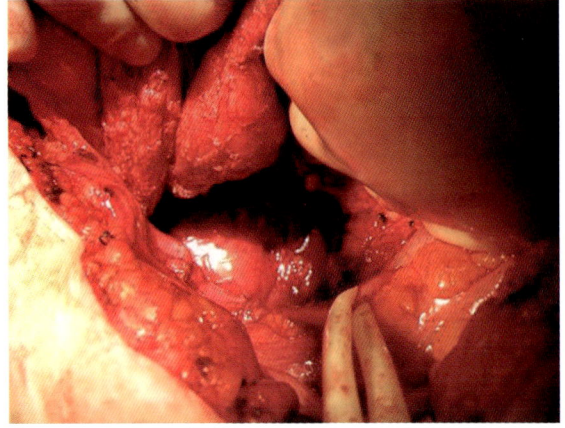

图 33-17   大的良性实体瘤切除术中腹部视野，左侧输尿管周围有卷式引流管，直肠在前部，骶前病变覆盖后面的骨盆

对于后入路切除实体瘤，切除远端 1～2 块骶椎是必要的。臀大肌可以分离到任何一边，使病变显露出来，为避免神经损伤，可将骶神经根分离出来。在这个水平上，骶骨的不稳定性不是问题。常是整形外科医生处理骨的分离，通过迅速的外科手术和大量骨蜡的应用及烧灼术使出血降到最少。

2. 腹部联合后路手术   对于巨大的骶前肿瘤和超过第 3 骶椎的肿瘤，推荐腹部联合后路的手术。联合手术使手术视野最大化，便于广泛的切除和最好的出血控制。可以在几种不同体位进行手术。侧卧位允许腹部和后路同时进行手术剥离，或完成腹部的剥离后将病人取俯卧位，从后路把肿瘤分离出来。可以通过正中或是斜切口进入腹部。外科医生从切除直肠后畸胎瘤的儿科手术中获得腹部斜切口的经验。对于腹部有较多肌肉和脂肪的成年人，正中切口更适宜。

常规放置导尿管。将附着在侧腹壁的乙状结肠轻轻牵向病人右侧，以便进入骶岬下方的骶前间隙（图 33-17）。对于良性实体瘤和大的囊肿，很容易将病变从直肠系膜上分离（图 33-18 至图 33-20）。

侵及直肠或是深入直肠周围脂肪的恶性肿瘤需要切除部分直肠。肿瘤的营养血管通常在肿瘤的后面和侧面。若无直接侵犯，肠系膜血管很少被侵及。除非要行直肠切除术，否则可以保留肠系膜血管。骶骨正中血管和两侧静脉通常扩张，而且非常脆弱。分离这些血管可以引起大出血。在分离血管壁时，能源设备可用于解剖过程中减少血管壁

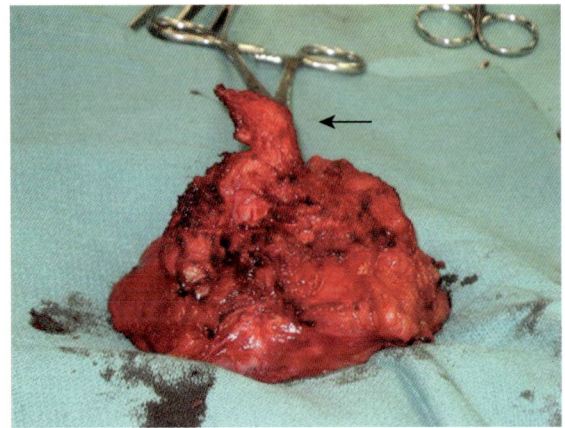

图 33-18   在联合手术下切除大的骶前肿块，尾骨（箭头所示）和良性实体病变的脂肪性质

张力，这种装置可以保持手术区域干燥而减少出血。血管控制或是分离后，骶骨或是尾骨上的肿瘤完全孤立显露，可经由后路手术行整块的切除术，可切除肿瘤和任意一块骶骨。神经根的分离时，只要保留至少一条 S_3 神经根，对将来排便控制就没有影响。可是，损伤低位神经根可能会伴随骨盆感觉的改变，其部位常常表现在鞍部。

（九）疗效

外科治疗骶前肿瘤的效果直接取决于病变生物学上的侵袭性和外科切除的完整性。囊肿通常可以通过后路手术切除术后复发率很低（只要术前没有感染）。良性实体瘤和转移风险低的肿瘤也可通过后路手术完全切除，且术后复发率＜20％。